보건의료정보관리사 · 의료기사 등

최신 의료관계법규

박일수·심길호·김선호·소재진·김태현 저

보문각

박일수(동의대학교)
심길호(연성대학교)
김선호(유한대학교)
소재진(두원공과대학교)
김태현(신성대학교)

보건의료정보관리사 · 의료기사 등

최신 의료관계법규

초판발행 2024년 3월 11일
초판인쇄 2024년 3월 07일

지은이 박일수 심길호 김선호 소재진 김태현
펴낸이 이호동
발행처 보문각
블로그 http://bomungak.blog.me
e-mail bomungak@naver.com
주소 서울시 서초구 바우뫼로7길 8
등록번호 302-2003-00085
전화 02)468-0457
팩스 02)468-0458

값 45,000원

ISBN 978-89-6220-462-9

머리말

본서는 의료기사 등의 국가시험을 준비하는 수험생들의 교재 및 지침서로 사용하기 위해 출간하였다. 시중의 많은 의료관계법규들은 법규, 설명서 그리고 문제를 각각 상이한 영역에 실음으로써 수험생들이 이들을 비교하면서 읽어 내려가기가 쉽지 않았다. 이에 본서는 법규와 이에 관련된 설명과 문제를 동일한 영역에 실어 수험생들이 법규의 내용과 핵심요약을 비교하면서 예상문제를 풀 수 있도록 하였다.

본서의 구성은 제Ⅰ부에 <의료기사 등에 관한 법률>과 그에 따른 시행령 및 시행규칙을, 제Ⅱ부에 <의료법>과 그에 따른 시행령 및 시행규칙을, 제Ⅲ부에 <감염병의 예방 및 관리에 관한 법률>과 그에 따른 시행령 및 시행규칙을, 제Ⅳ부에 <국민건강보험법>과 그에 따른 시행령 및 시행규칙을 마지막으로 제Ⅴ부에 <암관리법>과 그에 따른 시행령 및 시행규칙을 해설하였다.

본서의 전체적인 구성은 법의 각조를 부각시키고 그 법과 관련된 시행령과 시행규칙을 [시행령], [시행규칙]의 표시와 함께 법규 아래에 실어 비교하여 볼 수 있도록 하였고, 그 아래에 법, 시행령, 시행규칙을 함께 묶어 **【핵심요약】**으로 설명하였다. 그리고 **【핵심요약】** 다음에 **【예상문제】**를 실어 공부한 내용을 점검하고 국가시험 출제경향을 파악할 수 있게 하였다.

본서를 수험서로 사용하여 의료기사 등의 국가시험을 준비하는 수험생들에게 미력하나마 도움이 되길 바라며, 이 책이 출판될 수 있도록 도와주신 보문각 이호동 사장님과 임직원들께 감사드린다.

저자일동

Contents

Contents

제 I 부

의료기사 등에 관한 법률

의료기사 등에 관한 법률 [시행 2020.12.15.] [법률 제17643호, 2020.12.15., 일부개정]

의료기사 등에 관한 법률 시행령 [시행 2022.12.20.] [대통령령 제33112호, 2022.12.20., 타법개정]

의료기사 등에 관한 법률 시행규칙 [시행 2019.9.27.] [보건복지부령 제672호, 2019.9.27., 타법개정]

제1장 총칙

제1조(목적) 이 법은 의료기사, 보건의료정보관리사 및 안경사의 자격 · 면허 등에 관하여 필요한 사항을 정함으로써 국민의 보건 및 의료 향상에 이바지함을 목적으로 한다. <개정 2017.12.19.>

[시행령] **제1조(목적)** 이 영은 「의료기사 등에 관한 법률」에서 위임된 사항과 그 시행에 필요한 사항을 규정함을 목적으로 한다. [전문개정 2012.5.22.]

[시행규칙] **제1조(목적)** 이 규칙은 「의료기사 등에 관한 법률」 및 같은 법 시행령에서 위임된 사항과 그 시행에 관하여 필요한 사항을 규정함을 목적으로 한다. [전문개정 2012.5.23.]

【핵심요약】

「의료기사 등에 관한 법률」의 목적

1) 의료기사, 보건의료정보관리사 및 안경사의 자격 · 면허 등에 관하여 필요한 사항을 정함으로써
2) 국민의 보건 및 의료 향상에 이바지함

【예상문제】

1. 「의료기사 등에 관한 법률」의 목적에 대한 설명으로 다음 ( ) 안에 알맞은 것은?

> 의료기사 등의 (ⓐ) 등에 관하여 필요한 사항을 정함으로써 (ⓑ) 및 의료향상에 이바지함을 목적으로 한다.

① ⓐ : 자격 · 면허, ⓑ : 국민의 보건 ② ⓐ : 자격 · 면허, ⓑ : 국민의 복지
③ ⓐ : 의무 · 권리, ⓑ : 국민의 건강증진 ④ ⓐ : 의무 · 권리, ⓑ : 국민의 보건
⑤ ⓐ : 국민의료, ⓑ : 국민의 보건

[답] ①

2. 「의료기사 등에 관한 법률」의 목적에 해당되는 것은?

① 의료의 적정 및 국민건강의 보호증진 ② 보건시책의 효율적 추진
③ 국민의 보건 및 의료향상에 이바지 ④ 감염병의 발생과 유행을 방지
⑤ 국민의 건강한 생활 확보

[답] ③

제1조의2(정의) 이 법에서 사용하는 용어의 뜻은 다음과 같다. <개정 2017.12.19.>

1. "의료기사"란 의사 또는 치과의사의 지도 아래 진료나 의화학적(醫化學的) 검사에 종사하는 사람을 말한다.
2. "보건의료정보관리사"란 의료 및 보건지도 등에 관한 기록 및 정보의 분류·확인·유지·관리를 주된 업무로 하는 사람을 말한다.
3. "안경사"란 안경(시력보정용에 한정한다.)의 조제 및 판매와 콘택트렌즈(시력보정용이 아닌 경우를 포함한다.)의 판매를 주된 업무로 하는 사람을 말한다. [본조신설 2011.11.22.]

【핵심요약】

의료기사 등의 정의

1) 의료기사 : 의사 또는 치과의사의 지도 아래 진료나 의화학적 검사에 종사하는 사람
2) 보건의료정보관리사 : 의료 및 보건지도 등에 관한 기록 및 정보의 분류·확인·유지·관리를 주된 업무로 하는 사람
3) 안경사 : 안경(시력보정용에 한정)의 조제 및 판매와 콘택트렌즈(시력보정용이 아닌 경우 포함)의 판매를 주된 업무로 하는 사람

【예상문제】

1. 다음은 의료기사에 대한 설명이다. ( ) 안에 알맞은 것은?

의사 또는 치과의사의 지도 아래 ( )에 종사하는 사람

① 의학적 검사
② 진료나 의화학적 검사
③ 진료의 보조 및 의화학적 검사
④ 진료나 보건의료정보관리
⑤ 보건의료정보관리나 진료의 보조

[답] ②

2. 의료기사 등에 대한 설명으로 옳은 것은?

① 의료기사는 의사, 치과의사, 한의사의 지도를 받아야 한다.
② 보건의료정보관리사는 의료 및 보건지도 등에 관한 기록 및 정보의 분류·확인·유지·관리를 주된 업무로 하는 사람이다.
③ 안경사는 시력보정용이 아닌 안경을 조제 및 판매할 수 있다.
④ 안경사는 시력보정용에 한정하여 콘택트렌즈를 판매할 수 있다.

⑤ 치과기공사와 치과위생사는 치과의사의 지도에만 따라야 한다.

해설) ① 의료기사는 의사, 치과의사의 지도 아래 진료나 의화학적 검사에 종사하나, 한의사의 지도 대상은 아님. ② 의료기사의 종류 : 임상병리사, 방사선사, 물리치료사, 작업치료사, 치과기공사, 치과위생사(6종) ③ 콘택트렌즈는 시력보정용이 아닌 경우도 판매할 수 있다.

[답] ②

제2조(의료기사의 종류 및 업무) ① 의료기사의 종류는 임상병리사, 방사선사, 물리치료사, 작업치료사, 치과기공사 및 치과위생사로 한다. <개정 2016.5.29.>

② 의료기사는 종별에 따라 다음 각 호의 업무 및 이와 관련하여 대통령령으로 정하는 업무를 수행한다. <신설 2016.5.29.>

1. 임상병리사: 각종 화학적 또는 생리학적 검사
2. 방사선사: 방사선 등의 취급 또는 검사 및 방사선 등 관련 기기의 취급 또는 관리
3. 물리치료사: 신체의 교정 및 재활을 위한 물리요법적 치료
4. 작업치료사: 신체적·정신적 기능장애를 회복시키기 위한 작업요법적 치료
5. 치과기공사: 보철물의 제작, 수리 또는 가공
6. 치과위생사: 치아 및 구강질환의 예방과 위생 관리 등

【핵심요약】

1. 의료기사(6종)

- 임상병리사, 방사선사, 물리치료사, 작업치료사, 치과기공사 및 치과위생사

2. 의료기사 등(8종)

- 의료기사(6종) + 등(보건의료정보관리사, 안경사(2종))

※ 의료기사와 의료기사 등의 종류를 구분할 것

【예상문제】

1. 다음 중 의료기사에 속하는 사람은?

가. 물리치료사　나. 보건의료정보관리사　다. 작업치료사　라. 안경사

① 가, 나, 다　② 가, 다　③ 나, 라　④ 라　⑤ 가, 나, 다, 라

[답] ②

2. 의료기사 종별에 따른 업무를 올바르게 설명한 것은?

① 방사선사 : 각종 화학적 또는 생리학적 검사

② 임상병리사 : 방사선 등의 취급 또는 검사 및 방사선 등 관련 기기의 취급 또는 관리
③ 치과기공사 : 보철물의 제작, 수리 또는 가공
④ 작업치료사 : 신체의 교정 및 재활을 위한 물리요법적 치료
⑤ 물리치료사 : 신체적 · 정신적 기능장애를 회복시키기 위한 작업요법적 치료

[답] ③

제3조(업무 범위와 한계) 의료기사, 보건의료정보관리사 및 안경사(이하 "의료기사 등"이라 한다)의 구체적인 업무의 범위와 한계는 대통령령으로 정한다. <개정 2017.12.19.>

[시행령] **제2조(의료기사, 보건의료정보관리사 및 안경사의 업무 범위 등)** ①「의료기사 등에 관한 법률」 제2조제2항에 따른 의료기사의 종류에 따른 업무 및 법 제3조에 따른 의료기사, 보건의료정보관리사 및 안경사(이하 "의료기사 등"이라 한다)의 구체적인 업무범위는 별표 1에 따른다.
② 의료기사는 의사 또는 치과의사의 지도를 받아 별표 1에 따른 업무를 수행한다. [전문개정 2018.12.18.]

【핵심요약】

■ **의료기사 등에 관한 법률 시행령 [별표1]** <개정 2019.7.2.>

의료기사, 보건의료정보관리사 및 안경사 업무 범위(제2조제1항 관련)

1) 임상병리사
(1) 기생충학 · 미생물학 · 법의학 · 병리학 · 생화학 · 세포병리학 · 수혈의학 · 요화학 · 혈액학 · 혈청학 분야, 방사성동위원소를 사용한 검사물 분야 및 기초대사 · 뇌파 · 심전도 · 심폐기능 등 생리기능 분야의 화학적 · 생리학적 검사에 관한 다음의 구분에 따른 업무
① 검사물 등의 채취 · 검사 ② 검사용 시약의 조제 ③ 기계 · 기구 · 시약 등의 보관 · 관리 · 사용 ④ 혈액의 채혈 · 제제 · 제조 · 조작 · 보존 · 공급
(2) 그 밖의 화학적 · 생리학적 검사
2) 방사선사
(1) 방사선 등의 취급 · 검사 및 방사선 등 관련 기기의 취급 · 관리에 관한 다음의 구분에 따른 업무
① 방사선기기와 부속 기자재의 선택 · 관리
② 방사성동위원소를 이용한 핵의학적 검사
③ 의료영상진단기와 초음파진단기의 취급
④ 전리방사선(물질을 통과할 때에 이온화를 일으키는 방사선) · 비전리방사선의 취급

(2) 그 밖에 방사선 등의 취급 · 검사 및 방사선 등 관련 기기의 취급 · 관리에 관한 업무

3) 물리치료사

(1) 신체의 교정 및 재활을 위한 물리요법적 치료에 관한 다음의 구분에 따른 업무

① 물리요법적 기능훈련 · 재활훈련 ② 기계 · 기구를 이용한 물리요법적 치료

③ 도수치료 : 기구나 약물을 사용하지 않고 손으로 하는 치료

④ 도수근력(손근력) · 관절가동범위 검사 ⑤ 마사지 ⑥ 물리요법적 치료에 필요한 기기 · 약품의 사용 · 관리 ⑦ 신체 교정운동 ⑧ 온열 · 전기 · 광선 · 수(水)치료 ⑨ 물리요법적 교육

(2) 그 밖에 신체의 교정 및 재활을 위한 물리요법적 치료에 관한 업무

4) 작업치료사

(1) 신체적 · 정신적 기능장애를 회복시키기 위한 작업요법적 치료에 관한 다음의 구분에 따른 업무

① 감각 · 지각 · 활동 훈련 ② 삼킴장애 재활치료 ③ 인지 재활치료 ④ 일상생활 훈련 : 일상생활에서 사용하는 물체나 기구를 활용한 훈련 ⑤ 운전 재활훈련 ⑥ 직업 재활훈련 ⑦ 작업수행능력 분석 · 평가 ⑧ 작업요법적 치료에 필요한 기기의 사용 · 관리 ⑨ 팔보조기 제작 및 팔보조기를 사용한 훈련

⑩ 작업요법적 교육

(2) 그 밖에 신체적 · 정신적 기능장애를 회복시키기 위한 작업요법적 훈련 · 치료에 관한 업무

5) 치과기공사

(1) 치과의사의 진료에 필요한 다음의 구분에 따른 치과기공물을 전산설계(CAD/CAM), 삼차원(3D)프린터 또는 주조기 등을 이용해 디자인, 제작, 수리 또는 가공하는 업무

① 교정장치 · 충전물 · 작업 모형 ② 보철물 ③ 임플란트 맞춤 지대주(인공치관과 인공치근을 연결하는 구조물) · 상부구조

(2) 그 밖에 치과의사의 진료에 필요한 치과기공물의 디자인, 제작, 수리 또는 가공에 관한 업무

6) 치과위생사

(1) 치아 및 구강질환의 예방과 위생 관리 등에 관한 다음의 구분에 따른 업무

① 교정용 호선(둥근 형태의 교정용 줄)의 장착 · 제거 ② 불소 도포 ③ 보건기

관 또는 의료기관에서 수행하는 구내 진단용 방사선 촬영 ④ 임시 충전 ⑤ 임시 부착물의 장착 ⑥ 부착물의 제거 ⑦ 치석 등 침착물의 제거 ⑧ 치아 본뜨기

(2) 그 밖에 치아 및 구강질환의 예방과 위생 관리 등에 관한 업무

7) 보건의료정보관리사

(1) 의료기관에서의 의료 및 보건지도 등에 관한 기록 및 정보의 분류·확인·유지·관리에 관한 다음의 구분에 따른 업무

① 보건의료정보의 분석 ② 보건의료정보의 전사 ③ 암 등록 ④ 진료통계 관리 ⑤ 질병·사인(死因)·의료행위의 분류

(2) 그 밖에 의료기관에서의 의료 및 보건지도 등에 관한 기록 및 정보의 분류·확인·유지·관리에 관한 업무

8) 안경사

(1) 안경(시력보정용에 한정)의 조제 및 판매와 콘택트렌즈(시력보정용이 아닌 경우 포함)의 판매에 관한 다음의 구분에 따른 업무

① 안경의 조제 및 판매. 다만, 6세 이하의 아동을 위한 안경은 의사의 처방에 따라 조제·판매해야 한다.

② 콘택트렌즈의 판매. 다만, 6세 이하의 아동을 위한 콘택트렌즈는 의사의 처방에 따라 판매해야 한다.

③ 안경·콘택트렌즈의 도수를 조정하기 위한 목적으로 수행하는 자각적(주관적) 굴절검사로서 약제를 사용하지 않는 검사

④ 안경·콘택트렌즈의 도수를 조정하기 위한 목적으로 수행하는 타각적(객관적) 굴절검사로서 약제를 사용하지 않는 검사 중 자동굴절검사기기를 이용한 검사

(2) 그 밖에 안경의 조제 및 판매와 콘택트렌즈의 판매에 관한 업무

2. 의료기사의 업무 한계(대통령령)

1) 의료기사 : 의사 또는 치과의사의 지도를 받아 해당 업무 수행

2) 치과기공사 : 치과의사가 발행하는 치과기공물제작의뢰서에 의하여 업무 수행(법 제11조의3)

【예상문제】

1. 의료기사 등에 관한 구체적인 업무 범위와 한계를 규정하고 있는 것은?

① 보건복지부령 ② 법률 ③ 대통령령 ④ 국무총리령 ⑤ 조례

해설) ① 의료기사 등에 관한 법률 시행령 : 대통령령, ② 시행규칙 : 보건복지부령

[답] ③

2. 다음 중 의료기사 등의 업무 범위를 설명한 것으로 잘못된 것은?
   ① 임상병리사 : 검사물 등의 채취 · 검사
   ② 방사선사 : 방사성동위원소를 이용한 핵의학적 검사
   ③ 물리치료사 : 신체의 교정 및 재활을 위한 물리요법적 치료
   ④ 치과위생사 : 치과기공물을 전산설계, 3D프린터 등을 이용해 디자인하는 업무
   ⑤ 안경사 : 콘택트렌즈의 조제를 포함한 시력보정용 안경의 조제 및 판매업무

[답] ④

제2장 자격관리

제4조(면허) ① 의료기사 등이 되려면 다음 각 호의 어느 하나에 해당하는 사람으로서 의료기사 등의 국가시험에 합격한 후 보건복지부장관의 면허를 받아야 한다. <개정 2018.12.11.>

1. 「고등교육법」 제2조에 따른 대학 · 산업대학 · 전문대학에서 취득하려는 면허에 상응하는 보건의료에 관한 학문을 전공하고 졸업한 사람. 다만, 보건의료정보관리사의 경우 「고등교육법」 제11조의2에 따른 인정기관의 보건의료정보관리사 교육과정 인증을 받은 대학 등에서 보건의료정보 관련 학문을 전공하고 보건복지부령으로 정하는 교과목을 이수하여 졸업한 사람이어야 한다.

2~3호 삭제 <1999.2.8.>

4. 외국의 제1호에 해당하는 학교(보건복지부장관이 정하여 고시하는 인정기준에 해당하는 학교를 말함)와 같은 수준 이상의 교육과정을 이수하고 외국의 해당 의료기사 등의 면허를 받은 사람

② 다음 각 호의 구분에 따른 사람으로서 6개월 이내에 졸업할 것으로 예정된 사람은 제1항제1호에 해당하는 사람으로 본다. 다만, 그 졸업예정시기에 졸업하여야 면허를 받을 수 있다. <신설 2020.12.15.>

1. 의료기사 · 안경사 : 대학 등에서 취득하려는 면허에 상응하는 보건의료에 관한 학문을 전공한 사람
2. 보건의료정보관리사 : 인정기관의 보건의료정보관리사 교육과정 인증을 받은 대학

> 등에서 보건의료정보 관련 학문을 전공하고 보건복지부령으로 정하는 교과목을 이수한 사람
>
> ③ 제1항제1호 단서에도 불구하고 다음 각 호의 어느 하나에 해당하는 경우에는 보건의료정보관리사 국가시험 응시자격을 갖춘 것으로 본다. <개정 2020. 12. 15.>
>
> 1. 입학 당시 인정기관의 인증을 받은 대학 등에 입학한 사람으로서 그 대학 등에서 보건의료정보 관련 학문을 전공하고 보건복지부령으로 정하는 교과목을 이수하여 졸업하였으나 졸업 당시 해당 대학 등이 인정기관의 인증을 받지 못한 경우
> 2. 대학 등이 인정기관의 인증을 처음 신청한 날부터 그 인증신청의 결과가 나오기 전까지의 기간 동안 해당 대학 등에 입학한 사람이 그 대학 등에서 보건의료정보 관련 학문을 전공하고 보건복지부령으로 정하는 교과목을 이수하여 졸업한 경우

[시행규칙] **제7조(보건의료정보관리사 국가시험 응시 요건)** 「의료기사 등에 관한 법률」 제4조제1항제1호에 따라 보건의료정보관리사 국가시험에 응시하려는 경우에는 별표 1에 따른 보건의료정보 관련 과목을 모두 이수하여야 한다. <개정 2018.12.20.>

> ■ **의료기사 등에 관한 법률 시행령 [별표1] <개정 2018.12.20.>**
>
> **1. 보건의료정보 관련 과목(제7조 관련)**
>
> 1) 건강보험 이론 및 실무 2) 건강정보보호 3) 병리학 4) 보건의료데이터관리 5) 보건의료정보관리실무 6) 보건의료정보관리학 7) 보건의료조직관리 8) 보건의료통계 9) 암 등록 10) 의료관계 법규 11) 의료의 질관리 12) 의료정보기술 13) 의무기록정보 분석 실무 14) 의무기록정보 질 향상 실무 15) 의학 용어 16) 질병 및 의료행위 분류 17) 해부생리학 18) 현장실습
>
> 비고 : 위 표의 과목과 같지 않아도 「고등교육법」 제11조의2제2항에 따른 인정기관이 그 내용을 심사하여 위 표의 과목과 내용이 같다고 인정하는 경우에는 그 과목을 위 표의 과목으로 본다.

【예상문제】

1. 의료기사가 되려면 누구로부터 어떤 인정을 받아야 하나?

① 시 · 도지사 - 면허　② 보건복지부장관 - 자격　③ 시 · 도지사 - 자격
④ 보건복지부장관 - 면허　⑤ 시장 · 군수 · 구청장 - 면허

[답] ④

2. 입학 당시 인정기관의 인증을 받은 대학 등에 입학한 사람에게만 국가시험 응시자격을 부여하는 의료기사 등은?

① 안경사　② 보건의료정보관리사　③ 치과기공사　④ 치과위생사　⑤ 방사선사

[답] ②

제5조(결격사유) 다음 각 호의 어느 하나에 해당하는 사람에 대하여는 의료기사 등의 면허를 하지 아니한다. <개정 2017.12.19.>

1. 「정신건강증진 및 정신질환자 복지서비스 지원에 관한 법률」 제3조제1호에 따른 정신질환자. 다만, 전문의가 의료기사 등으로서 적합하다고 인정하는 사람의 경우에는 그러하지 아니하다.
2. 「마약류 관리에 관한 법률」에 따른 마약류 중독자
3. 피성년후견인, 피한정후견인
4. 이 법 또는 「형법」 중 제234조, 제269조, 제270조제2항부터 제4항까지, 제317조제1항, 「보건범죄 단속에 관한 특별조치법」, 「지역보건법」, 「국민건강증진법」, 「후천성면역결핍증 예방법」, 「의료법」, 「응급의료에 관한 법률」, 「시체해부 및 보존에 관한 법률」, 「혈액관리법」, 「마약류 관리에 관한 법률」, 「모자보건법」 또는 「국민건강보험법」을 위반하여 금고 이상의 실형을 선고받고 그 집행이 끝나지 아니하거나 면제되지 아니한 사람

【핵심요약】

의료기사 등의 면허 결격사유

1) 정신질환자(단, 전문의가 의료기사 등으로서 적합하다고 인정하는 사람은 제외)
2) 마약류중독자 3) 피성년후견인, 피한정후견인 4) 보건관련 법규 위반으로 금고이상의 실형을 선고받고 그 집행이 끝나지 아니하거나 면제되지 아니한 자

【예상문제】

1. 의료기사의 결격사유에 해당되는 사람은?

가. 정신질환자	나. 지적장애인	다. 피한정후견인
라. 금고 이상의 실형을 선고받고 그 집행이 종료된 사람		

① 가, 나, 다 ② 가, 다 ③ 나, 라 ④ 라 ⑤ 가, 나, 다, 라

[답] ②

2. 의료기사 등의 결격사유에 해당되지 않는 사람은?

① 장애인 ② 향정신성의약품 중독자 ③ 정신질환자

④ 피한정후견인　　　　　　　⑤ 피성년후견인

[답] ①

제6조(국가시험) ① 국가시험은 대통령령이 정하는 바에 따라 해마다 1회 이상 보건복지부장관이 실시한다.

② 보건복지부장관은 대통령령으로 정하는 바에 따라 「한국보건의료인국가시험원법」에 따른 한국보건의료인국가시험원으로 하여금 국가시험을 관리하게 할 수 있다. <개정 2015.6.22.>

[시행령] **제3조(국가시험의 범위)** ① 법 제6조에 따른 의료기사 등의 국가시험은 의료기사 등의 종류에 따라 임상병리 · 방사선 · 물리치료 · 작업치료 · 치과기공 · 치과위생 · 보건의료정보관리 · 안경광학 및 보건의료 관계 법규에 대하여 의료기사 등이 갖추어야 할 지식과 기능에 관하여 실시한다. <개정 2018.12.18.>

② 국가시험은 필기시험과 실기시험으로 구분하여 실시하되, 실기시험은 필기시험합격자에 대해서만 실시한다. 다만, 보건복지부장관이 필요하다고 인정하는 경우에는 필기시험과 실기시험을 병합하여 실시할 수 있다.

③ 제2항의 필기시험의 과목, 실기시험의 범위 및 합격자 결정, 그 밖에 필요한 사항은 보건복지부령으로 정한다.

[시행령] **제4조(국가시험의 시행과 공고)** ① 보건복지부장관은 법 제6조제2항에 따라 「한국보건의료인국가시험원법」에 따른 한국보건의료인국가시험원으로 하여금 국가시험을 관리하도록 한다. <개정 2015.12.22.>

② 국가시험관리기관의 장은 국가시험을 실시하려는 경우에는 미리 보건복지부장관의 승인을 받아 시험일시 · 시험장소 · 시험과목, 응시원서 제출기간, 그 밖에 시험 실시에 필요한 사항을 시험일 90일 전까지 공고하여야 한다. 다만, 시험장소는 지역별 응시인원이 확정된 후 시험일 30일 전까지 공고할 수 있다.

[시행령] **제5조(시험위원)** 국가시험관리기관의 장은 국가시험을 실시할 때마다 시험과목별로 전문지식을 갖춘 사람 중에서 시험위원을 위촉한다.

[시행령] **제6조(국가시험의 응시)** 국가시험에 응시하려는 사람은 국가시험관리기관의 장이 정하는 응시원서를 국가시험관리기관의 장에게 제출하여야 한다.

[시행규칙] **제8조(시험과목)** 「의료기사 등에 관한 법률 시행령」 제3조제1항에 따른 의료기사 · 보건의료정보관리사 및 안경사 국가시험의 필기시험과목과 실기시험의 범위는 별표 1의2와 같다. <개정 2018.12.20.>

■ 의료기사 등에 관한 법률 시행령 [별표 1의2] <개정 2019.9.27.>

의료기사 등 국가시험의 필기시험 과목과 실기시험 범위(제8조 관련)

구분 / 의료기사 등의 종별	필기시험과목	실기시험 범위
7. 보건의료정보 관리사	가. 보건의료정보관리학 : 보건의료정보 관리, 질병 및 의료행위 분류, 의학용어, 기초 및 임상의학, 암 등록, 건강보험, 보건의료 통계분석 나. 의료관계법규 : 「의료법」·「의료기사 등에 관한 법률」·「감염병의 예방 및 관리에 관한 법률」·「국민건강보험법」·「암관리법」과 그 시행령 및 시행규칙	보건의료정보 관리실무에 관한 것

[시행규칙] **제9조(합격자 결정 등)** ① 영 제3조제1항에 따른 의료기사 등의 국가시험의 합격자는 필기시험에서는 각 과목 만점의 40퍼센트 이상 및 전 과목 총점의 60퍼센트 이상 득점한 사람으로 하고, 실기시험에서는 만점의 60퍼센트 이상 득점한 사람으로 한다.

② 국가시험의 출제방법, 과목별 배점비율, 그 밖에 시험 시행에 필요한 사항은 영 제4조제1항에 따라 보건복지부장관이 지정·고시하는 국가시험관리기관의 장이 정한다.

【핵심요약】

1. 국가시험의 시행

1) 대통령령이 정하는 바에 따라 해마다 1회 이상 보건복지부장관이 실시

2) 국가시험관리기관 : 한국보건의료인국가시험원

2. 국가시험의 공고

1) 공고자 : 국가시험관리기관의 장

2) 승인자 : 보건복지부장관

3) 공고 기한 : 시험일 90일 전까지, 장소는 지역별 응시인원이 확정된 후 시험일 30일 전까지

3. 국가시험의 범위

(1) 필기시험과 실기시험으로 구분하여 실시

(2) 실기시험은 필기시험 합격자에 대해서만 실시

(3) 보건복지부장관이 필요하다고 인정하는 경우에는 필기시험과 실기시험을 병합하여 실시할 수 있음

4. 시험위원

- 국가시험관리기관의 장이 국가시험을 실시할 때마다 시험과목별로 전문지식을 갖춘 사람 중에서 시험위원을 위촉

5. 국가시험의 응시

- 국가시험에 응시하려는 사람은 응시원서를 국가시험관리기관의 장에게 제출

6. 시험과목

- 규칙 [별표 1의2] 의료기사 등 국가시험의 필기시험과목과 실기시험의 범위 참조

7. 합격자결정 방법

1) 필기시험 : 각 과목 만점의 40% 이상, 전 과목 총점의 60% 이상 득점한 사람
2) 실기시험 : 만점의 60% 이상 득점한 사람

제7조(응시자격의 제한 등) ① 제5조 각 호의 어느 하나에 해당하는 사람은 국가시험에 응시할 수 없다.

② 부정한 방법으로 국가시험에 응시한 사람 또는 국가시험에 관하여 부정행위를 한 사람에 대하여는 그 시험을 정지시키거나 합격을 무효로 한다.

③ 보건복지부장관은 제2항에 따라 시험이 정지되거나 합격이 무효가 된 사람에 대하여 처분의 사유와 위반 정도 등을 고려하여 보건복지부령으로 정하는 바에 따라 그 다음에 치러지는 국가시험 응시를 3회의 범위에서 제한할 수 있다. <개정 2013.6.4.>

[시행규칙] **제10조(부정행위자의 국가시험 응시제한)** 법 제7조제3항에 따른 국가시험 응시제한의 기준은 별표 2와 같다. <개정 2016. 11. 30.>

■ 의료기사 등에 관한 법률 시행령 [별표 2] <개정 2013.12.5.>

국가시험 응시제한의 기준(제10조 관련)

응시제한 횟수	시험정지 · 합격무효 처분의 사유 및 위반 정도
1회	가. 시험 중에 대화, 손동작 또는 소리 등으로 서로 의사소통을 하는 행위 나. 허용되지 아니한 자료를 가지고 있거나 이용하는 행위
2회	가. 시험 중에 다른 응시한 사람의 답안지(실기작품의 제작방법 포함) 또는 문제지를 엿보고 자신의 답안지를 작성하는 행위 나. 시험 중에 다른 응시한 사람을 위하여 답안 등을 알려주거나 엿보게 하는 행위 다. 다른 사람으로부터 도움을 받아 답안지를 작성하거나 다른 응시한 사람의 답안지 작성에 도움을 주는 행위

	라. 답안지를 다른 응시한 사람과 교환하는 행위 마. 시험 중에 허용되지 아니한 전자장비, 통신기기, 전자계산기기 등을 사용하여 답안을 전송하거나 작성하는 행위 바. 시험 중에 시험문제 내용과 관련된 물건(시험 관련 교재 및 요약자료를 포함)을 주고받는 행위
3회	가. 대리시험을 치르거나 치르게 하는 행위 나. 사전에 시험문제 또는 답안을 타인에게 알려주거나 알고 시험을 치른 행위

【핵심요약】

1. 국가시험 응시자격의 제한

1) 의료기사 등의 결격사유 해당자

(1) 정신질환자

(2) 마약류(마약 · 향정신성의약품 및 대마) 중독자

(3) 피성년후견인, 피한정후견인

(4) 보건관련 법규위반으로 금고 이상의 실형을 선고받고 그 집행이 끝나지 아니하거나 면제되지 아니한 사람

2) 부정한 방법으로 국가시험에 응시한 사람 또는 국가시험에 관하여 부정행위를 한 사람

(1) 시험을 정지시키거나 합격 무효

(2) 처분의 사유와 위반 정도 등을 고려하여 그 다음에 치러지는 국가시험 응시를 3회의 범위에서 제한

2. 국가시험 응시제한의 기준

1) 1회

(1) 시험 중에 대화, 손동작 또는 소리 등으로 서로 의사소통을 하는 행위

(2) 허용되지 아니한 자료를 가지고 있거나 이용하는 행위

2) 2회

(1) 시험 중에 다른 응시한 사람의 답안지(실기작품의 제작방법 포함) 또는 문제지를 엿보고 자신의 답안지를 작성하는 행위

(2) 시험 중에 다른 응시한 사람을 위하여 답안 등을 알려주거나 엿보게 하는 행위

(3) 다른 사람으로부터 도움을 받아 답안지를 작성하거나 다른 응시한 사람의 답안지 작성에 도움을 주는 행위

(4) 답안지를 다른 응시한 사람과 교환하는 행위

(5) 시험 중에 허용되지 아니한 전자장비, 통신기기, 전자계산기기 등을 사용하여 답안을 전송하거나 작성하는 행위 (6) 시험 중에 시험문제 내용과 관련된 물건(시험 관련 교재 및 요약자료 포함)을 주고받는 행위 3) 3회 (1) 대리시험을 치르거나 치르게 하는 행위 (2) 사전에 시험문제 또는 답안을 타인에게 알려주거나 알고 시험을 치른 행위

【예상문제】

1. 의료기사 등의 국가시험의 시험일시, 시험과목 등의 공고 시기는?

① 시험일 90일 전까지 ② 시험일 40일 전까지 ③ 시험일 30일 전까지
④ 시험일 20일 전까지 ⑤ 시험일 120일 전까지

[답] ①

2. 의료기사 등의 국가시험 합격자 결정 방법이 옳은 것은?

① 필기시험에서는 전 과목 총점의 60% 이상 득점한 사람
② 실기시험에서는 각 과목 만점의 40% 이상, 전 과목 총점의 60% 이상 득점한 사람
③ 필기시험에서는 각 과목 만점의 40% 이상 득점한 사람
④ 실기시험에서는 만점의 60% 이상 득점한 사람
⑤ 필기시험과 실기시험에서 전 과목 총점의 40% 이상 득점한 사람

[답] ④

3. 의료기사 등의 국가시험에서 부정행위로 수험이 정지되었다면 그 후 최대 응시제한 횟수는?

① 제한 없음 ② 1회 ③ 2회 ④ 3회 ⑤ 4회

[답] ④

4. 국가시험 응시를 3회 제한하는 사유에 해당되는 것은?

① 허용되지 아니한 자료를 가지고 있거나 이용하는 행위
② 사전에 시험문제 또는 답안을 타인에게 알려주거나 알고 시험을 치른 행위
③ 시험 중에 다른 응시한 사람의 답안지를 엿보고 자신의 답안지를 작성하는 행위
④ 답안지를 다른 응시한 사람과 교환하는 행위
⑤ 시험 중에 시험문제 내용과 관련된 물건을 주고받는 행위

[답] ②

제8조(면허의 등록 등) ① 보건복지부장관은 의료기사 등의 면허를 할 때에는 그 종류에 따르는 면허대장에 그 면허에 관한 사항을 등록하고 그 면허증을 발급하여야 한다.
② 제1항에 따른 면허의 등록과 면허증에 관하여 필요한 사항은 보건복지부령으로 정한다.

[시행령] **제7조(면허증의 발급)** ① 국가시험에 합격한 사람은 보건복지부령으로 정하는 서류를 첨부하여 보건복지부장관에게 면허증 발급을 신청하여야 한다.

② 보건복지부장관은 제1항에 따라 면허증 발급을 신청한 사람에게 보건복지부령으로 정하는 바에 따라 면허증을 발급한다.

[시행규칙] **제11조(면허대장)** 법 제8조제1항의 의료기사등의 면허대장은 별지 제1호서식에 따른다. <개정 2013. 12.5.>

[시행규칙] **제12조(면허증의 발급)** ① 영 제7조제1항에 따라 의료기사 등의 면허증 발급을 신청하려는 사람은 별지 제2호서식의 의료기사 등 면허증 발급신청서(전자문서로 된 신청서를 포함)에 다음 각 호의 서류를 첨부하여 국가시험관리기관을 거쳐 보건복지부장관에게 제출하여야 한다. <개정 2016. 12.30.>

1. 졸업증명서 또는 이수증명서. 다만, 법 제4조제1항제4호에 해당하는 사람의 경우에는 졸업증명서 또는 이수증명서 및 해당 면허증 사본
2. 법 제5조제1호 및 제2호의 결격사유에 해당하지 아니함을 증명하는 의사의 진단서
3. 응시원서의 사진과 같은 사진(가로 3.5센티미터, 세로 4.5센티미터) 1장

② 삭제 <1998. 9. 23.>

③ 보건복지부장관은 제1항에 따라 면허증의 발급 신청을 받았을 때에는 그 신청인에게 면허증 발급을 신청 받은 날부터 14일 이내에 종류에 따라 각각 별지 제3호 서식의 면허증을 발급하여야 한다. 다만, 법 제4조제1항제4호에 해당하는 사람의 경우에는 외국에서 면허를 받은 사실 등에 대한 조회가 끝난 날부터 14일 이내에 발급하여야 한다. <개정 2012.5.23.>

【핵심요약】

1. 면허의 등록 및 발급

1) 보건복지부장관은 의료기사 등의 면허를 할 때에는 그 종류에 따르는 면허대장에 그 면허에 관한 사항을 등록하고 그 면허증을 발급
2) 국가시험에 합격한 사람은 보건복지부령으로 정하는 서류를 첨부하여 국가시험관리기관을 거쳐 보건복지부장관에게 면허증 발급을 신청
3) 보건복지부장관은 면허증 발급 신청을 받았을 때에는 그 신청인에게 면허증 발급을 신청 받은 날부터 14일 이내에 종류에 따라 면허증을 발급
4) 외국의 면허를 받은 사람의 경우에는 외국에서 면허를 받은 사실 등에 대한 조회가

끝난 날부터 14일 이내에 발급

2. 면허의 발급과정

- 국가시험 합격자 ▶ 복건복지부장관에게 면허증 발급 신청 ▶ 면허증 발급(14일 이내)

【예상문제】

1. 다음 중 면허증의 발급에 대한 설명으로 옳은 것은?

① 국가시험관리기관의 장에게 면허증 발급을 신청한다.

② 면허증 발급은 신청을 받은 날부터 14일 이내에 한다.

③ 면허증 발급신청서류는 대통령령으로 정한다.

④ 면허증 발급은 헌법으로 정한다.

⑤ 외국의 면허를 받은 사람은 사실조회 즉시 발급한다.

[답] ②

제3장 의료기사 등의 의무

제9조(무면허자의 업무금지 등) ① 의료기사 등이 아니면 의료기사 등의 업무를 하지 못한다. 다만, 대학 등에서 취득하려는 면허에 상응하는 교육과정을 이수하기 위하여 실습 중에 있는 사람의 실습에 필요한 경우에는 그러하지 아니하다. <개정 2017.12.19.>

② 의료기사 등이 아니면 의료기사 등의 명칭 또는 이와 유사한 명칭을 사용하지 못한다.

③ 의료기사 등은 제4조에 따라 받은 면허를 다른 사람에게 대여하여서는 아니 된다. <개정 2020.4.7.>

④ 누구든지 제4조에 따라 받은 면허를 대여 받아서는 아니 되며 면허 대여를 알선하여서도 아니 된다. <신설 2020.4.7.>

제10조(비밀누설의 금지) 의료기사등은 이 법 또는 다른 법령에 특별히 규정된 경우를 제외하고는 업무상 알게 된 비밀을 누설하여서는 아니 된다.

제11조(실태 등의 신고) ① 의료기사 등은 대통령령으로 정하는 바에 따라 최초로 면허를 받은 후부터 3년마다 그 실태와 취업상황을 보건복지부장관에게 신고하여야 한다.

② 보건복지부장관은 제20조의 보수교육을 받지 아니한 의료기사 등에 대하여 제1항에

따른 신고를 반려할 수 있다.

③ 보건복지부장관은 대통령령으로 정하는 바에 따라 제1항에 따른 신고 업무를 전자적으로 처리할 수 있는 전자정보처리시스템(이하 "신고시스템"이라 한다)을 구축·운영할 수 있다. <신설 2016.5.29.>

[시행령] **제8조(실태 등의 신고)** 의료기사 등은 법 제11조제1항에 따라 그 실태와 취업상황을 제7조에 따른 면허증을 발급받은 날부터 매 3년이 되는 해의 12월 31일까지 보건복지부령으로 정하는 바에 따라 보건복지부장관에게 신고하여야 한다. 다만, 다음 각 호의 어느 하나에 해당하는 경우에는 그 구분에 따른 날부터 매 3년이 되는 해의 12월 31일까지 신고하여야 한다.

1. 법 제21조에 따라 면허가 취소된 후 면허증을 재발급 받은 경우: 면허증을 재발급 받은 날
2. 법률 제11102호 의료기사 등에 관한 법률 일부개정법률 부칙 제3조제1항에 따라 신고를 한 경우: 신고를 한 날

[시행령] **제8조의2(신고시스템의 구축·운영)** ① 법 제11조제3항에 따른 전자정보처리시스템(이하 "신고시스템"이라 한다)에서 처리할 수 있는 업무는 다음 각 호와 같다. <개정 2016.11.29.>

1. 법 제11조제1항에 따른 의료기사 등의 실태와 취업상황에 관한 다음 각 목의 업무
   가. 의료기사 등의 실태와 취업상황에 관한 신고 접수 및 신고 자료의 확인·관리
   나. 의료기사 등의 실태와 취업상황에 대한 각종 통계의 생산·분석 및 제공
2. 법 제20조에 따른 보수교육의 이수 여부 확인 및 이수 자료 관리
3. 그 밖에 법 제11조제1항에 따른 의료기사 등의 실태와 취업상황의 신고와 관련된 업무로서 보건복지부장관이 특별히 필요하다고 인정하는 업무

② 보건복지부장관은 신고시스템의 구축·운영을 위하여 필요하다고 인정하는 경우에는 관계 기관, 법인 또는 단체 등에 자료 또는 의견의 제출을 요청할 수 있다. <신설 2016.11.29.>

③ 보건복지부장관은 신고시스템의 구축·운영에 관한 업무를 국가시험관리기관으로 하여금 수행하게 할 수 있다. <개정 2016.11.29.>

[시행규칙] **제12조의2(실태 등의 신고)** ① 법 제11조제1항 및 영 제8조에 따라 의료기사 등의 실태와 취업상황을 신고하려는 사람은 별지 제3호의2서식의 의료기사 등의 실태 신고서(전자문서로 된 신고서를 포함)에 다음 각 호의 서류를 첨부하여 법 제16조제1항에 따른 중앙회의 장(에게 제출해야 한다. <개정 2018.12.20.>

1. 제19조제3항에 따른 보수교육 이수증(이수한 사람만 해당)
2. 제18조제8항에 따른 보수교육 면제·유예 확인서(면제·유예된 사람만 해당)

② 제1항에 따라 신고서를 제출받은 각 중앙회의 장은 법 제20조에 따른 신고인의 보수교육 이수 여부 등을 확인해야 한다. <개정 2018.12.20.>

③ 각 중앙회의 장은 제1항에 따른 신고 내용과 결과를 분기별로 보건복지부장관에게 보고해야 한다. 다만, 법 제22조제3항에 따라 면허의 효력이 정지된 의료기사 등이 제1항에 따른 신고를 한

경우에는 그 내용과 결과를 지체 없이 보건복지부장관에게 보고해야 한다. <개정 2018.12.20.>

【핵심요약】

1. 의료기사 등의 권리

1) 무면허자의 업무금지

2) 명칭사용 제한

2. 의료기사 등의 의무

1) 면허 대여금지

2) 비밀누설의 금지

3) 실태 등의 신고

(1) 의료기사 등은 대통령령으로 정하는 바에 따라 최초로 면허를 받은 후부터 3년마다 그 실태와 취업상황을 보건복지부장관에게 신고

(2) 보수교육을 받지 아니한 경우 신고를 반려할 수 있음

【예상문제】

1. 다음 중 면허 없이 의료기사의 업무를 행할 수 있는 경우는?

① 대학 등에서 취득하려는 면허의 교육과정을 이수하기 위하여 실습 중인 사람은 할 수 있다.

② 보건복지부장관이 인정하는 외국의 의료기사의 면허를 소지한 사람은 할 수 있다.

③ 보건복지부장관이 인정하는 외국의 의료기사에 관련된 대학, 전문대학을 졸업한 사람은 할 수 있다.

④ 우리나라의 의료기사에 관련된 대학, 산업대학, 전문대학을 졸업한 사람은 할 수 있다.

⑤ 우리나라에서 의료기사에 관련된 대학, 산업대학, 전문대학을 졸업하고 석사, 박사학위를 취득한 사람은 할 수 있다.

[답] ①

2. 의료기사 등의 실태와 취업상황 신고에 대한 설명으로 올바른 것은?

① 보건복지부령으로 정하는 바에 따른다.

② 보건의료시책 상 필요하다고 인정할 때 하게 된다.

③ 신고의 공고는 신고 시작 60일 전까지 하여야 한다.

④ 보수교육을 받지 아니하면 실태 등의 신고가 반려될 수 있다.

⑤ 실태와 취업 상황을 허위로 신고한 사람은 500만원 이하의 과태료를 부과한다.

[답] ④

3. 의료기사 등의 실태와 취업상황에 대한 신고 시기는?

① 보건복지부장관의 지시나 명이 있는 때 ② 의료기사 등의 취업 후 1개월 이내에

③ 의료기사 등의 취업 후 1년 이내에 ④ 최초로 면허를 받은 후부터 3년마다

⑤ 보건복지부장관이 보건의료시책 상 필요하다고 인정하여 공고하는 경우

[답] ④

제4장 치과기공소와 안경업소

제11조의2(치과기공소의 개설등록 등) ① 치과의사 또는 치과기공사가 아니면 치과기공소를 개설할 수 없다.

② 치과의사 또는 치과기공사는 1개소의 치과기공소만을 개설할 수 있다.

③ 치과기공소를 개설하려는 자는 보건복지부령으로 정하는 바에 따라 특별자치시장·특별자치도지사·시장·군수·구청장(자치구의 구청장에 한함)에게 개설등록을 하여야 한다. <개정 2013.6.4.>

④ 제3항에 따라 치과기공소를 개설하고자 하는 자는 보건복지부령으로 정하는 시설 및 장비를 갖추어야 한다.

[시행규칙] **제12조의3(치과기공소의 개설등록 등)** ① 법 제11조의2제3항에 따라 치과기공소를 개설하려는 사람은 별지 제4호서식의 치과기공소 개설등록 신청서에 시설 및 장비 개요서를 첨부하여 특별자치시장·특별자치도지사·시장·군수·구청장(자치구의 구청장을 말함)에게 제출하여야 한다. <개정 2014.11.21.>

② 제1항에 따른 신청을 받은 특별자치시장·특별자치도지사·시장·군수·구청장은 「전자정부법」 제36조제1항에 따른 행정정보의 공동이용을 통하여 치과의사 면허증(개설자가 치과의사인 경우만 해당) 또는 치과기공사 면허증(개설자가 치과기공사인 경우만 해당)을 확인하여야 한다. 다만, 신청인이 확인에 동의하지 아니하는 경우에는 신청인이 면허증 사본을 첨부하도록 하여야 하며, 신청인이 면허증 원본을 제시하는 경우에는 담당 공무원의 확인으로 사본 제출을 갈음할 수 있다. <개정 2014.11.21.>

③ 특별자치시장·특별자치도지사·시장·군수·구청장은 제1항에 따라 개설등록 신청을 받았을 때에는 치과기공소 등록대장에 다음 각 호의 사항을 적고 신청인에게 별지 제5호서식의 치과기공소 개설등록증을 발급하여야 한다. <개정 2013.12.5.>

1. 개설등록번호와 개설등록 연월일 2. 개설자의 성명, 주소 및 주민등록번호 3. 치과기공소의 명칭과 소재지

[시행규칙] **제12조의4(치과기공소의 시설 및 장비)** 법 제11조의2제4항에서 "보건복지부령으로 정하는 시설 및 장비"란 다음 각 호의 시설 및 장비를 말한다. <개정 2018.12.20.>

① 기공용 레이드(lathe) 1대 이상 ② 전산설계(CAD/CAM), 삼차원(3D)프린터 또는 주조기 1대 이상 ③ 기공용 모터 1대 이상 ④ 기공용 컴프레서 1대 이상 ⑤ 치과용 프레스 1대 이상 ⑥ 전기로(電氣爐) 1대 이상 ⑦ 포설린로(porcelain furnace) 1대 이상 ⑧ 초음파 청소기 1대 이상 ⑨ 서베이어(surveyor) 1대 이상 ⑩ 진동기 1대 이상 ⑪ 트리머(trimmer) 1대 이상 ⑫ 샌드기(sand blast machine) 1대 이상 ⑬ 진공매몰기 1대 이상

【핵심요약】

1. 치과기공소의 개설등록

1) 치과기공소를 개설할 수 있는 사람 : 치과의사, 치과기공사(

※ 1개소의 치과기공소만을 개설할 수 있음

2) 치과기공소를 개설하려는 자 : 보건복지부령으로 정하는 바에 따라 특별자치시장·특별자치도지사·시장·군수·구청장에게 개설등록

3) 시설 및 장비

(아래 열거한 시설 · 장비를 공히 1대 이상 갖추어야 함)

① 기공용 레이드(lathe) ② 전산설계(CAD/CAM), 삼차원(3D)프린터 또는 주조기 ③ 기공용 모터 ④ 기공용 컴프레서 ⑤ 치과용 프레스 ⑥ 전기로(電氣爐) ⑦ 포설린로(porcelain furnace) ⑧ 초음파 청소기 ⑨ 서베이어(surveyor) ⑩ 진동기 ⑪ 트리머(trimmer) ⑫ 샌드기(sand blast machine) ⑬ 진공 매몰기

【예상문제】

1. 다음 중 치과기공소의 개설에 대한 설명으로 잘못된 것은?

① 치과의사 또는 치과기공사만 개설할 수 있다.

② 1개소의 치과기공소만을 개설할 수 있다.

③ 특별자치시장·특별자치도지사·시장·군수·구청장에게 개설등록을 하여야 한다.

④ 보건복지부령으로 정하는 시설 및 장비를 갖추어야 한다.

⑤ 기공용 레이드는 2대 이상을 갖추어야 한다.

[답] ⑤

제11조의3(치과기공사 등의 준수사항) ① 치과기공사는 제3조에 따른 업무(이하 "치과기공물제작 등 업무"라 한다)를 수행할 때 치과의사가 발행한 치과기공물제작의뢰서에 따라야 한다.

② 치과기공물제작 등 업무를 의뢰한 치과의사 및 치과기공소 개설자는 보건복지부령으로 정하는 바에 따라 치과기공물제작의뢰서를 보존하여야 한다.

③ 치과기공물제작등 업무를 의뢰한 치과의사는 실제 기공물 제작 등이 치과기공물제작의뢰서에 따라 적합하게 이루어지고 있는지 여부를 확인할 수 있으며 해당 치과기공소 개설자는 이에 따라야 한다. [본조신설 2011.4.28.]

[시행규칙] **제12조의5(치과기공물제작의뢰서)** ① 법 제11조의3제1항의 치과기공물제작의뢰서는 별지 제6호서식에 따른다. ② 법 제11조의3제2항에 따라 치과의사 및 치과기공소 개설자는 치과기공물제작의뢰서를 각자 2년 동안 보존하여야 한다.

【핵심요약】

치과기공사 등의 준수사항

1) 치과기공사 : 치과기공물제작 등 업무를 수행할 때 치과의사가 발행한 치과기공물제작의뢰서에 따라야 함
2) 치과기공물제작 등 업무를 의뢰한 치과의사 및 치과기공소 개설자 : 보건복지부령으로 정하는 바에 따라 치과기공물제작의뢰서를 보존
※ 치과의사 및 치과기공소 개설자는 각자 2년 동안 보존
3) 치과기공물제작 등 업무를 의뢰한 치과의사 : 실제 기공물 제작 등이 치과기공물제작의뢰서에 따라 적합하게 이루어지고 있는지 여부를 확인할 수 있음
※ 해당 치과기공소 개설자는 이에 따라야 함

【예상문제】

1. 치과기공소 개설자는 치과기공물제작의뢰서를 몇 년 동안 보존하여야 하는가?

① 2년 ② 3년 ③ 5년 ④ 10년 ⑤ 영구보존

[답] ①

제12조(안경업소의 개설등록 등) ① 안경사가 아니면 안경을 조제하거나 안경 및 콘택트렌즈의 판매업소(이하 "안경업소"라 한다)를 개설할 수 없다.

② 안경사는 1개의 안경업소만을 개설할 수 있다.

③ 안경업소를 개설하려는 사람은 보건복지부령으로 정하는 바에 따라 특별자치시장 · 특별자치도지사 · 시장 · 군수 · 구청장에게 개설등록을 하여야 한다. <개정 2013.6.4.>

④ 제3항에 따라 안경업소를 개설하려는 사람은 보건복지부령으로 정하는 시설 및 장비를 갖추어야 한다.

⑤ 누구든지 안경 및 콘택트렌즈를 다음 각 호의 어느 하나에 해당하는 방법으로 판매 등을 하여서는 아니 된다. <개정 2016.5.29.>

1. 「전자상거래 등에서의 소비자보호에 관한 법률」 제2조에 따른 전자상거래 및 통신판매의 방법
2. 판매자의 사이버몰(컴퓨터 등과 정보통신설비를 이용하여 재화 등을 거래할 수 있도록 설정된 가상의 영업장을 말한다) 등으로부터 구매 또는 배송을 대행하는 등 보건복지부령으로 정하는 방법

⑥ 안경사는 안경 및 콘택트렌즈를 안경업소에서만 판매하여야 한다. <신설 2011.11.22.>

⑦ 안경사는 콘택트렌즈를 판매하는 경우 콘택트렌즈의 사용방법과 유통기한 및 부작용에 관한 정보를 제공하여야 한다. <개정 2016.5.29.>

[시행규칙] **제13조(안경업소의 개설등록 등)** ① 법 제12조제3항에 따라 같은 조 제1항에 따른 안경업소를 개설하려는 사람은 별지 제7호서식의 안경업소 개설등록 신청서에 시설·장비 개요서를 첨부하여 특별자치시장·특별자치도지사·시장·군수·구청장에게 제출하여야 한다. <개정 2018.12.20.>

② 제1항에 따른 신청을 받은 특별자치시장·특별자치도지사·시장·군수·구청장은 행정정보의 공동이용을 통하여 안경사 면허증을 확인하여야 한다. 다만, 신청인이 확인에 동의하지 아니하는 경우에는 신청인이 면허증 사본을 첨부하도록 하여야 하며, 신청인이 면허증 원본을 제시하는 경우에는 담당 공무원의 확인으로 사본 제출을 갈음할 수 있다. <개정 2013.12.5.>

[시행규칙] **제14조(안경업소 등록대장과 등록증)** 특별자치시장·특별자치도지사·시장·군수·구청장은 제13조에 따라 안경업소 개설등록의 신청을 받은 때에는 안경업소 등록대장에 다음 각 호의 사항을 적고 신청인에게 별지 제8호서식의 안경업소 개설등록증을 발급하여야 한다. <개정 2013.12.5.> 1. 개설등록번호 및 개설등록 연월일 2. 개설자의 성명, 주소 및 주민등록번호 3. 안경업소의 명칭과 소재지

[시행규칙] **제15조(안경업소의 시설기준 등)** 법 제12조제4항에서 "보건복지부령으로 정하는 시설 및 장비"란 채광과 환기가 잘 되고 청결하며 안경(시력보정용으로 한정한다)의 조제 및 판매와 콘택트렌즈(시력보정용이 아닌 것을 포함한다)의 판매에 적합한 시설과 다음 각 호의 장비를 말한다. <개정 2018.12.20.>

1. 시력표(vision chart)
2. 시력검사 세트(phoroptor and unit set)
3. 시험테와 시험렌즈 세트(trial frame and trial lens set)
4. 동공거리계(PD meter)
5. 자동굴절검사기(auto refractor meter)
6. 렌즈 정점굴절력계(lens meter)

[시행규칙] **제15조의2(안경 및 콘택트렌즈의 판매 제한)** 법 제12조제5항제2호에서 "구매 또는 배송을 대행하는 등 보건복지부령으로 정하는 방법"이란 해외로부터 구매를 대행하는 방법으로서 다음

각 호의 요건을 모두 충족하는 방법을 말한다. <개정 2019.9.27.>

1. 판매자가 법 제12조제5항제2호에 따른 사이버몰에 안경 또는 콘택트렌즈에 대한 상품정보와 가격 등을 게시할 것
2. 판매자가 국내 구매자의 구매요청을 받아 해외 판매자로부터 안경 또는 콘택트렌즈를 수입할 것
3. 판매자가 제2호에 따른 수입거래에 대하여 손익의 위험을 부담하는 수입화물주의 지위에 해당할 것
4. 판매자가 제2호 및 제3호에 따라 수입한 안경 또는 콘택트렌즈를 국내 구매자에게 판매할 것

[본조신설 2016.11.30.]

[시행규칙] **제26조(규제의 재검토)** 보건복지부장관은 다음 각 호의 사항에 대하여 다음 각 호의 기준일을 기준으로 2년마다(매 2년이 되는 해의 기준일과 같은 날 전까지를 말한다) 그 타당성을 검토하여 개선 등의 조치를 하여야 한다.

1. 제10조 및 별표 2에 따른 국가시험 응시제한의 기준: 2015년 1월 1일
2. 제13조에 따른 안경업소 개설등록 시 제출서류: 2015년 1월 1일

[본조신설 2015.1.5.]

【핵심요약】

1. 안경업소의 개설등록

1) 안경사만이 안경의 조제나 안경 및 콘택트렌즈의 판매업소 개설
   ※ 안경은 조제와 판매가 가능하나 콘택트렌즈는 판매만 가능
2) 안경사는 1개의 안경업소만을 개설
3) 안경업소를 개설하려는 사람
   - 보건복지부령으로 정하는 바에 따라 특별자치시장 · 특별자치도지사 · 시장 · 군수 · 구청장에게 개설등록
4) 안경업소를 개설하려는 사람은 보건복지부령으로 정하는 시설 및 장비를 갖출 것
5) 누구든지 안경 및 콘택트렌즈를 다음의 방법으로 판매 등을 하여서는 아니 됨
   (1) 전자상거래 및 통신판매의 방법(「전자상거래 등에서의 소비자보호에 관한 법률」 제2조)
   (2) 판매자의 사이버몰(컴퓨터 등과 정보통신설비를 이용하여 재화 등을 거래할 수 있도록 설정된 가상의 영업장) 등으로부터 구매 또는 배송을 대행하는 등 보건복지부령으로 정하는 방법
6) 안경사는 안경 및 콘택트렌즈를 안경업소에서만 판매
7) 안경사는 콘택트렌즈를 판매하는 경우 콘택트렌즈의 사용방법과 유통기한 및 부작용에 관한 정보 제공의 의무

2. 안경업소의 시설기준(보건복지부령)

- 채광과 환기가 잘 되고 청결하며 안경(시력보정용으로 한정)의 조제 및 판매와 콘택트렌즈(시력보정용이 아닌 것을 포함)의 판매에 적합한 다음의 시설과 장비

1) 시력표(vision chart)　　2) 시력검사 세트(phoroptor and unit set)

3) 시험테와 시험렌즈 세트(trial frame and trial lens set)

4) 동공거리계(PD meter)　　5) 자동굴절검사기(auto refractor meter)

6) 렌즈 정점굴절력계(lens meter)

3. 안경 및 콘택트렌즈의 판매 제한

- 구매 또는 배송을 대행하는 등 보건복지부령으로 정하는 방법(해외로부터 구매를 대행하는 방법으로서 다음의 요건을 모두 충족하는 방법)

1) 판매자가 사이버몰에 안경 또는 콘택트렌즈에 대한 상품정보와 가격 등을 게시할 것 (법 제12조제5항제2호)

2) 판매자가 국내 구매자의 구매요청을 받아 해외 판매자로부터 안경 또는 콘택트렌즈를 수입할 것

3) 판매자가 2)에 따른 수입거래에 대하여 손익의 위험을 부담하는 수입화물주의 지위에 해당할 것

4) 판매자가 2) 및 3)에 따라 수입한 안경 또는 콘택트렌즈를 국내 구매자에게 판매할 것

4. 규제의 재검토

1) 재검토권자 : 보건복지부장관

2) 조치 : 기준일을 기준으로 2년마다(매 2년이 되는 해의 기준일과 같은 날 전까지) 그 타당성을 검토하여 개선 등의 조치를 하여야 함

3) 기준일

(1) 국가시험 응시제한의 기준 : 2015년 1월 1일

(2) 안경업소 개설등록 시 제출서류 : 2015년 1월 1일

【예상문제】

1. 안경업소를 개설하고자 할 때는 어떻게 해야 하는가?

① 시 · 도지사에게 신고

② 시 · 도지사의 허가

③ 특별자치시장 · 특별자치도지사 · 시장 · 군수 · 구청장에게 신고

④ 특별자치시장 · 특별자치도지사 · 시장 · 군수 · 구청장에 개설등록

⑤ 절차 제한이 없다.

[답] ④

2. 다음 중 안경업소에 대한 설명으로 올바른 것은?
   ① 안경사는 2개의 안경업소를 개설할 수 있다.
   ② 안경업소를 개설하려는 사람은 시 · 도지사에게만 개설등록을 하여야 한다.
   ③ 안경업소를 개설하려는 사람은 대통령령으로 정하는 시설 및 장비를 갖추어야 한다.
   ④ 안경 및 콘택트렌즈를 전자상거래 및 통신판매의 방법으로 판매할 수 있다.
   ⑤ 안경사는 안경 및 콘택트렌즈를 안경업소에서만 판매하여야 한다.

[답] ⑤

제13조(폐업 등의 신고) 치과기공소 또는 안경업소의 개설자는 폐업을 하거나 등록사항을 변경한 경우에는 보건복지부령으로 정하는 바에 따라 지체 없이 특별자치시장 · 특별자치도지사 · 시장 · 군수 · 구청장에게 신고하여야 한다. <개정 2013.6.4.>

[시행규칙] **제16조(폐업 등의 신고)** ① 법 제13조에 따라 치과기공소 또는 안경업소의 폐업 또는 등록사항 변경 신고를 하려는 사람은 별지 제9호서식의 치과기공소 · 안경업소 폐업 또는 등록사항 변경 신고서에 개설등록증을 첨부하여 폐업하거나 등록사항을 변경한 날부터 14일 이내에 특별자치시장 · 특별자치도지사 · 시장 · 군수 · 구청장에게 제출하여야 한다. <개정 2013.12.5.>

② 치과기공소를 양도 · 양수하여 개설자가 변경된 경우에는 제1항에도 불구하고 양수인이 별지 제10호서식의 치과기공소 양도 · 양수신고서에 다음 각 호의 서류를 첨부하여 양도 · 양수한 날부터 14일 이내에 특별자치시장 · 특별자치도지사 · 시장 · 군수 · 구청장에게 신고하여야 한다. <개정 2014.11.21.>

1. 치과기공소의 개설등록증　2. 양도계약서 사본 등 양도 · 양수 사실을 증명할 수 있는 서류

③ 제2항에 따른 신청을 받은 특별자치시장 · 특별자치도지사 · 시장 · 군수 · 구청장은 행정정보의 공동이용을 통하여 양수인의 치과의사 면허증(양수인이 치과의사인 경우만 해당) 또는 치과기공사 면허증(양수인이 치과기공사인 경우만 해당)을 확인하여야 한다. 다만, 신고인이 확인에 동의하지 아니하는 경우에는 신고인이 면허증 사본을 첨부하도록 하여야 하며, 신고인이 면허증 원본을 제시하는 경우에는 담당 공무원의 확인으로 사본 제출을 갈음할 수 있다. <개정 2014.11.21.>

④ 안경업소를 양도 · 양수하여 개설자가 변경된 경우에는 제1항에도 불구하고 양수인이 별지 제11호서식의 안경업소 양도 · 양수신고서에 다음 각 호의 서류를 첨부하여 양도 · 양수한 날부터 14일 이내에 특별자치시장 · 특별자치도지사 · 시장 · 군수 · 구청장에게 신고하여야 한다. <개정 2013.12.5.>

1. 안경업소의 개설등록증　2. 양도계약서 사본 등 양도 · 양수 사실을 증명할 수 있는 서류

⑤ 제4항에 따른 신고를 받은 특별자치시장 · 특별자치도지사 · 시장 · 군수 · 구청장은 행정정보의 공동이용을 통하여 양수인의 안경사 면허증을 확인하여야 한다. 다만, 신고인이 확인에 동의하지 아니하는 경우에는 신고인이 면허증 사본을 첨부하도록 하여야 하며, 신고인이 면허증 원본을 제시하는 경우에는 담당 공무원의 확인으로 사본 제출을 갈음할 수 있다. <개정 2013.12.5.>

【핵심요약】

1. 치과공소 또는 안경업소의 폐업 또는 등록사항 변경

1) 신고대상 : 특별자치시장 · 특별자치도지사 · 시장 · 군수 · 구청장

2) 신고기간 : 폐업하거나 등록사항을 변경한 날부터 14일 이내

2. 치과기공소 또는 안경업소를 양도 · 양수하여 개설자가 변경된 경우

1) 신고대상 : 특별자치시장 · 특별자치도지사 · 시장 · 군수 · 구청장

2) 신고의무자 : 양수인

3) 신고기간 : 양도 · 양수한 날부터 14일 이내

【예상문제】

1. 치과기공소 또는 안경업소의 폐업은 누구에게 신고해야 하는가?

① 보건복지부장관 ② 시 · 도지사 ③ 안경사협회장 ④ 보건소장

⑤ 특별자치시장 · 특별자치도지사 · 시장 · 군수 · 구청장

[답] ⑤

제14조(과장광고 등의 금지) ① 치과기공소 또는 안경업소는 해당 업무에 관하여 거짓광고 또는 과장광고를 하지 못한다. <개정 2016.5.29.>

② 누구든지 영리를 목적으로 특정 치과기공소 · 안경업소 또는 치과기공사 · 안경사에게 고객을 알선 · 소개 또는 유인하여서는 아니 된다.

③ 제1항 및 제2항에 따른 과장광고 등의 금지와 관련하여 필요한 사항은 「표시 · 광고의 공정화에 관한 법률」 및 「독점규제 및 공정거래에 관한 법률」에서 정하는 바에 따른다. <개정 2016.5.29.>

【핵심요약】

치과기공소와 안경업소의 과장광고 등의 금지

1) 치과기공소 또는 안경업소는 해당 업무에 관하여 거짓광고 또는 과장광고를 하지 못함

2) 누구든지 영리를 목적으로 특정 치과기공소 · 안경업소 또는 치과기공사 · 안경사에게 고객을 알선 · 소개 또는 유인하여서는 아니 됨

3) 과장광고 등의 금지와 관련하여 필요한 사항 : 「표시 · 광고의 공정화에 관한 법률」 및 「독점규제 및 공정거래에 관한 법률」에서 정하는 바에 따름

【예상문제】

1. 치과기공소와 안경업소의 광고에 대한 설명으로 올바른 내용은?

① 과장광고 등의 금지와 관련하여 필요한 사항은 「방송법」에 따른다.
② 영리를 목적으로 치과기공소와 안경업소에 고객을 알선할 수 있다.
③ 영리를 목적으로 하지 않고 안경업소에 고객을 소개하면 500만원 이하의 벌금에 처한다.
④ 해당 업무에 관하여 거짓광고는 불가하지만 과장광고는 가능하다.
⑤ 거짓광고 또는 과장광고를 한 경우 영업정지 처분이 가능하다.

[답] ⑤

제15조(보고와 검사 등) ① 특별자치시장·특별자치도지사·시장·군수·구청장은 치과기공소 또는 안경업소의 개설자에게 그 지도·감독에 필요한 범위에서 보고를 명하거나 소속 공무원으로 하여금 업무 상황, 시설 등을 검사하게 할 수 있다. <개정 2013.6.4.>
② 제1항의 경우에 소속 공무원은 그 권한을 나타내는 증표 및 조사기간, 조사범위, 조사담당자 및 관계 법령 등 보건복지부령으로 정하는 사항이 기재된 서류를 지니고 이를 관계인에게 보여주어야 한다. <개정 2016.5.29.>
③ 소속 공무원이 제1항에 따라 업무 상황, 시설 등을 검사하는 경우 그 절차·방법 등에 관하여는 이 법에서 정하는 사항을 제외하고는 「행정조사기본법」에서 정하는 바에 따른다. <신설 2016.5.29.>

[시행규칙] **제17조(출입·검사를 위한 현장 조사서류)** 법 제15조제2항에서 "조사기간, 조사범위, 조사담당자 및 관계 법령 등 보건복지부령으로 정하는 사항"이란 다음 각 호의 사항을 말한다.
1. 조사목적·조사기간·조사범위 및 조사내용
2. 조사담당자의 성명 및 직위
3. 제출자료 목록
4. 조사에 대한 근거 법령
5. 조사의 거부·방해·기피 등에 대한 행정처분 또는 벌칙 등의 내용 및 근거 법령
6. 그 밖에 제1호부터 제5호까지에 준하는 사항으로서 보건복지부장관이 해당 조사를 위하여 필요하다고 인정하는 사항 [본조신설 2016.11.30.]

【핵심요약】

1. 치과기공소와 안경업소의 보고와 검사 등
1) 보고·검사권자 : 특별자치시장·특별자치도지사·시장·군수·구청장
2) 대상 : 치과기공소 또는 안경업소의 개설자
3) 내용 : 지도·감독에 필요한 범위에서 보고를 명하거나 소속 공무원으로 하여금 업무 상황, 시설 등을 검사하게 할 수 있음
4) 업무 상황, 시설 등의 검사 시 소속 공무원의 의무
(1) 그 권한을 나타내는 증표 및 조사기간, 조사범위, 조사담당자 및 관계 법령 등 보

건복지부령으로 정하는 사항이 기재된 서류를 지니고 이를 관계인에게 보여주어야 함

(2) 그 절차 · 방법 등에 관하여는 이 법에서 정하는 사항을 제외하고는 「행정조사기본법」에서 정하는 바에 따름

2. 출입 · 검사를 위한 현장 조사서류

- 조사기간, 조사범위, 조사담당자 및 관계 법령 등 보건복지부령으로 정하는 사항(법 제15조제2항)

1) 조사목적 · 조사기간 · 조사범위 및 조사내용
2) 조사담당자의 성명 및 직위
3) 제출자료 목록
4) 조사에 대한 근거 법령
5) 조사의 거부 · 방해 · 기피 등에 대한 행정처분 또는 벌칙 등의 내용 및 근거 법령
6) 그 밖에 1)부터 5)에 준하는 사항으로서 보건복지부장관이 해당 조사를 위하여 필요하다고 인정하는 사항

【예상문제】

1. 치과기공소 또는 안경업소 개설자에 대하여 지도 · 감독에 필요한 범위 내에서 보고를 명할 수 있는 자는?

① 보건복지부장관 ② 시 · 도지사 ③ 시장 · 군수 · 구청장 ④ 안경사협회장
⑤ 광역시장

[답] ③

2. 시장 · 군수 · 구청장이 치과기공소 또는 안경업소 개설자에게 보고를 명할 때의 한계는?

① 영업에 방해가 되지 않는 범위에서 ② 지도 · 감독에 필요한 범위에서
③ 개설자가 동의하는 범위에서 ④ 영업비밀이 보장되는 범위에서
⑤ 면허를 내줄 때 명시된 범위에서

[답] ②

제5장 중앙회

제16조(중앙회) ① 의료기사 등은 대통령령으로 정하는 바에 따라 그 면허의 종류에 따라 전국적으로 조직을 가지는 단체(이하 "중앙회"라 한다)를 설립하여야 한다. <개정

2017.12.19.>

② 중앙회는 법인으로 한다. <개정 2017.12.19.>

③ 중앙회에 관하여 이 법에 규정되지 아니한 사항은 「민법」 중 사단법인에 관한 규정을 준용한다. <개정 2017.12.19.>

④ 중앙회는 대통령령으로 정하는 바에 따라 특별시 · 광역시 · 도 및 특별자치도에 지부를 설치하여야 하며, 시 · 군 · 구(자치구를 말함)에 분회를 설치할 수 있다. 다만, 그 외의 지부나 외국에 지부를 설치하려면 보건복지부장관의 승인을 받아야 한다. <신설 2017.12.19.>

⑤ 중앙회가 지부나 분회를 설치한 때에는 그 지부나 분회의 책임자는 지체 없이 특별시장 · 광역시장 · 도지사 · 특별자치도지사 또는 시장 · 군수 · 구청장에게 신고하여야 한다. <신설 2017.12.19.>

⑥ 각 중앙회는 제22조의2에 따른 자격정지 처분 요구에 관한 사항을 심의 · 의결하기 위하여 윤리위원회를 둔다. <신설 2017.12.19.>

⑦ 제6항에 따른 윤리위원회의 구성, 운영 등에 필요한 사항은 대통령령으로 정한다. <신설 2017.12.19.>

[시행령] **제9조(중앙회의 설립 등)** ① 법 제16조제1항에 따른 중앙회를 설립하려는 자는 다음 각 호의 서류(전자문서를 포함)를 보건복지부장관에게 제출해 설립 인가를 받아야 한다.

1. 정관 2. 사업계획서 3. 자산명세서 4. 설립결의서 5. 설립대표자의 선출 경위에 관한 서류 6. 임원의 취임승낙서와 이력서

② 중앙회는 설립 등기를 한 날부터 3주일 이내에 특별시 · 광역시 · 도 및 특별자치도에 각각 지부를 설치해야 한다.

③ 중앙회의 정관에 기재할 사항은 다음 각 호와 같다.

1. 목적 2. 명칭 3. 업무 4. 중앙회 · 지부 · 분회의 소재지 5. 재산 또는 회계와 그 밖에 관리 · 운영에 관한 사항 6. 임원의 선임(選任)에 관한 사항 7. 회원의 자격 및 징계에 관한 사항 8. 정관 변경에 관한 사항 9. 공고 방법에 관한 사항 10. 법 제16조제6항에 따른 윤리위원회의 운영 등에 관한 사항

④ 중앙회는 정관을 변경하려면 다음 각 호의 서류(전자문서를 포함)를 보건복지부장관에게 제출해 변경 인가를 받아야 한다.

1. 정관 변경 이유서 2. 정관 변경에 관한 중앙회 회의록 사본 3. 개정될 정관(신 · 구 조문대비표를 포함한다) 4. 그 밖에 보건복지부장관이 필요하다고 인정하는 서류

⑤ 중앙회의 업무는 다음 각 호와 같다.

1. 의료기사 등의 권익 보호 2. 국내외 관련 기관 · 단체 등과의 정보 · 기술 교류
3. 의료기사등의 업무에 대한 연구개발 4. 그 밖에 보건복지부장관이 필요하다고 인정하는 업무

【핵심요약】

1. 중앙회

1) 중앙회의 설립의무 : 의료기사 등은 대통령령으로 정하는 바에 따라 그 면허의 종류에 따라 전국적으로 조직을 가지는 단체를 설립하여야 함

2) 조직 형태 : 법인

3) 규정 준용 : 중앙회에 관하여 이 법에 규정되지 아니한 사항은 「민법」 중 사단법인에 관한 규정 준용

4) 지부 및 분회

(1) 지부(의무)

① 특별시 · 광역시 · 도 및 특별자치도

② 그 외의 지부나 외국에 지부를 설치하려면 보건복지부장관의 승인을 받아야 함

(2) 분회 : 시 · 군 · 구

5) 신고 의무 : 중앙회가 지부나 분회를 설치한 때에는 그 지부나 분회의 책임자는 지체 없이 특별시장 · 광역시장 · 도지사 · 특별자치도지사 또는 시장 · 군수 · 구청장에게 신고하여야 함

6) 윤리위원회

(1) 목적 : 각 중앙회는 자격정지 처분 요구에 관한 사항을 심의 · 의결하기 위하여

(2) 대통령령으로 정하는 사항 : 윤리위원회의 구성, 운영 등에 필요한 사항

2. 중앙회의 설립 등

1) 설립 인가권자 : 보건복지부장관

2) 지부 설치 기한 : 중앙회는 설립 등기를 한 날부터 3주일 이내에 특별시 · 광역시 · 도 및 특별자치도에 각각 지부를 설치해야 함

3) 정관에 기재할 사항

(1) 목적 (2) 명칭 (3) 업무 (4) 중앙회 · 지부 · 분회의 소재지 (5) 재산 또는 회계와 그 밖에 관리 · 운영에 관한 사항 (6) 임원의 선임에 관한 사항 (7) 회원의 자격 및 징계에 관한 사항 (8) 정관 변경에 관한 사항 (9) 공고 방법에 관한 사항 (10) 윤리위원회의 운영 등에 관한 사항

4) 정관 변경 인가권자 : 보건복지부장관

5) 중앙회의 업무

(1) 의료기사 등의 권익 보호 (2) 국내외 관련 기관 · 단체 등과의 정보 · 기술 교류

(3) 의료기사 등의 업무에 대한 연구개발
(4) 그 밖에 보건복지부장관이 필요하다고 인정하는 업무

【예상문제】

1. 의료기사 등의 단체(중앙회)에 대한 규정으로 잘못된 것은?
   ① 중앙회는 법인으로 한다.
   ② 해당되는 의료기사 등은 당연히 회원이 된다.
   ③ 보건복지부장관의 설립인가를 받아야 한다.
   ④ 반드시 설립하여야 하지만 전국적으로 조직을 가질 필요는 없다.
   ⑤ 「의료기사 등에 관한 법률」에 규정되지 아니한 사항은 「민법」 중 사단법인에 관한 규정을 준용한다.

[답] ④

제17조(설립 인가 등) ① 중앙회를 설립하려면 대통령령으로 정하는 바에 따라 정관과 그 밖에 필요한 서류를 보건복지부장관에게 제출하여 설립 인가를 받아야 한다. 중앙회가 정관을 변경하고자 하는 때에도 또한 같다.
② 보건복지부장관은 제1항에 따른 인가를 하였을 때에는 그 사실을 공고하여야 한다.
③ 중앙회의 업무, 정관에 기재할 사항 및 그 밖에 필요한 사항은 대통령령으로 정한다.
[본조신설 2017.12.19.]

【핵심요약】

중앙회의 설립 인가 등

1) 보건복지부장관의 설립 인가
   (1) 중앙회를 설립할 때
   (2) 중앙회가 정관을 변경하고자 하는 때
   ※ 대통령령으로 정하는 바에 따라 정관과 그 밖에 필요한 서류를 보건복지부장관에게 제출
2) 설립 공고 : 보건복지부장관은 1)에 따른 인가를 하였을 때에는 그 사실을 공고하여야 함
3) 대통령령으로 정하는 사항 : 중앙회의 업무, 정관에 기재할 사항 및 그 밖에 필요한 사항

【예상문제】

1. 의료기사 등의 각 중앙회를 설립하고자 할 때 필요한 절차는?

① 보건복지부장관에게 신고 ② 보건복지부장관의 설립 인가

③ 시 · 도지사에게 신고 ④ 시 · 도지사의 설립 인가

⑤ 신고나 설립 인가가 필요하지 않은 임의 단체이다.

[답] ②

제18조(협조 의무) 중앙회는 보건복지부장관으로부터 국민의 보건 및 의료 향상에 관한 협조 요청을 받으면 협조하여야 한다. [본조신설 2017.12.19.]

【핵심요약】

중앙회의 협조 의무

- 중앙회는 보건복지부장관으로부터 국민의 보건 및 의료 향상에 관한 협조 요청을 받으면 협조하여야 함

제19조(감독) ① 보건복지부장관은 중앙회나 그 지부가 다음 각 호의 어느 하나에 해당하는 때에는 정관의 변경 또는 시정을 명할 수 있다.

1. 정관이 정하는 사업 외의 사업을 한 때
2. 국민의 보건 및 의료향상에 장애가 되는 행위를 한 때
3. 제18조에 따른 요청을 받고 협조하지 아니한 때

② 보건복지부장관은 감독상 필요한 경우 중앙회나 그 지부에 대하여 그 업무에 관한 사항을 보고하게 할 수 있다. [본조신설 2017.12.19.]

【핵심요약】

중앙회에 대한 협조 의무 및 감독

1) 중앙회는 보건복지부장관으로부터 국민의 보건 및 의료 향상에 관한 협조 요청을 받으면 협조하여야 함

2) 정관의 변경 또는 시정 명령 : 보건복지부장관은 중앙회나 그 지부가 다음의 어느 하나에 해당하는 때에는 정관의 변경 또는 시정을 명할 수 있음

(1) 정관이 정하는 사업 외의 사업을 한 때

(2) 국민의 보건 및 의료향상에 장애가 되는 행위를 한 때

(3) 법 제18조에 따른 요청을 받고 협조하지 아니한 때

2) 업무에 관한 사항 보고 : 보건복지부장관은 감독상 필요한 경우 중앙회나 그 지부에 대하여 그 업무에 관한 사항을 보고하게 할 수 있음

【예상문제】

1. 의료기사 등의 각 중앙회나 그 지부가 국민의 보건 및 의료향상에 장애가 되는 행위를 한 때 보건복지부장관이 취할 수 있는 행정적 조치는?
   ① 해산 또는 설립 취소를 할 수 있다.
   ② 정관의 변경 또는 시정을 명할 수 있다.
   ③ 수행 업무에 관한 사항을 보고하게 할 수 있다.
   ④ 감사를 실시할 수 있다.
   ⑤ 임의단체이므로 행정적 조치는 취할 수 없다.

[답] ②

제20조(보수교육) ① 보건기관 · 의료기관 · 치과기공소 · 안경업소 등에서 각각 그 업무에 종사하는 의료기사 등(1년 이상 그 업무에 종사하지 아니하다가 다시 업무에 종사하려는 의료기사 등을 포함)은 보건복지부령으로 정하는 바에 따라 보수(補修)교육을 받아야 한다. <개정 2016.5.29.>

② 제1항에 따른 보수교육의 시간 · 방법 · 내용 등에 필요한 사항은 대통령령으로 정한다.

[시행령] **제11조(보수교육)** ① 법 제20조제1항에 따른 보수교육의 시간 · 방법 및 내용은 다음 각 호의 구분에 따른다. <개정 2018.12.18.>

1. 보수교육의 시간: 매년 8시간 이상
2. 보수교육의 방법: 대면 교육 또는 정보통신망을 활용한 온라인 교육
3. 보수교육의 내용
   가. 직업윤리에 관한 사항
   나. 업무 전문성 향상 및 업무 개선에 관한 사항
   다. 의료 관계 법령의 준수에 관한 사항
   라. 그 밖에 가목부터 다목까지와 유사한 사항으로서 보건복지부장관이 보수교육에 필요하다고 인정하는 사항

② 보건복지부장관은 제1항제1호에 따른 교육시간의 인정과 관련하여 그 인정기준, 운영기준 및 평가기준 등에 관한 사항을 정하여 고시하여야 한다. [본조신설 2016.11.29.]

[시행규칙] **제18조(보수교육)** ① 영 제14조제3항에 따라 의료기사 등에 대한 보수교육 업무를 위탁받은 기관(이하 "보수교육실시기관"이라 한다)은 매년 법 제20조 및 영 제11조에 따른 보수교육을 실

시하여야 한다. <개정 2016.11.30.>

② 보건복지부장관은 다음 각 호의 어느 하나에 해당하는 사람에 대해서는 해당 연도의 보수교육을 면제할 수 있다. <신설 2018.12.20.>

1. 대학원 및 의학전문대학원·치의학전문대학원에서 해당 의료기사 등의 면허에 상응하는 보건의료에 관한 학문을 전공하고 있는 사람
2. 군 복무 중인 사람(군에서 해당 업무에 종사하는 의료기사 등은 제외)
3. 해당 연도에 법 제4조에 따라 의료기사 등의 신규 면허를 받은 사람
4. 보건복지부장관이 해당 연도에 보수교육을 받을 필요가 없다고 인정하는 요건을 갖춘 사람

③ 보건복지부장관은 다음 각 호의 어느 하나에 해당하는 사람에 대해서는 해당 연도의 보수교육을 유예할 수 있다. <신설 2018.12.20.>

1. 해당 연도에 보건기관·의료기관·치과기공소 또는 안경업소 등에서 그 업무에 종사하지 않은 기간이 6개월 이상인 사람
2. 보건복지부장관이 해당 연도에 보수교육을 받기가 어렵다고 인정하는 요건을 갖춘 사람

④ 보건기관·의료기관·치과기공소 또는 안경업소 등에서 그 업무에 종사하지 않다가 다시 그 업무에 종사하려는 사람은 제3항제1호에 따라 보수교육이 유예된 연도(보수교육이 2년 이상 유예된 경우에는 마지막 연도를 말함)의 다음 연도에 다음 각 목의 구분에 따른 보수교육을 받아야 한다. <개정 2018.12.20.>

가. 제3항에 따라 보수교육이 1년 유예된 경우: 12시간 이상
나. 제3항에 따라 보수교육이 2년 유예된 경우: 16시간 이상
다. 제3항에 따라 보수교육이 3년 이상 유예된 경우: 20시간 이상

⑤ 보건복지부장관은 보수교육실시기관의 보수교육 내용과 그 운영에 대하여 평가할 수 있다.

⑥ 제2항 또는 제3항에 따라 보수교육을 면제받거나 유예받으려는 사람은 해당 연도의 보수교육 실시 전에 별지 제12호서식의 보수교육 면제·유예 신청서에 보수교육 면제 또는 유예의 사유를 증명할 수 있는 서류를 첨부하여 보수교육실시기관의 장에게 제출해야 한다. <개정 2018.12.20.>

⑦ 제6항에 따른 신청을 받은 보수교육실시기관의 장은 보수교육 면제 또는 유예 대상자 여부를 확인하고, 신청인에게 별지 제12호의2서식의 보수교육 면제·유예 확인서를 발급해야 한다. <개정 2018.12.20.>

[시행규칙] **제19조(보수교육 계획서 및 실적보고서 제출 등)** ① 보수교육실시기관의 장은 매년 12월 31일까지 별지 제13호서식의 다음 연도 보수교육 계획서(전자문서로 된 보수교육 계획서를 포함)에 다음 각 호의 서류를 첨부하여 보건복지부장관에게 제출하여야 한다. 이 경우 보수교육 계획서에는 교과과정, 실시방법, 교육받는 사람의 경비부담액 및 보수교육 이수 인정기준 등 보수교육의 운영에 필요한 사항이 포함되어야 한다. <개정 2019.9.27.>

1. 교육받는 사람의 경비부담액 산출근거
2. 과목별 보수교육 인정기준

② 보수교육실시기관의 장은 매년 3월 31일까지 별지 제13호의2서식의 전년도 보수교육 실적보고서

(전자문서로 된 보수교육 실적보고서를 포함한다)를 보건복지부장관에게 제출하여야 한다.

③ 보수교육실시기관의 장은 보수교육을 받은 사람에게 별지 제14호서식의 보수교육 이수증을 발급하여야 한다.

[시행규칙] **제20조(보수교육 실시방법 등)** 보수교육의 교과과정, 실시방법, 그 밖에 보수교육의 실시에 필요한 사항은 제18조제5항에 따른 평가 결과를 반영하여 보수교육실시기관의 장이 정한다. <개정 2018.12.20.>, [본조신설 2014.11.21.]

[시행규칙] **제21조(보수교육 관계서류의 보존)** 보수교육실시기관의 장은 다음 각 호의 서류를 3년 동안 보존하여야 한다.

1. 보수교육대상자 명단(대상자 교육 이수 여부가 적혀 있어야 한다)
2. 보수교육면제자 명단
3. 그 밖에 교육 이수자가 교육을 이수하였다는 사실을 확인할 수 있는 서류

【핵심요약】

1. 보수교육 대상자

1) 보건기관 · 의료기관 · 치과기공소 · 안경업소 등에서 각각 그 업무에 종사하는 의료기사 등

2) 1년 이상 그 업무에 종사하지 아니하다가 다시 업무에 종사하려는 의료기사 등 포함

※ 보건복지부령으로 정하는 바에 따라 보수교육을 받아야 함

2. 보수교육의 시간 · 방법 및 내용(대통령령으로 정함)

1) 보수교육의 시간 : 매년 8시간 이상

2) 보수교육의 방법 : 대면 교육 또는 정보통신망을 활용한 온라인 교육

3) 보수교육의 내용

(1) 직업윤리에 관한 사항

(2) 업무 전문성 향상 및 업무 개선에 관한 사항

(3) 의료 관계 법령의 준수에 관한 사항

(4) 그 밖에 보건복지부장관이 보수교육에 필요하다고 인정하는 사항

4) 보건복지부장관이 정하여 고시하여야 하는 사항 : 교육시간의 인정과 관련하여 그 인정기준, 운영기준 및 평가기준 등

3. 보수교육 실시기관

1) 의료기사 등에 대한 보수교육 업무를 위탁받은 기관(보수교육실시기관)

① 「고등교육법」 제2조에 따른 학교로서 해당 의료기사 등의 면허에 관련된 학과가 개설된 전문대학 이상의 학교

② 중앙회

③ 해당 의료기사 등의 업무와 관련된 연구기관

4. 보수교육 면제자

1) 대학원 및 의학전문대학원 · 치의학전문대학원에서 해당 의료기사 등의 면허에 상응하는 보건의료에 관한 학문을 전공하고 있는 사람
2) 군 복무 중인 사람(군에서 해당 업무에 종사하는 의료기사 등은 제외)
3) 해당 연도에 의료기사 등의 신규 면허를 받은 사람
4) 보건복지부장관이 해당 연도에 보수교육을 받을 필요가 없다고 인정하는 요건을 갖춘 사람

5. 보수교육 유예자

1) 보건기관 · 의료기관 · 치과기공소 또는 안경업소 등에서 그 업무에 종사하지 않은 기간이 6개월 이상인 사람 : 보건기관 · 의료기관 · 치과기공소 또는 안경업소 등에서 그 업무에 종사하지 않다가 다시 그 업무에 종사하려는 사람은 보수교육이 유예된 연도(보수교육이 2년 이상 유예된 경우에는 마지막 연도)의 다음 연도에 다음의 구분에 따른 보수교육을 받아야 함
   (1) 보수교육이 1년 유예된 경우 : 12시간 이상
   (2) 보수교육이 2년 유예된 경우 : 16시간 이상
   (3) 보수교육이 3년 이상 유예된 경우 : 20시간 이상
2) 보건복지부장관이 해당 연도에 보수교육을 받기가 어렵다고 인정하는 요건을 갖춘 사람

6. 보수교육에 대한 평가

1) 평가권자 : 보건복지부장관
2) 대상 : 보수교육실시기관의 보수교육 내용과 그 운영에 대하여 평가 가능

7. 보수교육 면제 및 유예 신청

1) 대상 : 보수교육을 면제받거나 유예받으려는 사람
2) 제출 : 보수교육실시기관의 장에게 제출

8. 보수교육 계획서 및 실적보고서 제출

1) 보수교육 계획서
   (1) 제출자 : 보수교육실시기관의 장(매년 12월 31일까지)
   (2) 제출 대상 : 보건복지부장관
   (3) 포함 내용 : 교과과정, 실시방법, 교육받는 사람의 경비부담액 및 보수교육 이수 인정기준 등 보수교육의 운영에 필요한 사항

2) 보수교육 실적보고서
(1) 제출자 : 보수교육실시기관의 장(매년 3월 31일까지)
(2) 제출 대상 : 보건복지부장관
3) 보수교육 이수증 : 보수교육실시기관의 장은 보수교육을 받은 사람에게 보수교육 이수증을 발급하여야 함

9. 보수교육실시기관의 장이 정하는 사항

1) 보수교육의 교과과정
2) 실시방법
3) 그 밖에 보수교육의 실시에 필요한 사항
※ 보건복지부장관의 평가 결과를 반영

10. 보수교육 관계 서류의 보존

1) 보존 의무자 : 보수교육실시기관의 장
2) 보존 기간 : 3년
3) 보존 서류
(1) 보수교육 대상자 명단(대상자의 교육 이수 여부가 적혀 있어야 함)
(2) 보수교육 면제자 명단
(3) 그 밖에 교육 이수자가 교육을 이수하였다는 사실을 확인할 수 있는 서류

【예상문제】

1. 다음 중 의료기사 등의 보수교육에 관한 설명으로 올바른 것은?
① 매년 1회 이상 실시한다.
② 보수교육에 관하여 필요한 사항은 보수교육실시기관의 장이 정한다.
③ 교육시간은 연간 10시간 이상이다.
④ 해당 업무에 종사하지 않는 자는 교육을 받지 않아도 된다.
⑤ 관계서류의 보존기간은 5년이다.

[답] ④

2. 다음 중 의료기사 등의 보수교육 유예대상자에 해당하는 사람은?
① 군 복무 중인 사람
② 해당 연도에 보건기관 등에서 그 업무에 종사하지 않은 기간이 6개월 이상인 사람
③ 해당 전공 관련 대학원에 재학생 중인 의료기사
④ 면허증을 발급받은 신규 면허 취득자의 해당연도

⑤ 해당 연도에 보수교육을 받을 필요가 없다고 인정하는 요건을 갖춘 사람

해설) 면제대상자 ①, ③, ④, ⑤

[답] ②

3. 3년 이상 의료기사 등의 업무에 종사하지 아니하다가 다시 그 업무에 종사하려는 사람의 경우 보수교육이 유예된 연도의 다음 연도에 받아야 할 보수교육 시간은?
① 8시간 ② 12시간 ③ 16시간 ④ 20시간 ⑤ 24시간

해설) 1년 유예된 사람(12시간), 2년 유예된 사람(16시간), 3년 유예된 사람(20시간)

[답] ④

제6장 행정처분

제21조(면허의 취소 등) ① 보건복지부장관은 의료기사 등이 다음 각 호의 어느 하나에 해당하면 그 면허를 취소할 수 있다. 다만, 제1호의 경우에는 면허를 취소하여야 한다. <개정 2020.4.7.>

1. 제5조제1호부터 제4호까지의 규정에 해당하게 된 경우(정신질환자, 마약류중독자, 피성년후견인, 피한정후견인, 보건의료관련법을 위반하여 금고 이상의 실형을 선고받고 그 집행이 끝나지 아니하거나 면제되지 아니한 사람
2. 삭제 <1999.2.8.>
3. 제9조제3항을 위반하여 다른 사람에게 면허를 대여한 경우

3의2.제11조의3제1항을 위반하여 치과의사가 발행하는 치과기공물제작의뢰서에 따르지 아니하고 치과기공물제작등 업무를 한 때

4. 제22조제1항 또는 제3항에 따른 면허자격정지 또는 면허효력정지 기간에 의료기사 등의 업무를 하거나 3회 이상 면허자격정지 또는 면허효력정지 처분을 받은 경우

② 의료기사 등이 제1항에 따라 면허가 취소된 후 그 처분의 원인이 된 사유가 소멸되는 등 대통령령으로 정하는 사유가 있다고 인정될 때에는 보건복지부장관은 그 면허증을 재발급할 수 있다. 다만, 제1항제3호 및 제4호에 따라 면허가 취소된 경우와 제5조제4호에 따른 사유로 면허가 취소된 경우에는 그 취소된 날부터 1년 이내에는 재발급하지 못한다. <개정 2011.11.22.>

[시행령] **제12조(면허증의 재발급)** ① 법 제21조제2항의 규정에 의한 면허증의 재발급 사유는 다음 각

호의 구분에 따른다.

1. 법 제5조제1호부터 제3호까지의 사유로 면허가 취소된 경우: 취소의 원인이 된 사유가 소멸되었을 때
2. 법 제5조제4호의 사유로 면허가 취소된 경우: 해당 형의 집행이 끝나거나 면제된 후 1년이 지난 사람으로서 뉘우치는 빛이 뚜렷할 때
3. 법 제21조제1항제3호 또는 제4호에 따라 면허가 취소된 경우: 면허가 취소된 후 1년이 지난 사람으로서 뉘우치는 빛이 뚜렷할 때
4. 법 제21조제1항제3호의2에 따라 면허가 취소된 경우: 면허가 취소된 후 6개월이 지난 사람으로서 뉘우치는 빛이 뚜렷할 때

② 제1항에 따른 면허증 재발급의 절차·방법 등에 관하여 필요한 사항은 보건복지부령으로 정한다.

[시행규칙] **제22조(면허증의 재발급 신청)** ① 의료기사 등이 면허증을 분실 또는 훼손하였거나 면허증의 기재사항이 변경되어 면허증의 재발급을 신청하려는 경우에는 별지 제15호서식의 의료기사 등 면허증 재발급 신청서(전자문서로 된 신청서를 포함한다)에 다음 각 호의 서류 또는 자료를 첨부하여 보건복지부장관에게 제출하여야 한다. <개정 2016.12.30.>

1. 면허증(면허증을 분실한 경우에는 그 사유설명서)
2. 사진(신청 전 6개월 이내에 모자 등을 쓰지 않고 촬영한 천연색 상반신 정면사진으로 가로 3.5센티미터, 세로 4.5센티미터의 사진을 말한다) 1장
3. 변경 사실을 증명할 수 있는 서류(면허증 기재사항이 변경되어 재발급을 신청하는 경우만 해당한다)

② 영 제12조제1항에 따른 사유로 면허증을 재발급받으려는 사람은 별지 제15호서식의 의료기사등 면허증 재발급 신청서에 다음 각 호의 서류 또는 자료를 첨부하여 주소지를 관할하는 특별시장·광역시장·특별자치시장·도지사 및 특별자치도지사(이하 "시·도지사"라 한다)를 거쳐 보건복지부장관에게 제출하여야 한다. <개정 2016.12.30.>

1. 사진(신청 전 6개월 이내에 모자 등을 쓰지 않고 촬영한 천연색 상반신 정면사진으로 가로 3.5센티미터, 세로 4.5센티미터의 사진을 말한다) 1장
2. 면허취소의 원인이 된 사유가 소멸하였음을 증명할 수 있는 서류(영 제12조제1항제1호의 사유에 해당하는 경우에만 제출한다)
3. 뉘우치는 빛이 뚜렷하다고 인정될 수 있는 서류(영 제12조제1항제2호부터 제4호까지의 사유에 해당하는 경우에만 제출한다)

③ 의료기사등이 제1항에따라 면허증을 재발급받은 후 분실된 면허증을 발견하였을 때에는 지체 없이 그 면허증을 보건복지부장관에게 반납하여야 한다.

[시행규칙] **제23조(면허증을 갈음하는 증서)** 의료기사등이 제22조제1항에 따라 면허증의 재발급을 신청한 경우에는 면허증을 재발급받을 때까지 그 신청서에 대한 보건복지부장관의 접수증으로 면허증을 갈음할 수 있다.

【핵심요약】

1. 면허의 취소

1) 면허취소권자 : 보건복지부장관

2) 면허취소 사유

(1) 면허를 취소하여야 하는 경우

① 정신질환자 ② 마약류 중독자 ③ 피성년후견인, 피한정후견인

④ 보건관련 법규위반으로 금고 이상의 실형을 선고받고 그 집행이 끝나지 아니하거나 면제되지 아니한 사람

(2) 면허를 취소 할 수 있는 경우

① 다른 사람에게 면허를 대여한 경우

② 치과의사가 발행하는 치과기공물제작의뢰서에 따르지 아니하고 치과기공물제작 등 업무를 한 때

③ 면허자격정지 또는 면허효력정지 기간에 의료기사 등의 업무를 한 때

④ 3회 이상 면허자격정지 또는 면허효력정지 처분을 받은 경우

2. 면허증의 재발급

1) 면허취소로 인한 재발급 시기 : 면허가 취소된 후 그 처분의 원인이 된 사유가 소멸되는 등 대통령령으로 정하는 사유가 있다고 인정될 때

2) 재발급자 : 보건복지부장관

3) 재발급 사유와 시기

(1) 의료기사 등의 결격사유 중 정신질환자, 마약류 중독자, 피성년후견인, 피한정후견인으로 면허가 취소된 경우 : 취소의 원인이 된 사유가 소멸되었을 때

(2) 보건관련 법규위반으로 금고 이상의 실형을 선고받고 그 집행이 끝나지 아니하거나 면제 되지 아니한 사유로 면허가 취소된 경우 : 해당 형의 집행이 끝나거나 면제된 후 1년이 지난 사람으로서 뉘우치는 빛이 뚜렷할 때

(3) 다른 사람에게 면허 대여, 면허자격정지 기간에 의료기사 등의 업무를 하거나 3회 이상 면허자격정지 또는 면허효력정지 처분을 받아 면허가 취소된 경우 : 면허가 취소된 후 1년이 지난 사람으로서 뉘우치는 빛이 뚜렷할 때

(4) 치과의사가 발행하는 치과기공물제작의뢰서에 따르지 아니하고 치과기공물제작 등 업무를 하여 면허가 취소된 경우 : 면허가 취소된 후 6개월이 지난 사람으로서 뉘우치는 빛이 뚜렷할 때

♧ 면허가 취소된 날부터 1년 이내에 재발급하지 못하는 경우

① 다른 사람에게 면허를 대여 한 경우

② 면허자격정지기간에 의료기사 등의 업무를 하거나 3회 이상 면허자격정지처분을 받은 때

③ 보건관련 법규위반으로 금고 이상의 실형을 선고받고 그 집행이 끝나지 아니하거나 면제되지 아니한 때

3. 면허증의 재발급 신청

1) 재발급 신청 사유

(1) 의료기사 등이 면허증을 분실 또는 훼손하였거나 면허증의 기재사항이 변경된 경우

(2) 면허가 취소된 후 재발급 사유에 해당된 경우

2) 신청서 제출 경로 : 시 · 도지사를 거쳐 보건복지부장관에게 제출

※ 시 · 도지사 : 특별시장 · 광역시장 · 특별자치시장 · 도지사 및 특별자치도지사

3) 면허증의 반납 : 면허증을 재발급 받은 후 분실된 면허증을 발견하였을 때에는 지체 없이 그 면허증을 보건복지부장관에게 반납

4) 면허증을 갈음하는 증서 : 면허증을 재발급 받을 때까지 신청서에 대한 보건복지부장관의 접수증으로 면허증을 갈음

【예상문제】

1. 의료기사 등의 면허증 재발급 사유와 관계가 적은 것은?

① 형의 집행종료 후 1년이 지난 사람으로서 뉘우치는 빛이 뚜렷할 때

② 면허증 기재사항이 변경 시

③ 결격사유 등 면허취소의 원인이 소멸되었을 때

④ 면허증을 분실 · 훼손한 때

⑤ 면허를 대여하여 면허취소처분을 받은 후 6개월이 경과한 때

[답] ⑤

2. 의료기사 등의 면허취소사유에 해당하는 것은?

① 과태료 처분을 받은 때　　② 자격정지처분을 2회 받은 때

③ 면허효력정지 기간에 의료기사 등의 업무를 한 때

④ 검사결과를 사실과 다르게 판시한 때　⑤ 실태와 취업상황신고를 게을리 한 때

[답] ③

3. 다른 사람에게 면허를 대여하여 면허가 취소된 후, 뉘우치는 빛이 뚜렷하여 재발급을 받을 수 있는 경과기간은?

① 취소된 날로부터 6월 경과 후 ② 취소된 날로부터 10월 경과 후

③ 취소된 날로부터 1년 경과 후 ④ 취소된 날로부터 2년 경과 후

⑤ 취소된 날로부터 3년 경과 후

[답] ③

제22조(자격의 정지) ① 보건복지부장관은 의료기사 등이 다음 각 호의 어느 하나에 해당하는 경우에는 6개월 이내의 기간을 정하여 그 면허자격을 정지시킬 수 있다. <개정 2011.11.22.>

1. 품위를 현저히 손상시키는 행위를 한 경우
2. 치과기공소 또는 안경업소의 개설자가 될 수 없는 자에게 고용되어 치과기공사 또는 안경사의 업무를 행한 경우

2의2. 치과진료를 행하는 의료기관 또는 제11조의2제3항에 따라 등록한 치과기공소가 아닌 곳에서 치과기공사의 업무를 행한 때

2의3. 제11조의2제3항을 위반하여 개설등록을 하지 아니하고 치과기공소를 개설·운영한 때

2의4. 제11조의3제2항을 위반하여 치과기공물제작의뢰서를 보존하지 아니한 때

2의5. 제11조의3제3항(치과기공물제작의뢰서에 따른 적합여부 확인)을 위반한 때

3. 그 밖에 이 법 또는 이 법에 따른 명령에 위반한 경우

② 제1항제1호에 따른 품위손상행위의 범위에 관하여는 대통령령으로 정한다. <개정 2011.11.22.>

③ 보건복지부장관은 의료기사 등이 제11조(실태 등의 신고)에 따른 신고를 하지 아니한 때에는 신고할 때까지 면허의 효력을 정지할 수 있다. <신설 2011.11.22.>

④ 제1항에 따른 자격정지처분은 그 사유가 발생한 날부터 5년이 지나면 하지 못한다. 다만, 그 사유에 대하여 「형사소송법」 제246조에 따른 공소가 제기된 경우에는 공소가 제기된 날부터 해당 사건의 재판이 확정된 날까지의 기간은 시효기간에 산입하지 아니한다. <신설 2016.12.2.>

[시행령] **제13조(의료기사 등의 품위손상행위의 범위)** 법 제22조제1항제1호에 따른 품위손상행위의 범위는 다음 각 호와 같다. <개정 2018.12.18.>

1. 제2조에 따른 의료기사 등의 업무 범위를 벗어나는 행위
2. 의사나 치과의사의 지도를 받지 아니하고 제2조의 업무를 하는 행위(보건의료정보관리사와 안

경사의 경우는 제외)

3. 학문적으로 인정되지 아니하거나 윤리적으로 허용되지 아니하는 방법으로 업무를 하는 행위
4. 검사결과를 사실과 다르게 판시하는 행위

[시행규칙] **제24조(면허증의 회수)** ① 보건복지부장관은 법 제21조제1항 또는 법 제22조제1항에 따라 면허의 취소 또는 면허자격의 정지처분을 하였을 때에는 그 사실을 주소지를 관할하는 시·도지사에게 통보하여야 하며, 시·도지사(특별자치시장 및 특별자치도지사는 제외한다)는 지체 없이 시장·군수·구청장에게 통보하여야 한다. <개정 2013.12.5.>

② 제1항에 따른 통보를 받은 특별자치시장·특별자치도지사·시장·군수·구청장은 지체 없이 면허의 취소처분을 받은 해당 의료기사 등의 면허증을 회수하여 보건복지부장관에게 제출하여야 한다. 이 경우 시장·군수·구청장은 시·도지사를 거쳐 제출하여야 한다. <개정 2013.12.5.>

【핵심요약】

1. 면허자격의 정지

1) 자격정지 기간 : 6개월 이내

2) 자격정지 사유

(1) 품위를 현저히 손상시키는 행위를 한 경우

① 의료기사 등의 업무 범위를 벗어나는 행위 ② 의사나 치과의사의 지도를 받지 아니하고 업무를 하는 행위(보건의료정보관리사와 안경사의 경우는 제외) ③ 학문적으로 인정되지 아니하거나 윤리적으로 허용되지 아니하는 방법으로 업무를 하는 행위 ④ 검사 결과를 사실과 다르게 판시하는 행위

(2) 치과기공소 또는 안경업소의 개설자가 될 수 없는 자에게 고용되어 치과기공사 또는 안경사의 업무를 행한 경우

(3) 치과진료를 행하는 의료기관 또는 등록한 치과기공소가 아닌 곳에서 치과기공사의 업무를 행한 때

(4) 개설등록을 하지 아니하고 치과기공소를 개설·운영한 때

(5) 치과기공물제작의뢰서를 보존하지 아니한 때

(6) 업무를 의뢰한 치과의사가 기공물 제작 등이 치과기공물제작의뢰서에 따라 적합하게 이루어지는지 여부를 확인하는 것을 따르지 아니할 때

(7) 그 밖에 이 법 또는 이 법에 따른 명령에 위반한 경우

3) 자격정지 시효

(1) 자격정지처분은 그 사유가 발생한 날부터 5년이 지나면 하지 못함

(2) 다만, 그 사유에 대하여 공소가 제기된 경우(「형사소송법」 제246조)에는 공소가

제기된 날부터 해당 사건의 재판이 확정된 날까지의 기간은 시효기간에 산입하지 아니함

2. 면허의 효력 정지기간

- 의료기사 등이 실태와 취업 상황을 신고할 때까지

3. 품위손상행위의 범위(대통령령)

1) 의료기사 등의 업무 범위를 벗어나는 행위(영 제2조)
2) 의사나 치과의사의 지도를 받지 아니하고 의료기사 등의 업무를 하는 행위(보건의료정보관리사와 안경사 제외) (영 제2조)
3) 학문적으로 인정되지 아니하거나 윤리적으로 허용되지 아니하는 방법으로 업무를 하는 행위
4) 검사결과를 사실과 다르게 판시하는 행위

4. 면허증의 회수절차

1) 보건복지부장관은 면허의 취소 또는 면허자격의 정지처분을 하였을 때에는 그 사실을 주소지를 관할하는 시 · 도지사에게 통보
2) 시 · 도지사(특별자치시장 및 특별자치도지사 제외)는 지체 없이 시장 · 군수 · 구청장에게 통보
3) 통보를 받은 특별자치시장 · 특별자치도지사 · 시장 · 군수 · 구청장은 지체 없이 면허의 취소처분을 받은 해당 의료기사 등의 면허증을 회수하여 보건복지부장관에게 제출(시장 · 군수 · 구청장은 시 · 도지사를 거쳐 제출)

【예상문제】

1. 의료기사 등의 품위손상행위로 볼 수 없는 것은?

① 의료기사 등의 업무 범위를 벗어나는 행위
② 학문적으로 인정되지 않는 방법으로 업무를 하는 행위
③ 업무상의 비밀을 누설하는 행위 ④ 검사결과를 사실과 다르게 판시하는 행위
⑤ 의사의 지도를 받지 아니하고 임상병리검사를 하는 행위

[답] ③

2. 의료기사 등의 면허자격정지처분 사유에 해당되지 않는 것은?

① 의료기사가 의사나 치과의사의 지도를 받지 아니하고 의료기사의 업무를 행할 때

② 안경업소의 개설자가 될 수 없는 자에게 고용되어 안경사의 업무를 행한 때
③ 의료기사 등의 업무 범위를 벗어나는 행위를 한 때
④ 「의료기사 등에 관한 법률」에 따른 명령에 위반한 때 ⑤ 면허증을 빌려준 때

[답] ⑤

3. 의료기사 등에 대한 면허자격정지 기간은?
① 6개월 이내 ② 6개월 이상 1년 이내 ③ 6개월 이상 2년 이내
④ 1년 이상 2년 이내 ⑤ 1년 이상 3년 이내

[답] ①

제22조의2(중앙회의 자격정지 처분의 요구) 각 중앙회의 장은 의료기사 등이 제22조 제1항제1호(품위를 현저히 손상시키는 행위를 한 경우)에 해당하는 행위를 한 경우에는 제16조제6항에 따른 윤리위원회의 심의·의결을 거쳐 보건복지부장관에게 자격정지 처분을 요구할 수 있다. [본조신설 2017.12.19.]

[시행령] **제10조(윤리위원회의 구성)** ① 윤리위원회는 위원장을 포함해 11명의 위원으로 구성한다.
② 위원은 다음 각 호의 어느 하나에 해당하는 사람 중에서 중앙회의 장이 성별을 고려해 위촉하되, 제2호에 해당하는 사람이 4명 이상 포함되어야 한다.
1. 중앙회 소속 회원으로서 의료기사등의 경력이 10년 이상인 사람
2. 의료기사 등이 아닌 사람으로서 법률, 보건, 언론, 소비자 권익 등에 관한 학식과 경험이 풍부한 사람
③ 위원장은 위원 중에서 중앙회의 장이 위촉한다.
④ 위원의 임기는 3년으로 하며, 한 차례만 연임할 수 있다.
[본조신설 2018. 12. 18.]

[시행령] **제10조의2(윤리위원회의 운영)** ① 윤리위원회는 다음 각 호의 사항을 심의·의결한다.
1. 법 제22조의2에 따른 자격정지 처분의 요구에 관한 사항
2. 중앙회 소속 회원에 대한 자격심사 및 징계에 관한 사항
3. 그 밖에 회원의 윤리 확립을 위해 필요한 사항으로서 중앙회의 정관으로 정하는 사항
② 윤리위원회의 회의는 제1항제1호 및 제2호의 사항이 있는 경우 및 같은 항 제3호의 사항을 심의·의결하기 위해 위원장이 필요하다고 인정하거나 중앙회의 장 또는 재적위원 3분의 1 이상이 요청하는 경우에 위원장이 소집한다.
③ 위원장은 회의 개최 7일 전까지 회의의 일시·장소 및 안건을 각 위원에게 통보해야 한다. 다만, 긴급히 개최해야 하거나 부득이한 사유가 있을 때에는 회의 개최 전날까지 통보할 수 있다.
④ 윤리위원회의 회의는 재적위원 3분의 2 이상의 출석으로 개의(開議)하고, 출석위원 3분의 2 이상의 찬성으로 의결한다. 다만, 제1항제2호 및 제3호의 사항에 대한 심의·의결에 필요한 정족수는

중앙회의 정관으로 정할 수 있다.

⑤ 위원장은 제1항제1호 및 제2호의 사항에 관하여 심의·의결하려는 경우에는 해당 안건의 당사자에게 구술 또는 서면(전자문서 포함)으로 의견을 진술할 기회를 줘야 한다.

⑥ 윤리위원회는 소관 심의·의결 사항을 전문적으로 검토하기 위해 필요한 경우 보건복지부장관이 정하여 고시하는 기준에 따라 분야별 전문자문단을 구성·운영할 수 있다.

⑦ 제1항부터 제6항까지에서 규정한 사항 외에 윤리위원회 또는 제6항에 따른 분야별 전문자문단의 운영에 필요한 사항은 중앙회의 정관으로 정한다. [본조신설 2018.12.18.]

[시행령] **제10조의3(위원의 제척·기피·회피)** ① 위원이 다음 각 호의 어느 하나에 해당하는 경우에는 윤리위원회의 심의·의결에서 제척(除斥)된다.

1. 위원 또는 배우자나 배우자였던 사람이 윤리위원회의 심의·의결 안건(이하 이 조에서 "해당 안건"이라 한다)의 당사자가 되거나 그 안건의 당사자와 공동권리자 또는 공동의무자인 경우
2. 위원이 해당 안건의 당사자와 친족이거나 친족이었던 경우
3. 위원이 해당 안건에 대해 증언, 진술 또는 자문한 경우
4. 위원이 현재 소속되어 있거나 소속되었던 기관에 해당 안건의 당사자가 최근 3년 이내에 소속되었던 경우

② 당사자는 위원에게 공정한 심의·의결을 기대하기 어려운 사정이 있는 경우에는 윤리위원회에 기피 신청을 할 수 있고, 윤리위원회는 재적위원 과반수의 출석과 출석위원 과반수의 찬성으로 이를 의결한다. 이 경우 기피 신청의 대상인 위원은 그 의결에 참여하지 못한다.

③ 위원이 제1항 각 호에 따른 제척 사유에 해당하는 경우에는 스스로 해당 안건의 심의·의결에서 회피(回避)해야 한다.

[본조신설 2018.12.18.]

[시행령] **제10조의4(위원의 해촉)** 중앙회의 장은 위원이 다음 각 호의 어느 하나에 해당하는 경우에는 해당 위원을 해촉(解囑)할 수 있다.

1. 심신장애로 직무를 수행할 수 없게 된 경우
2. 직무와 관련된 비위사실이 있는 경우
3. 직무태만, 품위손상이나 그 밖의 사유로 위원으로 적합하지 않다고 인정되는 경우
4. 제10조의3제1항 각 호의 어느 하나에 해당하는데도 불구하고 회피하지 않은 경우
5. 위원 스스로 직무를 수행하기 어렵다는 의사를 밝히는 경우

[본조신설 2018.12.18.]

【핵심요약】

1. 중앙회의 자격정지 처분의 요구

1) 요구권자 : 각 중앙회의 장

2) 사유 : 의료기사 등이 품위를 현저히 손상시키는 행위를 한 경우

3) 조치 : 윤리위원회의 심의·의결을 거쳐 보건복지부장관에게 자격정지 처분을 요구할 수 있음

2. 윤리위원회

1) 윤리위원회의 구성

(1) 위원장을 포함해 11명의 위원으로 구성

(2) 위원장은 위원 중에서 중앙회의 장이 위촉

(3) 위원의 위촉 : 다음의 어느 하나에 해당하는 사람 중에서 중앙회의 장이 성별을 고려해 위촉하되, ②에 해당하는 사람이 4명 이상 포함되어야 함

① 중앙회 소속 회원으로서 의료기사 등의 경력이 10년 이상인 사람

② 의료기사 등이 아닌 사람으로서 법률, 보건, 언론, 소비자 권익 등에 관한 학식과 경험이 풍부한 사람

(4) 위원의 임기 : 3년(한 차례만 연임할 수 있음)

2) 윤리위원회의 운영

(1) 심의·의결 사항

① 자격정지 처분의 요구에 관한 사항

② 중앙회 소속 회원에 대한 자격심사 및 징계에 관한 사항

③ 그 밖에 회원의 윤리 확립을 위해 필요한 사항으로서 중앙회의 정관으로 정하는 사항

(2) 회의 소집

① 심의·의결하기 위해 위원장이 필요하다고 인정하거나

② 중앙회의 장 또는 재적위원 3분의 1 이상이 요청하는 경우에 위원장이 소집

(3) 회의 통보

① 위원장은 회의 개최 7일 전까지 회의의 일시·장소 및 안건을 각 위원에게 통보해야 함

② 다만, 긴급히 개최해야 하거나 부득이한 사유가 있을 때에는 회의 개최 전날까지 통보할 수 있음

(4) 회의 개의 및 의결

① 개의 : 윤리위원회의 회의는 재적위원 3분의 2 이상의 출석으로 개의

② 의결 : 출석위원 3분의 2 이상의 찬성으로 의결

※ 다만, 1) 윤리위원회의 심의·의결 사항 중 ② 중앙회 소속 회원에 대한 자격심사 및 징계에 관한 사항 및 ③ 그 밖에 회원의 윤리 확립을 위해 필요한 사

항으로서 중앙회의 정관으로 정하는 사항에 대한 심의·의결에 필요한 정족수는 중앙회의 정관으로 정할 수 있음

(5) 의견 진술 기회 : 위원장은 다음의 사항에 관하여 심의·의결하려는 경우에는 해당 안건의 당사자에게 구술 또는 서면(전자문서 포함)으로 의견을 진술할 기회를 줘야 함

① 자격정지 처분의 요구에 관한 사항

② 중앙회 소속 회원에 대한 자격심사 및 징계에 관한 사항

(6) 분야별 전문자문단 : 윤리위원회는 소관 심의·의결 사항을 전문적으로 검토하기 위해 필요한 경우 보건복지부장관이 정하여 고시하는 기준에 따라 분야별 전문자문단을 구성·운영할 수 있음

(7) 중앙회의 정관으로 정하는 사항 : 윤리위원회 또는 분야별 전문자문단의 운영에 필요한 사항

3) 위원의 제척·기피·회피

(1) 윤리위원회의 심의·의결에서 제척되는 사유

① 위원 또는 배우자나 배우자였던 사람이 해당 안건(윤리위원회의 심의·의결 안건)의 당사자가 되거나 그 안건의 당사자와 공동권리자 또는 공동의무자인 경우

② 위원이 해당 안건의 당사자와 친족이거나 친족이었던 경우

③ 위원이 해당 안건에 대해 증언, 진술 또는 자문한 경우

④ 위원이 현재 소속되어 있거나 소속되었던 기관에 해당 안건의 당사자가 최근 3년 이내에 소속되었던 경우

(2) 기피 신청

① 당사자는 위원에게 공정한 심의·의결을 기대하기 어려운 사정이 있는 경우에는 윤리위원회에 기피 신청을 할 수 있음

② 윤리위원회는 재적위원 과반수의 출석과 출석위원 과반수의 찬성으로 이를 의결

※ 이 경우 기피 신청의 대상인 위원은 그 의결에 참여하지 못함

(3) 회피 : 위원이 제척 사유에 해당하는 경우에는 스스로 해당 안건의 심의·의결에서 회피해야 함

4) 위원의 해촉 : 중앙회의 장은 위원이 다음의 어느 하나에 해당하는 경우에는 해당 위원을 해촉할 수 있음

(1) 심신장애로 직무를 수행할 수 없게 된 경우

(2) 직무와 관련된 비위사실이 있는 경우

(3) 직무태만, 품위손상이나 그 밖의 사유로 위원으로 적합하지 않다고 인정되는 경우
(4) 제척 사유에 해당하는데도 불구하고 회피하지 않은 경우
(5) 위원 스스로 직무를 수행하기 어렵다는 의사를 밝히는 경우

【예상문제】

1. 의료기사 등이 품위를 현저히 손상시키는 행위를 한 경우 각 중앙회의 장이 취할 수 있는 법적 절차는?
   ① 지체 없이 보건복지부장관에게 자격정지 처분을 요구할 수 있다.
   ② 윤리위원회의 심의·의결을 거쳐 보건복지부장관에게 자격정지 처분을 요구할 수 있다.
   ③ 해당 의료기사 등에게 경고 등의 주의조치를 취할 수 있다.
   ④ 윤리위원회의 심의·의결을 거쳐 자격정지 처분을 내릴 수 있다.
   ⑤ 지체 없이 자격정지 처분을 내릴 수 있다.

[답] ②

제23조(시정명령) ① 특별자치시장·특별자치도지사·시장·군수·구청장은 치과기공소 또는 안경업소의 개설자가 다음 각 호의 어느 하나에 해당되는 때에는 위반된 사항의 시정을 명할 수 있다. <개정 2016.5.29.>
1. 제11조의2제4항(치과기공소의 개설등록 등) 및 제12조제4항(안경업소의 개설등록 등)에 따른 시설 및 장비를 갖추지 못한 때
1의2. 제12조제7항(안경사는 콘택트렌즈를 판매하는 경우)을 위반하여 안경사가 콘택트렌즈의 사용방법과 유통기한 및 부작용에 관한 정보를 제공하지 아니한 경우
2. 제13조(폐업 등의 신고)에 따라 폐업 또는 등록의 변경사항을 신고하지 아니한 때

② 보건복지부장관은 제28조제2항에 따른 업무의 수탁기관이 제20조제2항에 따른 보수교육의 시간·방법·내용 등에 관한 사항을 위반하여 보수교육을 실시하거나 실시하지 아니한 경우에는 시정을 명할 수 있다. <신설 2016.5.29.>

【핵심요약】

1. 특별자치시장·특별자치도지사·시장·군수·구청장의 시정명령
1) 대상 : 치과기공소 또는 안경업소의 개설자
2) 사유
(1) 보건복지부령으로 정하는 시설 및 장비를 갖추지 못한 때(법 제11조의2제4항 및 제12조제4항)

(2) 안경사가 콘택트렌즈의 사용방법과 유통기한 및 부작용에 관한 정보를 제공하지 아니한 경우(법 제12조제7항)

(3) 보건복지부령으로 정하는 바에 따라 폐업 또는 등록의 변경사항을 신고하지 아니한 때(법 제13조)

2. 보건복지부장관의 시정명령

1) 대상 : 의료기사 등에 대한 교육 등 업무의 수탁기관(법 제28조제2항)

2) 사유 : 보수교육의 시간 · 방법 · 내용 등에 관한 사항을 위반하여 보수교육을 실시하거나 실시하지 아니한 경우

【예상문제】

1. 안경업소의 개설자가 보건복지부령으로 정하는 시설 및 장비를 갖추지 못한 때 시정을 명할 수 있는 자는?

① 시 · 도지사 ② 질병관리본부장 ③ 특별자치시장 · 특별자치도지사 · 시장 · 군수 · 구청장
④ 보건소장 ⑤ 보건복지부장관

[답] ③

2. 시장 · 군수 · 구청장이 치과기공소 또는 안경업소의 개설자에게 시정을 명할 수 있는 경우는?

① 안경사가 콘텍트렌즈의 사용방법과 유통기한 및 부작용에 관한 정보를 제공하지 아니한 경우
② 품위를 현저히 손상시키는 행위를 한 경우
③ 치과기공물제작의뢰서를 보존하지 아니한 때
④ 의료기사 등의 업무 범위를 벗어난 경우
⑤ 검사결과를 다르게 판시한 경우

[답] ①

3. 의료기사 등에 대한 교육 등 업무의 수탁기관이 보수교육의 시간 · 방법 · 내용 등에 관한 사항을 위반하여 보수교육을 실시한 경우 시정을 명할 수 있는 자는?

① 시 · 도지사 ② 질병관리청장 ③ 특별자치시장 · 특별자치도지사 · 시장 · 군수 · 구청장
④ 보건소장 ⑤ 보건복지부장관

[답] ⑤

제24조(개설등록의 취소 등) ① 특별자치시장 · 특별자치도지사 · 시장 · 군수 · 구청장은 치

과기공소 또는 안경업소의 개설자가 다음 각 호의 어느 하나에 해당할 때에는 6개월 이내의 기간을 정하여 영업을 정지시키거나 등록을 취소할 수 있다. <개정 2016.5.29.>

1. 제11조의2제2항 또는 제12조제2항을 위반하여 2개 이상의 치과기공소 또는 안경업소를 개설한 경우
2. 제14조제1항을 위반하여 거짓광고 또는 과장광고를 한 경우
3. 안경사의 면허가 없는 사람으로 하여금 안경의 조제 및 판매와 콘택트렌즈의 판매를 하게 한 경우
4. 이 법에 따라 영업정지처분을 받은 치과기공소 또는 안경업소의 개설자가 영업정지기간에 영업을 한 경우
5. 치과기공사가 아닌 자로 하여금 치과기공사의 업무를 하게 한 때
6. 제23조에 따른 시정명령을 이행하지 아니한 경우

② 제1항에 따라 개설등록의 취소처분을 받은 사람은 그 등록취소처분을 받은 날부터 6개월 이내에 치과기공소 또는 안경업소를 개설하지 못한다. <개정 2011.11.22.>

③ 치과기공소 또는 안경업소의 개설자가 제22조에 따른 면허자격정지처분을 받은 경우에는 그 면허자격정지기간 동안 해당 치과기공소 또는 안경업소는 영업을 하지 못한다. 다만, 치과기공소의 개설자가 제22조제1항제2호의4 및 제2호의5에 따른 면허자격정지처분을 받은 경우로서 해당 치과기공소에 그 개설자가 아닌 치과의사 또는 치과기공사가 종사하고 있는 경우에는 그러하지 아니하다. <개정 2013.6.4.>

④ 제1항에 따른 치과기공소 및 안경업소의 업무정지처분의 효과는 그 처분이 확정된 치과기공소 및 안경업소를 양수한 자에게 승계되고, 업무정지처분절차가 진행 중인 때에는 양수인에 대하여 그 절차를 계속 진행할 수 있다. 다만, 양수인이 그 처분 또는 위반사실을 알지 못하였음을 증명하는 때에는 그러하지 아니하다. <신설 2011.4.28.>

⑤ 제1항에 따른 업무정지처분을 받았거나 업무정지처분의 절차가 진행 중인 자는 행정처분을 받은 사실 또는 행정처분 절차가 진행 중인 사실을 보건복지부령으로 정하는 바에 따라 양수인에게 지체 없이 통지하여야 한다. <신설 2011.4.28.>

[시행규칙] **제24조의2(행정처분 사실 등의 통지)** 법 제24조제5항에 따라 같은 조 제1항에 따른 영업정지처분을 받았거나 영업정지처분의 절차가 진행 중인 사람은 행정처분을 받은 사실이나 행정처분절차가 진행 중인 사실을 「우편법 시행규칙」 제25조제1항제4호가목에 따른 내용증명으로 양수인에게 지체 없이 알려야 한다.

【핵심요약】

치과기공소 또는 안경업소의 개설등록의 취소 등

1) 영업정지 및 개설등록 취소권자 : 특별자치시장 · 특별자치도지사 · 시장 · 군수 · 구청장

2) 기간

(1) 영업정지를 받은 경우 : 6개월 이내의 기간

(2) 개설등록의 취소처분을 받은 경우 : 6개월 이내에 개설 불가

(3) 면허자격정지처분을 받은 경우 : 면허자격정지기간 동안 영업 불가

※ 예외 : 치과기공물제작의뢰서를 보존하지 아니하거나 업무를 의뢰한 치과의사가 기공물 제작 등이 치과기공물제작의뢰서에 따라 적합하게 이루어지는지 여부를 확인하는 것을 따르지 아니하여 면허자격정지처분을 받은 경우로서 해당 치과기공소에 그 개설자가 아닌 치과의사 또는 치과기공사가 종사하고 있는 경우에는 그러하지 아니함

3) 영업정지 또는 등록취소 사유

(1) 2개 이상의 치과기공소 또는 안경업소를 개설한 경우(법 제 11조의2제2항, 제12조제2항)

(2) 거짓광고 또는 과장광고를 한 경우(법 제14조제1항)

(3) 안경사의 면허가 없는 사람으로 하여금 안경의 조제 및 판매와 콘택트렌즈의 판매를 하게 한 경우

(4) 영업정지처분을 받은 치과기공소 또는 안경업소의 개설자가 영업정지기간에 영업을 한 경우

(5) 치과기공사가 아닌 자로 하여금 치과기공사의 업무를 하게 한 때

(6) 시정명령을 이행하지 아니한 경우(법 제23조)

4) 업무정지처분 효과의 승계

(1) 치과기공소 및 안경업소의 업무정지처분이 확정된 때 : 양수한 자에게 승계

(2) 치과기공소 및 안경업소의 업무정지처분절차가 진행 중인 때 : 양수인에 대하여 절차를 계속 진행

(3) 양수인이 그 처분 또는 위반사실을 알지 못하였음을 증명하는 때 : 양수인에게 승계하지 아니함

(4) 영업정지처분을 받았거나 영업정지처분의 절차가 진행 중인 때 : 해당자는 그 사실을 보건복지부령으로 정하는 바에 따라 양수인에게 지체 없이 통지

※ 내용증명으로 양수인에게 알림

【예상문제】

1. 안경업소의 영업을 정지시키거나 개설등록을 취소할 수 있는 경우가 아닌 것은?
   ① 2개 이상 안경업소를 개설할 경우
   ② 거짓광고 또는 과장광고를 한 경우
   ③ 안경사 면허가 없는 사람으로 하여금 안경의 조제를 하게 한 경우
   ④ 안경사가 시장 · 군수 · 구청장에게 지도, 감독상의 보고를 하지 않았을 때
   ⑤ 안경업소의 개설자가 영업정지기간에 영업을 한 경우

[답] ④

第25조(행정처분의 기준) 제21조부터 제24조까지의 규정에 따른 행정처분의 세부적인 사항은 보건복지부령으로 정한다.

【핵심요약】

1. 행정처분의 종류

1) 면허의 취소
2) 자격의 정지
3) 시정명령
4) 영업정지 또는 개설등록의 취소

2. 보건복지부령으로 정하는 사항

- 행정처분의 세부적인 사항

【예상문제】

1. 다음 중 「의료기사 등의 관한 법률」에서 규정한 행정처분이 아닌 것은?
   ① 벌금　② 면허취소　③ 자격정지　④ 시정명령　⑤ 개설등록취소

[답] ①

第26조(청문) 보건복지부장관 또는 특별자치시장 · 특별자치도지사 · 시장 · 군수 · 구청장은 다음 각 호의 어느 하나에 해당하는 처분을 하려면 청문을 하여야 한다. <개정 2013.6.4.>

1. 제21조제1항에 따른 면허의 취소
2. 제24조제1항에 따른 등록의 취소

【핵심요약】

1. 청문 실시자

- 보건복지부장관 또는 특별자치시장 · 특별자치도지사 · 시장 · 군수 · 구청장

2. 청문을 실시하는 처분

1) 의료기사 등의 면허의 취소

2) 치과기공소 또는 안경업소의 등록의 취소

【예상문제】

1. 다음 중 청문을 실시해야 하는 경우는?

가. 안경업소의 등록취소	나. 치과기공소의 등록취소
다. 의료기사 등의 면허취소	라. 의료기사 등의 자격정지

① 가, 나, 다　② 가, 다　③ 나, 라　④ 라　⑤ 가, 나, 다, 라

[답] ①

제26조의2(자료 제공의 요청 등) 보건복지부장관은 이 법에 따른 업무를 수행하기 위하여 필요한 경우에는 지방자치단체의 장에게 치과기공소 또는 안경업소의 설치 및 운영 현황에 관한 자료 제공을 요청할 수 있다. 이 경우 요청을 받은 지방자치단체의 장은 특별한 사유가 없으면 이에 따라야 한다. [본조신설 2013.6.4.]

【핵심요약】

자료 제공의 요청

1) 요청권자 : 보건복지부장관

2) 요청 사유 : 이 법에 따른 업무를 수행하기 위하여 필요한 경우

3) 요청 대상 : 지방자치단체의 장

4) 요청 내용 : 치과기공소 또는 안경업소의 설치 및 운영 현황에 관한 자료 제공

※ 요청을 받은 지방자치단체의 장은 특별한 사유가 없으면 이에 따라야 함

【예상문제】

1. 보건복지부장관이 「의료기사 등에 관한 법률」에 따른 업무를 수행하기 위하여 필요한 경우에 지방자치단체의 장에게 요청할 수 있는 자료는?

① 치과기공소 또는 안경업소의 개설등록 현황에 관한 자료

② 의료기사 등의 면허증 발급 현황에 관한 자료
③ 치과기공소 또는 안경업소의 설치 및 운영 현황에 관한 자료
④ 의료기사 등의 면허증 재발급 현황에 관한 자료
⑤ 치과기공소 또는 안경업소의 시정명령 이행 상황에 관한 자료

[답] ③

제27조(수수료) 다음 각 호의 어느 하나에 해당하는 사람은 보건복지부령으로 정하는 바에 따라 수수료를 내야 한다.
1. 의료기사 등의 면허를 받으려는 사람
2. 면허증을 재발급 받으려는 사람
3. 국가시험에 응시하려는 사람

[시행규칙] **제25조(수수료 등)** ① 국가시험에 응시하려는 사람은 법 제27조제3호에 따라 국가시험관리기관의 장이 보건복지부장관의 승인을 받아 결정한 수수료를 현금이나 정보통신망을 이용한 전자화폐 또는 전자결제 등의 방법으로 내야 한다. 이 경우 수수료의 금액 및 납부방법 등은 영 제4조제2항에 따라 국가시험관리기관의 장이 공고한다.
② 제22조에 따른 면허증의 재발급 신청을 하거나 면허사항에 관한 증명 신청을 하는 사람은 다음 각 호의 구분에 따른 수수료를 수입인지나 정보통신망을 이용한 전자화폐 또는 전자결제 등의 방법으로 내야 한다. <개정 2013.4.17.>
1. 면허증의 재발급 수수료: 2천원
2. 면허사항에 관한 증명 수수료: 500원(정보통신망을 이용하여 발급받는 경우 무료)

【핵심요약】

1. 수수료 규정 : 보건복지부령

2. 수수료 납부자
1) 의료기사 등의 면허를 받으려는 사람
2) 면허증을 재발급 받으려는 사람
3) 국가시험에 응시하려는 사람

3. 수수료
1) 국가시험에 응시하려는 사람 : 국가시험관리기관의 장이 보건복지부장관의 승인을 얻어 결정한 수수료
2) 면허증의 재발급 : 2천원
3) 면허사항에 관한 증명 : 500원(정보통신망을 이용하여 발급받는 경우 무료)

【예상문제】

1. 의료기사 등의 국가시험에 응시하려는 사람에 대한 수수료 납부를 결정하는 올바른 방법은?
   ① 국가시험관리기관의 장이 결정
   ② 국가시험관리기관의 장이 보건복지부장관의 승인을 받아 결정
   ③ 보건복지부장관이 결정
   ④ 대통령령으로 결정
   ⑤ 국가시험관리기관의 장이 국세청장과 협의하여 결정

[답] ②

2. 「의료기사 등에 관한 법률」에서 규정한 수수료 납부 대상자는?

가. 의료기사 등의 면허를 받으려는 사람	나. 면허증을 재발급 받으려는 사람
다. 국가시험에 응시하려는 사람	라. 안경업소를 개설등록하려는 사람

① 가, 나, 다　② 가, 다　③ 나, 라　④ 라　⑤ 가, 나, 다, 라

[답] ①

제28조(권한의 위임 또는 위탁) ① 이 법에 따른 보건복지부장관의 권한은 그 일부를 대통령령으로 정하는 바에 따라 소속 기관의 장, 특별시장·광역시장·특별자치시장·도지사·특별자치도지사, 시장·군수·구청장 또는 보건소장에게 위임할 수 있다. <개정 2013.6.4.>

② 보건복지부장관은 의료기사 등의 신고 수리, 의료기 등에 대한 교육 등 업무의 일부를 대통령령으로 정하는 바에 따라 관계 전문기관 또는 단체 등에 위탁할 수 있다.

[시행령] **제14조(업무의 위탁)** ① 법 제28조제2항에 따라 보건복지부장관은 법 제11조제1항에 따른 신고 수리 업무를 법 제16조에 따라 의료기사 등의 면허 종류별로 설립된 단체(이하 이 조에서 "중앙회"라 한다)에 위탁한다. <개정 2018.12.18.>

② 제1항에 따라 업무를 위탁받은 중앙회는 위탁받은 업무의 처리 내용을 보건복지부령으로 정하는 바에 따라 보건복지부장관에게 보고하여야 한다. <개정 2018.12.18.>

③ 법 제28조제2항에 따라 보건복지부장관은 법 제20조에 따른 의료기사 등에 대한 보수교육을 다음 각 호의 어느 하나에 해당하는 기관 중 교육 능력을 갖춘 것으로 인정되는 기관에 위탁한다. <개정 2018.12.18.>

1. 「고등교육법」 제2조에 따른 학교로서 해당 의료기사등의 면허에 관련된 학과가 개설된 전문대학 이상의 학교
2. 중앙회
3. 해당 의료기사 등의 업무와 관련된 연구기관

④ 보건복지부장관은 제3항에 따라 보수교육을 위탁한 때에는 수탁기관 및 위탁업무의 내용을 고시하여야 한다.

[시행령] **제14조의2(민감정보 및 고유식별정보의 처리)** 보건복지부장관, 특별자치시장, 특별자치도지사, 시장, 군수, 자치구의 구청장(해당 권한이 위임·위탁된 경우에는 그 권한을 위임·위탁받은 자를 포함) 또는 국가시험관리기관은 다음 각 호의 사무를 수행하기 위하여 불가피한 경우 「개인정보 보호법」 제23조에 따른 건강에 관한 정보, 같은 법 시행령 제18조제2호에 따른 범죄경력자료에 해당하는 정보, 같은 법 시행령 제19조제1호 또는 제4호에 따른 주민등록번호 또는 외국인등록번호가 포함된 자료를 처리할 수 있다. <개정 2015.3.3.>

1. 법 제6조에 따른 국가시험의 관리
2. 법 제7조에 따른 국가시험 응시자격의 확인
3. 법 제8조에 따른 의료기사등의 면허의 등록과 면허증 발급

3의2~6. 삭제 <2022. 12. 20.>

7. 법 제21조부터 제26조까지의 규정에 따른 행정처분 등
8. 제12조에 따른 면허증 재발급

【핵심요약】

1. 권한의 위임

1) 보건복지부장관의 권한은 그 일부를 대통령령으로 정하는 바에 따라 위임할 수 있음

2) 위임 대상 : 소속 기관의 장, 특별시장·광역시장·특별자치시장·도지사·특별자치도지사, 시장·군수·구청장 또는 보건소장

2. 업무의 위탁

- 보건복지부장관은 의료기사 등의 신고 수리, 의료기 등에 대한 교육 등 업무의 일부를 대통령령으로 정하는 바에 따라 관계 전문기관 또는 단체 등에 위탁할 수 있음

1) 의료기사 등의 신고 수리 업무

(1) 위탁권자 : 보건복지부장관

(2) 위탁 대상 : 중앙회(의료기사 등의 면허 종류별로 설립된 단체)

(3) 보고 : 중앙회는 위탁받은 업무의 처리 내용을 보건복지부령으로 정하는 바에 따라 보건복지부장관에게 보고하여야 함

2) 보수교육

(1) 위탁권자 : 보건복지부장관

(2) 위탁기관

① 해당 의료기사 등의 면허에 관련된 학과가 개설된 전문대학 이상의 학교

② 중앙회

③ 해당 의료기사 등의 업무와 관련된 연구기관

(3) 보건복지부장관의 고시 : 보수교육을 위탁한 때 수탁기관 및 위탁업무의 내용 고시

3. 민감정보 및 고유식별정보의 처리

1) 처리권자 : 보건복지부장관, 특별자치시장, 특별자치도지사, 시장, 군수, 자치구의 구청장(해당 권한을 위임·위탁된 경우에는 그 권한을 위임·위탁받은 자 포함), 국가시험관리기관

2) 자료처리 내용

(1) 건강에 관한 정보(「개인정보 보호법」)

(2) 범죄경력자료에 해당하는 정보(「개인정보 보호법 시행령」)

(3) 주민등록번호 또는 외국인등록번호가 포함된 자료(「개인정보 보호법 시행령」)

3) 불가피한 사무의 내용

(1) 국가시험의 관리(법 제6조)

(2) 국가시험 응시자격의 확인(법 제7조)

(3) 의료기사 등의 면허의 등록과 면허증 발급(법 제8조)

(4) 행정처분 등(법 제21조~제26조)

(5) 면허증 재발급(시행령 제12조)

【예상문제】

1. 「의료기사 등에 관한 법률」에 따른 보건복지부장관의 권한의 일부를 위임할 수 있는 대상에 해당되지 않는 자는?

① 소속 기관의 장 ② 광역시장 ③ 시장·군수·구청장

④ 보건소장 ⑤ 중앙회의 장

[답] ⑤

2. 의료기사 등의 보수교육의 위탁기관으로 조합된 것은?

가. 의료기사 등의 면허에 따른 중앙회 나. 모든 전문대학

다. 의료기사 등의 업무와 관련된 연구기관 라. 의료기사 등이 근무하는 의료기관

① 가, 나, 다 ② 가, 다 ③ 나, 라 ④ 라 ⑤ 가, 나, 다, 라

[답] ②

3. 「의료기사 등에 관한 법률」에서 규정한 민감정보 및 고유식별정보를 처리할 수 있는 불가피한 사무 수행이 아닌 것은?

① 보수교육 통지 ② 국가시험의 관리 ③ 국가시험 응시자격의 확인 ④ 행정처분 등
⑤ 면허증 재발급

[답] ①

제29조(다른 법률과의 관계) 이 법에 따른 안경업소의 등록 및 그 취소 등에 대하여는 「의료기기법」 제17조와 제36조를 적용하지 아니한다.

【핵심요약】

다른 법률과의 관계

- 「의료기사 등에 관한 법률」에 따른 안경업소의 등록 및 취소 등에 대해서는 「의료기기법」 제17조(판매업 등의 신고)와 제36조(허가 등의 취소와 업무의 정지 등)를 적용하지 아니함

제7장 벌칙

제30조(벌칙) ① 다음 각 호의 어느 하나에 해당하는 사람은 3년 이하의 징역 또는 3천만 원 이하의 벌금에 처한다. <개정 2020.4.7.>

1. 제9조제1항 본문을 위반하여 의료기사등의 면허 없이 의료기사등의 업무를 한 사람
2. 제9조제3항을 위반하여 다른 사람에게 면허를 대여한 사람

2의2. 제9조제4항을 위반하여 면허를 대여받거나 면허 대여를 알선한 사람

3. 제10조를 위반하여 업무상 알게 된 비밀을 누설한 사람
4. 제11조의2제1항을 위반하여 치과기공사의 면허 없이 치과기공소를 개설한 자. 다만, 제11조의2제1항에 따라 개설등록을 한 치과의사는 제외한다.
5. 제11조의3제1항을 위반하여 치과의사가 발행한 치과기공물제작의뢰서에 따르지 아니하고 치과기공물제작등 업무를 행한 자
6. 제12조제1항을 위반하여 안경사의 면허 없이 안경업소를 개설한 사람

② 제1항제3호의 죄는 고소가 있어야 공소를 제기할 수 있다. <개정 2011.11.22.>

제31조(벌칙) 다음 각 호의 어느 하나에 해당하는 자는 500만원 이하의 벌금에 처한다. <개정 2016.12.2.>

1. 제9조제2항을 위반하여 의료기사등의 면허 없이 의료기사등의 명칭 또는 이와 유사한 명칭을 사용한 자

> 1의2. 제11조의2제2항을 위반하여 2개소 이상의 치과기공소를 개설한 자
> 2. 제12조제2항을 위반하여 2개 이상의 안경업소를 개설한 자
> 2의2. 제11조의2제3항을 위반하여 등록을 하지 아니하고 치과기공소를 개설한 자
> 3. 제12조제3항을 위반하여 등록을 하지 아니하고 안경업소를 개설한 자
> 3의2. 제12조제5항을 위반한 사람
> 3의3. 제12조제6항을 위반하여 안경 및 콘택트렌즈를 안경업소 외의 장소에서 판매한 안경사
> 4. 제14조제2항을 위반하여 영리를 목적으로 특정 치과기공소·안경업소 또는 치과기공사·안경사에게 고객을 알선·소개 또는 유인한 자

【핵심요약】

【징역 및 벌금】

1. 3년 이하의 징역 또는 3천만원 이하의 벌금

1) 의료기사 등의 면허 없이 의료기사 등의 업무를 한 사람(법 제9조제1항)
2) 다른 사람에게 의료기사 등의 면허를 대여한 사람(법 제9조제3항)
3) 면허를 대여받거나 면허 대여를 알선한 사람(법 제9조제4항)
4) 업무상 알게 된 비밀을 누설한 사람(법 제10조)
5) 치과기공사의 면허 없이 치과기공소를 개설한 자(치과의사 제외)(법 제11조의2제1항)
6) 치과의사가 발행한 치과기공물제작의뢰서에 따르지 아니하고 치과기공물제작등 업무를 행한 자(법 제11조의3제1항)
7) 안경사의 면허 없이 안경업소를 개설한 사람(법 제12조제1항)

※ 단, 4)에 적용하는 죄는 고소가 있어야 공소를 제기할 수 있음(친고죄)

2. 500만원 이하의 벌금

1) 의료기사 등의 면허 없이 의료기사 등의 명칭 또는 이와 유사한 명칭을 사용한 자(법 제9조제 2항)
2) 2개 이상의 치과기공소를 개설한 자(법 제11조의2제2항)
3) 2개 이상의 안경업소를 개설한 자(법 제12조제2항)
4) 등록을 하지 아니하고 치과기공소를 개설한 자(법 제11조의2제3항)
5) 등록을 하지 아니하고 안경업소를 개설한 자(법 제12조제 3항)
6) 안경 및 콘택트렌즈를 다음의 방법으로 판매 등을 한 경우(법 제12조제5항)
   (1) 전자상거래 및 통신판매의 방법

> (2) 판매자의 사이버몰(컴퓨터 등과 정보통신설비를 이용하여 재화 등을 거래할 수 있도록 설정된 가상의 영업장) 등으로부터 구매 또는 배송을 대행하는 등 보건복지부령으로 정하는 방법
>
> 7) 안경 및 콘택트렌즈를 안경업소 외의 장소에서 판매한 안경사(법 제12조제6항)
>
> 8) 영리를 목적으로 특정 치과기공소·안경업소 또는 치과기공사·안경사에게 고객을 알선·소개 또는 유인한 자(법 제14조제2항)

【예상문제】

1. 다음 중「의료기사 등에 관한 법률」에서 규정한 벌칙에 대한 설명으로 옳은 것은?
   ① 의료인과 의료기사는 비밀누설금지를 위반하면 적용되는 벌칙은 다르다.
   ② 의료기사 등이 면허 또는 업무에 관하여 광고행위를 했을 때 벌칙은 3년 이하의 징역 또는 1천만원 이하의 벌금이다.
   ③ 무면허 의료기사 등의 업무를 했을 때는 3년 이하의 징역 또는 3천만원 이하의 벌금에 해당된다.
   ④ 등록하지 아니하고 안경업소를 개설하면 300만원 이하의 벌금에 해당된다.
   ⑤ 의료기사 등이 품위손상행위를 했을 때 과태료 100만원 이하이다.

[답] ③

2. 위반 시 벌칙이 500만원 이하의 벌금에 처하는 경우는?

> 가. 등록을 하지 아니하고 안경업소를 개설한 자
> 나. 영리를 목적으로 특정 안경사에게 고객을 알선·소개·유인한 자
> 다. 2개 이상의 안경업소를 개설한 자
> 라. 안경을 전자상거래 및 통신판매의 방법으로 판매한 자

① 가, 나, 다 ② 가, 다 ③ 나, 라 ④ 라 ⑤ 가, 나, 다, 라

[답] ⑤

3. 다음 중「의료기사 등에 관한 법률」의 벌칙 규정에 적당하지 않은 것은?
   ① 무면허 의료기사 행위 - 3년 이하의 징역 또는 3천만원 이하의 벌금
   ② 의료기사 등이 아니면서 의료기사 등의 명칭 사용 시 - 500만원 이하의 벌금
   ③ 안경사 면허 없이 안경업소를 개설 시 - 3년 이하의 징역 또는 3천만원 이하의 벌금
   ④ 면허를 대여한 경우 - 3년 이하의 징역 또는 3천만원 이하의 벌금
   ⑤ 검사결과를 사실과 다르게 판시할 때 - 3년 이하의 징역 또는 3천만원 이하의 벌금

[답] ⑤

【양벌규정】

제32조(양벌규정) 법인의 대표자나 법인 또는 개인의 대리인, 사용인, 그 밖의 종업원이 그 법인 또는 개인의 업무에 관하여 제30조 또는 제31조의 위반행위를 하면 그 행위자를 벌하는 외에 그 법인 또는 개인에게도 해당 조문의 벌금형을 과한다. 다만, 법인 또는 개인이 그 위반행위를 방지하기 위하여 해당 업무에 관하여 상당한 주의와 감독을 게을리하지 아니한 경우에는 그러하지 아니한다.

【핵심요약】

【양벌규정】

1) 양벌규정의 정의
  - 법인의 대표자나 법인 또는 개인의 대리인, 사용인, 그 밖의 종업원이 그 법인 또는 개인의 업무에 관하여 위반행위를 하면 그 행위자를 벌하는 외에 그 법인 또는 개인에게도 해당 조문의 벌금형을 과하는 것

2) 양벌규정 적용 위반행위
  (1) 제30조(벌칙) : 3년 이하의 징역 또는 3천만원 이하의 벌금 (2) 제31조(벌칙) : 500만원 이하의 벌금으로 그 행위자를 벌하는 외에 그 법인 또는 개인에게도 해당 조문의 벌금형을 과함

3) 예외 사항
  - 법인 또는 개인이 그 위반행위를 방지하기 위하여 해당 업무에 관하여 상당한 주의와 감독을 게을리하지 아니한 경우

【예상문제】

1. 다음 중 양벌규정이 적용되는 위반행위가 아닌 것은?
   ① 등록사항의 변경신고를 하지 아니한 사람
   ② 의료기사 등의 면허 없이 의료기사 등의 업무를 한 사람
   ③ 업무상 알게 된 비밀을 누설한 사람
   ④ 의료기사 등의 면허 없이 의료기사 등의 명칭을 사용한 사람
   ⑤ 안경 및 콘택트렌즈를 전자상거래로 판매한 사람

[답] ①

【과태료】

제33조(과태료) ① 제23조제2항에 따른 시정명령을 이행하지 아니한 자에게는 500만원

이하의 과태료를 부과한다. <신설 2016.5.29.>

② 다음 각 호의 어느 하나에 해당하는 자에게는 100만원 이하의 과태료를 부과한다.

1. 제11조에 따른 실태와 취업 상황을 허위로 신고한 사람
2. 제13조에 따른 폐업신고를 하지 아니하거나 등록사항의 변경신고를 하지 아니한 사람
3. 제15조제1항에 따른 보고를 하지 아니하거나 검사를 거부 · 기피 또는 방해한 자

4~5. 삭제 <1999.2.8.>

③ 제1항 및 제2항에 따른 과태료는 대통령령으로 정하는 바에 따라 다음 각 호의 자가 부과 · 징수한다. <개정 2016.5.29.>

1. 보건복지부장관: 제1항에 따른 과태료
2. 특별자치시장 · 특별자치도지사 · 시장 · 군수 · 구청장: 제2항에 따른 과태료

[시행령] **제15조(과태료의 부과기준)** 법 제33조제1항 및 제2항에 따른 과태료의 부과기준은 별표 2와 같다. <개정 2018.12.18.>

【핵심요약】

【과태료】

1. 500만원 이하의 과태료

- 보수교육 수탁기관으로서 보건복지부장관의 시정명령을 이행하지 아니한 자(법 제23조제2항)

2. 100만원 이하의 과태료

1) 실태와 취업 상황을 허위로 신고한 사람(법 제11조)

2) 폐업신고를 하지 아니하거나 등록사항의 변경신고를 하지 아니한 사람(법 제13조)

3) 보고를 하지 아니하거나 검사를 거부 · 기피 또는 방해한 자(법 제15조제1항)

3. 과태료 부과권자

1) 500만원 이하의 과태료 :보건복지부장관

2) 100만원 이하의 과태료 : 특별자치시장 · 특별자치도지사 · 시장 · 군수 · 구청장

4. 과태료의 부과기준

- 법 제33조제1항 및 제2항에 따른 과태료의 부과기준 [별표 2]

위반행위	과태료 금액(단위: 만원)		
	1차위반	2차위반	3차위반
가. 법 11조에 따른 실태와 취업상황을 허위로 신고한 경우	80	90	100
나. 법 13조에 따른 폐업신고를 하지 않거나 등록사항의 변경신고를 하지 않은 경우	20	30	40
다. 법 제15조제1항에 따른 보고를 하지 않거나 검사를 거	80	90	100

부 · 기피 또는 방해한 경우 라. 법 제28조제2항에 따른 업무수탁기관이 법 제23조제2항에 따른 다음의 시정명령을 이행하지 않는 경우			
1) 법 제20조제2항에 따른 보수교육의 시간 · 방법 및 내용 등에 관한 사항을 위반하여 시정명령을 이행하지 않은 경우	300	400	500
1) 법 제20조에 따른 보수교육을 실시하지 않아 받은 시정명령을 이행하지 않은 경우	500	500	500

【예상문제】

1. 「의료기사 등에 관한 법률」에서 규정한 과태료 부과권자가 아닌 자는?

① 보건복지부장관 ② 특별자치시장 ③ 시장 ④ 특별자치도지사 ⑤ 군수

[답] ①

2. 다음 중 500만원 이하의 과태료에 해당되는 경우는?

① 검사를 거부 · 기피 또는 방해한 자 ② 폐업신고를 하지 아니한 사람

③ 등록사항의 변경신고를 하지 아니한 사람 ④ 보고를 하지 아니한 사람

⑤ 보수교육 수탁기관으로서 보건복지부장관의 시정명령을 이행하지 아니한 자

[답] ⑤

제Ⅱ부

의료법

의료법 [시행 2023.11.20.] [법률 제19421호, 2023.5.19., 일부개정]

의료법 시행령 [시행 2023.11.20.] [대통령령 제33875호, 2023.11.17., 일부개정]

의료법 시행규칙 [시행 2023.11.17.] [보건복지부령 제976호, 2023.11.17., 타법개정]

제1장 총칙

제1조(목적) 이 법은 모든 국민이 수준 높은 의료 혜택을 받을 수 있도록 국민의료에 필요한 사항을 규정함으로써 국민의 건강을 보호하고 증진하는 데에 목적이 있다.

[시행령] **제1조(목적)** 이 영은 「의료법」에서 위임된 사항과 그 시행에 필요한 사항을 규정함을 목적으로 한다.

[시행규칙] **제1조(목적)** 이 규칙은 「의료법」 및 같은 법 시행령에서 위임된 사항과 그 시행에 필요한 사항을 규정함을 목적으로 한다. <개정 2015. 5. 29.>

【핵심요약】

「의료법」의 목적

1) 모든 국민이 수준 높은 의료 혜택을 받을 수 있도록
2) 국민의료에 필요한 사항을 규정함으로써
3) 국민의 건강을 보호하고 증진

【예상문제】

1. 「의료법」의 목적에 해당되지 않는 것은?

① 보건행정의 합리적 조직, 운영 ② 국민의료에 관하여 필요한 사항 규정
③ 국민에 대한 수준 높은 의료 혜택 ④ 국민의 건강을 보호
⑤ 국민의 건강을 증진

[답] ①

2. 「의료법」의 목적에 해당되는 것은?

가. 수준 높은 의료혜택	나. 보건시책의 효율적 시행
다. 국민건강의 보호증진	라. 의료향상에 이바지

① 가, 나, 다 ② 가, 다 ③ 나, 라 ④ 라 ⑤ 가, 나, 다, 라

[답] ②

제2조(의료인) ① 이 법에서 "의료인"이란 보건복지부장관의 면허를 받은 의사 · 치과의사 · 한의사 · 조산사 및 간호사를 말한다. <개정 2010. 1. 18.>

② 의료인은 종별에 따라 다음 각 호의 임무를 수행하여 국민보건 향상을 이루고 국민의

건강한 생활 확보에 이바지할 사명을 가진다. <개정 2019. 4. 23.>
1. 의사는 의료와 보건지도를 임무로 한다.
2. 치과의사는 치과 의료와 구강 보건지도를 임무로 한다.
3. 한의사는 한방 의료와 한방 보건지도를 임무로 한다.
4. 조산사는 조산(助産)과 임산부 및 신생아에 대한 보건과 양호지도를 임무로 한다.
5. 간호사는 다음 각 목의 업무를 임무로 한다.
  가. 환자의 간호요구에 대한 관찰, 자료수집, 간호판단 및 요양을 위한 간호
  나. 의사, 치과의사, 한의사의 지도하에 시행하는 진료의 보조
  다. 간호 요구자에 대한 교육·상담 및 건강증진을 위한 활동의 기획과 수행, 그 밖의 대통령령으로 정하는 보건활동
  라. 제80조에 따른 간호조무사가 수행하는 가목부터 다목까지의 업무보조에 대한 지도

[시행령] **제2조(간호사의 보건활동)**「의료법」제2조제2항제5호다목에서 "대통령령으로 정하는 보건활동"이란 다음의 보건활동을 말한다. <개정 2018.3.6.>
1.「농어촌 등 보건의료를 위한 특별조치법」제19조에 따라 보건진료 전담공무원으로서 하는 보건활동
2.「모자보건법」제10조제1항에 따른 모자보건전문가가 행하는 모자보건 활동
3.「결핵예방법」제18조에 따른 보건활동
4. 그 밖의 법령에 따라 간호사의 보건활동으로 정한 업무

【핵심요약】

1. 의료인의 종류(5종)
- 의사, 치과의사, 한의사, 조산사 및 간호사

※ 보건복지부장관의 면허

2. 의료인의 사명
- 국민보건 향상을 이루고 국민의 건강한 생활 확보에 이바지

3. 의료인의 임무
1) 의사 : 의료와 보건지도
2) 치과의사 : 치과 의료와 구강 보건지도
3) 한의사 : 한방 의료와 한방 보건지도
4) 조산사 : 조산과 임산부 및 신생아에 대한 보건과 양호지도
5) 간호사
  (1) 환자의 간호요구에 대한 관찰, 자료수집, 간호판단 및 요양을 위한 간호

(2) 의사, 치과의사, 한의사의 지도하에 시행하는 진료의 보조
(3) 간호 요구자에 대한 교육·상담 및 건강증진을 위한 활동의 기획과 수행, 그 밖의 대통령령으로 정하는 보건활동
(4) 간호조무사가 수행하는 (1)부터 (3)까지의 업무보조에 대한 지도

4. 대통령령으로 정하는 보건활동(시행령 제2조)

1) 보건진료 전담공무원으로서 하는 보건활동(「농어촌 등 보건의료를 위한 특별조치법」)
2) 모자보건전문가가 행하는 모자보건 활동(「모자보건법」)
3) 「결핵예방법」에 따른 보건활동(「결핵예방법」)
4) 그 밖의 법령에 따라 간호사의 보건활동으로 정한 업무

【예상문제】

1. 「의료법」에서 규정하는 의료인이 아닌 자는?
① 조산사 ② 치과의사 ③ 한의사 ④ 약사 ⑤ 간호사

[답] ④

2. 의료인이 되기 위해서는 누구로부터 면허를 받아야 하는가?
① 질병관리청장 ② 행정안전부장관 ③ 보건복지부장관
④ 시·도지사 ⑤ 대통령

[답] ③

3. 의료인의 임무에 대한 연결이 잘못된 것은?
① 조산사 - 임산부의 요양 상 간호 또는 진료의 보조
② 의사 - 의료와 보건지도
③ 치과의사 - 치과 의료와 구강 보건지도
④ 한의사 - 한방 의료와 한방 보건지도
⑤ 간호사 - 의사, 치과의사, 한의사의 지도하에 시행하는 진료의 보조

[답] ①

제3조(의료기관) ①이 법에서 "의료기관"이란 의료인이 공중(公衆) 또는 특정 다수인을 위하여 의료·조산의 업(이하 "의료업"이라 한다)을 하는 곳을 말한다.
② 의료기관은 다음 각 호와 같이 구분한다. <개정 2020. 3. 4.>
1. 의원급 의료기관: 의사, 치과의사 또는 한의사가 주로 외래환자를 대상으로 각각 그 의료행위를 하는 의료기관으로서 그 종류는 다음 각 목과 같다.

가. 의원
나. 치과의원
다. 한의원
2. 조산원: 조산사가 조산과 임산부 및 신생아를 대상으로 보건활동과 교육·상담을 하는 의료기관을 말한다.
3. 병원급 의료기관: 의사, 치과의사 또는 한의사가 주로 입원환자를 대상으로 의료행위를 하는 의료기관으로서 그 종류는 다음 각 목과 같다.
가. 병원
나. 치과병원
다. 한방병원
라. 요양병원(「장애인복지법」 제58조제1항제4호에 따른 의료재활시설로서 제3조의2의 요건을 갖춘 의료기관을 포함한다. 이하 같다)
마. 정신병원
바. 종합병원

③ 보건복지부장관은 보건의료정책에 필요하다고 인정하는 경우에는 제2항제1호부터 제3호까지의 규정에 따른 의료기관의 종류별 표준업무를 정하여 고시할 수 있다. <개정 2010. 1. 18.>

④ 삭제 ~ ⑧ 삭제 <2009. 1. 30.>

【핵심요약】

1. 의료기관의 정의

- 의료인이 공중 또는 특정 다수인을 위하여 의료·조산의 업을 행하는 곳

2. 의료기관의 종류

1) 의원급 의료기관

정의 : 의사, 치과의사 또는 한의사가 주로 외래환자를 대상으로 의료행위를 하는 의료기관 (종류: 의원, 치과의원, 한의원)

2) 조산원

정의 : 조산사가 조산과 임산부 및 신생아를 대상으로 보건활동과 교육·상담을 하는 의료기관

3) 병원급 의료기관

정의 : 의사, 치과의사 또는 한의사가 주로 입원환자를 대상으로 의료행위를 하는 의

료기관 (종류 : 병원, 치과병원, 한방병원, 요양병원, 정신병원, 종합병원)
※ 의료재활시설(병원 등의 요건을 갖출 것)은 요양병원에 포함

3. 의료기관의 종류별 표준업무 고시

보건복지부장관은 보건의료정책에 필요하다고 인정하는 경우에는 의료기관의 종류별 표준 업무를 정하여 고시할 수 있음

【예상문제】

1. 다음 ( ) 속에 들어갈 적당한 말은?

"의료기관이라 함은 의료인이 공중 또는 특정 다수인을 위하여 ( )을 행하는 곳이다."

① 의료 · 조산의 업 ② 진료의 업 ③ 의료 · 치과의료의 업 ④ 의료 · 한방의료의 업
⑤ 의료 · 치과의료 · 한방의료의 업

[답] ①

2. 보건복지부장관이 의료기관의 종별에 따른 표준업무를 정하여 고시할 수 있는 경우는?

① 대통령령으로 정하는 경우
② 국가 또는 지방자치단체가 개설하는 의료기관의 경우
③ 보건의료정책에 필요하다고 인정하는 경우
④ 의료기관이 시정명령을 이행하지 않을 때
⑤ 의료기관이 집단으로 휴업하는 경우

[답] ③

3. 병원급 의료기관은?

가. 종합병원 나. 치과병원 다. 정신병원 라. 한방병원

① 가, 나, 다 ② 가, 다 ③ 나, 라 ④ 라 ⑤ 가, 나, 다, 라

[답] ⑤

제3조의2(병원등) 병원 · 치과병원 · 한방병원 및 요양병원(이하 "병원등"이라 한다)은 30개 이상의 병상(병원 · 한방병원만 해당한다) 또는 요양병상(요양병원만 해당하며, 장기입원이 필요한 환자를 대상으로 의료행위를 하기 위하여 설치한 병상을 말한다)을 갖추어야 한다. [본조신설 2009.1.30.]

제3조의3(종합병원) ① 종합병원은 다음 각 호의 요건을 갖추어야 한다. <개정 2011.8.4.>

1. 100개 이상의 병상을 갖출 것
2. 100병상 이상 300병상 이하인 경우에는 내과 · 외과 · 소아청소년과 · 산부인과 중 3개 진료과목, 영상의학과, 마취통증의학과와 진단검사의학과 또는 병리과를 포함한 7개 이상의 진료과목을 갖추고 각 진료과목마다 전속하는 전문의를 둘 것
3. 300병상을 초과하는 경우에는 내과, 외과, 소아청소년과, 산부인과, 영상의학과, 마취통증의학과, 진단검사의학과 또는 병리과, 정신건강의학과 및 치과를 포함한 9개 이상의 진료과목을 갖추고 각 진료과목마다 전속하는 전문의를 둘 것

② 종합병원은 제1항제2호 또는 제3호에 따른 진료과목(이하 이 항에서 "필수진료과목"이라 한다) 외에 필요하면 추가로 진료과목을 설치 · 운영할 수 있다. 이 경우 필수진료과목 외의 진료과목에 대하여는 해당 의료기관에 전속하지 아니한 전문의를 둘 수 있다.
[본조신설 2009.1.30.]

【핵심요약】

1. 병원 등의 요건

1) 병원 등의 종류 : 병원, 치과병원, 한방병원 및 요양병원

2) 병상수

(1) 병원 · 한방병원 : 30개 이상의 병상

(2) 요양병원 : 30개 이상의 요양병상

※ 요양병상 : 장기입원이 필요한 환자를 대상으로 의료행위를 하기 위하여 설치한 병상

(3) 치과병원 : 병상에 대한 규정 없음

2. 종합병원의 요건

1) 병상 수 : 100개 이상의 병상

2) 필수진료과목 및 전문의

(1) 100병상 이상 300병상 이하인 경우 :
내과 · 외과 · 소아청소년과 · 산부인과 중 3개 진료과목, 영상의학과, 마취통증의학과와 진단검사의학과 또는 병리과를 포함한 7개 이상의 진료과목을 갖추고 각 진료과목마다 전속하는 전문의를 둠

(2) 300병상을 초과하는 경우 :

내과, 외과, 소아청소년과, 산부인과, 영상의학과, 마취통증의학과, 진단검사의학과 또는 병리과, 정신건강의학과 및 치과를 포함한 9개 이상의 진료과목을 갖추고 각 진료과목마다 전속하는 전문의를 둠

3) 추가 진료과목

(1) 종합병원은 필수진료과목 외에 필요하면 추가로 진료과목을 설치·운영할 수 있음

(2) 필수진료과목 외의 진료과목에 대하여는 해당 의료기관에 전속하지 아니한 전문의를 둘 수 있음

【예상문제】

1. 「의료법」 상 입원시설의 제한을 받지 않는 의료기관은?

① 종합병원 ② 병원 ③ 치과병원 ④ 상급종합병원 ⑤ 한방병원

[답] ③

2. 종합병원의 병상 수로서 옳은 것은?

① 30병상 이상 ② 50병상 이상 ③ 60병상 이상 ④ 80병상 이상 ⑤ 100병상 이상

[답] ⑤

3. 「의료법」의 규정에 따른 종합병원의 요건에 해당되지 않는 것은?

① 입원환자 100인 이상의 수용시설을 갖추어야 한다.

② 300병상 이상인 경우 최소한 9개의 진료과목을 갖추어야 한다.

③ 필수진료과목 외의 진료과목에 대하여는 해당 의료기관에 전속하지 아니한 전문의를 둘 수 있다.

④ 300병상 이하인 경우 최소한 8개의 진료과목을 갖추어야 한다.

⑤ 주로 입원환자에 대하여 의료를 행할 목적으로 개설한다.

[답] ④

제3조의4(상급종합병원 지정) ① 보건복지부장관은 다음 각 호의 요건을 갖춘 종합병원 중에서 중증질환에 대하여 난이도가 높은 의료행위를 전문적으로 하는 종합병원을 상급종합병원으로 지정할 수 있다. <개정 2010.1.18.>

1. 보건복지부령으로 정하는 20개 이상의 진료과목을 갖추고 각 진료과목마다 전속하는 전문의를 둘 것
2. 제77조제1항에 따라 전문의가 되려는 자를 수련시키는 기관일 것
3. 보건복지부령으로 정하는 인력·시설·장비 등을 갖출 것

4. 질병군별(疾病群別) 환자구성 비율이 보건복지부령으로 정하는 기준에 해당할 것

② 보건복지부장관은 제1항에 따른 지정을 하는 경우 제1항 각 호의 사항 및 전문성 등에 대하여 평가를 실시하여야 한다. <개정 2010.1.18.>

③ 보건복지부장관은 제1항에 따라 상급종합병원으로 지정받은 종합병원에 대하여 3년마다 제2항에 따른 평가를 실시하여 재지정하거나 지정을 취소할 수 있다. <개정 2010.1.18.>

④ 보건복지부장관은 제2항 및 제3항에 따른 평가업무를 관계 전문기관 또는 단체에 위탁할 수 있다. <개정 2010.1.18.>

⑤ 상급종합병원 지정·재지정의 기준·절차 및 평가업무의 위탁 절차 등에 관하여 필요한 사항은 보건복지부령으로 정한다. <개정 2010.1.18.>

【핵심요약】

1. 상급종합병원 지정 요건

1) 지정권자 : 보건복지부장관

2) 지정 대상 : 중증질환에 대하여 난이도가 높은 의료행위를 전문적으로 하는 종합병원

3) 지정요건

(1) 보건복지부령으로 정하는 20개 이상의 진료과목을 갖추고 각 진료과목마다 전속하는 전문의를 둘 것

(2) 전문의가 되려는 자를 수련시키는 기관일 것

(3) 보건복지부령으로 정하는 인력·시설·장비 등을 갖출 것

(4) 질병군별 환자구성 비율이 보건복지부령으로 정하는 기준에 해당할 것

2. 상급종합병원의 평가

1) 평가권자 : 보건복지부장관

2) 상급종합병원 지정 시 : 상급종합병원 지정 요건 사항 및 전문성 등에 대하여 평가

3) 상급종합병원으로 지정받은 종합병원 : 3년마다 평가를 실시하여 재지정하거나 지정을 취소할 수 있음

4) 보건복지부장관이 평가업무를 관계 전문기관 또는 단체에 위탁 가능

3. 보건복지부령으로 정하는 사항

- 상급종합병원 지정·재지정의 기준·절차 및 평가업무의 위탁 절차 등에 관하여 필요한 사항

【예상문제】

1. 상급종합병원의 지정 요건에 관하여 바르게 짝지은 것은?

가) 보건복지부령으로 정하는 20개 이상의 진료과목을 갖추고 각 진료과목마다 전속하는 전문의를 둘 것 나) 전문의가 되려는 자를 수련시키는 기관일 것 다) 보건복지부령으로 정하는 인력 · 시설 · 장비 등을 갖출 것 라) 특정 질환별 · 진료과목별 환자의 구성 비율 등이 보건복지부령으로 정하는 기준에 해당할 것

① 가, 나, 다 ② 가, 다 ③ 나, 라 ④ 라 ⑤ 가, 나, 다, 라

해설) 라)항은 전문병원의 지정 요건임. 상급종합병원의 지정요건은 "질병군별 환자구성 비율"임

[답] ①

2. 상급종합병원으로 지정받은 의료기관에 대한 평가 주기는?

① 1년 ② 2년 ③ 3년 ④ 4년 ⑤ 5년

[답] ③

3. 상급종합병원의 지정권자는?

① 보건복지부장관 ② 시·도지사 ③ 대통령 ④ 질병관리청장 ⑤ 보건소장

[답] ①

제3조의5(전문병원 지정) ① 보건복지부장관은 병원급 의료기관 중에서 특정 진료과목이나 특정 질환 등에 대하여 난이도가 높은 의료행위를 하는 병원을 전문병원으로 지정할 수 있다. <개정 2010.1.18.>

② 제1항에 따른 전문병원은 다음 각 호의 요건을 갖추어야 한다. <개정 2010.1.18.>

1. 특정 질환별 · 진료과목별 환자의 구성비율 등이 보건복지부령으로 정하는 기준에 해당할 것
2. 보건복지부령으로 정하는 수 이상의 진료과목을 갖추고 각 진료과목마다 전속하는 전문의를 둘 것

③ 보건복지부장관은 제1항에 따라 전문병원으로 지정하는 경우 제2항 각 호의 사항 및 진료의 난이도 등에 대하여 평가를 실시하여야 한다. <개정 2010.1.18.>

④ 보건복지부장관은 제1항에 따라 전문병원으로 지정받은 의료기관에 대하여 3년마다

제3항에 따른 평가를 실시하여 전문병원으로 재지정할 수 있다. <개정 2015.1.28.>

⑤ 보건복지부장관은 제1항 또는 제4항에 따라 지정받거나 재지정받은 전문병원이 다음 각 호의 어느 하나에 해당하는 경우에는 그 지정 또는 재지정을 취소할 수 있다. 다만, 제1호에 해당하는 경우에는 그 지정 또는 재지정을 취소하여야 한다. <신설 2015.1.28.>

1. 거짓이나 그 밖의 부정한 방법으로 지정 또는 재지정을 받은 경우
2. 지정 또는 재지정의 취소를 원하는 경우
3. 제4항에 따른 평가 결과 제2항 각 호의 요건을 갖추지 못한 것으로 확인된 경우

⑥ 보건복지부장관은 제3항 및 제4항에 따른 평가업무를 관계 전문기관 또는 단체에 위탁할 수 있다. <개정 2015.1.28.>

⑦ 전문병원 지정 · 재지정의 기준 · 절차 및 평가업무의 위탁 절차 등에 관하여 필요한 사항은 보건복지부령으로 정한다. <개정 2015.1.28.>

【핵심요약】

1. 전문병원지정 요건

1) 지정권자 : 보건복지부장관
2) 지정 대상 : 병원급 의료기관 중에서 특정 진료과목이나 특정 질환 등에 대하여 난이도가 높은 의료행위를 하는 병원
3) 지정요건
   (1) 특정 질환별 · 진료과목별 환자의 구성비율 등이 보건복지부령으로 정하는 기준에 해당 할 것
   (2) 보건복지부령으로 정하는 수 이상의 진료과목을 갖추고 각 진료과목마다 전속하는 전문의를 둘 것
4) 평가실시 내용 : 전문병원의 지정요건 사항 및 진료의 난이도 등
5) 특정 진료과목 및 특정 질환 구분

	병원급 의료기관	한방병원
질환	관절, 뇌혈관, 대장항문, 수지접합, 심장, 알코올, 유방, 척추, 화상, 주산기	중풍, 척추
진료과목	산부인과, 소아청소년과, 신경과, 안과, 외과, 이비인후과	한방내과, 한방재활의학과, 한방부인과, 침구과

2. 전문병원 재지정

1) 재지정권자 : 보건복지부장관

2) 평가주기 : 3년

3. 평가업무의 위탁

- 관계 전문기관 또는 단체에 위탁 가능

4. 보건복지부령으로 정하는 사항

- 전문병원 지정 · 재지정의 기준 · 절차 및 평가업무의 위탁 절차 등

【예상문제】

1. 전문병원으로 지정된 의료기관에 대하여 평가를 실시하여 재지정하거나 지정을 취소할 수 있는 자는?

① 대통령 ② 보건복지부장관 ③ 질병관리청장 ④ 시 · 도지사
⑤ 건강보험심사평가원장

[답] ②

2. 전문병원으로 지정될 수 있는 의료기관은?

① 종합병원 ② 300병상 이상의 종합병원 ③ 상급종합병원 ④ 모든 의료기관
⑤ 병원급 의료기관 중에서 특정 진료과목이나 특정 질환 등에 대하여 난이도가 높은 의료행위를 하는 병원

[답] ⑤

제2장 의료인

≫ 제1절 자격과 면허

제4조(의료인과 의료기관의 장의 의무) ① 의료인과 의료기관의 장은 의료의 질을 높이고 의료관련감염(의료기관 내에서 환자, 환자의 보호자, 의료인 또는 의료기관 종사자 등에게 발생하는 감염을 말한다.)을 예방하며 의료기술을 발전시키는 등 환자에게 최선의 의료서비스를 제공하기 위하여 노력하여야 한다. <개정 2020.3.4.>

② 의료인은 다른 의료인 또는 의료법인 등의 명의로 의료기관을 개설하거나 운영할 수 없다. <개정 2019.8.27.>

③ 의료기관의 장은 「보건의료기본법」 제6조 · 제12조 및 제13조에 따른 환자의 권리 등 보건복지부령으로 정하는 사항을 환자가 쉽게 볼 수 있도록 의료기관 내에 게시하여야 한다. 이 경우 게시 방법, 게시 장소 등 게시에 필요한 사항은 보건복지부령으로 정한

다. <신설 2012.2.1.>

④ 삭제 <2020.3.4.>

⑤ 의료기관의 장은 환자와 보호자가 의료행위를 하는 사람의 신분을 알 수 있도록 의료인, 제27조제1항 각 호 외의 부분 단서에 따라 의료행위를 하는 같은 항 제3호에 따른 학생, 제80조에 따른 간호조무사 및 「의료기사 등에 관한 법률」 제2조에 따른 의료기사에게 의료기관 내에서 대통령령으로 정하는 바에 따라 명찰을 달도록 지시·감독하여야 한다. 다만, 응급의료상황, 수술실 내인 경우, 의료행위를 하지 아니할 때, 그 밖에 대통령령으로 정하는 경우에는 명찰을 달지 아니하도록 할 수 있다. <신설 2016.5.29.>

⑥ 의료인은 일회용 의료기기(한 번 사용할 목적으로 제작되거나 한 번의 의료행위에서 한 환자에게 사용하여야 하는 의료기기로서 보건복지부령으로 정하는 의료기기를 말한다.)를 한 번 사용한 후 다시 사용하여서는 아니 된다. <개정 2020.3.4.>

[시행령] **제2조의2(명찰의 표시 내용 등)** ① 법 제4조제5항 본문에 따라 의료행위를 하는 사람의 신분을 알 수 있도록 명찰을 달도록 하는 경우에는 다음 각 호의 구분에 따른다.

1. 명찰의 표시 내용: 다음 각 목의 구분에 따른 사항을 포함할 것
   가. 의료인: 의료인의 종류별 명칭 및 성명. 다만, 법 제77조제1항에 따른 전문의의 경우에는 전문과목별 명칭 및 성명을 표시할 수 있다.
   나. 법 제27조제1항제3호에 따른 학생: 학생의 전공분야 명칭 및 성명
   다. 법 제80조에 따른 간호조무사: 간호조무사의 명칭 및 성명
   라. 「의료기사 등에 관한 법률」 제2조에 따른 의료기사: 의료기사의 종류별 명칭 및 성명
2. 명찰의 표시 방법: 의복에 표시 또는 부착하거나 목에 거는 방식 그 밖에 이에 준하는 방식으로 표시할 것
3. 명찰의 제작 방법: 인쇄, 각인(刻印), 부착, 자수(刺繡) 또는 이에 준하는 방법으로 만들 것
4. 명찰의 규격 및 색상: 명찰의 표시 내용을 분명하게 알 수 있도록 할 것

② 제1항에 따른 명찰의 표시 내용, 표시 방법, 제작 방법 및 명찰의 규격·색상 등에 필요한 세부사항은 보건복지부장관이 정하여 고시한다.

③ 법 제4조제5항 단서에서 "대통령령으로 정하는 경우"란 다음 각 호의 어느 하나에 해당하는 시설 내에 있는 경우를 말한다.

1. 격리병실
2. 무균치료실
3. 제1호 또는 제2호와 유사한 시설로서 보건복지부장관이 병원감염 예방에 필요하다고 인정하여 고시하는 시설

[시행규칙] **제1조의2(입원 환자의 방문 기준)** 의료기관의 장은 법 제4조제1항에 따라 입원 환자를 보호하고 의료관련감염(의료기관 내에서 환자, 환자의 보호자, 의료인 또는 의료기관 종사자 등에게 발생하는 감염을 말함.)을 예방하기 위하여 필요하다고 인정하는 경우에는 외부인의 입원 환자에 대한 방문 기준을 별도로 마련하여 운영할 수 있다. <개정 2022. 9. 14.>

[시행규칙] **제1조의3(환자의 권리 등의 게시)** ①「의료법」 제4조제3항 전단에서 "「보건의료기본법」 제6조·제12조 및 제13조에 따른 환자의 권리 등 보건복지부령으로 정하는 사항"이란 별표 1과 같다.

② 의료기관의 장은 법 제4조제3항 후단에 따라 제1항에 따른 사항을 접수창구나 대기실 등 환자 또는 환자의 보호자가 쉽게 볼 수 있는 장소에 게시하여야 한다.

【핵심요약】

1. 의료인과 의료기관의 장의 의무

1) 의료의 질을 높이고

2) 의료관련감염을 예방하며

※ 의료관련감염 : 의료기관 내에서 환자, 환자의 보호자, 의료인 또는 의료기관 종사자 등에게 발생하는 감염

3) 의료기술을 발전시키는 등

4) 환자에게 최선의 의료서비스를 제공하기 위하여 노력하여야 함

2. 의료인의 의무

1) 다른 의료인 또는 의료법인 등의 명의로 의료기관을 개설하거나 운영할 수 없음

2) 의료인은 일회용 의료기기를 한 번 사용한 후 다시 사용하여서는 아니 됨

3. 의료기관의 장의 의무

1)「보건의료기본법」 제6조·제12조 및 제13조에 따른 환자의 권리 등 보건복지부령으로 정하는 사항을 환자가 쉽게 볼 수 있도록 의료기관 내에 게시하여야 함

※「보건의료기본법」 제6조(환자 및 보건의료인의 권리), 제12조(보건의료서비스에 관한 자기결정권), 제13조(비밀보장)

2) 게시장소

- 접수창구나 대기실 등 환자 또는 환자의 보호자가 쉽게 볼 수 있는 장소에 게시

3) 환자와 보호자가 의료행위를 하는 사람의 신분을 알 수 있도록 의료인, 의료행위를 하는 학생, 간호조무사 및 의료기사에게 의료기관 내에서 대통령령으로 정하는 바에 따라 명찰을 달도록 지시·감독하여야 함

※ 다만, 응급의료상황, 수술실 내인 경우, 의료행위를 하지 아니할 때, 그 밖에 대통

령령으로 정하는 경우에는 명찰을 달지 아니하도록 할 수 있음

4. 환자의 권리와 의무 (의료법 시행규칙 [별표 1])

1) 환자의 권리

(1) 진료받을 권리

(2) 알권리 및 자기결정권

(3) 비밀을 보호받을 권리

(4) 상담 · 조정을 신청할 권리 : 의료 서비스 관련 분쟁이 발생할 경우, 한국의료분쟁조정 중재원 등에 상담 및 조정 신청 가능

2) 환자의 의무

(1) 의료인에 대한 신뢰 · 존중 의무

(2) 부정한 방법으로 진료를 받지 않을 의무

3) 환자의 권리 등의 게시

- 의료기관의 장은 환자의 권리 등에 대한 사항을 접수창구나 대기실 등 환자 또는 환자의 보호자가 쉽게 볼 수 있는 장소에 게시하여야 함

※ 게시 방법, 게시 장소 등 게시에 필요한 사항은 보건복지부령으로 정함

5. 명찰의 표시 내용 등

1) 의료행위를 하는 사람의 신분을 알 수 있도록 명찰을 달도록 하는 경우

(1) 명찰의 표시 내용

① 의료인 : 의료인의 종류별 명칭 및 성명. 다만, 전문의의 경우에는 전문과목별 명칭 및 성명을 표시할 수 있음

② 의학 · 치과의학 · 한방의학 또는 간호학을 전공하는 학교의 학생 : 학생의 전공 분야 명칭 및 성명

③ 간호조무사 : 간호조무사의 명칭 및 성명

④ 의료기사 : 의료기사의 종류별 명칭 및 성명

(2) 명찰의 표시 방법 : 의복에 표시 또는 부착하거나 목에 거는 방식 그 밖에 이에 준하는 방식으로 표시할 것

(3) 명찰의 제작 방법 : 인쇄, 각인, 부착, 자수 또는 이에 준하는 방법으로 만들 것

(4) 명찰의 규격 및 색상 : 명찰의 표시 내용을 분명하게 알 수 있도록 할 것

2) 보건복지부장관이 정하여 고시하는 사항 : 명찰의 표시 내용, 표시 방법, 제작 방법 및 명찰의 규격 · 색상 등에 필요한 세부 사항

3) 명찰을 달지 아니할 수 있는 경우(대통령령) : 다음의 어느 하나에 해당하는 시설 내

에 있는 경우
(1) 격리병실
(2) 무균치료실
(3) (1) 또는 (2)와 유사한 시설로서 보건복지부장관이 병원감염 예방에 필요하다고 인정하여 고시하는 시설

6. 입원 환자의 방문 기준

1) 사유 : 의료기관의 장이 입원 환자를 보호하고 병원감염을 예방하기 위하여 필요하다고 인정하는 경우
2) 내용 : 외부인의 입원 환자에 대한 방문 기준을 별도로 마련하여 운영할 수 있음

【예상문제】

1. 의료인과 의료기관의 장의 공통된 의무로 잘못된 것은?
① 지역사회의 건강을 증진시킨다. ② 의료의 질을 높인다.
③ 병원감염을 예방한다. ④ 의료기술을 발전시킨다.
⑤ 환자에게 최선의 의료서비스를 제공한다.

[답] ①

2. 다음 중 의료인의 의무로 잘못된 것은?
① 의료의 질을 높이기 위해 노력하여야 한다.
② 병원감염을 예방하여야 한다.
③ 환자의 권리 등을 환자가 쉽게 볼 수 있도록 의료기관 내에 게시하여야 한다.
④ 의료기술을 발전시켜야 한다.
⑤ 다른 의료인의 명의로 의료기관을 개설하거나 운영할 수 없다.

해설) ③은 의료기관의 장의 의무

[답] ③

제4조의2(간호 · 간병통합서비스 제공 등) ① 간호 · 간병통합서비스란 보건복지부령으로 정하는 입원 환자를 대상으로 보호자 등이 상주하지 아니하고 간호사, 제80조에 따른 간호조무사 및 그 밖에 간병지원인력에 의하여 포괄적으로 제공되는 입원서비스를 말한다.

② 보건복지부령으로 정하는 병원급 의료기관은 간호 · 간병통합서비스를 제공할 수 있도록 노력하여야 한다.

③ 제2항에 따라 간호 · 간병통합서비스를 제공하는 병원급 의료기관은 보건복지부령으로

정하는 인력, 시설, 운영 등의 기준을 준수하여야 한다.

④「공공보건의료에 관한 법률」제2조제3호에 따른 공공보건의료기관 중 보건복지부령으로 정하는 병원급 의료기관은 간호 · 간병통합서비스를 제공하여야 한다. 이 경우 국가 및 지방자치단체는 필요한 비용의 전부 또는 일부를 지원할 수 있다.

⑤ 간호 · 간병통합서비스 제공기관은 보호자 등의 입원실 내 상주를 제한하고 환자 병문안에 관한 기준을 마련하는 등 안전관리를 위하여 노력하여야 한다.

⑥ 간호 · 간병통합서비스 제공기관은 간호 · 간병통합서비스 제공인력의 근무환경 및 처우 개선을 위하여 필요한 지원을 하여야 한다.

⑦ 국가 및 지방자치단체는 간호 · 간병통합서비스의 제공 · 확대, 간호 · 간병통합서비스 제공인력의 원활한 수급 및 근무환경 개선을 위하여 필요한 시책을 수립하고 그에 따른 지원을 하여야 한다.

[시행규칙] **제1조의4(간호 · 간병통합서비스의 제공 환자 및 제공 기관)** ① 법 제4조의2제1항에서 "보건복지부령으로 정하는 입원 환자"란 다음 각 호의 어느 하나에 해당하는 입원 환자를 말한다.

1. 환자에 대한 진료 성격이나 질병 특성상 보호자 등의 간병을 제한할 필요가 있는 입원 환자
2. 환자의 생활 여건이나 경제 상황 등에 비추어 보호자 등의 간병이 현저히 곤란하다고 인정되는 입원 환자
3. 그 밖에 환자에 대한 의료관리상 의사 · 치과의사 또는 한의사가 간호 · 간병통합서비스가 필요하다고 인정하는 입원 환자

② 법 제4조의2제2항에서 "보건복지부령으로 정하는 병원급 의료기관"이란 병원, 치과병원, 한방병원 및 종합병원을 말한다.

③ 법 제4조의2제3항에서 "보건복지부령으로 정하는 인력, 시설, 운영 등의 기준"이란 별표 1의2에 따른 기준을 말한다.

④ 법 제4조의2제4항 전단에서 "보건복지부령으로 정하는 병원급 의료기관"이란 병원, 치과병원, 한방병원 및 종합병원을 말한다. 다만, 다음 각 호의 어느 하나에 해당하는 의료기관은 제외한다.

1.「군보건의료에 관한 법률」제2조제4호에 따른 군보건의료기관
2.「치료감호법」제16조의2제1항제2호에 따라 법무부장관이 지정하는 국립정신의료기관

[시행규칙] **제1조의5(간호 · 간병통합서비스의 제공 절차)** ① 법 제4조의2에 따라 간호 · 간병통합서비스를 제공받으려는 경우에는 간호 · 간병통합서비스에 대한 의사 · 치과의사 또는 한의사의 의견서 및 환자의 동의서(환자가 동의할 수 없는 불가피한 사유가 있는 경우에는 보호자의 동의서를 말한다)를 첨부하여 의료기관의 장에게 신청하여야 한다.

② 제1항에도 불구하고 의료기관의 장은 입원 환자에 대한 진료 및 관리의 특성상 간호 · 간병통합서비스가 특히 필요하다고 인정하는 경우에는 입원 환자의 동의(환자가 동의할 수 없는 불가피한 사유가 있는 경우에는 보호자의 동의를 말한다)를 받아 간호 · 간병통합서비스를 제공할 수 있다.

③ 제1항 및 제2항에 따른 간호 · 간병통합서비스의 제공 절차 및 방법 등에 필요한 세부 사항은 보건복지부장관이 정하여 고시한다.

【핵심요약】

1. 간호 · 간병통합서비스

1) 대상 : 보건복지부령으로 정하는 입원 환자

(1) 환자에 대한 진료 성격이나 질병 특성상 보호자 등의 간병을 제한할 필요가 있는 입원 환자

(2) 환자의 생활 여건이나 경제 상황 등에 비추어 보호자 등의 간병이 현저히 곤란하다고 인정되는 입원 환자

(3) 그 밖에 환자에 대한 의료관리상 의사 · 치과의사 또는 한의사가 간호 · 간병통합서비스가 필요하다고 인정하는 입원 환자

2) 간호 · 간병통합서비스 제공인력 : 간호사, 간호조무사 및 그 밖에 간병지원인력

3) 정의 : 보호자 등이 상주하지 아니하고 간호 · 간병통합서비스 제공인력에 의하여 포괄적으로 제공되는 입원서비스

2. 간호 · 간병통합서비스 제공

1) 노력의 의무

(1) 보건복지부령으로 정하는 병원급 의료기관 : 병원, 치과병원, 한방병원 및 종합병원

(2) 간호 · 간병통합서비스 제공기관은 보건복지부령으로 정하는 인력, 시설, 운영 등의 기준을 준수하여야 함(규칙 [별표 1의2] 간호 · 간병통합서비스 제공기관의 인력, 시설, 운영 등 기준 참조)

2) 제공의 의무

(1) 공공보건의료기관(「공공보건의료에 관한 법률」 제2조제3호) 중 보건복지부령으로 정하는 병원급 의료기관 : 병원, 치과병원, 한방병원 및 종합병원

(2) 이 경우 국가 및 지방자치단체는 필요한 비용의 전부 또는 일부를 지원할 수 있음

(3) 제외되는 의료기관

① 군보건의료기관(「군보건의료에 관한 법률」 제2조제4호)

② 법무부장관이 지정하는 국립정신의료기관(「치료감호법」 제16조의2제1항제2호)

3. 간호 · 간병통합서비스 제공기관의 의무

1) 보호자 등의 입원실 내 상주를 제한하고 환자 병문안에 관한 기준을 마련하는 등 안

전관리를 위하여 노력하여야 함

2) 간호 · 간병통합서비스 제공인력의 근무환경 및 처우 개선을 위하여 필요한 지원을 하여야 함

4. 국가 및 지방자치단체의 의무

1) 간호 · 간병통합서비스의 제공 · 확대

2) 간호 · 간병통합서비스 제공인력의 원활한 수급 및 근무환경 개선을 위하여 필요한 시책을 수립하고 그에 따른 지원을 하여야 함

5. 간호 · 간병통합서비스의 제공 절차

1) 간호 · 간병통합서비스를 제공받으려는 경우에는 간호 · 간병통합서비스에 대한 의사 · 치과의사 또는 한의사의 의견서 및 환자의 동의서(환자가 동의할 수 없는 불가피한 사유가 있는 경우에는 보호자의 동의서)를 첨부하여 의료기관의 장에게 신청하여야 함

2) 1)에도 불구하고 의료기관의 장은 입원 환자에 대한 진료 및 관리의 특성상 간호 · 간병통합서비스가 특히 필요하다고 인정하는 경우에는 입원 환자의 동의(환자가 동의할 수 없는 불가피한 사유가 있는 경우에는 보호자의 동의)를 받아 간호 · 간병통합서비스를 제공할 수 있음

3) 보건복지부장관이 정하여 고시하는 사항 : 간호 · 간병통합서비스의 제공 절차 및 방법 등에 필요한 세부 사항

【예상문제】

1. 간호 · 간병통합서비스를 제공하여야 하는 의료기관에서 제외할 수 있는 의료기관은?

① 상급종합병원 ② 종합병원 ③ 병원 ④ 치과병원 ⑤ 군보건의료기관

[답] ⑤

2. 간호 · 간병통합서비스 제공인력의 근무환경 및 처우 개선을 위하여 필요한 지원을 하여야 하는 기관?

① 국가 및 지방자치단체 ② 보건복지부 ③ 질병관리청 ④ 국민건강보험공단
⑤ 간호 · 간병통합서비스 제공기관

[답] ⑤

제4조의3(의료인의 면허 대여 금지 등) ① 의료인은 제5조(의사 · 치과의사 및 한의사를 말한다), 제6조(조산사를 말한다) 및 제7조(간호사를 말한다)에 따라 받은 면허를 다른

사람에게 대여하여서는 아니 된다.
② 누구든지 제5조부터 제7조까지에 따라 받은 면허를 대여 받아서는 아니 되며, 면허 대여를 알선하여서도 아니 된다.

【핵심요약】

의료인의 면허 대여 금지 등

1) 의료인은 법 제5조~제7조에 따라 받은 면허를 다른 사람에게 대여하여서는 아니 됨
※ 제5조(의 · 치과의사 및 한의사 면허), 제6조(조산사 면허), 제7조(간호사 면허)
2) 누구든지 법 제5조~제7조에 따라 받은 면허를 대여받아서는 아니 되며, 면허 대여를 알선하여서도 아니 됨

제5조(의사 · 치과의사 및 한의사 면허) ① 의사 · 치과의사 또는 한의사가 되려는 자는 다음 각 호의 어느 하나에 해당하는 자격을 가진 자로서 제9조에 따른 의사 · 치과의사 또는 한의사 국가시험에 합격한 후 보건복지부장관의 면허를 받아야 한다. <개정 2019.8.27.>

1. 「고등교육법」 제11조의2에 따른 인정기관(이하 "평가인증기구"라 한다)의 인증(이하 "평가인증기구의 인증"이라 한다)을 받은 의학 · 치의학 또는 한의학을 전공하는 대학을 졸업하고 의학사 · 치의학사 또는 한의학사 학위를 받은 자
2. 평가인증기구의 인증을 받은 의학 · 치의학 또는 한의학을 전공하는 전문대학원을 졸업하고 석사학위 또는 박사학위를 받은 자
3. 외국의 제1호나 제2호에 해당하는 학교(보건복지부장관이 정하여 고시하는 인정기준에 해당하는 학교를 말한다)를 졸업하고 외국의 의사 · 치과의사 또는 한의사 면허를 받은 자로서 제9조에 따른 예비시험에 합격한 자

② 평가인증기구의 인증을 받은 의학 · 치의학 또는 한의학을 전공하는 대학 또는 전문대학원을 6개월 이내에 졸업하고 해당 학위를 받을 것으로 예정된 자는 제1항제1호 및 제2호의 자격을 가진 자로 본다. 다만, 그 졸업예정시기에 졸업하고 해당 학위를 받아야 면허를 받을 수 있다. <개정 2012.2.1.>
③ 제1항에도 불구하고 입학 당시 평가인증기구의 인증을 받은 의학 · 치의학 또는 한의학을 전공하는 대학 또는 전문대학원에 입학한 사람으로서 그 대학 또는 전문대학원을 졸업하고 해당 학위를 받은 사람은 같은 항 제1호 및 제2호의 자격을 가진 사람으로 본다. <신설 2012.2.1.> [전문개정 2008.10.14.]

【핵심요약】

의사 · 치과의사 및 한의사 면허
1) 의사 · 치과의사 또는 한의사의 자격 : 다음의 어느 하나에 해당하는 자격을 가진 자로서 의사 · 치과의사 또는 한의사 국가시험에 합격한 후 보건복지부장관의 면허를 받아야 함
(1) 평가인증기구의 인증을 받은 의학 · 치의학 또는 한의학을 전공하는 대학을 졸업하고 의학사 · 치의학사 또는 한의학사 학위를 받은 자
(2) 평가인증기구의 인증을 받은 의학 · 치의학 또는 한의학을 전공하는 전문대학원을 졸업하고 석사학위 또는 박사학위를 받은 자
(3) 외국의 (1)이나 (2)에 해당하는 학교(보건복지부장관이 정하여 고시하는 인정기준에 해당하는 학교)를 졸업하고 외국의 의사 · 치과의사 또는 한의사 면허를 받은 자로서 예비시험에 합격한 자
2) 자격 예외 사항
(1) 평가인증기구의 인증을 받은 의학 · 치의학 또는 한의학을 전공하는 대학 또는 전문대학원을 6개월 이내에 졸업하고 해당 학위를 받을 것으로 예정된 자는 자격을 가진 자로 봄. 다만, 그 졸업예정시기에 졸업하고 해당 학위를 받아야 면허를 받을 수 있음
(2) 입학 당시 평가인증기구의 인증을 받은 의학 · 치의학 또는 한의학을 전공하는 대학 또는 전문대학원에 입학한 사람으로서 그 대학 또는 전문대학원을 졸업하고 해당 학위를 받은 사람은 자격을 가진 사람으로 봄

【예상문제】

1. 외국에서 의료인 면허를 받은 자가 보건복지부장관이 시행하는 당해 의료인 국가시험에 응시하고자 하는 경우 예비시험을 거쳐야 되는 의료인 종별은?

가. 의사	나. 치과의사	다. 한의사	라. 간호사

① 가, 나, 다 ② 가, 다 ③ 나, 라 ④ 라 ⑤ 가, 나, 다, 라

[답] ①

제6조(조산사 면허) 조산사가 되려는 자는 다음 각 호의 어느 하나에 해당하는 자로서 제9조에 따른 조산사 국가시험에 합격한 후 보건복지부장관의 면허를 받아야 한다. <개정 2019.8.27.>

> 1. 간호사 면허를 가지고 보건복지부장관이 인정하는 의료기관에서 1년간 조산 수습과정을 마친 자
> 2. 외국의 조산사 면허(보건복지부장관이 정하여 고시하는 인정기준에 해당하는 면허를 말한다.)를 받은 자

[시행규칙] **제3조(조산 수습의료기관 및 수습생 정원)** ① 법 제6조제1호에 따른 조산(助産) 수습의료기관으로 보건복지부장관의 인정을 받을 수 있는 의료기관은 「전문의의 수련 및 자격인정 등에 관한 규정」에 따른 산부인과 수련병원 및 소아청소년과 수련병원으로서 월평균 분만 건수가 100건 이상 되는 의료기관이어야 한다. <개정 2012.8.2.>

② 제1항에 따라 수습의료기관으로 인정받으려는 자는 별지 제1호서식의 조산 수습의료기관 인정신청서에 다음 각 호의 서류를 첨부하여 보건복지부장관에게 제출하여야 한다. <개정 2010.3.19.>

1. 수습생 모집계획서 및 수습계획서와 수습과정의 개요를 적은 서류
2. 신청일이 속하는 달의 전달부터 소급하여 1년간의 월별 분만 실적을 적은 서류

③ 수습생의 정원은 제2항제2호의 월별 분만 실적에 따라 산출된 월평균 분만 건수의 10분의 1 이내로 한다.

④ 수습의료기관은 매년 1월 15일까지 전년도 분만 실적을 보건복지부장관에게 보고하여야 한다. <개정 2010.3.19.>

⑤ 보건복지부장관은 제4항에 따라 보고된 연간 분만 실적이 제1항에 따른 기준에 미치지 못하는 경우에는 그 수습의료기관의 인정을 철회할 수 있고 제3항에 따른 기준에 미치지 못하는 경우에는 그 수습생의 정원을 조정할 수 있다. <개정 2010.3.19.>

【핵심요약】

1. 조산사의 자격

- 다음의 어느 하나에 해당하는 자로서 조산사 국가시험에 합격한 후 보건복지부장관의 면허를 받아야 함

1) 간호사 면허를 가지고 보건복지부장관이 인정하는 의료기관에서 1년간 조산 수습과정을 마친 자

2) 외국의 조산사 면허(보건복지부장관이 정하여 고시하는 인정기준에 해당하는 면허)를 받은 자

※ 조산사와 간호사는 외국의 면허를 받은 자에 대한 예비시험이 없음

2. 조산 수습의료기관 및 수습생 정원

1) 조산 수습의료기관 : 산부인과 수련병원 및 소아청소년과 수련병원으로서 월평균 분만 건수가 100건 이상 되는 의료기관

> ※「전문의의 수련 및 자격인정 등에 관한 규정」에 따른 수련병원 : 보건복지부장관의 지정을 받아 전공의를 수련시키는 의료기관
>
> 2) 인정권자 : 보건복지부장관
>
> 3) 수습생 정원
>
> (1) 월평균 분만 건수의 10분의 1 이내
>
> (2) 수습의료기관의 연간 분만 실적이 월평균 분만 건수 100건 이상에 미치지 못하는 경우 : 수습의료기관의 인정을 철회할 수 있음
>
> (3) 수습생의 정원이 월평균 분만 건수의 10분의 1 이내 기준에 미치지 못하는 경우 : 수습생의 정원을 조정할 수 있음

【예상문제】

1. 조산 수습의료기관으로 인정받기 위한 조건 중 가장 타당한 것은?

① 산부인과 및 소아청소년과 수련병원 ② 종합병원 ③ 모든 수련병원 ④ 모든 의료기관

⑤ 월평균 분만건수가 100건 이상 되는 산부인과 및 소아청소년과 수련병원

[답] ⑤

2. 다음 조산사 및 조산 수습의료기관에 대한 설명 중 잘못된 것은?

① 반드시 간호사의 면허를 소지한 자이어야 한다.

② 조산 수습의료기관에서 1년간 수습을 마치고 면허를 취득해야 한다.

③ 조산 수습의료기관은 산부인과 및 소아청소년과 수련병원이어야 한다.

④ 월평균 분만건수가 100건 이상이어야 조산 수습의료기관이 될 수 있다.

⑤ 외국의 조산사 면허를 받은 자로서 예비시험에 합격하여야 한다.

[답] ⑤

> **제7조(간호사 면허)** ① 간호사가 되려는 자는 다음 각 호의 어느 하나에 해당하는 자로서 제9조에 따른 간호사 국가시험에 합격한 후 보건복지부장관의 면허를 받아야 한다. <개정 2019.8.27.>
>
> 1. 평가인증기구의 인증을 받은 간호학을 전공하는 대학이나 전문대학[구제(舊制) 전문학교와 간호학교를 포함한다]을 졸업한 자
> 2. 외국의 제1호에 해당하는 학교(보건복지부장관이 정하여 고시하는 인정기준에 해당하는 학교)를 졸업하고 외국의 간호사 면허를 받은 자

② 제1항에도 불구하고 입학 당시 평가인증기구의 인증을 받은 간호학을 전공하는 대학 또는 전문대학에 입학한 사람으로서 그 대학 또는 전문대학을 졸업하고 해당 학위를 받은 사람은 같은 항 제1호에 해당하는 사람으로 본다. <신설 2012.2.1.>

【핵심요약】

간호사 면허

1) 간호사의 자격 : 다음의 어느 하나에 해당하는 자로서 간호사 국가시험에 합격한 후 보건복지부장관의 면허를 받아야 함

(1) 평가인증기구의 인증을 받은 간호학을 전공하는 대학이나 전문대학(구제 전문학교와 간호학교 포함)을 졸업한 자

(2) 외국의 1)에 해당하는 학교(보건복지부장관이 정하여 고시하는 인정기준에 해당하는 학교)를 졸업하고 외국의 간호사 면허를 받은 자

2) 자격 예외 사항

- 입학 당시 평가인증기구의 인증을 받은 간호학을 전공하는 대학 또는 전문대학에 입학한 사람으로서 그 대학 또는 전문대학을 졸업하고 해당 학위를 받은 사람

【예상문제】

1. 다음은 간호사 면허와 국가시험에 대한 설명이다. 잘못된 것은?

① 보건복지부장관으로부터 면허를 받는다.

② 평가인증기구의 인증을 받은 간호학을 전공하는 대학을 졸업하면 국가시험에 응시할 수 있다.

③ 평가인증기구의 인증을 받은 간호학을 전공하는 전문대학을 졸업한 자도 국가시험에 응시할 수 있다.

④ 보건복지부장관이 정하여 고시하는 인정기준에 해당하는 외국의 대학이나 전문대학을 졸업하면 국가시험에 응시할 수 있다.

⑤ 보건복지부장관이 정하여 고시하는 인정기준에 해당하는 외국의 대학이나 전문대학을 졸업하고 외국의 간호사 면허를 받아야 국가시험에 응시할 수 있다.

[답] ④

제8조(결격사유 등) 다음 각 호의 어느 하나에 해당하는 자는 의료인이 될 수 없다. <개정 2023. 5. 19.>

1. 「정신건강증진 및 정신질환자 복지서비스 지원에 관한 법률」 제3조제1호에 따른 정

> 신질환자. 다만, 전문의가 의료인으로서 적합하다고 인정하는 사람은 그러하지 아니하다.
> 2. 마약 · 대마 · 향정신성의약품 중독자
> 3. 피성년후견인 · 피한정후견인
> 4. 금고 이상의 실형을 선고받고 그 집행이 끝나거나 그 집행을 받지 아니하기로 확정된 후 5년이 지나지 아니한 자
> 5. 금고 이상의 형의 집행유예를 선고받고 그 유예기간이 지난 후 2년이 지나지 아니한 자
> 6. 금고 이상의 형의 선고유예를 받고 그 유예기간 중에 있는 자

【핵심요약】

의료인 결격사유

1) 정신질환자(전문의가 의료인으로서 적합하다고 인정하는 경우는 예외)
2) 마약 · 대마 · 향정신성의 약품 중독자
3) 피성년후견인 · 피한정후견인
4) 금고 이상의 실형을 선고받고 그 집행이 끝나거나 그 집행을 받지 아니하기로 확정된 후 5년이 지나지 아니한 자
5) 금고 이상의 형의 집행유예를 선고받고 그 유예기간이 지난 후 2년이 지나지 아니한 자
6) 금고 이상의 형의 선고유예를 받고 그 유예기간 중에 있는 자

【예상문제】

1. 의료인의 결격사유에 해당되지 않은 항목은?

① 마약 또는 대마 중독자 ② 정신질환자 ③ 향정신성의약품중독자 ④ 지적장애인
⑤ 금고 이상의 형의 선고를 받고 그 형의 집행이 종료되지 아니한 자

[답] ④

2. 의료인이 될 수 없는 자는?

① 피성년후견인 ② 파산선고를 받은 경험이 있는 자 ③ 범칙자
④ 벌금을 납부한 경험이 있는 자
⑤ 금고형 이상을 받고 그 집행을 받지 아니하기로 확정된 후 5년이 경과한 자

[답] ①

제9조(국가시험 등) ① 의사 · 치과의사 · 한의사 · 조산사 또는 간호사 국가시험과 의사 · 치과의사 · 한의사 예비시험(이하 "국가시험등"이라 한다)은 매년 보건복지부장관이 시행한다. <개정 2010.1.18.>
② 보건복지부장관은 국가시험등의 관리를 대통령령으로 정하는 바에 따라 「한국보건의료인국가시험원법」에 따른 한국보건의료인국가시험원에 맡길 수 있다. <개정 2015.6.22.>
③ 보건복지부장관은 제2항에 따라 국가시험등의 관리를 맡긴 때에는 그 관리에 필요한 예산을 보조할 수 있다. <개정 2010.1.18.>
④ 국가시험등에 필요한 사항은 대통령령으로 정한다.

[시행령] **제3조(국가시험 등의 범위)** ① 법 제9조제1항에 따른 의사 · 치과의사 · 한의사 · 조산사 또는 간호사 국가시험은 각각 의학 · 치의학 · 한방의학 · 조산학 · 간호학 및 보건의약 관계 법규에 관하여 의사 · 치과의사 · 한의사 · 조산사 또는 간호사로서 갖추어야 할 지식과 기능에 관하여 행한다.
② 법 제9조제1항에 따른 의사 · 치과의사 · 한의사 예비시험은 법 제5조제1항제3호에 해당하는 자격을 가진 자가 제1항에 따른 국가시험에 응시하는 데에 필요한 지식과 기능에 관하여 실시하되, 1차 시험과 2차 시험으로 구분하여 실시한다. <개정 2009.4.20.>
③ 예비시험에 합격한 자는 다음 회의 국가시험부터 그 예비시험(1차 시험과 2차 시험을 포함)을 면제한다.

[시행령] **제4조(국가시험등의 시행 및 공고 등)** ① 보건복지부장관은 매년 1회 이상 국가시험과 예비시험을 시행하여야 한다. <개정 2010.3.15.>
② 보건복지부장관은 국가시험등의 관리에 관한 업무를 「한국보건의료인시험원법」에 따른 한국보건의료인국가시험원이 시행하도록 한다. <개정 2015.12.22.>
③ 국가시험등관리기관의 장은 국가시험등을 실시하려면 미리 보건복지부장관의 승인을 받아 시험일시, 시험 장소, 시험과목, 응시원서 제출기간, 그 밖에 시험의 실시에 관하여 필요한 사항을 시험 실시 90일 전까지 공고하여야 한다. 다만, 시험장소는 지역별 응시인원이 확정된 후 시험 실시 30일 전까지 공고할 수 있다. <개정 2012.5.1.>
④ 제3항에도 불구하고 국가시험등관리기관의 장은 국민의 건강 보호를 위하여 긴급하게 의료인력을 충원할 필요가 있다고 보건복지부장관이 인정하는 경우에는 제3항에 따른 공고기간을 단축할 수 있다. <신설 2021. 1. 12.>

[시행령] **제5조(시험과목 등)** 국가시험등의 시험과목, 시험방법, 합격자 결정방법, 그 밖에 시험에 관하여 필요한 사항은 보건복지부령으로 정한다. <개정 2010.3.15.>

[시행령] **제6조(시험위원)** 국가시험등관리기관의 장은 국가시험등을 실시할 때마다 시험과목별로 전문지식을 갖춘 자 중에서 시험위원을 위촉한다.

[시행령] **제7조(국가시험등의 응시 및 합격자 발표)** ① 국가시험등에 응시하려는 자는 국가시험등관리기관의 장이 정하는 응시원서를 국가시험등관리기관의 장에게 제출하여야 한다.

② 국가시험등관리기관의 장은 국가시험등의 합격자를 결정하여 발표한다.

[시행령] **제9조의2(국가시험응시제한)** 법 제10조제3항에 따른 국가시험등의 응시제한 기준은 [별표 1]과 같다.

[시행규칙] **제2조(시험과목 · 시험방법 등)** 「의료법 시행령」(이하 "영"이라 한다) 제5조에 따른 의사 · 치과의사 · 한의사 · 조산사 또는 간호사 국가시험(이하 "국가시험"이라 한다)의 시험과목, 시험방법 및 합격자 결정방법은 [별표 1의3]과 같고, 의사 · 치과의사 · 한의사 예비시험(이하 "예비시험"이라 한다)의 시험과목, 시험방법 및 합격자 결정방법은 [별표 2]와 같다. <개정 2016.10.6.>

【핵심요약】

1. 국가시험 실시 대상면허

- 의사, 치과의사, 한의사, 조산사, 간호사

2. 예비시험 실시 대상면허

- 의사, 치과의사, 한의사

※ 조산사, 간호사는 예비시험 실시 대상이 아님

3. 국가시험 등의 시행권자

- 보건복지부장관

4. 국가시험 등의 범위

1) 의료인의 국가시험 : 의학 · 치의학 · 한방의학 · 조산학 · 간호학 및 보건의약 관계 법규에 관하여 의사 · 치과의사 · 한의사 · 조산사 또는 간호사로서 갖추어야 할 지식과 기능

2) 의사 · 치과의사 · 한의사 예비시험

(1) 국가시험에 응시하는 데에 필요한 지식과 기능에 관하여 실시하되, 1차 시험과 2차 시험으로 구분하여 실시

(2) 예비시험에 합격한 자는 다음 회의 국가시험부터 예비시험(1차 시험과 2차 시험 포함) 면제

5. 국가시험 등의 시행 및 공고

1) 보건복지부장관은 매년 1회 이상 국가시험과 예비시험을 시행

2) 국가시험등관리기관 : 한국보건의료인국가시험원(「한국보건의료인국가시험원법」)

3) 공고

(1) 공고자 : 국가시험등관리기관의 장이 미리 보건복지부장관의 승인을 받아서 공고

(2) 공고내용 : 시험 일시, 시험 장소, 시험 과목, 응시 원서 제출기간, 그 밖에 시험의 실시에 관하여 필요한 사항

(3) 공고기한

① 시험 실시 90일 전까지

② 시험장소 : 지역별 응시인원이 확정된 후 30일 전까지 공고할 수 있음

6. 보건복지부령으로 정하는 사항

- 국가시험 등의 시험과목, 시험방법, 합격자 결정방법, 그 밖에 시험에 관하여 필요한 사항

7. 시험위원

- 국가시험등관리기관의 장은 국가시험 등을 실시할 때마다 시험과목별로 전문지식을 갖춘자 중에서 시험위원을 위촉

8. 국가시험 등의 응시 및 합격자 발표

1) 국가시험 등에 응시하려는 자는 국가시험등관리기관의 장이 정하는 응시원서를 국가시험등관리기관의 장에게 제출

2) 국가시험등관리기관의 장은 국가시험 등의 합격자를 결정하여 발표

9. 국가시험 등 응시제한 기준

위반행위	제한회수
1. 대화, 손동작 또는 소리 등 의사소통 행위 2. 허용되지 않은 자료 및 해당 자료 이용 행위 3. 응시원서 허위 작성 행위	1회
1. 다른 사람의 답안지(문제지)를 엿보는 행위 2. 시험 중 시험 답안을 알려주거나, 엿보게 하는 행위 3. 다른 사람의 도움을 받아 답안지를 작성하거나 도움을 주는 행위 4. 답안지를 교환하는 행위 5. 전자장비(통신기기) 및 전자계산기 등을 사용하는 행위 6. 시험관련 교재(요약자료) 등을 주고 받는 행위 7. 의료법 제8조의 결격사유 등에 해당하는 자가 응시하는 행위 8. 「정신건강증진 및 정신질환자 복지서비스 지원에 관한 법률」 제3조제1호에 따른 정신질환자가 서류를 허위로 작성 제출하는 행위	2회
1. 대리시험을 치르거나, 치르게 하는 행위 2. 사전에 시험문제(답안)를 알려주는 행위 3. 사전에 시험문제(답안)를 알고 시험을 치르는 행위	3회

10. 시험방법 및 합격자 결정방법

1) 시험방법

(1) 의사 국가시험의 시험방법
① 필기시험과 실기시험으로 구분하여 실시
② 필기시험 또는 실기시험 중 어느 한 시험에 합격한 자에 대하여는 다음 회의 시험에 한하여 그 시험을 면제
(2) 치과의사 · 한의사 · 조산사 · 간호사 국가시험의 시험방법 : 필기시험
2) 합격자 결정방법
(1) 의사 또는 치과의사 국가시험
① 필기시험 합격자 결정 : 전 과목 총점의 60% 이상, 매 과목 40% 이상을 득점한 자
② 실기시험의 합격자 결정 : 의과대학 또는 치과대학 교수로 구성된 합격선 심의위원회에서 결정된 합격점수 이상을 득점한 자로 하되, 합격점수의 산출방법에 관한 세부사항은 보건복지부장관이 정하여 고시
※ 실기시험의 합격 점수가 사전에 정해져 있지 않음에 주의할 것
③ 최종합격자 : 필기시험과 실기시험에 모두 합격한 자
(2) 한의사 · 조산사 · 간호사 국가시험
- 합격자 결정 : 전 과목 총점의 60% 이상, 매 과목 40% 이상을 득점한 자
※ 실기시험 없이 필기시험만 실시하는 것에 주의할 것

【예상문제】

1. 예비시험의 대상 의료인은?
① 의사 ② 의사, 치과의사 ③ 의사, 치과의사, 한의사
④ 의사, 치과의사, 한의사, 간호사 ⑤ 모든 의료인

[답] ③

2. 의료인 국가시험에 관한 내용 중 잘못된 것은?
① 보건복지부장관이 시행한다.
② 보건복지부장관이 그 권한을 국가시험등관리기관의 장에게 위임하고 있다.
③ 결격사유 해당자는 국가시험에 응시할 수 없다.
④ 부정행위를 한 자에 대하여는 2년간 국가시험에 응시할 수 없게 한다.
⑤ 국가시험등관리기관의 장은 국가시험을 시행하고자 할 때 시험실시에 필요한 사항을 시험실시 90일 전까지 공고하도록 한다.

[답] ④

제10조(응시자격 제한 등) ① 제8조 각 호의 어느 하나에 해당하는 자는 국가시험등에 응시할 수 없다. <개정 2009.1.30.>

② 부정한 방법으로 국가시험등에 응시한 자나 국가시험등에 관하여 부정행위를 한 자는 그 수험을 정지시키거나 합격을 무효로 한다.

③ 보건복지부장관은 제2항에 따라 수험이 정지되거나 합격이 무효가 된 사람에 대하여 처분의 사유와 위반 정도 등을 고려하여 대통령령으로 정하는 바에 따라 그 다음에 치러지는 이 법에 따른 국가시험등의 응시를 3회의 범위에서 제한할 수 있다. <개정 2016.12.20.>

[시행령] **제9조의2(국가시험등 응시제한)** 법 제10조제3항에 따른 국가시험등의 응시제한 기준은 별표 1과 같다.[본조신설 2017.6.20.]

【핵심요약】

1. 국가시험 등에 응시할 수 없는 자

1) 의료인 결격사유에 해당하는 자(의료법 제8조)
   (1) 정신질환자
   (2) 마약 · 대마 · 향정신성의약품 중독자
   (3) 피성년후견인 · 피한정후견인
   (4) 금고 이상의 실형을 선고받고 그 집행이 끝나거나 그 집행을 받지 아니하기로 확정된 후 5년이 지나지 아니한 자
   (5) 금고 이상의 형의 집행유예를 선고받고 그 유예기간이 지난 후 2년이 지나지 아니한 자
   (6) 금고 이상의 형의 선고유예를 받고 그 유예기간 중에 있는 자

2) 부정한 방법으로 국가시험 등에 응시한 자나 국가시험 등에 관하여 부정행위를 한 자
   (1) 수험을 정지시키거나 합격을 무효로 하며,
   (2) 수험이 정지되거나 합격이 무효가 된 사람에 대하여 처분의 사유와 위반 정도 등을 고려하여 대통령령으로 정하는 바에 따라 그 다음에 치러지는 이 법에 따른 국가시험 등의 응시를 3회의 범위에서 제한할 수 있음

【예상문제】

1. 다음 중 의료인 국가시험에 응시가 가능한 사람은?

① 마약 중독자 ② 피성년후견인 ③ 피한정후견인

④ 금고형을 선고받고 집행이 종료된 자 ⑤ 이전 국가시험에서 부정행위를 한 자

[답] ④

제11조(면허 조건과 등록) ① 보건복지부장관은 보건의료 시책에 필요하다고 인정하면 제5조에서 제7조까지의 규정에 따른 면허를 내줄 때 3년 이내의 기간을 정하여 특정 지역이나 특정 업무에 종사할 것을 면허의 조건으로 붙일 수 있다. <개정 2010.1.18.>

② 보건복지부장관은 제5조부터 제7조까지의 규정에 따른 면허를 내줄 때에는 그 면허에 관한 사항을 등록대장에 등록하고 면허증을 내주어야 한다. <개정 2010.1.18.>

③ 제2항의 등록대장은 의료인의 종별로 따로 작성·비치하여야 한다.

④ 면허등록과 면허증에 필요한 사항은 보건복지부령으로 정한다. <개정 2010.1.18.>

[시행령] **제8조(면허증 발급)** ① 국가시험에 합격한 자는 합격자 발표 후 보건복지부령으로 정하는 서류를 첨부하여 보건복지부장관에게 면허증 발급을 신청하여야 한다. <개정 2010.3.15.>

② 제1항에 따라 면허증 발급을 신청한 자에게는 그 종류별로 보건복지부령으로 정하는 바에 따라 면허증을 발급한다. <개정 2010.3.15.>

[시행령] **제10조(면허 조건)** ① 법 제11조제1항에서 "특정 지역"이란 보건복지부장관이 정하는 보건의료 취약지를 말하고, "특정 업무"란 국·공립 보건의료기관의 업무와 국·공·사립 보건의학연구기관의 기초의학 분야에 속하는 업무를 말한다. <개정 2010.3.15.>

② 법 제11조제1항에 따라 특정 지역이나 특정 업무에 종사하는 의료인에게는 예산의 범위에서 수당을 지급한다.

③ 법 제11조제1항에 따른 면허 조건의 이행 방법과 종사명령의 절차 등에 관하여 필요한 사항은 보건복지부령으로 정한다. <개정 2010.3.15.>

[시행규칙] **제4조(면허증 발급)** ① 영 제8조제1항에서 "보건복지부령으로 정하는 서류"란 다음 각 호의 서류를 말한다. <개정 2016.12.30.>

1. 다음 각 목의 구분에 따른 서류. 다만, 법률 제8366호 의료법 전부개정법률 부칙 제9조에 해당하는 자는 이를 증명할 수 있는 서류를 추가하여 제출하여야 한다.
   가. 법 제5조제1항제1호 또는 제2호에 해당하는 자: 의학사·치과의학사·한의학사의 학위증 사본 또는 의학·치의학·한의학전문대학원의 석사학위증이나 박사학위증 사본
   나. 법 제5조제1항제3호에 해당하는 자: 의학사·치과의학사·한의학사의 학위증 사본 또는 의학·치의학·한의학전문대학원의 석사학위증이나 박사학위증 사본과 그 면허증 사본
   다. 법 제6조제1호에 해당하는 자: 조산수습과정 이수증명서
   라. 법 제6조제2호에 해당하는 자: 면허증 사본
   마. 법 제7조제1호에 해당하는 자: 졸업증명서
   바. 법 제7조제2호에 해당하는 자: 졸업증명서와 그 면허증 사본

2. 법 제8조제1호 본문에 해당하는 자가 아님을 증명하는 의사의 진단서 또는 법 제8조제1호 단서에 해당하는 자임을 증명하는 전문의의 진단서
3. 법 제8조제2호에 해당하는 자가 아님을 증명하는 의사의 진단서
4. 응시원서의 사진과 같은 사진(가로 3.5센티미터, 세로 4.5센티미터) 2장

② 보건복지부장관은 영 제8조제2항에 따라 면허증 발급을 신청한 자에게 그 종류에 따라 별지 제2호서식의 면허증을 발급한다. <개정 2010.3.19.>

③ 제2항에 따른 면허증은 영 제8조제1항에 따른 면허증 발급을 신청한 날부터 14일 이내에 발급하여야 한다. 다만, 법 제5조제1항제3호 및 법 제7조제2호에 해당하는 자의 경우에는 외국에서 면허를 받은 사실 등에 대한 조회가 끝난 날부터 14일 이내에 면허증을 발급한다. <개정 2009.4.29.>

④ 영 제4조제2항에 따라 보건복지부장관이 시험관리능력이 있다고 인정하여 지정·고시하는 관계 전문기관(이하 "국가시험등관리기관"이라 한다)의 장은 법 제9조에 따른 국가시험등(이하 "국가시험등"이라 한다)을 실시하면 합격자 발표를 한 후 그 합격자에 대한 다음 각 호의 사항을 보건복지부장관에게 보고하여야 한다. <개정 2010.3.19.>

1. 성명, 성별 및 주민등록번호
2. 출신 학교 및 졸업 연월일
3. 합격번호 및 합격 연월일
4. 국적(외국인만 해당한다)

[시행규칙] **제5조(면허등록대장 등)** ① 법 제11조제2항에 따른 등록대장은 별지 제3호서식의 면허등록대장에 따른다.

② 의료인은 제1항의 등록대장의 기재 사항이나 면허증의 기재 사항이 변경될 때에는 등록대장의 기재 사항 정정이나 면허증 갱신을 신청하여야 한다.

③ 제2항에 따라 등록대장의 기재 사항 정정 등을 신청하려는 자는 별지 제4호서식의 면허등록대장 정정(면허증 갱신) 신청서에 다음 각 호의 서류를 첨부하여 보건복지부장관에게 제출하여야 한다.

1. 면허증
2. 사진(신청 전 6개월 이내에 모자 등을 쓰지 않고 촬영한 천연색 상반신 정면사진으로 가로 3.5센티미터, 세로 4.5센티미터의 사진을 말한다) 2장(면허증 갱신을 신청하는 경우에만 첨부한다)
3. 변경 사실을 증명할 수 있는 서류

[시행규칙] **제6조(면허증 재발급)** ① 의료인이 면허증을 잃어버렸거나 면허증이 헐어 못쓰게 되어 재발급받으려는 경우에는 별지 제5호서식의 신청서(전자문서로 된 신청서를 포함한다)에 다음 각 호의 서류를 첨부하여 보건복지부장관에게 제출하여야 한다. <개정 2016.12.30.>

1. 면허증이 헐어 못쓰게 된 경우에는 그 면허증
2. 사진(신청 전 6개월 이내에 모자 등을 쓰지 않고 촬영한 천연색 상반신 정면사진으로 가로 3.5센티미터, 세로 4.5센티미터의 사진을 말한다) 2장

② 법 제65조제2항에 따라 취소된 면허를 재발급받으려는 자는 별지 제5호서식의 신청서에 면허취소의 원인이 된 사유가 소멸하거나 개전의 정이 현저하다고 인정될 수 있는 서류와 사진(신청 전

6개월 이내에 모자 등을 쓰지 않고 촬영한 천연색 상반신 정면사진으로 가로 3.5센티미터, 세로 4.5센티미터의 사진을 말한다) 2장을 첨부하여 특별시장 · 광역시장 · 도지사 또는 특별자치도지사(이하 "시 · 도지사"라 한다)를 거쳐 보건복지부장관에게 제출하여야 한다. <개정 2016.12.30.>

[시행규칙] **제7조(수수료 등)** ① 의료인의 면허에 관한 수수료는 다음 각 호와 같다. <개정 2013.4.17.>

1. 면허증 발급 수수료: 2천원
2. 면허증의 갱신 또는 재발급 수수료: 2천원
3. 등록증명 수수료: 500원(정보통신망을 이용하여 발급받는 경우 무료)

② 제4조에 따라 면허증을 발급하는 경우에는 제1항제1호의 수수료를 징수하지 아니한다.

③ 국가시험등에 응시하려는 자는 법 제85조제1항에 따라 국가시험등관리기관의 장이 보건복지부장관의 승인을 받아 결정한 수수료를 현금으로 내야 한다. 이 경우 수수료의 금액 및 납부방법 등은 영 제4조제3항에 따라 국가시험등관리기관의 장이 공고한다. <개정 2010.3.19.>

④ 제1항의 수수료는 면허관청이 보건복지부장관인 경우에는 수입인지로 내고, 시 · 도지사인 경우에는 해당 지방자치단체의 수입증지로 내야 한다. <개정 2010.3.19.>

⑤ 제3항 및 제4항에 따른 수수료는 정보통신망을 이용하여 전자화폐나 전자결제 등의 방법으로 낼 수 있다.

【핵심요약】

1. 면허 조건

- 보건복지부장관은 보건의료 시책에 필요하다고 인정하면 의료인 면허를 내줄 때 3년 이내의 기간을 정하여 특정 지역이나 특정 업무에 종사할 것을 면허의 조건으로 붙일 수 있음

1) 특정 지역 : 보건복지부장관이 정하는 보건의료 취약지

2) 특정 업무

(1) 국 · 공립 보건의료기관의 업무

(2) 국 · 공 · 사립 보건의학 연구기관의 기초의학 분야에 속하는 업무

2. 면허의 등록 및 등록사항 정정

1) 면허의 등록

(1) 보건복지부장관은 면허를 내줄 때에는 그 면허에 관한 사항을 등록대장에 등록하고 면허증을 내줌

(2) 등록대장은 의료인의 종별로 따로 작성 · 비치

2) 등록대장의 기재 사항 정정 : 등록대장 기재 사항이 변경될 때 신청

3) 면허증 갱신 : 면허증의 기재사항이 변경될 때 신청

※ 의료기사 등이 면허증을 분실 또는 훼손하였거나 면허증의 기재사항이 변경된 경우 → 면허증의 재발급 신청

3. 면허증 발급

1) 국가시험에 합격한 자는 합격자 발표 후 보건복지부령으로 정하는 서류를 첨부하여 보건복지부장관에게 면허증 발급을 신청

2) 면허증 발급을 신청한 자에게는 그 종류별로 보건복지부령으로 정하는 바에 따라 면허증을 발급

3) 면허증은 면허증 발급을 신청한 날부터 14일 이내에 발급(보건복지부장관이 인정하는 외국에서 면허를 받은 경우 사실 등에 대한 조회가 끝난 날부터 14일 이내에 면허증 발급)

4. 면허증 재발급

1) 사유

(1) 면허증을 잃어버렸거나 면허증이 헐어 못쓰게 되었을 때

(2) 면허가 취소된 후 재발급 사유에 해당된 경우

※ 면허취소의 원인이 된 사유가 소멸하거나 개전의 정이 현저하다고 인정될 때

2) 절차 : 관할 시 · 도지사를 거쳐 보건복지부장관에게 신청서 제출

5. 의료인 면허에 관한 수수료

1) 면허증 발급 수수료 : 2천원

2) 면허증의 갱신 또는 재발급 수수료 : 2천원

3) 등록 증명 수수료 : 500원(정보통신망을 이용하여 발급 받는 경우 무료)

6. 의사의 조건부 면허에 관한 규칙 [시행 2023. 11. 17.]

1) 특정 지역이나 특정 업무에 종사할 것을 조건으로 의사 면허를 하는 경우 면허 조건의 이행 방법과 종사명령의 절차 등에 관하여 필요한 사항을 규정함을 목적

2) 보건복지부장관은 의료법 제9조에 따른 의사 국가시험의 합격자에 대하여 조건부 면허를 하려는 경우에는 의사 국가시험 실시 30일 전에 그 뜻을 공고하여야 한다.

3) 시험과목, 시험방법 및 합격자 결정방법 : 「의료법 시행규칙」에서 정하는 바에 따름

4) 보건복지부장관은 2년간 특정 지역이나 특정 업무에 종사할 것을 조건으로 면허를 하되, 그 사실을 등록대장에 기록하고, 조건부 면허임을 뒷면에 표시한 면허증을 내주어야 함.

【예상문제】

1. 의료인의 면허조건과 관계가 적은 것은?

① 특정 업무는 국 · 공사립의 보건의학 연구기관의 기초의학에 속하는 업무이다.

② 특정 업무는 국 · 공립의료기관의 업무를 수행하는 곳이다.

③ 조건의 기간은 3년이다.

④ 질병관리청장이 보건의료시책 상 필요하다고 인정할 때 조건을 부여한다.
⑤ 특정 지역은 보건복지부장관이 정하는 보건의료 취약지이다.

[답] ④

2. 보건복지부장관은 면허의 조건으로 ( )에 필요하다고 인정하면 ( ) 이내의 기간을 정하여 특정 지역 또는 특정 업무에 종사할 것을 면허의 조건으로 붙일 수 있다. ( ) 안에 알맞은 말은?
① 보건의료시책, 2년 ② 보건정책, 3년 ③ 보건정책, 5년
④ 보건의료시책, 3년 ⑤ 보건의료시책, 5년

[답] ④

≫ 제2절 권리와 의무

1. 의료인의 권리

제12조(의료기술 등에 대한 보호) ① 의료인이 하는 의료·조산·간호 등 의료기술의 시행(이하 "의료행위"라 한다)에 대하여는 이 법이나 다른 법령에 따로 규정된 경우 외에는 누구든지 간섭하지 못한다.
② 누구든지 의료기관의 의료용 시설·기재·약품, 그 밖의 기물 등을 파괴·손상하거나 의료기관을 점거하여 진료를 방해하여서는 아니 되며, 이를 교사하거나 방조하여서는 아니 된다.
③ 누구든지 의료행위가 이루어지는 장소에서 의료행위를 행하는 의료인, 제80조에 따른 간호조무사 및 「의료기사 등에 관한 법률」 제2조에 따른 의료기사 또는 의료행위를 받는 사람을 폭행·협박하여서는 아니 된다. <신설 2016.5.29.>

제13조(의료기재 압류 금지) 의료인의 의료 업무에 필요한 기구·약품, 그 밖의 재료는 압류하지 못한다.

제14조(기구 등 우선공급) ① 의료인은 의료행위에 필요한 기구·약품, 그 밖의 시설 및 재료를 우선적으로 공급받을 권리가 있다.
② 의료인은 제1항의 권리에 부수(附隨)되는 물품, 노력, 교통수단에 대하여서도 제1항과 같은 권리가 있다.

【핵심요약】

1) 의료기술 등에 대한 보호
   (1) 의료인이 하는 의료행위(의료 · 조산 · 간호 등 의료기술의 시행)에 대하여는 이 법이나 다른 법령에 따로 규정된 경우 외에는 누구든지 간섭하지 못함
   (2) 누구든지 의료기관의 의료용 시설 · 기재 · 약품 그 밖의 기물 등을 파괴 · 손상하거나 의료 기관을 점거하여 진료를 방해하여서는 아니 되며, 이를 교사하거나 방조하여서는 아니 됨
   (3) 누구든지 의료행위가 이루어지는 장소에서 의료행위를 행하는 의료인, 간호조무사 및 의료기사 또는 의료행위를 받는 사람을 폭행 · 협박하여서는 아니 됨
2) 의료기재 압류금지 : 의료인의 의료 업무에 필요한 기구 · 약품 · 그 밖의 재료는 압류하지 못함
3) 기구 등 우선공급
   (1) 의료인은 의료행위에 필요한 기구 · 약품 그 밖의 시설 및 재료를 우선적으로 공급받을 권리가 있음
   (2) 의료인은 권리에 부수되는 물품, 노력, 교통수단에 대하여서도 동일한 권리가 있음

【예상문제】

1. 다음 중 의료인의 권리에 해당되지 않는 것은?
   ① 기구 등의 우선 공급 ② 의료행위에 필요한 기구의 압류금지 ③ 비밀누설의 금지
   ④ 의료기술 등에 대한 보호 ⑤ 의료행위에 필요한 약품의 압류금지

[답] ③

2. 의료인이 의료행위를 위하여 우선적으로 공급을 받을 권리에 해당되지 않는 것은?
   ① 기구 · 약품 ② 진료기록 ③ 교통수단 ④ 시설 ⑤ 재료

[답] ②

제15조(진료거부 금지 등) ① 의료인 또는 의료기관 개설자는 진료나 조산 요청을 받으면 정당한 사유 없이 거부하지 못한다. <개정 2016.12.20.>

② 의료인은 응급환자에게 「응급의료에 관한 법률」에서 정하는 바에 따라 최선의 처치를 하여야 한다.

【핵심요약】

진료 거부 금지 등
1) 의료인 또는 의료기관 개설자는 진료나 조산 요청을 받으면 정당한 사유 없이 거부하지 못함
2) 의료인은 응급환자에게 최선의 처치를 하여야 함

【예상문제】

1. 응급환자에게 「응급의료에 관한 법률」에서 정하는 바에 따라 최선의 처치를 하여야 하는 자로 가장 알맞은 것은?

   ① 의사 ② 의사, 치과의사 ③ 의사, 치과의사, 조산사 ④ 의사, 간호사 ⑤ 의료인

[답] ⑤

제16조(세탁물 처리) ① 의료기관에서 나오는 세탁물은 의료인·의료기관 또는 특별자치시장·특별자치도지사·시장·군수·구청장(자치구의 구청장을 말한다. 이하 같다)에게 신고한 자가 아니면 처리할 수 없다. <개정 2015.1.18.>

② 제1항에 따라 세탁물을 처리하는 자는 보건복지부령으로 정하는 바에 따라 위생적으로 보관·운반·처리하여야 한다. <개정 2010.1.18.>

③ 의료기관의 개설자와 제1항에 따라 의료기관세탁물처리업 신고를 한 자(이하 이 조에서 "세탁물처리업자"라 한다)는 제1항에 따른 세탁물의 처리업무에 종사하는 사람에게 보건복지부령으로 정하는 바에 따라 감염 예방에 관한 교육을 실시하고 그 결과를 기록하고 유지하여야 한다. <신설 2015.1.28.>

④ 세탁물처리업자가 보건복지부령으로 정하는 신고사항을 변경하거나 그 영업의 휴업(1개월 이상의 휴업을 말한다)·폐업 또는 재개업을 하려는 경우에는 보건복지부령으로 정하는 바에 따라 특별자치시장·특별자치도지사·시장·군수·구청장에게 신고하여야 한다. <신설 2015.1.28.>

⑤ 제1항에 따른 세탁물을 처리하는 자의 시설·장비 기준, 신고 절차 및 지도·감독, 그 밖에 관리에 필요한 사항은 보건복지부령으로 정한다. <개정 2015.1.28.>

【핵심요약】

1. 의료기관에서 나오는 세탁물 처리권자
- 의료인·의료기관 및 특별자치시장·특별자치도지사·시장·군수·구청장에게 신고한 자

2. 세탁물처리업자(의료기관의 개설자와 의료기관세탁물처리업 신고를 한 자)의 의무

1) 세탁물의 처리업무에 종사하는 사람에게 감염 예방에 관한 교육을 실시하고 그 결과를 기록하고 유지하야 함
2) 신고사항을 변경하거나 그 영업의 휴업(1개월 이상의 휴업을 말함)·폐업 또는 재개업을 하려는 경우에는 특별자치시장·특별자치도지사·시장·군수·구청장에게 신고

【예상문제】

1. 의료기관에서 나오는 세탁물을 처리할 수 있는 자는?

① 의료기사 ② 시·도지사가 지정한 자 ③ 시장·군수·구청장에게 신고한 자
④ 보건복지부장관이 정한 자 ⑤ 의사가 지정한 진료보조요원

[답] ③

제17조(진단서 등) ① 의료업에 종사하고 직접 진찰하거나 검안(檢案)한 의사[검안서에 한하여 검시(檢屍)업무를 담당하는 국가기관에 종사하는 의사를 포함], 치과의사, 한의사가 아니면 진단서·검안서·증명서를 작성하여 환자(환자가 사망하거나 의식이 없는 경우에는 직계존속·비속, 배우자 또는 배우자의 직계존속을 말하며, 환자가 사망하거나 의식이 없는 경우로서 환자의 직계존속·비속, 배우자 및 배우자의 직계존속이 모두 없는 경우에는 형제자매) 또는 「형사소송법」 제222조제1항에 따라 검시(檢屍)를 하는 지방검찰청검사(검안서에 한함)에게 교부하지 못한다. 다만, 진료 중이던 환자가 최종 진료 시부터 48시간 이내에 사망한 경우에는 다시 진료하지 아니하더라도 진단서나 증명서를 내줄 수 있으며, 환자 또는 사망자를 직접 진찰하거나 검안한 의사·치과의사 또는 한의사가 부득이한 사유로 진단서·검안서 또는 증명서를 내줄 수 없으면 같은 의료기관에 종사하는 다른 의사·치과의사 또는 한의사가 환자의 진료기록부 등에 따라 내줄 수 있다. <개정 2019.8.27.>

② 의료업에 종사하고 직접 조산한 의사·한의사 또는 조산사가 아니면 출생·사망 또는 사산 증명서를 내주지 못한다. 다만, 직접 조산한 의사·한의사 또는 조산사가 부득이한 사유로 증명서를 내줄 수 없으면 같은 의료기관에 종사하는 다른 의사·한의사 또는 조산사가 진료기록부 등에 따라 증명서를 내줄 수 있다.

③ 의사·치과의사 또는 한의사는 자신이 진찰하거나 검안한 자에 대한 진단서·검안서 또는 증명서 교부를 요구받은 때에는 정당한 사유 없이 거부하지 못한다.

④ 의사·한의사 또는 조산사는 자신이 조산(助産)한 것에 대한 출생·사망 또는 사산 증

명서 교부를 요구받은 때에는 정당한 사유 없이 거부하지 못한다.
⑤ 제1항부터 제4항까지의 규정에 따른 진단서, 증명서의 서식 · 기재사항, 그 밖에 필요한 사항은 보건복지부령으로 정한다. <개정 2010.1.18.>

[시행규칙] **제9조(진단서의 기재 사항)** ① 법 제17조제1항에 따라 의사 · 치과의사 또는 한의사가 발급하는 진단서에는 별지 제5호의2서식에 따라 다음 각 호의 사항을 적고 서명날인하여야 한다. <개정 2015.12.23.>

1. 환자의 성명, 주민등록번호 및 주소
2. 병명 및 「통계법」 제22조제1항 전단에 따른 한국표준질병 · 사인 분류에 따른 질병분류기호
3. 발병 연월일 및 진단 연월일
4. 치료 내용 및 향후 치료에 대한 소견
5. 입원 · 퇴원 연월일
6. 의료기관의 명칭 · 주소, 진찰한 의사 · 치과의사 또는 한의사(부득이한 사유로 다른 의사 등이 발급하는 경우에는 발급한 의사 등을 말한다)의 성명 · 면허자격 · 면허번호

② 질병의 원인이 상해(傷害)로 인한 것인 경우에는 별지 제5호의3서식에 따라 제1항 각 호의 사항 외에 다음 각 호의 사항을 적어야 한다. <개정 2015.12.23.>

1. 상해의 원인 또는 추정되는 상해의 원인
2. 상해의 부위 및 정도
3. 입원의 필요 여부
4. 외과적 수술 여부
5. 합병증의 발생 가능 여부
6. 통상 활동의 가능 여부
7. 식사의 가능 여부
8. 상해에 대한 소견
9. 치료기간

③ 제1항의 병명 기재는 「통계법」 제22조제1항 전단에 따라 고시된 한국표준질병 · 사인 분류에 따른다.

④ 진단서에는 연도별로 그 종류에 따라 일련번호를 붙이고 진단서를 발급한 경우에는 그 부본(副本)을 갖추어 두어야 한다.

[시행규칙] **제10조(사망진단서 등)** 법 제17조제1항에 따라 의사 · 치과의사 또는 한의사가 발급하는 사망진단서 또는 시체검안서는 별지 제6호서식에 따른다. <개정 2015.12.23.>

[시행규칙] **제11조(출생증명서, 사산 또는 사태증명서)** 법 제17조제2항에 따라 의사 · 한의사 또는 조산사가 발급하는 출생증명서는 별지 제7호서식에 따르고, 사산(死産) 또는 사태(死胎) 증명서는 별지 제8호서식에 따른다. <개정 2015.12.23.>

【핵심요약】

1. 진단서 등의 교부

1) 진단서, 검안서, 증명서

(1) 작성 및 교부자

① 의료업에 종사하고 직접 진찰하거나 검안한 의사, 치과의사, 한의사

※ 검안서에 한하여 검시업무를 담당하는 국가기관에 종사하는 의사포함

② 직접 진찰하거나 검안한 의사 · 치과의사 또는 한의사가 부득이한 사유로 진단서 · 검안서 또는 증명서를 내줄 수 없으면 같은 의료기관에 종사하는 다른 의사 · 치과의사 또는 한의사가 환자의 진료기록부 등에 따라 교부 가능

(2) 교부 대상

① 환자와 환자가 사망하거나 의식이 없는 경우는 직계존속 · 비속, 배우자 또는 배우자의 직계존속 또는 환자의 직계존속 · 비속, 배우자 및 배우자의 직계존속이 모두 없는 경우에는 형제자매

② 검시를 하는 지방검찰청검사, 이 경우 검안서에 한함

(3) 다시 진료하지 아니하더라도 진단서나 증명서를 교부할 수 있는 경우

- 진료 중이던 환자가 최종 진료 시부터 48시간 이내에 사망한 경우

2) 출생, 사망, 사산 증명서

(1) 작성 및 교부자 : 치과의사는 교부하지 못함에 주의

① 의사, 한의사, 조산사

② 직접 조산한 의사 · 한의사 또는 조산사가 부득이한 사유로 증명서를 내줄 수 없으면 같은 의료기간에 종사하는 다른 의사 · 한의사 또는 조산사가 진료기록부 등에 따라 증명서 교부 가능

3) 의무사항

(1) 의사 · 치과의사 또는 한의사는 자신이 진찰하거나 검안한 자에 대한 진단서 · 검안서 또는 증명서 교부를 요구받은 때에는 정당한 사유 없이 거부하지 못함

(2) 의사 · 한의사 또는 조산사는 자신이 조산한 것에 대한 출생 · 사망 또는 사산 증명서 교부를 요구받은 때에는 정당한 사유 없이 거부하지 못함

2. 진단서의 기재사항

1) 발급자 : 의사, 치과의사, 한의사

2) 기재사항

(1) 환자의 성명, 주민등록번호 및 주소

(2) 병명 및 한국표준질병·사인 분류에 따른 질병분류기호
(3) 발병 연월일 및 진단 연월일
(4) 치료 내용 및 향후 치료에 대한 소견
(5) 입원·퇴원 연월일
(6) 의료기관의 명칭·주소, 진찰한 의사·치과의사 또는 한의사(부득이한 사유로 다른 의사 등이 발급하는 경우에는 발급한 의사 등)의 성명·면허자격·면허번호
※ 발급하는 진단서에는 서명날인하여야 함

3) 질병의 원인이 상해로 인한 것인 경우 추가 기재사항
(1) 상해의 원인 또는 추정되는 상해의 원인
(2) 상해의 부위 및 정도
(3) 입원의 필요 여부
(4) 외과적 수술 여부
(5) 합병증의 발생 가능 여부
(6) 통상활동의 가능 여부
(7) 식사의 가능 여부
(8) 상해에 대한 소견
(9) 치료기간

4) 병명 기재방법 : 「통계법」에 따라 고시된 한국표준질병·사인 분류

5) 진단서 관리 : 진단서는 연도별로 그 종류에 따라 일련번호를 붙이고 진단서를 발급한 경우에는 그 부본을 갖추어 두어야 함

3. 진단서 및 증명서 발급자 정리

1) 사망진단서 또는 시체검안서 : 의사·**치과의사** 또는 한의사
2) 출생증명서, 사산 또는 사태증명서 : 의사·한의사 또는 **조산사**

【예상문제】

1. 진단서, 검안서를 교부할 수 있는 의료인은?

가. 의사	나. 치과의사	다. 한의사	라. 조산사

① 가, 나, 다 ② 가, 다 ③ 나, 라 ④ 라 ⑤ 가, 나, 다, 라

[답] ①

2. 환자가 사망한 경우 검안서 등을 교부 받을 수 없는 자는?

① 배우자 ② 배우자의 직계비속 ③ 배우자의 직계존속
④ 직계존비속 ⑤ 검시를 하는 지방검찰청검사

[답] ②

3. 진단서의 기재사항이 아닌 것은?
① 병명 ② 발병 연월일 ③ 치료비용 ④ 진단 연월일 ⑤ 향후 치료에 대한 소견

[답] ③

제17조의2(처방전) ① 의료업에 종사하고 직접 진찰한 의사, 치과의사 또는 한의사가 아니면 처방전[의사나 치과의사가 「전자서명법」에 따른 전자서명이 기재된 전자문서 형태로 작성한 처방전(이하 "전자처방전"이라 한다)을 포함한다. 이하 같다]을 작성하여 환자에게 교부하거나 발송(전자처방전에 한정한다. 이하 이 조에서 같다)하지 못하며, 의사, 치과의사 또는 한의사에게 직접 진찰을 받은 환자가 아니면 누구든지 그 의사, 치과의사 또는 한의사가 작성한 처방전을 수령하지 못한다.

② 제1항에도 불구하고 의사, 치과의사 또는 한의사는 다음 각 호의 어느 하나에 해당하는 경우로서 해당 환자 및 의약품에 대한 안전성을 인정하는 경우에는 환자의 직계존속·비속, 배우자 및 배우자의 직계존속, 형제자매 또는 「노인복지법」 제34조에 따른 노인의료복지시설에서 근무하는 사람 등 대통령령으로 정하는 사람(이하 이 조에서 "대리수령자"라 한다)에게 처방전을 교부하거나 발송할 수 있으며 대리수령자는 환자를 대리하여 그 처방전을 수령할 수 있다.

1. 환자의 의식이 없는 경우
2. 환자의 거동이 현저히 곤란하고 동일한 상병(傷病)에 대하여 장기간 동일한 처방이 이루어지는 경우

③ 처방전의 발급 방법·절차 등에 필요한 사항은 보건복지부령으로 정한다.
[본조신설 2019.8.27.]

[시행령] **제10조의2(대리수령자의 범위)** 법 제17조의2제2항 각 호 외의 부분에서 "환자의 직계존속·비속, 배우자 및 배우자의 직계존속, 형제자매 또는 「노인복지법」 제34조에 따른 노인의료복지시설에서 근무하는 사람 등 대통령령으로 정하는 사람"이란 다음 각 호의 사람을 말한다. <개정 2022. 8. 2.>

1. 환자의 직계존속·비속 및 직계비속의 배우자
2. 환자의 배우자 및 배우자의 직계존속

3. 환자의 형제자매
4. 「노인복지법」 제34조에 따른 노인의료복지시설에서 근무하는 사람
5. 그 밖에 환자의 계속적인 진료를 위해 필요한 경우로서 보건복지부장관이 인정하는 사람

[본조신설 2020. 2. 25.]

[종전 제10조의2는 제10조의3으로 이동 <2020. 2. 25.>]

[시행규칙] **제11조의2(처방전의 대리수령 방법)** ① 법 제17조의2제2항에 따른 대리수령자(이하 "대리수령자"라 한다)가 처방전을 수령하려는 때에는 의사, 치과의사 또는 한의사에게 별지 제8호의2서식의 처방전 대리수령 신청서를 제출해야 한다. 이 경우 다음 각 호의 서류를 함께 제시해야 한다. <개정 2022. 9. 14.

1. 대리수령자의 신분증(주민등록증, 여권, 운전면허증, 그 밖에 공공기관에서 발행한 본인임을 확인할 수 있는 신분증을 말한다. 이하 같다) 또는 그 사본
2. 환자와의 관계를 증명할 수 있는 다음 각 목의 구분에 따른 서류
   가. 영 제10조의2제1호부터 제3호까지의 규정에 해당하는 사람: 가족관계증명서, 주민등록표 등본 등 친족관계임을 확인할 수 있는 서류
   나. 영 제10조의2제4호에 해당하는 사람: 「노인복지법」 제34조에 따른 노인의료복지시설에서 발급한 재직증명서
   다. 영 제10조의2제4호의2에 해당하는 사람: 「장애인복지법」 제58조제1항제1호의 장애인 거주시설에서 발급한 재직증명서
3. 환자의 신분증 또는 그 사본. 다만, 「주민등록법」 제24조제1항에 따른 주민등록증이 발급되지 않은 만 17세 미만의 환자는 제외한다.

② 사, 치과의사 또는 한의사는 제1항에 따라 제출받은 처방전 대리수령 신청서를 제출받은 날부터 1년간 보관해야 한다. [본조신설 2020. 2. 28.]

【핵심요약】

처방전

1) 처방전 교부 : 의료업에 종사하고 직접 진찰한 의사, 치과의사 또는 한의사가 아니면 처방전(전자처방전 포함)을 작성하여 환자에게 교부하거나 발송(전자처방전에 한정)하지 못함

※ 전자처방전 : 의사나 치과의사가 「전자서명법」에 따른 전자서명이 기재된 전자문서 형태로 작성한 처방전

2) 처방전 수령자

(1) 의사, 치과의사 또는 한의사에게 직접 진찰을 받은 환자가 아니면 누구든지 그 의사, 치과의사 또는 한의사가 작성한 처방전을 수령하지 못함

(2) 대리수령

① 대리수령 사유 : 다음의 어느 하나에 해당하는 경우로서 해당 환자 및 의약품에 대한 안전성을 인정하는 경우

㉮ 환자의 의식이 없는 경우

㉯ 환자의 거동이 현저히 곤란하고 동일한 상병에 대하여 장기간 동일한 처방이 이루어지는 경우

※ 위 경우 처방전을 교부하거나 발송할 수 있으며 대리수령자는 환자를 대리하여 그 처방전을 수령할 수 있다.

② 대리수령자의 범위

㉮ 환자의 직계존속·비속 및 직계비속의 배우자

㉯ 환자의 배우자 및 배우자의 직계존속

㉰ 환자의 형제자매

㉱ 「노인복지법」 제34조에 따른 노인의료복지시설에서 근무하는 사람

㉲ 「장애인복지법」 제58조제1항제1호의 장애인 거주시설에서 근무하는 사람

㉳ 그 밖에 환자의 계속적인 진료를 위해 필요한 경우로서 보건복지부장관이 인정하는 사람

③ 대리수령 방법

㉮ 대리수령자가 처방전을 수령하려는 때에는 의사, 치과의사 또는 한의사에게 처방전 대리수령 신청서를 제출해야 함

㉯ 의사, 치과의사 또는 한의사는 제출받은 처방전 대리수령 신청서를 제출받은 날부터 1년간 보관해야 함

【예상문제】

1. 처방전을 작성하여 환자에게 교부하거나 발송할 수 있는 자로 가장 알맞은 것은?

① 의료업에 종사하고 직접 진찰한 의사, 치과의사 또는 한의사

② 의료업에 종사하고 직접 진찰한 의사, 치과의사

③ 의료업에 종사하고 있는 동료 의사, 치과의사 또는 한의사

④ 의료업에 종사하고 있는 동료 의사, 치과의사

⑤ 의료업에 종사 여부에 관계없이 직접 진찰한 의사, 치과의사 또는 한의사

[답] ①

2. 처방전 대리수령이 가능한 경우는?

① 환자의 거동이 현저히 곤란하고 다른 상병에 대하여 장기간 동일한 처방이 이루어지는 경우
② 환자가 의식이 없어야 하며 동일한 상병에 대하여 장기간 동일한 처방이 이루어지는 경우
③ 환자의 의식이 없어야 하며 다른 상병에 대하여 단기간 동일한 처방이 이루어지는 경우
④ 환자의 거동이 현저히 곤란하고 동일한 상병에 대하여 장기간 동일한 처방이 이루어지는 경우
⑤ 환자의 거동이 현저히 곤란하고 동일한 상병에 대하여 단기간 동일한 처방이 이루어지는 경우

[답] ④

제18조(처방전 작성과 교부) ① 의사나 치과의사는 환자에게 의약품을 투여할 필요가 있다고 인정하면 「약사법」에 따라 자신이 직접 의약품을 조제할 수 있는 경우가 아니면 보건복지부령으로 정하는 바에 따라 처방전을 작성하여 환자에게 내주거나 발송(전자처방전만 해당된다)하여야 한다. <개정 2010.1.18.>

② 제1항에 따른 처방전의 서식, 기재사항, 보존, 그 밖에 필요한 사항은 보건복지부령으로 정한다. <개정 2010.1.18.>

③ 누구든지 정당한 사유 없이 전자처방전에 저장된 개인정보를 탐지하거나 누출·변조 또는 훼손하여서는 아니 된다.

④ 제1항에 따라 처방전을 발행한 의사 또는 치과의사(처방전을 발행한 한의사를 포함한다)는 처방전에 따라 의약품을 조제하는 약사 또는 한약사가 「약사법」 제26조제2항에 따라 문의한 때 즉시 이에 응하여야 한다. 다만, 다음 각 호의 어느 하나에 해당하는 사유로 약사 또는 한약사의 문의에 응할 수 없는 경우 사유가 종료된 때 즉시 이에 응하여야 한다. <신설 2007.7.27.>

1. 「응급의료에 관한 법률」 제2조제1호에 따른 응급환자를 진료 중인 경우
2. 환자를 수술 또는 처치 중인 경우
3. 그 밖에 약사의 문의에 응할 수 없는 정당한 사유가 있는 경우

⑤ 의사, 치과의사 또는 한의사가 「약사법」에 따라 자신이 직접 의약품을 조제하여 환자에게 그 의약품을 내어주는 경우에는 그 약제의 용기 또는 포장에 환자의 이름, 용법 및 용량, 그 밖에 보건복지부령으로 정하는 사항을 적어야 한다. 다만, 급박한 응급의료상황 등 환자의 진료 상황이나 의약품의 성질상 그 약제의 용기 또는 포장에 적는 것이 어려운 경우로서 보건복지부령으로 정하는 경우에는 그러하지 아니하다. <신설 2016.5.29.>

[시행규칙] **제12조(처방전의 기재 사항 등)** ① 법 제18조에 따라 의사나 치과의사는 환자에게 처방전을

발급하는 경우에는 별지 제9호서식의 처방전에 다음 각 호의 사항을 적은 후 서명(「전자서명법」에 따른 전자서명을 포함한다)하거나 도장을 찍어야 한다. 다만, 제3호의 사항은 환자가 요구한 경우에는 적지 않는다. <개정 2021. 6. 30.>

1. 환자의 성명 및 주민등록번호
2. 의료기관의 명칭, 전화번호 및 팩스번호
3. 질병분류기호
4. 의료인의 성명 · 면허종류 및 번호
5. 처방 의약품의 명칭(일반명칭, 제품명이나 「약사법」 제51조에 따른 대한민국약전에서 정한 명칭을 말한다) · 분량 · 용법 및 용량
6. 처방전 발급 연월일 및 사용기간
7. 의약품 조제시 참고 사항
8. 「국민건강보험법 시행령」 별표 2에 따라 건강보험 가입자 또는 피부양자가 요양급여 비용의 일부를 부담하는 행위 · 약제 및 치료재료에 대하여 보건복지부장관이 정하여 고시하는 본인부담 구분기호
9. 「의료급여법 시행령」 별표 1 및 「의료급여법 시행규칙」 별표 1의2에 따라 수급자가 의료급여 비용의 전부 또는 일부를 부담하는 행위 · 약제 및 치료재료에 대하여 보건복지부장관이 정하여 고시하는 본인부담 구분기호

② 의사나 치과의사는 환자에게 처방전 2부를 발급하여야 한다. 다만, 환자가 그 처방전을 추가로 발급하여 줄 것을 요구하는 경우에는 환자가 원하는 약국으로 팩스 · 컴퓨터통신 등을 이용하여 송부할 수 있다.

③ 의사나 치과의사는 환자를 치료하기 위하여 필요하다고 인정되면 다음 내원일(內院日)에 사용할 의약품에 대하여 미리 처방전을 발급할 수 있다.

④ 제1항부터 제3항까지의 규정은 「약사법」 제23조제4항에 따라 의사나 치과의사 자신이 직접 조제할 수 있음에도 불구하고 처방전을 발행하여 환자에게 발급하려는 경우에 준용한다.

[시행규칙] **제13조(약제용기 등의 기재사항)** ① 법 제18조제5항 본문에서 "보건복지부령으로 정하는 사항"이란 다음 각 호의 사항을 말한다.

1. 약제의 내용 · 외용의 구분에 관한 사항
2. 조제자의 면허 종류 및 성명
3. 조제 연월일
4. 조제자가 근무하는 의료기관의 명칭 · 소재지

② 법 제18조제5항 단서에서 "보건복지부령으로 정하는 경우"란 다음 각 호의 경우를 말한다.

1. 급박한 응급의료상황으로서 환자에 대한 신속한 약제 사용이 필요한 경우
2. 주사제의 주사 등 해당 약제의 성질상 환자에 대한 즉각적 사용이 이루어지는 경우

[전문개정 2017.3.7.]

【핵심요약】

1. 처방전 작성

1) 처방전 작성 의무자 : 의사, 치과의사

※ 한의사도 처방전을 발행할 수 있음

2) 처방전 작성 사유 : 의사나 치과의사는 환자에게 의약품을 투여할 필요가 있다고 인정하면 「약사법」에 따라 자신이 직접 의약품을 조제할 수 있는 경우가 아니면 보건복지부령으로 정하는 바에 따라 처방전을 작성하여 환자에게 내주거나 발송(전자처방전만 해당된다)하여야 한다.

3) 보건복지부령으로 정하는 사항 : 처방전의 서식, 기재사항, 보존, 그 밖에 필요한 사항

2. 처방전 교부

1) 의사나 치과의사는 환자에게 처방전 2부를 발급

※ 환자가 처방전을 추가로 발급하여 줄 것을 요구하는 경우에는 환자가 원하는 약국으로 팩스 · 컴퓨터 통신 등을 이용하여 송부할 수 있음

2) 의사나 치과의사는 환자를 치료하기 위하여 필요하다고 인정되면 다음 내원일에 사용할 의약품에 대하여 미리 처방전을 발급할 수 있음

3) 의사나 치과의사 자신이 직접 조제할 수 있음에도 불구하고 처방전을 발행하여 환자에게 발급할 수 있음

3. 처방전 기재사항

1) 환자의 성명 및 주민등록번호

2) 의료기관의 명칭, 전화번호 및 팩스번호

3) 질병분류기호

4) 의료인의 성명 · 면허종류 및 번호

5) 처방 의약품의 명칭(일반명칭, 제품명이나 대한민국약전에서 정한 명칭), 분량 · 용법 및 용량

6) 처방전 발급 연월일 및 사용기간

7) 의약품조제 시 참고 사항

8) 건강보험 가입자 또는 피부양자가 요양급여 비용의 일부를 부담하는 행위 · 약제 및 치료재료에 대하여 보건복지부장관이 정하여 고시하는 본인부담 구분기호

9) 수급자가 의료급여 비용의 전부 또는 일부를 부담하는 행위 · 약제 및 치료재료에 대하여 보건복지부장관이 정하여 고시하는 본인부담 구분기호

※ 처방전에 서명(공인전자서명을 포함)하거나 도장을 찍어야 함

※ 질병분류기호는 환자가 요구한 경우에는 기재하지 아니함

※ 처방전 기재 사항에 환자의 주소는 빠져있음에 주의

4. 규제사항

- 누구든지 정당한 사유 없이 전자처방전에 저장된 개인정보를 탐지하거나 누출·변조 또는 훼손하여서는 아니 됨

5. 약사 또는 한약사의 문의에 대한 응대

1) 처방전을 발행한 의사 또는 치과의사(처방전을 발행한 한의사 포함)는 처방전에 따라 의약품을 조제하는 약사 또는 한약사가 문의한 때 즉시 이에 응하여야 함

2) 약사 또는 한약사의 문의에 응할 수 없는 사유

(1) 응급환자를 진료 중인 경우

(2) 환자를 수술 또는 처치 중인 경우

(3) 그 밖에 약사의 문의에 응할 수 없는 정당한 사유가 있는 경우

※ 사유가 종료된 때 즉시 이에 응하여야 함

6. 약제용기 등의 기재사항

1) 약제의 용기 또는 포장지에 적는 사항

(1) 사유 : 의사, 치과의사 또는 한의사가 「약사법」에 따라 자신이 직접 의약품을 조제하여 환자에게 그 의약품을 내어주는 경우

(2) 적어야 하는 사항

① 환자의 이름, 용법 및 용량

② 그 밖에 보건복지부령으로 정하는 사항

㉮ 약제의 내용·외용의 구분에 관한 사항

㉯ 조제자의 면허 종류 및 성명

㉰ 조제 연월일

㉱ 조제자가 근무하는 의료기관의 명칭·소재지

2) 적지 아니하는 예외 사항 : 급박한 응급의료상황 등 환자의 진료 상황이나 의약품의 성질상 그 약제의 용기 또는 포장에 적는 것이 어려운 경우로서 보건복지부령으로 정하는 경우

(1) 급박한 응급의료상황으로서 환자에 대한 신속한 약제 사용이 필요한 경우

(2) 주사제의 주사 등 해당 약제의 성질상 환자에 대한 즉각적 사용이 이루어지는 경우

【예상문제】

1. 처방전을 작성하여 환자에게 교부할 수 있는 자는?

가. 의사	나. 치과의사	다. 한의사	라. 조산사

① 가, 나, 다 ② 가, 다 ③ 나, 라 ④ 라 ⑤ 가, 나, 다, 라

[답] ①

2. 처방전에 기재하여야 하는 사항이 아닌 것은?
① 환자의 성명 및 주민등록번호 ② 주사, 처치 등 치료내용
③ 의료인의 성명 ④ 의료기관의 명칭, 전화번호 및 팩스번호
⑤ 처방의약품의 명칭·분량

[답] ②

제18조의2(의약품정보의 확인) ① 의사 및 치과의사는 제18조에 따른 처방전을 작성하거나 「약사법」 제23조제4항에 따라 의약품을 자신이 직접 조제하는 경우에는 다음 각 호의 정보(이하 "의약품정보"라 한다)를 미리 확인하여야 한다.

1. 환자에게 처방 또는 투여되고 있는 의약품과 동일한 성분의 의약품인지 여부
2. 식품의약품안전처장이 병용금기, 특정연령대 금기 또는 임부금기 등으로 고시한 성분이 포함되는지 여부
3. 그 밖에 보건복지부령으로 정하는 정보

② 제1항에도 불구하고 의사 및 치과의사는 급박한 응급의료상황 등 의약품정보를 확인할 수 없는 정당한 사유가 있을 때에는 이를 확인하지 아니할 수 있다.

③ 제1항에 따른 의약품정보의 확인방법·절차, 제2항에 따른 의약품정보를 확인할 수 없는 정당한 사유 등은 보건복지부령으로 정한다.

[본조신설 2015.12.29.]

[시행규칙] **제13조의2(의약품정보의 확인)** ① 법 제18조의2제1항제3호에서 "보건복지부령으로 정하는 정보"란 다음 각 호의 어느 하나에 해당하는 정보를 말한다.

1. 「약사법」 제39조 및 제71조에 따른 회수 또는 폐기 등의 대상이 되는 의약품인지 여부
2. 「의약품 등의 안전에 관한 규칙」 별표 제4의3 제14호에 따라 안전성 속보 또는 안전성 서한을 전파한 의약품인지 여부
3. 그 밖에 제1호 및 제2호에 준하는 의약품으로서 보건복지부장관 또는 식품의약품안전처장이 의약품의 안전한 사용을 위하여 그 확인이 필요하다고 공고한 의약품인지 여부

② 의사 및 치과의사는 법 제18조의2제1항에 따라 같은 항 각 호의 정보(이하 이 조에서 "의약품정보"라 한다)를 미리 확인하려는 경우에는 보건복지부장관이 정하는 바에 따라 「약사법」 제23조의

3제1항에 따른 의약품안전사용정보시스템(이하 "정보시스템"이라 한다)을 통하여 확인할 수 있다. 다만, 정보시스템의 물리적 결함이나 손상, 그 밖의 불가피한 사유로 해당 정보시스템을 사용할 수 없는 경우에는 보건복지부장관이 정하는 방법으로 확인할 수 있다.

③ 의사 및 치과의사는 법 제18조의2제2항에 따라 다음 각 호의 어느 하나에 해당하는 경우에는 의약품정보를 확인하지 아니할 수 있다.

1. 급박한 응급의료상황인 경우
2. 긴급한 재해구호상황인 경우
3. 그 밖에 제1호 및 제2호에 준하는 경우로서 보건복지부장관이 정하여 고시하는 경우

[본조신설 2016.12.29.] [종전 제13조의2는 제13조의3으로 이동 <2016.12.29.>]

【핵심요약】

의약품정보의 확인

1) 사유 : 의사 및 치과의사가 처방전을 작성하거나 의약품을 자신이 직접 조제하는 경우

2) 미리 확인하여야 하는 의약품정보

(1) 환자에게 처방 또는 투여되고 있는 의약품과 동일한 성분의 의약품인지 여부

(2) 식품의약품안전처장이 병용금기, 특정연령대 금기 또는 임부금기 등으로 고시한 성분이 포함되는지 여부

(3) 그 밖에 보건복지부령으로 정하는 정보

① 회수 또는 폐기 등의 대상이 되는 의약품인지 여부(「약사법」 제39조 및 제71조)

② 안전성 속보 또는 안전성 서한을 전파한 의약품인지 여부(「의약품 등의 안전에 관한 규칙」 별표 제4의3 제14호)

③ 그 밖에 제1호 및 제2호에 준하는 의약품으로서 보건복지부장관 또는 식품의약품안전처장이 의약품의 안전한 사용을 위하여 그 확인이 필요하다고 공고한 의약품인지 여부

※ 의사 및 치과의사는 의약품정보를 미리 확인하려는 경우에는 의약품안전사용정보시스템을 통하여 확인할 수 있음

3) 의약품정보를 확인하지 아니할 수 있는 경우 : 의사 및 치과의사는 급박한 응급의료상황 등 의약품정보를 확인할 수 없는 정당한 사유가 있을 때에는 이를 확인하지 아니할 수 있음

(1) 급박한 응급의료상황인 경우

(2) 긴급한 재해구호상황인 경우

(3) 그 밖에 (1) 및 (2)에 준하는 경우로서 보건복지부장관이 정하여 고시하는 경우

4) 보건복지부령으로 정하는 사항 : 의약품정보의 확인방법 · 절차, 의약품정보를 확인할 수 없는 정당한 사유 등

【예상문제】

1. 의사 및 치과의사가 미리 확인하여야 되는 의약품정보에 대한 설명으로 올바른 것은?
   ① 의사 및 치과의사가 의약품을 자신이 직접 조제하는 경우에만 해당된다.
   ② 환자에게 처방 또는 투여되고 있는 의약품과 동일한 성분의 의약품인지 여부를 미리 확인한다.
   ③ 보건복지부장관이 병용금기, 특정연령대 금기 또는 임부금기 등으로 고시한 성분이 포함되는지 여부를 미리 확인한다.
   ④ 의사 및 치과의사는 급박한 응급의료상황 등 의약품정보를 확인할 수 없는 정당한 사유가 있을 때에는 환자의 동의를 받고 이를 확인하지 아니할 수 있다.
   ⑤ 의약품정보의 확인방법 · 절차, 의약품정보를 확인할 수 없는 정당한 사유 등은 대통령령으로 정한다.

[답] ②

제19조(정보 누설 금지) ① 의료인이나 의료기관 종사자는 이 법이나 다른 법령에 특별히 규정된 경우 외에는 의료 · 조산 또는 간호업무나 제17조에 따른 진단서 · 검안서 · 증명서 작성 · 교부 업무, 제18조에 따른 처방전 작성 · 교부 업무, 제21조에 따른 진료기록 열람 · 사본 교부 업무, 제22조제2항에 따른 진료기록부등 보존 업무 및 제23조에 따른 전자의무기록 작성 · 보관 · 관리 업무를 하면서 알게 된 다른 사람의 정보를 누설하거나 발표하지 못한다. <개정 2016. 5. 29.>

② 제58조제2항에 따라 의료기관 인증에 관한 업무에 종사하는 자 또는 종사하였던 자는 그 업무를 하면서 알게 된 정보를 다른 사람에게 누설하거나 부당한 목적으로 사용하여서는 아니 된다 <신설 2016.5.29.> [제목개정 2016.5.29.]

【핵심요약】

정보 누설 금지

1) 의료인이나 의료기관 종사자는 다음의 업무를 하면서 알게 된 다른 사람의 정보를 누설하거나 발표하지 못한다.
   (1) 의료 · 조산 또는 간호업무
   (2) 진단서 · 검안서 · 증명서 작성 및 교부 업무(법 제17조)

(3) 처방전 작성 및 교부 업무(법 제18조)
(4) 진료기록 열람 및 사본 교부 업무(법 제21조)
(5) 진료기록부등 보존 업무(법 제22조제2항)
(6) 전자의무기록 작성 · 보관 · 관리 업무(법 제23조)
※ 이 법이나 다른 법령에 특별히 규정된 경우는 제외

2) 의료기관 인증에 관한 업무에 종사하는 자 또는 종사하였던 자는 그 업무를 하면서 알게 된 정보를 다른 사람에게 누설하거나 부당한 목적으로 사용하여서는 아니 됨(법 제58조제2항)

【예상문제】

1. 의료인이나 의료기관 종사자가 다른 사람의 정보를 누설하면 안 되는 업무의 내용에 해당하지 않는 것은?
   ① 의료 · 조산 또는 간호업무　　② 처방전 작성 · 교부 업무
   ③ 진료기록 열람 · 사본 교부 업무　　④ 진료기록부 등 보존 업무
   ⑤ 의료기관 인증에 관한 업무

[답] ⑤

제20조(태아 성 감별 행위 등 금지) ① 의료인은 태아 성 감별을 목적으로 임부를 진찰하거나 검사하여서는 아니 되며, 같은 목적을 위한 다른 사람의 행위를 도와서도 아니 된다.
② 의료인은 임신 32주 이전에 태아나 임부를 진찰하거나 검사하면서 알게 된 태아의 성을 임부, 임부의 가족, 그 밖의 다른 사람이 알게 하여서는 아니 된다. <개정 2009. 12.31.> [2009.12.31. 법률 제9906호에 의하여 2008.7.31. 헌법재판소에서 헌법불합치 결정된 이 조 제2항을 개정함.]

【예상문제】

1. 의료인은 임신 몇 주 이전에 태아나 임부를 진찰하거나 검사하면서 알게 된 태아의 성을 발설하면 안 되는가?
   ① 2주　② 12주　③ 22주　④ 32주　⑤ 42주

[답] ④

제21조(기록 열람 등) ① 환자는 의료인, 의료기관의 장 및 의료기관 종사자에게 본인에 관한 기록(추가기재 · 수정된 경우 추가기재 · 수정된 기록 및 추가기재 · 수정 전의 원

본을 모두 포함한다. 이하 같다)의 열람 또는 그 사본의 발급 등 내용의 확인을 요청할 수 있다. 이 경우 의료인, 의료기관의 장 및 의료기관 종사자는 정당한 사유가 없으면 이를 거부하여서는 아니 된다. <개정 2018.3.27.>

② 의료인, 의료기관의 장 및 의료기관 종사자는 환자가 아닌 다른 사람에게 환자에 관한 기록을 열람하게 하거나 그 사본을 내주는 등 내용을 확인할 수 있게 하여서는 아니 된다. <개정 2016.12.20.>

③ 제2항에도 불구하고 의료인, 의료기관의 장 및 의료기관 종사자는 다음 각 호의 어느 하나에 해당하면 그 기록을 열람하게 하거나 그 사본을 교부하는 등 그 내용을 확인할 수 있게 하여야 한다. 다만, 의사ㆍ치과의사 또는 한의사가 환자의 진료를 위하여 불가피하다고 인정한 경우에는 그러하지 아니하다. <개정 2023. 10. 31.>

1. 환자의 배우자, 직계 존속ㆍ비속, 형제ㆍ자매(환자의 배우자 및 직계 존속ㆍ비속, 배우자의 직계존속이 모두 없는 경우에 한정한다) 또는 배우자의 직계 존속이 환자 본인의 동의서와 친족관계임을 나타내는 증명서 등을 첨부하는 등 보건복지부령으로 정하는 요건을 갖추어 요청한 경우
2. 환자가 지정하는 대리인이 환자 본인의 동의서와 대리권이 있음을 증명하는 서류를 첨부하는 등 보건복지부령으로 정하는 요건을 갖추어 요청한 경우
3. 환자가 사망하거나 의식이 없는 등 환자의 동의를 받을 수 없어 환자의 배우자, 직계 존속ㆍ비속, 형제ㆍ자매(환자의 배우자 및 직계 존속ㆍ비속, 배우자의 직계존속이 모두 없는 경우에 한정한다) 또는 배우자의 직계 존속이 친족관계임을 나타내는 증명서 등을 첨부하는 등 보건복지부령으로 정하는 요건을 갖추어 요청한 경우
4. 「국민건강보험법」 제14조, 제47조, 제48조 및 제63조에 따라 급여비용 심사ㆍ지급ㆍ대상여부 확인ㆍ사후관리 및 요양급여의 적정성 평가ㆍ가감지급 등을 위하여 국민건강보험공단 또는 건강보험심사평가원에 제공하는 경우
5. 「의료급여법」 제5조, 제11조, 제11조의3 및 제33조에 따라 의료급여 수급권자 확인, 급여비용의 심사ㆍ지급, 사후관리 등 의료급여 업무를 위하여 보장기관(시ㆍ군ㆍ구), 국민건강보험공단, 건강보험심사평가원에 제공하는 경우
6. 「형사소송법」 제106조, 제215조 또는 제218조에 따른 경우

6의2. 「군사법원법」 제146조, 제254조 또는 제257조에 따른 경우

7. 「민사소송법」 제347조에 따라 문서제출을 명한 경우
8. 「산업재해보상보험법」 제118조에 따라 근로복지공단이 보험급여를 받는 근로자를 진료한 산재보험 의료기관(의사를 포함한다)에 대하여 그 근로자의 진료에 관한 보

고 또는 서류 등 제출을 요구하거나 조사하는 경우
9. 「자동차손해배상 보장법」 제12조제2항 및 제14조에 따라 의료기관으로부터 자동차 보험진료수가를 청구받은 보험회사등이 그 의료기관에 대하여 관계 진료기록의 열람을 청구한 경우
10. 「병역법」 제11조의2에 따라 지방병무청장이 병역판정검사와 관련하여 질병 또는 심신장애의 확인을 위하여 필요하다고 인정하여 의료기관의 장에게 병역판정검사 대상자의 진료기록 · 치료 관련 기록의 제출을 요구한 경우
11. 「학교안전사고 예방 및 보상에 관한 법률」 제42조에 따라 공제회가 공제급여의 지급 여부를 결정하기 위하여 필요하다고 인정하여 「국민건강보험법」 제42조에 따른 요양기관에 대하여 관계 진료기록의 열람 또는 필요한 자료의 제출을 요청하는 경우
12. 「고엽제후유의증 등 환자지원 및 단체설립에 관한 법률」 제7조제3항에 따라 의료기관의 장이 진료기록 및 임상소견서를 보훈병원장에게 보내는 경우
13. 「의료사고 피해구제 및 의료분쟁 조정 등에 관한 법률」 제28조제1항 또는 제3항에 따른 경우
14. 「국민연금법」 제123조에 따라 국민연금공단이 부양가족연금, 장애연금 및 유족연금 급여의 지급심사와 관련하여 가입자 또는 가입자였던 사람을 진료한 의료기관에 해당 진료에 관한 사항의 열람 또는 사본 교부를 요청하는 경우
14의2. 다음 각 목의 어느 하나에 따라 공무원 또는 공무원이었던 사람을 진료한 의료기관에 해당 진료에 관한 사항의 열람 또는 사본 교부를 요청하는 경우
가. 「공무원연금법」 제92조에 따라 인사혁신처장이 퇴직유족급여 및 비공무상장해급여와 관련하여 요청하는 경우
나. 「공무원연금법」 제93조에 따라 공무원연금공단이 퇴직유족급여 및 비공무상장해급여와 관련하여 요청하는 경우
다. 「공무원 재해보상법」 제57조 및 제58조에 따라 인사혁신처장(같은 법 제61조에 따라 업무를 위탁받은 자를 포함한다)이 요양급여, 재활급여, 장해급여, 간병급여 및 재해유족급여와 관련하여 요청하는 경우
14의3. 「사립학교교직원 연금법」 제19조제4항제4호의2에 따라 사립학교교직원연금공단이 요양급여, 장해급여 및 재해유족급여의 지급심사와 관련하여 교직원 또는 교직원이었던 자를 진료한 의료기관에 해당 진료에 관한 사항의 열람 또는 사본 교부를 요청하는 경우
14의4. 다음 각 목의 어느 하나에 따라 군인 또는 군인이었던 사람을 진료한 의료기관

에 해당 진료에 관한 사항의 열람 또는 사본 교부를 요청하는 경우

가. 「군인연금법」 제54조제2항에 따라 국방부장관이 퇴직유족급여와 관련하여 요청하는 경우

나. 「군인 재해보상법」 제52조제2항에 따라 국방부장관(같은 법 제54조에 따라 권한을 위임받거나 업무를 위탁받은 자를 포함한다)이 공무상요양비, 장해급여 및 재해유족급여와 관련하여 요청하는 경우

15. 「장애인복지법」 제32조제7항에 따라 대통령령으로 정하는 공공기관의 장이 장애정도에 관한 심사와 관련하여 장애인 등록을 신청한 사람 및 장애인으로 등록한 사람을 진료한 의료기관에 해당 진료에 관한 사항의 열람 또는 사본 교부를 요청하는 경우

16. 「감염병의 예방 및 관리에 관한 법률」 제18조의4 및 제29조에 따라 보건복지부장관, 질병관리본부장, 시·도지사 또는 시장·군수·구청장이 감염병의 역학조사 및 예방접종에 관한 역학조사를 위하여 필요하다고 인정하여 의료기관의 장에게 감염병환자등의 진료기록 및 예방접종을 받은 사람의 예방접종 후 이상반응에 관한 진료기록의 제출을 요청하는 경우

17. 「국가유공자 등 예우 및 지원에 관한 법률」 제74조의8제1항제7호에 따라 보훈심사위원회가 보훈심사와 관련하여 보훈심사대상자를 진료한 의료기관에 해당 진료에 관한 사항의 열람 또는 사본 교부를 요청하는 경우

18. 「한국보훈복지의료공단법」 제24조의2에 따라 한국보훈복지의료공단이 같은 법 제6조제1호에 따른 국가유공자등에 대한 진료기록등의 제공을 요청하는 경우

19. 「군인사법」 제54조의6에 따라 중앙전공사상심사위원회 또는 보통전공사상심사위원회가 전공사상 심사와 관련하여 전사자등을 진료한 의료기관에 대하여 해당 진료에 관한 사항의 열람 또는 사본 교부를 요청하는 경우

④ 진료기록을 보관하고 있는 의료기관이나 진료기록이 이관된 보건소에 근무하는 의사·치과의사 또는 한의사는 자신이 직접 진료하지 아니한 환자의 과거 진료 내용의 확인 요청을 받은 경우에는 진료기록을 근거로 하여 사실을 확인하여 줄 수 있다. <신설 2009. 1. 30.>

⑤ 제1항, 제3항 또는 제4항의 경우 의료인, 의료기관의 장 및 의료기관 종사자는 「전자서명법」에 따른 전자서명이 기재된 전자문서를 제공하는 방법으로 환자 또는 환자가 아닌 다른 사람에게 기록의 내용을 확인하게 할 수 있다. <신설 2020. 3. 4.>

[시행령] **제10조의4(환자에 관한 기록 열람 등)** 법 제21조제3항제15호에서 "대통령령으로 정하는 공공기관"이란 「국민연금법」 제24조에 따른 국민연금공단을 말한다. <개정 2020.2.25.>

[본조신설 2016.9.29.] [제10조의2에서 이동, 종전 제10조의3은 제10조의4로 이동<2020.2.25.>]

[시행규칙] **제13조의3(기록 열람 등의 요건)** ① 법 제21조제3항제1호에 따라 환자의 배우자, 직계 존속·비속, 형제·자매(환자의 배우자 및 직계 존속·비속, 배우자의 직계존속이 모두 없는 경우에 한정한다. 이하 같다) 또는 배우자의 직계 존속(이하 이 조에서 "친족"이라 한다)이 환자에 관한 기록의 열람이나 그 사본의 발급을 요청할 경우에는 다음 각 호의 서류(전자문서를 포함한다. 이하 이 조에서 같다)를 갖추어 의료인, 의료기관의 장 및 의료기관 종사자에게 제출해야 한다. <개정 2021. 6. 30.>

1. 기록 열람이나 사본 발급을 요청하는 자의 신분증 사본
2. 가족관계증명서, 주민등록표 등본 등 친족관계임을 확인할 수 있는 서류. 다만, 환자의 형제·자매가 요청하는 경우에는 환자의 배우자 및 직계존속·비속, 배우자의 직계 존속이 모두 없음을 증명하는 자료를 함께 제출하여야 한다.
3. 환자가 자필 서명한 별지 제9호의2서식의 동의서. 다만, 환자가 만 14세 미만의 미성년자인 경우에는 제외한다.
4. 삭제 <2021. 6. 30.>

② 법 제21조제3항제2호에 따라 환자가 지정하는 대리인이 환자에 관한 기록의 열람이나 그 사본의 발급을 요청할 경우에는 다음 각 호의 서류를 갖추어 의료인, 의료기관의 장 및 의료기관 종사자에게 제출하여야 한다. <개정 2020.2.28.>

1. 기록열람이나 사본발급을 요청하는 자의 신분증 사본
2. 환자가 자필 서명한 별지 제9호의2서식의 동의서 및 별지 제9호의3서식의 위임장. 이 경우 환자가 만 14세 미만의 미성년자인 경우에는 환자의 법정대리인이 작성하여야 하며, 가족관계증명서 등 법정대리인임을 확인할 수 있는 서류를 첨부하여야 한다.
3. 환자의 신분증 사본. 다만, 「주민등록법」 제24조제1항에 따른 주민등록증이 발급되지 않은 만 17세 미만의 환자는 제외한다.

③ 법 제21조제3항제3호에 따라 환자의 동의를 받을 수 없는 상황에서 환자의 친족이 환자에 관한 기록의 열람이나 그 사본 발급을 요청할 경우에는 별표 2의2에서 정하는 바에 따라 서류를 갖추어 의료인, 의료기관의 장 및 의료기관 종사자에게 제출하여야 한다. <개정 2018.9.27.>

④ 의료인, 의료기관의 장 및 의료기관 종사자는 환자가 본인에 관한 기록의 열람이나 그 사본의 발급을 요청하는 경우에는 환자 본인임을 확인해야 한다. <개정 2020.2.28.>

⑤ 제1항 및 제3항에 따라 친족이 환자에 관한 기록의 열람이나 그 사본의 발급을 요청하는 경우 그 요청자는 신분증 사본의 제출을 갈음하여 다음 각 호의 어느 하나에 해당하는 방법으로 본인 확인 절차를 거칠 수 있다. <개정 2020.2.28.>

1. 휴대전화를 통한 본인인증 등 「정보통신망 이용촉진 및 정보보호 등에 관한 법률」 제23조의3

에 따른 본인확인기관에서 제공하는 본인확인의 방법
2. 「전자서명법」 제2조제3호에 따른 공인전자서명 또는 같은 법 제2조제8호에 따른 공인인증서를 통한 본인확인의 방법
3. 「정보통신망 이용촉진 및 정보보호 등에 관한 법률 시행령」 제9조의2제1항제1호에 따른 바이오정보를 통한 본인확인의 방법

[본조신설 2010.1.29.] [제13조의2에서 이동 <2016.12.29.>]

【핵심요약】

1. 기록의 열람 등에 대한 환자의 권리

1) 환자는 의료인, 의료기관의 장 및 의료기관 종사자에게 본인에 관한 기록(추가기재 · 수정된 경우 추가기재 · 수정된 기록 및 추가기재 · 수정 전의 원본을 모두 포함)의 전부 또는 일부에 대하여 열람 또는 그 사본의 발급 등 내용의 확인을 요청할 수 있음

2) 이 경우 의료인, 의료기관의 장 및 의료기관 종사자는 정당한 사유가 없으면 이를 거부하여서는 아니 됨

2. 환자기록 열람 금지

- 의료인, 의료기관의 장 및 의료기관 종사자는 환자가 아닌 다른 사람에게 환자에 관한 기록을 열람하게 하거나 그 사본을 내주는 등 내용을 확인할 수 있게 하여서는 아니 됨

3. 환지 외 환자기록의 열람 및 사본 교부

1) 열람 및 교부의무자 : 의료인, 의료기관의 장 및 의료기관 종사자

2) 사유 : 다음의 어느 하나에 해당하면 그 기록을 열람하게 하거나 그 사본을 교부하는 등 그 내용을 확인할 수 있게 하여야 함(다만, 의사 · 치과의사 또는 한의사가 환자의 진료를 위하여 불가피하다고 인정한 경우에는 그러하지 아니함)

(1) 환자의 배우자, 직계 존속 · 비속, 형제 · 자매(환자의 배우자 및 직계 존속 · 비속, 배우자의 직계존속이 모두 없는 경우에 한정) 또는 배우자의 직계 존속이 환자 본인의 동의서와 친족관계임을 나타내는 증명서 등을 첨부하는 등 보건복지부령으로 정하는 요건을 갖추어 요청한 경우

(2) 환자가 지정하는 대리인이 환자 본인의 동의서와 대리권이 있음을 증명하는 서류를 첨부하는 등 보건복지부령으로 정하는 요건을 갖추어 요청한 경우

(3) 환자가 사망하거나 의식이 없는 등 환자의 동의를 받을 수 없어 환자의 배우자, 직계존속 · 비속, 형제 · 자매(환자의 배우자 및 직계 존속 · 비속, 배우자의 직계존속이 모두 없는 경우에 한정) 또는 배우자의 직계 존속이 친족관계임을 나타내는 증명서 등을 첨부하는 등 보건복지부령으로 정하는 요건을 갖추어 요청한 경우

(4) 「국민건강보험법」에 따라 급여비용 심사 · 지급 · 대상여부 확인 · 사후관리 및 요양급여의 적정성 평가 · 가감지급 등을 위하여 국민건강보험공단 또는 건강보험심사평가원에 제공하는 경우

(5) 「의료급여법」에 따라 의료급여 수급권자 확인, 급여비용의 심사 · 지급, 사후관리 등 의료급여 업무를 위하여 보장기관(시 · 군 · 구), 국민건강보험공단, 건강보험심사평가원에 제공하는 경우

(6) 「형사소송법」에 따른 경우 (6)-2 「군사법원법」에 따른 경우

(7) 「민사소송법」에 따라 문서제출을 명한 경우

(8) 「산업재해보상보험법」에 따라 근로복지공단이 보험급여를 받는 근로자를 진료한 산재보험 의료기관(의사 포함)에 대하여 그 근로자의 진료에 관한 보고 또는 서류 등 제출을 요구하거나 조사하는 경우

(9) 「자동차손해배상 보장법」에 따라 의료기관으로부터 자동차보험진료수가를 청구받은 보험회사 등이 그 의료기관에 대하여 관계 진료기록의 열람을 청구한 경우

(10) 「병역법」에 따라 지방병무청장이 병역판정검사와 관련하여 질병 또는 심신장애의 확인을 위하여 필요하다고 인정하여 의료기관의 장에게 병역판정검사대상자의 진료기록 · 치료 관련 기록의 제출을 요구한 경우

(11) 「학교안전사고 예방 및 보상에 관한 법률」에 따라 공제회가 공제급여의 지급 여부를 결정하기 위하여 필요하다고 인정하여 「국민건강보험법」 제42조에 따른 요양기관에 대하여 관계 진료기록의 열람 또는 필요한 자료의 제출을 요청하는 경우

(12) 「고엽제후유의증 등 환자지원 및 단체설립에 관한 법률」에 따라 의료기관의 장이 진료기록 및 임상소견서를 보훈병원장에게 보내는 경우

(13) 「의료사고 피해구제 및 의료분쟁 조정 등에 관한 법률」에 따른 경우

(14) 「국민연금법」 제123조에 따라 국민연금공단이 부양가족연금, 장애연금 및 유족연금 급여의 지급심사와 관련하여 가입자 또는 가입자였던 사람을 진료한 의료기관에 해당 진료에 관한 사항의 열람 또는 사본 교부를 요청하는 경우

(14)-2. 다음 각 목의 어느 하나에 따라 공무원 또는 공무원이었던 사람을 진료한 의료기관에 해당 진료에 관한 사항의 열람 또는 사본 교부를 요청하는 경우

① 「공무원연금법」 제92조에 따라 인사혁신처장이 퇴직유족급여 및 비공무상장해급여와 관련하여 요청하는 경우

② 「공무원연금법」 제93조에 따라 공무원연금공단이 퇴직유족급여 및 비공무

상 장해급여와 관련하여 요청하는 경우

③「공무원 재해보상법」 제57조 및 제58조에 따라 인사혁신처장(같은 법 제61조에 따라 업무를 위탁받은 자를 포함한다)이 요양급여, 재활급여, 장해급여, 간병급여 및 재해유족급여와 관련하여 요청하는 경우

(14)-3.「사립학교교직원 연금법」 제19조제4항제4호의2에 따라 사립학교교직원 연금공단이 요양급여, 장해급여 및 재해유족급여의 지급심사와 관련하여 교직원 또는 교직원이었던 자를 진료한 의료기관에 해당 진료에 관한 사항의 열람 또는 사본 교부를 요청하는 경우

(14)-4. 다음 각 목의 어느 하나에 따라 군인 또는 군인이었던 사람을 진료한 의료기관에 해당 진료에 관한 사항의 열람 또는 사본 교부를 요청하는 경우

①「군인연금법」 제54조제2항에 따라 국방부장관이 퇴직유족급여와 관련하여 요청하는 경우

②「군인 재해보상법」 제52조제2항에 따라 국방부장관(같은 법 제54조에 따라 권한을 위임받거나 업무를 위탁받은 자를 포함한다)이 공무상요양비, 장해급여 및 재해유족급여와 관련하여 요청하는 경우

(15)「장애인복지법」에 따라 대통령령으로 정하는 공공기관의 장이 장애 정도에 관한 심사와 관련하여 장애인 등록을 신청한 사람 및 장애인으로 등록한 사람을 진료한 의료기관에 해당 진료에 관한 사항의 열람 또는 사본 교부를 요청하는 경우

※ 대통령령으로 정하는 공공기관 : 국민연금공단

(16)「감염병의 예방 및 관리에 관한 법률」에 따라 보건복지부장관, 질병관리본부장, 시·도지사 또는 시장·군수·구청장이 감염병의 역학조사 및 예방접종에 관한 역학조사를 위하여 필요하다고 인정하여 의료기관의 장에게 감염병환자 등의 진료기록 및 예방접종을 받은 사람의 예방접종 후 이상반응에 관한 진료기록의 제출을 요청하는 경우

(17)「국가유공자 등 예우 및 지원에 관한 법률」에 따라 보훈심사위원회가 보훈심사와 관련하여 보훈심사대상자를 진료한 의료기관에 해당 진료에 관한 사항의 열람 또는 사본 교부를 요청하는 경우

(18)「한국보훈복지의료공단법」 제24조의2에 따라 한국보훈복지의료공단이 같은 법 제6조제1호에 따른 국가유공자등에 대한 진료기록등의 제공을 요청하는 경우

(19)「군인사법」 제54조의6에 따라 중앙전공사상심사위원회 또는 보통전공사상심사위원회가 전공사상 심사와 관련하여 전사자등을 진료한 의료기관에 대하여 해당

진료에 관한 사항의 열람 또는 사본 교부를 요청하는 경우

3) 진료기록을 근거로 한 사실 확인

(1) 사유 : 진료기록을 보관하고 있는 의료기관이나 진료기록이 이관된 보건소에 근무하는 의사·치과의사 또는 한의사는 자신이 직접 진료하지 아니한 환자의 과거 진료 내용의 확인 요청을 받은 경우

(2) 조치 : 진료기록을 근거로 하여 사실을 확인하여 줄 수 있음

4) 기록의 내용을 확인하게 할 때 조치 : 의료인, 의료기관의 장 및 의료기관 종사자는 「전자서명법」에 따른 전자서명이 기재된 전자문서를 제공하는 방법으로 환자 또는 환자가 아닌 다른 사람에게 기록의 내용을 확인하게 할 수 있음

(1) 휴대전화를 통한 본인인증 등 「정보통신망 이용촉진 및 정보보호 등에 관한 법률」 제23조의3에 따른 본인확인기관에서 제공하는 본인확인의 방법

(2) 「전자서명법」 제2조제3호에 따른 공인전자서명 또는 같은 법 제2조제8호에 따른 공인인증서를 통한 본인확인의 방법

(3) 「정보통신망 이용촉진 및 정보보호 등에 관한 법률 시행령」 제9조의2제1항제1호에 따른 바이오정보를 통한 본인확인의 방법

4. 환자에 관한 기록의 열람이나 사본 발급의 요건

1) 환자의 친족이 요청한 경우

(1) 기록 열람이나 사본 발급을 요청하는 자의 신분증 사본

(2) 가족관계증명서, 주민등록표 등본 등 친족관계임을 확인할 수 있는 서류(다만, 환자의 형제·자매가 요청하는 경우에는 환자의 배우자 및 직계존속·비속, 배우자의 직계 존속이 모두 없음을 증명하는 자료를 함께 제출하여야 함)

※ 친족 : 환자의 배우자, 직계 존속·비속, 형제·자매(환자의 배우자 및 직계 존속·비속, 배우자의 직계존속이 모두 없는 경우에 한정) 또는 배우자의 직계 존속

(3) 환자가 자필서명한 동의서(다만, 환자가 만 14세 미만의 미성년자인 경우에는 제외)

2) 환자가 지정하는 대리인이 요청할 경우

(1) 기록열람이나 사본발급을 요청하는 자의 신분증 사본

(2) 환자가 자필 서명한 동의서 및 위임장(이 경우 환자가 만 14세 미만의 미성년자인 경우에는 환자의 법정대리인이 작성하여야 하며, 가족관계증명서 등 법정대리인임을 확인할 수 있는 서류를 첨부하여야 함)

(3) 환자의 신분증 사본(다만, 「주민등록법」에 따른 주민등록증이 발급되지 않은 만 17세 미만의 환자는 제외)

3) 환자의 동의를 받을 수 없는 상황에서 환자의 친족이 요청할 경우 : 서류를 갖추어 의료인, 의료기관의 장 및 의료기관 종사자에게 제출하여야 함

※ 규칙 [별표 2의2] 환자의 동의를 받을 수 없는 경우 기록 열람·사본 발급 요청 시 구비 서류

구분	구비서류
사망한 경우	1. 요청한자의 신분증 2. 가족관계증명서, 주민등록표 등본 등 친족관계를 확인할 수 있는 서류
의식불명 또는 의식불명은 아니지만 중증의 질환·부상으로 자필서명을 할 수 없는 경우	1. 요청한자의 신분증 2. 가족관계증명서, 주민등록표 등본 등 친족관계를 확인할 수 있는 서류 3. 의식불명 또는 자필서명을 할 수 없음을 확인할 수 있는 진단서
행방불명인 경우	1. 요청한자의 신분증 2. 가족관계증명서, 주민등록표 등본 등 친족관계를 확인할 수 있는 서류 3. 주민등록표 등본 및 법원의 실종선고 결정문 사본 등
의사 무능력자인 경우	1. 요청한자의 신분증 2. 가족관계증명서, 주민등록표 등본 등 친족관계를 확인할 수 있는 서류 3. 금지산 선고 결정문 사본 또는 의사무능력자임을 증명하는 정신과 전문의의 진단서
※ 위 표의 규정에 불구하고 형제·자매의 요청하는 경우 : 환자의 배우자 및 직계존·비속, 배우자의 직계존속이 모두 없음을 증명하는 자료를 함께 제출	

4) 환자가 본인이 원하는 경우 : 의료인, 의료기관의 장 및 의료기관 종사자는 환자가 본인에 관한 기록의 열람이나 그 사본발급을 요청하는 경우 요청인이 환자 본인임을 확인해야 함

5) 제1항 및 제3항에 따라 친족이 환자에 관한 기록의 열람이나 그 사본의 발급을 요청하는 경우 : 요청자는 신분증 사본의 제출을 갈음

다음 각 호의 어느 하나에 해당하는 방법으로 본인확인 절차를 거칠 수 있다.

① 휴대전화를 통한 본인인증 등 본인확인기관에서 제공하는 본인확인의 방법

② 공인전자서명 또는 공인인증서를 통한 본인확인의 방법

③ 바이오정보를 통한 본인확인의 방법

【예상문제】

1. 환자가 아닌 다른 사람이 환자에 관한 기록을 열람할 수 있는 경우가 아닌 것은?

① 환자의 배우자 및 직계 존속 · 비속, 배우자의 직계존속이 있는 형제·자매
② 의료급여 수급권자 확인 등 의료급여 업무를 위하여 보장기관, 국민건강보험공단, 건강보험심사평가원에 제공하는 경우
③ 「민사소송법」에 따라 문서제출을 명한 경우
④ 근로복지공단이 보험급여를 받은 근로자를 진료한 산재보험 의료기관에 대하여 근로자의 진료에 관한 보고 또는 서류 등 제출을 요구한 경우
⑤ 의료기관으로부터 자동차보험진료수가를 청구받은 보험회사 등이 의료기관에 대하여 관계 진료기록의 열람을 청구한 경우

[답] ①

제21조의2(진료기록의 송부 등) ① 의료인 또는 의료기관의 장은 다른 의료인 또는 의료기관의 장으로부터 제22조 또는 제23조에 따른 진료기록의 내용 확인이나 진료기록의 사본 및 환자의 진료경과에 대한 소견 등을 송부 또는 전송할 것을 요청받은 경우 해당 환자나 환자 보호자의 동의를 받아 그 요청에 응하여야 한다. 다만, 해당 환자의 의식이 없거나 응급환자인 경우 또는 환자의 보호자가 없어 동의를 받을 수 없는 경우에는 환자나 환자 보호자의 동의 없이 송부 또는 전송할 수 있다.
② 의료인 또는 의료기관의 장이 응급환자를 다른 의료기관에 이송하는 경우에는 지체 없이 내원 당시 작성된 진료기록의 사본 등을 이송하여야 한다.
③ 보건복지부장관은 제1항 및 제2항에 따른 진료기록의 사본 및 진료경과에 대한 소견 등의 전송 업무를 지원하기 위하여 전자정보시스템(이하 이 조에서 "진료기록전송지원시스템"이라 한다)을 구축 · 운영할 수 있다.
④ 보건복지부장관은 진료기록전송지원시스템의 구축 · 운영을 대통령령으로 정하는 바에 따라 관계 전문기관에 위탁할 수 있다. 이 경우 보건복지부장관은 그 소요 비용의 전부 또는 일부를 지원할 수 있다.
⑤ 제4항에 따라 업무를 위탁받은 전문기관은 다음 각 호의 사항을 준수하여야 한다.
1. 진료기록전송지원시스템이 보유한 정보의 누출, 변조, 훼손 등을 방지하기 위하여 접근 권한자의 지정, 방화벽의 설치, 암호화 소프트웨어의 활용, 접속기록 보관 등 대통령령으로 정하는 바에 따라 안전성 확보에 필요한 기술적 · 관리적 조치를 할 것
2. 진료기록전송지원시스템 운영 업무를 다른 기관에 재위탁하지 아니할 것
3. 진료기록전송지원시스템이 보유한 정보를 제3자에게 임의로 제공하거나 유출하지 아니할 것

⑥ 보건복지부장관은 의료인 또는 의료기관의 장에게 보건복지부령으로 정하는 바에 따라 제1항 본문에 따른 환자나 환자 보호자의 동의에 관한 자료 등 진료기록전송지원시스템의 구축·운영에 필요한 자료의 제출을 요구하고 제출받은 목적의 범위에서 보유·이용할 수 있다. 이 경우 자료 제출을 요구받은 자는 정당한 사유가 없으면 이에 따라야 한다.

⑦ 그 밖에 진료기록전송지원시스템의 구축·운영 등에 필요한 사항은 보건복지부령으로 정한다.

⑧ 누구든지 정당한 사유 없이 진료기록전송지원시스템에 저장된 정보를 누출·변조 또는 훼손하여서는 아니 된다.

⑨ 진료기록전송지원시스템의 구축·운영에 관하여 이 법에서 규정된 것을 제외하고는 「개인정보 보호법」에 따른다. [본조신설 2016.12.20.]

[시행령] **제10조의5(진료기록전송지원시스템 구축·운영 업무의 위탁)** ① 보건복지부장관은 법 제21조의2제4항 전단에 따라 같은 조 제3항에 따른 진료기록전송지원시스템(이하 "진료기록전송지원시스템"이라 한다)의 구축·운영에 관한 업무를 다음 각 호의 전문기관에 위탁할 수 있다.

1. 「공공기관의 운영에 관한 법률」 제4조에 따른 공공기관 중 그 설립목적이 보건의료 또는 사회보장과 관련되는 공공기관
2. 위탁 업무 수행에 필요한 조직·인력 및 전문성 등을 고려하여 보건복지부장관이 정하여 고시하는 전문기관

② 보건복지부장관은 법 제21조의2제4항 전단에 따라 진료기록전송지원시스템의 구축·운영업무를 위탁하려는 경우에는 그 위탁 기준·절차 및 방법 등에 관한 사항을 미리 공고하여야 한다.

③ 보건복지부장관은 법 제21조의2제4항 전단에 따라 진료기록전송지원시스템의 구축·운영 업무를 위탁한 경우에는 그 위탁 내용 및 수탁자 등에 관한 사항을 관보에 고시하고, 보건복지부의 인터넷 홈페이지에 게재하여야 한다.

④ 법 제21조의2제4항 전단에 따라 진료기록전송지원시스템의 구축·운영 업무를 위탁받은 전문기관은 사업운영계획, 사업집행현황, 자금운용계획 및 자금집행내역 등에 관한 사항을 보건복지부장관에게 보고하여야 한다.

⑤ 제2항부터 제4항까지의 규정에 따른 위탁 기준 등의 공고, 위탁 내용 등의 고시 또는 위탁 업무의 보고 등에 필요한 세부 사항은 보건복지부장관이 정하여 고시한다.

[본조신설 2017.6.20.] [제10조의3에서 이동, 종전 제10조4는 제10조5로 이동 <2020.2.25.>]

[시행령] **제10조의6(진료기록전송지원시스템 보유 정보의 안전성 확보 조치)** ① 법 제21조의2제4항 전단에 따라 진료기록전송지원시스템의 구축·운영 업무를 위탁받은 전문기관은 법 제21조의2제5항제1호에 따라 진료기록전송지원시스템이 보유한 정보의 안전성 확보를 위하여 다음 각 호의 조치를 하여야 한다.

1. 진료기록전송지원시스템이 보유한 정보의 안전성 확보를 위한 관리계획의 수립·시행
2. 진료기록전송지원시스템이 보유한 정보에 대한 접근 통제 및 접근 권한의 제한

3. 진료기록전송지원시스템에의 불법 접근을 차단하기 위한 방화벽 · 침입차단시스템 및 침입탐지 시스템의 설치 · 운영
4. 진료기록전송지원시스템이 보유한 정보를 안전하게 저장 · 전송할 수 있는 암호화 기술 등의 개발 · 관리
5. 진료기록전송지원시스템이 보유한 정보에 대한 보안프로그램의 설치 · 갱신
6. 진료기록전송지원시스템에 대한 접속기록의 보관 · 관리
7. 진료기록전송지원시스템이 보유한 정보에 대한 위 · 변조 방지 프로그램 등의 설치 · 갱신
8. 진료기록전송지원시스템과 연결되어 운영되는 다른 정보시스템에 대한 보안체제의 마련 · 실시
9. 그 밖에 제1호부터 제8호까지의 규정에 준하는 조치로서 진료기록전송지원시스템의 보유 정보에 대한 안전성 확보를 위하여 보건복지부장관이 특히 필요하다고 인정하는 조치

② 제1항에 따른 진료기록전송지원시스템 보유 정보의 안전성 확보 조치에 필요한 세부 사항은 보건복지부장관이 정하여 고시한다.
[본조신설 2017.6.20.] [제10조의4에서 이동, 종전 제10조5는 제10조5로 이동 <2020.2.25.>]

[시행규칙] **제13조의4(진료기록전송지원시스템의 구축 · 운영)** ① 보건복지부장관은 법 제21조의2제3항에 따른 진료기록전송지원시스템(이하 "진료기록전송지원시스템"이라 한다)의 효율적 운영을 위하여 필요하다고 인정하는 경우에는 다음 각 호의 조치를 할 수 있다.
1. 진료기록전송지원시스템과 연결되어 있는 다른 정보시스템과의 호환성 및 보안성에 대한 점검 · 관리
2. 진료기록전송지원시스템의 평가 및 개선에 관한 기준의 수립 · 시행
3. 진료기록전송지원시스템에 관한 이용매뉴얼의 작성 · 배포
4. 그 밖에 제1호부터 제3호까지의 조치에 준하는 것으로서 진료기록전송지원시스템의 효율적 운영에 특히 필요하다고 보건복지부장관이 인정하는 조치

② 보건복지부장관은 법 제21조의2제6항 전단에 따라 의료인 또는 의료기관의 장에게 자료제출을 요구하는 경우에는 제출자료의 범위, 이용목적, 이용범위 및 제출방법 등이 포함된 서면(전자문서를 포함한다)으로 하여야 한다. [본조신설 2017.6.21.]

【핵심요약】

1. 진료기록의 송부

1) 송부 의무자 : 의료인 또는 의료기관의 장
2) 사유 : 다른 의료인 또는 의료기관의 장으로부터 진료기록부 등 또는 전자의무기록의 진료기록의 내용 확인이나 진료기록의 사본 및 환자의 진료경과에 대한 소견 등을 송부 또는 전송할 것을 요청받은 경우
3) 조치

(1) 해당 환자나 환자 보호자의 동의를 받아 그 요청에 응하여야 함

(2) 다만, 해당 환자의 의식이 없거나 응급환자인 경우 또는 환자의 보호자가 없어 동의를 받을 수 없는 경우에는 환자나 환자 보호자의 동의 없이 송부 또는 전송할 수 있음

2. 응급환자 진료기록 사본 등의 이송

1) 이송 의무자 : 의료인 또는 의료기관의 장

2) 사유 : 응급환자를 다른 의료기관에 이송하는 경우

3) 조치 : 지체 없이 내원 당시 작성된 진료기록의 사본 등을 이송하여야 함

3. 진료기록전송지원시스템의 구축 · 운영

1) 구축 및 운영자 : 보건복지부장관

2) 사유 : 진료기록의 사본 및 진료경과에 대한 소견 등의 전송 업무를 지원하기 위하여 전자정보시스템을 구축 · 운영할 수 있음

3) 효율적 운영을 위한 조치 : 보건복지부장관은 진료기록전송지원시스템의 효율적 운영을 위하여 필요하다고 인정하는 경우에는 다음의 조치를 할 수 있음

(1) 진료기록전송지원시스템과 연결되어 있는 다른 정보시스템과의 호환성 및 보안성에 대한 점검 · 관리

(2) 진료기록전송지원시스템이 평가 및 개선에 관한 기준의 수립 · 시행

(3) 진료기록전송지원시스템에 관한 이용매뉴얼의 작성 · 배포

(4) 그 밖에 (1)~(3)의 조치에 준하는 것으로서 진료기록전송지원시스템의 효율적 운영에 특히 필요하다고 보건복지부장관이 인정하는 조치

4. 진료기록전송지원시스템의 구축 · 운영의 위탁

1) 위탁할 수 있는 자 : 보건복지부장관

2) 조치 : 대통령령으로 정하는 바에 따라 관계 전문기관에 위탁할 수 있음

※ 이 경우 보건복지부장관은 그 소요 비용의 전부 또는 일부를 지원할 수 있음

3) 위탁 전문기관

(1) 공공기관 중 그 설립목적이 보건의료 또는 사회보장과 관련되는 공공기관

(2) 위탁 업무 수행에 필요한 조직 · 인력 및 전문성 등을 고려하여 보건복지부장관이 정하여 고시하는 전문기관

4) 위탁에 대한 공고 : 보건복지부장관은 진료기록전송지원시스템의 구축 · 운영업무를 위탁하려는 경우에는 그 위탁 기준 · 절차 및 방법 등에 관한 사항을 미리 공고하여야 함

5) 고시 및 게재 : 보건복지부장관은 진료기록전송지원시스템의 구축 · 운영 업무를 위탁한 경우에는 그 위탁 내용 및 수탁자 등에 관한 사항을 관보에 고시하고, 보건복지부의 인터넷 홈페이지에 게재하여야 함
6) 보고 : 진료기록전송지원시스템의 구축 · 운영 업무를 위탁받은 전문기관은 사업운영계획, 사업집행현황, 자금운용계획 및 자금집행내역 등에 관한 사항을 보건복지부장관에게 보고하여야 함
7) 보건복지부장관이 정하여 고시하는 사항 : 위탁 기준 등의 공고, 위탁 내용 등의 고시 또는 위탁 업무의 보고 등에 필요한 세부 사항
8) 업무를 위탁받은 전문기관의 준수 사항
  (1) 진료기록전송지원시스템이 보유한 정보의 누출, 변조, 훼손 등을 방지하기 위하여 접근 권한자의 지정, 방화벽의 설치, 암호화 소프트웨어의 활용, 접속기록 보관 등 대통령령으로 정하는 바에 따라 안전성 확보에 필요한 기술적 · 관리적 조치를 할 것
  (2) 진료기록전송지원시스템 운영 업무를 다른 기관에 재위탁하지 아니할 것
  (3) 진료기록전송지원시스템이 보유한 정보를 제3자에게 임의로 제공하거나 유출하지 아니할 것
9) 보유 정보의 안전성 확보 조치 : 진료기록전송지원시스템의 구축 · 운영 업무를 위탁받은 전문기관은 진료기록전송지원시스템이 보유한 정보의 안전성 확보를 위하여 다음의 조치를 하여야 함
  (1) 진료기록전송지원시스템이 보유한 정보의 안전성 확보를 위한 관리계획의 수립 · 시행
  (2) 진료기록전송지원시스템이 보유한 정보에 대한 접근 통제 및 접근 권한의 제한
  (3) 진료기록전송지원시스템에의 불법 접근을 차단하기 위한 방화벽 · 침입차단시스템 및 침입탐지시스템의 설치 · 운영
  (4) 진료기록전송지원시스템이 보유한 정보를 안전하게 저장 · 전송할 수 있는 암호화 기술 등의 개발 · 관리
  (5) 진료기록전송지원시스템이 보유한 정보에 대한 보안프로그램의 설치 · 갱신
  (6) 진료기록전송지원시스템에 대한 접속기록의 보관 · 관리
  (7) 진료기록전송지원시스템이 보유한 정보에 대한 위 · 변조 방지 프로그램 등의 설치 · 갱신
  (8) 진료기록전송지원시스템과 연결되어 운영되는 다른 정보시스템에 대한 보안체제의 마련 · 실시
  (9) 그 밖에 (1)~(8)의 규정에 준하는 조치로서 진료기록전송지원시스템의 보유 정보

에 대한 안전성 확보를 위하여 보건복지부장관이 특히 필요하다고 인정하는 조치

10) 보건복지부장관이 정하여 고시하는 사항 : 진료기록전송지원시스템 보유 정보의 안전성 확보 조치에 필요한 세부 사항

5. 자료의 제출 요구

1) 요구권자 : 보건복지부장관

2) 내용

(1) 의료인 또는 의료기관의 장에게 보건복지부령으로 정하는 바에 따라 환자나 환자 보호자의 동의에 관한 자료 등 진료기록전송지원시스템의 구축 · 운영에 필요한 자료의 제출을 요구하고 제출받은 목적의 범위에서 보유 · 이용할 수 있음

※ 이 경우 자료 제출을 요구받은 자는 정당한 사유가 없으면 이에 따라야 함

(2) 보건복지부장관은 의료인 또는 의료기관의 장에게 자료제출을 요구하는 경우에는 제출자료의 범위, 이용목적, 이용범위 및 제출방법 등이 포함된 서면(전자문서 포함)으로 하여야 함

6. 진료기록전송지원시스템에 대한 보안

1) 누구든지 정당한 사유 없이 진료기록전송지원시스템에 저장된 정보를 누출 · 변조 또는 훼손하여서는 아니 됨

2) 진료기록전송지원시스템의 구축 · 운영에 관하여 이 법에서 규정된 것을 제외하고는 「개인정보 보호법」에 따름

7. 보건복지부령으로 정하는 사항

- 진료기록전송지원시스템의 구축 · 운영 등에 필요한 사항

【예상문제】

1. 다음은 의료인 또는 의료기관의 장이 조치하여야 하는 진료기록부의 송부에 대한 설명이다. 올바른 것은?

① 다른 의료인 또는 의료기관의 장으로부터 진료기록의 내용 확인 요청을 받은 경우 지체 없이 그 요청에 응하여야 한다.

② 다른 의료인 또는 의료기관의 장으로부터 진료기록의 사본을 송부할 것을 요청받은 경우 그 요청에 응하여야 한다.

③ 의료인 또는 의료기관의 장이 응급환자를 다른 의료기관에 이송하는 경우에는 지체 없이 내원 당시 작성된 진료기록의 사본 등을 이송하여야 한다.

④ 다른 의료인 또는 의료기관의 장으로부터 환자의 진료경과에 대한 소견 등을 전송할 것을 요청받은 경우 반드시 그 요청에 응하여야 한다.

⑤ 의료인 또는 의료기관의 장이 응급환자를 다른 의료기관에 이송하는 경우에는 환자의 동의를 받아 내원 당시 작성된 진료기록의 사본 등을 이송할 수 있다.

[답] ③

2. 응급환자를 다른 의료기관에 이송하는 경우 의료인이 취해야할 조치는?
① 해당 환자의 동의를 받아 환자의 진료경과에 대한 소견 등을 송부한다.
② 환자 보호자의 동의를 받아 환자의 진료경과에 대한 소견 등을 송부한다.
③ 지체 없이 내원 당시 작성된 진료기록의 사본 등을 이송하여야 한다.
④ 의료인은 진료기록에 대한 송부 및 이송 의무가 없다.
⑤ 환자 보호자가 서류를 갖추어 요청할 경우 진료기록의 사본 등을 발급하여 이송한다.

[답] ③

3. 진료기록전송지원시스템의 구축·운영 업무를 위탁받은 전문기관이 진료기록전송지원시스템이 보유한 정보를 안전하게 저장·전송할 수 있기 위해 취해야 하는 조치는 무엇인가?
① 안전성 확보를 위한 관리계획의 수립·시행
② 접근 통제 및 접근 권한의 제한
③ 방화벽·침입차단시스템 및 침입탐지시스템의 설치·운영
④ 암호화 기술 등의 개발·관리
⑤ 보안프로그램의 설치·갱신

[답] ④

≫ 제2절 권리와 의무

제22조(진료기록부 등) ① 의료인은 각각 진료기록부, 조산기록부, 간호기록부, 그 밖의 진료에 관한 기록(이하 "진료기록부등"이라 한다)을 갖추어 두고 환자의 주된 증상, 진단 및 치료 내용 등 보건복지부령으로 정하는 의료행위에 관한 사항과 의견을 상세히 기록하고 서명하여야 한다. <개정 2013.4.5.>

② 의료인이나 의료기관 개설자는 진료기록부등[제23조제1항에 따른 전자의무기록(電子醫務記錄)을 포함하며, 추가기재·수정된 경우 추가기재·수정된 진료기록부등 및 추가기재·수정 전의 원본을 모두 포함한다. 이하 같다]을 보건복지부령으로 정하는 바에 따라 보존하여야 한다. <개정 2018.3.27.>

③ 의료인은 진료기록부등을 거짓으로 작성하거나 고의로 사실과 다르게 추가기재·수정하여서는 아니 된다. <신설 2011.4.7.>

④ 보건복지부장관은 의료인이 진료기록부등에 기록하는 질병명, 검사명, 약제명 등 의학용어와 진료기록부등의 서식 및 세부내용에 관한 표준을 마련하여 고시하고 의료인 또는 의료기관 개설자에게 그 준수를 권고할 수 있다. <신설 2019.8.27.>

[시행규칙] **제14조(진료기록부 등의 기재 사항)** ① 법 제22조제1항에 따라 진료기록부, 조산기록부 및 간호기록부에 기록해야 할 의료행위에 관한 사항과 의견은 다음 각 호와 같다. <개정 2023. 3. 2.>

1. 진료기록부
   가. 진료를 받은 사람의 주소·성명·연락처·주민등록번호 등 인적사항
   나. 주된 증상. 이 경우 의사가 필요하다고 인정하면 주된 증상과 관련한 병력(病歷)·가족력(家族歷)을 추가로 기록할 수 있다.
   다. 진단결과 또는 진단명
   라. 진료경과(외래환자는 재진환자로서 증상·상태, 치료내용이 변동되어 의사가 그 변동을 기록할 필요가 있다고 인정하는 환자만 해당한다)
   마. 치료 내용(주사·투약·처치 등)
   바. 진료 일시(日時)
2. 조산기록부
   가. 조산을 받은 자의 주소·성명·연락처·주민등록번호 등 인적사항
   나. 생·사산별(生·死産別) 분만 횟수
   다. 임신 후의 경과와 그에 대한 소견
   라. 임신 중 의사에 의한 건강진단의 유무(결핵·성병에 관한 검사를 포함한다)
   마. 분만 장소 및 분만 연월일시분(年月日時分)
   바. 분만의 경과 및 그 처치
   사. 산아(産兒) 수와 그 성별 및 생·사의 구별
   아. 산아와 태아부속물에 대한 소견
   자. 삭제 <2013.10.4.>
   차. 산후의 의사의 건강진단 유무
3. 간호기록부
   가. 간호를 받는 사람의 성명
   나. 체온·맥박·호흡·혈압에 관한 사항
   다. 투약에 관한 사항
   라. 섭취 및 배설물에 관한 사항
   마. 처치와 간호에 관한 사항
   바. 간호 일시(日時)

② 의료인은 진료기록부, 조산기록부, 간호기록부 및 그 밖의 진료에 관한 기록(법 제23조제1항에

따른 전자의무기록을 포함한다. 이하 "진료기록부등"이라 한다)을 한글로 기록하도록 노력해야 한다. <신설 2013. 10. 4., 2023. 3. 2.>

③ 삭제 <2019.10.24.>

[시행규칙] **제15조(진료기록부 등의 보존)** ① 의료인이나 의료기관 개설자는 법 제22조제2항에 따른 진료기록부등을 다음 각 호에 정하는 기간 동안 보존하여야 한다. 다만, 계속적인 진료를 위하여 필요한 경우에는 1회에 한정하여 다음 각 호에 정하는 기간의 범위에서 그 기간을 연장하여 보존할 수 있다. <개정 2016.12.29.>

1. 환자 명부: 5년
2. 진료기록부: 10년
3. 처방전: 2년
4. 수술기록: 10년
5. 검사내용 및 검사소견기록: 5년
6. 방사선사진(영상물을 포함한다) 및 그 소견서: 5년
7. 간호기록부: 5년
8. 조산기록부: 5년
9. 진단서 등의 부본(진단서·사망진단서 및 시체검안서 등을 따로 구분하여 보존할 것): 3년

② 제1항의 진료에 관한 기록은 마이크로필름이나 광디스크 등(이하 이 조에서 "필름"이라 한다)에 원본대로 수록하여 보존할 수 있다.

③ 제2항에 따른 방법으로 진료에 관한 기록을 보존하는 경우에는 필름촬영책임자가 필름의 표지에 촬영 일시와 본인의 성명을 적고, 서명 또는 날인하여야 한다. [제목개정 2016.10.6.]

【핵심요약】

1. 진료기록부 등의 기록 및 보존 의무

1) 기록의 의무

(1) 의료인은 진료기록부 등을 갖추어 두고 그 의료행위에 관한 사항과 의견을 상세히 기록하고 서명하여야 함

① 진료기록부 등 : 진료기록부, 조산기록부, 간호기록부, 그 밖에 진료에 관한 기록

② 기록 의료 행위 : 환자의 주된 증상, 진단 및 치료 내용 등 보건복지부령으로 정하는 사항

(2) 의료인은 진료기록부 등을 거짓으로 작성하거나 고의로 사실과 다르게 추가기재·수정하여서는 아니 됨

2) 보존의 의무

(1) 의료인이나 의료기관 개설자는 진료기록부 등을 보건복지부령으로 정하는 바에 따라 보존하여야 함

(2) 전자의무기록을 포함하며, 추가기재·수정된 경우 추가기재·수정된 진료기록부 등 및 추가기재·수정 전의 원본을 모두 포함

3) 진료기록부 등의 표준 고시 및 준수 권고

(1) 고시 및 권고권자 : 보건복지부장관

(2) 표준 고시 : 의료인이 진료기록부등에 기록하는 질병명, 검사명, 약제명 등 의학용어와 진료기록부등의 서식 및 세부내용에 관한 표준을 마련하여 고시

(3) 준수 권고 : 의료인 또는 의료기관 개설자에게 그 준수를 권고할 수 있음

2. 진료기록부 등의 기재 사항

1) 진료기록부

(1) 진료를 받은 사람의 주소 · 성명 · 연락처 · 주민등록번호 등 인적사항

(2) 주된 증상 : 의사가 필요하다고 인정하면 주된 증상과 관련한 병력 가족력을 추가로 기록할 수 있음

(3) 진단결과 또는 진단명

(4) 진료경과 : 외래환자는 재진환자로서 증상 · 상태, 치료내용이 변동되어 의사가 그 변동을 기록할 필요가 있다고 인정하는 환자만 해당

(5) 치료 내용(주사 · 투약 · 처치 등) (6) 진료 일시

2) 조산기록부

(1) 조산을 받은 자의 주소 · 성명 · 연락처 · 주민등록번호 등 인적사항

(2) 생 · 사산별 분만 횟수

(3) 임신 후의 경과와 그에 대한 소견

(4) 임신 중 의사에 의한 건강진단의 유무(결핵 · 성병에 관한 검사 포함)

(5) 분만 장소 및 분만 연월일시분

(6) 분만의 경과 및 그 처치

(7) 산아 수와 그 성별 및 생 · 사의 구별

(8) 산아와 태아부속물에 대한 소견

(9) 산후의 의사의 건강진단 유무

3) 간호기록부

(1) 간호를 받는 사람의 성명

(2) 체온 · 맥박 · 호흡 · 혈압에 관한 사항

(3) 투약에 관한 사항

(4) 섭취 및 배설물에 관한 사항

(5) 처치와 간호에 관한 사항

(6) 간호 일시

※ 의료인은 진료기록부, 조산기록부, 간호기록부 및 그 밖의 진료에 관한 기록(법 제23

조제1항에 따른 전자의무기록을 포함한다. 이하 “진료기록부등”이라 한다)을 한글로 기록하도록 노력해야 한다. <신설 2013. 10. 4., 2023. 3. 2.>

3. 진료기록부 등의 보존

- 의료인이나 의료기관 개설자는 진료기록부 등을 다음에 정해진 기간 동안 보존하여야 함
- 계속적인 진료를 위하여 필요한 경우에는 1회에 한정하여 위의 기간의 범위에서 그 기간을 연장하여 보존 가능

보존기간	종 류
2년	처방전
3년	진단서 등의 부본(진단서 · 사망진단서 및 시체검안서 등을 따로 구분하여 보존)
5년	① 환자 명부, 검사내용 및 검사소견기록, ② 방사선 사진(영상물을 포함) 및 그 소견서, ③ 간호기록부, ④ 조산기록부
10년	① 진료기록부, ② 수술기록

4. 진료기록부 등의 보존 형태

- 마이크로필름이나 광디스크 등에 원본대로 수록하여 보존 가능

※ 이 경우 필름촬영책임자가 필름의 표지에 촬영 일시와 본인의 성명을 적고, 서명 또는 날인

【예상문제】

1. 진료기록부 등의 법정 최소 보존 기간이 잘못된 것은?

① 방사선사진 및 그 소견서 - 5년 ② 환자 명부 - 10년
③ 진료기록부 - 10년 ④ 수술기록 - 10년
⑤ 간호기록부 - 5년

[답] ②

2. 진료기록부 등의 법정 보존 기간을 긴 것부터 짧은 순으로 배열한 것은?

① 처방전 - 수술기록 - 진단서부본 ② 수술기록 - 진단서부본 - 처방전
③ 수술기록 - 처방전 - 진단서부본 ④ 진단서부본 - 수술기록 - 처방전
⑤ 진단서부본 - 처방전 - 수술기록

[답] ②

3. 진료기록부에 기재하여야 하는 사항이 아닌 것은?

① 진료받는 자의 주소, 성명 ② 간호에 관한 사항

③ 주된 증상 ④ 치료 내용
⑤ 진료 일시

[답] ②

제23조(전자의무기록) ① 의료인이나 의료기관 개설자는 제22조의 규정에도 불구하고 진료기록부등을 「전자서명법」에 따른 전자서명이 기재된 전자문서(이하 "전자의무기록"이라 한다)로 작성·보관할 수 있다.

② 의료인이나 의료기관 개설자는 보건복지부령으로 정하는 바에 따라 전자의무기록을 안전하게 관리·보존하는 데에 필요한 시설과 장비를 갖추어야 한다. <개정 2010.1.18.>

③ 누구든지 정당한 사유 없이 전자의무기록에 저장된 개인정보를 탐지하거나 누출·변조 또는 훼손하여서는 아니 된다.

④ 의료인이나 의료기관 개설자는 전자의무기록에 추가기재·수정을 한 경우 보건복지부령으로 정하는 바에 따라 접속기록을 별도로 보관하여야 한다. <신설 2018.3.27.>

[시행규칙] **제16조(전자의무기록의 관리·보존에 필요한 시설과 장비 등)** ① 의료인이나 의료기관의 개설자는 법 제23조제2항에 따라 전자의무기록(電子醫務記錄)을 안전하게 관리·보존하기 위하여 다음 각 호의 시설과 장비를 갖추어야 한다. <개정 2020.2.28.>

1. 전자의무기록의 생성·저장과 전자서명을 검증할 수 있는 장비
2. 전자서명이 있은 후 전자의무기록의 변경 여부 확인 등 전자의무기록의 이력관리를 위하여 필요한 장비
3. 전자의무기록의 백업저장장비
4. 네트워크 보안에 관한 시설과 장비(제1호부터 제3호까지에 따른 장비가 유무선 인터넷과 연결된 경우에 한정한다)
5. 법 제23조의2제1항에 따른 전자의무기록시스템(이하"전자의무기록시스템"이라 한다.) 보안에 관한 시설과 장비
6. 전자의무기록 보존장소에 대한 다음 각 목의 어느 하나에 해당하는 물리적 접근 방지 시설과 장비
   가. 출입통제구역 등 통제 시설
   나. 잠금장치
7. 의료기관(법 제49조에 따라 부대사업을 하는 장소를 포함한다) 외의 장소에 제1호에 따른 전자의무기록의 저장장비 또는 제3호에 따른 백업저장장비를 설치하는 경우에는 다음 각 목의 시설과 장비
   가. 전자의무기록 시스템의 동작 여부와 상태를 실시간으로 점검할 수 있는 시설과 장비
   나. 전자의무기록 시스템에 장애가 발생한 경우 제1호 및 제2호에 따른 장비를 대체할 수 있는 예비 장비
   다. 폐쇄회로 텔레비전 등의 감시 장비

라. 재해예방시설

② 의료인이나 의료기관 개설자는 법 제23조제4항에 따라 전자의무기록에 추가기재·수정을 한 경우 제1항제2호에 따른 장비에 접속 기록을 별도로 보관하여야 한다. <신설 2018.9.27.>

③ 제1항 각 호에 따라 갖추어야 하는 시설과 장비 및 제2항에 따른 접속 기록 보관에 관한 구체적인 사항은 보건복지부장관이 정하여 고시한다. <개정 2018.9.27.>

[전문개정 2016.2.5.] [제목개정 2018.9.27.]

【핵심요약】

1. 전자의무기록

1) 의료인이나 의료기관 개설자는 진료기록부 등을 전자의무기록으로 작성·보관할 수 있음

2) 의료인이나 의료기관 개설자는 전자의무기록을 안전하게 관리·보존하는 데에 필요한 시설과 장비를 갖추어야 함

3) 누구든지 정당한 사유 없이 전자의무기록에 저장된 개인정보를 탐지하거나 누출·변조 또는 훼손하여서는 아니 됨

4) 의료인이나 의료기관 개설자는 전자의무기록에 추가기재·수정을 한 경우 보건복지부령으로 정하는 바에 따라 접속기록을 별도로 보관하여야 함

2. 전자의무기록의 관리·보존에 필요한 시설과 장비 등

1) 전자의무기록의 생성·저장과 전자서명을 검증할 수 있는 장비

2) 전자서명이 있은 후 전자의무기록의 변경 여부 확인 등 전자의무기록의 이력관리를 위하여 필요한 장비

3) 전자의무기록의 백업저장장비

4) 네트워크 보안에 관한 시설과 장비

※ 1)부터 3)까지에 따른 장비가 유무선 인터넷과 연결된 경우에 한정

5) 전자의무기록 시스템 보안에 관한 시설과 장비

6) 전자의무기록 보존장소에 대한 다음의 어느 하나에 해당하는 물리적 접근 방지 시설과 장비

(1) 출입통제구역 등 통제 시설

(2) 잠금장치

7) 의료기관(부대사업을 하는 장소 포함) 외의 장소에 1)에 따른 전자의무기록의 저장장비 또는 3)에 따른 백업저장장비를 설치하는 경우에는 다음의 시설과 장비

(1) 전자의무기록 시스템의 동작 여부와 상태를 실시간으로 점검할 수 있는 시설과

장비
(2) 전자의무기록 시스템에 장애가 발생한 경우 1) 및 2)에 따른 장비를 대체할 수 있는 예비 장비
(3) 폐쇄회로 텔레비전 등의 감시 장비
(4) 재해예방시설
※ 의료인이나 의료기관 개설자는 전자의무기록에 추가기재 · 수정을 한 경우 2)에 따른 장비에 접속 기록을 별도로 보관하여야 함
8) 보건복지부장관이 정하여 고시하는 사항 : 1)~7)에서 갖추어야 하는 시설과 장비 및 접속 기록 보관에 관한 구체적인 사항

【예상문제】

1. 전자의무기록의 관리 · 보존에 필요한 장비는?
① 방사선발생장치 ② 서버
③ 의료영상저장전송시스템 ④ 네트워크에 연결된 백업저장장비
⑤ 전자의무기록의 생성 · 저장과 전자서명을 검증 할 수 있는 장비

[답] ⑤

제23조의2(전자의무기록의 표준화 등) ① 보건복지부장관은 전자의무기록이 효율적이고 통일적으로 관리 · 활용될 수 있도록 기록의 작성, 관리 및 보존에 필요한 전산정보처리시스템(이하 이 조에서 "전자의무기록시스템"이라 한다), 시설, 장비 및 기록 서식 등에 관한 표준을 정하여 고시하고 전자의무기록시스템을 제조 · 공급하는 자, 의료인 또는 의료기관 개설자에게 그 준수를 권고할 수 있다.
② 보건복지부장관은 전자의무기록시스템이 제1항에 따른 표준, 전자의무기록시스템 간 호환성, 정보 보안 등 대통령령으로 정하는 인증 기준에 적합한 경우에는 인증을 할 수 있다.
③ 제2항에 따라 인증을 받은 자는 대통령령으로 정하는 바에 따라 인증의 내용을 표시할 수 있다. 이 경우 인증을 받지 아니한 자는 인증의 표시 또는 이와 유사한 표시를 하여서는 아니 된다.
④ 보건복지부장관은 다음 각 호의 어느 하나에 해당하는 경우에는 제2항에 따른 **인증을 취소할 수 있다**. 다만, **제1호에 해당하는 경우에는 인증을 취소하여야 한다**.
1. 거짓이나 그 밖의 부정한 방법으로 인증을 받은 경우

> 2. 제2항에 따른 인증 기준에 미달하게 된 경우
>
> ⑤ 보건복지부장관은 전자의무기록시스템의 기술 개발 및 활용을 촉진하기 위한 사업을 할 수 있다.
>
> ⑥ 제1항에 따른 표준의 대상, 제2항에 따른 인증의 방법·절차 등에 필요한 사항은 대통령령으로 정한다.
>
> [본조신설 2016.12.20.]
>
> [종전 제23조의2는 제23조의3으로 이동 <2016.12.20.>]

[시행령] **제10조의7(전자의무기록의 표준화)** 법 제23조의2제1항에 따라 보건복지부장관이 정하여 고시하는 표준의 대상은 다음 각 호와 같다. <개정 2020.2.25..>

1. 법 제23조제1항에 따른 전자의무기록(電子醫務記錄)(이하 "전자의무기록"이라 한다)의 서식·용어 및 내용 등에 관한 사항
2. 법 제23조제2항에 따라 전자의무기록의 안전한 관리·보존에 필요한 시설 및 장비에 관한 사항
3. 법 제23조의2제1항에 따른 전자의무기록시스템(이하 "전자의무기록시스템"이라 한다)의 구조·형태 및 기능 등에 관한 사항
4. 그 밖에 제1호부터 제3호까지의 규정에 준하는 대상으로서 전자의무기록의 효율적·통일적 관리·활용을 위하여 보건복지부장관이 특히 필요하다고 인정하는 대상

[본조신설2017.6.20.][제10조의5에서 이동, 종전 제10조의 6은 재10조의 7로 이동 <2020.2.25.>]

[시행령] **제10조의8(전자의무기록시스템의 인증)** ① 전자의무기록시스템의 인증 기준은 다음 각 호와 같다.

1. 법 제23조의2제1항에 따라 보건복지부장관이 정하여 고시하는 표준에 적합할 것
2. 전자의무기록시스템 간 전자적 전송에 필요한 호환성이 확보될 것
3. 전자의무기록시스템에 대한 **관리적·기술적·물리적 정보 보안이 확보**될 것
4. 그 밖에 제1호부터 제3호까지의 규정에 준하는 기준으로서 전자의무기록시스템의 기능·구조 및 형태 등을 고려하여 보건복지부장관이 특히 필요하다고 인정하는 기준

② 법 제23조의2제2항에 따라 전자의무기록시스템의 인증을 받으려는 자는 전자의무기록시스템 인증 신청서(전자문서로 된 신청서를 포함한다)에 다음 각 호의 서류(전자문서로 된 서류를 포함한다)를 첨부하여 보건복지부장관에게 제출하여야 한다.

1. 제1항에 따른 인증 기준에 적합함을 증명하는 서류
2. 전자의무기록시스템 설계서
3. 전자의무기록시스템 설명서 및 성능진단 결과서
4. 그 밖에 제1호부터 제3호까지의 규정에 준하는 서류로서 전자의무기록시스템의 인증을 위하여 보건복지부장관이 특히 필요하다고 인정하여 고시하는 서류

③ 보건복지부장관은 제2항에 따른 인증 신청의 전문적 검토를 위하여 필요하다고 인정하는 경우에는 보건의료 또는 정보통신 관련 기관·법인·단체 또는 전문가 등에게 자료 또는 의견의 제출을

요청할 수 있다.

④ 보건복지부장관은 제2항에 따른 인증 신청에 대하여 그 인증 여부를 결정한 경우에는 신청인에게 서면으로 그 결과를 알려야 한다.

⑤ 보건복지부장관은 법 제23조의2제2항에 따라 전자의무기록시스템의 인증을 한 경우에는 신청인에게 인증서를 발급하고, 그 인증 내용을 보건복지부의 인터넷 홈페이지 등에 게재하여야 한다.

⑥ 제1항부터 제5항까지에서 규정한 사항 외에 전자의무기록시스템의 인증 기준, 인증 절차, 인증 방법 및 변경 인증 등에 필요한 세부 사항은 보건복지부장관이 정하여 고시한다.

[본조신설2017.6.20.][제10조의6에서 이동, 종전 제10조의 7은 재10조의 7로 이동 <2020.2.25.>]

[시행령] **제10조의9(전자의무기록시스템의 인증 표시)** ① 법 제23조의2제2항에 따라 전자의무기록시스템의 인증을 받은 자는 같은 조 제3항 전단에 따라 인증의 내용을 표시하려는 경우에는 그 표시 내용, 표시 크기, 표시 색상 및 표시 도안 등에 관하여 보건복지부장관이 정하여 고시하는 기준에 따라 표시하여야 한다.

② 보건복지부장관은 법 제23조의2제3항 전단에 따른 인증 내용의 표시 사항에 대하여 그 보완이나 개선이 필요하다고 인정하는 경우에는 전자의무기록시스템의 인증을 받은 자에 대하여 그 보완이나 개선에 필요한 사항을 권고할 수 있다.

[본조신설2017.6.20.]

[제10조의7에서 이동, 종전 제10조의 18은 재10조의 11로 이동 <2020.2.25.>]

【핵심요약】

1. 전자의무기록의 표준화

1) 표준화 고시 및 권고권자 : 보건복지부장관

2) 고시 및 권고 사항

(1) 고시 : 전자의무기록시스템, 시설, 장비 및 기록 서식 등에 관한 표준을 정하여 고시

※ 전자의무기록시스템 : 전자의무기록이 효율적이고 통일적으로 관리·활용될 수 있도록 기록의 작성, 관리 및 보존에 필요한 전산정보처리시스템

(2) 권고 : 전자의무기록시스템을 제조·공급하는 자, 의료인 또는 의료기관 개설자에게 그 준수를 권고

3) 보건복지부장관이 정하여 고시하는 표준의 대상

(1) 전자의무기록의 서식·용어 및 내용 등에 관한 사항

(2) 전자의무기록의 안전한 관리·보존에 필요한 시설 및 장비에 관한 사항

(3) 전자의무기록시스템의 구조·형태 및 기능 등에 관한 사항

(4) 그 밖에 (1)~(3)의 규정에 준하는 대상으로서 전자의무기록의 효율적·통일적 관리·활용을 위하여 보건복지부장관이 특히 필요하다고 인정하는 대상

2. 전자의무기록시스템의 인증

1) 인증 및 인증 취소권자 : 보건복지부장관

2) 인증 사유 : 전자의무기록시스템이 고시된 표준, 전자의무기록시스템 간 호환성, 정보 보안 등 대통령령으로 정하는 인증 기준에 적합한 경우

3) 인증 기준

(1) 보건복지부장관이 정하여 고시하는 표준에 적합할 것

(2) 전자의무기록시스템 간 전자적 전송에 필요한 호환성이 확보될 것

(3) 전자의무기록시스템에 대한 관리적 · 기술적 · 물리적 정보 보안이 확보될 것

(4) 그 밖에 (1)~(3)의 규정에 준하는 기준으로서 전자의무기록시스템의 기능 · 구조 및 형태 등을 고려하여 보건복지부장관이 특히 필요하다고 인정하는 기준

4) 인증의 내용 표시

(1) 인증을 받은 자는 대통령령으로 정하는 바에 따라 인증의 내용을 표시할 수 있음

(2) 인증을 받지 아니한 자는 인증의 표시 또는 이와 유사한 표시를 하여서는 아니 됨

(3) 표시 내용, 표시 크기, 표시 색상 및 표시 도안 등에 관하여 보건복지부장관이 정하여 고시하는 기준에 따라 표시하여야 함

(4) 보건복지부장관은 인증 내용의 표시 사항에 대하여 그 보완이나 개선이 필요하다고 인정하는 경우에는 전자의무기록시스템의 인증을 받은 자에 대하여 그 보완이나 개선에 필요한 사항을 권고할 수 있음

5) 인증의 취소 사유 : 다음의 어느 하나에 해당하는 경우에는 인증을 취소할 수 있으며 (1)에 해당하는 경우에는 인증을 취소하여야 함

(1) 거짓이나 그 밖의 부정한 방법으로 인증을 받은 경우

(2) 인증 기준에 미달하게 된 경우

6) 촉진 사업 : 보건복지부장관은 전자의무기록시스템의 기술 개발 및 활용을 촉진하기 위한 사업을 할 수 있음

7) 대통령령으로 정하는 사항 : 표준의 대상, 인증의 방법 · 절차 등에 필요한 사항

8) 인증을 받으려는 자의 서류 제출 : 전자의무기록시스템 인증 신청서(전자문서로 된 신청서 포함)에 다음의 서류(전자문서로 된 서류 포함)를 첨부하여 보건복지부장관에게 제출

(1) 인증 기준에 적합함을 증명하는 서류 (2) 전자의무기록시스템 설계서

(3) 전자의무기록시스템 설명서 및 성능진단 결과서

(4) 그 밖에 (1)~(3)의 규정에 준하는 서류로서 전자의무기록시스템의 인증을 위하여

> 보건복지부장관이 특히 필요하다고 인정하여 고시하는 서류
>
> 9) 자료 또는 의견의 제출 요청 : 보건복지부장관은 인증 신청의 전문적 검토를 위하여 필요하다고 인정하는 경우에는 보건의료 또는 정보통신 관련 기관 · 법인 · 단체 또는 전문가 등에게 자료 또는 의견의 제출을 요청할 수 있음
>
> 10) 인증 결과 통보 : 보건복지부장관은 인증 신청에 대하여 그 인증 여부를 결정한 경우에는 신청인에게 서면으로 그 결과를 알려야 함
>
> 11) 인증서 발급 : 보건복지부장관은 전자의무기록시스템의 인증을 한 경우에는 신청인에게 인증서를 발급하고, 그 인증 내용을 보건복지부의 인터넷 홈페이지 등에 게재하여야 함
>
> 12) 보건복지부장관이 정하여 고시하는 사항 : 전자의무기록시스템의 인증 기준, 인증 절차, 인증 방법 및 변경 인증 등에 필요한 세부 사항

【예상문제】

1. 전자의무기록시스템 등에 관한 표준을 정하여 고시하고 그 준수를 권고할 수 있는 자는?
   ① 보건복지부장관 ② 질병관리청장 ③ 행정안전부장관 ④ 시 · 도지사
   ⑤ 의료기관 개설자

[답] ①

2. 거짓이나 그 밖의 부정한 방법으로 전자의무기록시스템의 인증을 받은 경우 필요한 조치는?
   ① 보건복지부장관이 인증을 취소할 수 있다.
   ② 보건복지부장관이 인증을 취소하여야 한다.
   ③ 「의료법」 규정에 의해 즉시 취소한다.
   ④ 인증절차를 다시 진행하여야 한다.
   ⑤ 인증 취소를 위한 감사를 진행하여야 한다.

[답] ②

3. 전자의무기록시스템의 인증 기준으로서 전자의무기록시스템에 확보되어야 하는 정보 보안의 종류는?
   ① 물리적 · 환경적 · 기술적 정보보안 ② 관리적 · 기술적 · 환경적 정보보안
   ③ 관리적 · 기술적 · 물리적 정보보안 ④ 관리적 · 외부적 · 내부적 정보보안
   ⑤ 물리적 · 내부적 · 외부적 정보보안

[답] ③

제23조의3(진료정보 침해사고의 통지) ① 의료인 또는 의료기관 개설자는 전자의무기록에 대한 전자적 침해행위로 진료정보가 유출되거나 의료기관의 업무가 교란·마비되는 등 대통령령으로 정하는 사고(이하 "진료정보 침해사고"라 한다)가 발생한 때에는 보건복지부장관에게 즉시 그 사실을 통지하여야 한다.

② 보건복지부장관은 제1항에 따라 진료정보 침해사고의 통지를 받거나 진료정보 침해사고가 발생한 사실을 알게 되면 이를 관계 행정기관에 통보하여야 한다.

[본조신설 2019.8.27.] [종전 제23조의3은 제23조의5로 이동 <2019.8.27.>]

[시행령] **제10조의10(진료정보 침해사고의 유형)** ① 법 제23조의3제1항에서 "진료정보가 유출되거나 의료기관의 업무가 교란·마비되는 등 대통령령으로 정하는 사고"란 다음 각 호의 어느 하나에 해당하는 사고를 말한다.

1. 진료정보의 도난·유출
2. 진료정보의 파기·손상·은닉·멸실
3. 전자의무기록시스템의 교란·마비

[제10조의9에서 이동, 종전 제10조의10은 제10조의11로 이동<2023. 2. 28.>]

[시행규칙] **제16조의2(진료정보 침해사고의 통지 방법)** ① 의료인 또는 의료기관 개설자는 법 제23조의3제1항에 따른 진료정보 침해사고(이하 "진료정보 침해사고"라 한다)가 발생한 경우 다음 각 호의 사항을 서면, 전화, 팩스, 전자우편 또는 이와 유사한 방법으로 보건복지부장관에게 통지해야 한다.

1. 의료기관의 명칭
2. 진료정보 침해사고의 발생일시
3. 진료정보의 유출 범위 등 피해내역
4. 진료정보 침해사고의 대응을 위한 기술지원 요청사항

[본조신설 2020.2.28.] [종전 제16조의2는 제16조의5로 이동 <2020.2.28.>]

【핵심요약】

1. 진료정보 침해사고의 통지

1) 통지 의무자 : 의료인 또는 의료기관 개설자

2) 사유 : 진료정보 침해사고가 발생한 때

3) 진료정보 침해사고 : 진료정보가 유출되거나 의료기관의 업무가 교란·마비되는 등 대통령령으로 정하는 사고

(1) 진료정보의 도난·유출 (2) 진료정보의 파기·손상·은닉·멸실

(3) 전자의무기록시스템의 교란·마비

4) 통지 방법 : 의료인 또는 의료기관 개설자는 진료정보 침해사고가 발생한 경우 다음의 사항을 서면, 전화, 팩스, 전자우편 또는 이와 유사한 방법으로 보건복지부장관에게 통지해야 함

(1) 의료기관의 명칭 (2) 진료정보 침해사고의 발생일시
(3) 진료정보의 유출 범위 등 피해내역
(4) 진료정보 침해사고의 대응을 위한 기술지원 요청사항

2. 진료정보 침해사고의 통보
 1) 통보 의무자 : 보건복지부장관
 2) 사유 : 진료정보 침해사고의 통지를 받거나 진료정보 침해사고가 발생한 사실을 알게 되면
 3) 통보 방법 : 이를 관계 행정기관에 통보하여야 함

【예상문제】

1. 다음은 진료정보 침해사고가 발생한 때 관계되는 절차에 대한 설명이다. ( ) 안에 그 대상자를 순서대로 올바르게 나열한 것은?

( )는(은) 진료정보 침해사고가 발생한 때에는 ( )에게 즉시 그 사실을 통지하여야 한다. ( )는(은) 위에 따라 진료정보 침해사고의 통지를 받거나 진료정보 침해사고가 발생한 사실을 알게 되면 이를 ( )에 통보하여야 한다.

① 의료기관의 장, 질병관리청장, 질병관리청장, 보건복지부
② 의료기관의 장, 시ㆍ도지사, 시ㆍ도지사, 관계 행정기관
③ 의료인 또는 의료기관 개설자, 보건복지부장관, 보건복지부장관, 관계 행정기관
④ 의료인 또는 의료기관 개설자, 보건복지부장관, 보건복지부장관, 시ㆍ도지사
⑤ 의료인 또는 의료기관 개설자, 질병관리청장, 질병관리청장, 관계 행정기관

[답] ③

제23조의4(진료정보 침해사고의 예방 및 대응 등) ① 보건복지부장관은 진료정보 침해사고의 예방 및 대응을 위하여 다음 각 호의 업무를 수행한다.
1. 진료정보 침해사고에 관한 정보의 수집ㆍ전파
2. 진료정보 침해사고의 예보ㆍ경보
3. 진료정보 침해사고에 대한 긴급조치
4. 전자의무기록에 대한 전자적 침해행위의 탐지ㆍ분석
5. 그 밖에 진료정보 침해사고 예방 및 대응을 위하여 대통령령으로 정하는 사항

② 보건복지부장관은 제1항에 따른 업무의 전부 또는 일부를 전문기관에 위탁할 수 있다.
③ 제1항에 따른 업무를 수행하는 데 필요한 절차 및 방법, 제2항에 따른 업무의 위탁 절차 등에 필요한 사항은 보건복지부령으로 정한다. [본조신설 2019.8.27.]

[시행령] 제10조의11(진료정보 침해사고의 예방 및 대응을 위한 조치) 법 제23조의4제1항제5호에서 "대통령령으로 정하는 사항"이란 다음 각 호의 사항을 말한다.

1. 의료기관의 전자의무기록시스템에 대한 취약점 점검
2. 의료인 또는 의료기관 개설자에 대한 교육 및 훈련
3. 그 밖에 전자의무기록의 안전성 및 신뢰성을 확보하기 위해 필요한 사항으로서 보건복지부장관이 정하여 고시하는 사항

[본조신설 2020.2.25.]

[제10조의10에서 이동, 종전 제10조의11은 제10조의12로 이동 <2023. 2. 28.>]

[시행규칙] 제16조의3(진료정보 침해사고에 대한 긴급조치) ① 보건복지부장관은 의료인, 의료기관 개설자 또는 관계 행정기관 등을 통해 진료정보 침해사고가 발생한 사실을 알게 된 경우 그 피해의 확산을 방지하기 위하여 법 제23조의4제1항제3호에 따라 다음 각 호의 조치를 할 수 있다. <개정 2021. 6. 30.>

1. 의료기관의 전자의무기록시스템에 대한 접속경로의 차단 요청
2. 진료정보 침해사고의 원인·경위 등에 관한 조사. 이 경우 현장조사에 관한 사항은 해당 의료기관의 장과 미리 협의해야 한다.

② 의료인 또는 의료기관의 개설자는 특별한 사유가 없으면 제1항에 따른 조치에 협조해야 한다.

[본조신설 2020.2.28.]

[시행규칙] 제16조의4(진료정보 침해사고의 예방 및 대응을 위한 업무의 위탁) 보건복지부장관은 법 제23조의4제2항에 따라 같은 조 제1항 각 호에 따른 진료정보 침해사고의 예방 및 대응을 위한 업무를 「사회보장급여의 이용·제공 및 수급권자 발굴에 관한 법률」 제29조에 따른 한국사회보장정보원에 위탁한다. [본조신설 2020.2.28.]

【핵심요약】

진료정보 침해사고의 예방 및 대응 등

1) 수행 의무자 : 보건복지부장관

2) 수행업무 : 진료정보 침해사고의 예방 및 대응을 위하여 다음의 업무 수행

(1) 진료정보 침해사고에 관한 정보의 수집·전파

(2) 진료정보 침해사고의 예보·경보

(3) 진료정보 침해사고에 대한 긴급조치

① 의료기관의 전자의무기록시스템에 대한 접속경로의 차단 요청

② 진료정보 침해사고의 원인·경위 등에 관한 조사. 이 경우 현장조사에 관한 사항은 해당 의료기관의 장과 미리 협의해야 한다.

③ 의료인 또는 의료기관의 개설자는 특별한 사유가 없으면 (3)에 따른 조치에 협

조해야 한다.

(4) 전자의무기록에 대한 전자적 침해행위의 탐지 · 분석

(5) 그 밖에 진료정보 침해사고 예방 및 대응을 위하여 대통령령으로 정하는 사항

① 의료기관의 전자의무기록시스템에 대한 취약점 점검

② 의료인 또는 의료기관 개설자에 대한 교육 및 훈련

③ 그 밖에 전자의무기록의 안전성 및 신뢰성을 확보하기 위해 필요한 사항으로서 보건복지부장관이 정하여 고시하는 사항

3) 위탁 : 보건복지부장관은 수행업무의 전부 또는 일부를 전문기관에 위탁할 수 있음

- 「사회보장급여의 이용 · 제공 및 수급권자 발굴에 관한 법률」에 따른 한국사회보장정보원에 위탁

4) 보건복지부령으로 정하는 사항 : 업무를 수행하는 데 필요한 절차 및 방법, 업무의 위탁 절차 등에 필요한 사항

【예상문제】

1. 보건복지부장관이 진료정보 침해사고의 예방 및 대응을 위하여 수행하는 업무가 아닌 것은?

① 진료정보 침해사고에 관한 정보의 수집 · 전파

② 진료정보 침해사고의 예보 · 경보

③ 진료정보 침해사고에 대한 긴급조치

④ 전자의무기록에 대한 전자적 침해행위의 탐지 · 분석

⑤ 전자의무기록에 대한 전자적 침해행위에 대한 법적 제재

[답] ⑤

제23조의5(부당한 경제적 이익등의 취득 금지) ① 의료인, 의료기관 개설자(법인의 대표자, 이사, 그 밖에 이에 종사하는 자를 포함한다. 이하 이 조에서 같다) 및 의료기관 종사자는 「약사법」 제47조제2항에 따른 의약품공급자로부터 의약품 채택 · 처방유도 · 거래유지 등 판매촉진을 목적으로 제공되는 금전, 물품, 편익, 노무, 향응, 그 밖의 경제적 이익(이하 "경제적 이익등"이라 한다)을 받거나 의료기관으로 하여금 받게 하여서는 아니 된다. 다만, 견본품 제공, 학술대회 지원, 임상시험 지원, 제품설명회, 대금결제조건에 따른 비용할인, 시판 후 조사 등의 행위(이하 "견본품 제공등의 행위"라 한다)로서 보건복지부령으로 정하는 범위 안의 경제적 이익등인 경우에는 그러하지 아니하다. <개정 2015.12.29.>

② 의료인, 의료기관 개설자 및 의료기관 종사자는 「의료기기법」 제6조에 따른 제조업자,

> 같은 법 제15조에 따른 의료기기 수입업자, 같은 법 제17조에 따른 의료기기 판매업자 또는 임대업자로부터 의료기기 채택·사용유도·거래유지 등 판매촉진을 목적으로 제공되는 경제적 이익등을 받거나 의료기관으로 하여금 받게 하여서는 아니 된다. 다만, 견본품 제공등의 행위로서 보건복지부령으로 정하는 범위 안의 경제적 이익등인 경우에는 그러하지 아니하다. <개정 2015.12.29.>
> [본조신설 2010.5.27.] [제23조의3에서 이동 <2019.8.27.>]

[시행규칙] **제16조의5(경제적 이익 등의 범위)** 법 제23조의5제1항 단서 및 제2항 단서에서 "보건복지부령으로 정하는 경제적 이익등"이란 [별표 2의3]과 같다. <개정 2020.2.28.>
[본조신설 2010.12.13.] [제16조의2에서 이동 <2020.2.28.>]

【핵심요약】

부당한 경제적 이익 등의 취득 금지

1) 대상 : 의료인, 의료기관 개설자 및 의료기관 종사자
2) 금지 내용
 (1) 「약사법」에 따른 의약품공급자로부터 의약품 채택·처방유도·거래유지 등 판매촉진을 목적으로 제공되는 경제적 이익 등
 (2) 「의료기기법」에 따른 제조업자, 의료기기 수입업자, 의료기기 판매업자 또는 임대업자로 부터 의료기기 채택·사용유도·거래유지 등 판매촉진을 목적으로 제공되는 경제적 이익 등
 ※ 견본품 제공 등의 행위로서 보건복지부령으로 정하는 범위 안의 경제적 이익 등인 경우에는 예외
 ※ 견본품 제공 등의 행위 : 견본품 제공, 학술대회 지원, 임상시험 지원, 제품설명회, 대금결제조건에 따른 비용할인, 시판 후 조사 등의 행위
3) 허용되는 경제적 이익 등의 범위
 - 시행규칙 제16조의5관련 [별표 2의3] 허용되는 경제적 이익 등의 범위] 참조

【예상문제】

1. 의료인, 의료기관 개설자 및 의료기관 종사자는 부당한 경제적 이익을 제공받을 수 없다. 다음 중 금지사항에 해당되지 않는 것은?
 ① 업자로부터 "견본품" 또는 "Sample"표기 최소한의 견본품 제공 등을 받는 경우
 ② 의약품공급자로부터 제공되는 경제적 이익
 ③ 의약품공급자로부터 판매촉진을 목적으로 제공되는 경제적 이익

④ 의료기기 채택을 목적으로 제공되는 경제적 이익
⑤ 의료기기 판매업자 또는 임대업자로부터 판매촉진을 목적으로 제공되는 경제적 이익

[답] ①

제24조(요양방법 지도) 의료인은 환자나 환자의 보호자에게 요양방법이나 그 밖에 건강관리에 필요한 사항을 지도하여야 한다.

【핵심요약】

요양방법 지도

1) 지도 의무자 : 의료인
2) 지도 대상 : 환자나 환자의 보호자
3) 지도 내용 : 요양방법이나 그 밖에 건강관리에 필요한 사항
※ 위반시 직접적인 처벌규정은 없으나 이 의무에 위반하여 환자에게 손해를 입힌 경우에는 민·형사상의 책임이 문제임

【예상문제】

1. 의료인의 의무규정 중 직접적인 처벌규정이 없는 권장규정은?
① 기록열람에 관한 의무 ② 의료의 의무 ③ 요양방법의 지도의무
④ 비밀누설 금지의 의무 ⑤ 실태와 취업상황의 신고의무

[답] ③

제24조의2(의료행위에 관한 설명) ① 의사·치과의사 또는 한의사는 사람의 생명 또는 신체에 중대한 위해를 발생하게 할 우려가 있는 수술, 수혈, 전신마취(이하 이 조에서 "수술등"이라 한다)를 하는 경우 제2항에 따른 사항을 환자(환자가 의사결정능력이 없는 경우 환자의 법정대리인을 말한다. 이하 이 조에서 같다)에게 설명하고 서면(전자문서를 포함한다. 이하 이 조에서 같다)으로 그 동의를 받아야 한다. 다만, 설명 및 동의 절차로 인하여 수술등이 지체되면 환자의 생명이 위험하여지거나 심신상의 중대한 장애를 가져오는 경우에는 그러하지 아니하다.
② 제1항에 따라 환자에게 설명하고 동의를 받아야 하는 사항은 다음 각 호와 같다.
1. 환자에게 발생하거나 발생 가능한 증상의 진단명
2. 수술등의 필요성, 방법 및 내용

3. 환자에게 설명을 하는 의사, 치과의사 또는 한의사 및 수술등에 참여하는 주된 의사, 치과의사 또는 한의사의 성명
4. 수술등에 따라 전형적으로 발생이 예상되는 후유증 또는 부작용
5. 수술등 전후 환자가 준수하여야 할 사항

③ 환자는 의사, 치과의사 또는 한의사에게 제1항에 따른 동의서 사본의 발급을 요청할 수 있다. 이 경우 요청을 받은 의사, 치과의사 또는 한의사는 정당한 사유가 없으면 이를 거부하여서는 아니 된다.

④ 제1항에 따라 동의를 받은 사항 중 수술등의 방법 및 내용, 수술등에 참여한 주된 의사, 치과의사 또는 한의사가 변경된 경우에는 변경 사유와 내용을 환자에게 서면으로 알려야 한다.

⑤ 제1항 및 제4항에 따른 설명, 동의 및 고지의 방법·절차 등 필요한 사항은 대통령령으로 정한다. [본조신설 2016.12.20.]

[시행령] **제10조의12(의료행위에 관한 설명)** ① 법 제24조의2제1항 본문에 따라 의사·치과의사 또는 한의사가 환자(환자가 의사결정능력이 없는 경우 환자의 법정대리인을 말한다. 이하 이 조에서 같다)로부터 받는 동의서에는 해당 환자의 서명 또는 기명날인이 있어야 한다.

② 법 제24조의2제4항에 따라 의사·치과의사 또는 한의사가 수술·수혈 또는 전신마취의 방법·내용 등의 변경 사유 및 변경 내용을 환자에게 서면으로 알리는 경우 환자의 보호를 위하여 필요하다고 인정하는 때에는 보건복지부장관이 정하는 바에 따라 구두의 방식을 병행하여 설명할 수 있다.

③ 의사·치과의사 또는 한의사는 법 제24조의2제1항 본문에 따른 서면의 경우에는 환자의 동의를 받은 날, 같은 조 제4항에 따른 서면은 환자에게 알린 날을 기준으로 각각 2년간 보존·관리하여야 한다.

[본조신설 2017.6.20.] [제10조의 8에서 이동<2020.2.25.>]

【핵심요약】

1. 의료행위에 관한 설명(법)

1) 설명 의무자 : 의사·치과의사 또는 한의사

2) 설명 사유 : 사람의 생명 또는 신체에 중대한 위해를 발생하게 할 우려가 있는 수술등(수술, 수혈, 전신마취)을 하는 경우

3) 설명 및 동의

(1) 설명 및 동의 절차

① 아래 (2)에 따른 사항을 환자(환자가 의사결정능력이 없는 경우 환자의 법정대리인)에게 설명하고 서면(전자문서 포함)으로 그 동의를 받아야 함

② 다만, 설명 및 동의 절차로 인하여 수술 등이 지체되면 환자의 생명이 위험하여지거나 심신상의 중대한 장애를 가져오는 경우에는 그러하지 아니함

③ 동의를 받은 사항 중 수술 등의 방법 및 내용, 수술 등에 참여한 주된 의사, 치과의사 또는 한의사가 변경된 경우에는 변경 사유와 내용을 환자에게 서면으로 알려야 함

(2) (1)에 따라 환자에게 설명하고 동의를 받아야 하는 사항

① 환자에게 발생하거나 발생 가능한 증상의 진단명

② 수술 등의 필요성, 방법 및 내용

③ 환자에게 설명을 하는 의사, 치과의사 또는 한의사 및 수술 등에 참여하는 주된 의사, 치과의사 또는 한의사의 성명

④ 수술 등에 따라 전형적으로 발생이 예상되는 후유증 또는 부작용

⑤ 수술 등 전후 환자가 준수하여야 할 사항

4) 사본의 발급 요청 : 환자는 의사, 치과의사 또는 한의사에게 동의서 사본의 발급을 요청할 수 있음

※ 이 경우 요청을 받은 의사, 치과의사 또는 한의사는 정당한 사유가 없으면 이를 거부하여서는 아니 됨

5) 대통령령으로 정하는 사항 : 설명, 동의 및 고지의 방법 · 절차 등 필요한 사항

2. 의료행위에 관한 설명(시행령)

1) 서명 또는 기명날인 : 의사 · 치과의사 또는 한의사가 환자(환자가 의사결정능력이 없는 경우 환자의 법정대리인)로부터 받는 동의서에는 해당 환자의 서명 또는 기명날인이 있어야 함

2) 구두의 방식을 병행한 설명 : 의사 · 치과의사 또는 한의사가 수술 · 수혈 또는 전신마취의 방법 · 내용 등의 변경 사유 및 변경 내용을 환자에게 서면으로 알리는 경우 환자의 보호를 위하여 필요하다고 인정하는 때에는 보건복지부장관이 정하는 바에 따라 구두의 방식을 병행하여 설명할 수 있음

3) 보존 및 관리(의사 · 치과의사 또는 한의사)

(1) 수술 등에 대한 서면 동의 : 환자의 동의를 받은 날을 기준으로 2년간 보존 · 관리

(2) 변경 사유와 내용에 대한 서면 동의 : 환자에게 알린 날을 기준으로 2년간 보존 · 관리

【예상문제】

1. 의사 · 치과의사 또는 한의사가 사람의 생명 또는 신체에 중대한 위해를 발생하게 할 우려

가 있는 수술 등을 하는 경우 환자에게 설명하고 동의를 받아야 하는 사항이 아닌 것은?

① 환자에게 발생하거나 발생 가능한 증상의 진단명

② 수술 등의 필요성, 방법 및 내용

③ 환자에게 설명을 하는 의사, 치과의사 또는 한의사 및 수술 등에 참여하는 주된 의사, 치과의사 또는 한의사의 성명

④ 수술 등에 따라 전형적으로 발생이 예상되는 후유증 또는 부작용

⑤ 수술의 진행 시간 및 보험 적용 여부

[답] ⑤

2. 수술 등에 대한 서면 동의서는 환자의 동의를 받은 날을 기준으로 몇 년간 보존·관리하는가?

① 1년 ② 2년 ③ 3년 ④ 5년 ⑤ 10년

[답] ②

제25조(신고) ① 의료인은 대통령령으로 정하는 바에 따라 최초로 면허를 받은 후부터 3년마다 그 실태와 취업상황 등을 보건복지부장관에게 신고하여야 한다. <개정 2011.4.28.>

② 보건복지부장관은 제30조제3항의 보수교육을 이수하지 아니한 의료인에 대하여 제1항에 따른 신고를 반려할 수 있다. <신설 2011.4.28.>

③ 보건복지부장관은 제1항에 따른 신고 수리 업무를 대통령령으로 정하는 바에 따라 관련 단체 등에 위탁할 수 있다. <신설 2011.4.28.>

[시행령] **제11조(신고)** ① 법 제25조제1항에 따라 의료인은 그 실태와 취업상황 등을 제8조 또는 법 제65조에 따라 면허증을 발급 또는 재발급 받은 날부터 매 3년이 되는 해의 12월 31일까지 보건복지부장관에게 신고하여야 한다. 다만, 법률 제10609호 의료법 일부개정법률 부칙 제2조제1항에 따라 신고를 한 의료인의 경우에는 그 신고한 날부터 매 3년이 되는 해의 12월 31일까지 신고하여야 한다.

② 법 제25조제3항에 따라 보건복지부장관은 제1항에 따른 신고 수리 업무를 법 제28조에 따른 의사회·치과의사회·한의사회·조산사회 및 간호사회(이하 "중앙회"라 한다)에 위탁한다.

③ 제1항에 따른 신고의 방법 및 절차 등에 관하여 필요한 사항은 보건복지부령으로 정한다.

[전문개정 2012.4.27.]

[시행규칙] **제17조(의료인의 실태 등의 신고 및 보고)** ① 법 제25조제1항 및 영 제11조제1항에 따라 의료인의 실태와 취업상황 등을 신고하려는 사람은 별지 제10호서식의 의료인의 실태 등 신고서를 작성하여 법 제28조에 따른 중앙회(이하 "중앙회"라 한다)의 장(이하 "각 중앙회장"이라 한다)에게 제출하여야 한다.

② 제1항에 따른 신고를 받은 각 중앙회장은 신고인이 제20조에 따른 보수교육(補修敎育)을 이수하였는지 여부를 확인하여야 한다.

③ 각 중앙회장은 제1항에 따른 신고 내용과 결과를 반기별로 보건복지부장관에게 보고하여야 한다. 다만, 법 제66조제4항에 따라 면허의 효력이 정지된 의료인이 제1항에 따른 신고를 한 경우에는 그 내용과 결과를 지체 없이 보건복지부장관에게 보고하여야 한다. [전문개정 2012.4.27.]

【핵심요약】

1. 의료인의 실태 및 취업상황 신고

1) 의료인은 대통령령으로 정하는 바에 따라 최초로 면허를 받은 후부터 3년마다 그 실태와 취업상황 등을 보건복지부장관에게 신고하여야 함

(1) 의료인은 그 실태와 취업상황 등을 면허증을 발급 또는 재발급 받은 날부터 매 3년이 되는 해의 12월 31일까지 보건복지부장관에게 신고하여야 함

(2) 기존 「의료법」에 따라 신고를 한 의료인의 경우에는 그 신고한 날부터 매 3년이 되는 해의 12월 31일까지 신고하여야 함

2) 신고의 반려 : 보건복지부장관은 보수교육을 이수하지 아니한 의료인에 대하여 신고를 반려할 수 있음

3) 신고 수리 업무의 관련 단체 위탁

(1) 보건복지부장관은 신고 수리 업무를 대통령령으로 정하는 바에 따라 관련 단체 등에 위탁할 수 있음

(2) 보건복지부장관은 신고 수리 업무를 중앙회(의사회 · 치과의사회 · 한의사회 · 조산사회 및 간호사회)에 위탁

2. 의료인의 실태 등의 신고 및 보고

1) 신고 방법 : 의료인의 실태와 취업상황 등을 신고하려는 사람은 의료인의 실태 등 신고서를 작성하여 각 중앙회장에게 제출

2) 각 중앙회장의 확인 : 신고를 받은 각 중앙회장은 신고인이 보수교육을 이수하였는지 여부를 확인

3) 각 중앙회장의 보고

(1) 각 중앙회장은 신고 내용과 결과를 반기별로 보건복지부장관에게 보고

(2) 신고를 하지 않아 면허의 효력이 정지된 의료인이 신고를 한 경우에는 그 내용과 결과를 지체 없이 보건복지부장관에게 보고

【예상문제】

1. 의료인의 실태와 취업상황 등에 관한 신고는 누구에게 하는가?

① 대통령 ② 보건복지부장관 ③ 질병관리청장
④ 시 · 도지사 ⑤ 시장 · 군수 · 구청장

[답] ②

2. 각 중앙회장이 「의료법」의 규정에 따라 의료인의 실태와 취업상황 등을 신고를 받을 때 확인해야 할 사항은?
① 각 중앙회 회원가입 여부 ② 각 중앙회 정관 준수 여부 ③ 취업 의료기관의 규모
④ 의료기관 개설 준수 여부 ⑤ 보수교육 이수 여부

[답] ⑤

제26조(변사체 신고) 의사 · 치과의사 · 한의사 및 조산사는 사체를 검안하여 변사(變死)한 것으로 의심되는 때에는 사체의 소재지를 관할하는 경찰서장에게 신고하여야 한다.

【핵심요약】

1. 변사체 신고 의무자
- 의사, 치과의사, 한의사 및 조산사 (간호사는 신고 의무자가 아님)

2. 변사체 신고 사유
- 사체를 검안하여 변사한 것으로 의심되는 때

3. 변사체 신고 대상
- 사체의 소재지를 관할하는 경찰서장

【예상문제】

1. 변사체 신고 의무자가 아닌 자는?
① 한의사 ② 간호사 ③ 치과의사 ④ 조산사 ⑤ 의사

[답] ②

2. 변사체 신고는 누구에게 하는가?
① 관할 경찰서장 ② 중앙회장 ③ 시장 · 군수 · 구청장 ④ 시 · 도지사 ⑤ 검사

[답] ①

≫ 제3절 의료행위의 제한

제27조(무면허 의료행위 등 금지) ① 의료인이 아니면 누구든지 의료행위를 할 수 없으며 의료인도 면허된 것 이외의 의료행위를 할 수 없다. 다만, 다음 각 호의 어느 하나에

해당하는 자는 보건복지부령으로 정하는 범위에서 의료행위를 할 수 있다. <개정 2010.1.18.>

1. 외국의 의료인 면허를 가진 자로서 일정 기간 국내에 체류하는 자
2. 의과대학, 치과대학, 한의과대학, 의학전문대학원, 치의학전문대학원, 한의학전문대학원, 종합병원 또는 외국 의료원조기관의 의료봉사 또는 연구 및 시범사업을 위하여 의료행위를 하는 자
3. 의학 · 치과의학 · 한방의학 또는 간호학을 전공하는 학교의 학생

② 의료인이 아니면 의사 · 치과의사 · 한의사 · 조산사 또는 간호사 명칭이나 이와 비슷한 명칭을 사용하지 못한다.

③ 누구든지 「국민건강보험법」이나 「의료급여법」에 따른 본인부담금을 면제하거나 할인하는 행위, 금품 등을 제공하거나 불특정 다수인에게 교통편의를 제공하는 행위 등 영리를 목적으로 환자를 의료기관이나 의료인에게 소개 · 알선 · 유인하는 행위 및 이를 사주하는 행위를 하여서는 아니 된다. 다만, 다음 각 호의 어느 하나에 해당하는 행위는 할 수 있다. <개정 2011.12.31.>

1. 환자의 경제적 사정 등을 이유로 개별적으로 관할 시장 · 군수 · 구청장의 사전승인을 받아 환자를 유치하는 행위
2. 「국민건강보험법」 제109조에 따른 가입자나 피부양자가 아닌 외국인(보건복지부령으로 정하는 바에 따라 국내에 거주하는 외국인은 제외한다)환자를 유치하기 위한 행위

④ 제3항제2호에도 불구하고 「보험업법」 제2조에 따른 보험회사, 상호회사, 보험설계사, 보험대리점 또는 보험중개사는 외국인환자를 유치하기 위한 행위를 하여서는 아니 된다. <신설 2009.1.30.>

⑤ 누구든지 의료인이 아닌 자에게 의료행위를 하게 하거나 의료인에게 면허 사항 외의 의료행위를 하게 하여서는 아니 된다. <신설 2019. 4. 23., 2020. 12. 29.>

[시행규칙] **제18조(외국면허 소지자의 의료행위)** 법 제27조제1항제1호에 따라 외국의 의료인 면허를 가진 자로서 다음 각 호의 어느 하나에 해당하는 업무를 수행하기 위하여 국내에 체류하는 자는 그 업무를 수행하기 위하여 필요한 범위에서 보건복지부장관의 승인을 받아 의료행위를 할 수 있다. <개정 2010.3.19.>

1. 외국과의 교육 또는 기술협력에 따른 교환교수의 업무
2. 교육연구사업을 위한 업무
3. 국제의료봉사단의 의료봉사 업무

[시행규칙] **제19조(의과대학생 등의 의료행위)** ① 법 제27조제1항제2호에 따른 의료행위의 범위는 다음 각 호와 같다.

1. 국민에 대한 의료봉사활동을 위한 의료행위
2. 전시 · 사변이나 그 밖에 이에 준하는 국가비상사태 시에 국가나 지방자치단체의 요청에 따라

행하는 의료행위

3. 일정한 기간의 연구 또는 시범 사업을 위한 의료행위

② 법 제27조제1항제3호에 따라 의학 · 치과의학 · 한방의학 또는 간호학을 전공하는 학교의 학생은 다음 각 호의 의료행위를 할 수 있다.

1. 전공 분야와 관련되는 실습을 하기 위하여 지도교수의 지도 · 감독을 받아 행하는 의료행위
2. 국민에 대한 의료봉사활동으로서 의료인의 지도 · 감독을 받아 행하는 의료행위
3. 전시 · 사변이나 그 밖에 이에 준하는 국가비상사태 시에 국가나 지방자치단체의 요청에 따라 의료인의 지도 · 감독을 받아 행하는 의료행위

[시행규칙] **제19조의2(유치행위를 할 수 없는 국내 거주 외국인의 범위)** 법 제27조제3항제2호에 따라 외국인환자를 유치할 수 있는 대상에서 제외되는 국내에 거주하는 외국인은 「국민건강보험법」 제93조에 따른 가입자나 피부양자가 아닌 국내에 거주하는 외국인으로서 다음 각 호의 어느 하나에 해당하는 외국인을 말한다.

1. 「출입국관리법」 제31조에 따라 외국인등록을 한 사람[「출입국관리법 시행령」 제12조 및 별표 1에 따른 기타(G-1)의 체류자격을 가진 사람은 제외한다]
2. 「재외동포의 출입국과 법적지위에 관한 법률」 제6조에 따라 국내거소신고를 한 외국국적동포

[본조신설 2009.4.29.]

【핵심요약】

1. 무면허 의료행위 등 금지

1) 무면허 의료행위 금지 및 면허의 범위 : 의료인이 아니면 누구든지 의료행위를 할 수 없으며 의료인도 면허된 것 이외의 의료행위를 할 수 없음

2) 유사명칭 사용금지 : 의료인이 아니면 의사 · 치과의사 · 한의사 · 조산사 또는 간호사 명칭이나 이와 비슷한 명칭을 사용하지 못함

3) 영리를 목적으로 환자를 의료기관이나 의료인에게 소개 · 알선 · 유인하는 행위 및 이를 사주하는 행위 금지

(1) 본인부담금을 면제하거나 할인하는 행위

(2) 금품 등을 제공하거나 불특정 다수인에게 교통편의를 제공하는 행위

4) 허용된 행위

(1) 환자의 경제적 사정 등을 이유로 개별적으로 관할 시장 · 군수 · 구청장의 사전승인을 받아 환자를 유치하는 행위

(2) 「국민건강보험법」에 따른 가입자나 피부양자가 아닌 외국인(보건복지부령으로 정하는 바에 따라 국내에 거주하는 외국인은 제외)환자를 유치하기 위한 행위

♧ 외국인 환자 유치대상이 될 수 없는 국내 거주 외국인의 범위

- 「국민건강보험법」에 따른 가입자나 피부양자가 아닌 국내에 거주하는 외국인로서
  ① 외국인 등록을 한 사람
  ② 국내거소신고를 한 외국국적동포

2. 의료인은 아니지만 보건복지부령으로 정하는 범위에서 의료행위를 할 수 있는 자

1) 외국의 의료인 면허를 가진 자로서 일정 기간 국내에 체류하는 자
   (1) 외국과의 교육 또는 기술협력에 따른 교환교수의 업무
   (2) 교육연구사업을 위한 업무
   (3) 국제의료봉사단의 의료봉사 업무
   ※ 업무를 수행하기 위하여 필요한 범위에서 보건복지부장관의 승인을 받은 의료행위일 것
2) 의과대학, 치과대학, 한의과대학, 의학전문대학원, 치의학전문대학원, 한의학전문대학원, 종합병원 또는 외국 의료원조기관의 의료봉사 또는 연구 및 시범사업을 위하여 의료행위를 하는 자
   (1) 국민에 대한 의료봉사활동을 위한 의료행위
   (2) 전시·사변이나 그 밖에 이에 준하는 국가비상사태 시에 국가나 지방자치단체의 요청에 따라 행하는 의료행위
   (3) 일정한 기간의 연구 또는 시범 사업을 위한 의료행위
3) 의학·치과의학·한방의학 또는 간호학을 전공하는 학교의 학생
   (1) 전공 분야와 관련되는 실습을 하기 위하여 지도교수의 지도·감독을 받아 행하는 의료행위
   (2) 국민에 대한 의료봉사활동으로서 의료인의 지도·감독을 받아 행하는 의료행위
   (3) 전시·사변이나 그 밖에 이에 준하는 국가비상사태 시에 국가나 지방자치단체의 요청에 따라 의료인의 지도·감독을 받아 행한 의료행위

3. 외국인환자를 유치하기 위한 행위를 할 수 없는 자

- 보험회사, 상호회사, 보험설계사, 보험대리점 또는 보험중개사

4. 의료인, 의료기관 개설자 및 종사자의 의무

- 누구든지 의료인이 아닌 자에게 의료행위를 하게 하거나 의료인에게 면허 사항 외의 의료행위를 하게 하여서는 아니 된다

【예상문제】

1. 무면허 의료행위 등 금지에 관하여 바르지 않은 것은?
   ① 의료인이 아니면 의료행위를 할 수 없다.

② 의료인은 의료기관을 개설하지 아니하고 어떠한 경우에도 의료업을 행할 수 없다.
③ 의료인이 아니면 의료인 명칭이나 유사명칭을 사용할 수 없다.
④ 영리를 목적으로 환자를 소개, 알선 기타 유인하거나 이를 사주하는 행위를 할 수 없다.
⑤ 외국면허를 소지한 자는 일정 기간 국내 체류 시 보건복지부장관의 승인을 얻어 의료행위를 할 수 있다.

[답] ②

2. 외국면허소지자에게 허용되지 않은 것은?
① 외국과의 교육에 따른 교환교수의 업무 ② 교육연구사업을 위한 업무
③ 국제의료봉사단의 의료봉사업무 ④ 국내에서의 시범사업을 위한 의료행위
⑤ 외국과의 기술협력에 의한 교환교수의 업무

[답] ④

제27조의2 삭제 <2015.12.22.>

≫ 제4절 의료인 단체

제28조(중앙회와 지부) ① 의사·치과의사·한의사·조산사 및 간호사는 대통령령으로 정하는 바에 따라 각각 전국적 조직을 두는 의사회·치과의사회·한의사회·조산사회 및 간호사회(이하 "중앙회"라 한다)를 각각 설립하여야 한다.
② 중앙회는 법인으로 한다.
③ 제1항에 따라 중앙회가 설립된 경우에는 의료인은 당연히 해당하는 중앙회의 회원이 되며, 중앙회의 정관을 지켜야 한다.
④ 중앙회에 관하여 이 법에 규정되지 아니한 사항에 대하여는 「민법」 중 사단법인에 관한 규정을 준용한다.
⑤ 중앙회는 대통령령으로 정하는 바에 따라 특별시·광역시·도와 특별자치도(이하 "시·도"라 한다)에 지부를 설치하여야 하며, 시·군·구(자치구만을 말한다. 이하 같다)에 분회를 설치할 수 있다. 다만, 그 외의 지부나 외국에 의사회 지부를 설치하려면 보건복지부장관의 승인을 받아야 한다. <개정 2010.1.18.>
⑥ 중앙회가 지부나 분회를 설치한 때에는 그 지부나 분회의 책임자는 지체 없이 특별시장·광역시장·도지사·특별자치도지사(이하 "시·도지사"라 한다) 또는 시장·군수·구청장에게 신고하여야 한다.
⑦ 각 중앙회는 제66조의2에 따른 자격정지 처분 요구에 관한 사항 등을 심의·의결하기

> 위하여 윤리위원회를 둔다. <신설 2011.4.28.>
> ⑧ 윤리위원회의 구성, 운영 등에 관한 사항은 대통령령으로 정한다. <신설 2011.4.28.>

[시행령] **제11조의2(윤리위원회의 구성)** ① 법 제28조제7항에 따른 윤리위원회(이하 "윤리위원회"라 한다)는 위원장 1명을 포함한 11명의 위원으로 구성한다.

② 위원장은 위원 중에서 각 중앙회의 장이 위촉한다.

③ 위원은 다음 각 호의 사람 중에서 각 중앙회의 장이 성별을 고려하여 위촉하되, 제2호에 해당하는 사람이 4명 이상 포함되어야 한다. <개정 2017.3.20.>

1. 각 중앙회 소속 회원으로서 의료인 경력이 10년 이상인 사람
2. 의료인이 아닌 사람으로서 법률, 보건, 언론, 소비자 권익 등에 관하여 경험과 학식이 풍부한 사람

④ 위원의 임기는 3년으로 하며, 한 번만 연임할 수 있다. [본조신설 2012.4.27.]

[시행령] **제11조의3(윤리위원회의 운영 등)** ① 윤리위원회는 다음 각 호의 사항을 심의·의결한다.

1. 법 제66조의2에 따른 자격정지 처분 요구에 관한 사항
2. 각 중앙회 소속 회원에 대한 자격심사 및 징계에 관한 사항
3. 그 밖에 회원의 윤리 확립을 위해 필요한 사항으로서 각 중앙회의 정관으로 정하는 사항

② 윤리위원회의 회의는 위원장이 필요하다고 인정하는 경우나 각 중앙회의 장 또는 재적위원 3분의 1 이상이 요청하는 경우에 위원장이 소집한다. 이 경우 위원장은 회의 개최 7일 전까지 회의의 일시, 장소 및 안건을 각 위원에게 통보하여야 한다.

③ 윤리위원회의 회의는 재적위원 3분의 2 이상의 출석으로 개의(開議)하고, 출석위원 3분의 2 이상의 찬성으로 의결한다. 다만, 제1항제2호 및 제3호의 사항에 관한 정족수는 각 중앙회의 정관으로 달리 정할 수 있다.

④ 윤리위원회의 위원장은 제1항제1호 및 제2호의 사항에 관하여 심의·의결하려는 경우에는 해당 안건의 당사자에게 구술 또는 서면(전자문서를 포함한다)으로 의견을 진술할 기회를 주어야 한다.

⑤ 윤리위원회는 소관 심의·의결 사항을 전문적으로 검토하기 위하여 필요한 경우 보건복지부장관이 정하는 기준에 따라 분야별 전문자문단을 구성·운영할 수 있다. <신설 2017.3.20.>

⑥ 제1항부터 제5항까지에서 규정한 사항 외에 윤리위원회 또는 제5항에 따른 분야별 전문자문단의 운영에 필요한 사항은 각 중앙회의 정관으로 정한다. <개정 2017.3.20.> [본조신설 2012.4.27.]

[시행령] **제11조의4(윤리위원회 위원의 제척 등)** ① 윤리위원회의 위원은 다음 각 호의 어느 하나에 해당하는 경우 윤리위원회의 심의·의결에서 제척된다.

1. 위원이 윤리위원회의 심의·의결 안건(이하 이 조에서 "해당 안건"이라 한다)의 당사자인 경우
2. 위원이 해당 안건의 당사자와 친족이거나 친족이었던 경우
3. 위원이 해당 안건의 당사자가 최근 3년 이내에 소속되어 있었던 기관에 종사하거나 종사하였던 경우

② 해당 안건의 당사자는 위원에게 제1항의 제척사유가 있거나 그 밖에 심의·의결의 공정을 기대하

기 어려운 사정이 있는 경우에는 그 사유를 서면으로 밝혀 윤리위원회에 기피신청을 할 수 있다.

③ 윤리위원회는 제2항에 따른 기피신청을 받은 경우 재적위원 과반수의 출석과 출석위원 과반수의 찬성으로 기피 여부를 의결한다. 이 경우 기피신청을 당한 위원은 그 의결에 참여하지 못한다.

④ 윤리위원회의 위원은 제1항 또는 제2항의 사유에 해당하는 경우 스스로 심의·의결에서 회피할 수 있다. [본조신설 2012.4.27.]

[시행령] **제15조(중앙회의 지부)** 법 제28조제5항에 따라 중앙회는 그 설립등기를 끝낸 날부터 3주일 이내에 특별시·광역시·도와 특별자치도에 각각 지부를 설치하여야 한다. 다만, 외국에 두는 의사회 지부는 이에 관한 정관 변경허가를 받은 날부터 10주일 이내에 설치하여야 한다.

【핵심요약】

1. 중앙회

1) 중앙회와 의료인의 관계

(1) 설립 의무 의료인 : 의사·치과의사·한의사·조산사 및 간호사

(2) 의료인은 당연 중앙회 회원(의료인의 중앙회 설립은 의무사항임)

(3) 중앙회의 정관 준수

2) 조직 형태

(1) 대통령령으로 정하는 바에 따라 각각 전국적 조직

(2) 법인

3) 중앙회 종류 : 의사회·치과의사회·한의사회·조산사회 및 간호사회

4) 규정 준용 : 중앙회에 관하여 「의료법」에 규정되지 아니한 사항에 대하여는 「민법」 중 사단법인에 관한 규정을 준용

2. 지부

1) 설치지역

(1) 시·도(의무)

(2) 그 외의 지부나 외국에 의사회 지부를 설치하려면 보건복지부장관의 승인

2) 설치시기

(1) 설립등기를 끝낸 날부터 3주일 이내

(2) 외국에 두는 의사회 지부는 정관 변경허가를 받은 날부터 10주일 이내

3. 분회

- 설치지역 : 시·군·구(설치 가능)

※ 중앙회가 지부나 분회를 설치한 때에는 그 지부나 분회의 책임자는 지체 없이 시·도지사 또는 시장·군수·구청장에게 신고

4. 각 중앙회 윤리위원회

1) 윤리위원회의 구성

(1) 위원장 1명을 포함한 11명의 위원으로 구성

(2) 위원장은 위원 중에서 각 중앙회의 장이 위촉

(3) 위원의 위촉 : 다음 사람 중에서 각 중앙회의 장이 성별을 고려하여 위촉하되, ②에 해당하는 사람은 4명 이상 포함

① 각 중앙회 소속회원으로서 의료인 경력이 10년 이상인 사람

② 의료인이 아닌 사람으로서 법률, 보건, 언론, 소비자권익 등에 관하여 경험과 학식이 풍부한 사람

(4) 위원의 임기 : 3년(한 번만 연임 가능)

2) 윤리위원회의 심의·의결 사항

(1) 자격정지 처분 요구에 관한 사항(법 제66조의2)

(2) 각 중앙회 소속 회원에 대한 자격심사 및 징계에 관한 사항

(3) 그 밖에 회원의 윤리 확립을 위해 필요한 사항으로서 각 중앙회의 정관으로 정하는 사항

3) 윤리위원회의 회의

(1) 회이 소집

① 위원장이 필요하다고 인정하는 경우나 각 중앙회의 장 또는 재적위원 3분의 1 이상이 요청하는 경우에 위원장이 소집

② 위원장은 회의 개최 7일 전까지 회의의 일시, 장소 및 안건을 각 위원에게 홍보

(2) 개의 및 의결

① 개의 : 재적위원 3분의 2 이상의 출석

※ 2) 윤리위원회의 심의·의결 사항 중 (2) 각 중앙회 소속 회원에 대한 자격심사 및 징계에 관한 사항 및 (3) 그 밖에 회원의 윤리 확립을 위해 필요한 사항으로서 각 중앙회의 정관으로 정하는 사항에 관한 정족수는 각 중앙회의 정관으로 달리 정할 수 있음

② 의결 : 출석위원 3분의 2 이상의 찬성으로 의결

4) 의견 진술 기회 : 윤리위원회의 위원장은 다음 사항에 관하여 심의·의결하려는 경우에는 해당 안건의 당사자에게 구술 또는 서면(전자문서 포함)으로 의견을 진술할 기회를 주어야 함

(1) 자격정지 처분요구에 관한 사항

(2) 각 중앙회 소속회원에 대한 자격심사 및 징계에 관한 사항

5) 분야별 전문자문단 : 윤리위원회는 소관 심의·의결 사항을 전문적으로 검토하기 위하여 필요한 경우 보건복지부장관이 정하는 기준에 따라 분야별 전문자문단을 구성·운영할 수 있음

6) 중앙회의 정관으로 정하는 사항 : 윤리위원회 또는 분야별 전문자문단의 운영에 필요한 사항

7) 윤리위원회 위원의 제척 등

(1) 윤리위원회의 심의·의결에서 제척 되는 사유

① 위원이 해당 안건의 당사자인 경우

② 위원이 해당 안건의 당사자와 친족이거나 친족이었던 경우

③ 위원이 해당 안건의 당사자가 최근 3년 이내에 소속되어 있었던 기관에 종사하거나 종사하였던 경우

(2) 기피신청 과정

① 해당 안건의 당사자는 위원에게 제척사유가 있거나 그 밖에 심의·의결의 공정을 기대하기 어려운 사정이 있는 경우에는 그 사유를 서면으로 밝혀 윤리위원회에 기피신청

② 윤리위원회는 기피신청을 받은 경우 재적위원 과반수의 출석과 출석위원 과반수의 찬성으로 기피 여부를 의결

※ 이 경우 기피신청을 당한 위원은 그 의결에 참여하지 못함

③ 윤리위원회의 위원은 위의 사유에 해당하는 경우 스스로 심의·의결에서 회피할 수 있음

【예상문제】

1. 각 중앙회의 윤리위원회의 위원장이 심의·의결하려는 경우 해당 안건의 당사자에게 의견을 진술할 기회를 주어야 하는 사유는?

가. 면허취소 처분 요구에 관한 사항　　나. 자격정지 처분 요구에 관한 사항
다. 의료기관 개설 허가 취소 요구에 관한 사항
라. 각 중앙회 소속 회원에 대한 자격심사 및 징계에 관한 사항

① 가, 나, 다　② 가, 다　③ 나, 라　④ 라　⑤ 가, 나, 다, 라

[답] ③

2. 의료인 단체(중앙회)에 관한 다음 설명 중 옳지 않은 것은?

① 중앙회는 법인으로 한다.

② 중앙회는 「민법」 중 재단법인에 관한 규정을 준용한다.

③ 중앙회는 보건복지부장관의 허가를 받아야 한다.

④ 중앙회는 특별시, 광역시, 도에 그 지부를 설치하여야 한다.

⑤ 시 · 군 · 구에 분회를 설치할 수 있다.

[답] ②

제29조(설립 허가 등) ① 중앙회를 설립하려면 대표자는 대통령령으로 정하는 바에 따라 정관과 그 밖에 필요한 서류를 보건복지부장관에게 제출하여 설립 허가를 받아야 한다. <개정 2010.1.18.>

② 중앙회의 정관에 적을 사항은 대통령령으로 정한다.

③ 중앙회가 정관을 변경하려면 보건복지부장관의 허가를 받아야 한다. <개정 2010.1.18.>

[시행령] **제12조(중앙회의 설립 허가신청)** 법 제29조제1항에 따라 중앙회 설립 허가를 받으려면 다음 각 호의 서류를 갖추어 보건복지부장관에게 제출하여야 한다. <개정 2010.3.15.>

1. 정관 2. 사업계획서 3. 자산명세서 4. 설립결의서 5. 설립대표자의 선출 경위에 관한 서류 6. 임원의 취임승낙서와 이력서

[시행령] **제13조(정관의 기재 사항 등)** 법 제29조제2항에 따라 중앙회의 정관에 적어야 할 사항은 다음과 같다. <개정 2012.4.27.>

1. 목적 2. 명칭 3. 중앙회 · 지부 · 분회의 소재지 4. 재산 또는 회계와 그 밖에 관리 · 운영에 관한 사항 5. 임원의 선임(選任)에 관한 사항 6. 회원의 자격 및 징계에 관한 사항 7. 정관 변경에 관한 사항 8. 공고 방법에 관한 사항 9. 윤리위원회의 운영 등에 관한 사항

[시행령] **제14조(정관 변경의 허가신청)** 법 제29조제3항에 따라 중앙회가 정관 변경의 허가를 받으려면 다음 각 호의 서류를 갖추어 보건복지부장관에게 제출하여야 한다. <개정 2010.3.15.>

1. 정관 변경의 내용과 그 이유를 적은 서류 2. 정관 변경에 관한 회의록 3. 신구 정관대조표와 그 밖의 참고서류

【핵심요약】

1. 중앙회 설립 허가 신청자

- 중앙회 대표자

2. 신청서 제출

- 대통령령으로 정하는 바에 따라 정관과 그 밖에 필요한 서류를 보건복지부장관에게 제출하여 성립 허가를 받음

3. 정관의 기재 시항(대통령령)

1) 목적　　2) 명칭　　3) 중앙회 · 지부 · 분회의 소재지

4) 재산 또는 회계와 그 밖에 관리 · 운영에 관한 사항

5) 임원의 선임에 관한 사항

6) 회원의 자격 및 징계에 관한 사항

7) 정관 변경에 관한 사항

8) 공고 방법에 관한 사항

9) 윤리위원회의 운영 등에 관한 사항

4. 정관 변경의 허가신청 대상

- 보건복지부장관

【예상문제】

1. 중앙회의 정관 변경 허가신청은 누구에게 하는가?

① 대통령　　② 보건복지부장관　　③ 질병관리청장

④ 시 · 도지사　　⑤ 시장 · 군수 · 구청장

[답] ②

제30조(협조 의무) ① 중앙회는 보건복지부장관으로부터 의료와 국민보건 향상에 관한 협조 요청을 받으면 협조하여야 한다. <개정 2010.1.18.>

② 중앙회는 보건복지부령으로 정하는 바에 따라 회원의 자질 향상을 위하여 필요한 보수(補修)교육을 실시하여야 한다. <개정 2010.1.18.>

③ 의료인은 제2항에 따른 보수교육을 받아야 한다.

[시행규칙] **제20조(보수교육)** ① 중앙회는 법 제30조제2항에 따라 다음 각 호의 사항이 포함된 보수교육을 매년 실시하여야 한다. <개정 2017.3.7.>

1. 직업윤리에 관한 사항
2. 업무 전문성 향상 및 업무 개선에 관한 사항
3. 의료 관계 법령의 준수에 관한 사항
4. 선진 의료기술 등의 동향 및 추세 등에 관한 사항
5. 그 밖에 보건복지부장관이 의료인의 자질 향상을 위하여 필요하다고 인정하는 사항

② 의료인은 제1항에 따른 보수교육을 연간 8시간 이상 이수하여야 한다.

③ 보건복지부장관은 제1항에 따른 보수교육의 내용을 평가할 수 있다.

④ 각 중앙회장은 제1항에 따른 보수교육을 다음 각 호의 기관으로 하여금 실시하게 할 수 있다.

1. 법 제28조제5항에 따라 설치된 지부(이하 “지부”라 한다) 또는 중앙회의 정관에 따라 설치된

의학 · 치의학 · 한의학 · 간호학 분야별 전문학회 및 전문단체

2. 의과대학 · 치과대학 · 한의과대학 · 의학전문대학원 · 치의학전문대학원 · 한의학전문대학원 · 간호대학 및 그 부속병원

3. 수련병원

4. 「한국보건복지인력개발원법」에 따른 한국보건복지인력개발원

5. 다른 법률에 따른 보수교육 실시기관

⑤ 각 중앙회장은 의료인이 제4항제5호의 기관에서 보수교육을 받은 경우 그 교육이수 시간의 전부 또는 일부를 보수교육 이수시간으로 인정할 수 있다.

⑥ 다음 각 호의 어느 하나에 해당하는 사람에 대하여는 해당 연도의 보수교육을 면제한다.

1. 전공의

2. 의과대학 · 치과대학 · 한의과대학 · 간호대학의 대학원 재학생

3. 영 제8조에 따라 면허증을 발급받은 신규 면허취득자

4. 보건복지부장관이 보수교육을 받을 필요가 없다고 인정하는 사람

⑦ 다음 각 호의 어느 하나에 해당하는 사람에 대하여는 해당 연도의 보수교육을 유예할 수 있다.

1. 해당 연도에 6개월 이상 환자진료 업무에 종사하지 아니한 사람

2. 보건복지부장관이 보수교육을 받기가 곤란하다고 인정하는 사람

⑧ 제6항 또는 제7항에 따라 보수교육이 면제 또는 유예되는 사람은 해당 연도의 보수교육 실시 전에 별지 제10호의2서식의 보수교육 면제 · 유예 신청서에 보수교육 면제 또는 유예 대상자임을 증명할 수 있는 서류를 첨부하여 각 중앙회장에게 제출하여야 한다.

⑨ 제8항에 따른 신청을 받은 각 중앙회장은 보수교육 면제 또는 유예 대상자 여부를 확인하고, 보수교육 면제 또는 유예 대상자에게 별지 제10호의3서식의 보수교육 면제 · 유예 확인서를 교부하여야 한다. [전문개정 2012.4.27.]

[시행규칙] **제21조(보수교육계획 및 실적보고 등)** ① 중앙회의 장은 보건복지부장관에게 매년 12월 말일까지 다음 연도의 별지 제11호서식의 보수교육계획서를 제출하고, 매년 4월 말일까지 전년도의 별지 제12호서식의 보수교육실적보고서를 제출하여야 한다. <개정 2012.4.27.>

② 각 중앙회장은 보수교육을 받은 자에게 별지 제13호서식의 보수교육이수증을 발급하여야 한다. <개정 2012.4.27.>

[시행규칙] **제22조(보수교육 실시 방법 등)** 보수교육의 교과과정, 실시 방법과 그 밖에 보수교육을 실시하는 데에 필요한 사항은 각 중앙회장이 정한다. <개정 2012.4.27.>

[시행규칙] **제23조(보수교육 관계 서류의 보존)** 제20조에 따라 보수교육을 실시하는 중앙회 등은 다음 각 호의 서류를 3년간 보존하여야 한다.

1. 보수교육 대상자명단(대상자의 교육 이수 여부가 명시되어야 한다)

2. 보수교육 면제자명단

3. 그 밖에 이수자의 교육 이수를 확인할 수 있는 서류

【핵심요약】

1. 중앙회의 협조의무

- 중앙회는 보건복지부장관으로부터 의료와 국민보건 향상에 관한 협조 요청을 받으면 협조하여야 함

2. 보수교육

1) 보수교육 실시자 : 중앙회

※ 중앙회는 보건복지부령으로 정하는 바에 따라 회원의 자질 향상을 위하여 필요한 보수교육을 실시

2) 보수교육대상자 : 의료인

3) 보수교육시간 : 연간 8시간 이상 이수

4) 보수교육에 포함되는 사항 : 중앙회는 다음의 사항이 포함된 보수교육을 매년 실시하여야 함

(1) 직업윤리에 관한 사항

(2) 업무 전문성 향상 및 업무 개선에 관한 사항

(3) 의료 관계 법령의 준수에 관한 사항

(4) 선진 의료기술 등의 동향 및 추세 등에 관한 사항

(5) 그 밖에 보건복지부장관이 의료인의 자질 향상을 위하여 필요하다고 인정하는 사항

5) 보수교육 위탁 실시 기관

(1) 지부 또는 중앙회의 정관에 따라 설치된 의학·치의학·한의학·간호학 분야별 전문학회 및 전문단체

(2) 의과대학·치과대학·한의과대학·의학전문대학원·치의학전문대학원·한의학전문대학원·간호대학 및 그 부속병원

(3) 수련병원

(4) 한국보건복지인력개발원

(5) 다른 법률에 따른 보수교육 실시기관 : 교육시간 전부 또는 일부를 보수교육 이수시간으로 인정 가능

6) 보수교육 면제자

(1) 전공의

(2) 의과대학·치과대학·한의과대학·간호대학의 대학원 재학생

(3) 면허증을 발급받은 신규 면허취득자

(4) 보건복지부장관이 보수교육을 받을 필요가 없다고 인정하는 사람

7) 보수교육 유예자
(1) 해당 연도에 6개월 이상 환자진료 업무에 종사하지 아니한 사람
(2) 보건복지부장관이 보수교육을 받기가 곤란하다고 인정하는 사람
8) 보수교육계획 및 실적보고
(1) 제출자 : 중앙회의 장이 보건복지부장관에게 제출
(2) 보수교육계획서 : 매년 12월 말일까지 제출
(3) 보수교육실적보고서 : 매년 4월 말일까지 제출
(4) 보수교육이수증 발급자 : 각 중앙회장
9) 각 중앙회장이 정하는 사항 : 보수교육의 교과과정, 실시 방법과 그 밖에 보수교육을 실시하는 데에 필요한 사항
10) 보수교육 관계 서류의 보존
(1) 보수교육 대상자명단(대상자의 교육 이수 여부 명시)
(2) 보수교육 면제자명단
(3) 그 밖에 이수자의 교육 이수를 확인할 수 있는 서류
※ 보수교육을 실시하는 중앙회 등은 3년간 보존

【예상문제】

1. 의료인의 보수교육에 대한 설명 중 잘못된 것은?
① 중앙회가 회원의 자질 향상을 위하여 실시한다.
② 교육시간은 연간 10시간 이상으로 한다.
③ 수련병원도 보수교육을 실시할 수 있다.
④ 중앙회의 정관에 따라 설립된 의학분야별 전문학회도 보수교육을 실시할 수 있다.
⑤ 면허증을 발급받은 신규 면허취득자는 면제된다.

[답] ②

2. 의료인 보수교육에 포함되는 사항이 아닌 것은?
① 직업윤리에 관한 사항
② 의료기관의 경영수지 개선에 관한 사항
③ 업무 전문성 향상 및 업무 개선에 관한 사항
④ 의료 관계 법령의 준수에 관한 사항
⑤ 선진 의료기술 등의 동향 및 추세 등에 관한 사항

[답] ②

3. 의료인의 보수교육 대행기관에 해당되지 않는 곳은?
   ① 중앙회에 설치된 의학 분야별 전문학회 ② 의학 전문대학원
   ③ 한국보건복지인력개발원 ④ 병상이 100개 이상인 수련병원
   ⑤ 의과대학 부속병원

[답] ④

제31조 삭제 <2011.4.7.>

제32조(감독) 보건복지부장관은 중앙회나 그 지부가 정관으로 정한 사업 외의 사업을 하거나 국민보건 향상에 장애가 되는 행위를 한 때 또는 제30조제1항에 따른 요청을 받고 협조하지 아니한 경우에는 정관을 변경하거나 임원을 새로 뽑을 것을 명할 수 있다. <개정 2010.1.18.>

【핵심요약】

1. 중앙회 감독권자
- 보건복지부장관

2. 중앙회 정관을 변경하거나 임원을 새로 선출할 것을 명할 수 있는 경우
1) 중앙회나 그 지부가 정관으로 정한 사업 외의 사업을 한 경우
2) 국민보건 향상에 장애가 되는 행위를 한 때
3) 요청(의료와 국민보건 향상에 관한 협조 요청)을 받고 협조하지 아니한 경우

【예상문제】

1. 보건복지부장관이 중앙회나 그 지부에 정관의 변경 또는 임원의 개선을 명할 수 있는 것이 아닌 것은?
   ① 보수교육실시 결과를 위반한 때
   ② 중앙회가 정관으로 정한 사업 이외의 사업을 한 때
   ③ 지부가 정관으로 정한 사업 이외의 사업을 한 때
   ④ 국민보건향상에 관한 장애가 되는 행위를 한 때
   ⑤ 의료 및 국민보건의 향상에 관한 협조요청에 불응한 때

[답] ①

제3장 의료기관

≫ 제1절 의료기관의 개설

제33조(개설 등) ① 의료인은 이 법에 따른 의료기관을 개설하지 아니하고는 의료업을 할 수 없으며, 다음 각 호의 어느 하나에 해당하는 경우 외에는 그 의료기관 내에서 의료업을 하여야 한다. <개정 2010.1.18.>

1. 「응급의료에 관한 법률」 제2조제1호에 따른 응급환자를 진료하는 경우
2. 환자나 환자 보호자의 요청에 따라 진료하는 경우
3. 국가나 지방자치단체의 장이 공익상 필요하다고 인정하여 요청하는 경우
4. 보건복지부령으로 정하는 바에 따라 가정간호를 하는 경우
5. 그 밖에 이 법 또는 다른 법령으로 특별히 정한 경우나 환자가 있는 현장에서 진료를 하여야 하는 부득이한 사유가 있는 경우

② 다음 각 호의 어느 하나에 해당하는 자가 아니면 의료기관을 개설할 수 없다. 이 경우 의사는 종합병원·병원·요양병원·정신병원 또는 의원을, 치과의사는 치과병원 또는 치과의원을, 한의사는 한방병원·요양병원 또는 한의원을, 조산사는 조산원만을 개설할 수 있다. <개정 2020.3.4.>

1. 의사, 치과의사, 한의사 또는 조산사
2. 국가나 지방자치단체
3. 의료업을 목적으로 설립된 법인(이하 "의료법인"이라 한다)
4. 「민법」이나 특별법에 따라 설립된 비영리법인
5. 「공공기관의 운영에 관한 법률」에 따른 준정부기관, 「지방의료원의 설립 및 운영에 관한 법률」에 따른 지방의료원, 「한국보훈복지의료공단법」에 따른 한국보훈복지의료공단

③ 제2항에 따라 의원·치과의원·한의원 또는 조산원을 개설하려는 자는 보건복지부령으로 정하는 바에 따라 시장·군수·구청장에게 신고하여야 한다. <개정 2010.1.18.>

④ 제2항에 따라 종합병원·병원·치과병원·한방병원·요양병원 또는 정신병원을 개설하려면 제33조의2에 따른 시·도 의료기관개설위원회의 심의를 거쳐 보건복지부령으로 정하는 바에 따라 시·도지사의 허가를 받아야 한다. 이 경우 시·도지사는 개설하려는 의료기관이 다음 각 호의 어느 하나에 해당하는 경우에는 개설허가를 할 수 없다. <개정 2020.3.4.>

1. 제36조에 따른 시설기준에 맞지 아니하는 경우
2. 제60조제1항에 따른 기본시책과 같은 조 제2항에 따른 수급 및 관리계획에 적합하지 아니한 경우

⑤ 제3항과 제4항에 따라 개설된 의료기관이 개설 장소를 이전하거나 개설에 관한 신고 또는 허가사항 중 보건복지부령으로 정하는 중요사항을 변경하려는 때에도 제3항 또는 제4항과 같다. <개정 2010.1.18.>

⑥ 조산원을 개설하는 자는 반드시 지도의사(指導醫師)를 정하여야 한다.

⑦ 다음 각 호의 어느 하나에 해당하는 경우에는 의료기관을 개설할 수 없다. <개정 2019.8.27.>

1. 약국 시설 안이나 구내인 경우
2. 약국의 시설이나 부지 일부를 분할·변경 또는 개수하여 의료기관을 개설하는 경우
3. 약국과 전용 복도·계단·승강기 또는 구름다리 등의 통로가 설치되어 있거나 이런 것들을 설치하여 의료기관을 개설하는 경우
4. 「건축법」 등 관계 법령에 따라 허가를 받지 아니하거나 신고를 하지 아니하고 건축 또는 증축·개축한 건축물에 의료기관을 개설하는 경우

⑧ 제2항제1호의 의료인은 어떠한 명목으로도 둘 이상의 의료기관을 개설·운영할 수 없다. 다만, 2 이상의 의료인 면허를 소지한 자가 의원급 의료기관을 개설하려는 경우에는 하나의 장소에 한하여 면허 종별에 따른 의료기관을 함께 개설할 수 있다. <개정 2012.2.1.>

⑨ 의료법인 및 제2항제4호에 따른 비영리법인(이하 이 조에서 "의료법인등"이라 한다)이 의료기관을 개설하려면 그 법인의 정관에 개설하고자 하는 의료기관의 소재지를 기재하여 대통령령으로 정하는 바에 따라 정관의 변경허가를 얻어야 한다(의료법인등을 설립할 때에는 설립 허가를 말한다. 이하 이 항에서 같다). 이 경우 그 법인의 주무관청은 정관의 변경허가를 하기 전에 그 법인이 개설하고자 하는 의료기관이 소재하는 시·도지사 또는 시장·군수·구청장과 협의하여야 한다. <신설 2015.12.29.>

⑩ 의료기관을 개설·운영하는 의료법인등은 다른 자에게 그 법인의 명의를 빌려주어서는 아니 된다. <신설 2015.12.29.>

[제목개정 2012.2.1.]

[2007.12.27. 법률 제9386호에 의하여 2007.12.27. 헌법재판소에서 헌법불합치된 이 조 제2항을 개정함]

[시행령] **제16조(의료법인 등의 의료기관 개설을 위한 정관변경 허가 등)** ① 법 제33조제2항제3호에 따

른 의료법인(이하 "의료법인"이라 한다) 및 같은 항 제4호에 따른 비영리법인이 같은 조 제9항 전단에 따라 법인 설립허가 또는 정관 변경허가를 받으려는 경우에는 다음 각 호의 구분에 따른 서류를 주무관청에 제출하여야 한다.

1. 법인 설립허가를 받으려는 경우: 다음 각 목의 서류
   가. 의료기관의 개설 · 운영이 목적사업에 해당한다는 사실과 의료기관의 소재지가 반영된 정관안
   나. 의료기관 개설 · 운영을 위한 사업계획서 및 자금조달계획서
   다. 의료기관의 시설 · 장비 및 인력 등의 확보 계획서
   라. 법 제33조제2항제4호에 따른 비영리법인이 법인 설립허가 시 관계 법령에 따라 필요한 서류(비영리법인만 해당한다)
   마. 법 제48조제1항에 따른 의료법인 설립허가에 필요한 서류(의료법인만 해당한다)
   바. 그 밖에 의료기관의 개설 · 운영과 관련하여 보건복지부장관이 필요하다고 인정하여 고시하는 서류
2. 정관 변경허가를 받으려는 경우: 다음 각 목의 서류
   가. 의료기관의 개설 · 운영이 목적사업에 해당한다는 사실과 의료기관의 소재지가 반영된 정관변경안
   나. 제1호나목 및 다목의 서류
   다. 법 제33조제2항제4호에 따른 비영리법인이 정관 변경허가 시 관계 법령에 따라 필요한 서류(비영리법인만 해당한다)
   라. 법 제48조제3항에 따른 정관 변경허가에 필요한 서류(의료법인만 해당한다)
   마. 그 밖에 의료기관의 개설 · 운영과 관련하여 보건복지부장관이 필요하다고 인정하여 고시하는 서류

② 제1항 각 호의 서류(제1호라목 · 마목 및 제2호다목 · 라목은 제외한다)에 대한 작성기준, 작성방법 및 세부내용 등에 관한 사항은 보건복지부장관이 정하여 고시한다. [본조신설 2016.9.29.]

[시행규칙] **제24조(가정간호)** ① 법 제33조제1항제4호에 따라 의료기관이 실시하는 가정간호의 범위는 다음 각 호와 같다. <개정 2010.3.19.>

1. 간호 2. 검체의 채취(보건복지부장관이 정하는 현장검사를 포함한다. 이하 같다) 및 운반
3. 투약 4. 주사 5. 응급처치 등에 대한 교육 및 훈련 6. 상담 7. 다른 보건의료기관 등에 대한 건강관리에 관한 의뢰

② 가정간호를 실시하는 간호사는 「전문간호사 자격인정 등에 관한 규칙」에 따른 가정전문간호사이어야 한다.

③ 가정간호는 의사나 한의사가 의료기관 외의 장소에서 계속적인 치료와 관리가 필요하다고 판단하여 가정전문간호사에게 치료나 관리를 의뢰한 자에 대하여만 실시하여야 한다.

④ 가정전문간호사는 가정간호 중 검체의 채취 및 운반, 투약, 주사 또는 치료적 의료행위인 간호를

하는 경우에는 의사나 한의사의 진단과 처방에 따라야 한다. 이 경우 의사 및 한의사 처방의 유효기간은 처방일부터 90일까지로 한다.

⑤ 가정간호를 실시하는 의료기관의 장은 가정전문간호사를 2명 이상 두어야 한다.

⑥ 가정간호를 실시하는 의료기관의 장은 가정간호에 관한 기록을 5년간 보존하여야 한다.

⑦ 이 규칙에서 정한 것 외에 가정간호의 질 관리 등 가정간호의 실시에 필요한 사항은 보건복지부장관이 따로 정한다. <개정 2010.3.19.>

[시행규칙] **제25조(의료기관 개설신고)** ① 법 제33조제3항에 따라 의원 · 치과의원 · 한의원 또는 조산원을 개설하려는 자는 별지 제14호서식의 의료기관 개설신고서(전자문서로 된 신고서를 포함한다)에 다음 각 호의 서류(전자문서를 포함한다)를 첨부하여 시장 · 군수 · 구청장(자치구의 구청장을 말한다. 이하 같다)에게 신고해야 한다. <개정 2022. 9. 14.>

1. 개설하려는 자가 법인인 경우: 법인 설립 허가증 사본(「공공기관의 운영에 관한 법률」에 따른 준정부기관은 제외한다), 정관 사본 및 사업계획서 사본
2. 삭제 <2021. 6. 30.>
3. 건물평면도 및 그 구조설명서 사본
4. 의료인 등 근무인원에 대한 확인이 필요한 경우: 면허(자격)증 사본. 다만, 제2항에 따라 행정정보의 공동이용으로 확인할 수 있는 경우는 제외한다.
5. 법 제36조제1호.제2호.제4호 및 제5호의 준수사항에 적합함을 증명하는 서류

② 제1항에 따라 신고서를 제출받은 시장 · 군수 · 구청장은 「전자정부법」 제36조제1항에 따른 행정정보의 공동이용을 통하여 다음 각 호의 서류를 확인해야 하며, 신고인(해당 의료기관에서 근무하는 사람을 포함한다)이 제2호 및 제3호의 서류 확인에 동의하지 않는 경우에는 그 사본을 첨부하도록 해야 한다. <신설 2022. 9. 14.>

1. 개설하려는 자가 법인인 경우: 법인 등기사항증명서
2. 개설하려는 자가 의료인인 경우: 의료인 면허증
3. 의료인 등 근무인원에 대한 확인이 필요한 경우: 면허(자격)증

③ 시장 · 군수 · 구청장은 제1항에 따른 의료기관 개설신고를 받은 경우에는 다음 각 호의 사항을 확인해야 한다. 이 경우 제3호에 대해서는 「소방시설 설치 및 관리에 관한 법률」 제6조제8항 전단에 따라 그 확인을 요청해야 한다. <개정 2023. 9. 22.>

1. 법 제4조제2항, 제33조제2항, 같은 조 제6항부터 제8항까지 및 제64조제2항에 따른 의료기관의 개설기준에 위배되는지 여부
2. 법 제36조제1호 · 제2호 · 제4호 및 제5호의 준수사항에 적합한지 여부
3. 「소방시설 설치 및 관리에 관한 법률 시행령」 별표 4에 따라 의료기관이 갖추어야 하는 소방시설에 적합한지 여부
4. 그 밖에 다른 법령에 따라 의료기관의 개설이 제한되거나 금지되는지 여부

④ 시장 · 군수 · 구청장은 제1항에 따른 의료기관 개설신고가 적법하다고 인정하는 경우에는 해당 신고를 수리하고, 별지 제15호서식의 의료기관 개설신고증명서를 발급하여야 한다. <개정 2022. 9. 14.>

⑤ 시장 · 군수 · 구청장은 분기별 의료기관의 개설신고 수리 상황을 매 분기가 끝난 후 15일까지 시 · 도지사를 거쳐 보건복지부장관에게 통보해야 한다. <개정 2023. 11. 17.>

⑥ 시시장 · 군수 · 구청장은 제4항에 따라 의료기관 개설신고증명서를 발급한 경우에는 의료기관별로 관리카드를 작성 · 비치하여 신고 사항의 변경신고 및 행정처분 내용 등을 기록 · 관리하여야 한다. <개정 2022. 9. 14.>

[시행규칙] **제26조(의료기관 개설신고사항의 변경신고)** ① 법 제33조제5항에 따라 의원 · 치과의원 · 한의원 또는 조산원 개설자가 그 개설 장소를 이전하거나 다음 각 호의 어느 하나에 해당하는 개설신고사항의 변경신고를 하려면 변경 사항을 확인할 수 있는 서류의 사본을 첨부하여 별지 제14호서식의 신고사항 변경신고서(전자문서로 된 신고서를 포함한다)를 시장 · 군수 · 구청장에게 제출하여야 한다. 이 경우 신고서를 제출받은 시장 · 군수 · 구청장은 「전자정부법」 제36조제1항에 따른 행정정보의 공동이용을 통해 의료기관 개설신고증명서를 확인해야 하며, 신고인이 의료기관 개설신고증명서 확인에 동의하지 않는 경우에는 그 사본을 첨부하도록 해야 한다. <개정2022. 9. 14.>

1. 의료기관 개설자의 변경 사항
2. 의료기관 개설자가 입원, 해외 출장 등으로 다른 의사 · 치과의사 · 한의사 또는 조산사에게 진료하게 할 경우 그 기간 및 해당 의사 등의 인적 사항
3. 의료기관의 진료과목의 변동 사항
4. 진료과목 증감이나 입원실 등 주요 시설의 변경에 따른 시설 변동 내용
5. 의료기관의 명칭 변경 사항
6. 의료기관의 의료인 수

② 제1항에 따른 변경신고와 관련하여 그 변경사항에 대한 확인 방법 및 기준에 관하여는 제25조제3항을 준용한다. 다만, 같은 항 제3호의 경우에는 의료기관 개설장소의 이전이나 제1항제4호에 따른 시설 변동만 해당한다. <개정 2022. 9. 14.>

③ 시장 · 군수 · 구청장은 제1항에 따른 변경신고를 수리한 경우에 의료기관개설신고증명서의 기재사항을 고쳐쓸 필요가 있으면 이를 개서(改書)하여 주거나 재발급하여야 한다. <개정 2015. 5. 29.>

[시행규칙] **제27조(의료기관 개설허가)** ① 법 제33조제4항에 따라 종합병원 · 병원 · 치과병원 · 한방병원 · 요양병원 또는 정신병원의 개설허가를 받으려는 자는 별지 제16호서식의 의료기관 개설허가 신청서(전자문서로 된 신청서를 포함한다)에 다음 각 호의 서류(전자문서를 포함한다)를 첨부하여 시 · 도지사에게 제출해야 한다. <개정 2022. 9. 14.>

1. 개설하려는 자가 법인인 경우: 법인설립허가증 사본(「공공기관의 운영에 관한 법률」에 따른 준정부기관은 제외한다), 정관 사본 및 사업계획서 사본
2. 개설하려는 자가 의료인인 경우: 사업계획서 사본
3. 건물평면도 사본 및 그 구조설명서 사본
4. 의료인 등 근무인원에 대한 확인이 필요한 경우: 면허(자격)증 사본. 다만, 제2항에 따라 행정정보의 공동이용으로 확인할 수 있는 경우는 제외한다.
5. 삭제 <2021. 6. 30.>

6. 법 제36조제1호 · 제2호 · 제4호 및 제5호의 준수사항에 적합함을 증명하는 서류

② 제1항에 따라 신청서를 제출받은 시 · 도지사는 「전자정부법」 제36조제1항에 따른 행정정보의 공동이용을 통하여 다음 각 호의 서류를 확인해야 한다. 다만, 신청인(해당 의료기관에서 근무하는 사람을 포함한다)이 제2호부터 제4호까지의 서류 확인에 동의하지 않는 경우에는 그 사본을 첨부하도록 해야 한다. <개정 2022. 9. 14.>

1. 개설하려는 자가 법인인 경우: 법인 등기사항증명서
2. 개설하려는 자가 의료인인 경우: 의료인 면허증
3. 「전기안전관리법 시행규칙」 제18조제3항 본문에 따른 전기안전점검 확인서(종합병원만 해당한다)
4. 의료인 등 근무인원에 대한 확인이 필요한 경우: 면허(자격)증

③ 제1항에 따른 개설허가 신청과 관련하여 그 신청사항에 대한 확인 방법 및 기준에 관하여는 제25조제3항을 준용한다. <개정 2022. 9. 14.>

④ 시시 · 도지사는 제1항에 따라 의료기관의 개설허가를 한 때에는 지체 없이 별지 제17호서식의 의료기관 개설허가증을 발급하여야 한다. <개정 2021. 6. 30.>

⑤ 시 · 도지사는 분기별 의료기관의 개설허가 상황을 매 분기가 끝난 후 15일까지 보건복지부장관에게 통보해야 한다. <개정 2023. 11. 17.>

⑥ 시시 · 도지사는 제4항에 따라 의료기관의 개설허가증을 발급한 때에는 의료기관별로 관리카드를 작성 · 비치하여 허가 사항의 변경허가 및 행정처분 내용 등을 기록 · 관리해야 한다. <개정 2021. 6. 30.>

[시행규칙] **제28조(의료기관 개설허가 사항의 변경허가)** ① 법 제33조제5항에 따라 의료기관의 개설허가를 받은 자가 그 개설 장소를 이전하거나 다음 각 호의 어느 하나에 해당하는 개설허가 사항의 변경허가를 받으려면 변경 사항을 확인할 수 있는 서류의 사본을 첨부하여 별지 제16호서식의 허가사항 변경신청서(전자문서로 된 신청서를 포함한다)를 시 · 도지사에게 제출해야 한다. 이 경우 신청서를 제출받은 시 · 도지사는 「전자정부법」 제36조제1항에 따른 행정정보의 공동이용을 통해 의료기관 개설허가증을 확인해야 하며, 신청인이 의료기관 개설허가증 확인에 동의하지 않는 경우에는 그 사본을 첨부하도록 해야 한다. <개정 2022. 9. 14.>

1. 의료기관 개설자의 변경 사항
2. 법 제3조제2항에 따른 의료기관의 종류 변경 또는 진료과목의 변동 사항
3. 진료과목 증감이나 입원실 등 주요시설 변경에 따른 시설 변동 내용
4. 의료기관의 명칭 변경 사항
5. 의료기관의 의료인 수

② 제1항에 따라 신청서를 제출받은 시 · 도지사는 종합병원의 개설 장소가 이전되는 경우, 같은 항 제2호에 따라 종합병원으로 변경되는 경우 또는 같은 항 제3호에 따라 종합병원의 주요시설 변경이 있는 경우 「전자정부법」 제36조제1항에 따른 행정정보의 공동이용을 통하여 「전기안전관리법 시행규칙」 제18조제3항 본문에 따른 전기안전점검 확인서를 확인해야 한다. 다만, 신청인이 확인에 동의하지 않는 경우에는 그 사본을 첨부하도록 해야 한다. <신설 2021. 6. 30.>

③ 제1항에 따른 개설허가 변경신청과 관련하여 그 변경사항에 대한 확인 방법 및 기준에 관하여는

제25조제3항을 준용한다. 다만, 같은 항 제3호의 경우에는 의료기관 개설장소의 이전, 제1항제2호 및 제3호에 따른 의료기관의 종류 변경 및 시설 변동만 해당한다. <개정 2022. 9. 14.>

④ 시ㆍ도지사는 제1항에 따라 변경허가를 한 때에 의료기관 개설허가증을 고쳐쓸 필요가 있으면 이를 개서하여 주거나 재발급하여야 한다. <개정 2021. 6. 30.>

[시행규칙] 제28조의2(실태조사의 시기ㆍ방법) ① 보건복지부장관은 법 제33조의3제1항 전단에 따른 의료기관을 개설할 수 없는 자가 개설ㆍ운영하는 의료기관에 대한 실태조사(이하 이 조에서 "실태조사"라 한다)를 매년 실시해야 한다.

② 실태조사는 현장조사, 문서열람 등의 방법으로 실시하며, 필요한 경우에는 조사 대상자에게 법 제61조에 따라 보고를 명하거나 법 제61조의2에 따라 자료의 제출 또는 의견의 진술 등을 요청할 수 있다.

③ 보건복지부장관은 실태조사 실시 결과 위법이 확정되면 법 제33조의3제1항 전단에 따라 다음 각 호의 사항을 관보 또는 보건복지부의 인터넷 홈페이지에 공표해야 한다.

1. 의료기관의 명칭 및 주소
2. 의료기관 개설자의 성명(개설자가 법인인 경우에는 법인명 및 대표자의 성명을 말한다)
3. 위반사항

④ 제1항부터 제3항까지에서 규정한 사항 외에 실태조사에 필요한 사항은 보건복지부장관이 정한다.

[본조신설 2021. 6. 30.]

【핵심요약】

1. 의료기관 개설

- 의료인은 의료기관을 개설하여 의료기관 내에서 의료업을 하여야 함

1) 의료기관 내에서 의료업을 하지 않아도 되는 경우

(1) 응급환자를 진료하는 경우

(2) 환자나 환자 보호자의 요청에 따라 진료하는 경우

(3) 국가나 지방자치단체의 장이 공익상 필요하다고 인정하여 요청하는 경우

(4) 보건복지부령으로 정하는 바에 따라 가정간호를 하는 경우

(5) 그 밖에 「의료법」 또는 다른 법령으로 특별히 정한 경우나 환자가 있는 현장에서 진료를 하여야 하는 부득이한 사유가 있는 경우

2) 의료기관을 개설할 수 있는 자

(1) 의사, 치과의사, 한의사 또는 조산사

① 의사 : 종합병원, 병원, 요양병원 또는 의원

② 치과의사 : 치과병원 또는 치과의원

③ 한의사 : 한방병원, 요양병원 또는 한의원

④ 조산사 : 조산원

※ 의료인은 어떠한 명목으로도 둘 이상의 의료기관을 개설·운영할 수 없음. 다만, 2이상의 의료인 면허를 소지한 자가 의원급 의료기관을 개설하려는 경우에는 하나의 장소에 한하여 면허 종별에 따른 의료기관을 함께 개설 가능

(2) 국가나 지방자치단체

(3) 의료법인(의료업을 목적으로 설립된 법인)

(4) 「민법」이나 특별법에 따라 설립된 비영리법인

(5) 준정부기관, 지방의료원, 한국보훈복지의료공단

3) 의료기관 개설신고 및 허가

(1) 의원·치과의원·한의원 또는 조산원을 개설하려는 자

① 보건복지부령으로 정하는 바에 따라 시장·군수·구청장에게 신고

② 조산원 개설자는 반드시 지도의사를 정할 것

③ 시장·군수·구청장은 의료기관 개설 신고가 적법하다고 인정하는 경우 해당 신고를 수리하고, 의료기관 개설신고증명서를 발급

※ 시장·군수·구청장은 분기별 의료기관의 개설신고 수리 상황을 매 분기가 끝난 후 15일까지 시·도지사를 거쳐 보건복지부장관에게 보고

④ 의료기관 개설신고증명서를 발급한 경우에는 의료기관별로 관리카드를 작성·비치하여 신고 사항의 변경신고 및 행정처분 내용 등을 기록·관리하여야 함.

(2) 종합병원·병원·치과병원·한방병원·요양병원 또는 정신병원 개설을 개설하려는 자

① 시·도 의료기관개설위원회의 심의를 거쳐 보건복지부령으로 정하는 바에 따라 시·도지사의 허가

② 시·도지사는 개설하려는 의료기관이 다음의 어느 하나에 해당하는 경우에는 개설허가를 할 수 없음

㉮ 법 제36조에 따른 시설기준에 맞지 아니하는 경우

※ 법 제36조(준수사항) 참조

㉯ 법 제60조제1항에 따른 기본시책과 같은 조 제2항에 따른 수급 및 관리계획에 적합하지 아니한 경우

※ 제60조(병상 수급계획의 수립 등)

③ 조산원을 개설하는 자는 반드시 지도의사(指導醫師)를 정하여야 함.

④ 시·도지사는 의료기관의 개설허가를 한 때에는 지체 없이 의료기관 개설허가증

을 발급

※ 시 · 도지사는 분기별 의료기관의 개설허가 상황을 매 분기가 끝난 후 15일까지 보건복지부장관에게 보고

4) 의료기관 개설신고 사항의 변경신고

(1) 사유

① 의원 · 치과의원 · 한의원 또는 조산원 개설자가 그 개설 장소를 이전할 때

② 개설신고사항의 변경신고를 하고자 할 때

㉮ 의료기관 개설자의 변경 사항

㉯ 의료기관 개설자가 입원, 해외 출장 등으로 다른 의사 · 치과의사 · 한의사 또는 조산사에게 진료하게 할 경우 그 기간 및 해당 의사 등의 인적 사항

㉰ 의료기관의 진료과목의 변동 사항

㉱ 진료과목 증감이나 입원실 등 주요 시설의 변경에 따른 시설 변동 내용

㉲ 의료기관의 명칭 변경 사항

㉳ 의료기관의 의료인 수

(2) 시장 · 군수 · 구청장이 변경신고를 수리한 경우

- 의료기관 개설신고증명서의 기재사항을 고쳐쓸 필요가 있으면 이를 개서하여 주거나 재발급

5) 의료기관 개설허가 사항의 변경허가

(1) 사유

① 의료기관의 개설허가를 받은 자가 그 개설 장소를 이전할 때

② 개설허가 사항의 변경허가를 받고자 할 때

㉮ 의료기관 개설자의 변경 사항

㉯ 의료기관의 종류 변경 또는 진료과목의 변동 사항

㉰ 진료과목 증감이나 입원실 등 주요시설 변경에 따른 시설 변동 내용

㉱ 의료기관의 명칭 변경 사항

㉲ 의료기관의 의료인 수

(2) 시 · 도지사가 변경허가를 한 때 : 의료기관 개설허가증을 고쳐쓸 필요가 있으면 이를 개서하여 주거나 재발급

6) 의료법인 등(의료법인 및 비영리법인)의 의료기관 개설 절차

(1) 그 법인의 정관에 개설하고자 하는 의료기관의 소재지를 기재하여,

(2) 대통령령으로 정하는 바에 따라 정관의 변경허가를 얻어야 함(의료법인 등을 설립

할 때에는 설립 허가)

(3) 이 경우 그 법인의 주무관청은 정관의 변경허가를 하기 전에 그 법인이 개설하고자 하는 의료기관이 소재하는 시·도지사 또는 시장·군수·구청장과 협의하여야 함

(4) 의료법인 등의 의료기관 개설을 위한 정관변경 허가 등 : 의료법인 및 비영리법인이 법인 설립허가 또는 정관 변경허가를 받으려는 경우에는 관련 서류를 주무관청에 제출하여야 함

7) 의료기관을 개설·운영하는 의료법인 등의 의무 : 다른 자에게 그 법인의 명의를 빌려주어서는 아니 됨

8) 의료기관을 개설할 수 없는 경우

(1) 약국 시설 안이나 구내인 경우

(2) 약국의 시설이나 부지 일부를 분할·변경 또는 개수하여 의료기관을 개설하는 경우

(3) 약국과 전용 복도·계단·승강기 또는 구름다리 등의 통로가 설치되어 있거나 이런 것들을 설치하여 의료기관을 개설하는 경우

(4) 「건축법」 등 관계 법령에 따라 허가를 받지 아니하거나 신고를 하지 아니하고 건축 또는 증축·개축한 건축물에 의료기관을 개설하는 경우

2. 가정간호

1) 의료기관이 실시하는 가정간호의 범위

(1) 간호 (2) 검체의 채취(보건복지부장관이 정하는 현장검사를 포함) 및 운반

(3) 투약 (4) 주사 (5) 응급처치 등에 대한 교육 및 훈련(응급처치는 아님)

(6) 상담 (7) 다른 보건의료기관 등에 대한 건강관리에 관한 의뢰

2) 가정간호를 실시하는 간호사 : 가정전문간호사이어야 함

※ 가정간호를 실시하는 의료기관의 장은 가정전문간호사를 2명 이상 두어야 함

3) 가정간호 대상 : 의사나 한의사가 의료기관 외의 장소에서 계속적인 치료와 관리가 필요하다고 판단하여 가정전문간호사에게 치료나 관리를 의뢰한 자

4) 의사나 한의사의 진단과 처방에 따라야 하는 가정간호

(1) 범위 : 검체의 채취 및 운반, 투약, 주사 또는 치료적 의료행위인 간호를 하는 경우

(2) 처방의 유효기간 : 처방일부터 90일까지

5) 가정간호에 대한 기록 보존

(1) 보존 의무자 : 가정간호를 실시하는 의료기관의 장

(2) 보존 기간 : 5년

【예상문제】

1. 의료기관의 개설에 관한 설명이다. 잘못된 것은?
   ① 종합병원 개설시 시·도지사의 허가 ② 한방병원 개설시 시·도지사에 신고
   ③ 의원의 개설장소 이전시 시장·군수·구청장에 신고
   ④ 치과병원 개설시 시·도지사의 허가
   ⑤ 조산원 개설시 시장·군수·구청장에 신고

[답] ②

2. 의료기관을 개설할 수 있는 자라고 볼 수 없는 것은?
   ① 모든 의료인 ② 의료법인 ③ 지방의료원
   ④「민법」 또는 특별법에 의한 비영리법인 ⑤ 한국보훈복지의료공단

[답] ①

3. 의료기관을 개설할 수 있는 경우는?
   ①「건축법」 등 관계 법령에 따라 허가를 받지 아니하거나 신고를 하지 아니하고 건축 또는 증축·개축한 건축물에 의료기관을 개설하는 경우
   ② 약국의 시설의 일부를 분할한 경우
   ③ 약국과 전용의 계단이 설치된 경우
   ④ 약국의 부지 일부를 변경하여 개설하는 경우
   ⑤ 종전의 약국시설을 변경, 개수하여 개설하는 경우

[답] ⑤

第33조의2(의료기관개설위원회 설치 등) ① 제33조제4항에 따른 의료기관 개설 허가에 관한 사항을 심의하기 위하여 시·도지사 소속으로 의료기관개설위원회를 둔다.
② 제1항의 의료기관개설위원회의 위원은 제28조에 따른 의사회·치과의사회·한의사회·조산사회 및 간호사회의 의료인으로서 경험이 풍부한 사람과 제52조에 따른 의료기관단체의 회원으로서 해당 지역 내 의료기관의 개설·운영 등에 관한 경험이 풍부한 사람으로 한다.
③ 의료기관개설위원회의 구성과 운영에 필요한 사항과 그 밖에 필요한 사항은 보건복지부령으로 정한다.
[본조신설 2020.3.4.]

【핵심요약】

의료기관개설위원회 설치 등

1) 목적 : 의료기관 개설 허가에 관한 사항을 심의하기 위하여

2) 소속 : 시 · 도지사

3) 위원

(1) 의사회 · 치과의사회 · 한의사회 · 조산사회 및 간호사회의 의료인으로서 경험이 풍부한 사람

(2) 의료기관단체의 회원으로서 해당 지역 내 의료기관의 개설 · 운영 등에 관한 경험이 풍부한 사람

4) 보건복지부령으로 정하는 사항 : 의료기관개설위원회의 구성과 운영에 필요한 사항과 그 밖에 필요한 사항

(1) 의료기관의 개설기준에 위배되는지 여부

(2) 시설기준 안전관리시설 기준 의료인 등의 정원 기준 준수사항에 적합한지 여부

(3) 소방시설에 적합한지 여부

(4) 의료기관의 개설이 제한되거나 금지되는지 여부

(5) 기본 시책 및 수급 및 관리계획에 적합한지 여부

5) 위원회는 위원장 1명을 포함하여 15명 이내의 위원으로 성별을 고려하여 구성한다.

6) 위원장은 위원 중에서 호선(互選)한다.

7) 위원회의 위원의 임기는 2년으로 하되, 연임가능

【예상문제】

1. 의료기관 개설 허가에 관한 사항을 심의하기 위한 의료기관개설위원회의 소속은?

① 보건복지부장관 ② 질병관리청장 ③ 건강보험공단이사장
④ 시 · 도지사 ⑤ 시장 · 군수 · 구청장

[답] ④

제34조(원격의료) ① 의료인(의료업에 종사하는 의사 · 치과의사 · 한의사만 해당한다)은 제33조제1항에도 불구하고 컴퓨터 · 화상통신 등 정보통신기술을 활용하여 먼 곳에 있는 의료인에게 의료지식이나 기술을 지원하는 원격의료(이하 "원격의료"라 한다)를 할 수 있다.

② 원격의료를 행하거나 받으려는 자는 보건복지부령으로 정하는 시설과 장비를 갖추어야 한다. <개정 2010.1.18.>

③ 원격의료를 하는 자(이하 "원격지의사"라 한다)는 환자를 직접 대면하여 진료하는 경우와 같은 책임을 진다.

④ 원격지의사의 원격의료에 따라 의료행위를 한 의료인이 의사 · 치과의사 또는 한의사(이하 "현지의사"라 한다)인 경우에는 그 의료행위에 대하여 원격지의사의 과실을 인정할 만한 명백한 근거가 없으면 환자에 대한 책임은 제3항에도 불구하고 현지의사에게 있는 것으로 본다.

[시행규칙] **제29조(원격의료의 시설 및 장비)** 법 제34조제2항에 따라 원격의료를 행하거나 받으려는 자가 갖추어야 할 시설과 장비는 다음 각 호와 같다.

1. 원격진료실
2. 데이터 및 화상(畵像)을 전송 · 수신할 수 있는 단말기, 서버, 정보통신망 등의 장비

【핵심요약】

1. 원격의료의 정의

- 컴퓨터 · 화상통신 등 정보통신기술을 활용하여 먼 곳에 있는 의료인에게 의료지식이나 기술을 지원하는 것

2. 원격의료가 가능한 의료인

- 의료업에 종사하는 의사, 치과의사, 한의사

3. 원격의료를 행하거나 받으려는 자의 시설과 장비

1) 인격진료실
2) 데이터 및 화상을 전송 · 수신할 수 있는 단말기, 서버, 정보통신망 등의 장비

4. 책임

1) 원격지 의사(원격의료를 하는 자) : 환자를 직접 대면하여 진료하는 경우와 같은 책임을 짐
2) 현지 의사(원격지 의사의 원격의료에 따라 의료행위를 한 의사, 치과의사 또는 한의사) : 의료행위에 대하여 원격지의사의 과실을 인정할 만한 명백한 근거가 없으면 환자에 대한 책임은 현지 의사에게 있는 것으로 봄

【예상문제】

1. 원격의료에 관하여 잘못된 것은?

① 정보통신기술을 활용하여 원격지 의료인에게 의료지식 또는 기술을 지원하는 것이다.

② 모든 의료인은 원격의료를 할 수 있다.

③ 원격의료를 행하거나 받으려는 자는 보건복지부령으로 정하는 시설과 장비를 갖추어야 한다.

④ 원격의료를 하는 자는 환자를 직접 대면하여 진료하는 경우와 같은 책임을 진다.

⑤ 당해 의료행위에 대하여 원격지 의사의 과실을 인정할 만한 명백한 근거가 없는 한 환자에 대한 책임은 현지 의사에게 있는 것으로 본다.

[답] ②

제35조(의료기관 개설 특례) ① 제33조제1항 · 제2항 및 제8항에 따른 자 외의 자가 그 소속 직원, 종업원, 그 밖의 구성원(수용자를 포함한다)이나 그 가족의 건강관리를 위하여 부속 의료기관을 개설하려면 그 개설 장소를 관할하는 시장 · 군수 · 구청장에게 신고하여야 한다. 다만, 부속 의료기관으로 병원급 의료기관을 개설하려면 그 개설 장소를 관할하는 시 · 도지사의 허가를 받아야 한다. <개정 2009.1.30.>

② 제1항에 따른 개설 신고 및 허가에 관한 절차 · 조건, 그 밖에 필요한 사항과 그 의료기관의 운영에 필요한 사항은 보건복지부령으로 정한다. <개정 2010.1.18.>

[시행규칙] **제32조(부속 의료기관의 개설 특례)** ① 법 제35조제1항에 따라 의료인 · 의료법인 · 국가 · 지방자치단체 · 비영리법인 또는 「공공기관의 운영에 관한 법률」에 따른 준정부기관 외의 자가 그 종업원 및 가족의 건강관리를 위하여 부속 의료기관을 개설하려면 별지 제20호서식의 부속 의료기관 개설신고서 또는 개설허가신청서에 다음 각 호의 서류를 첨부하여 시 · 도지사나 시장 · 군수 · 구청장에게 제출하여야 한다. <개정 2017.6.21.>

1. 건물평면도 및 그 구조설명서 사본
2. 의료인 등 근무인원에 대한 확인이 필요한 경우: 면허(자격)증 사본 1부
3. 법 제36조제1호 · 제2호 · 제4호 및 제5호의 준수사항에 적합함을 증명하는 서류

② 부속 의료기관의 개설신고 및 개설허가에 따른 신고 수리 등에 관하여는 제25조제3항부터 제6항까지, 제26조, 제27조제3항부터 제6항까지 및 제28조의 규정을 각각 준용한다. 이 경우 "별지 15호서식"은 "별지 제15호의2서식"으로, "별지 제17호서식"은 "별지 제17호의2서식"으로 본다. <개정 2022. 9. 14.> [전문개정 2010. 1. 29.]

【핵심요약】

1. 의료기관 개설 특례(부속 의료기관의 개설 특례)의 정의

- 의료기관을 개설할 수 있는 자 이외의 자가 그 소속 직원, 종업원, 그 밖의 구성원(수용자를 포함)이나 그 가족의 건강관리를 위하여 부속 의료기관을 개설하는 경우

2. 개설신고 및 허가

1) 의원급 부속 의료기관 개설 시 : 개설 장소를 관할하는 시장 · 군수 · 구청장에게 신고
2) 병원급 부속 의료기관 개설 시 : 개설 장소를 관할하는 시 · 도지사의 허가
3) 보건복지부령으로 정하는 사항 : 개설 신고 및 허가에 관한 절차 조건, 그 밖에 필

요한 사항과 그 의료기관의 운영에 필요한 사항

【예상문제】

1. 의료기관 개설 특례에 관한 설명이 잘못된 것은?
   ① 소속 직원, 종업원 등의 건강관리를 목적으로 한다.
   ② 의원급 부속 의료기관 개설은 시장 · 군수 · 구청장에게 신고한다.
   ③ 병원급 부속 의료기관 개설은 시 · 도지사의 허가를 받아야 한다.
   ④ 소속 직원 등의 가족의 건강관리를 위한 경우는 제외된다.
   ⑤ 개설에 관한 절차 등은 보건복지부령으로 정한다.

[답] ④

2. 의료기관 개설 특례의 규정에 의하여 병원을 개설하고자 한다. 옳은 것은?
   ① 보건복지부장관의 허가 ② 시 · 도지사에게 신고 ③ 시장 · 군수 · 구청장에게 신고
   ④ 시 · 도지사의 허가 ⑤ 시장 · 군수 · 구청장의 허가

[답] ④

第36조(준수사항) 제33조제2항 및 제8항에 따라 의료기관을 개설하는 자는 보건복지부령으로 정하는 바에 따라 다음 각 호의 사항을 지켜야 한다. <개정 2023. 10. 31.>

1. 의료기관의 종류에 따른 시설기준 및 규격에 관한 사항
2. 의료기관의 안전관리시설 기준에 관한 사항
3. 의료기관 및 요양병원의 운영 기준에 관한 사항
4. 고가의료장비의 설치 · 운영 기준에 관한 사항
5. 의료기관의 종류에 따른 의료인 등의 정원 기준에 관한 사항
6. 급식관리 기준에 관한 사항
7. 의료기관의 위생 관리에 관한 사항
8. 의료기관의 의약품 및 일회용 의료기기의 사용에 관한 사항
9. 의료기관의 「감염병의 예방 및 관리에 관한 법률」 제41조제4항에 따른 감염병환자 등의 진료 기준에 관한 사항
10. 의료기관 내 수술실, 분만실, 중환자실 등 감염관리가 필요한 시설의 출입 기준에 관한 사항
11. 의료인 및 환자 안전을 위한 보안장비 설치 및 보안인력 배치 등에 관한 사항
12. 의료기관의 신체보호대 사용에 관한 사항

> 13. 의료기관의 의료관련감염 예방에 관한 사항
> 14. 종합병원과 요양병원의 임종실 설치에 관한 사항
> [시행일: 2024. 8. 1.] 제36조제14호

[시행규칙] **제34조(의료기관의 시설기준 및 규격)** 법 제36조제1호에 따른 의료기관의 종류별 시설기준은 별표 3과 같고, 그 시설규격은 별표 4와 같다.

[시행규칙] **제35조(의료기관의 안전관리시설)** 의료기관을 개설하는 자는 법 제36조제2호에 따라 환자, 의료관계인, 그 밖의 의료기관 종사자의 안전을 위하여 다음 각 호의 시설을 갖추어야 한다. <개정 2019. 9.27.>

1. 화재나 그 밖의 긴급한 상황에 대처하기 위하여 필요한 시설
2. 방충, 쥐막기, 세균오염 방지에 관한 시설
3. 채광・환기에 관한 시설
4. 전기・가스 등의 위해 방지에 관한 시설
5. 방사선 위해 방지에 관한 시설
6. 그 밖에 진료과목별로 안전관리를 위하여 필수적으로 갖추어야 할 시설

[시행규칙] **제35조의2(의료기관의 운영 기준)** 의료기관을 개설하는 자는 법 제36조제3호에 따라 다음 각 호의 운영 기준을 지켜야 한다.

1. 입원실의 정원을 초과하여 환자를 입원시키지 말 것
2. 입원실은 남・여별로 구별하여 운영할 것
3. 입원실이 아닌 장소에 환자를 입원시키지 말 것
4. 외래진료실에는 진료 중인 환자 외에 다른 환자를 대기시키지 말 것

[본조신설 2017.3.7.]

[시행규칙] **제36조(요양병원의 운영)** ① 법 제36조제3호에 따른 요양병원의 입원 대상은 다음 각 호의 어느 하나에 해당하는 자로서 주로 요양이 필요한 자로 한다. <개정 2010.1.29.>

1. 노인성 질환자 2. 만성질환자 3. 외과적 수술 후 또는 상해 후 회복기간에 있는 자

② 제1항에도 불구하고 「감염병의 예방 및 관리에 관한 법률」 제41조제1항에 따라 질병관리청장이 고시한 감염병에 걸린 같은 법 제2조제13호부터 제15호까지에 따른 감염병환자, 감염병의사환자 또는 병원체보유자(이하 "감염병환자등"이라 한다) 및 같은 법 제42조제1항 각 호의 어느 하나에 해당하는 감염병환자등은 요양병원의 입원 대상으로 하지 아니한다. <개정 2020. 9. 11.>

③ 제1항에도 불구하고 「정신건강증진 및 정신질환자 복지서비스 지원에 관한 법률」 제3조제1호에 따른 정신질환자(노인성 치매환자는 제외한다)는 같은 법 제3조제5호에 따른 정신의료기관 외의 요양병원의 입원 대상으로 하지 아니한다. <신설 2017.5.30.>

④ 각급 의료기관은 제1항에 따른 환자를 요양병원으로 옮긴 경우에는 환자 이송과 동시에 진료기록 사본 등을 그 요양병원에 송부하여야 한다. <개정 2015.12.23.>

⑤ 요양병원 개설자는 요양환자의 상태가 악화되는 경우에 적절한 조치를 할 수 있도록 환자 후송 등에 관하여 다른 의료기관과 협약을 맺거나 자체 시설 및 인력 등을 확보하여야 한다. <개정

2015.12.23.>

⑥ 삭제 <개정 2020.2.28.>

⑦ 요양병원 개설자는 휴일이나 야간에 입원환자의 안전 및 적절한 진료 등을 위하여 소속 의료인 및 직원에 대한 비상연락체계를 구축 · 유지하여야 한다. <신설 2017.6.21.>

[시행규칙] **제38조(의료인 등의 정원)** ① 법 제36조제5호에 따른 의료기관의 종류에 따른 의료인의 정원 기준에 관한 사항은 별표 5와 같다.

② 의료기관은 제1항의 의료인 외에 다음의 기준에 따라 필요한 인원을 두어야 한다. <개정 2018. 12.20.>

1. 병원급 의료기관에는 별표 5의2에 따른 약사 또는 한약사(법률 제8365호 약사법 전부개정법률 부칙 제9조에 따라 한약을 조제할 수 있는 약사를 포함한다. 이하 같다)를 두어야 한다.
2. 입원시설을 갖춘 종합병원 · 병원 · 치과병원 · 한방병원 또는 요양병원에는 1명 이상의 영양사를 둔다.
3. 의료기관에는 보건복지부장관이 정하는 바에 따라 각 진료과목별로 필요한 수의 의료기사를 둔다.
4. 종합병원에는 보건복지부장관이 정하는 바에 따라 필요한 수의 보건의료정보관리사를 둔다.
5. 의료기관에는 보건복지부장관이 정하는 바에 따라 필요한 수의 간호조무사를 둔다.
6. 종합병원에는 「사회복지사업법」에 따른 사회복지사 자격을 가진 자 중에서 환자의 갱생 · 재활과 사회복귀를 위한 상담 및 지도 업무를 담당하는 요원을 1명 이상 둔다.
7. 요양병원에는 시설 안전관리를 담당하는 당직근무자를 1명 이상 둔다.

③ 보건복지부장관은 간호사나 치과위생사의 인력 수급상 필요하다고 인정할 때에는 제1항에 따른 간호사 또는 치과위생사 정원의 일부를 간호조무사로 충당하게 할 수 있다. <개정 2010.3.19.>

[시행규칙] **제39조(급식관리)** 입원시설을 갖춘 종합병원 · 병원 · 치과병원 · 한방병원 · 요양병원 또는 정신병원을 개설하는 자는 법 제36조제6호에 따라 별표 6에서 정하는 바에 따라 환자의 식사를 위생적으로 관리 · 제공해야 한다. <개정 2021. 6. 30.>

[시행규칙] **제39조의2(의료기관의 위생관리 기준)** 의료기관을 개설하는 자는 법 제36조제7호에 따라 다음 각 호의 위생관리 기준을 지켜야 한다.

1. 환자의 처치에 사용되는 기구 및 물품(1회용 기구 및 물품은 제외한다)은 보건복지부장관이 정하여 고시하는 방법에 따라 소독하여 사용할 것
2. 감염의 우려가 있는 환자가 입원하였던 입원실 및 그 옷 · 침구 · 식기 등은 완전히 소독하여 사용할 것
3. 의료기관에서 업무를 수행하는 보건의료인에 대하여 손 위생에 대한 교육을 실시할 것

[본조신설 2017.3.7.]

[시행규칙] **제39조의3(의약품 및 일회용 의료기기의 사용 기준)** 의료기관을 개설하는 자는 법 제36조제8호에 따라 의약품 및 일회용 의료기기의 사용에 관한 다음 각 호의 기준을 지켜야 한다. <개정 2020. 9. 4.>

1. 변질 · 오염 · 손상되었거나 유효기한 · 사용기한이 지난 의약품을 진열하거나 사용하지 말 것

2. 「의약품 등의 안전에 관한 규칙」 제62조제5호에 따라 규격품으로 판매하도록 지정·고시된 한약을 조제하는 경우에는 같은 조 제8호에 따른 품질관리에 관한 사항을 준수할 것(한의원 또는 한방병원만 해당한다)
3. 포장이 개봉되거나 손상된 일회용 주사 의료용품은 사용하지 말고 폐기할 것
4. 일회용 주사기에 주입된 주사제는 지체 없이 환자에게 사용할 것
5. 제3조의2에 따른 일회용 의료기기는 한 번 사용한 경우 다시 사용하지 말고 폐기할 것

[본조신설 2017.3.7.] [제목개정 2020. 9. 4.]

[시행규칙] **제39조의4(감염병환자등의 진료기준)** 의료기관을 개설하는 자는 법 제36조제9호에 따라 「감염병의 예방 및 관리에 관한 법률 시행령」 별표 2 제1호에 따른 입원치료의 방법 및 절차를 지켜야 한다. <개정 2020. 9. 4.> [본조신설 2017. 3. 7.]

[시행규칙] **제39조의5(감염관리가 필요한 시설의 출입 기준)** ① 의료기관을 개설하는 자는 법 제36조제10호에 따라 수술실, 분만실, 중환자실(이하 이 조에서 "수술실등"이라 한다)에서 의료행위가 이루어지는 동안 다음 각 호에 해당하는 사람 외에는 수술실등에 출입하는 사람이 없도록 관리해야 한다.

1. 환자
2. 의료행위를 하는 의료인·간호조무사·의료기사
3. 환자의 보호자 등 의료기관의 장이 출입이 필요하다고 인정하여 승인한 사람으로서 감염관리 등 출입에 필요한 안내를 받은 사람

② 의료기관을 개설하는 자는 수술실등에 출입하는 사람의 이름, 출입 목적, 입실·퇴실 일시, 연락처 및 출입 승인 사실(제1항제3호의 사람만 해당한다) 등을 기록(전자기록을 포함한다)하여 관리하고 1년 동안 보존해야 한다. 다만, 환자의 경우 진료기록부, 조산기록부 및 간호기록부 등으로 해당 사실을 확인할 수 있으면 기록, 관리 및 보존을 생략할 수 있다.

③ 의료기관을 개설하는 자는 수술실등의 입구 등 눈에 띄기 쉬운 곳에 출입에 관한 구체적인 사항을 게시해야 한다.

[본조신설 2019.10.24.] [종전 제39조의5는 제39조의6으로 이동 <2019.10.24.>]

[시행규칙] **제39조의6(보안장비 설치 및 보안인력 배치 기준 등)** 100개 이상의 병상을 갖춘 병원·정신병원 또는 종합병원을 개설하는 자는 법 제36조제11호에 따라 보안장비 설치 및 보안인력 배치 등에 관한 다음 각 호의 기준을 지켜야 한다.

1. 의료인 및 환자에 대한 폭력행위를 관할 경찰관서에 신고할 수 있는 비상경보장치를 설치할 것
2. 보안 전담인력을 1명 이상 배치할 것
3. 의료인 및 환자에 대한 폭력행위 예방·대응 매뉴얼을 마련하여 의료인 및 의료기관 종사자 등을 대상으로 교육을 실시할 것
4. 의료인 및 환자에 대한 폭력행위 예방을 위한 게시물을 제작하여 의료기관의 입구 등 눈에 띄기 쉬운 곳에 게시할 것

[본조신설 2020.4.24.] [종전 제39조의6은 제39조의7로 이동 <2020.4.24.>]

[시행규칙] **제39조의7(의료기관의 신체보호대 사용 기준)** 의료기관을 개설하는 자는 법 제36조제12호에 따라 의료기관에 입원한 환자의 안전을 위하여 별표 7에 따른 의료기관의 신체보호대 사용 기준을 지켜야 한다.

[본조신설 2020.2.28.] 제39조의6에서 이동, 종전 제39조의7은 제39조의8로 이동 <2020.4.24.>]

[시행규칙] **제39조의8(의료기관의 의료관련감염 예방을 위한 운영기준)** 의료기관을 개설하는 자는 법 제36조제13호에 따라 의료관련감염 예방을 위하여 다음 각 호의 기준을 지켜야 한다.

1. 의료관련감염 예방을 위한 자체 규정을 마련하고, 해당 규정의 이행 여부를 관리할 것
2. 의료기관 내 의료관련감염의 전파를 차단하기 위하여 환자격리 등 적절한 조치를 취할 것
3. 의료기관 이용자에게 의료관련감염에 대한 예방방법 및 주의사항을 안내할 것
4. 약물투여, 혈액채취 등 침습적(侵襲的) 시술은 무균 상태에서 할 것

[본조신설 2020. 9. 4.] [종전 제39조의8은 제39조의9로 이동 <2020. 9. 4.>]

[시행규칙] **제39조의11(촬영의 요청 절차 등)** ① 법 제38조의2제2항에 따라 환자의 보호자가 촬영을 요청하는 경우 환자가 의식이 있고 의사결정능력이 있는 상태에서는 환자의 의사에 반하여 촬영을 요청할 수 없다.

② 법 제38조의2제2항에 따라 촬영을 요청하려는 환자 또는 환자의 보호자는 별지 제20호의2서식의 수술 장면 촬영 요청서를 작성하여 의료기관의 장이나 의료인에게 제출해야 한다. 이 경우 다음 각 호의 서류(전자문서를 포함한다. 이하 이 조에서 같다)를 함께 제시해야 한다.

1. 촬영을 요청하는 자의 신분증 또는 그 사본
2. 환자 본인의 동의서. 다만, 환자가 동의할 수 없는 상태임을 의료기관의 장이나 의료인이 확인한 경우에는 제시하지 않을 수 있다.
3. 환자의 보호자임을 증명할 수 있는 서류

③ 의료기관의 장이나 의료인은 법 제38조의2제2항에 따라 전신마취 등 환자의 의식이 없는 상태에서 수술을 하는 장면을 촬영할 수 있음을 환자가 미리 알 수 있도록 의료기관 내부에 안내문을 게시하는 등의 방법으로 알려야 하며, 제2항에 따라 촬영을 요청하는 사람에게 별지 제20호의2 서식의 수술 장면 촬영 요청서를 제공해야 한다.

④ 제2항에 따른 촬영을 요청받은 의료기관의 장이나 의료인은 법 제38조의2제2항 각 호의 어느 하나에 해당하는 사유가 없으면 수술 장면을 촬영해야 하며, 법 제38조의2제2항 각 호의 어느 하나에 해당하는 사유로 촬영을 거부하려는 경우에는 수술을 하기 전에 촬영을 요청한 자에게 촬영 거부 사유를 설명해야 한다.

⑤ 제2항에 따른 촬영을 요청받은 의료기관의 장이나 의료인은 제4항에 따라 촬영을 하거나 거부한 경우에는 다음 각 호의 사항이 포함된 촬영 요청 처리대장을 작성해야 한다.

1. 촬영 요청자의 성명 및 연락처
2. 촬영 요청의 내용
3. 촬영 실시 여부
4. 촬영 요청을 거부한 경우 그 거부의 구체적 사유

5. 녹음 요청의 내용 및 녹음 실시 여부(제39조의13에 따른 녹음 요청을 받은 경우에만 해당한다)

⑥ 의료기관의 장은 제5항에 따라 작성된 촬영 요청 처리대장을 3년 동안 보관해야 한다.

[본조신설 2023. 9. 22.]

[시행규칙] **제39조의12(촬영 거부의 사유)** ① 법 제38조의2제2항제1호부터 제3호까지의 규정에 따른 촬영 거부 사유의 구체적인 기준은 다음 각 호와 같다.

1. 법 제38조의2제2항제1호의 경우: 「응급의료에 관한 법률」 제2조제1호에 따른 응급환자를 수술하는 경우
2. 법 제38조의2제2항제2호의 경우
   가. 「상급종합병원의 지정 및 평가에 관한 규칙」 별표 제4호가목에 따른 전문진료 질병군에 해당하는 수술을 하는 경우
   나. 생명에 위협이 되거나 신체기능의 장애를 초래하는 질환을 가진 환자로서 보건복지부장관이 정하는 경우에 해당하는 환자를 수술하는 경우
3. 법 제38조의2제2항제3호의 경우: 「전공의의 수련환경 개선 및 지위 향상을 위한 법률」 제2조제3호에 따른 지도전문의가 전공의의 수련을 현저히 저해할 우려가 있다고 판단하는 경우. 이 경우 지도전문의는 판단의 이유를 제39조의11제5항제4호에 따라 촬영 요청 처리대장에 기록으로 남겨두어야 한다.

② 법 제38조의2제2항제4호에 따른 촬영 거부 사유는 다음 각 호와 같다.

1. 촬영을 하기 위해서는 수술을 예정대로 시행하기 불가능한 시점에 환자 또는 환자의 보호자가 촬영을 요청하는 경우
2. 천재지변, 통신장애, 전자적 침해행위 또는 그 밖의 불가항력적인 사유로 촬영이 불가능한 경우

[본조신설 2023. 9. 22.]

[시행규칙] **제39조의13(녹음의 요청)** ① 법 제38조의2제2항에 따라 환자 또는 환자의 보호자가 촬영을 요청하면서 녹음 기능을 사용하도록 함께 요청하는 경우에는 별지 제20호의2서식의 수술 장면 촬영 요청서와 함께 별지 제20호의3서식의 수술 장면 촬영 중 녹음 요청서를 의료기관의 장이나 의료인에게 제출해야 하며, 이를 제출받은 의료기관의 장이나 의료인은 수술에 참여하는 의료인 등 정보주체로부터 별지 제20호의4서식의 수술 장면 촬영 중 녹음 동의서를 제출받아 녹음 동의 여부를 확인해야 한다.

② 제1항에 따라 정보 주체 모두의 동의를 확인한 후 녹음을 하는 경우에는 폐쇄회로 텔레비전에 부가된 녹음 기능을 사용하거나 별도의 녹음기기를 사용할 수 있다. 다만, 수술 중 응급으로 의료인 등이 교체되거나 추가 투입되는 등의 사유로 녹음 동의를 하지 않은 의료인 등이 수술에 참여하게 되는 경우에는 녹음을 중단해야 한다. [본조신설 2023. 9. 22.]

[시행규칙] **제39조의14(영상정보의 안전성 확보 조치)** 의료기관의 장은 법 제38조의2제4항에 따라 영상정보의 안전성 확보에 필요한 다음 각 호의 조치를 해야 한다.

1. 영상정보의 안전한 저장을 위한 조치로서 법정 보관 기한을 준수할 수 있도록 충분한 저장 용량을 확보하고 저장장치와 네트워크를 분리하는 조치

2. 영상정보 침해사고 발생에 대응하고 영상정보의 위조 및 변조를 방지하기 위한 조치로서 영상정보를 관리하는 컴퓨터 사용에 대한 암호를 설정하고 해당 컴퓨터 사용에 관한 기록이 남도록 설정하며, 그 기록을 보관 및 관리하는 조치
3. 영상정보에 대한 접근 통제 및 접근 권한의 제한 조치로서 접근 권한을 관리 책임자, 운영 담당자 등 최소한의 인원에만 부여하고 영상정보가 재생되거나 열람이 이루어지는 장소로의 접근은 접근 권한이 부여된 자에 대해서만 허용하는 조치
4. 영상정보의 안전한 처리를 위한 조치로서 영상정보 처리에 대한 의료기관 내부 관리계획을 수립하고 시행하며 그 이행 상황을 점검하는 조치
5. 영상정보의 안전한 보관을 위한 조치로서 저장장치를 접근이 제한된 구획된 장소에 보관하거나 보관시설에 대한 잠금장치 또는 훼손 방지 장치를 구비하는 조치 [본조신설 2023. 9. 22.]

[시행규칙] **제39조의15(영상정보의 열람 · 제공 절차 등)** ① 법 제38조의2제5항제1호에 따라 열람 또는 제공을 요청할 수 있는 관계기관은 다음 각 호와 같다.

1. 수사기관(「사법경찰관리의 직무를 수행할 자와 그 직무범위에 관한 법률」에 따라 지명을 받은 특별사법경찰관리를 포함한다)
2. 법원

② 법 제38조의2제5항 각 호에 따라 의료기관의 장에게 영상정보의 열람 · 제공을 요청하는 자는 별지 제20호의5서식의 영상정보 열람 · 제공 요청서에 다음 각 호의 구분에 따른 서류를 첨부하여 의료기관의 장에게 제출해야 한다.

1. 법 제38조의2제5항제1호 또는 제2호에 따라 열람 · 제공을 요청하는 경우: 요청 권한이 있는 기관에 해당함을 증명하는 서류
2. 법 제38조의2제5항제3호에 따라 열람 · 제공을 요청하는 경우: 각 정보주체의 별지 제20호의6서식의 영상정보 열람 · 제공 동의서

③ 제2항에 따른 열람 · 제공 요청을 받은 의료기관의 장은 제4항에 따라 요청을 거부할 수 있는 경우가 아니면 열람 · 제공 요청을 받은 날부터 10일 이내에 서면, 전자우편, 문자메시지 등의 방법으로 열람 · 제공의 방법을 통지하고 열람하게 하거나 제공해야 한다.

④ 제2항에 따른 열람 · 제공 요청을 받은 의료기관의 장은 다음 각 호의 어느 하나에 해당하는 경우에는 열람 · 제공 요청을 거부할 수 있다. 이 경우 요청을 한 자에게 요청을 받은 날부터 10일 이내에 서면, 전자우편, 문자메시지 등의 방법으로 그 사유를 통지해야 한다.

1. 제2항제1호 또는 제2호의 서류를 제출하지 않은 경우
2. 법 제38조의2제9항에 따른 보관기간이 지나 영상정보를 파기한 경우
3. 천재지변 또는 그 밖의 불가항력적인 사유로 영상정보가 멸실되는 경우

⑤ 의료기관의 장은 제3항에 따라 열람하게 하거나 제공할 때 열람 · 제공을 요청한 자임을 관계 서류나 증표로 확인해야 한다. [본조신설 2023. 9. 22.]

[시행규칙] **제39조의16(영상정보 열람 · 제공대장의 작성 및 보관)** ① 의료기관의 장은 제39조의15제2항에 따라 영상정보의 열람 · 제공 요청을 받은 경우 또는 같은 조 제3항에 따라 열람하게 하거나

제공한 경우에는 다음 각 호의 사항이 포함된 영상정보 열람·제공대장을 작성해야 한다.

1. 영상정보 열람·제공 요청자의 성명 및 연락처
2. 열람·제공 요청 영상정보 파일의 명칭 및 내용　　3. 영상정보 열람·제공의 목적
4. 영상정보 열람·제공을 거부한 경우 그 거부의 구체적 사유

② 의료기관의 장은 제1항에 따라 작성된 영상정보 열람·제공대장을 3년 동안 보관해야 한다.

[본조신설 2023. 9. 22.]

[시행규칙] **제39조의17(영상정보의 보관기준 등)** ① 의료기관의 장은 법 제38조의2제9항에 따라 30일 이상 보관하고 있는 영상정보를 제39조의14제4호에 따른 내부 관리계획에서 정한 주기에 따라 삭제해야 한다.

② 제1항에도 불구하고 의료기관의 장은 영상정보를 보관하고 있는 기간 동안 다음 각 호의 어느 하나에 해당하는 경우에는 영상정보 촬영일부터 30일이 지나더라도 해당 영상을 삭제해서는 안 된다.

1. 법 제38조의2제5항 각 호에 따라 영상정보의 열람·제공 요청을 받은 경우
2. 법 제38조의2제5항 각 호에 따라 영상정보의 열람·제공을 요청할 예정임을 이유로 별지 제20호의5서식의 영상정보 보관연장 요청서와 법 제38조의2제5항 각 호에 따른 업무 절차 준비 및 진행 예정을 증명할 수 있는 서류를 제출받은 경우

③ 제2항제2호에 따라 보관기간 연장을 요청하는 경우 연장기간은 요청일부터 30일 이내로 하며, 그 기간을 다시 연장하려는 경우에는 연장기간의 종료일까지 별지 제20호의5서식의 영상정보 보관연장 요청서를 제출해야 한다.

④ 제2항 각 호의 어느 하나에 해당하는 경우에는 해당 사유가 종료될 때까지 영상정보를 보관해야 한다. [본조신설 2023. 9. 22.]

[시행규칙] **제39조의17(영상정보의 보관기준 등)**

【핵심요약】

1. 의료기관 개설자의 준수사항 [법 제36조]

1) 의료기관의 종류에 따른 시설기준 및 규격에 관한 사항
2) 의료기관의 안전관리시설 기준에 관한 사항
3) 의료기관 및 요양병원의 운영 기준에 관한 사항
4) 고가의료장비의 설치·운영 기준에 관한 사항
5) 의료기관의 종류에 따른 의료인 등의 정원 기준에 관한 사항
6) 급식관리 기준에 관한 사항
7) 의료기관의 위생 관리에 관한 사항
8) 의료기관의 의약품 및 일회용 주사 의료용품의 사용에 관한 사항
9) 의료기관의 감염병환자 등의 진료 기준에 관한 사항(「감염병의 예방 및 관리에 관한

법률」 제41조제4항)

10) 의료기관 내 수술실, 분만실, 중환자실 등 감염관리가 필요한 시설의 출입 기준에 관한 사항

11) 의료인 및 환자 안전을 위한 보안장비 설치 및 보안인력 배치 등에 관한 사항

12) 의료기관의 신체보호대 사용에 관한 사항

13) 의료기관의 의료관련감염 예방에 관한 사항

14) 종합병원과 요양병원의 임종실 설치에 관한 사항

2. 의료기관의 시설기준 및 규격 [규칙 제34조]

1) 의료기관의 종류별 시설기준 : 시행규칙 제34조 [별표 3]

(1) 입원실

① 종합병원 : 입원환자 100명 이상 수용 입원실

② 병원, 한방병원, 요양병원 : 입원환자 30명 이상 수용 입원실

③ 치과병원 : 규정 없음

④ 의원 · 치과의원 · 한의원 : 입원실을 두는 경우 입원환자 29명 이하 수용

⑤ 조산원(1) : 분만실 겸용

(2) 중환자실(1) : 병상이 300개 이상인 종합병원만 해당

(3) 수술실(1)

① 외과계 진료과목이 있는 병원급 의료기관

② 외과계 진료과목이 있고, 전신마취 하에 수술을 하는 의원, 치과의원

(4) 응급실(1)

① 종합병원

② 병원, 요양병원의 경우 : 「응급의료에 관한 법률」에 따라 지정받은 경우

(5) 임상검사실(1), 방사선장치(1)

① 종합병원, 병원, 치과병원

② 요양병원의 경우 : 관련 치과 진료과목이 있는 경우

③ 한방병원의 경우 : 관련 의과 또는 치과 진료과목이 있는 경우

(6) 회복실(1) : 수술실이 설치되어 있는 의료기관 전체

(7) 물리치료실(1), 병리해부실(1) : 종합병원만 해당

(8) 한방요법실(1) : 한방병원(단, 종합병원, 요양병원, 병원, 치과병원은 관련 한의과 진료과목이 있는 경우)

(9) 조제실(1) : 의료기관 전체(조제실을 두는 경우에만)

(10) 탕전실(1) : 한방병원, 한의원(탕전을 하는 경우에만), 종합병원, 병원, 요양병원, 치과병원은 관련 한의과 진료과목을 두고 탕전을 하는 경우에만

(11) 의무기록실(1), 자가발전시설(1) : 병원급의료기관

(12) 소독시설(1) : 전 의료기관(단, 외래환자를 진료하지 아니하는 의원은 제외)

(13) 급식시설(1) : 병원급(외부 용역업체에 급식을 맡기는 경우 제외)

(14) 세탁물 처리시설(1) : 병원급 의료기관(세탁물 전량을 위탁처리하는 경우 제외)

(15) 시체실(1) : 종합병원(다만, 장례식장을 갖추고 시신을 안치하기 위한 시설을 둔 경우에는 갖추지 않아도 됨)

(16) 의료폐기물 처리시설(1) : 병원급 의료기관(의료폐기물 전량을 위탁 처리하는 경우 제외)

(17) 세탁물 처리시설(1) : 병원급 의료기관(세탁물 전량을 위탁 처리하는 경우 제외)

(18) 구급차(1) : 종합병원, 병원(요양병원 제외하며, 구급차운용을 위탁한 경우 제외)

(19) 그 밖의 시설

① 탕전실, 의무기록실, 급식시설, 세탁처리시설 및 적출물소각시설은 의료기관이 공동으로 사용할 수 있음

② 요양병원은 거동이 불편한 환자가 장기간 입원에 불편함이 없도록 식당, 휴게실, 욕실 및 화장실 복도 및 계단과 엘리베이터(2층 이상)를 갖추어야 함

③ 탕전실은 의료기관에서 분리하여 따로 설치할 수 있음

④ 종합병원, 병원, 한방병원, 요양병원은 해당 병원에서 사망하는 사람 등의 장사 관련 편의를 위하여 장례식장을 설치할 수 있음(이 경우 위탁 가능)

2) 의료기관 시설규격 : 시행규칙 제34조 [별표 4]

(1) 입원실

① 입원실 설치 : 3층 이상 또는 지하층에는 설치할 수 없다.(다만, 건축법 시행령 제56조에 따른 내화구조인 경우 예외)

② 입원실 면적(벽 · 기둥 및 화장실의 면적 제외)

가. 환자 1명을 수용하는 곳 : 10㎡ 이상

나. 환자 2명 이상을 수용하는 곳 : 환자 1명 당 6.3㎡ 이상

③ 입원실에 설치하는 병상 수 : 최대 4병상(요양병원 6병상)으로 함. 각 병상 간 이격거리는 최소 1.5m 이상

④ 입원실에는 손씻기 시설 및 환기시설을 설치

⑤ 300병상 이상 종합병원 : 음압격리병실 1개 이상 설치(300병상 기준 100병상 초과 시마다 1개의 음압격리병실 추가)

(2) 중환자실

① 300병상 이상 종합병원 : 병상 수의 100분의 5 이상을 중환자실 병상 확보

② 출입을 통제할 수 있는 별도의 단위로 독립되어야 하며, 무정전 시스템을 갖출 것

③ 중환자실의 의사당직실 : 중환지실 내 또는 중환자실과 가까운 곳 설치

④ 병상 1개당 면적은 15㎡ 이상으로 하되, 신생아중환자실은 5㎡ 이상

⑤ 중환자실에는 전담 의사를 둘 수 있다. 다만, 신생아중환자실에는 전담전문의를 두어야 한다.

⑥ 전담간호사를 두되, 간호사 1명당 연평균 1일 입원환자수는 1.2명(신생아 중환자실의 경우에는 1.5명)을 초과할 수 없음

⑦ 병상은 벽으로부터 최소 1.2m, 다른 병상으로부터 최소 2m이상 이격하여 설치

⑧ 중환자실에는 병상 3개당 1개 이상의 손씻기 시설 설치

⑨ 중환자에는 병상 10개 당 1개 이상의 격리병실 또는 음압격리병실 설치

(3) 수술실

① 수술실 상호간에 칸막이벽으로 구획되어야 하며, 각 수술실에는 하나의 수술대만 설치

② 감염방지를 위한 공기정화시설, 벽면은 불침투질, 바닥은 접지가 되도록 하여야 하며, 콘센트의 높이는 1m 이상을 유지

(4) 응급실 : 외부로부터 교통이 편리한 곳에 위치하고, 산실이나 수술실로부터 격리되어야 하며, 구급용 시설을 갖추어야 함

3. 의료기관의 안전관리시설 [규칙 제35조]

- 의료기관을 개설하는 자는 환자, 의료관계인, 그 밖의 의료기관 종사자의 안전을 위하여 다음의 시설을 갖추어야 함

1) 화재나 그 밖의 긴급한 상황에 대처하기 위하여 필요한 시설

2) 방충, 쥐막기, 세균오염 방지에 관한 시설

3) 채광 · 환기에 관한 시설

4) 전기 · 가스 등의 위해 방지에 관한 시설

5) 방사선 위해 방지에 관한 시설

6) 그 밖에 진료과목별로 안전관리를 위하여 필수적으로 갖추어야 할 시설

4. 의료기관의 운영 기준 [규칙 제35조의2]

1) 입원실의 정원을 초과하여 환자를 입원시키지 말 것
2) 입원실은 남·여별로 구별하여 운영할 것
3) 입원실이 아닌 장소에 환자를 입원시키지 말 것
4) 외래진료실에는 진료 중인 환자 외에 다른 환자를 대기시키지 말 것

5. 요양병원의 운영 [규칙 제36조]

1) 요양병원의 입원 대상 : 주로 요양이 필요한 자
(1) 노인성 질환자 (2) 만성질환자
(3) 외과적 수술 후 또는 상해 후 회복기간에 있는 자
2) 요양병원 입원 대상 제외자
(1) 감염병에 걸린 감염병환자, 감염병의사환자 또는 병원체보유자 등
(2) 정신질환자(노인성 치매환자 제외)는 정신의료기관 외의 요양병원의 입원 대상으로 하지 아니함
- 정신질환자(「정신건강증진 및 정신질환자 복지서비스 지원에 관한 법률」 제3조제1호) : 인격장애·알코올 및 약물중독 기타 비정신병적 정신장애를 가진 자
3) 요양병원과 다른 의료기관과의 협력
(1) 각급 의료기관은 환자를 요양병원으로 옮긴 경우에는 환자 이송과 동시에 진료기록 사본 등을 그 요양병원에 송부
(2) 요양병원 개설자는 요양환자의 상태가 악화되는 경우에 적절한 조치를 할 수 있도록 환자 후송 등에 관하여 다른 의료기관과 협약을 맺거나 자체 시설 및 인력 등을 확보하여야 함
4) 요양병원 개설자는 휴일이나 야간에 입원환자의 안전 및 적절한 진료 등을 위하여 소속 의료인 및 직원에 대한 비상연락체계를 구축·유지하여야 함

6. 의료인 등의 정원 [규칙 제38조]

1) 의료기관의 종류에 따른 의료인의 정원 기준 (규칙 제38조 [별표 5])
(1) 의사
① 종합병원, 병원, 의원
㉮ 연평균 1일 입원환자를 20명으로 나눈 수(소수점은 올림)
㉯ 외래환자 3명은 입원환자 1명으로 환산
② 요양병원
㉮ 연평균 1일 입원환자 80명까지는 2명으로 하되, 80명을 초과하는 입원환자는 매 40명마다 1명(한의사 포함)

㉯ 외래환자 3명은 입원환자 1명으로 환산

(2) 간호사(치과 의료기관의 경우에는 치과위생사 또는 간호사)

① 종합병원, 병원, 치과병원, 의원, 치과의원

㉮ 연평균 1일 입원환자를 2.5명으로 나눈 수(소수점은 올림)

㉯ 외래환자 12명은 입원환자 1명으로 환산

② 한방병원, 한의원

㉮ 연평균 1일 입원환자를 5명으로 나눈 수(소수점은 올림)

㉯ 외래환자 12명은 입원환자 1명으로 환산

③ 요양병원

㉮ 연평균 1일 입원환자 6명마다 1명

㉯ 외래환자 12명은 입원환자 1명으로 환산

㉰ 간호조무사는 간호사 정원의 2/3 범위 내에서 둘 수 있음

2) 의료인 외 필요한 인원

(1) 약사 또는 한약사 : 규칙 제38조 [별표 5의2]

① 상급종합병원 : 연평균 1일 입원환자를 30명으로 나눈 수와 외래환자 원내조제 처방전을 75매로 나눈 수를 합한 수 이상의 약사

② 500병상 이상 종합병원 : 연평균 1일 입원환자를 50명으로 나눈 수와 외래환자 원내조제 처방전을 75매로 나눈 수를 합한 수 이상의 약사

③ 300병상 이상 500병상 미만 종합병원 : 연평균 1일 입원환자를 80명으로 나눈 수와 외래환자 원내조제 처방전을 75매로 나눈 수를 합한 수 이상의 약사

④ 300병상 미만 종합병원 : 1인 이상의 약사

⑤ 병원, 치과병원(30병상 이상), 한방병원, 요양병원 : 1인 이상의 약사(한방병원은 한약사, 요양병원은 약사 또는 한약사). 다만, 100병상 이하의 경우에는 주당 16시간 이상의 시간제 근무 약사(한약사)를 둘 수 있음

※ 약사 수의 산정 시 그 수가 1 미만인 경우에는 1로 하고, 1 이상인 경우 소수점은 반올림

(2) 영양사 : 입원시설을 갖춘 종합병원·병원·치과병원·한방병원 또는 요양병원에 1명 이상

(3) 의료기사 : 의료기관에 보건복지부장관이 정하는 바에 따라 각 진료과목별로 필요한 수

(4) 보건의료정보관리사 : 종합병원에 보건복지부장관이 정하는 바에 따라 필요한 수

※ 의무기록실은 병원급에 설치

(5) 간호조무사 : 의료기관에 보건복지부장관이 정하는 바에 따라 필요한 수

※ 보건복지부장관은 간호사나 치과위생사의 인력 수급 상 필요하다고 인정할 때에는 간호사 또는 치과위생사 정원의 일부를 간호조무사로 충당하게 할 수 있음

(6) 사회복지사 : 종합병원에 환자의 갱생 · 재활과 사회복귀를 위한 상담 및 지도 업무를 담당하는 요원 1명 이상

7. 급식관리 [규칙 제39조]

1) 입원시설을 갖춘 종합병원병원 · 치과병원 · 한방병원 · 요양병원 또는 정신병원을 개설하는 자는 환자의 식사를 위생적으로 관리 · 제공해야 함 (규칙 제39조 [별표 6])

8. 의료기관의 위생관리 기준 [규칙 제39조의2]

1) 환자의 처치에 사용되는 기구 및 물품(1회용 기구 및 물품은 제외)은 보건복지부장관이 정하여 고시하는 방법에 따라 소독하여 사용할 것

2) 감염의 우려가 있는 환자가 입원하였던 입원실 및 그 옷 · 침구 · 식기 등은 완전히 소독하여 사용할 것

3) 의료기관에서 업무를 수행하는 보건의료인에 대하여 손 위생에 대한 교육을 실시할 것

9. 의약품 및 일회용 주사 의료용품의 사용 기준 [규칙 제39조의3]

1) 변질 · 오염 · 손상되었거나 유효기한 · 사용기한이 지난 의약품을 진열하거나 사용하지 말 것

2) 「의약품 등의 안전에 관한 규칙」에 따라 규격품으로 판매하도록 지정 · 고시된 한약을 조제하는 경우에는 품질관리에 관한 사항을 준수할 것(한의원 또는 한방병원만 해당)

3) 포장이 개봉되거나 손상된 일회용 주사 의료용품은 사용하지 말고 폐기할 것

4) 일회용 주사기에 주입된 주사제는 지체 없이 환자에게 사용할 것

5) 한 번 사용한 일회용 주사 의료용품은 다시 사용하지 말고 폐기할 것

10. 감염병환자 등의 진료 기준 [규칙 제39조의4]

- 의료기관을 개설하는 자는 입원 치료의 방법 및 절차를 지켜야 함(「감염병의 예방 및 관리에 관한 법률 시행령」 별표 2 참조)

11. 감염관리가 필요한 시설의 출입 기준 [규칙 제39조의5]

1) 수술실 등(수술실, 분만실, 중환자실)의 출입 가능자 : 의료기관을 개설하는 자는 수술실 등(수술실, 분만실, 중환자실)에서 의료행위가 이루어지는 동안 다음에 해당하는 사람 외에는 수술실 등에 출입하는 사람이 없도록 관리해야 함

(1) 환자

(2) 의료행위를 하는 의료인 · 간호조무사 · 의료기사

(3) 환자의 보호자 등 의료기관의 장이 출입이 필요하다고 인정하여 승인한 사람으로서 감염관리 등 출입에 필요한 안내를 받은 사람

2) 수술실 등의 출입자 기록 관리 및 보존

(1) 관리 및 보존 의무자 : 의료기관을 개설하는 자

(2) 관리 및 보존 내용 : 수술실 등에 출입하는 사람의 이름, 출입 목적, 입실·퇴실 일시, 연락처 및 출입 승인 사실 등의 기록(전자기록 포함)

※ 다만, 환자의 경우 진료기록부, 조산기록부 및 간호기록부 등으로 해당 사실을 확인할 수 있으면 기록, 관리 및 보존을 생략할 수 있음

(3) 보존 기간 : 1년

3) 게시 의무 : 의료기관을 개설하는 자는 수술실 등의 입구 등 눈에 띄기 쉬운 곳에 출입에 관한 구체적인 사항을 게시해야 함

12. 보안장비 설치 및 보안인력 배치 기준 등 [규칙 제39조의6]

- 100개 이상의 병상을 갖춘 병원·정신병원 또는 종합병원을 개설하는 자는 보안장비 설치 및 보안인력 배치 등에 관한 다음의 기준을 지켜야 함

1) 의료인 및 환자에 대한 폭력행위를 관할 경찰관서에 신고할 수 있는 비상경보장치를 설치할 것

2) 보안 전담인력을 1명 이상 배치할 것

3) 의료인 및 환자에 대한 폭력행위 예방·대응 매뉴얼을 마련하여 의료인 및 의료기관 종사자 등을 대상으로 교육을 실시할 것

4) 의료인 및 환자에 대한 폭력행위 예방을 위한 게시물을 제작하여 의료기관의 입구 등 눈에 띄기 쉬운 곳에 게시할 것

13. 의료기관의 신체보호대 사용 기준 [규칙 제39조의7]

- 의료기관을 개설하는 자는 의료기관에 입원한 환자의 안전을 위하여 의료기관의 신체보호대 사용 기준을 지켜야 함 (시행규칙 [별표 7])

1) 신체보호대란 전신 혹은 신체 일부분의 움직임을 제한할 때 사용되는 물리적 장치 및 기구를 말함

【예상문제】

1. 의료인 외의 정원에 대한 내용으로 잘못된 것은?

① 의료기사 - 진료과목별로 필요한 수

② 보건의료정보관리사 - 종합병원에 필요한 수

③ 간호조무사 - 의료기관에 필요한 수

④ 사회복지사 - 종합병원에 2인 이상
⑤ 영양사 - 입원시설을 갖춘 병원급 이상에 1인 이상

[답] ④

2. 연평균 1일 입원환자 40명, 외래환자 180명인 병원의 의사는 몇 명 이상이어야 하나?
① 5명 ② 6명 ③ 7명 ④ 8명 ⑤ 10명

[답] ①

3. 의료기관이 공동으로 사용할 수 있는 시설로 바르게 짝지어진 것은?
① 의무기록실, 응급실, 세탁처리시설, 적출물처리시설
② 물리치료실, 급식시설, 세탁처리시설, 적출물처리시설
③ 의무기록실, 급식시설, 세탁처리시설, 적출물처리시설
④ 물리치료실, 급식시설, 시체실, 적출물처리시설
⑤ 의무기록실, 시체실, 세탁처리시설, 임상검사실

[답] ③

4. 의료기관을 개설하는 자가 지켜야할 운영 기준에 대한 설명으로 올바른 것은?
① 입원실의 정원을 초과하여 환자를 입원시키지 말 것
② 입원실은 성인과 소아로 구별하여 운영할 것
③ 정신병환자는 정신병 입원실 외에는 입원시키지 아니할 것
④ 유효기관 또는 사용기한이 지난 의약품은 진열하지 말 것
⑤ 한방병원 관리자는 약을 조제하는 경우 규격품을 사용할 것

[답] ①

제36조의2(공중보건의사 등의 고용금지) ① 의료기관 개설자는 「농어촌 등 보건의료를 위한 특별조치법」 제5조의2에 따른 배치기관 및 배치시설이나 같은 법 제6조의2에 따른 파견근무기관 및 시설이 아니면 같은 법 제2조제1호의 공중보건의사에게 의료행위를 하게 하거나, 제41조제1항에 따른 당직의료인으로 두어서는 아니 된다. <개정 2018.3. 27.>
② 의료기관 개설자는 「병역법」 제34조의2제2항에 따라 군병원 또는 병무청장이 지정하는 병원에서 직무와 관련된 수련을 실시하는 경우가 아니면 같은 법 제2조제14호의 병역판정검사전담의사에게 의료행위를 하게 하거나 제41조제1항에 따른 당직의료인으로 두어서는 아니 된다. <신설 2018.3.27.>
[본조신설 2015.12.29.] [제목개정 2018.3.27.]

【핵심요약】

1. 공중보건의사의 고용금지

- 의료기관 개설자는 「농어촌 등 보건의료를 위한 특별조치법」에 따른 배치기관 및 배치시설이나 파견근무기관 및 시설이 아니면 공중보건의사에게 의료행위를 하게 하거나, 당직의료인으로 두어서는 아니 됨

2. 병역판정검사전담의사의 고용금지

- 의료기관 개설자는 「병역법」에 따라 군병원 또는 병무청장이 지정하는 병원에서 직무와 관련된 수련을 실시하는 경우가 아니면 병역판정검사전담의사에게 의료행위를 하게 하거나 당직의료인으로 두어서는 아니 됨

【예상문제】

1. 공중보건의사 또는 병역판정검사전담의사에 대한 고용에 대한 설명으로 올바른 것은?

① 의료기관 개설자는 공중보건의사에게 의료행위를 하게 하면 아니 되지만, 당직의료인으로 둘 수는 있다.

② 의료기관 개설자는 공중보건의사에게 의료행위를 하게 할 수는 있지만, 당직의료인으로 둘 수는 없다.

③ 의료기관 개설자는 병역판정검사전담의사에게 의료행위를 하게 하면 아니 되지만, 당직의료인으로 둘 수는 있다.

④ 의료기관 개설자는 병역판정검사전담의사에게 의료행위를 하게 할 수는 있지만, 당직의료인으로 둘 수는 없다.

⑤ 의료기관 개설자는 「병역법」에 따라 군병원 또는 병무청장이 지정하는 병원에서 직무와 관련된 수련을 실시하는 경우라면 병역판정검사전담의사에게 의료행위를 하게 할 수 있다.

[답] ⑤

第37조(진단용 방사선 발생장치) ① 진단용 방사선 발생장치를 설치·운영하려는 의료기관은 보건복지부령으로 정하는 바에 따라 시장·군수·구청장에게 신고하여야 하며, 보건복지부령으로 정하는 안전관리기준에 맞도록 설치·운영하여야 한다. <개정 2010. 1. 18.>

② 의료기관 개설자나 관리자는 진단용 방사선 발생장치를 설치한 경우에는 보건복지부령으로 정하는 바에 따라 안전관리책임자를 선임하고, 정기적으로 검사와 측정을 받아야 하며, 방사선 관계 종사자에 대한 피폭관리(被曝管理)를 하여야 한다. <개정 2010. 1. 18.>

③ 제2항에 따라 안전관리책임자로 선임된 사람은 선임된 날부터 1년 이내에 질병관리청

장이 지정하는 방사선 분야 관련 단체(이하 이 조에서 "안전관리책임자 교육기관"이라 한다)가 실시하는 안전관리책임자 교육을 받아야 하며, 주기적으로 보수교육을 받아야 한다. <신설 2020. 12. 29.>

④제1항과 제2항에 따른 진단용 방사선 발생장치의 범위 · 신고 · 검사 · 설치 및 측정기준 등에 필요한 사항은 보건복지부령으로 정하고, 제3항에 따른 안전관리책임자 교육 및 안전관리책임자 교육기관의 지정에 필요한 사항은 질병관리청장이 정하여 고시한다. <개정 2020. 12. 29.>

【핵심요약】

진단용 방사선 발생장치

1) 진단용 방사선 발생장치를 설치 · 운영하려는 의료기관
   (1) 시장 · 군수 · 구청장에게 신고
   (2) 안전관리기준에 맞도록 설치 · 운영
2) 의료기관 개설자나 관리자가 진단용 방사선 발생장치를 설치한 경우
   (1) 안전관리책임자를 선임
   (2) 정기적으로 검사와 측정을 받아야 함
   (3) 방사선 관계 종사자에 대한 피폭관리를 하여야 함
3) 안전관리책임자로 선임된 사람은 선임된 날부터 1년 이내에 질병관리청장이 지정하는 "안전관리책임자 교육기관"에 교육(보수교육)을 받아야 함
4) 보건복지부령으로 정하는 사항 : 진단용 방사선 발생장치의 범위 · 신고 · 검사 · 설치 및 측정기준 등에 필요한 사항

【예상문제】

1. 진단용방사선발생장치를 설치 · 운영하고자 하는 의료기관은?

① 보건복지부장관의 허가 ② 시 · 도지사의 허가 ③ 시 · 도지사에게 신고
④ 시장 · 군수 · 구청장의 허가 ⑤ 시장 · 군수 · 구청장에게 신고

[답] ⑤

제38조(특수의료장비의 설치 · 운영) ① 의료기관은 보건의료 시책상 적정한 설치와 활용이 필요하여 보건복지부장관이 정하여 고시하는 의료장비(이하 "특수의료장비"라 한다)를 설치 · 운영하려면 보건복지부령으로 정하는 바에 따라 시장 · 군수 · 구청장에게 등록하여야 하며, 보건복지부령으로 정하는 설치인정기준에 맞게 설치 · 운영하여야 한

다. <개정 2012.2.1.>

② 의료기관의 개설자나 관리자는 제1항에 따라 특수의료장비를 설치하면 보건복지부령으로 정하는 바에 따라 보건복지부장관에게 정기적인 품질관리검사를 받아야 한다. <개정 2010.1.18.>

③ 의료기관의 개설자나 관리자는 제2항에 따른 품질관리검사에서 부적합하다고 판정받은 특수의료장비를 사용하여서는 아니 된다.

④ 보건복지부장관은 제2항에 따른 품질관리검사업무의 전부 또는 일부를 보건복지부령으로 정하는 바에 따라 관계 전문기관에 위탁할 수 있다. <개정 2010.1.18.>

【핵심요약】

1. 특수의료장비의 정의

- 보건의료 시책상 적절한 설치와 활용이 필요하여 보건복부장관이 정하여 고시하는 의료 장비

2. 특수의료장비를 설치 · 운영하려는 의료기관

1) 시장 · 군수 · 구청장에게 등록

2) 보건복지부령으로 정하는 설치인정기준에 맞게 설치 · 운영

3. 특수의료장비를 설치한 의료기관의 개설자나 관리자

1) 보건복지부장관에게 정기적인 품질관리검사를 받아야 함

2) 품질관리검사에서 부적합하다고 판정받은 특수의료장비를 사용하여서는 아니 됨

4. 품질관리검사업무의 전부 또는 일부의 위탁

- 보건복지부장관은 보건복지부령으로 정하는 바에 따라 관계 전문기관에 위탁할 수 있음

【예상문제】

1. 의료기관이 특수의료장비를 설치 · 운영하려면 누구에게 등록하여야 하는가?

가. 보건복지부장관	나. 시 · 도지사
다. 보건소장	라. 시장 · 군수 · 구청장

① 가, 나, 다 ② 가, 다 ③ 나, 라 ④ 라 ⑤ 가, 나, 다, 라

[답] ④

제38조의2(수술실 내 폐쇄회로 텔레비전의 설치 · 운영) ① 전신마취 등 환자의 의식이 없는 상태에서 수술을 시행하는 의료기관의 개설자는 수술실 내부에 「개인정보 보호법」

및 관련 법령에 따른 폐쇄회로 텔레비전을 설치하여야 한다. 이 경우 국가 및 지방자치단체는 폐쇄회로 텔레비전의 설치 등에 필요한 비용을 지원할 수 있다.

② 환자 또는 환자의 보호자가 요청하는 경우(의료기관의 장이나 의료인이 요청하여 환자 또는 환자의 보호자가 동의하는 경우를 포함한다) 의료기관의 장이나 의료인은 전신마취 등 환자의 의식이 없는 상태에서 수술을 하는 장면을 제1항에 따라 설치한 폐쇄회로 텔레비전으로 촬영하여야 한다. 이 경우 의료기관의 장이나 의료인은 다음 각 호의 어느 하나에 해당하는 정당한 사유가 없으면 이를 거부할 수 없다.

1. 수술이 지체되면 환자의 생명이 위험하여지거나 심신상의 중대한 장애를 가져오는 응급 수술을 시행하는 경우
2. 환자의 생명을 구하기 위하여 적극적 조치가 필요한 위험도 높은 수술을 시행하는 경우
3. 「전공의의 수련환경 개선 및 지위 향상을 위한 법률」 제2조제2호에 따른 수련병원등의 전공의 수련 등 그 목적 달성을 현저히 저해할 우려가 있는 경우
4. 그 밖에 제1호부터 제3호까지의 규정에 준하는 경우로서 보건복지부령으로 정하는 사유가 있는 경우

③ 의료기관의 장이나 의료인이 제2항에 따라 수술을 하는 장면을 촬영하는 경우 녹음 기능은 사용할 수 없다. 다만, 환자 및 해당 수술에 참여한 의료인 등 정보주체 모두의 동의를 받은 경우에는 그러하지 아니하다.

④ 제1항에 따라 폐쇄회로 텔레비전이 설치된 의료기관의 장은 제2항에 따라 촬영한 영상정보가 분실·도난·유출·변조 또는 훼손되지 아니하도록 보건복지부령으로 정하는 바에 따라 내부 관리계획의 수립, 저장장치와 네트워크의 분리, 접속기록 보관 및 관련 시설의 출입자 관리 방안 마련 등 안전성 확보에 필요한 기술적·관리적 및 물리적 조치를 하여야 한다.

⑤ 의료기관의 장은 다음 각 호의 어느 하나에 해당하는 경우를 제외하고는 제2항에 따라 촬영한 영상정보를 열람(의료기관의 장 스스로 열람하는 경우를 포함한다. 이하 이 조에서 같다)하게 하거나 제공(사본의 발급을 포함한다. 이하 이 조에서 같다)하여서는 아니 된다.

1. 범죄의 수사와 공소의 제기 및 유지, 법원의 재판업무 수행을 위하여 관계 기관이 요청하는 경우
2. 「의료사고 피해구제 및 의료분쟁 조정 등에 관한 법률」 제6조에 따른 한국의료분쟁조정중재원이 의료분쟁의 조정 또는 중재 절차 개시 이후 환자 또는 환자 보호자의 동

의를 받아 해당 업무의 수행을 위하여 요청하는 경우

3. 환자 및 해당 수술에 참여한 의료인 등 정보주체 모두의 동의를 받은 경우

⑥ 누구든지 이 법의 규정에 따르지 아니하고 제2항에 따라 촬영한 영상정보를 탐지하거나 누출·변조 또는 훼손하여서는 아니 된다.

⑦ 누구든지 제2항에 따라 촬영한 영상정보를 이 법에서 정하는 목적 외의 용도로 사용하여서는 아니 된다.

⑧ 의료기관의 개설자는 보건복지부장관이 정하는 범위에서 제2항에 따라 촬영한 영상정보의 열람 등에 소요되는 비용을 열람 등을 요청한 자에게 청구할 수 있다.

⑨ 의료기관의 장은 제2항에 따라 촬영한 영상정보를 30일 이상 보관하여야 한다.

⑩ 제1항에 따른 폐쇄회로 텔레비전의 설치 기준, 제2항에 따른 촬영의 범위 및 촬영 요청의 절차, 제2항제1호부터 제3호까지의 규정에 따른 사유의 구체적인 기준, 제5항에 따른 열람·제공의 절차, 제9항에 따른 보관기준 및 보관기간의 연장 사유 등에 필요한 사항은 보건복지부령으로 정한다.

⑪ 이 법에서 정한 것 외에 폐쇄회로 텔레비전의 설치·운영 등에 관한 사항은 「개인정보 보호법」에 따른다.

[본조신설 2021. 9. 24.]

【핵심요약】

수술실 내 폐쇄회로 텔레비전의 설치·운영 [법 제38조의2]

1. 전신마취 등 환자의 의식이 없는 상태에서 수술을 시행하는 의료기관은 수술실에 폐쇄회로 텔레비전 설치
2. 환자 또는 환자의 보호자가 요청하는 경우(의료기관의 장이나 의료인이 요청하여 환자 또는 환자의 보호자가 동의하는 경우를 포함) 전신마취 등 환자의 의식이 없는 상태에서 수술을 하는 장면 폐쇄회로 텔레비전으로 촬영하여야 함.

   다음 각 호의 어느 하나에 해당하는 정당한 사유가 없으면 이를 거부할 수 없다.

   ① 수술이 지체되면 환자의 생명이 위험하여지거나 심신상의 중대한 장애를 가져오는 응급 수술을 시행하는 경우

   ② 환자의 생명을 구하기 위하여 적극적 조치가 필요한 위험도 높은 수술을 시행하는 경우

   ③ 전공의 수련 등 그 목적 달성을 현저히 저해할 우려가 있는 경우
3. 수술을 하는 장면을 촬영하는 경우 녹음 기능은 사용할 수 없음.

4. 촬영한 영상정보가 분실 · 도난 · 유출 · 변조 또는 훼손되지 아니하도록 내부 관리계획 수립
5. 다음 각 호의 어느 하나에 해당하는 경우를 제외하고는 촬영한 영상정보를 열람하게 하거나 제공하여서는 아니 됨
   ① 범죄의 수사와 공소의 제기 및 유지, 법원의 재판업무 수행을 위하여 요청하는 경우
   ② 한국의료분쟁조정중재원이 의료분쟁의 조정 또는 중재 절차 개시 이후 환자 또는 환자 보호자의 동의를 받아 업무의 수행을 위하여 요청하는 경우
   ③ 환자 및 수술에 참여한 의료인 등 정보주체 모두의 동의를 받은 경우
6. 누구든지 촬영한 영상정보를 탐지하거나 누출 · 변조 또는 훼손하여서는 아니 된다.
7. 누구든지 법에서 정하는 목적 외의 용도로 사용하여서는 아니 된다.8
8. 촬영한 영상정보는 30일 이상 보관

【예상문제】

1. 의료기관의 수술을 하는 장면을 폐쇄회로 텔레비전으로 촬영한 영상정보의 보관기간은?

   ① 10일 ② 20일 ③ 30일 ④ 40일 ⑤ 50일

[답] ⑤

제39조(시설 등의 공동이용) ① 의료인은 다른 의료기관의 장의 동의를 받아 그 의료기관의 시설 · 장비 및 인력 등을 이용하여 진료할 수 있다.

② 의료기관의 장은 그 의료기관의 환자를 진료하는 데에 필요하면 해당 의료기관에 소속되지 아니한 의료인에게 진료하도록 할 수 있다.

③ 의료인이 다른 의료기관의 시설 · 장비 및 인력 등을 이용하여 진료하는 과정에서 발생한 의료사고에 대하여는 진료를 한 의료인의 과실 때문이면 그 의료인에게, 의료기관의 시설 · 장비 및 인력 등의 결함 때문이면 그것을 제공한 의료기관 개설자에게 각각 책임이 있는 것으로 본다.

【핵심요약】

1. 의료기관 시설 등의 공동이용(개방병원)

1) 의료인은 다른 의료기관의 장의 동의를 받아 그 의료기관의 시설, 장비 및 인력 등을 이용하여 진료할 수 있음
2) 의료기관의 장은 그 의료기관의 환자를 진료하는 데에 필요하면 해당 의료기관에 소속되지 아니한 의료인에게 진료하도록 할 수 있음

2. 의료인이 다른 의료기관의 시설·장비 및 인력 등을 이용하여 진료하는 과정에서 발생한 의료 사고

1) 진료를 한 의료인의 과실인 경우 : 의료인 책임

2) 의료기관의 시설·장비 및 인력 등의 결함인 경우 : 제공한 의료기관 개설자 책임

【예상문제】

1. 다음은 의료기관 시설의 공동이용에 대한 설명이다. 잘못된 것은?

① 의료인은 다른 의료기관의 장의 동의를 받아 그 의료기관의 시설·장비 및 인력 등을 이용하여 진료할 수 있다.

② 의료기관의 장은 의료기관의 환자를 진료하는 데에 필요하면 해당 의료기관에 소속되지 아니한 의료인에게 진료하도록 할 수 있다.

③ 의료인이 다른 의료기관에서 진료하는 과정에서 발생한 의료사고에 대해 진료를 한 의료인의 과실이면 그 의료인 책임이다.

④ 의료인이 다른 의료기관에서 진료하는 과정에서 발생한 의료사고에 대해 의료기관의 시설·장비 및 인력 등의 결함이면 제공한 의료기관 개설자에게 책임이 있다.

⑤ 의료인이 다른 의료기관의 시설·장비 및 인력 등을 이용하여 진료하는 과정에서 발생한 의료사고는 쌍방이 동시에 책임진다.

[답] ⑤

제40조(폐업·휴업의 신고) ①의료기관 개설자는 의료업을 폐업하거나 1개월 이상 휴업(입원환자가 있는 경우에는 1개월 미만의 휴업도 포함한다. 이하 이 조에서 이와 같다)하려면 보건복지부령으로 정하는 바에 따라 관할 시장·군수·구청장에게 신고하여야 한다. <개정 2008. 2. 29., 2010. 1. 18., 2016. 12. 20.>

② 삭제 <2020. 3. 4.>

③ 시장·군수·구청장은 제1항에 따른 신고에도 불구하고 「감염병의 예방 및 관리에 관한 법률」 제18조 및 제29조에 따라 질병관리청장, 시·도지사 또는 시장·군수·구청장이 감염병의 역학조사 및 예방접종에 관한 역학조사를 실시하거나 같은 법 제18조의2에 따라 의료인 또는 의료기관의 장이 질병관리청장 또는 시·도지사에게 역학조사 실시를 요청한 경우로서 그 역학조사를 위하여 필요하다고 판단하는 때에는 의료기관 폐업 신고를 수리하지 아니할 수 있다. <신설 2016. 5. 29., 2020. 8. 11.>

④ 의료기관 개설자는 의료업을 폐업 또는 휴업하는 경우 보건복지부령으로 정하는 바에

따라 해당 의료기관에 입원 중인 환자를 다른 의료기관으로 옮길 수 있도록 하는 등 환자의 권익을 보호하기 위한 조치를 하여야 한다. <신설 2016. 12. 20.>

⑤ 시장 · 군수 · 구청장은 제1항에 따른 폐업 또는 휴업 신고를 받은 경우 의료기관 개설자가 제4항에 따른 환자의 권익을 보호하기 위한 조치를 취하였는지 여부를 확인하는 등 대통령령으로 정하는 조치를 하여야 한다. <신설 2016. 12. 20.>

[제목개정 2020. 3. 4.]

제40조의2(진료기록부등의 이관) ① 의료기관 개설자는 제40조제1항에 따라 폐업 또는 휴업 신고를 할 때 제22조나 제23조에 따라 기록 · 보존하고 있는 진료기록부등의 수량 및 목록을 확인하고 진료기록부등을 관할 보건소장에게 넘겨야 한다. 다만, 의료기관 개설자가 보건복지부령으로 정하는 바에 따라 진료기록부등의 보관계획서를 제출하여 관할 보건소장의 허가를 받은 경우에는 직접 보관할 수 있다.

② 제1항에 따라 관할 보건소장의 허가를 받아 진료기록부등을 직접 보관하는 의료기관 개설자는 보관계획서에 기재된 사항 중 보건복지부령으로 정하는 사항이 변경된 경우 관할 보건소장에게 이를 신고하여야 하며, 직접 보관 중 질병, 국외 이주 등 보건복지부령으로 정하는 사유로 보존 및 관리가 어려운 경우 이를 대행할 책임자를 지정하여 보관하게 하거나 진료기록부등을 관할 보건소장에게 넘겨야 한다.

③ 제1항에 따라 관할 보건소장의 허가를 받아 진료기록부등을 직접 보관하는 의료기관 개설자는 보관 기간, 방법 등 보건복지부령으로 정하는 사항을 준수하여야 한다.

④ 제1항에 따라 관할 보건소장의 허가를 받아 진료기록부등을 직접 보관하는 의료기관 개설자(제2항에 따라 지정된 책임자를 포함한다)의 기록 열람 및 보존에 관하여는 제21조 및 제22조제2항을 준용한다.

⑤ 그 밖에 진료기록부등의 이관 방법, 절차 등에 필요한 사항은 보건복지부령으로 정한다.

[본조신설 2020. 3. 4.] [제목개정 2020. 3. 4.]

제40조의3(진료기록보관시스템의 구축 · 운영) ① 보건복지부장관은 제40조의2에 따라 폐업 또는 휴업한 의료기관의 진료기록부등을 보관하는 관할 보건소장 및 의료기관 개설자가 안전하고 효과적으로 진료기록부등을 보존 · 관리할 수 있도록 지원하기 위한 시스템(이하 "진료기록보관시스템"이라 한다)을 구축 · 운영할 수 있다.

② 제40조의2에 따라 폐업 또는 휴업한 의료기관의 진료기록부등을 보관하는 관할 보건소장 및 의료기관 개설자는 진료기록보관시스템에 진료기록부등을 보관할 수 있다.

③ 제2항에 따라 진료기록부등을 진료기록보관시스템에 보관한 관할 보건소장 및 의료기관 개설자(해당 보건소 및 의료기관 소속 의료인 및 그 종사자를 포함한다)는 직접 보관한 진료기록부등 외에는 진료기록보관시스템에 보관된 정보를 열람하는 등 그 내용을 확인하여서는 아니 된다.

④ 보건복지부장관은 제1항에 따른 진료기록보관시스템의 구축·운영 업무를 관계 전문기관 또는 단체에 위탁할 수 있다. 이 경우 보건복지부장관은 진료기록보관시스템의 구축·운영 업무에 소요되는 비용의 전부 또는 일부를 지원할 수 있다.

⑤ 제4항 전단에 따라 진료기록보관시스템의 구축·운영 업무를 위탁받은 전문기관 또는 단체는 보건복지부령으로 정하는 바에 따라 진료기록부등을 안전하게 관리·보존하는 데에 필요한 시설과 장비를 갖추어야 한다.

⑥ 보건복지부장관은 진료기록보관시스템의 효율적 운영을 위하여 원본에 기재된 정보가 변경되지 않는 범위에서 진료기록부등의 형태를 변경하여 보존·관리할 수 있으며, 변경된 형태로 진료기록부등의 사본을 발급할 수 있다.

⑦ 누구든지 정당한 접근 권한 없이 또는 허용된 접근 권한을 넘어 진료기록보관시스템에 보관된 정보를 훼손·멸실·변경·위조·유출하거나 검색·복제하여서는 아니 된다.

⑧ 진료기록보관시스템의 구축 범위 및 운영 절차 등에 필요한 사항은 보건복지부령으로 정한다.

[본조신설 2020. 3. 4.]

[시행령] **제17조의2(폐업·휴업 시 조치사항)** 시장·군수·구청장(자치구의 구청장을 말한다. 이하 같다)은 법 제40조제1항에 따라 의료업의 폐업 또는 휴업 신고를 받은 경우에는 같은 조 제5항에 따라 다음 각 호의 사항에 대한 확인 조치를 해야 한다. <개정 2023. 2. 28.>

1. 법 제16조제1항에 따라 의료기관에서 나온 세탁물의 적정한 처리를 완료하였는지 여부
2. 법 제40조의2제1항에 따라 법 제22조제1항에 따른 진료기록부등(전자의무기록을 포함한다. 이하 "진료기록부등"이라 한다)을 적정하게 넘겼거나 직접 보관하고 있는지 여부
3. 법 제40조제4항에 따라 환자의 권익 보호를 위한 조치를 하였는지 여부
4. 그 밖에 제1호부터 제3호까지의 규정에 준하는 사항으로서 의료업의 폐업 또는 휴업의 적정한 관리를 위하여 보건복지부장관이 특히 필요하다고 인정하는 사항

[본조신설 2017. 6. 20.]

[시행규칙] **제30조(폐업·휴업의 신고)** ① 법 제40조에 따라 의료기관의 개설자가 의료업을 폐업하거나 휴업하려면 별지 제18호서식의 의료기관 휴업(폐업) 신고서에 다음 각 호의 서류를 첨부하여 관할 시장·군수·구청장에게 제출하여야 한다. <개정 2017.6.21.>

1. 의료업의 폐업 또는 휴업에 대한 결의서(법인만 해당한다) 1부
2. 영 제17조의2 각 호의 조치에 관한 서류

② 시장 · 군수 · 구청장은 매월의 의료기관 폐업신고의 수리 상황을 그 다음달 15일까지 보건복지부장관에게 통보해야 한다. <개정 2023. 11. 17.>

③ 법 제33조제2항 및 제8항에 따라 의원 · 치과의원 · 한의원 또는 조산원을 개설한 의료인이 부득이한 사유로 6개월을 초과하여 그 의료기관을 관리할 수 없는 경우 그 개설자는 폐업 또는 휴업 신고를 하여야 한다. <개정 2015.12.23.>

④ 삭제 <2023. 3. 2.>

[시행규칙] **제30조의2(보건의료자원 통합신고포털을 통한 신고 등)** ① 시 · 도지사 및 시장 · 군수 · 구청장은 「국민건강보험법 시행규칙」 제12조의2제1항에 따른 전자민원창구(이하 "보건의료자원 통합신고포털"이라 한다)를 통하여 제25조부터 제28조까지의 규정, 제30조 및 제32조에 따른 의료기관 개설(변경)신고 · 개설(변경)허가 및 폐업 · 휴업의 신고 등에 관한 사무를 처리할 수 있다.

② 시 · 도지사 및 시장 · 군수 · 구청장은 제1항에 따라 처리한 사항(서면으로 신고 받거나 허가 신청받아 처리한 사항을 포함한다)을 「국민건강보험법」 제62조에 따른 건강보험심사평가원(이하 "심사평가원"이라 한다)에 「국민건강보험법 시행규칙」 제12조의2제3항에 따른 방법으로 통보해야 한다. 이 경우 시 · 도지사 또는 시장 · 군수 · 구청장은 제25조제5항, 제27조제5항, 제30조제2항 및 제32조제2항에 따라 보건복지부장관에게 통보한 것으로 본다. <개정 2023. 11. 17.>

③ 시 · 도지사 및 시장 · 군수 · 구청장은 심사평가원으로부터 「국민건강보험법 시행규칙」 제12조제4항제1호 또는 제2호에 따른 통보를 받은 경우에는 해당 의료기관의 개설자가 제26조제1항에 따른 의료기관 개설신고사항의 변경신고한 것으로 본다.

④ 시 · 도지사 및 시장 · 군수 · 구청장은 심사평가원으로부터 「국민건강보험법 시행규칙」 제12조제4항제3호에 따른 통보를 받은 경우에는 해당 의료기관의 개설허가를 받은 자가 제28조제1항에 따른 개설허가사항 변경신청서를 제출한 것으로 본다.

⑤ 의료기관의 개설자 또는 개설허가를 받은 자가 보건의료자원 통합신고포털을 통하여 변경신고를 하거나 변경허가를 신청하는 경우에는 제26조제1항 및 제28조제1항에도 불구하고 다음 각 호의 구분에 따라 서류의 제출을 생략할 수 있다.

1. 제26조제1항에 따른 개설신고사항의 변경신고(제32조제2항 전단에 따라 준용하는 경우를 포함한다)를 하는 경우: 의료기관 개설신고증명서
2. 제28조제1항에 따른 허가사항 변경신청(제32조제2항 전단에 따라 준용하는 경우를 포함한다)을 하는 경우: 의료기관 개설허가증

⑥ 시 · 도지사, 시장 · 군수 · 구청장 및 심사평가원은 제1항부터 제5항까지의 규정에 따른 업무를 위하여 불가피한 경우 「개인정보 보호법 시행령」 제19조제1호 또는 제4호에 따른 주민등록번호 또는 외국인등록번호가 포함된 자료를 처리할 수 있다.

[본조신설 2015.7.24.]

[시행규칙] **제30조의3(폐업 · 휴업 시 조치사항)** 법 제40조제4항에 따라 의료기관 개설자는 의료업을 폐업 또는 휴업하려는 때에는 폐업 또는 휴업 신고예정일 14일 전까지 환자 및 환자 보호자가 쉽게 볼 수 있는 장소 및 인터넷 홈페이지(인터넷 홈페이지를 운영하고 있는 자만 해당한다)에 다음 각 호의 사항을 기재한 안내문을 각각 게시해야 한다. 다만, 입원 환자에 대해서는 폐업 또는 휴업 신고예정일 30일 전까지 환자 또는 그 보호자에게 직접 안내문의 내용을 알려야 한다. <개정 2023. 3. 2.>

1. 폐업 또는 휴업 개시 예정일자
2. 진료기록부등의 이관 · 보관 또는 사본 발급 등에 관한 사항
3. 진료비 등의 정산 및 반환 등에 관한 사항
4. 입원 중인 환자의 다른 의료기관으로의 전원(轉院)에 관한 사항
5. 그 밖에 제1호부터 제4호까지에 준하는 사항으로서 환자의 권익 보호를 위하여 보건복지부장관이 특히 필요하다고 인정하여 고시하는 사항

[본조신설 2017.6.21.]

【핵심요약】

1. 폐업 · 휴업 신고 [법 제40조]

1) 의료기관 개설자는 의료업을 폐업하거나 1개월 이상 휴업(입원환자가 있는 경우에는 1개월 미만의 휴업도 포함)하려면 보건복지부령으로 정하는 바에 따라 관할 시장 · 군수 · 구청장에게 신고

2) 시장 · 군수 · 구청장은 매월의 의료기관 폐업 신고의 수리 상황을 그 다음달 15일까지 보건복지부장관에게 통보 [규칙 제30조]

3) 의원 · 치과의원 · 한의원 또는 조산원을 개설한 의료인이 부득이한 사유로 6개월을 초과하여 그 의료기관을 관리할 수 없는 경우 그 개설자는 폐업 또는 휴업 신고를 하여야 함 [규칙 제30조]

2. 의료기관 폐업 신고를 수리하지 아니할 수 있는 경우 [법제40조]

1) 거부권자 : 시장 · 군수 · 구청장

2) 다음의 경우로서 그 역학조사를 위하여 필요하다고 판단하는 때

(1) 질병관리청장, 시 · 도지사 또는 시장 · 군수 · 구청장이 감염병의 역학조사 및 예방접종에 관한 역학조사를 실시하는 경우(「감염병의 예방 및 관리에 관한 법률」 제18조 및 제29조)

(2) 의료인 또는 의료기관의 장이 질병관리청장 또는 시 · 도지사에게 역학조사 실시를 요청한 경우(「감염병의 예방 및 관리에 관한 법률」 제18조의2)

3. 폐업 · 휴업 시 조치사항 [시행령 제17조2]

1) 의료기관 개설자의 조치사항 [규칙 제30조의3]

(1) 의료기관 개설자는 의료업을 폐업 또는 휴업하려는 때에는 폐업 또는 휴업 신고 예정일 14일 전까지 환자 및 환자 보호자가 쉽게 볼 수 있는 장소 및 인터넷 홈페이지(홈페이지를 운영하고 있는 자만 해당)에 다음 각 호의 사항을 기재한 안내문을 각각 게시해야 함.(다만, 입원 환자에 대해서는 폐업 또는 휴업 신고예정일 30일 전까지 환자 또는 그 보호자에게 직접 안내문의 내용을 알려야 함)

① 폐업 또는 휴업 개시 예정일자

② 진료기록부 등(전자의무기록 포함)의 이관·보관 또는 사본 발급 등에 관한 사항

③ 진료비 등의 정산 및 반환 등에 관한 사항

④ 입원 중인 환자의 다른 의료기관으로의 전원에 관한 사항

⑤ 그 밖에 ①부터 ④까지에 준하는 사항으로서 환자의 권익 보호를 위하여 보건복지부장관이 특히 필요하다고 인정하여 고시하는 사항

2) 시장·군수·구청장의 조치사항 [시행령 제17조의2]

(1) 시장·군수·구청장은 법 의료업의 폐업 또는 휴업 신고를 받은 경우에는 다음 각 호의 사항에 대한 확인 조치를 해야 함.

(2) 확인 조치 사항

① 의료기관에서 나온 세탁물의 적정한 처리를 완료하였는지 여부

② 진료기록부 등(전자의무기록 포함)을 적정하게 넘겼거나 직접 보관하고 있는지 여부

③ 환자의 권익 보호를 위한 조치를 하였는지 여부

④ 그 밖에 ①부터 ③까지의 규정에 준하는 사항으로서 의료업의 폐업 또는 휴업의 적정한 관리를 위하여 보건복지부장관이 특히 필요하다고 인정하는 사항

4. 보건의료자원 통합신고포털을 통한 신고 등 [시행규칙 제30조의2]

1) 시행권자 : 시·도지사 및 시장·군수·구청장

2) 처리 내용 : 보건의료자원 통합신고포털(「국민건강보험법 시행규칙」에 따른 전자민원창구)을 통하여 의료기관 개설(변경)신고·개설(변경)허가 및 폐업·휴업의 신고 등에 관한 사무를 처리할 수 있음

※ [규]제25조(의료기관 개설신고), [규]제26조(의료기관 개설신고사항의 변경신고), [규]제27조(의료기관 개설허가), [규]제28조(의료기관 개설허가 사항의 변경허가), [규]제30조(폐업·휴업의 신고) 및 [규]제32조(부속 의료기관의 개설 특례)

3) 통보

(1) 시 · 도지사 및 시장 · 군수 · 구청장이 2)에 따라 처리한 사항(서면으로 신고 받거나 허가 신청 받아 처리한 사항 포함)을 건강보험심사평가원에 통보하여야 함 : 이 경우 시 · 도지사 또는 시장 · 군수 · 구청장은 보건복지부장관에게 보고한 것으로 봄

(2) 시 · 도지사 및 시장 · 군수 · 구청장은 건강보험심사평가원으로부터 요양기관 현황 변경 신고사항에 대한 통보를 받은 경우에는 해당 의료기관의 개설자가 의료기관 개설신고사항의 변경신고를 한 것으로 봄

(3) 시 · 도지사 및 시장 · 군수 · 구청장은 건강보험심사평가원으로부터 요양기관 현황 변경 신고사항에 대한 통보를 받은 경우에는 해당 의료기관의 개설허가를 받은 자가 개설허가사항 변경신청서를 제출한 것으로 봄

5. 진료기록부 등의 이관 [법 제40조의2]

1) 의료기관 개설자는 폐업 또는 휴업 신고를 할 때 진료기록부 등을 관할 보건소장에게 넘겨야 함

2) 의료기관 개설자가 보건복지부령으로 정하는 바에 따라 진료기록부 등의 보관계획서를 제출하여 관할 보건소장의 허가를 받은 경우에는 직접 보관 가능

【예상문제】

1. 의료기관을 휴업 · 폐업할 때의 절차는?

① 한의원은 휴업 · 폐업 시 모두 관할 시장 · 군수 · 구청장에게 신고
② 종합병원은 휴업 · 폐업 시 모두 관할 도지사에게 허가
③ 치과병원은 휴업 · 폐업 시 모두 시장 · 군수 · 구청장에게 허가
④ 병원은 휴업할 때 시장 · 군수 · 구청장에게 신고, 폐업할 때 허가
⑤ 의원은 휴업할 때 시장 · · 군수 · 구청장에게 허가, 폐업할 때 신고

[답] ①

2. 의료기관 개설자의 폐업 신고에 불구하고 시장 · 군수 · 구청장이 신고를 수리하지 아니할 수 있는 경우로 올바른 것은?

① 의료에 대한 지역사회의 요구가 있을 때 ② 보건복지부장관이 거부권을 행사한 때
③ 의료사고가 발생하였을 때 ④ 종사자의 임금을 체불하였을 때
⑤ 역학조사를 위하여 필요하다고 판단하는 때

[답] ⑤

3. 폐업 또는 휴업의 신고를 하는 의료기관의 개설자가 진료기록부 등을 직접 보관하고자 하

는 경우에는 누구의 허가를 받아야 하는가?

① 관할 경찰서장 ② 시 · 도지사 ③ 시장 · 군수 · 구청장
④ 보건복지부장관 ⑤ 관할 보건소장

[답] ⑤

제41조(당직의료인) ① 각종 병원에는 응급환자와 입원환자의 진료 등에 필요한 당직의료인을 두어야 한다. <개정 2016.12.20.>
② 제1항에 따른 당직의료인의 수와 배치 기준은 병원의 종류, 입원환자의 수 등을 고려하여 보건복지부령으로 정한다. <신설 2016.12.20.>

[시행규칙] **제39조의18(당직의료인)** ① 법 제41조제2항에 따라 각종 병원에 두어야 하는 당직의료인의 수는 입원환자 200명까지는 의사 · 치과의사 또는 한의사의 경우에는 1명, 간호사의 경우에는 2명을 두되, 입원환자 200명을 초과하는 200명마다 의사 · 치과의사 또는 한의사의 경우에는 1명, 간호사의 경우에는 2명을 추가한 인원 수로 한다.

② 제1항에도 불구하고 법 제3조제2항제3호라목에 따른 요양병원에 두어야 하는 당직의료인의 수는 다음 각 호의 기준에 따른다.

1. 의사 · 치과의사 또는 한의사의 경우에는 입원환자 300명까지는 1명, 입원환자 300명을 초과하는 300명마다 1명을 추가한 인원 수
2. 간호사의 경우에는 입원환자 80명까지는 1명, 입원환자 80명을 초과하는 80명마다 1명을 추가한 인원 수

③ 제1항 및 제2항에도 불구하고 다음 각 호의 어느 하나에 해당하는 의료기관은 입원환자를 진료하는 데에 지장이 없도록 해당 병원의 자체 기준에 따라 당직의료인을 배치할 수 있다.

1. 「정신건강증진 및 정신질환자 복지서비스 지원에 관한 법률」 제3조제5호가목에 따른 정신병원
2. 「장애인복지법」 제58조제1항제4호에 따른 의료재활시설로서 법 제3조의2에 따른 요건을 갖춘 의료기관
3. 국립정신건강센터, 국립정신병원, 국립소록도병원, 국립결핵병원 및 국립재활원
4. 그 밖에 제1호부터 제3호까지에 준하는 의료기관으로서 보건복지부장관이 당직의료인의 배치 기준을 자체적으로 정할 필요가 있다고 인정하여 고시하는 의료기관

[본조신설 2017. 6. 21.] [제39조의9에서 이동 <2023. 9. 22.>]

【핵심요약】

1. 당직의료인

- 각종 병원에는 응급환자와 입원환자의 진료 등에 필요한 당직 의료인을 두어야 함

2. 당직의료인의 수와 배치 기준

- 병원의 종류, 입원환자의 수 등을 고려하여 보건복지부령으로 정함
1) 각종 병원에 두어야 하는 당직의료인의 수
  (1) 입원환자 200명까지
    ① 의사 · 치과의사 또는 한의사 : 1명
    ② 간호사 : 2명
  (2) 입원환자 200명을 초과하는 200명마다
    ① 의사 · 치과의사 또는 한의사 : 1명 추가한 인원수
    ② 간호사 : 2명 추가한 인원 수
2) 요양병원에 두어야 하는 당직의료인의 수
  (1) 의사 · 치과의사 또는 한의사의 경우 : 입원환자 300명까지는 1명, 입원환자 300명을 초과하는 300명마다 1명을 추가한 인원 수
  (2) 간호사의 경우 : 입원환자 80명까지는 1명, 입원환자 80명을 초과하는 80명마다 1명을 추가한 인원 수
3) 의료기관이 입원환자를 진료하는 데에 지장이 없도록 해당 병원의 자체 기준에 따라 당직의료인을 배치할 수 있는 경우
  (1) 정신병원(「정신건강증진 및 정신질환자 복지서비스 지원에 관한 법률」 제3조제5호가목)
  (2) 의료재활시설(「장애인복지법」 제58조제1항제4호)로서 병원, 치과병원, 한방병원 및 요양병원(병원 등)의 요건을 갖춘 의료기관
  (3) 국립정신건강센터, 국립정신병원, 국립소록도병원, 국립결핵병원 및 국립재활원
  (4) 그 밖에 (1)~(3)에 준하는 의료기관으로서 보건복지부장관이 당직의료인의 배치 기준을 자체적으로 정할 필요가 있다고 인정하여 고시하는 의료기관

【예상문제】

1. 당직의료인에 대한 설명으로 올바른 것은?
  ① 종합병원에 둔다.
  ② 각종 병원에 입원환자 200명까지 의사 · 치과의사 또는 한의사의 경우 1명을 둔다.
  ③ 일반 환자의 진료를 목적으로 한다.
  ④ 각종 병원에 입원환자 200명을 초과하는 200명마다 의사 · 치과의사 또는 한의사의 경우 2명을 추가로 둔다.
  ⑤ 각종 병원에 입원환자 200명까지 간호사의 경우 3명을 둔다.

[답] ②

2. 입원환자가 500명인 종합병원에 최소한으로 두어야 하는 당직의료인 수는?

① 의사 1인, 간호사 2인
② 의사 2인, 간호사 4인
③ 의사 2인, 간호사 5인
④ 의사 3인, 간호사 6인
⑤ 제한 규정이 없다.

[답] ②

제41조의2(교육전담간호사) ① 병원급 의료기관에는 신규 채용되거나 보임된 간호사, 간호대학생(이하 "신규간호사등"이라 한다)에게 직무수행에 필요한 지식, 기술 및 역량 등을 전수하고 적응을 지원하기 위하여 교육전담간호사 양성교육을 이수하는 등 보건복지부령으로 정하는 자격을 갖춘 교육전담간호사를 두어야 한다.

② 제1항에 따른 교육전담간호사는 다음 각 호의 직무를 수행한다.

1. 신규간호사등의 교육과정 기획·운영·평가
2. 신규간호사등의 교육 총괄 및 관리
3. 신규간호사등의 교육을 담당하는 인력의 관리 및 지도
4. 신규간호사등의 교육에 필요한 자원 확보·개발

③ 국가는 제1항에 따른 교육전담간호사 운영에 필요한 비용의 전부 또는 일부를 지원할 수 있다.

④ 제1항에 따른 교육전담간호사의 배치 대상과 기준은 의료기관의 종류 및 규모, 신규간호사등의 수 등을 고려하여 보건복지부령으로 정한다.

[본조신설 2023. 5. 19.] [시행일: 2024. 5. 20.] 제41조의2

【핵심요약】

1. 교육전담간호사

1) 병원급 의료기관에는 신규간호사 등에게 직무수행에 필요한 지식, 기술 및 역량 등을 전수하고 적응을 지원하기 위하여 자격을 갖춘 교육전담간호사를 두어야 함.

2) 교육전담간호사 직무

1. 신규간호사 등의 교육과정 기획·운영·평가
2. 신규간호사 등의 교육 총괄 및 관리
3. 신규간호사 등의 교육을 담당하는 인력의 관리 및 지도
4. 신규간호사 등의 교육에 필요한 자원 확보·개발

제42조(의료기관의 명칭) ① 의료기관은 제3조제2항에 따른 의료기관의 종류에 따르는 명칭 외의 명칭을 사용하지 못한다. 다만, 다음 각 호의 어느 하나에 해당하는 경우에는 그러하지 아니하다. <개정 2020. 3. 4.>

1. 종합병원 또는 정신병원이 그 명칭을 병원으로 표시하는 경우
2. 제3조의4제1항에 따라 상급종합병원으로 지정받거나 제3조의5제1항에 따라 전문병원으로 지정받은 의료기관이 지정받은 기간 동안 그 명칭을 사용하는 경우
3. 제33조제8항 단서에 따라 개설한 의원급 의료기관이 면허 종별에 따른 종별명칭을 함께 사용하는 경우
4. 국가나 지방자치단체에서 개설하는 의료기관이 보건복지부장관이나 시·도지사와 협의하여 정한 명칭을 사용하는 경우
5. 다른 법령으로 따로 정한 명칭을 사용하는 경우

② 의료기관의 명칭 표시에 관한 사항은 보건복지부령으로 정한다. <개정 2010. 1. 18.>
③ 의료기관이 아니면 의료기관의 명칭이나 이와 비슷한 명칭을 사용하지 못한다.

[시행규칙] **제40조(의료기관의 명칭 표시)** 법 제42조제2항에 따라 의료기관의 명칭 표시는 다음 각 호에 정하는 바에 따른다. <개정 2023. 9. 22.>

1. 의료기관이 명칭을 표시하는 경우에는 법 제3조제2항에 따른 의료기관의 종류에 따르는 명칭(종합병원·정신병원의 경우에는 병원을 포함한다) 앞에 고유명칭을 붙인다. 이 경우 의료기관의 종류 명칭의 글자 크기는 고유명칭의 2분의 1 범위에서 크거나 작게 하되, 고유 명칭은 의료기관의 종류 명칭과 혼동할 우려가 있거나 특정 진료과목 또는 질환명과 비슷한 명칭을 사용하지 못한다.
2. 제1호에도 불구하고 법 제3조의4제1항에 따라 상급종합병원으로 지정받은 종합병원은 의료기관의 종류에 따른 명칭 대신 상급종합병원의 명칭을 표시할 수 있다.
3. 제1호에도 불구하고 법 제3조의5제1항에 따라 전문병원으로 지정받은 병원은 지정받은 특정 진료과목 또는 질환명을 표시할 수 있으며, 의료기관의 종류에 따른 명칭 대신 전문병원의 명칭을 표시할 수 있다.
4. 병원·한방병원·치과병원·의원·한의원 또는 치과의원의 개설자가 전문의인 경우에는 그 의료기관의 고유명칭 앞에 전문과목 및 전문의를 함께 표시하거나 의료기관의 고유명칭과 의료기관의 종류 명칭 사이에 인정받은 전문과목을 삽입하여 표시할 수 있다. 이 경우 전문과목에 "치과"가 포함된 치과병원·치과의원의 경우에는 제1호 전단에도 불구하고 의료기관의 종류 명칭에서 "치과"를 생략할 수 있다.
5. 제32조에 따른 부속 의료기관이 명칭을 표시하는 경우에는 의료기관의 종류에 따르는 명칭 앞에 그 개설기관의 명칭과 "부속"이라는 문자를 붙여야 한다.

6. 의료기관의 명칭표시판에는 다음 각 목의 사항만을 표시할 수 있다. 다만, 장소가 좁거나 그 밖에 부득이한 사유가 있는 경우에는 제41조제4항에도 불구하고 같은 조 제1항에 따른 진료과목을 명칭표시판에 함께 표시할 수 있다.
   가. 의료기관의 명칭
   나. 전화번호 및 주소(인터넷 홈페이지 주소를 포함한다)
   다. 진료에 종사하는 의료인의 면허 종류 및 성명
   라. 상급종합병원으로 지정받은 사실(법 제3조의4제1항에 따라 상급종합병원으로 지정받은 종합병원만 해당한다)
   마. 전문병원으로 지정받은 사실(법 제3조의5제1항에 따라 전문병원으로 지정받은 병원만 해당 한다)
   바. 병원 · 한방병원 · 치과병원 · 의원 · 한의원 또는 치과의원의 개설자가 전문의인 경우에는 해당 개설자의 전문의 자격 및 전문과목
   사. 법 제58조제1항에 따라 의료기관 인증을 받은 사실
   아. 진료시간 및 진료일
7. 제6호가목에 따른 의료기관의 명칭은 한글로 표시하되, 외국어를 함께 표시할 수 있다.

【핵심요약】

1. 의료기관의 명칭사용 제한 [법 제42조]
1) 의료기관은 의료기관의 종류에 따르는 명칭 외의 명칭을 사용하지 못함
2) 의료기관이 아니면 의료기관의 명칭이나 이와 비슷한 명칭을 사용하지 못함

2. 의료기관의 명칭 예외 [법 제42조]
1) 종합병원이 그 명칭을 병원으로 표시하는 경우
2) 상급종합병원으로 지정받거나 전문병원으로 지정받은 의료기관이 지정받은 기간 동안 그 명칭을 사용하는 경우
3) 둘 이상의 의료인 면허를 소지한 자가 함께 개설한 의원급 의료기관이 면허 종별에 따른 종별명칭을 함께 사용하는 경우
4) 국가나 지방자치단체에서 개설하는 의료기관이 보건복지부장관이나 시 · 도지사와 협의하여 정한 명칭을 사용하는 경우
5) 다른 법령으로 따로 정한 명칭을 사용하는 경우

3. 의료기관의 명칭 표시 [규칙 제40조]
1) 의료기관이 명칭을 표시하는 경우에는 의료기관의 종류에 따르는 명칭(종합병원 · 정신병원의 경우에는 병원을 포함) 앞에 고유명칭을 붙임 : 의료기관의 종류 명칭의 글자 크기는 고유명칭의 2분의 1 범위에서 크거나 작게 하되, 고유 명칭은 의료기관

의 종류 명칭과 혼동할 우려가 있거나 특정 진료과목 또는 질환명과 비슷한 명칭을 사용하지 못함 2) 상급종합병원으로 지정받은 종합병원은 의료기관의 종류에 따른 명칭 대신 상급종합병원의 명칭 표시 가능 3) 전문병원으로 지정받은 병원은 지정받은 특정 진료과목 또는 질환명을 표시할 수 있으며, 의료기관의 종류에 따른 명칭 대신 전문병원의 명칭 표시 가능 4) 병원 · 한방병원 · 치과병원 · 의원 · 한의원 또는 치과의원의 개설자가 전문의인 경우 : 의료기관의 고유명칭과 의료기관의 종류 명칭 사이에 인정받은 전문과목을 삽입하여 표시 가능 : 전문과목에 "치과"가 포함된 치과병원 · 치과의원의 경우에는 제1호 전단에도 불구하고 의료기관의 종류 명칭에서 "치과"를 생략 가능 5) 부속 의료기관이 명칭을 표시하는 경우 : 의료기관의 종류에 따르는 명칭 앞에 그 개설기관의 명칭과 "부속"이라는 문자를 붙여야 함 6) 의료기관의 명칭표시판에는 다음 각 목의 사항만을 표시 (1) 의료기관의 명칭 (2) 전화번호 및 주소(인터넷 홈페이지 주소 포함) (3) 진료에 종사하는 의료인의 면허 종류 및 성명 (4) 상급종합병원으로 지정받은 사실 (5) 전문병원으로 지정받은 사실 (6) 병원 · 한방병원 · 치과병원 · 의원 · 한의원 또는 치과의원의 개설자가 전문의인 경우에는 해당 개설자의 전문의 자격 및 전문과목 (7) 의료기관 인증을 받은 사실 (8) 진료시간 및 진료일 ※ 장소가 좁거나 그 밖에 부득이한 사유가 있는 경우에는 진료과목을 명칭표시판에 함께 표시 가능 7) 의료기관의 명칭은 한글로 표시하되, 외국어를 함께 표시 가능

【예상문제】

1. 의료기관의 명칭 표시에 관한 설명으로 올바른 것은?

① 의료기관의 종류에 따르는 명칭 앞이나 뒤에 고유명칭을 붙인다.

② 전문의인 경우에는 의료기관의 종별 명칭 뒤에 전문과목을 삽입하여 표시할 수 있다.

③ 부속 의료기관의 명칭 표시는 의료기관의 종별에 따르는 명칭 앞에 "부속"이라는 문자를 생략할 수 있다.

④ 의료기관의 명칭표시판에는 의료기관의 명칭, 전화번호, 경력, 기능, 진료에 종사하는 의료인의 면허종류와 성명만을 표시할 수 있다.

⑤ 상급종합병원으로 지정받은 종합병원은 의료기관 종류에 따른 명칭 대신 상급종합병원의 명칭을 표시할 수 있다.

[답] ⑤

2. 「의료법」의 규정에 의한 의료기관의 종별에 따르는 명칭에 합당한 것은?

① 의료원 ② 의료법인 ③ 의원 ④ 보건소 ⑤ 보건의료원

[답] ③

제43조(진료과목 등) ① 병원 · 치과병원 또는 종합병원은 한의사를 두어 한의과 진료과목을 추가로 설치 · 운영할 수 있다.

② 한방병원 또는 치과병원은 의사를 두어 의과 진료과목을 추가로 설치 · 운영할 수 있다.

③ 병원 · 한방병원 · 요양병원 또는 정신병원은 치과의사를 두어 치과 진료과목을 추가로 설치 · 운영할 수 있다. <개정 2020.3.4>

④ 제1항부터 제3항까지의 규정에 따라 추가로 진료과목을 설치 · 운영하는 경우에는 보건복지부령으로 정하는 바에 따라 진료에 필요한 시설 · 장비를 갖추어야 한다. <개정 2010.1.18.>

⑤ 제1항부터 제3항까지의 규정에 따라 추가로 설치한 진료과목을 포함한 의료기관의 진료과목은 보건복지부령으로 정하는 바에 따라 표시하여야 한다. 다만, 치과의 진료과목은 종합병원과 제77조제2항에 따라 보건복지부령으로 정하는 치과병원에 한하여 표시할 수 있다. <개정 2010.1.18.>

[전문개정 2009.1.30.]

[법률 제9385호(2009.1.30.) 부칙 제2조의 규정에 의하여 이 조 제5항 단서의 개정규정 중 치과의사에 대한 부분은 2013년 12월 31일까지 유효함]

[시행규칙] **제41조(진료과목의 표시)** ① 법 제43조에 따라 의료기관이 표시할 수 있는 진료과목은 다음 각 호와 같다. <개정 2022. 11. 22.>

1. 종합병원: 제2호 및 제3호의 진료과목
2. 병원 · 정신병원이나 의원 : 내과, 신경과, 정신건강의학과, 외과, 정형외과, 신경외과, 심장혈관흉부외과, 성형외과, 마취통증의학과, 산부인과, 소아청소년과, 안과, 이비인후과, 피부과, 비뇨의학과, 영상의학과, 방사선종양학과, 병리과, 진단검사의학과, 재활의학과, 결핵과, 예방의

학과, 가정의학과, 핵의학과, 직업환경의학과 및 응급의학과
3. 치과병원이나 치과의원 : 구강악안면외과, 치과보철과, 치과교정과, 소아치과, 치주과, 치과보존과, 구강내과, 영상치의학과, 구강병리과, 예방치과 및 통합치의학과
4. 한방병원이나 한의원 : 한방내과, 한방부인과, 한방소아과, 한방안·이비인후·피부과, 한방신경정신과, 한방재활의학과, 사상체질과 및 침구과
5. 요양병원: 제2호 및 제4호의 진료과목

② 법 제43조제1항부터 제3항까지의 규정에 따라 추가로 진료과목을 설치한 의료기관이 표시할 수 있는 진료과목과 법 제43조제4항에 따라 추가로 설치한 진료과목의 진료에 필요한 시설·장비는 별표 8과 같다. <신설 2010.1.29.>

③ 의료기관이 진료과목을 표시하는 경우에는 제1항 및 제2항의 진료과목 중 그 의료기관이 확보하고 있는 시설·장비 및 의료관계인에 해당하는 과목만을 표시할 수 있다. <개정 2010.1.29.>

④ 의료기관의 진료과목 표시판에는 "진료과목"이라는 글자와 진료과목의 명칭을 표시하여야 한다. <개정 2010.1.29.>

[시행규칙] **제42조(의료기관의 명칭과 진료과목의 병행 표시 방법)** 제40조제6호 각 목 외의 부분 단서에 따라 의료기관의 명칭 표시판에 진료과목을 함께 표시하는 경우에는 진료과목을 표시하는 글자의 크기를 의료기관의 명칭을 표시하는 글자 크기의 2분의1 이내로 하여야 한다. <개정 2011.2.10.>

【핵심요약】

1. 의료기관이 표시할 수 있는 진료과목 [규칙 제 41조]

1) 병원·정신병원이나 의원 : 26개 진료과목
내과, 신경과, 정신건강의학과, 외과, 정형외과, 신경외과, 심장혈관흉부외과, 성형외과, 마취통증의학과, 산부인과, 소아청소년과, 안과, 이비인후과, 피부과, 비뇨의학과, 영상의학과, 방사선종양학과, 병리과, 진단검사의학과, 재활의학과, 결핵과, 예방의학과, 가정의학과, 핵의학과, 직업환경의학과 및 응급의학과

2) 치과병원이나 치과의원 : 11개 진료과목
구강악안면외과, 치과보철과, 치과교정과, 소아치과, 치주과, 치과보존과, 구강내과, 영상치의학과, 구강병리과, 예방치과 및 통합치의학과

3) 한방병원이나 한의원 : 10개 진료과목
한방내과, 한방부인과, 한방소아과, 한방안·이비인후·피부과, 한방신경정신과, 한방재활의학과, 사상체질과 및 침구과

4) 요양병원 : 26개 진료과목 + 10개 진료과목 = 36개 진료과목
1) 병원·정신병원이나 의원 3) 한방병원이나 한의원의 진료과목

5) 종합병원 : 26진료과목 + 11진료과목 = 37개 진료과목

1) 병원 · 정신병원이나 의원 2) 치과병원이나 치과의원의 진료과목

2. 진료과목 추가 설치 · 운영 [법 제43조]

1) 병원 · 치과병원 또는 종합병원 : 한의사를 두어 한의과 진료과목을 추가로 설치 · 운영 가능

2) 한방병원 또는 치과병원 : 의사를 두어 의과 진료과목을 추가로 설치 · 운영 가능

3) 병원 · 한방병원 · 요양병원 또는 정신병원 : 치과의사를 두어 치과 진료과목을 추가로 설치 · 운영 가능

4) 추가로 진료과목을 설치 · 운영하는 경우에는 보건복지부령으로 정하는 바에 따라 진료에 필요한 시설 · 장비를 갖추어야 함 : 규칙 [별표 8] 추가로 진료과목을 설치한 의료기관이 표시할 수 있는 진료과목 및 진료에 필요한 시설 · 기준 참조

5) 추가로 설치한 진료과목을 포함한 의료기관의 진료과목은 보건복지부령으로 정하는 바에 따라 표시 : 규칙 제41조②항 [별표 8] 참조

6) 치과의 진료과목은 종합병원과 보건복지부령으로 정하는 치과병원에 한하여 표시 가능(2013년 12월 31일까지 유효)

3. 진료과목의 표시 [규칙 제41조 ②항], [규칙 제41조 ③항], [규칙 제42조]

1) 의료기관이 진료과목을 표시하는 경우에는 그 의료기관이 확보하고 있는 시설 · 장비 및 의료관계인에 해당하는 과목만을 표시할 수 있음

2) 의료기관의 진료과목 표시판에는 "진료과목"이라는 글자와 진료과목의 명칭을 표시하여야 함 [규칙 제41조 ③항]

3) 의료기관의 명칭과 진료과목의 병행 표시 방법 : 의료기관의 명칭 표시판에 진료과목을 함께 표시하는 경우에는 진료과목을 표시하는 글자의 크기를 의료기관의 명칭을 표시하는 글자 크기의 1/2 이내 [규칙 제42조]

【예상문제】

1. 「의료법」에 의한 진료과목에 해당되지 않는 것은?

① 직업환경의학과 ② 응급의학과 ③ 비뇨의학과 ④ 대장항문과 ⑤ 재활의학과

[답] ④

2. 한방병원에서 표시할 수 있는 진료과목이 아닌 것은?

① 한방신경정신과 ② 한방부인과 ③ 사상의학과 ④ 한방소아과

⑤ 한방안 · 이비인후 · 피부과

[답] ③

제44조 삭제 <2009.1.30.>

제45조(비급여 진료비용 등의 고지) ① 의료기관 개설자는「국민건강보험법」제41조제4항에 따라 요양급여의 대상에서 제외되는 사항 또는「의료급여법」제7조제3항에 따라 의료급여의 대상에서 제외되는 사항의 비용(이하 "비급여 진료비용"이라 한다)을 환자 또는 환자의 보호자가 쉽게 알 수 있도록 보건복지부령으로 정하는 바에 따라 고지하여야 한다. <개정 2016.3.22.>

② 의료기관 개설자는 보건복지부령으로 정하는 바에 따라 의료기관이 환자로부터 징수하는 제증명수수료의 비용을 게시하여야 한다. <개정 2010.1.18.>

③ 의료기관 개설자는 제1항 및 제2항에서 고지·게시한 금액을 초과하여 징수할 수 없다.
[전문개정 2009.1.30.]

제45조의2(비급여 진료비용 등의 보고 및 현황조사 등) ① 의료기관의 장은 보건복지부령으로 정하는 바에 따라 비급여 진료비용 및 제45조제2항에 따른 제증명수수료(이하 이 조에서 "비급여진료비용등"이라 한다)의 항목, 기준, 금액 및 진료내역 등에 관한 사항을 보건복지부장관에게 보고하여야 한다. <신설 2020. 12. 29.>

② 보건복지부장관은 제1항에 따라 보고받은 내용을 바탕으로 모든 의료기관에 대한 비급여진료비용등의 항목, 기준, 금액 및 진료내역 등에 관한 현황을 조사·분석하여 그 결과를 공개할 수 있다. 다만, 병원급 의료기관에 대하여는 그 결과를 공개하여야 한다. <개정 2020. 12. 29.>

③ 보건복지부장관은 제2항에 따른 비급여진료비용등의 현황에 대한 조사·분석을 위하여 필요하다고 인정하는 경우에는 의료기관의 장에게 관련 자료의 제출을 명할 수 있다. 이 경우 해당 의료기관의 장은 특별한 사유가 없으면 그 명령에 따라야 한다. <신설 2020. 12. 29.>

④ 제2항에 따른 현황조사·분석 및 결과 공개의 범위·방법·절차 등에 필요한 사항은 보건복지부령으로 정한다. <개정 2020. 12. 29.>
[본조신설 2015. 12. 29.] [제목개정 2020. 12. 29.]

[시행규칙] **제42조의2(비급여 진료비용 등의 고지)** ① 법 제45조제1항에 따라 의료기관 개설자는「국민건강보험법」제41조제4항에 따라 요양급여의 대상에서 제외되는 사항 또는「의료급여법」제7조제3항에 따라 의료급여의 대상에서 제외되는 사항(이하 이 조에서 "비급여 대상"이라 한다)의 항목과 그 가격을 적은 책자 등을 접수창구 등 환자 또는 환자의 보호자가 쉽게 볼 수 있는 장소

에 갖추어 두어야 한다. 이 경우 비급여 대상의 항목을 묶어 1회 비용으로 정하여 총액을 표기할 수 있다. <개정 2020. 9. 4.>

② 법 제45조제1항에 따라 의료기관 개설자는 비급여 대상 중 보건복지부장관이 정하여 고시하는 비급여 대상을 제공하려는 경우 환자 또는 환자의 보호자에게 진료 전 해당 비급여 대상의 항목과 그 가 격을 직접 설명해야 한다. 다만, 수술, 수혈, 전신마취 등이 지체되면 환자의 생명이 위험해지거나 심신상의 중대한 장애를 가져오는 경우에는 그렇지 않다. <신설 2020. 9. 4.>

③ 법 제45조제2항에 따라 의료기관 개설자는 진료기록부 사본 · 진단서 등 제증명수수료의 비용을 접수창구 등 환자 및 환자의 보호자가 쉽게 볼 수 있는 장소에 게시하여야 한다. <개정 2020. 9. 4.>

④ 인터넷 홈페이지를 운영하는 의료기관은 제1항 및 제3항의 사항을 제1항 및 제3항의 방법 외에 이용자가 알아보기 쉽도록 인터넷 홈페이지에 따로 표시해야 한다. <개정 2020. 9. 4.>

⑤ 제1항부터 제4항까지에서 규정한 사항 외에 비급여 진료비용 등의 고지방법의 세부적인 사항은 보건복지부장관이 정하여 고시한다. <신설 2015. 5. 29., 2020. 9. 4.> [본조신설 2010. 1. 29.]

[시행규칙] **제42조의3(비급여 진료비용 등의 보고 및 현황 조사 등)** ① 의료기관의 장은 법 제45조의2 제1항에 따른 비급여진료비용등(이하 이 조에서 "비급여진료비용등"이라 한다)에 관한 다음 각 호의 구분에 따른 사항을 보건복지부장관에게 반기마다 보고해야 한다. 다만, 의료기관의 행정부담, 보고 내용의 활용 목적 등을 고려하여 보건복지부장관이 정하여 고시하는 바에 따라 의료기관별 또는 항목별로 보고 횟수를 달리 정할 수 있다. <개정 2021. 6. 30.>

1. 법 제45조제1항에 따른 비급여 진료비용: 「국민건강보험 요양급여의 기준에 관한 규칙」 별표 2에 따라 비급여 대상이 되는 행위 · 약제 및 치료재료 중 다음 각 목의 사항을 고려하여 보건복지부장관이 정하여 고시하는 사항
   가. 의료기관에서 실시 · 사용 · 조제하는 빈도
   나. 의료기관의 징수비용
   다. 환자의 수요
   라. 환자가 「국민건강보험법 시행령」 별표 2 제3호라목에 따른 희귀난치성질환자등이거나 같은 영 제21조제3항에 해당하는 경우, 법 제38조에 따른 특수의료장비를 사용하는 경우 등 구체적인 진료 상황
2. 법 제45조제2항에 따른 제증명수수료: 의료기관에서 발급하는 진단서 · 증명서 또는 검안서 등의 제증명서류 중 발급 빈도, 발급 비용 및 환자의 수요 등을 고려하여 보건복지부장관이 정하여 고시하는 사항

② 법 제45조의2제2항에 따라 보건복지부장관이 비급여진료비용등에 대한 현황을 조사 · 분석하고 그 결과를 공개하는 의료기관은 보건복지부장관이 정하여 고시하는 의료기관으로 한다. <개정 2021. 6. 30.>

③ 삭제 <2021. 6. 30.>

④ 보건복지부장관은 비급여진료비용등에 대한 심층적 조사 · 분석을 위하여 필요하다고 인정하는 경

우에는 관계 전문기관이나 전문가 등에게 필요한 자료 또는 의견의 제출을 요청할 수 있다. <개정 2021. 6. 30.>

⑤ 보건복지부장관은 법 제45조의2제2항에 따라 비급여진료비용등의 현황에 대한 조사·분석 결과를 공개하는 경우에는 보건복지부장관이 지정하는 정보시스템에 게시하는 방법으로 한다. <개정 2021. 6. 30.>

⑥ 제1항부터 제5항까지의 규정에 따른 비급여진료비용등의 보고와 비급여진료비용등의 현황에 대한 조사·분석 및 공개의 범위, 방법 및 절차 등에 관하여 필요한 세부 사항은 보건복지부장관이 정하여 고시한다. <개정 2021. 6. 30.> [본조신설 2016. 10. 6.] [제목개정 2021. 6. 30.]

【핵심요약】

1. 비급여 진료비용의 고지 [법 제45조] [규칙 제42조의2]

1) 의료기관 개설자는 비급여 진료비용을 환자 또는 환자의 보호자가 쉽게 알 수 있도록 보건복지부령으로 정하는 바에 따라 고지하여야 함

※ 비급여 진료비용 : 요양급여의 대상에서 제외되는 사항 또는 의료급여의 대상에서 제외되는 사항의 비용

2) 의료기관 개설자는 "비급여 대상"의 항목과 그 가격을 적은 책자 등을 접수창구 등 환자 또는 환자의 보호자가 쉽게 볼 수 있는 장소에 갖추어 두어야 함.(이 경우 비급여 대상의 항목을 묶어 1회 비용으로 정하여 총액을 표기할 수 있음)

3) 의료기관 개설자는 비급여 대상을 제공하려는 경우 환자 또는 환자의 보호자에게 진료 전 해당 비급여 대상의 항목과 그 가격을 직접 설명해야 함. (다만, 수술, 수혈, 전신마취 등이 지체되면 환자의 생명이 위험해지거나 심신상의 중대한 장애를 가져오는 경우에는 그렇지 않음)

4) 의료기관 개설자는 진료기록부 사본·진단서 등 제증명수수료의 비용을 접수창구 등 환자 및 환자의 보호자가 쉽게 볼 수 있는 장소에 게시하여야 함.

5) 인터넷 홈페이지를 운영하는 의료기관은 이용자가 알아보기 쉽도록 인터넷 홈페이지에 따로 표시해야 함.

3. 비급여 진료비용 등의 보고 및 현황 조사 등 [법 제45조의2]

1) 의료기관의 장은 비급여진료비용 등의 항목, 기준, 금액 및 진료내역 등에 관한 사항을 보건복지부장관에게 보고

2) 보건복지부장관은 모든 의료기관에 대한 비급여진료비용 등의 항목, 기준, 금액 및 진료내역 등에 관한 현황을 조사·분석하여 그 결과를 공개(다만, 병원급 의료기관에 대하여는 그 결과를 공개)

3) 보건복지부장관은 비급여진료비용 등의 현황에 대한 조사·분석을 위하여 필요하다고 인정하는 경우에는 의료기관의 장에게 관련 자료의 제출을 명할 수 있음.

【예상문제】

1. 다음은 의료기관에서의 비급여 진료비용 고지와 제증명수수료 비용 게시에 대한 설명이다. 잘못된 것은?
   ① 의료기관 개설자는 비급여 진료비용을 환자 또는 환자의 보호자가 쉽게 알 수 있도록 고지하여야 한다.
   ② 책자 등을 접수창구 등 환자 또는 환자의 보호자가 쉽게 볼 수 있는 장소에 갖추어 두어야 한다.
   ③ 의료기관 개설자는 보건복지부령으로 정하는 바에 따라 의료기관이 환자로부터 징수하는 제증명수수료의 비용을 게시하여야 한다.
   ④ 의료기관 개설자는 필요한 경우 고지·게시한 금액을 초과하여 징수할 수도 있다.
   ⑤ 인터넷 홈페이지를 운영하는 의료기관은 인터넷 홈페이지에 따로 표시하여야 한다.

[답] ④

2. 비급여 진료비용 및 제증명수수료의 항목, 기준 및 금액 등에 관한 현황을 조사·분석하여 그 결과를 공개할 수 있는 사람은?
   ① 보건복지부장관 ② 시·도지사 ③ 시장·군수·구청장
   ④ 건강보험심사평가원장 ⑤ 국민건강보험공단 이사장

[답] ①

3. 비급여 진료비용 등의 항목, 기준 및 금액 등에 관한 현황을 조사·분석하여 그 결과를 공개하여야 하는 의료기관은?
   ① 의원 ② 한의원 ③ 치과의원 ④ 조산원 ⑤ 치과병원

[답] ⑤

제45조의3(제증명수수료의 기준 고시) 보건복지부장관은 제45조의2제2항에 따른 현황조사·분석의 결과를 고려하여 제증명수수료의 항목 및 금액에 관한 기준을 정하여 고시하여야 한다. <개정 2020. 12. 29.> [본조신설 2016. 12. 20.]

【핵심요약】

제증명수수료의 고시

1) 고시자 : 보건복지부장관

2) 내용 : 비급여 진료비용 등의 현황조사 · 분석의 결과를 고려하여 제증명수수료의 항목 및 금액에 관한 기준을 정하여 고시하여야 함

【예상문제】

1. 비급여 진료비용 및 제증명수수료의 항목, 기준 및 금액 등에 관한 현황을 조사 · 분석하여 제증명수수료의 항목 및 금액에 관한 기준을 정하여 고시하여야 하는 자는?

① 보건복지부장관 ② 시 · 도지사 ③ 시장 · 군수 · 구청장

④ 건강보험심사평가원장 ⑤ 국민건강보험공단 이사장

[답] ①

第46条(환자의 진료의사 선택 등) ① 환자나 환자의 보호자는 종합병원 · 병원 · 치과병원 · 한방병원 · 요양병원 또는 정신병원의 특정한 의사 · 치과의사 또는 한의사를 선택하여 진료를 요청할 수 있다. 이 경우 의료기관의 장은 특별한 사유가 없으면 환자나 환자의 보호자가 요청한 의사 · 치과의사 또는 한의사가 진료하도록 하여야 한다. <개정 2020.3.4.>

② 제1항에 따라 진료의사를 선택하여 진료를 받는 환자나 환자의 보호자는 진료의사의 변경을 요청할 수 있다. 이 경우 의료기관의 장은 정당한 사유가 없으면 이에 응하여야 한다. <개정 2018.3.27.>

③ 의료기관의 장은 환자 또는 환자의 보호자에게 진료의사 선택을 위한 정보를 제공하여야 한다. <개정 2018.3.27.>

④ 의료기관의 장은 제1항에 따라 진료하게 한 경우에도 환자나 환자의 보호자로부터 추가비용을 받을 수 없다. <개정 2018.3.27.>

⑤ 삭제 <2018.3.27.>

⑥ 삭제 <2018.3.27.>

【핵심요약】

1. 진료의사의 선택 요청

1) 환자나 환자의 보호자는 종합병원 · 병원 · 치과병원 · 한방병원 또는 요양병원의 특정한 의사 · 치과의사 또는 한의사를 선택하여 진료를 요청할 수 있음

2) 이 경우 의료기관의 장은 특별한 사유가 없으면 환자나 환자의 보호자가 요청한 의

사·치과의사 또는 한의사가 진료하도록 하여야 함

2. 진료의사의 변경 요청

- 진료의사를 선택하여 진료를 받는 환자나 환자의 보호자는 진료의사의 변경을 요청할 수 있으며 이 경우 의료기관의 장은 정당한 사유가 없으면 이에 응하여야 함

3. 진료의사 선택을 위한 정보제공

- 의료기관의 장은 환자 또는 환자의 보호자에게 진료의사 선택을 위한 정보를 제공하여야 함

4. 추가비용 징수 불가

- 의료기관의 장은 진료의사를 선택하여 진료하게 한 경우에도 환자나 환자의 보호자로부터 추가비용을 받을 수 없음

【예상문제】

1. 환자의 진료의사 선택에 대한 설명 중 잘못된 것은?

① 환자 또는 환자의 보호자는 의사 등을 선택하여 진료를 요청할 수 있다.

② 환자는 진료의사의 변경을 요청할 수 있다.

③ 의료기관의 장은 진료의사를 선택하여 진료하게 한 경우에 추가 비용을 징수할 수 있다.

④ 환자의 보호자는 진료의사의 변경을 요청할 수 있다.

⑤ 환자의 진료의사 선택은 병원급 의료기관에 해당된다.

[답] ③

제47조(의료관련감염 예방) ① 보건복지부령으로 정하는 일정 규모 이상의 병원급 의료기관의 장은 의료관련감염 예방을 위하여 감염관리위원회와 감염관리실을 설치·운영하고 보건복지부령으로 정하는 바에 따라 감염관리 업무를 수행하는 전담 인력을 두는 등 필요한 조치를 하여야 한다. <개정 2020.3.4.>

② 의료기관의 장은「감염병의 예방 및 관리에 관한 법률」제2조제1호에 따른 감염병의 예방을 위하여 해당 의료기관에 소속된 의료인, 의료기관 종사자 및「보건의료인력지원법」제2조제3호의 보건의료인력을 양성하는 학교 및 기관의 학생으로서 해당 의료기관에서 실습하는 자에게 보건복지부령으로 정하는 바에 따라 정기적으로 교육을 실시하여야 한다. <신설 2020. 12. 29.>

③ 의료기관의 장은「감염병의 예방 및 관리에 관한 법률」제2조제1호에 따른 감염병이 유행하는 경우 환자, 환자의 보호자, 의료인, 의료기관 종사자 및「경비업법」제2조제

3호에 따른 경비원 등 해당 의료기관 내에서 업무를 수행하는 사람에게 감염병의 확산 방지를 위하여 필요한 정보를 제공하여야 한다. <개정 2019.4.23.>

④ 보건복지부장관은 의료관련감염의 발생 · 원인 등에 대한 의과학적인 감시를 위하여 의료관련감염 감시 시스템을 구축 · 운영할 수 있다. <신설 2020.3.4.>

⑤ 의료기관은 제4항에 따른 시스템을 통하여 매월 의료관련감염 발생 사실을 등록할 수 있다. <신설 2020.3.4.>

⑥ 보건복지부장관은 제4항에 따른 시스템의 구축 · 운영 업무를 대통령령으로 정하는 바에 따라 관계 전문기관에 위탁할 수 있다. <신설 2020.3.4.>

⑦ 보건복지부장관은 제6항에 따라 업무를 위탁한 전문기관에 대하여 그 업무에 관한 보고 또는 자료의 제출을 명할 수 있다. <신설 2020.3.4.>

⑧ 의료관련감염이 발생한 사실을 알게 된 의료기관의 장, 의료인, 의료기관 종사자 또는 환자 등은 보건복지부령으로 정하는 바에 따라 보건복지부장관에게 그 사실을 보고(이하 이 조에서 "자율보고"라 한다)할 수 있다. 이 경우 보건복지부장관은 자율보고한 사람의 의사에 반하여 그 신분을 공개하여서는 아니 된다. <신설 2020.3.4.>

⑨ 자율보고한 사람이 해당 의료관련감염과 관련하여 관계 법령을 위반한 사실이 있는 경우에는 그에 따른 행정처분을 감경하거나 면제할 수 있다. <신설 2020.3.4.>

⑩ 자율보고가 된 의료관련감염에 관한 정보는 보건복지부령으로 정하는 검증을 한 후에는 개인식별이 가능한 부분을 삭제하여야 한다. <신설 2020.3.4.>

⑪ 자율보고의 접수 및 분석 등의 업무에 종사하거나 종사하였던 사람은 직무상 알게 된 비밀을 다른 사람에게 누설하거나 직무 외의 목적으로 사용하여서는 아니 된다. <신설 2020.3.4.>

⑫ 의료기관의 장은 해당 의료기관에 속한 자율보고를 한 보고자에게 그 보고를 이유로 해고 또는 전보나 그 밖에 신분 또는 처우와 관련하여 불리한 조치를 할 수 없다. <신설 2020.3.4.>

⑬ 보건복지부장관은 제4항 또는 제8항에 따라 수집한 의료관련감염 관련 정보를 감염 예방 · 관리에 필요한 조치, 계획 수립, 조사 · 연구, 교육 등에 활용할 수 있다. <신설 2020.3.4.>

⑭ 제1항에 따른 감염관리위원회의 구성과 운영, 감염관리실 운영, 제2항에 따른 교육, 제3항에 따른 정보 제공, 제5항에 따라 등록하는 의료관련감염의 종류와 그 등록의 절차 · 방법 등에 필요한 사항은 보건복지부령으로 정한다. <개정 2020.3.4.>

[제목개정 2020.3.4.]

[시행규칙] **제43조(감염관리위원회 및 감염관리실의 설치 등)** ① 법 제47조제1항에서 "보건복지부령으로 정하는 일정 규모 이상의 병원급 의료기관"이란 100개 이상의 병상을 갖춘 병원급 의료기관을 말한다. <개정 2021. 6. 30.>

② 법 제47조제1항에 따른 감염관리위원회(이하 "위원회"라 한다)는 다음 각 호의 업무를 심의한다. <개정 2022. 9. 14.>

1. 의료관련감염에 대한 대책, 연간 감염예방계획의 수립 및 시행에 관한 사항
2. 감염관리요원의 선정 및 배치에 관한 사항
3. 감염병환자등의 처리에 관한 사항
4. 병원의 전반적인 위생관리에 관한 사항
5. 의료관련감염 관리에 관한 자체 규정의 제정 및 개정에 관한 사항
6. 삭제 <2012. 8. 2.> 7. 삭제 <2012. 8. 2.> 8. 삭제 <2012. 8. 2.>
9. 그 밖에 의료관련감염 관리에 관한 중요한 사항

③ 법 제47조제1항에 따른 감염관리실(이하 "감염관리실"이라 한다)은 다음 각 호의 업무를 수행한다. <2022. 9. 14.>

1. 의료관련감염의 발생 감시
2. 의료관련감염 관리 실적의 분석 및 평가
3. 직원의 감염관리교육 및 감염과 관련된 직원의 건강관리에 관한 사항
4. 그 밖에 감염 관리에 필요한 사항

[제목개정 2012. 8. 2.]

[시행규칙] **제44조(위원회의 구성)** ① 위원회는 위원장 1명을 포함한 7명 이상 15명 이하의 위원으로 구성한다.

② 위원장은 해당 의료기관의 장으로 하고, 부위원장은 위원 중에서 위원장이 지명한다. <개정 2012.8.2.>

③ 위원은 다음 각 호의 어느 하나에 해당하는 사람과 해당 의료기관의 장이 위촉하는 외부 전문가로 한다. <개정 2012.8.2.>

1. 감염관리실장
2. 진료부서의 장
3. 간호부서의 장
4. 진단검사부서의 장
5. 감염 관련 의사 및 해당 의료기관의 장이 필요하다고 인정하는 사람

④ 제3항 각 호에 해당하는 자는 당연직 위원으로 하되 그 임기는 해당 부서의 재직기간으로 하고, 위촉하는 위원의 임기는 2년으로 한다.

[시행규칙] **제45조(위원회의 운영)** ① 위원회는 정기회의와 임시회의로 운영한다.

② 정기회의는 연 2회 개최하고, 임시회의는 위원장이 필요하다고 인정하는 때 또는 위원 과반수가 소집을 요구할 때에 개최할 수 있다.

③ 회의는 재적위원 과반수의 출석과 출석위원 과반수의 찬성으로 의결한다.

④ 위원장은 위원회를 대표하며 업무를 총괄한다.

⑤ 위원회는 회의록을 작성하여 참석자의 확인을 받은 후 비치하여야 한다.

⑥ 그 밖에 위원회의 운영에 필요한 사항은 위원장이 정한다.

[시행규칙] **제46조(감염관리실의 운영 등)** ① 법 제47조제1항에 따라 감염관리실에서 감염관리 업무를 수행하는 사람의 인력기준 및 배치기준은 별표 8의2와 같다. <개정 2016.10.6.>

② 제1항에 따라 감염관리실(종합병원, 150개 이상의 병상을 갖춘 병원, 치과병원 또는 한방병원만 해당한다)에 두는 인력 중 1명 이상은 감염관리실에서 전담 근무해야 한다. <개정 2022. 9. 14.>

③ 제1항에 따라 감염관리실에서 근무하는 사람은 [별표 8의3]에서 정한 교육기준에 따라 교육을 받아야 한다. <개정 2016.10.6.> [전문개정 2012.8.2.]

[시행규칙] **제46조의2(감염병 예방을 위한 정보 제공 등)** ① 의료기관의 장은 법 제47조제2항에 따라 「감염병의 예방 및 관리에 관한 법률」 제2조제1호에 따른 감염병(이하 이 조에서 "감염병"이라 한다) 예방을 위하여 다음 각 호의 사항에 관한 교육을 실시해야 한다. <개정 2020. 9. 11.>

1. 감염병의 감염 원인, 감염 경로 및 감염 증상 등 감염병의 내용 및 성격에 관한 사항
2. 감염병에 대한 대응조치, 진료방법 및 예방방법 등 감염병의 예방 및 진료에 관한 사항
3. 감염병 환자의 관리, 감염 물건의 처리, 감염 장소의 소독 및 감염병 보호장비 사용 등 감염병의 관리에 관한 사항
4. 「감염병의 예방 및 관리에 관한 법률」에 따른 의료기관, 보건의료인 또는 의료기관 종사자의 보고·신고 및 협조 등에 관한 사항
5. 그 밖에 감염병 예방 및 관리 등을 위하여 질병관리청장이 특히 필요하다고 인정하는 사항

② 의료기관의 장은 법 제47조제3항에 따라 감염병이 유행하는 경우 해당 의료기관 내에서 업무를 수행하는 사람에게 제1항의 교육을 2회 이상 실시해야 한다. <개정 2019. 10. 24.>

③ 의료기관의 장은 법 제47조제3항에 따라 감염병의 확산 및 방지에 필요한 정보를 다음 각 호의 방법으로 제공해야 한다. <개정 2020. 9. 11.>

1. 의료기관의 인터넷 홈페이지 게시
2. 매뉴얼·게시물 또는 안내문 등의 작성·비치
3. 그 밖에 질병관리청장이 신속하고 정확한 정보 제공을 위하여 적합하다고 인정하여 고시하는 방법

④ 의료기관의 장은 법 제47조제2항 및 제3항에 따라 교육 및 정보 제공을 위하여 필요하다고 인정하는 경우에는 질병관리청 또는 관할 보건소에 필요한 협조를 요청할 수 있다. <개정 2020. 9. 11.>

⑤ 제1항부터 제4항까지의 규정에 따른 감염병 예방 정보 교육 및 정보 제공의 내용·방법 및 절차 등에 필요한 세부 사항은 질병관리청장이 정하여 고시한다. <개정 2020. 9. 11.>

[본조신설 2016. 10. 6.]

【핵심요약】

1. 의료관련감염 예방 의무자 [법 제47조 제1항]

- 100개 이상의 병상을 갖춘 병원급 의료기관의 장

2. 병원감염 예방을 위한 시설, 인력 [법 제47조 제1항]

1) 의료관련감염 예방을 위하여 감염관리위원회와 감염관리실을 설치 · 운영하여야 함

2) 보건복지부령으로 정하는 바에 따라 감염관리 업무를 수행하는 전담 인력을 둠

3. 감염병의 예방을 위한 교육 [법 제47조 제2항]

1) 대상 : 감염병의 예방을 위하여 해당 의료인, 의료기관 종사자 및 보건의료인력을 양성하는 학교 및 기관의 학생으로서 해당 의료기관에서 실습하는 자

2) 조치 : 보건복지부령으로 정하는 바에 따라 정기적으로 교육을 실시

4. 감염병이 유행하는 경우 정보제공 [법 제47조 제3항]

1) 대상 : 환자, 환자의 보호자, 의료인, 의료기관 종사자 및 경비원 등 해당 의료기관 내에서 업무를 수행하는 사람

2) 조치 : 감염병의 확산 방지를 위하여 필요한 정보를 제공

5. 의료관련감염 감시 시스템 구축 · 운영 [법 제47조 제4항, 제5항, 제6항, 제7항]

1) 구축 · 운영권자 : 질병관리청장

2) 목적 : 의료관련감염의 발생 · 원인 등에 대한 의과학적인 감시를 위하여

3) 등록 : 의료기관은 의료관련감염 감시 시스템을 통하여 매월 의료관련감염 발생 사실을 등록할 수 있음

4) 업무 위탁

(1) 보건복지부장관은 의료관련감염 감시 시스템의 구축 · 운영 업무를 대통령령으로 정하는 바에 따라 관계 전문기관에 위탁할 수 있음

(2) 보건복지부장관은 업무를 위탁한 전문기관에 대하여 그 업무에 관한 보고 또는 자료의 제출을 명할 수 있음

6. 자율보고 [법 제47조 제8항, 제9항, 제10항, 제11항], 제12항]

1) 정의 : 의료관련감염이 발생한 사실을 알게 된 의료기관의 장, 의료인, 의료기관 종사자 또는 환자 등이 보건복지부령으로 정하는 바에 따라 질병관리청장에게 그 사실을 보고하는 것

2) 공개 불가 : 자율보고를 한 경우 질병관리청장은 자율보고한 사람의 의사에 반하여 그 신분을 공개하여서는 아니 됨

3) 행정처분 감경 또는 면제 : 자율보고한 사람이 해당 의료관련감염과 관련하여 관계

법령을 위반한 사실이 있는 경우에는 그에 따른 행정처분을 감경하거나 면제할 수 있음

4) 개인식별 부분 삭제 : 자율보고가 된 의료관련감염에 관한 정보는 보건복지부령으로 정하는 검증을 한 후에는 개인 식별이 가능한 부분을 삭제하여야 함

5) 비밀 누설 금지 : 자율보고의 접수 및 분석 등의 업무에 종사하거나 종사하였던 사람은 직무상 알게 된 비밀을 다른 사람에게 누설하거나 직무 외의 목적으로 사용하여서는 아니 됨

6) 불리한 조치 금지 : 의료기관의 장은 해당 의료기관에 속한 자율보고를 한 보고자에게 그 보고를 이유로 해고 또는 전보나 그 밖에 신분 또는 처우와 관련하여 불리한 조치를 할 수 없음

7. 의료관련감염 관련 정보의 활용 [법 제47조 제13항]

1) 활용권자 : 질병관리청장

2) 정보 : 의료관련감염 감시 시스템 또는 자율보고에 따라 수집한 의료관련감염 관련 정보

3) 활용 : 감염 예방·관리에 필요한 조치, 계획 수립, 조사·연구, 교육 등에 활용할 수 있음

8. 감염관리위원회의 심의 내용 [시행규칙 제43조 제2항]

1) 의료관련감염에 대한 대책, 연간 감염예방계획의 수립 및 시행에 관한 사항

2) 감염관리요원의 선정 및 배치에 관한 사항

3) 감염병환자등의 처리에 관한 사항

4) 병원의 전반적인 위생관리에 관한 사항

5) 의료관련감염 관리에 관한 자체 규정의 제정 및 개정에 관한 사항

6) 그 밖에 의료관련감염 관리에 관한 중요한 사항

9. 감염관리실의 수행업무 [시행규칙 제43조 제3항]

1) 의료관련감염의 발생 감시

2) 의료관련감염 관리 실적의 분석 및 평가

3) 직원의 감염관리교육 및 감염과 관련된 직원의 건강관리에 관한 사항

4) 그 밖에 감염 관리에 필요한 사항

10. 감염관리위원회의 구성 [시행규칙 제44조]

1) 위원회는 위원장 1명을 포함한 7명 이상 15명 이하의 위원으로 구성

2) 위원장 : 해당 의료기관의 장

부위원장 : 위원 중에서 위원장이 지명

3) 위원 : 다음에 해당하는 사람과 해당 의료기관의 장이 위촉하는 외부 전문가

(1) 감염관리실장

(2) 진료부서의 장

(3) 간호부서의 장

(4) 진단검사부서의 장

(5) 감염 관련 의사 및 해당 의료기관의 장이 필요하다고 인정하는 사람

※ (1)~(5)에 해당하는 자는 당연직 위원

4) 임기

(1) 당연직 위원은 해당 부서의 재직기간

(2) 위촉하는 위원은 2년

11. 감염관리위원회의 운영 [시행규칙 제45조]

1) 정기회의와 임시회의

(1) 정기회의 : 연 2회 개최

(2) 임시회의

① 위원장이 필요하다고 인정하는 때 또는 위원 과반수가 소집을 요구할 때

2) 의결 : 재적위원 과반수의 출석과 출석위원 과반수의 찬성으로 의결

3) 위원장은 위원회를 대표하며 업무를 총괄

4) 위원회는 회의록을 작성하여 참석자의 확인을 받은 후 비치

5) 그 밖에 위원회의 운영에 필요한 사항은 위원장이 정함

12. 감염관리실의 운영 등 [시행규칙 제46조]

1) 감염관리 업무를 수행하는 사람의 인력기준 및 배치기준 [별표 8의2] 참조

(1) 인력기준 : 감염관리에 관한 경험 및 지식이 있는 사람으로서 의사, 간호사 또는 해당 의료기관의 장이 인정하는 사람

(2) 배치기준

(1) 상급종합병원 : 의사(병상규모에 따라 1인~9인 이상), 간호사 및 해당 의료기관의 장이 인정하는 사람 (병상규모에 따라 1인~7인 이상)

(2) 종합병원 : 의사(병상규모에 따라 1인~8인 이상), 간호사 (병상규모에 따라 1인~5인 이상), 해당 의료기관의 장이 인정하는 사람 (병상규모에 따라 1인~4인 이상)

(2) 병원, 치과병원, 한방병원, 요양병원, 정신병원 : 의사(병상규모에 따라 1인~5인 이

상), 간호사 및 해당 의료기관의 장이 인정하는 사람 (병상규모에 따라 1인 이상)

(3) 전담근무 : 감염관리실에 두는 인력 중 1명 이상은 감염관리실에서 전담 근무하여야 함

2) 감염관리실 전담 인력의 교육기준 [별표 8의3] 참조

(1) 교육 내용 : 감염관리업무 개요 및 담당 인력의 역할, 감염관리 지침, 감시자료 수집 및 분석, 의료관련감염진단, 미생물학, 소독 및 멸균, 환경관리, 병원체별 감염관리, 분야별 감염관리, 역학통계, 임상미생물학, 유행조사, 감염감소 중재전략, 격리, 감염관리사업 기획 · 평가 등 감염관리와 관련된 내용

(2) 교육 이수 시간 : 매년 16시간 이상

(3) 교육 기관 : 다음 어느 하나에 해당하는 기관

① 국가나 지방자치단체 ② 의사회 또는 간호사회

③ 한국보건복지인력개발원 ④ 그 밖에 감염관리 관련 전문 학회 또는 단체

13. 감염병 예방을 위한 정보 제공 등 [시행규칙 제46조의2]

1) 의료기관의 장은 감염병 예방을 위하여 교육을 실시해야 함

(1) 감염병의 감염 원인, 감염 경로 및 감염 증상 등 감염병의 내용 및 성격에 관한 사항

(2) 감염병에 대한 대응조치, 진료방법 및 예방방법 등 감염병의 예방 및 진료에 관한 사항

(3) 감염병 환자의 관리, 감염 물건의 처리, 감염 장소의 소독 및 감염병 보호장비 사용 등 감염병의 관리에 관한 사항

(4) 「감염병의 예방 및 관리에 관한 법률」에 따른 의료기관, 보건의료인 또는 의료기관 종사자의 보고 · 신고 및 협조 등에 관한 사항

(5) 그 밖에 감염병 예방 및 관리 등을 위하여 질병관리청장이 특히 필요하다고 인정하는 사항

2) 의료기관의 장은 법 제47조제3항에 따라 감염병이 유행하는 경우 해당 의료기관 내에서 업무를 수행하는 사람에게 제1항의 교육을 2회 이상 실시해야 함

3) 감염병의 확산 및 방지에 필요한 정보를 제공하는 방법

(1) 의료기관의 인터넷 홈페이지 게시

(2) 매뉴얼 · 게시물 또는 안내문 등의 작성 · 비치

(3) 그 밖에 질병관리청장이 신속하고 정확한 정보 제공을 위하여 적합하다고 인정하여 고시하는 방법

4) 협조 요청 : 의료기관의 장은 교육 및 정보 제공을 위하여 필요하다고 인정하는 경

> 우에는 질병관리청 또는 관할 보건소에 필요한 협조를 요청할 수 있음
> 5) 질병관리청장이 정하여 고시하는 사항 : 감염병 예방 정보 교육 및 정보 제공의 내용·방법 및 절차 등에 필요한 세부 사항

【예상문제】

1. 병원감염 예방을 위하여 감염관리위원회를 설치·운영하여야 하는 의료기관 기준은?
   ① 100병상 이상 병원급 의료기관 ② 종합병원 및 200개 이상의 병상을 갖춘 병원
   ③ 종합병원 및 200개 이상의 병상을 갖춘 병원으로서 중환자실을 운영하는 의료기관
   ④ 상급종합병원 ⑤ 종합병원 및 150개 이상의 병상을 갖춘 병원

[답] ①

2. 감염관리실의 수행업무와 관계없는 것은?
   ① 병원내 예방접종 시행 ② 의료관련감염의 발생 감시
   ③ 의료관련감염관리 실적의 분석 및 평가 ④ 직원의 감염관리교육
   ⑤ 감염과 관련된 직원의 건강관리에 관한 사항

[답] ①

3. 감염관리위원회의 당연직 위원에 해당하지 않는 자는?
   ① 감염관리실장 ② 원무부서의 장 ③ 진료부서의 장 ④ 간호부서의 장
   ⑤ 진단검사부서의 장

[답] ②

> **제47조의2(입원환자의 전원)** 의료기관의 장은 천재지변, 감염병 의심 상황, 집단 사망사고의 발생 등 입원환자를 긴급히 전원(轉院)시키지 않으면 입원환자의 생명·건강에 중대한 위험이 발생할 수 있음에도 환자나 보호자의 동의를 받을 수 없는 등 보건복지부령으로 정하는 불가피한 사유가 있는 경우에는 보건복지부령으로 정하는 바에 따라 시장·군수·구청장의 승인을 받아 입원환자를 다른 의료기관으로 전원시킬 수 있다.
> [본조신설 2019.1.15.]

[시행규칙] **제47조(입원환자의 전원)** ① 법 제47조의2에서 "환자나 보호자의 동의를 받을 수 없는 등 보건복지부령으로 정하는 불가피한 사유"란 환자가 의사표시를 할 수 없는 상태에 있거나 보호자와 연락이 되지 않아 환자나 보호자의 동의를 받을 수 없는 경우를 말한다.

② 의료기관의 장은 법 제47조의2에 따라 환자를 다른 의료기관으로 전원(轉院)시키려면 시장·군

수 · 구청장에게 다음 각 호의 사항을 알리고 승인을 요청해야 한다.

1. 환자가 현재 입원 중인 의료기관과 전원시키려는 의료기관의 명칭 · 주소 · 전화번호
2. 환자 또는 보호자의 성명 · 주민등록번호 · 주소 · 전화번호
3. 전원일자
4. 전원사유

③ 제2항에 따라 승인을 요청받은 시장 · 군수 · 구청장은 지체 없이 승인 여부를 의료기관의 장에게 통보해야 한다.

④ 제3항에 따라 통보를 받은 의료기관의 장은 환자를 전원시키고 구두, 유선 또는 서면 등으로 제2항 각 호의 사항을 환자의 보호자에게 지체 없이 알려야 한다. [본조신설 2019.7.16.]

【핵심요약】

입원환자의 전원

1) 전원권자 : 의료기관의 장

2) 사유 : 천재지변, 감염병 의심 상황, 집단 사망사고의 발생 등 입원환자를 긴급히 전원시키지 않으면 입원환자의 생명 · 건강에 중대한 위험이 발생할 수 있음에도 환자나 보호자의 동의를 받을 수 없는 등 보건복지부령으로 정하는 불가피한 사유가 있는 경우

※ 환자나 보호자의 동의를 받을 수 없는 등 보건복지부령으로 정하는 불가피한 사유 : 환자가 의사표시를 할 수 없는 상태에 있거나 보호자와 연락이 되지 않아 환자나 보호자의 동의를 받을 수 없는 경우

3) 조치

(1) 보건복지부령으로 정하는 바에 따라 시장 · 군수 · 구청장의 승인을 받아 입원환자를 다른 의료기관으로 전원시킬 수 있음

(2) 의료기관의 장이 시장 · 군수 · 구청장에게 알려야 할 사항

① 환자가 현재 입원 중인 의료기관과 전원시키려는 의료기관의 명칭 · 주소 · 전화번호

② 환자 또는 보호자의 성명 · 주민등록번호 · 주소 · 전화번호

③ 전원일자

④ 전원사유

【예상문제】

1. 천재지변 등 입원환자를 긴급히 전원시키지 않으면 입원환자의 생명 · 건강에 중대한 위험이 발생할 수 있음에도 환자나 보호자의 동의를 받을 수 없는 등 보건복지부령

으로 정하는 불가피한 사유가 있는 경우에 의료기관의 장이 취할 수 있는 조치는?

① 병원의 규정에 따라 의료기관의 장의 결정으로 입원환자를 다른 의료기관으로 전원시킬 수 있다.

② 보건복지부령으로 정하는 바에 따라 의료기관의 장의 결정으로 입원환자를 다른 의료기관으로 전원시킬 수 있다.

③ 보건복지부령으로 정하는 바에 따라 시장 · 군수 · 구청장의 승인을 받아 입원환자를 다른 의료기관으로 전원시킬 수 있다.

④ 대통령령으로 정하는 바에 따라 시 · 도지사의 승인을 받아 입원환자를 다른 의료기관으로 전원시킬 수 있다.

⑤ 대통령령으로 정하는 바에 따라 의료기관의 장의 결정으로 입원환자를 다른 의료기관으로 전원시킬 수 있다.

[답] ③

≫ 제2절 의료법인

제48조(설립 허가 등) ① 제33조제2항에 따른 의료법인을 설립하려는 자는 대통령령으로 정하는 바에 따라 정관과 그 밖의 서류를 갖추어 그 법인의 주된 사무소의 소재지를 관할하는 시 · 도지사의 허가를 받아야 한다.

② 의료법인은 그 법인이 개설하는 의료기관에 필요한 시설이나 시설을 갖추는 데에 필요한 자금을 보유하여야 한다.

③ 의료법인이 재산을 처분하거나 정관을 변경하려면 시 · 도지사의 허가를 받아야 한다.

④ 이 법에 따른 의료법인이 아니면 의료법인이나 이와 비슷한 명칭을 사용할 수 없다.

[시행령] **제19조(의료법인의 설립허가신청)** 법 제48조제1항에 따라 의료법인을 설립하려는 자는 보건복지부령으로 정하는 의료법인설립허가신청서 및 관계 서류를 그 법인의 주된 사무소의 소재지를 관할하는 특별시장 · 광역시장 · 특별자치시장 · 도지사 또는 특별자치도지사(이하 "시 · 도지사"라 한다)에게 제출해야 한다. <개정 2020. 9. 4.>

[시행령] **제20조(의료법인 등의 사명)** 의료법인과 법 제33조제2항제4호에 따라 의료기관을 개설한 비영리법인은 의료업(법 제49조에 따라 의료법인이 하는 부대사업을 포함한다)을 할 때 공중위생에 이바지하여야 하며, 영리를 추구하여서는 아니 된다.

[시행령] **제21조(재산 처분 또는 정관 변경의 허가신청)** 법 제48조제3항에 따라 의료법인이 재산 처분이나 정관 변경에 대한 허가를 받으려면 보건복지부령으로 정하는 허가신청서 및 관계 서류를 그 법인의 주된 사무소의 소재지를 관할하는 시 · 도지사에게 제출하여야 한다. 다만, 법률 제4732호

의료법중개정법률 부칙 제11조에 해당하는 국가로부터 공공차관을 지원받은 의료법인의 경우에는 이를 시 · 도지사를 거쳐 보건복지부장관에게 제출하여야 한다. <개정 2018. 9. 28.>

[시행규칙] **제48조(설립허가신청서의 첨부서류)** 영 제19조에서 "보건복지부령으로 정하는 의료법인설립허가신청서 및 관계 서류"란 별지 제29호서식의 의료법인 설립허가신청서 및 다음 각 호의 서류를 말한다. 이 경우 시 · 도지사는 「전자정부법」 제36조제1항에 따른 행정정보의 공동이용을 통하여 건물 등기사항증명서와 토지 등기사항증명서를 확인하여야 한다. <개정 2019.10.24.>

1. 의료법인을 설립하려는 자(이하 "설립발기인"이라 한다)의 성명 · 주소 · 약력(설립발기인이 법인 또는 조합인 경우에는 그 명칭 · 소재지, 대표자의 성명 · 주소와 정관 또는 조합 규약 및 최근의 사업활동)을 적은 서류
2. 설립취지서　　　3. 정관
4. 재산의 종류 · 수량 · 금액 및 권리관계를 적은 재산목록(기본재산과 보통재산으로 구분하여 기재한다) 및 기부신청서(기부자의 인감증명서 및 재산을 확인할 수 있는 서류를 첨부하되, 시 · 도지사가 「전자정부법」 제36조제1항에 따른 행정정보의 공동이용을 통하여 첨부서류에 대한 정보를 확인할 수 있는 경우에는 그 확인으로 이를 갈음한다)
5. 부동산 · 예금 · 유가증권 등 주된 재산에 관한 등기소 · 금융기관 등의 증명서
6. 사업 시작 예정 연월일과 해당 사업연도 분(分)의 사업계획서 및 수지예산서
7. 임원 취임 예정자의 이력서(가로 3.5센미미터, 세로 4.5센티미터의 사진을 첨부한다) · 취임승낙서 및 「가족관계의 등록 등에 관한 법률」 제15조제1항제2호에 따른 기본증명서
8. 설립 발기인이 둘 이상인 경우 그 대표자가 신청하는 경우에는 나머지 설립 발기인의 위임장

[시행규칙] **제49조(신청 서류의 보정 등)** ① 시 · 도지사는 별지 제29호서식의 의료법인 설립허가신청서에 첨부된 서류를 심사하면서 필요하다고 인정될 때에는 신청인에게 기간을 정하여 필요한 자료를 제출하게 하거나 설명을 요구할 수 있다. <개정 2018.9.27.>

② 시 · 도지사는 법 제48조제1항에 따른 의료법인 설립허가를 한 때에는 별지 제30호서식의 의료법인 설립허가증을 발급하여야 한다. <신설 2018.9.27.> [제목개정 2018.9.27.]

[시행규칙] **제50조(설립등기 등의 보고)** 의료법인은 「민법」 제49조부터 제52조까지의 규정에 따라 법인 설립 등기 등의 등기를 한 때에는 각 등기를 한 날부터 7일 이내에 해당 등기보고서를 시 · 도지사에게 제출하여야 한다. 이 경우 시 · 도지사는 「전자정부법」 제36조제1항에 따른 행정정보의 공동이용을 통하여 법인 등기사항증명서를 확인하여야 한다. <개정 2010.9.1.>

[시행규칙] **제51조(정관변경허가신청)** 영 제21조에서 "보건복지부령으로 정하는 허가신청서 및 관계 서류"란 별지 제31호서식의 의료법인 정관변경 허가신청서 및 다음 각 호의 서류를 말한다. <개정 2018.9.27.>

1. 정관 변경 이유서　　　2. 정관개정안(신 · 구 정관의 조문대비표를 첨부하여야 한다)
3. 정관 변경에 관한 이사회의 회의록
4. 정관 변경에 따라 사업계획 및 수지예산에 변동이 있는 경우에는 그 변동된 사업계획서 및 수

지예산서(신 · 구 대비표를 첨부하여야 한다)

[시행규칙] **제52조(임원 선임의 보고 등)** ① 의료법인은 임원을 선임(選任)한 경우에는 선임한 날부터 7일 이내에 임원선임보고서(전자문서로 된 보고서를 포함한다)에 선임된 자에 관한 다음 각 호의 서류(전자문서를 포함한다)를 첨부하여 시 · 도지사에게 제출하여야 한다. 다만, 재임(再任)된 경우에는 제1호와 제3호의 서류만을 첨부하여 제출할 수 있다. <개정 2018.9.27.>

1. 임원 선임을 의결한 이사회의 회의록
2. 이력서(가로 3.5센티미터, 세로 4.5센티미터의 사진을 첨부한다)
3. 취임승낙서

② 삭제 <2008.9.5.>

[시행규칙] **제53조(재산의 증가 보고)** 의료법인은 매수(買受) · 기부수령이나 그 밖의 방법으로 재산을 취득한 경우에는 재산을 취득한 날부터 7일 이내에 그 법인의 재산에 편입시키고 재산증가보고서에 다음 각 호의 서류를 첨부하여 시 · 도지사에게 제출하여야 한다. 이 경우 시 · 도지사는 「전자정부법」 제36조제1항에 따른 행정정보의 공동이용을 통하여 건물 등기사항증명서와 토지 등기사항증명서를 확인(부동산 재산 증가의 경우에만 해당한다)하여야 한다. <개정 2019.9.27.>

1. 취득사유서
2. 취득한 재산의 종류 · 수량 및 금액을 적은 서류
3. 재산 취득을 확인할 수 있는 서류(건물 등기사항증명서와 토지 등기사항증명서로 확인할 수 있는 경우에는 그 확인으로 첨부서류를 갈음한다) 또는 금융기관의 증명서

[시행규칙] **제54조(기본재산의 처분허가신청)** ① 영 제21조에 따라 의료법인이 기본재산을 매도 · 증여 · 임대 또는 교환하거나 담보로 제공(이하 "처분"이라 한다)하려는 경우에는 별지 제32호서식의 기본재산 처분허가신청서에 다음 각 호의 서류를 첨부하여 처분 1개월 전에 보건복지부장관 또는 시 · 도지사에게 제출하여야 한다. 이 경우 보건복지부장관 또는 시 · 도지사는 「전자정부법」 제36조제1항에 따른 행정정보의 공동이용을 통하여 건물 등기사항증명서와 토지 등기사항증명서를 확인하여야 한다. <개정 2018.9.27.>

② 제1항에도 불구하고 의료법인이 기본재산을 담보로 제공하려는 경우에는 제1항 각 호의 서류 외에 다음 각 호의 서류를 추가로 첨부하여 보건복지부장관 또는 시 · 도지사에게 제출하여야 한다. <신설 2018.9.27.>

1. 상환방법 및 상환계획
2. 피담보채권액 및 담보권자
3. 법인 부채현황 및 부채잔액증명원

③ 보건복지부장관 또는 시 · 도지사는 제1항의 신청에 따라 허가를 할 때에는 필요한 조건을 붙일 수 있다. <개정 2018.9.27.>

[시행규칙] **제55조(서류 및 장부의 비치)** ① 의료법인은 「민법」 제55조에 규정된 것 외에 다음 각 호의 서류와 장부를 갖추어 두어야 한다.

1. 정관
2. 임직원의 명부와 이력서
3. 이사회 회의록
4. 재산대장 및 부채대장
5. 보조금을 받은 경우에는 보조금관리대장
6. 수입 · 지출에 관한 장부 및 증명서류

7. 업무일지 8. 주무관청 및 관계 기관과 주고받은 서류

② 재산목록과 제1항제1호부터 제5호까지의 서류는 영구 보존하고, 제6호의 서류는 10년 보존하며, 그 밖의 서류는 3년 이상 보존하여야 한다.

[시행규칙] **제56조(법인사무의 검사 · 감독)** ① 시 · 도지사는 의료법인을 감독하는 데에 필요하다고 인정될 때에는 의료법인에 관계되는 서류, 장부, 참고자료를 제출할 것을 명하거나, 소속 공무원에게 의료법인의 사무 및 재산 상황을 검사하게 할 수 있다.

② 제1항에 따라 의료법인의 사무 및 재산 상황을 검사하는 공무원은 그 권한을 증명하는 증표를 지니고 관계인에게 제시하여야 한다.

【핵심요약】

1. 의료법인의 설립 허가 등

1) 의료법인의 설립허가신청 : 의료법인을 설립하려는 자는 정관과 서류를 갖추어 법인의 주된 사무소의 소재지를 관할하는 시 · 도지사의 허가를 받아야 함

2) 의료법인의 자금 : 의료법인은 법인이 개설하는 의료기관에 필요한 시설이나 시설을 갖추는 데에 필요한 자금을 보유하여야 함

2. 의료법인 등의 사명

- 의료법인과 의료기관을 개설한 비영리법인은 의료업(의료법인이 하는 부대사업 포함)을 할 때 공중위생에 이바지하여야 하며, 영리를 추구하여서는 아니 됨

3. 재산 처분 또는 정관 변경의 허가신청

1) 의료법인이 재산 처분이나 정관 변경에 대한 허가를 받으려면 보건복지부령으로 정하는 허가신청서 및 관계 서류를 법인의 주된 사무소의 소재지를 관할하는 시 · 도지사에게 제출

2) 국가로부터 공공차관을 지원받은 의료법인의 경우에는 보건복지부령으로 정하는 허가신청서 및 관계 서류를 시 · 도지사를 거쳐 보건복지부장관에게 제출

4. 설립등기 등의 보고

1) 보고 대상 : 시 · 도지사

2) 사유 : 의료법인이 법인 설립 등기 등의 등기를 한 때

3) 기한 : 각 등기를 한 날부터 7일 이내

5. 임원 선임의 보고

1) 보고 대상 : 시 · 도지사

2) 사유 : 의료법인이 임원을 선임한 경우

3) 기한 : 의료법인이 임원을 선임한 경우에 선임한 날부터 7일 이내

6. 재산의 증가 보고

1) 보고 대상 : 시 · 도지사
2) 사유 : 의료법인이 매수 · 기부채납이나 그 밖의 방법으로 재산을 취득한 경우
3) 기한 : 매수 · 기부수령이나 그 밖의 방법으로 재산을 취득한 경우에는 재산을 취득한 날부터 7일 이내에 그 법인의 재산에 편입시키고 재산증가보고서 제출

7. 기본재산의 처분허가신청

1) 제출 대상 : 보건복지부장관 또는 시 · 도지사
2) 사유 : 의료법인이 기본재산을 처분(매도 · 증여 · 임대 또는 교환하거나 담보로 제공)하려는 경우
3) 기한 : 처분 1개월 전

8. 법인사무의 검사 · 감독

1) 시 · 도지사는 의료법인을 감독하는 데에 필요하다고 인정될 때에는 의료법인에 관계되는 서류, 장부, 참고자료를 제출할 것을 명하거나, 소속 공무원에게 의료법인의 사무 및 재산 상황을 검사하게 할 수 있음
2) 의료법인의 사무 및 재산 상황을 검사하는 공무원은 그 권한을 증명하는 증표를 지니고 관계인에게 제시하여야 함

9. 명칭사용 제한

- 의료법인이 아니면 의료법인이나 이와 비슷한 명칭을 사용할 수 없음

【예상문제】

1. 의료법인이 보유하여야 하는 것은?
① 진료인의 면허증 ② 진료인 종별 중앙회의 추천서 ③ 의료기관 개설에 필요한 자금
④ 보건복지부장관의 병원개설 사전 허가서 ⑤ 도시자의 병원개설 사전 허가서

[답] ③

2. 의료법인이 그 재산을 처분하고자할 때에 누구의 허가를 받아야 하는가?
① 지방법원장 ② 질병관리청장 ③ 국세청장 ④ 시 · 도지사 ⑤ 행정안전부장관

[답] ④

제48조의2(임원) ① 의료법인에는 5명 이상 15명 이하의 이사와 2명의 감사를 두되, 보건복지부장관의 승인을 받아 그 수를 증감할 수 있다.

② 이사와 감사의 임기는 정관으로 정하되, 이사는 4년, 감사는 2년을 초과할 수 없다. 다만, 이사와 감사는 각각 연임할 수 있다.
③ 이사회의 구성에 있어서 각 이사 상호 간에 「민법」 제777조에 규정된 친족관계에 있는 사람이 그 정수의 4분의 1을 초과해서는 아니 된다.
④ 다음 각 호의 어느 하나에 해당하는 사람은 의료법인의 임원이 될 수 없다.
1. 미성년자 2. 피성년후견인 또는 피한정후견인
3. 파산선고를 받은 사람으로서 복권되지 아니한 사람
4. 금고 이상의 형을 받고 집행이 종료되거나 집행을 받지 아니하기로 확정된 후 3년이 지나지 아니한 사람
⑤ 감사는 이사와 제3항에 따른 특별한 관계에 있는 사람이 아니어야 한다.

【핵심요약】

의료법인의 임원

1) 임원의 구성
(1) 이사 : 5명 이상 15명 이하
(2) 감사 : 2명
※ 보건복지부장관의 승인을 받아 그 수를 증감할 수 있음
2) 임원의 임기
(1) 이사와 감사의 임기는 정관으로 정하되, 이사는 4년, 감사는 2년을 초과할 수 없음
(2) 다만, 이사와 감사는 각각 연임할 수 있음
3) 이사회 구성 : 이사회의 구성에 있어서 각 이사 상호 간에 친족관계에 있는 사람이 그 정수의 4분의 1을 초과해서는 아니 됨(「민법」 제777조)
4) 임원이 될 수 없는 사람
(1) 미성년자
(2) 피성년후견인 또는 피한정후견인
(3) 파산선고를 받은 사람으로서 복권되지 아니한 사람
(4) 금고 이상의 형을 받고 집행이 종료되거나 집행을 받지 아니하기로 확정된 후 3년이 지나지 아니한 사람
※ 감사는 이사와 3)에 따른 특별한 관계에 있는 사람이 아니어야 함

【예상문제】

1. 다음 중 의료법인 임원에 대한 설명으로 올바른 것은?
   ① 의료법인에는 5명 이상 15명 이하의 이사와 2명의 감사를 두며 절대 그 수를 증감할 수 없다.
   ② 이사와 감사의 임기는 정관으로 정하되, 이사는 4년, 감사는 2년을 초과할 수 없으며 이사와 감사는 연임할 수 없다.
   ③ 이사회의 구성에 있어서 각 이사 상호 간에 「민법」 제777조에 규정된 친족관계에 있는 사람이 그 정수의 4분의 1을 초과해서는 아니 된다.
   ④ 조건에 따라 미성년자도 의료법인의 임원이 될 수 있다.
   ⑤ 금고 이상의 형을 받고 집행이 종료되거나 집행을 받지 아니하기로 확정된 후 4년이 지나지 아니한 사람은 의료법인의 임원이 될 수 없다.

[답] ③

제49조(부대사업) ① 의료법인은 그 법인이 개설하는 의료기관에서 의료업무 외에 다음의 부대사업을 할 수 있다. 이 경우 부대사업으로 얻은 수익에 관한 회계는 의료법인의 다른 회계와 구분하여 계산하여야 한다. <개정 2015.1.28.>

1. 의료인과 의료관계자 양성이나 보수교육
2. 의료나 의학에 관한 조사 연구
3. 「노인복지법」 제31조제2호에 따른 노인의료복지시설의 설치 · 운영
4. 「장사 등에 관한 법률」 제29조제1항에 따른 장례식장의 설치 · 운영
5. 「주차장법」 제19조제1항에 따른 부설주차장의 설치 · 운영
6. 의료업 수행에 수반되는 의료정보시스템 개발 · 운영사업 중 대통령령으로 정하는 사업
7. 그 밖에 휴게음식점영업, 일반음식점영업, 이용업, 미용업 등 환자 또는 의료법인이 개설한 의료기관 종사자 등의 편의를 위하여 보건복지부령으로 정하는 사업

② 제1항제4호 · 제5호 및 제7호의 부대사업을 하려는 의료법인은 타인에게 임대 또는 위탁하여 운영할 수 있다.

③ 제1항 및 제2항에 따라 부대사업을 하려는 의료법인은 보건복지부령으로 정하는 바에 따라 미리 의료기관의 소재지를 관할하는 시 · 도지사에게 신고하여야 한다. 신고사항을 변경하려는 경우에도 또한 같다. <개정 2010.1.18.>

[시행령] **제22조(의료정보시스템 사업)** 법 제49조제1항제6호에서 "대통령령으로 정하는 사업"이란 다음 각 호의 사업을 말한다. <개정 2017.6.20.>

1. 전자의무기록을 작성 · 관리하기 위한 시스템의 개발 · 운영사업

2. 전자처방전을 작성·관리하기 위한 시스템의 개발·운영사업
3. 영상기록을 저장·전송하기 위한 시스템의 개발·운영사업

[시행규칙] **제60조(부대사업)** 법 제49조제1항제7호에서 "휴게음식점영업, 일반음식점영업, 이용업, 미용업 등 환자 또는 의료법인이 개설한 의료기관 종사자 등의 편의를 위하여 보건복지부령으로 정하는 사업"이란 다음 각 호의 사업을 말한다. <개정 2014.9.19.>

1. 휴게음식점영업, 일반음식점영업, 제과점영업, 위탁급식영업
2. 소매업 중 편의점, 슈퍼마켓, 자동판매기영업 및 서점

2의2. 의류 등 생활용품 판매업 및 식품판매업(건강기능식품 판매업은 제외한다). 다만, 의료법인이 직접 영위하는 경우는 제외한다.

3. 산후조리업
4. 목욕장업
5. 의료기기 임대·판매업. 다만, 의료법인이 직접 영위하는 경우는 제외한다.
6. 숙박업, 여행업 및 외국인환자 유치업
7. 수영장업, 체력단련장업 및 종합체육시설업
8. 장애인보조기구의 제조·개조·수리업
9. 다음 각 목의 어느 하나에 해당하는 업무를 하려는 자에게 의료법인이 개설하는 의료기관의 건물을 임대하는 사업
   가. 이용업 및 미용업
   나. 안경 조제·판매업
   다. 은행업
   라. 의원급 의료기관 개설·운영(의료관광호텔에 부대시설로 설치하는 경우로서 진료과목이 의료법인이 개설하는 의료기관과 동일하지 아니한 경우로 한정한다)

[시행규칙] **제61조(부대사업의 신고 등)** ① 법 제49조제3항 전단에 따라 부대사업을 신고하려는 의료법인은 별지 제22호서식의 신고서에 다음 각 호의 서류를 첨부하여 관할 시·도지사에게 제출해야 한다. <개정 2021. 6. 30.>

1. 삭제 <2021. 6. 30.>
2. 부대사업의 내용을 적은 서류
3. 부대사업을 하려는 건물의 평면도 및 구조설명서

② 제1항에 따른 신고를 받은 시·도지사는 별지 제23호서식의 신고증명서를 발급하여야 한다.

③ 제1항에 따라 신고한 내용을 변경하려는 자는 별지 제22호서식의 변경신고서에 다음 각 호의 서류를 첨부하여 관할 시·도지사에게 제출하여야 한다.

1. 제2항에 따라 발급받은 신고증명서
2. 변경 사항을 증명하는 서류

④ 제3항에 따라 변경신고를 받은 시·도지사는 부대사업 신고증명서에 제3항에 따라 변경한 사항

을 적은 후 해당 의료법인에 발급하여야 한다.

【핵심요약】

1. 의료법인의 부대사업 [제49조]

1) 의료인과 의료관계자 양성이나 보수교육
2) 의료나 의학에 관한 조사 연구
3) 노인의료복지시설의 설치 · 운영
4) 장례식장의 설치 · 운영
5) 부설주차장의 설치 · 운영
6) 의료업 수행에 수반되는 의료정보시스템 개발 · 운영사업 중 대통령령으로 정하는 사업
7) 그 밖에 휴게음식점영업, 일반음식점영업, 이용업, 미용업 등 환자 또는 의료법인이 개설한 의료기관 종사자 등의 편의를 위하여 보건복지부령으로 정하는 사업

※ 4), 5), 7)의 부대사업은 타인에게 임대 또는 위탁하여 운영할 수 있음

2. 대통령령으로 정하는 사업(의료정보시스템 사업) [시행령 제22조]

1) 전자의무기록을 작성 · 관리하기 위한 시스템의 개발 · 운영사업
2) 전자처방전을 작성 · 관리하기 위한 시스템의 개발 · 운영사업
3) 영상기록을 저장 · 전송하기 위한 시스템의 개발 · 운영사업

3. 보건복지부령으로 정하는 사업 [시행령 제60조]

1) 휴게음식점영업, 일반음식점영업, 제과점영업, 위탁급식영업
2) 소매업 중 편의점, 슈퍼마켓, 자동판매기영업 및 서점
3) 의류 등 생활용품 판매업 및 식품판매업(건강기능식품 판매업은 제외)
※ 다만, 3)의 경우 의료법인이 직접 영위하지 못함
4) 산후조리업 5) 목욕장업 6) 의료기기 임대 · 판매업
※ 다만, 6)의 경우 의료법인이 직접 영위하지 못함
7) 숙박업, 여행업 및 외국인환자 유치업
8) 수영장업, 체력단련장업 및 종합체육시설업
9) 장애인보조기구의 제조 · 개조 · 수리업
10) 다음의 어느 하나에 해당하는 업무를 하려는 자에게 의료법인이 개설하는 의료기관의 건물을 임대하는 사업
(1) 이용업 및 미용업 (2) 안경 조제 · 판매업 (3) 은행업
(4) 의원급 의료기관 개설 · 운영(의료관광호텔에 부대시설로 설치하는 경우로서 진료

과목이 의료법인이 개설하는 의료기관과 동일하지 아니한 경우로 한정)

4. 부대사업 신고 [시행규칙 제61조]

- 부대사업을 하려는 의료법인은 미리 의료기관의 소재지를 관할하는 시·도지사에게 신고하며 신고사항을 변경하려는 경우에도 동일

5. 부대사업 회계 [법 제49조 제1항]

- 부대사업으로 얻은 수익에 관한 회계는 의료법인의 다른 회계와 구분하여 계산

【예상문제】

1. 의료법인에서 하는 사업이 아닌 것은?

① 의료행위 범위의 심의　② 의료기관에서 의료업을 행함
③ 의료인 및 의료관계자의 양성　④ 보수교육실시
⑤ 의료 또는 의학에 관한 조사연구

[답] ①

2. 의료법인의 부대사업 중 의료법인이 직접 영위하는 경우에서 제외하는 것은?

① 은행업 건물 임대 사업　② 안경의 조제·판매업 건물임대 사업
③ 의료기기 임대·판매업　④ 자동판매기영업　⑤ 산후조리원

[답] ③

3. 의료법의 부대사업 중 환자 또는 의료법인이 개설한 의료기관 종사자 등의 편의를 위하여 보건복지부령으로 정하는 사업은?

① 전자의무기록 시스템 개발사업　② 주차장업　③ 의료나 의학에 관한 조사 연구
④ 목욕장업　⑤ 장례식장업

[답] ④

제50조(「민법」의 준용) 의료법인에 대하여 이 법에 규정된 것 외에는 「민법」 중 재단법인에 관한 규정을 준용한다.

【핵심요약】

「민법」의 준용

- 의료법인에 대하여 「의료법」에 규정된 것 외에는 「민법」 중 재단법인에 관한 규정을 준용

※ 의료기사 등의 협회와 의료인의 중앙회는 「민법」 중 사단법인에 관한 규정을 준용

【예상문제】

1. 의료법인에 대한 설명으로 잘못된 것은?

① 의료법인을 설립하고자 하는 자는 시 · 도지사의 허가를 받아야 한다.
② 「의료법」에 규정된 것을 제외하고는 「민법」 중 사단법인에 관한 규정을 준용한다.
③ 의료업을 행함에 있어 공중위생에 기여하여야 하며 영리를 추구하여서는 아니 된다.
④ 개설되는 의료기관에 필요한 시설 또는 이에 소요되는 자금을 보유하여야 한다.
⑤ 부대사업으로 의료인, 의료관계자의 양성 또는 보수교육의 실시 등을 할 수 있다.

[답] ②

제51조(설립 허가 취소) 보건복지부장관 또는 시 · 도지사는 의료법인이 다음 각 호의 어느 하나에 해당하면 그 설립 허가를 취소할 수 있다. <개정 2010.1.18.>

1. 정관으로 정하지 아니한 사업을 한 때
2. 설립된 날부터 2년 안에 의료기관을 개설하지 아니한 때
3. 의료법인이 개설한 의료기관이 제64조에 따라 개설허가를 취소당한 때
4. 보건복지부장관 또는 시 · 도지사가 감독을 위하여 내린 명령을 위반한 때
5. 제49조제1항에 따른 부대사업 외의 사업을 한 때

[시행규칙] **제57조(해산신고)** ① 의료법인이 해산(파산의 경우는 제외한다)한 경우 그 청산인은 법 제50조 및 「민법」 제86조에 따라 다음 각 호의 사항을 적은 의료법인 해산신고서를 시 · 도지사에게 제출하여야 한다. <개정 2018.9.27.>

1. 해산 연월일 2. 해산 사유 3. 청산인의 성명 및 주소
4. 청산인의 대표권을 제한한 경우에는 그 제한 사항

② 청산인이 제1항의 신고를 할 때에는 그 신고서에 다음 각 호의 서류를 첨부하여야 한다. 이 경우 시 · 도지사는 「전자정부법」 제36조제1항에 따른 행정정보의 공동이용을 통하여 법인 등기사항증명서를 확인하여야 한다. <개정 2010.9.1.>

1. 해산 당시의 재산목록 2. 잔여재산의 처분 방법의 개요를 적은 서류
3. 해산 당시의 정관 4. 삭제 <2009.4.29.>

5. 해산을 의결한 이사회의 회의록

③ 의료법인은 정관에서 정하는 바에 따라 그 해산에 관하여 시 · 도지사의 허가를 받아야 하는 경우에는 해산 예정 기일, 해산의 원인 및 청산인이 될 자의 성명 및 주소를 적은 의료법인해산허가신청서에 다음 각 호의 서류를 첨부하여 시 · 도지사에게 제출하여야 한다. <개정 2018.9.27.>

1. 신청 당시의 재산목록 및 그 감정평가서
2. 잔여재산의 처분 방법의 개요를 적은 서류
3. 신청당시의 정관
4. 해산을 의결한 이사회의 회의록

[시행규칙] **제58조(잔여재산 처분의 허가)** 의료법인의 대표자 또는 청산인이 「민법」 제80조제2항에 따라 잔여재산의 처분에 대한 허가를 받으려면 다음 각 호의 사항을 적은 잔여재산 처분허가신청서에 해산 당시의 정관을 첨부하여 시 · 도지사에게 제출하여야 한다. <개정 2018.9.27.>

1. 처분 사유
2. 처분하려는 재산의 종류 · 수량 및 금액
3. 재산의 처분 방법 및 처분계획서

【핵심요약】

1. 의료법인 설립 허가 취소 [법제57조]

1) 설립허가 취소권자 : 보건복지부장관 또는 시 · 도지사

2) 의료법인의 설립허가를 취소할 수 있는 경우

(1) 정관으로 정하지 아니한 사업을 한 때

(2) 설립된 날부터 2년 안에 의료기관을 개설하지 아니한 때

(3) 의료법인이 개설한 의료기관이 개설허가를 취소당한 때

(4) 보건복지부장관 또는 시 · 도지사가 감독을 위하여 내린 명령을 위반한 때

(5) 법에서 규정한 부대사업 외의 사업을 한 때

2. 의료법인의 해산신고(파산의 경우는 제외) [시행규칙 제57조]

- 청산인은 의료법인 해산신고서를 시 · 도지사에게 제출

3. 잔여재산 처분의 허가 [시행규칙 제58조]

- 의료법인의 대표자 또는 청산인이 잔여재산의 처분에 대한 허가를 받으려면 잔여재산 처분허가신청서에 해산 당시의 정관을 첨부하여 시 · 도지사에게 제출

【예상문제】

1. 의료법인의 설립 허가 취소 사유에 해당하지 않은 것은?

① 병원에서 의사 1명이 면허취소를 받았을 때

② 정관으로 정한 사업 이외의 사업을 한 때

③ 설립된 날로부터 2년 이내에 의료기관을 개설하지 않을 때

④ 의료법인이 개설한 의료기관이 개설허가가 취소된 때

⑤ 보건복지부장관 또는 시 · 도지사가 감독을 위하여 내린 명령을 위반한 때

[답] ①

제51조의2(임원 선임 관련 금품 등 수수의 금지) 누구든지 의료법인의 임원 선임과 관련하여 금품, 향응 또는 그 밖의 재산상 이익을 주고받거나 주고받을 것을 약속해서는 아니 된다. [본조신설 2019.8.27.]

【핵심요약】

임원 선임 관련 금품 등 수수의 금지

- 누구든지 의료법인의 임원 선임과 관련하여 금품, 향응 또는 그 밖의 재산상 이익을 주고받거나 주고받을 것을 약속해서는 아니 됨

≫ 제3절 의료기관단체

제52조(의료기관단체 설립) ① 병원급 의료기관의 장은 의료기관의 건전한 발전과 국민보건 향상에 기여하기 위하여 전국 조직을 두는 단체를 설립할 수 있다. <개정 2009.1.30.>
② 제1항에 따른 단체는 법인으로 한다.

【핵심요약】

의료기관단체 설립

1) 참여자 : 병원급(종합병원, 병원, 치과병원, 한방병원, 요양병원, 정신병원) 의료기관의 장
2) 설립 목적 : 의료기관의 건전한 발전과 국민보건 향상에 기여하기 위함
3) 설립 형태 : 법인으로 함

【예상문제】

1. 의료기관 단체의 설립 목적은?
   ① 공중위생에 이바지하기 위하여
   ② 의료기관의 건전한 발전과 국민보건 향상에 기여하기 위하여
   ③ 의료기관의 친목과 의료기술의 발전을 위하여
   ④ 국민의 건강을 보호하고 증진하기 위하여

⑤ 국민보건 향상을 이루고 국민의 건강한 생활 확보에 이바지하기 위하여

[답] ②

제52조의2(대한민국의학한림원) ① 의료인에 관련되는 의학 및 관계 전문분야(이하 이 조에서 "의학등"이라 한다)의 연구·진흥기반을 조성하고 우수한 보건의료인을 발굴·활용하기 위하여 대한민국의학한림원(이하 이 조에서 "한림원"이라 한다)을 둔다.

② 한림원은 법인으로 한다.

③ 한림원은 다음 각 호의 사업을 한다.

1. 의학등의 연구진흥에 필요한 조사·연구 및 정책자문
2. 의학등의 분야별 중장기 연구 기획 및 건의
3. 의학등의 국내외 교류협력사업
4. 의학등 및 국민건강과 관련된 사회문제에 관한 정책자문 및 홍보
5. 보건의료인의 명예를 기리고 보전(保全)하는 사업
6. 보건복지부장관이 의학등의 발전을 위하여 지정 또는 위탁하는 사업

④ 보건복지부장관은 한림원의 사업수행에 필요한 경비의 전부 또는 일부를 예산의 범위에서 지원할 수 있다.

⑤ 한림원에 대하여 이 법에서 정하지 아니한 사항에 관하여는 「민법」 중 사단법인에 관한 규정을 준용한다.

⑥ 한림원이 아닌 자는 대한민국의학한림원 또는 이와 유사한 명칭을 사용하지 못한다.

⑦ 한림원의 운영 및 업무수행에 필요한 사항은 대통령령으로 정한다.

[본조신설 2015.12.29.]

[시행령] **제22조의2(대한민국의학한림원 운영 등)** ① 법 제52조의2제1항에 따른 대한민국의학한림원(이하 "한림원"이라 한다)의 사업연도는 정부의 회계연도에 따른다.

② 한림원은 보건복지부장관이 정하는 바에 따라 사업추진계획, 사업추진현황, 자금운용계획 및 자금집행내역 등에 관한 사항을 보건복지부장관에게 보고하여야 한다.

③ 한림원은 다양한 분야의 의료인과 관계 전문가 등이 그 조직 운영 및 업무수행 등에 균형있게 참여할 수 있도록 필요한 조치를 강구·시행하여야 한다.

【핵심요약】

1. 대한민국의학한림원 [법 제52조의2]

1) 설치 목적

(1) 의료인에 관련되는 의학 등(의학 및 관계 전문분야)의 연구·진흥기반 조성

(2) 우수한 보건의료인 발굴 · 활용

※ 한림원은 법인으로 함

2) 사업

(1) 의학 등의 연구진흥에 필요한 조사 · 연구 및 정책자문

(2) 의학 등의 분야별 중장기 연구 기획 및 건의

(3) 의학 등의 국내외 교류협력사업

(4) 의학 등 및 국민건강과 관련된 사회문제에 관한 정책자문 및 홍보

(5) 보건의료인의 명예를 기리고 보전하는 사업

(6) 보건복지부장관이 의학 등의 발전을 위하여 지정 또는 위탁하는 사업

3) 경비의 지원 : 보건복지부장관은 한림원의 사업수행에 필요한 경비의 전부 또는 일부를 예산의 범위에서 지원할 수 있음

4) 규정의 준용 : 한림원에 대하여 「의료법」에서 정하지 아니한 사항에 관하여는 「민법」 중 사단법인에 관한 규정을 준용

5) 유사명칭 사용 금지 : 한림원이 아닌 자는 대한민국의학한림원 또는 이와 유사한 명칭을 사용하지 못함

6) 대통령령으로 정하는 사항 : 한림원의 운영 및 업무수행에 필요한 사항

2. 대한민국의학한림원 운영 등 [시행령 제22조의2]

1) 한림원의 사업연도 : 정부의 회계연도에 따름

2) 보건복지부장관에게 보고하여야 하는 사항 : 사업추진계획, 사업추진현황, 자금운용계획 및 자금집행내역 등에 관한 사항.

3) 강구 및 시행하여야 하는 조치 : 다양한 분야의 의료인과 관계 전문가 등이 그 조직 운영 및 업무수행 등에 균형 있게 참여할 수 있도록 필요한 조치

【예상문제】

1. 대한민국의학한림원에 대한 설명으로 올바른 것은?

① 의학 등의 분야별 중장기 연구 기획 및 시행한다.

② 보건복지부에 둔다.

③ 보건의료인의 명예를 기리고 보전하는 사업을 한다.

④ 한림원의 운영 및 업무수행에 필요한 사항은 보건복지부령으로 정한다.

⑤ 한림원에 대하여 「의료법」에서 정하지 아니한 사항에 관하여는 「민법」 중 재단법인에 관한 규정을 준용한다.

[답] ③

제4장 신의료기술평가

제53조(신의료기술의 평가) ① 보건복지부장관은 국민건강을 보호하고 의료기술의 발전을 촉진하기 위하여 대통령령으로 정하는 바에 따라 제54조에 따른 신의료기술평가위원회의 심의를 거쳐 신의료기술의 안전성 · 유효성 등에 관한 평가(이하 "신의료기술평가"라 한다)를 하여야 한다. <개정 2010.1.18.>

② 제1항에 따른 신의료기술은 새로 개발된 의료기술로서 보건복지부장관이 안전성 · 유효성을 평가할 필요성이 있다고 인정하는 것을 말한다. <개정 2010.1.18.>

③ 보건복지부장관은 신의료기술평가의 결과를 「국민건강보험법」 제64조에 따른 건강보험심사평가원의 장에게 알려야 한다. 이 경우 신의료기술평가의 결과를 보건복지부령으로 정하는 바에 따라 공표할 수 있다. <개정 2011.12.31.>

④ 그 밖에 신의료기술평가의 대상 및 절차 등에 필요한 사항은 보건복지부령으로 정한다. <개정 2010.1.18.>

【핵심요약】

신의료기술의 평가

1) 평가자 : 보건복지부장관
2) 평가 목적
   (1) 국민건강을 보호하고
   (2) 의료기술의 발전을 촉진하기 위하여
3) 평가 내용 : 신의료기술평가위원회의 심의를 거쳐 신의료기술의 안전성 · 유효성 등에 관하여 평가
4) 신의료기술의 정의 : 새로 개발된 의료기술로서 보건복지부장관이 안전성 · 유효성을 평가할 필요성이 있다고 인정하는 것
5) 신의료기술평가의 결과
   (1) 보건복지부장관이 신의료기술평가의 결과를 건강보험심사평가원의 장에게 통보
   (2) 신의료기술평가의 결과는 보건복지부령으로 정하는 바에 따라 공표 가능

【예상문제】

1. 국민건강을 보호하고 의료기술의 발전을 촉진하기 위하여 신의료기술을 평가하여야 하는 자는?

   ① 보건복지부장관　　② 건강보험심사평가원장　　③ 국립의료원장

④ 한국보건산업진흥원장 ⑤ 신의료기술평가위원회의 장

[답] ①

2. 보건복지부장관은 신의료기술평가의 결과를 누구에게 알려야 하는가?

① 신의료기술평가위원회 ② 특허청 ③ 대한의사협회
④ 식품의약품안전처 ⑤ 건강보험심사평가원장

[답] ⑤

제54조(신의료기술평가위원회의 설치 등) ① 보건복지부장관은 신의료기술평가에 관한 사항을 심의하기 위하여 보건복지부에 신의료기술평가위원회(이하 "위원회"라 한다)를 둔다. <개정 2010.1.18.>

② 위원회는 위원장 1명을 포함하여 20명 이내의 위원으로 구성한다.

③ 위원은 다음 각 호의 자 중에서 보건복지부장관이 위촉하거나 임명한다. 다만, 위원장은 제1호 또는 제2호의 자 중에서 임명한다. <개정 2010.1.18.>

1. 제28조제1항에 따른 의사회·치과의사회·한의사회에서 각각 추천하는 자
2. 보건의료에 관한 학식이 풍부한 자
3. 소비자단체에서 추천하는 자
4. 변호사의 자격을 가진 자로서 보건의료와 관련된 업무에 5년 이상 종사한 경력이 있는 자
5. 보건의료정책 관련 업무를 담당하고 있는 보건복지부 소속 5급 이상의 공무원

④ 위원장과 위원의 임기는 3년으로 하되, 연임할 수 있다. 다만, 제3항제5호에 따른 공무원의 경우에는 재임기간으로 한다.

⑤ 위원의 자리가 빈 때에는 새로 위원을 임명하고, 새로 임명된 위원의 임기는 임명된 날부터 기산한다.

⑥ 위원회의 심의사항을 전문적으로 검토하기 위하여 위원회에 분야별 전문평가위원회를 둔다.

⑦ 그 밖에 위원회·전문평가위원회의 구성 및 운영 등에 필요한 사항은 보건복지부령으로 정한다. <개정 2010.1.18.>

【핵심요약】

1. 신의료기술평가위원회의 목적

- 신의료기술평가에 관한 사항 심의

2. 신의료기술평가위원회의 설치

1) 소속 : 보건복지부장관이 보건복지부에 설치
2) 구성 : 위원장 1명을 포함하여 20명 이내의 위원
3) 위원 : 다음 중에서 보건복지부장관이 위촉하거나 임명(위원장은 (1) 또는 (2)의 자 중에서 임명)
   (1) 의사회, 치과의사회, 한의사회에서 각각 추천하는 자
   (2) 보건의료에 관한 학식이 풍부한 자
   (3) 소비자단체에서 추천하는 자
   (4) 변호사의 자격을 가진 자로서 보건의료와 관련된 업무에 5년 이상 종사한 경력이 있는 자
   (5) 보건의료정책 관련 업무를 담당하고 있는 보건복지부 소속 5급 이상의 공무원
4) 위원장과 위원의 임기 : 3년, 연임 가능(공무원의 경우에는 재임기간)
5) 위원의 자리가 빈 때 : 새로 위원을 임명하고, 새로 임명된 위원의 임기는 임명된 날부터 기산
6) 분야별 전문평가위원회 : 위원회의 심의사항을 전문적으로 검토
7) 보건복지부령으로 정하는 사항 : 위원회 · 전문평가위원회의 구성 및 운영 등에 필요한 사항

【예상문제】

1. 신의료기술평가위원회의 설치는?

① 보건복지부 ② 건강보험심사평가원 ③ 300병상 이상의 종합병원
④ 대한의사협회 ⑤ 소비자단체

[답] ①

제55조(자료의 수집 업무 등의 위탁) 보건복지부장관은 신의료기술평가에 관한 업무를 수행하기 위하여 필요한 경우 보건복지부령으로 정하는 바에 따라 자료 수집 · 조사 등 평가에 수반되는 업무를 관계 전문기관 또는 단체에 위탁할 수 있다. <개정 2010.1.18.>

【핵심요약】

자료의 수집 업무 등의 위탁

1) 위탁자 : 보건복지부장관
2) 사유 : 신의료기술평가에 관한 업무 수행
3) 내용 : 보건복지부령으로 정하는 바에 따라 자료 수집 · 조사 등 평가에 수반되는 업무를 관계 전문기관 또는 단체에 위탁 가능

제5장 의료광고

제56조(의료광고의 금지 등) ① 의료기관 개설자, 의료기관의 장 또는 의료인(이하 "의료인등"이라 한다)이 아닌 자는 의료에 관한 광고(의료인등이 신문·잡지·음성·음향·영상·인터넷·인쇄물·간판, 그 밖의 방법에 의하여 의료행위, 의료기관 및 의료인등에 대한 정보를 소비자에게 나타내거나 알리는 행위를 말한다. 이하 "의료광고"라 한다)를 하지 못한다. <개정 2018.3.27.>

② 의료인등은 다음 각 호의 어느 하나에 해당하는 의료광고를 하지 못한다. <개정 2018. 3.27.>

1. 제53조에 따른 평가를 받지 아니한 신의료기술에 관한 광고
2. 환자에 관한 치료경험담 등 소비자로 하여금 치료 효과를 오인하게 할 우려가 있는 내용의 광고
3. 거짓된 내용을 표시하는 광고
4. 다른 의료인등의 기능 또는 진료 방법과 비교하는 내용의 광고
5. 다른 의료인등을 비방하는 내용의 광고
6. 수술 장면 등 직접적인 시술행위를 노출하는 내용의 광고
7. 의료인등의 기능, 진료 방법과 관련하여 심각한 부작용 등 중요한 정보를 누락하는 광고
8. 객관적인 사실을 과장하는 내용의 광고
9. 법적 근거가 없는 자격이나 명칭을 표방하는 내용의 광고
10. 신문, 방송, 잡지 등을 이용하여 기사(記事) 또는 전문가의 의견 형태로 표현되는 광고
11. 제57조에 따른 심의를 받지 아니하거나 심의받은 내용과 다른 내용의 광고
12. 제27조제3항에 따라 외국인환자를 유치하기 위한 국내광고
13. 소비자를 속이거나 소비자로 하여금 잘못 알게 할 우려가 있는 방법으로 제45조에 따른 비급여 진료비용을 할인하거나 면제하는 내용의 광고
14. 각종 상장·감사장 등을 이용하는 광고 또는 인증·보증·추천을 받았다는 내용을 사용하거나 이와 유사한 내용을 표현하는 광고. 다만, 다음 각 목의 어느 하나에 해당하는 경우는 제외한다.
   가. 제58조에 따른 의료기관 인증을 표시한 광고
   나. 「정부조직법」 제2조부터 제4조까지의 규정에 따른 중앙행정기관·특별지방행

정기관 및 그 부속기관, 「지방자치법」 제2조에 따른 지방자치단체 또는 「공공기관의 운영에 관한 법률」 제4조에 따른 공공기관으로부터 받은 인증·보증을 표시한 광고

다. 다른 법령에 따라 받은 인증·보증을 표시한 광고

라. 세계보건기구와 협력을 맺은 국제평가기구로부터 받은 인증을 표시한 광고 등 대통령령으로 정하는 광고

15. 그 밖에 의료광고의 방법 또는 내용이 국민의 보건과 건전한 의료경쟁의 질서를 해치거나 소비자에게 피해를 줄 우려가 있는 것으로서 대통령령으로 정하는 내용의 광고

③ 의료광고는 다음 각 호의 방법으로는 하지 못한다. <개정 2018.3.27.>

1. 「방송법」 제2조제1호의 방송
2. 그 밖에 국민의 보건과 건전한 의료경쟁의 질서를 유지하기 위하여 제한할 필요가 있는 경우로서 대통령령으로 정하는 방법

④ 제2항에 따라 금지되는 의료광고의 구체적인 내용 등 의료광고에 관하여 필요한 사항은 대통령령으로 정한다. <개정 2018.3.27.>

⑤ 보건복지부장관, 시장·군수·구청장은 제2항제2호부터 제5호까지 및 제7호부터 제9호까지를 위반한 의료인등에 대하여 제63조, 제64조 및 제67조에 따른 처분을 하려는 경우에는 지체 없이 그 내용을 공정거래위원회에 통보하여야 한다. <개정 2018.3.27.>

[2018.3.27. 법률 제15540호에 의하여 2015.12.23. 헌법재판소에서 위헌 결정된 이 조를 개정함.]

[시행령] **제23조(의료광고의 금지 기준)** ① 법 제56조제5항에 따라 금지되는 의료광고의 구체적인 기준은 다음 각 호와 같다. <개정 2018.9.28.>

1. 법 제53조에 따른 신의료기술평가를 받지 아니한 신의료기술에 관하여 광고하는 것
2. 특정 의료기관·의료인의 기능 또는 진료 방법이 질병 치료에 반드시 효과가 있다고 표현하거나 환자의 치료경험담이나 6개월 이하의 임상경력을 광고하는 것
3. 의료인, 의료기관, 의료서비스 및 의료 관련 각종 사항에 대하여 객관적인 사실과 다른 내용 등 거짓된 내용을 광고하는 것
4. 특정 의료기관 개설자, 의료기관의 장 또는 의료인(이하 "의료인등"이라 한다)이 수행하거나 광고하는 기능 또는 진료 방법이 의료인등의 것과 비교하여 우수하거나 효과가 있다는 내용으로 광고하는 것
5. 다른 의료인등을 비방할 목적으로 해당 의료인등이 수행하거나 광고하는 기능 또는 진료 방법에 관하여 불리한 사실을 광고하는 것

6. 의료인이 환자를 수술하는 장면이나 환자의 환부(患部) 등을 촬영한 동영상 · 사진으로서 일반인에게 혐오감을 일으키는 것을 게재하여 광고하는 것
7. 의료인등의 의료행위나 진료 방법 등을 광고하면서 예견할 수 있는 환자의 안전에 심각한 위해(危害)를 끼칠 우려가 있는 부작용 등 중요 정보를 빠뜨리거나 글씨 크기를 작게 하는 등의 방법으로 눈에 잘 띄지 않게 광고하는 것
8. 의료인, 의료기관, 의료서비스 및 의료 관련 각종 사항에 대하여 객관적인 사실을 과장하는 내용으로 광고하는 것
9. 법적 근거가 없는 자격이나 명칭을 표방하는 내용을 광고하는 것
10. 특정 의료기관 · 의료인의 기능 또는 진료 방법에 관한 기사나 전문가의 의견을 「신문 등의 진흥에 관한 법률」 제2조에 따른 신문 · 인터넷신문 또는 「잡지 등 정기간행물의 진흥에 관한 법률」에 따른 정기간행물이나 「방송법」 제2조제1호에 따른 방송에 싣거나 방송하면서 특정 의료기관 · 의료인의 연락처나 약도 등의 정보도 함께 싣거나 방송하여 광고하는 것
11. 법 제57조제1항에 따라 심의 대상이 되는 의료광고를 심의를 받지 아니하고 광고하거나 심의 받은 내용과 다르게 광고하는 것
12. 외국인환자를 유치할 목적으로 법 제27조제3항에 따른 행위를 하기 위하여 국내광고 하는 것
13. 법 제45조에 따른 비급여 진료비용의 할인 · 면제 금액, 대상, 기간이나 범위 또는 할인 · 면제 이전의 비급여 진료비용에 대하여 허위 또는 불명확한 내용이나 정보 등을 게재하여 광고하는 것
14. 각종 상장 · 감사장 등을 이용하여 광고하는 것 또는 인증 · 보증 · 추천을 받았다는 내용을 사용하거나 이와 유사한 내용을 표현하여 광고하는 것. 다만, 법 제56조제2항제14호 각 목의 어느 하나에 해당하는 경우는 제외한다.

② 법 제56조제2항제14호라목에서 "세계보건기구와 협력을 맺은 국제평가기구로부터 받은 인증을 표시한 광고 등 대통령령으로 정하는 광고"란 다음 각 호의 어느 하나에 해당하는 광고를 말한다. <신설 2018.9.28.>

1. 세계보건기구와 협력을 맺은 국제평가기구로부터 받은 인증을 표시한 광고
2. 국제의료질관리학회(The International Society for Quality in Health Care)로부터 인증을 받은 각국의 인증기구의 인증을 표시한 광고

③ 보건복지부장관은 의료인등 자신이 운영하는 인터넷 홈페이지에 의료광고를 하는 경우에 제1항에 따라 금지되는 의료광고의 세부적인 기준을 정하여 고시할 수 있다. <개정 2018.9.28.>

【핵심요약】

1. 의료광고의 금지 [법 제56조 제1항]

- 의료기관 개설자, 의료기관의 장 또는 의료인이 아닌 자는 의료광고를 하지 못함

※ 의료광고 : 의료에 관한 광고, 즉 의료인 등이 신문 · 잡지 · 음성 · 음향 · 영상 · 인터

넷 · 인쇄물 · 간판, 그 밖의 방법에 의하여 의료행위, 의료기관 및 의료인등에 대한 정보를 소비자에게 나타내거나 알리는 행위

2. 의료광고 금지 사항 [법 제56조 제2항]

1) 평가를 받지 아니한 신의료기술에 관한 광고
2) 환자에 관한 치료경험담 등 소비자로 하여금 치료 효과를 오인하게 할 우려가 있는 내용의 광고
3) 거짓된 내용을 표시하는 광고
4) 다른 의료인 등의 기능 또는 진료 방법과 비교하는 내용의 광고
5) 다른 의료인 등을 비방하는 내용의 광고
6) 수술 장면 등 직접적인 시술행위를 노출하는 내용의 광고
7) 의료인 등의 기능, 진료 방법과 관련하여 심각한 부작용 등 중요한 정보를 누락하는 광고
8) 객관적인 사실을 과장하는 내용의 광고
9) 법적 근거가 없는 자격이나 명칭을 표방하는 내용의 광고
10) 신문, 방송, 잡지 등을 이용하여 기사 또는 전문가의 의견 형태로 표현되는 광고
11) 심의를 받지 아니하거나 심의받은 내용과 다른 내용의 광고(법 제57조)
12) 외국인환자를 유치하기 위한 국내광고(법 제27조제3항)
13) 소비자를 속이거나 소비자로 하여금 잘못 알게 할 우려가 있는 방법으로 비급여 진료비용을 할인하거나 면제하는 내용의 광고(법 제45조)
14) 각종 상장 · 감사장 등을 이용하는 광고 또는 인증 · 보증 · 추천을 받았다는 내용을 사용하거나 이와 유사한 내용을 표현하는 광고. 다만, 다음의 어느 하나에 해당하는 경우는 제외
   (1) 의료기관 인증을 표시한 광고(법 제58조)
   (2) 중앙행정기관 · 특별지방행정기관 및 그 부속기관, 지방자치단체 또는 공공기관으로부터 받은 인증 · 보증을 표시한 광고
   (3) 다른 법령에 따라 받은 인증 · 보증을 표시한 광고
   (4) 세계보건기구와 협력을 맺은 국제평가기구로부터 받은 인증을 표시한 광고 등 대통령령으로 정하는 광고
      ① 세계보건기구와 협력을 맺은 국제평가기구로부터 받은 인증을 표시한 광고
      ② 국제의료질관리학회(The International Society for Quality in Health Care)로부터 인증을 받은 각국의 인증기구의 인증을 표시한 광고
15) 그 밖에 의료광고의 방법 또는 내용이 국민의 보건과 건전한 의료경쟁의 질서를 해치

거나 소비자에게 피해를 줄 우려가 있는 것으로서 대통령령으로 정하는 내용의 광고

3. 금지되는 의료광고의 구체적인 기준 [시행령 제23조]

1) 신의료기술평가를 받지 아니한 신의료기술에 관하여 광고하는 것
2) 특정 의료기관·의료인의 기능 또는 진료 방법이 질병 치료에 반드시 효과가 있다고 표현하거나 환자의 치료경험담이나 6개월 이하의 임상경력을 광고하는 것
3) 의료인, 의료기관, 의료서비스 및 의료 관련 각종 사항에 대하여 객관적인 사실과 다른 내용 등 거짓된 내용을 광고하는 것
4) 특정 의료인 등(의료기관 개설자, 의료기관의 장 또는 의료인)이 수행하거나 광고하는 기능 또는 진료 방법이 다른 의료인등의 것과 비교하여 우수하거나 효과가 있다는 내용으로 광고하는 것
5) 다른 의료인 등을 비방할 목적으로 해당 의료인 등이 수행하거나 광고하는 기능 또는 진료 방법에 관하여 불리한 사실을 광고하는 것
6) 의료인이 환자를 수술하는 장면이나 환자의 환부 등을 촬영한 동영상·사진으로서 일반인에게 혐오감을 일으키는 것을 게재하여 광고하는 것
7) 의료인 등의 의료행위나 진료 방법 등을 광고하면서 예견할 수 있는 환자의 안전에 심각한 위해를 끼칠 우려가 있는 부작용 등 중요 정보를 빠뜨리거나 글씨 크기를 작게 하는 등의 방법으로 눈에 잘 띄지 않게 광고하는 것
8) 의료인, 의료기관, 의료서비스 및 의료 관련 각종 사항에 대하여 객관적인 사실을 과장하는 내용으로 광고하는 것
9) 법적 근거가 없는 자격이나 명칭을 표방하는 내용을 광고하는 것
10) 특정 의료기관·의료인의 기능 또는 진료 방법에 관한 기사나 전문가의 의견을 신문·인터넷신문 또는 정기간행물이나 방송에 싣거나 방송하면서 특정 의료기관·의료인의 연락처나 약도 등의 정보도 함께 싣거나 방송하여 광고하는 것
11) 심의 대상이 되는 의료광고를 심의를 받지 아니하고 광고하거나 심의 받은 내용과 다르게 광고하는 것(법 제57조제1항)
12) 외국인환자를 유치할 목적으로 법 제27조제3항에 따른 행위를 하기 위하여 국내광고 하는 것
13) 비급여 진료비용의 할인·면제 금액, 대상, 기간이나 범위 또는 할인·면제 이전의 비급여 진료비용에 대하여 허위 또는 불명확한 내용이나 정보 등을 게재하여 광고하는 것(법 제45조)
14) 각종 상장·감사장 등을 이용하여 광고하는 것 또는 인증·보증·추천을 받았다는

내용을 사용하거나 이와 유사한 내용을 표현하여 광고하는 것(다만, 법 제56조제2항제14호 각 목의 어느 하나에 해당하는 경우는 제외)

4. 의료광고를 할 수 없는 방법 [법 제56조 제3항]

1) 「방송법」 제2조제1호의 방송 : 텔레비전방송, 라디오방송, 데이터방송, 이동멀티미디어방송

2) 그 밖에 국민의 보건과 건전한 의료경쟁의 질서를 유지하기 위하여 제한할 필요가 있는 경우로서 대통령령으로 정하는 방법

【예상문제】

1. 의료법인 · 의료기관 · 의료인이 광고를 할 수 있는 광고의 범위는?

① 다른 의료인 등의 진료방법과 비교 ② 의료기관 인증을 표시한 광고
③ 치료효과를 보장하는 광고 ④ 수술 장면 등 직접 시술행위 노출광고
⑤ 객관적으로 인정되지는 않았지만 치료효과가 예상되는 광고

[답] ②

2. 의료기관이 치료효과를 보장하는 등 소비자를 현혹할 우려가 있는 내용의 광고 등을 하여 시정 명령 등의 처분을 하는 경우 지체 없이 그 내용을 공정거래위원회에 통보하여야 하는 자로 모두 짝지어진 것은?

① 보건복지부장관 ② 질병관리청장 ③ 보건복지부장관, 시 · 도지사
④ 보건복지부장관, 시장 · 군수 · 구청장
⑤ 보건복지부장관, 시 · 도지사, 시장 · 군수 · 구청장

[답] ④

3. 다음 중 의료광고를 게재할 수 없는 매체는?

① 일간신문 ② 주간지 ③ 전화번호부 ④ TV, 라디오 ⑤ 인터넷 신문

[답] ④

제57조(의료광고의 심의) ① 의료인등이 다음 각 호의 어느 하나에 해당하는 매체를 이용하여 의료광고를 하려는 경우 미리 의료광고가 제56조제1항부터 제3항까지의 규정에 위반되는지 여부에 관하여 제2항에 따른 기관 또는 단체의 심의를 받아야 한다. <개정 2018.3.27.>

1. 「신문 등의 진흥에 관한 법률」 제2조에 따른 신문 · 인터넷신문 또는 「잡지 등 정기간행물의 진흥에 관한 법률」 제2조에 따른 정기간행물

2. 「옥외광고물 등의 관리와 옥외광고산업 진흥에 관한 법률」 제2조제1호에 따른 옥외광고물 중 현수막(懸垂幕), 벽보, 전단(傳單) 및 교통시설 · 교통수단에 표시(교통수단 내부에 표시되거나 영상 · 음성 · 음향 및 이들의 조합으로 이루어지는 광고를 포함한다)되는 것
3. 전광판
4. 대통령령으로 정하는 인터넷 매체[이동통신단말장치에서 사용되는 애플리케이션(Application)을 포함한다]
5. 그 밖에 매체의 성질, 영향력 등을 고려하여 대통령령으로 정하는 광고매체

② 다음 각 호의 기관 또는 단체는 대통령령으로 정하는 바에 따라 자율심의를 위한 조직 등을 갖추어 보건복지부장관에게 신고한 후 의료광고 심의 업무를 수행할 수 있다. <개정 2018.3.27.>
1. 제28조제1항에 따른 의사회 · 치과의사회 · 한의사회
2. 「소비자기본법」 제29조에 따라 등록한 소비자단체로서 대통령령으로 정하는 기준을 충족하는 단체

③ 의료인등은 제1항에도 불구하고 다음 각 호의 사항으로만 구성된 의료광고에 대해서는 제2항에 따라 보건복지부장관에게 신고한 기관 또는 단체(이하 "자율심의기구"라 한다)의 심의를 받지 아니할 수 있다. <개정 2018.3.27.>
1. 의료기관의 명칭 · 소재지 · 전화번호
2. 의료기관이 설치 · 운영하는 진료과목(제43조제5항에 따른 진료과목을 말한다)
3. 의료기관에 소속된 의료인의 성명 · 성별 및 면허의 종류
4. 그 밖에 대통령령으로 정하는 사항

④ 자율심의기구는 제1항에 따른 심의를 할 때 적용하는 심의 기준을 상호 협의하여 마련하여야 한다. <개정 2018.3.27.>

⑤ 의료광고 심의를 받으려는 자는 자율심의기구가 정하는 수수료를 내야 한다. <신설 2018.3.27.>

⑥ 제2항제1호에 따른 자율심의기구가 수행하는 의료광고 심의 업무 및 이와 관련된 업무의 수행에 관하여는 제29조제3항, 제30조제1항, 제32조, 제83조제1항 및 「민법」 제37조를 적용하지 아니하며, 제2항제2호에 따른 자율심의기구가 수행하는 의료광고 심의 업무 및 이와 관련된 업무의 수행에 관하여는 「민법」 제37조를 적용하지 아니한다. <신설 2018.3.27.>

⑦ 자율심의기구는 의료광고 제도 및 법령의 개선에 관하여 보건복지부장관에게 의견을

제시할 수 있다. <신설 2018.3.27.>

⑧ 제1항에 따른 심의의 유효기간은 심의를 신청하여 승인을 받은 날부터 3년으로 한다. <신설 2018.3.27.>

⑨ 의료인등이 제8항에 따른 유효기간의 만료 후 계속하여 의료광고를 하려는 경우에는 유효기간 만료 6개월 전에 자율심의기구에 의료광고 심의를 신청하여야 한다. <신설 2018.3.27.>

⑩ 제1항부터 제9항까지의 규정에서 정한 것 외에 자율심의기구의 구성 · 운영 및 심의에 필요한 사항은 자율심의기구가 정한다. <신설 2018.3.27.>

⑪ 자율심의기구는 제1항 및 제4항에 따른 심의 관련 업무를 수행할 때에는 제56조제1항부터 제3항까지의 규정에 따라 공정하고 투명하게 하여야 한다. <신설 2018.3.27.>

[제목개정 2018.3.27.] [2018.3.27. 법률 제15540호에 의하여 2005.12.23. 헌법재판소에서 위한 결정된 이 조를 개정함.]

[시행령] **제24조(의료광고의 심의)** ① 법 제57조제1항제4호에서 "대통령령으로 정하는 인터넷 매체"란 다음 각 호의 매체를 말한다. <개정 2012.4.27.>

1. 「신문 등의 진흥에 관한 법률」 제2조제5호에 따른 인터넷뉴스서비스
2. 「방송법」 제2조제3호에 따른 방송사업자가 운영하는 인터넷 홈페이지
3. 「방송법」 제2조제3호에 따른 방송사업자의 방송프로그램을 주된 서비스로 하여 '방송', 'TV' 또는 '라디오' 등의 명칭을 사용하면서 인터넷을 통하여 제공하는 인터넷 매체
4. 「정보통신망 이용촉진 및 정보보호 등에 관한 법률」 제2조제1항제3호에 따른 정보통신서비스 제공자 중 전년도 말 기준 직전 3개월 간 일일 평균 이용자 수가 10만명 이상인 자가 운영하는 인터넷 매체

② 법 제57조제1항제5호에서 "대통령령으로 정하는 광고매체"란 전년도 말 기준 직전 3개월 간 일일 평균 이용자 수가 10만명 이상인 사회 관계망 서비스(Social Network Service)를 제공하는 광고매체를 말한다. <개정 2018.9.28.>

③ 법 제57조제2항 각 호에 따른 기관 또는 단체는 자율심의를 위하여 다음 각 호의 조직 등을 모두 갖추어야 한다. <개정 2018.9.28.>

1. 법 제57조 및 제57조의3에 따른 의료광고의 심의 및 모니터링에 관한 업무를 처리할 수 있는 1개 이상의 전담부서와 3명 이상의 상근인력(의료 또는 광고 관련 학식과 경험이 풍부한 사람이 포함되어야 한다)
2. 법 제57조 및 제57조의3에 따른 의료광고의 심의 및 모니터링에 관한 업무를 처리할 수 있는 전산장비와 사무실

④ 법 제57조제2항제2호에서 "대통령령으로 정하는 기준을 충족하는 단체"란 다음 각 호의 기준을 모두 갖춘 소비자단체를 말한다. <신설 2018.9.28.>

1. 「소비자기본법」 제29조에 따라 공정거래위원회에 등록할 것
2. 단체의 설립 목적 및 업무범위에 의료 또는 광고 관련 내용을 포함할 것

⑤ 법 제57조제2항에 따라 신고하려는 기관 또는 단체는 보건복지부령으로 정하는 신고서 및 관계 서류를 보건복지부장관에게 제출하여야 한다. <신설 2018.9.28.>

⑥ 보건복지부장관은 제5항에 따라 제출받은 신고 현황을 보건복지부 인터넷 홈페이지에 공개하여야 한다. <신설 2018.9.28.>

⑦ 법 제57조제3항제4호에서 "대통령령으로 정하는 사항"이란 다음 각 호의 사항을 말한다. <신설 2018.9.28.>

1. 의료기관 개설자 및 개설연도
2. 의료기관의 인터넷 홈페이지 주소
3. 의료기관의 진료일 및 진료시간
4. 의료기관이 법 제3조의5제1항에 따라 전문병원으로 지정받은 사실
5. 의료기관이 법 제58조제1항에 따라 의료기관 인증을 받은 사실
6. 의료기관 개설자 또는 소속 의료인이 법 제77조제1항에 따라 전문의 자격을 인정받은 사실 및 그 전문과목

[제목개정 2018.9.28.]

【핵심요약】

1. 의료광고의 심의대상 매체 [법 제57조]

- 의료인 등이 다음의 어느 하나에 해당하는 매체를 이용하여 의료광고를 하려는 경우 미리 의료광고가 규정에 위반되는지 심의기관 또는 단체의 심의를 받아야 함

1) 신문 · 인터넷신문(「신문 등의 진흥에 관한 법률」 제2조) 또는 정기간행물(「잡지 등 정기간행물의 진흥에 관한 법률」 제2조)
2) 옥외광고물(「옥외광고물 등의 관리와 옥외광고산업 진흥에 관한 법률」 제2조제1호) 중 현수막, 벽보, 전단 및 교통시설 · 교통수단에 표시(교통수단 내부에 표시되거나 영상 · 음성 · 음향 및 이들의 조합으로 이루어지는 광고 포함)되는 것
3) 전광판
4) 대통령령으로 정하는 인터넷 매체[이동통신단말장치에서 사용되는 애플리케이션(Application) 포함] [시행령 제24조]
   (1) 인터넷뉴스서비스(「신문 등의 진흥에 관한 법률」 제2조제5호)
   (2) 방송사업자가 운영하는 인터넷 홈페이지(「방송법」 제2조제3호)
   (3) 방송사업자의 방송프로그램을 주된 서비스로 하여 '방송', 'TV' 또는 '라디오' 등의 명칭을 사용하면서 인터넷을 통하여 제공하는 인터넷 매체(「방송법」 제2조제3호)

(4) 정보통신서비스 제공자 중 전년도 말 기준 직전 3개월 간 일일 평균 이용자 수가 10만명 이상인 자가 운영하는 인터넷 매체(「정보통신망 이용촉진 및 정보보호 등에 관한 법률」 제2조제1항제3호)

5) 그 밖에 매체의 성질, 영향력 등을 고려하여 대통령령으로 정하는 광고매체 : 전년도 말 기준 직전 3개월 간 일일 평균 이용자 수가 10만명 이상인 사회 관계망 서비스(Social Network Service)를 제공하는 광고매체

2. 자율심의기구 [법 제57조 제2항]

1) 의료광고 자율 심의 업무를 수행할 수 있는 기관 또는 단체 : 다음의 기관 또는 단체는 대통령령으로 정하는 바에 따라 자율심의를 위한 조직 등을 갖추어 보건복지부장관에게 신고한 후 의료광고 심의 업무를 수행할 수 있음

(1) 의사회 · 치과의사회 · 한의사회

(2) 「소비자기본법」에 따라 등록한 소비자단체로서 대통령령으로 정하는 기준을 충족하는 단체

① 공정거래위원회에 등록할 것(「소비자기본법」 제29조)

② 단체의 설립 목적 및 업무범위에 의료 또는 광고 관련 내용을 포함할 것

2) 1)에 따른 기관 또는 단체가 자율심의를 위하여 갖추어야 할 조직 등

(1) 의료광고의 심의 및 모니터링에 관한 업무를 처리할 수 있는 1개 이상의 전담부서와 3명 이상의 상근인력(의료 또는 광고 관련 학식과 경험이 풍부한 사람이 포함되어야 함)

(2) 의료광고의 심의 및 모니터링에 관한 업무를 처리할 수 있는 전산장비와 사무실

3) 심의를 받지 아니할 수 있는 의료광고의 구성 : 의료인 등은 다음의 사항으로만 구성된 의료광고에 대해서는 자율심의기구의 심의를 받지 아니할 수 있음

(1) 의료기관의 명칭 · 소재지 · 전화번호

(2) 의료기관이 설치 · 운영하는 진료과목(법 제43조제5항에 따른 진료과목)

(3) 의료기관에 소속된 의료인의 성명 · 성별 및 면허의 종류

(4) 그 밖에 대통령령으로 정하는 사항

① 의료기관 개설자 및 개설연도

② 의료기관의 인터넷 홈페이지 주소

③ 의료기관의 진료일 및 진료시간

④ 의료기관이 전문병원으로 지정받은 사실

⑤ 의료기관이 의료기관 인증을 받은 사실

⑥ 의료기관 개설자 또는 소속 의료인이 전문의 자격을 인정받은 사실 및 그 전문과목

4) 의료광고의 심의 기준

- 자율심의기구는 의료광고 심의를 할 때 적용하는 심의 기준을 상호 협의하여 마련하여야 함

5) 의료광고 심의 수수료

- 의료광고 심의를 받으려는 자는 자율심의기구가 정하는 수수료를 내야 함

6) 자율심의기구에 대한 예외 사항

(1) 의사회 · 치과의사회 · 한의사회에서 구성한 자율심의기구 : 자율심의기구가 수행하는 의료광고 심의 업무 및 이와 관련된 업무의 수행에 관하여는 제29조제3항, 제30조제1항, 제32조, 제83조제1항 및 「민법」 제37조를 적용하지 아니함

① 「의료법」 제29조제3항 : 중앙회가 정관을 변경하려면 보건복지부장관의 허가를 받아야 함

② 「의료법」 제30조제1항 : 중앙회는 보건복지부장관으로부터 의료와 국민보건 향상에 관한 협조 요청을 받으면 협조하여야 함

③ 「의료법」 제32조 : 보건복지부장관은 중앙회나 그 지부가 정관으로 정한 사업 외의 사업을 하거나 국민보건 향상에 장애가 되는 행위를 한 때 또는 제30조제1항에 따른 요청을 받고 협조하지 아니한 경우에는 정관을 변경하거나 임원을 새로 뽑을 것을 명할 수 있음

④ 「의료법」 제83조제1항 : 보건복지부장관 또는 시 · 도지사는 국민보건 향상을 위하여 필요하다고 인정될 때에는 의료인 · 의료기관 · 중앙회 또는 의료 관련 단체에 대하여 시설, 운영 경비, 조사 · 연구 비용의 전부 또는 일부를 보조할 수 있음

⑤ 「민법」 제37조 : 법인의 사무는 주무관청이 검사, 감독함

(2) 등록한 소비자단체로서 대통령령으로 정하는 기준을 충족하는 단체에서 구성한 자율심의기구 : 법 제57조제2항제2호에 따른 자율심의기구가 수행하는 의료광고 심의 업무 및 이와 관련된 업무의 수행에 관하여는 「민법」 제37조를 적용하지 아니함

7) 자율심의기구의 의견 제시 : 자율심의기구는 의료광고 제도 및 법령의 개선에 관하여 보건복지부장관에게 의견을 제시할 수 있음

8) 의료광고 심의의 유효기관

(1) 의료광고 심의의 유효기간은 심의를 신청하여 승인을 받은 날부터 3년

(2) 의료인 등이 유효기간의 만료 후 계속하여 의료광고를 하려는 경우에는 유효기간

만료 6개월 전에 자율심의기구에 의료광고 심의를 신청하여야 함
9) 자율심의기구가 정하는 사항 : 자율심의기구의 구성 · 운영 및 심의에 필요한 사항
10) 자율심의기구의 의무 : 자율심의기구는 심의 관련 업무를 수행할 때에는 규정에 따라 공정하고 투명하게 하여야 함

【예상문제】

1. 의료인 등이 의료광고를 하려는 경우 미리 자율심의를 위한 조직 등의 심의를 받아야 하는 광고매체로 잘못된 것은?
   ① 전년도 말 기준 직전 3개월 간 일일 평균 이용자 수가 1만 명 이상인 자가 운영하는 인터넷 매체 ② 옥외광고물 중 현수막, 벽보, 전단 ③ 신문 · 인터넷신문
   ④ 전광판 ⑤ 방송업자가 운영하는 인터넷 홈페이지

[답] ①

2. 의료광고 심의의 유효기간으로 올바른 것은?
   ① 심의를 신청한 날부터 3년 ② 심의를 신청하여 승인을 받은 날부터 3년
   ③ 심의를 신청한 날부터 5년 ④ 심의를 신청하여 승인을 받은 날부터 5년
   ⑤ 유효기간은 따로 정해져 있지 않다.

[답] ②

第57조의2(의료광고에 관한 심의위원회) ① 자율심의기구는 의료광고를 심의하기 위하여 제2항 각 호의 구분에 따른 심의위원회(이하 이 조에서 "심의위원회"라 한다)를 설치 · 운영하여야 한다.

② 심의위원회의 종류와 심의 대상은 다음 각 호와 같다. <개정 2020. 3. 4.>

1. 의료광고심의위원회: 의사, 의원, 의원의 개설자, 병원, 병원의 개설자, 요양병원(한의사가 개설한 경우는 제외한다), 요양병원의 개설자, 정신병원, 정신병원의 개설자, 종합병원(치과는 제외한다. 이하 이 호에서 같다), 종합병원의 개설자, 조산사, 조산원, 조산원의 개설자가 하는 의료광고의 심의
2. 치과의료광고심의위원회: 치과의사, 치과의원, 치과의원의 개설자, 치과병원, 치과병원의 개설자, 종합병원(치과만 해당한다. 이하 이 호에서 같다), 종합병원의 개설자가 하는 의료광고의 심의
3. 한방의료광고심의위원회: 한의사, 한의원, 한의원의 개설자, 한방병원, 한방병원의 개설자, 요양병원(한의사가 개설한 경우만 해당한다. 이하 이 호에서 같다), 요양병원의 개설자가 하는 의료광고의 심의

③ 제57조제2항제1호에 따른 자율심의기구 중 의사회는 제2항제1호에 따른 심의위원회만, 치과의사회는 같은 항 제2호에 따른 심의위원회만, 한의사회는 같은 항 제3호에 따른 심의위원회만 설치 · 운영하고, 제57조제2항제2호에 따른 자율심의기구는 제2항 각 호의 어느 하나에 해당하는 심의위원회만 설치 · 운영할 수 있다.

④ 심의위원회는 위원장 1명과 부위원장 1명을 포함하여 15명 이상 25명 이하의 위원으로 구성한다. 이 경우 제2항 각 호의 심의위원회 종류별로 다음 각 호의 구분에 따라 구성하여야 한다.

1. 의료광고심의위원회: 제5항제2호부터 제9호까지의 사람을 각각 1명 이상 포함하되, 같은 항 제4호부터 제9호까지의 사람이 전체 위원의 3분의 1 이상이 되도록 구성하여야 한다.
2. 치과의료광고심의위원회: 제5항제1호 및 제3호부터 제9호까지의 사람을 각각 1명 이상 포함하되, 같은 항 제4호부터 제9호까지의 사람이 전체 위원의 3분의 1 이상이 되도록 구성하여야 한다.
3. 한방의료광고심의위원회: 제5항제1호 · 제2호 및 제4호부터 제9호까지의 사람을 각각 1명 이상 포함하되, 같은 항 제4호부터 제9호까지의 사람이 전체 위원의 3분의 1 이상이 되도록 구성하여야 한다.

⑤ 심의위원회 위원은 다음 각 호의 어느 하나에 해당하는 사람 중에서 자율심의기구의 장이 위촉한다.

1. 의사 2. 치과의사 3. 한의사 4. 「약사법」 제2조제2호에 따른 약사
5. 「소비자기본법」 제2조제3호에 따른 소비자단체의 장이 추천하는 사람
6. 「변호사법」 제7조제1항에 따라 같은 법 제78조에 따른 대한변호사협회에 등록한 변호사로서 대한변호사협회의 장이 추천하는 사람
7. 「민법」 제32조에 따라 설립된 법인 중 여성의 사회참여 확대 및 복지 증진을 주된 목적으로 설립된 법인의 장이 추천하는 사람
8. 「비영리민간단체 지원법」 제4조에 따라 등록된 단체로서 환자의 권익 보호를 주된 목적으로 하는 단체의 장이 추천하는 사람
9. 그 밖에 보건의료 또는 의료광고에 관한 학식과 경험이 풍부한 사람

⑥ 제1항부터 제5항까지의 규정에서 정한 것 외에 심의위원회의 구성 및 운영에 필요한 사항은 자율심의기구가 정한다.

[본조신설 2018.3.27.]

【핵심요약】

1. 의료광고에 관한 심의위원회의 설치 · 운영

- 자율심의기구는 의료광고를 심의하기 위하여 심의위원회를 설치 · 운영하여야 함

2. 심의위원회의 종류와 심의 대상

1) 의료광고심의위원회 : 의사, 의원, 의원의 개설자, 병원, 병원의 개설자, 요양병원(한의사가 개설한 경우는 제외), 요양병원의 개설자, 종합병원(치과는 제외), 종합병원의 개설자, 조산사, 조산원, 조산원의 개설자가 하는 의료광고의 심의
2) 치과의료광고심의위원회 : 치과의사, 치과의원, 치과의원의 개설자, 치과병원, 치과병원의 개설자, 종합병원(치과만 해당), 종합병원의 개설자가 하는 의료광고의 심의
3) 한방의료광고심의위원회 : 한의사, 한의원, 한의원의 개설자, 한방병원, 한방병원의 개설자, 요양병원(한의사가 개설한 경우만 해당), 요양병원의 개설자가 하는 의료광고의 심의

3. 심의위원회 설치 · 운영권

1) 의사회 : 의료광고심위원회만 설치 · 운영
2) 치과의사회 : 치과의료광고심의위원회만 설치 · 운영
3) 한의사회 : 한방의료광고심의위원회만 설치 · 운영
4) 등록한 소비자단체로서 대통령령으로 정하는 기준을 충족하는 단체의 자율심의기구 : 1)~3)의 어느 하나에 해당하는 심의위원회만 설치 · 운영

4. 심의위원회의 구성

1) 구성 인원 : 위원장 1명과 부위원장 1명을 포함하여 15명 이상 25명 이하의 위원으로 구성
2) 구성 방법 : 심의위원회 종류별로 다음 각 호의 구분에 따라 구성하여야 함
   (1) 의료광고심의위원회 : 3)의 (2)~(9)의 사람을 각각 1명 이상 포함하되, (4)~(9)의 사람이 전체 위원의 3분의 1 이상이 되도록 구성하여야 함
   (2) 치과의료광고심의위원회 : 3)의 (1) 및 (3)~(9)의 사람을 각각 1명 이상 포함하되, (4)~(9)의 사람이 전체 위원의 3분의 1 이상이 되도록 구성하여야 함
   (3) 한방의료광고심의위원회 : 3)의 (1) · (2) 및 (4)~(9)의 사람을 각각 1명 이상 포함하되, (4)~(9)의 사람이 전체 위원의 3분의 1 이상이 되도록 구성하여야 함
3) 심의위원회 위원의 위촉 : 다음의 어느 하나에 해당하는 사람 중에서 자율심의기구의 장이 위촉
   (1) 의사 (2) 치과의사 (3) 한의사 (4) 약사

(5) 소비자단체의 장이 추천하는 사람

(6) 대한변호사협회에 등록한 변호사로서 대한변호사협회의 장이 추천하는 사람

(7) 「민법」에 따라 설립된 법인 중 여성의 사회참여 확대 및 복지 증진을 주된 목적으로 설립된 법인의 장이 추천하는 사람

(8) 「비영리민간단체 지원법」에 따라 등록된 단체로서 환자의 권익 보호를 주된 목적으로 하는 단체의 장이 추천하는 사람

(9) 그 밖에 보건의료 또는 의료광고에 관한 학식과 경험이 풍부한 사람

4) 자율심의기구가 정하는 사항 : 심의위원회의 구성 및 운영에 필요한 사항

【예상문제】

1. 의료광고심의위원회 위원의 구성에 대한 설명으로 올바른 것은?

① 위원장 1명과 부위원장 1명을 포함하여 15명 이상 25명 이하의 위원으로 구성한다.
② 위원장 1명과 부위원장 1명을 제외하고 15명 이상 25명 이하의 위원으로 구성한다.
③ 위원장 1명과 부위원장 1명을 포함하여 20명 이상 30명 이하의 위원으로 구성한다.
④ 위원장 1명과 부위원장 1명을 제외하고 20명 이상 30명 이하의 위원으로 구성한다.
⑤ 위원장 1명을 포함하여 15명 이상 30명 이하의 위원으로 구성한다.

[답] ①

2. 의료광고 심의위원의 위촉 대상이 아닌 자는?

① 약사 ② 한의사 ③ 치과의사 ④ 소비자단체의 장이 추천하는 사람 ⑤ 조산사

[답] ⑤

제57조의3(의료광고 모니터링) 자율심의기구는 의료광고가 제56조제1항부터 제3항까지의 규정을 준수하는지 여부에 관하여 모니터링하고, 보건복지부령으로 정하는 바에 따라 모니터링 결과를 보건복지부장관에게 제출하여야 한다.
[본조신설 2018.3.27.]

[시행규칙] **제61조의3(의료광고 모니터링)** 자율심의기구(법 제57조제2항에 따라 보건복지부장관에게 신고한 기관 또는 단체를 말한다)는 법 제57조의3에 따라 의료광고가 법 제56조제1항부터 제3항까지의 규정을 준수하는지 여부에 관한 모니터링 결과를 매 분기별로 분기가 끝난 후 30일 이내에 보건복지부장관에게 제출하여야 한다.
[본조신설 2018.9.27.]

【핵심요약】

의료광고 모니터링 1) 모니터링 의무자 : 자율심의기구 2) 내용 (1) 의료광고가 규정을 준수하는지 여부에 관하여 모니터링하고, (2) 보건복지부령으로 정하는 바에 따라 모니터링 결과를 보건복지부장관에게 제출하여야 함 3) 모니터링 결과 제출 : 매 분기별로 분기가 끝난 후 30일 이내에 보건복지부장관에게 제출

【예상문제】

1. 의료광고 자율심의기구는 의료광고가 규정을 준수하는지 여부에 관하여 모니터링하고, 모니터링 결과를 어떻게 처리하여야 하는가?

   ① 대통령령으로 정하는 바에 따라 모니터링 결과를 보건복지부장관에게 제출하여야 한다.
   ② 보건복지부령으로 정하는 바에 따라 모니터링 결과를 보건복지부장관에게 제출하여야 한다.
   ③ 대통령령으로 정하는 바에 따라 모니터링 결과를 대통령에게 제출하여야 한다.
   ④ 보건복지부령으로 정하는 바에 따라 모니터링 결과를 국회에 제출하여야 한다.
   ⑤ 대통령령으로 정하는 바에 따라 모니터링 결과를 국회에 제출하여야 한다.

[답] ②

제6장 감독

제58조(의료기관 인증) ① 보건복지부장관은 의료의 질과 환자 안전의 수준을 높이기 위하여 병원급 의료기관 및 대통령령으로 정하는 의료기관에 대한 인증(이하 "의료기관 인증"이라 한다)을 할 수 있다. <개정 2020.3.4>

② 보건복지부장관은 대통령령으로 정하는 바에 따라 의료기관 인증에 관한 업무를 제58조의11에 따른 의료기관평가인증원에 위탁할 수 있다. <개정 2020.3.4>

③ 보건복지부장관은 다른 법률에 따라 의료기관을 대상으로 실시하는 평가를 통합하여 제58조의11에 따른 의료기관평가인증원으로 하여금 시행하도록 할 수 있다.

[전문개정 2010.7.23.]

[시행령] **제29조(의료기관 인증업무의 위탁)** ① 법 제58조제2항에 따라 보건복지부장관은 법 제58조의

11에 따른 의료기관평가인증원(이하 이 조에서 “인증원”이라 한다)에 다음 각 호의 업무를 위탁한다. <개정 2020. 9. 4.>

1. 법 제58조의3제1항에 따른 인증기준 개발
2. 법 제58조의3제4항에 따른 조건부인증을 받은 의료기관에 대한 재인증
3. 법 제58조의4제1항부터 제3항까지의 규정에 따른 인증신청의 접수
4. 법 제58조의4제4항 전단에 따른 인증기준의 적합 여부 평가
5. 법 제58조의4제5항에 따른 평가 결과와 인증등급의 통보
6. 법 제58조의5에 따른 이의신청의 접수 및 처리 결과의 통보
7. 법 제58조의6제1항에 따른 인증서 교부
8. 법 제58조의7제1항에 따른 인증을 받은 의료기관의 인증기준, 인증 유효기간 및 법 제58조의4제4항에 따라 평가한 결과 등의 인터넷 홈페이지 등에의 공표
9. 법 제58조의7제2항제3호에 따른 교육 및 컨설팅 지원
10. 법 제58조의9에 따른 의료기관 인증의 사후관리

② 인증원의 장은 위탁받은 업무의 처리 내용을 보건복지부령으로 정하는 바에 따라 보건복지부장관에게 보고해야 한다. <개정 2020. 9. 4.> [전문개정 2011. 1. 24.]

[시행규칙] **제62조(수탁사업 실적 보고)** ① 법 제58조제2항 및 영 제29조제1항에 따라 업무를 위탁받은 법 제58조의11에 따른 의료기관평가인증원(이하 “인증원”이라 한다)의 장은 영 제29조제2항에 따라 인증신청 접수·평가결과 등 인증업무의 처리 내용을 별지 제23호의3서식에 따라, 이의신청 처리결과에 관한 내용을 별지 제23호의4서식에 따라 매 분기마다 보건복지부장관에게 보고해야 한다. <개정 2020. 9. 4.>

② 영 제29조제2항에 따라 인증원의 장은 법 제58조의4제4항에 따른 의료기관별 인증기준의 적합 여부에 대한 평가 결과와 법 제58조의3제2항에 따른 인증등급을 지체없이 보건복지부장관에게 보고해야 한다. <개정 2020. 9. 4.> [전문개정 2011. 2. 10.]

【핵심요약】

1. 의료기관 인증권자 [법 제58조]
- 보건복지부장관

2. 의료기관 인증의 목적
- 의료의 질과 환자 안전의 수준을 높이기 위하여

3. 인증 대상
- 병원급 의료기관, 외국인환자를 유치하려는 의료기관, 호스피스전문기관

4. 인증에 관한 업무 위탁
- 의료기관평가인증원

5. 인증전담기관의 위탁 업무 [시행령 제29조]

1) 인증기준 개발
2) 조건부인증을 받은 의료기관에 대한 재인증
3) 인증신청의 접수
4) 인증기준의 적합 여부 평가
5) 평가 결과와 인증등급의 통보
6) 이의신청의 접수 및 처리 결과의 통보
7) 인증서 교부
8) 인증을 받은 의료기관의 인증기준, 인증 유효기간 및 평가한 결과 등의 인터넷 홈페이지 등에의 공표
9) 교육 및 컨설팅 지원
10) 의료기관 인증의 사후관리

6. 평가의 통합 시행 [법 제58조 제3항]

- 보건복지부장관은 다른 법률에 따라 의료기관을 대상으로 실시하는 평가를 통합하여 의료기관평가인증원으로 하여금 시행하도록 할 수 있음

7. 수탁사업 실적 보고 [시행규칙 제62조]

- 의료기관평가인증원의 장은 인증신청 접수 · 평가결과 등 인증업무의 처리 내용과 이의신청 처리결과에 관한 내용을 매 분기마다 보건복지부장관에게 보고하여야 함

【예상문제】

1. 의료기관 인증의 대상인 아닌 의료기관은?
① 상급병원 ② 전문병원 ③ 종합병원 ④ 의원 ⑤ 치과병원

[답] ④

2. 의료기관에 대한 인증을 실시하는 자는?
① 보건복지부장관 ② 시 · 도지사 ③ 시장 ④ 관할 경찰서장 ⑤ 관할 보건소장

[답] ①

3. 보건복지부장관이 의료기관평가인증원에 위탁하는 업무가 아닌 것은?
① 인증기준의 충족 여부 평가 ② 인증결과에 따른 의료기관 예산지원
③ 평가결과와 인증등급의 통보 ④ 인증신청의 접수
⑤ 이의신청의 접수 및 처리 결과의 통보

[답] ②

제58조의2(의료기관인증위원회) ① 보건복지부장관은 의료기관 인증에 관한 주요 정책을 심의하기 위하여 보건복지부장관 소속으로 의료기관인증위원회(이하 이 조에서 "위원회"라 한다)를 둔다.

② 위원회는 위원장 1명을 포함한 15인 이내의 위원으로 구성한다.

③ 위원회의 위원장은 보건복지부차관으로 하고, 위원회의 위원은 다음 각 호의 사람 중에서 보건복지부장관이 임명 또는 위촉한다. <개정 2016.5.29.>

1. 제28조에 따른 의료인 단체 및 제52조에 따른 의료기관단체에서 추천하는 자
2. 노동계, 시민단체(「비영리민간단체지원법」 제2조에 따른 비영리민간단체를 말한다), 소비자단체(「소비자기본법」 제29조에 따른 소비자단체를 말한다)에서 추천하는 자
3. 보건의료에 관한 학식과 경험이 풍부한 자
4. 시설물 안전진단에 관한 학식과 경험이 풍부한 자
5. 보건복지부 소속 3급 이상 공무원 또는 고위공무원단에 속하는 공무원

④ 위원회는 다음 각 호의 사항을 심의한다.

1. 인증기준 및 인증의 공표를 포함한 의료기관 인증과 관련된 주요 정책에 관한 사항
2. 제58조제3항에 따른 의료기관 대상 평가제도 통합에 관한 사항
3. 제58조의7제2항에 따른 의료기관 인증 활용에 관한 사항
4. 그 밖에 위원장이 심의에 부치는 사항

⑤ 위원회의 구성 및 운영, 그 밖에 필요한 사항은 대통령령으로 정한다.

[본조신설 2010.7.23.]

[시행령] **제30조(의료기관인증위원회의 구성)** 법 제58조의2제1항에 따른 의료기관인증위원회(이하 "인증위원회"라 한다)의 위원은 다음 각 호의 구분에 따라 보건복지부장관이 임명하거나 위촉한다. <개정 2018.9.28.>

1. 법 제28조에 따른 의료인 단체 및 법 제52조에 따른 의료기관단체에서 추천하는 사람 5명
2. 노동계, 시민단체(「비영리민간단체지원법」 제2조에 따른 비영리민간단체를 말한다), 소비자단체(「소비자기본법」 제29조에 따른 소비자단체를 말한다)에서 추천하는 사람 5명
3. 보건의료 또는 의료기관 시설물 안전진단에 관한 학식과 경험이 풍부한 사람 3명
4. 보건복지부 소속 3급 이상 공무원 또는 고위공무원단에 속하는 공무원 1명

[전문개정 2011.1.24.]

[시행령] **제31조(위원의 임기)** ① 제30조제1호부터 제3호까지의 위원의 임기는 2년으로 한다.

② 위원의 사임 등으로 새로 위촉된 위원의 임기는 전임 위원 임기의 남은 기간으로 한다.

[전문개정 2011.1.24.]

[시행령] **제31조의2(인증위원회 위원의 해임 및 해촉)** 보건복지부장관은 인증위원회 위원이 다음 각 호

의 어느 하나에 해당하는 경우에는 해당 위원을 해임하거나 해촉할 수 있다.

1. 심신장애로 인하여 직무를 수행할 수 없게 된 경우
2. 직무와 관련된 비위사실이 있는 경우
3. 직무태만, 품위손상, 그 밖의 사유로 인하여 위원으로 적합하지 아니하다고 인정되는 경우
4. 위원 스스로 직무를 수행하는 것이 곤란하다고 의사를 밝히는 경우

[본조신설 2016.9.29.] [종전 제31조의2는 제31조의3으로 이동 <2016.9.29.>]

[시행령] **제31조의3(인증위원회의 운영)** ① 위원장은 인증위원회를 대표하고 인증위원회의 업무를 총괄한다.

② 인증위원회의 회의는 재적위원 3분의 1 이상의 요구가 있는 때 또는 위원장이 필요하다고 인정하는 때에 소집하고, 위원장이 그 의장이 된다.

③ 인증위원회의 회의는 재적위원 과반수의 출석으로 개의(開議)하고 출석위원 과반수의 찬성으로 의결한다.

④ 위원장이 부득이한 사유로 직무를 수행할 수 없을 때에는 위원장이 미리 지명한 위원이 그 직무를 대행한다.

⑤ 제1항부터 제4항까지에서 규정한 사항 외에 인증위원회의 운영 등에 필요한 사항은 인증위원회의 의결을 거쳐 위원장이 정한다.

[본조신설 2011.1.24.] [제31조의2에서 이동, 종전 제31조의3은 제31조의4로 이동 <2016.9.29.>]

[시행령] **제31조의4(간사)** ① 인증위원회에 인증위원회의 사무를 처리하기 위하여 간사 1명을 둔다.

② 간사는 보건복지부 소속 공무원 중에서 보건복지부장관이 지명한다.

[본조신설 2011.1.24.] [제31조의3에서 이동, 종전 제31조의4는 제31조의5로 이동 <2016.9.29.>]

[시행령] **제31조의5(수당 등)** 인증위원회의 회의에 출석한 공무원이 아닌 위원에게는 예산의 범위에서 수당 및 여비를 지급할 수 있다.

[본조신설 2011.1.24.] [제31조의4에서 이동 <2016.9.29.>]

【핵심요약】

1. 의료기관인증위원회 [법 제58조의2]

1) 설치 및 소속 : 보건복지부장관 소속으로 설치
2) 기능 : 의료기관 인증에 관한 주요 정책 심의
3) 의료기관인증위원회의 구성 [시행령 제30조]
   (1) 위원장 1명을 포함한 15인 이내의 위원
   (2) 위원장 : 보건복지부차관
   (3) 위원 : 다음 중 보건복지부장관이 임명 또는 위촉
      ① 의료인 단체 및 의료기관단체에서 추천하는 사람(5명)
      ② 노동계, 시민단체(비영리민간단체), 소비자단체에서 추천하는 사람(5명)

③ 보건의료 또는 의료기관 시설물 안전진단에 관한 학식과 경험이 풍부한 사람(3명)

④ 보건복지부 소속 3급 이상 공무원 또는 고위공무원단에 속하는 공무원(1명)

(4) 위원의 임기 [시행령 제31조]

① 위촉위원 : 2년

② 위원의 사임 등으로 새로 위촉된 위원 : 전임 위원 임기의 남은 기간

(5) 위원의 해임 및 해촉 : 보건복지부장관은 인증위원회 위원이 다음의 어느 하나에 해당하는 경우에는 해당 위원을 해임하거나 해촉할 수 있음 [시행령 제32조]

① 심신장애로 인하여 직무를 수행할 수 없게 된 경우

② 직무와 관련된 비위사실이 있는 경우

③ 직무태만, 품위손상, 그 밖의 사유로 인하여 위원으로 적합하지 아니하다고 인정되는 경우

④ 위원 스스로 직무를 수행하는 것이 곤란하다고 의사를 밝히는 경우

(6) 간사 [시행령 제31조의4]

① 인증위원회에 인증위원회의 사무를 처리하기 위하여 간사 1명을 둠

② 간사는 보건복지부 소속 공무원 중에서 보건복지부장관이 지명

2. 인증위원회의 운영 [시행령 제31조의3]

1) 위원장 : 인증위원회를 대표하고 인증위원회의 업무를 총괄

2) 인증위원회의 회의

(1) 재적위원 3분의 1 이상의 요구가 있는 때

(2) 위원장이 필요하다고 인정하는 때

※ 위원장이 의장이 됨

(3) 인증위원회의 회의는 재적위원 과반수의 출석으로 개의하고 출석위원 과반수의 찬성으로 의결

(4) 위원장이 부득이한 사유로 직무를 수행할 수 없을 때에는 위원장이 미리 지명한 위원이 그 직무를 대행

(5) 인증위원회의 운영 등에 필요한 사항은 인증위원회의 의결을 거쳐 위원장이 정함

3) 수당 등 [시행령 제31조의5] : 인증위원회의 회의에 출석한 공무원이 아닌 위원에게는 예산의 범위에서 수당 및 여비를 지급

3. 심의 사항 [법 제58조의2 제4항]

1) 인증기준 및 인증의 공표를 포함한 의료기관 인증과 관련된 주요 정책에 관한 사항

2) 의료기관 대상 평가제도 통합에 관한 사항

3) 의료기관 인증 활용에 관한 사항
4) 그 밖에 위원장이 심의에 부치는 사항

【예상문제】

1. 의료기관인증위원회의 위원이 될 수 없는 자는?
   ① 의료인 단체 및 의료기관단체에서 추천하는 사람
   ② 변호사협회에서 추천하는 사람
   ③ 소비자단체에서 추천하는 사람
   ④ 보건의료 또는 의료기관 시설물 안전진단에 관한 학식과 경험이 풍부한 사람
   ⑤ 보건복지부 소속 3급 이상 공무원

[답] ②

2. 의료기관인증위원회의 심의 사항과 거리가 먼 것은?
   ① 인증기준 및 인증의 공표에 관한 사항
   ② 의료기관 대상 평가제도 통합에 관한 사항
   ③ 인증대상 선정에 관한 사항
   ④ 의료기관 인증 활용에 관한 사항
   ⑤ 그밖에 위원장이 심의에 부치는 사항

[답] ③

제58조의3(의료기관 인증기준 및 방법 등) ① 의료기관 인증기준은 다음 각 호의 사항을 포함하여야 한다.
1. 환자의 권리와 안전
2. 의료기관의 의료서비스 질 향상 활동
3. 의료서비스의 제공과정 및 성과
4. 의료기관의 조직 · 인력관리 및 운영
5. 환자 만족도

② 인증등급은 인증, 조건부인증 및 불인증으로 구분한다. <개정 2020.3.4>
③ 인증의 유효기간은 4년으로 한다. 다만, 조건부인증의 경우에는 유효기간을 1년으로 한다. <개정 2020.3.4>
④ 조건부인증을 받은 의료기관의 장은 유효기간 내에 보건복지부령으로 정하는 바에 따라 재인증을 받아야 한다. <개정 2020.3.4>

⑤ 제1항에 따른 인증기준의 세부 내용은 보건복지부장관이 정한다. <개정 2020.3.4>
[본조신설 2010.7.23.]

[시행규칙] **제63조(의료기관의 재인증)** ① 법 제58조의3제4항에 따라 재인증을 받으려는 의료기관의 장은 별지 제23호의5서식의 인증신청서와 별지 제23호의6서식의 의료기관 운영현황을 인증원의 장에게 제출해야 한다. <개정 2020. 9. 4.>

② 의료기관의 재인증 절차는 다음 각 호와 같으며, 재인증 절차의 세부적인 사항은 보건복지부장관의 승인을 받아 인증원의 장이 정한다. <개정 2020. 9. 4.>

1. 인증신청
2. 조사계획 수립
3. 서면 및 현지조사 실시
4. 평가결과 분석 및 인증등급 결정
5. 이의신청 심의 및 처리결과 통보
6. 평가결과 및 인증등급 확정 및 공표

[전문개정 2011.2.10.]

【핵심요약】

1. 의료기관 인증기준에 포함되는 사항 [법 제58조의3]

1) 환자의 권리와 안전
2) 의료기관의 의료서비스 질 향상 활동
3) 의료서비스의 제공과정 및 성과
4) 의료기관의 조직·인력관리 및 운영
5) 환자 만족도

2. 인증등급

- 인증, 조건부인증 및 불인증

3. 인증의 유효기간

1) 인증 : 4년
2) 조건부인증 : 1년

4. 의료기관의 재인증 [시행령 제63조]

1) 조건부인증을 받은 후 재인증을 받으려는 의료기관의 장은 인증신청서와 의료기관 운영현황을 인증원의 장에게 제출해야 함

2) 재인증 절차

(1) 인증신청
(2) 조사계획 수립
(3) 서면 및 현지조사 실시
(4) 평가결과 분석 및 인증등급 결정
(5) 이의신청 심의 및 처리결과 통보
(6) 평가결과 및 인증등급 확정 및 공표

※ 의료기관의 재인증 절차의 세부적인 사항은 보건복지부장관의 승인을 받아 인증원의 장이 정함

【예상문제】

1. 의료기관 인증기준에 포함되는 사항과 거리가 먼 것은?
   ① 환자의 권리와 안전 ② 의료기관의 의료서비스 질 향상 활동
   ③ 의료서비스의 제공과정 및 성과 ④ 의료기관의 조직 · 인력관리 및 운영
   ⑤ 의료인의 만족도

[답] ⑤

2. 의료기관에 대한 조건부인증의 유효기간은?
   ① 1년 ② 2년 ③ 3년 ④ 4년 ⑤ 5년

[답] ①

제58조의4(의료기관 인증의 신청 및 평가) ① 의료기관 인증을 받고자 하는 의료기관의 장은 보건복지부령으로 정하는 바에 따라 보건복지부장관에게 신청할 수 있다.

② 제1항에도 불구하고 제3조제2항제3호에 따른 요양병원(「장애인복지법」 제58조제1항제4호에 따른 의료재활시설로서 제3조의2에 따른 요건을 갖춘 의료기관은 제외한다)의 장은 보건복지부령으로 정하는 바에 따라 보건복지부장관에게 인증을 신청하여야 한다. <개정 2020.3.4.>

③ 제2항에 따라 인증을 신청하여야 하는 요양병원이 조건부인증 또는 불인증을 받거나 제58조의10제1항제4호 및 제5호에 따라 인증 또는 조건부인증이 취소된 경우 해당 요양병원의 장은 보건복지부령으로 정하는 기간 내에 다시 인증을 신청하여야 한다. <개정 2020.3.4.>

④ 보건복지부장관은 인증을 신청한 의료기관에 대하여 제58조의3제1항에 따른 인증기준 적합 여부를 평가하여야 한다. 이 경우 보건복지부장관은 보건복지부령으로 정하는 바에 따라 필요한 조사를 할 수 있고, 인증을 신청한 의료기관은 정당한 사유가 없으면 조사에 협조하여야 한다. <신설 2020.3.4.>

⑤ 보건복지부장관은 제4항에 따른 평가 결과와 인증등급을 지체 없이 해당 의료기관의 장에게 통보하여야 한다. <신설 2020.3.4.>

[본조신설 2010.7.23.] [제목개정 2020.3.4.]

[시행규칙] **제64조(의료기관 인증의 신청 등)** ① 법 제58조의4제1항에 따라 인증을 받으려는 의료기관의 장은 별지 제23호의5서식의 인증신청서와 별지 제23호의6서식의 의료기관 운영현황을 인증원의 장에게 제출해야 한다. <2020. 9. 4.>

② 제1항에 따른 인증 절차는 제63조제2항을 준용한다.

③ 보건복지부장관은 법 제58조의4제2항에 따른 요양병원의 장에게 인증신청기간 1개월 전에 인증신청 대상 및 기간 등 조사계획을 수립ㆍ통보하여야 한다.

④ 제3항에 따라 조사계획을 통보받은 요양병원의 장은 신청기간 내에 별지 제23호의5서식의 인증신청서와 별지 제23호의6서식의 의료기관 운영현황을 인증원의 장에게 제출해야 한다. <개정 2020. 9. 4.>

⑤ 법 제58조의4제3항에 따라 다시 인증을 신청하려는 요양병원의 장은 조건부인증ㆍ불인증을 받은 날 또는 인증ㆍ조건부인증이 취소된 날부터 90일 이내에 별지 제23호의5서식의 인증신청서와 별지 제23호의6서식의 의료기관 운영현황을 인증원의 장에게 제출해야 한다. <신설 2020. 9. 4.>

⑥ 보건복지부장관은 법 제58조의4제4항 후단에 따라 인증을 신청한 의료기관에 대하여 인증등급을 결정하기 전에 현지조사를 실시할 수 있다. <신설 2020. 9. 4.>

⑦ 인증원의 장은 별지 제23호의7서식의 인증신청 접수대장과 별지 제23호의8서식의 인증서 발급대장을 작성하여 최종 기재일로부터 5년간 보관해야 한다. 이 경우 해당 기록은 전자문서로 작성ㆍ보관할 수 있다. <개정 2020. 9. 4.> [전문개정 2011. 2. 10.]

[시행규칙] **제64조의2(조사일정 통보)** 인증원의 장은 제64조제1항에 따른 의료기관 인증 신청을 접수한 날부터 30일 내에 해당 의료기관의 장과 협의하여 조사일정을 정하고 이를 통보해야 한다. <개정 2020. 9. 4.> [본조신설 2011. 2. 10.]

[시행규칙] **제64조의4(이의신청의 방법 및 처리 결과 통보)** ① 의료기관의 장은 법 제58조의4제5항에 따라 통보받은 평가 결과 및 인증등급에 대하여 이의가 있는 경우에는 그 통보받은 날부터 30일 내에 이의신청의 내용 및 사유가 포함된 별지 제23호의9서식의 이의신청서에 주장하는 사실을 증명할 수 있는 서류를 첨부하여 인증원의 장에게 제출해야 한다. <개정 2020. 9. 4.>

② 인증원의 장은 제1항에 따른 이의신청을 받은 경우 그 이의신청 내용을 조사한 후 처리 결과를 이의신청을 받은 날부터 30일 내에 해당 의료기관의 장에게 통보해야 한다. <개정 2020. 9. 4.>

[본조신설 2011. 2. 10.]

[시행규칙] **제64조의5(인증서 발급 및 재발급)** ① 인증원의 장은 법 제58조의6제1항에 따라 의료기관 인증을 받은 의료기관에 별지 제23호의10서식의 의료기관 인증서를 발급해야 한다. <개정 2020. 9. 4.>

② 제1항에 따른 의료기관 인증서를 발급받은 자가 다음 각 호의 어느 하나에 해당하여 의료기관 인증서를 재발급받으려는 경우에는 별지 제23호의11서식의 의료기관 인증서 재발급 신청서에 의료기관 인증서(의료기관 인증서를 잃어버린 경우는 제외한다)와 증명서류(제2호의 경우만 해당한다)를 첨부하여 인증원의 장에게 제출해야 한다. <개정 2015. 5. 29., 2018. 9. 27., 2020. 9. 4.>

1. 인증서를 잃어버리거나 인증서가 헐어 사용하지 못하게 된 경우
2. 의료기관의 개설자가 변경된 경우

③ 제2항에 따른 의료기관 인증서 재발급 신청을 받은 인증원의 장이 의료기관 인증서를 재발급한 때에는 별지 제23호의8서식의 인증서 발급대장에 그 내용을 적어야 한다. <개정 2020. 9. 4.>

[본조신설 2011. 2. 10.] [제목개정 2020. 9. 4.]

[시행규칙] **제64조의7(의료기관 인증의 공표)** 인증원의 장은 법 제58조의7제1항에 따라 다음 각 호의

사항을 인터넷 홈페이지 등에 공표해야 한다. <개정 2020. 9. 4.>

1. 해당 의료기관의 명칭, 종별, 진료과목 등 일반현황
2. 인증등급 및 인증의 유효기간
3. 인증기준에 따른 평가 결과
4. 그 밖에 의료의 질과 환자 안전의 수준을 높이기 위하여 보건복지부장관이 정하는 사항

[본조신설 2011. 2. 10.]

[시행규칙] **제64조의8(의료기관 인증의 사후관리 방법)** ① 보건복지부장관은 법 제58조의9에 따라 인증을 받은 의료기관에 대하여 법 제58조의3제3항에 따른 의료기관 인증의 유효기간 내에 1회 이상 인증기준의 충족 여부를 조사할 수 있다.

② 제1항에 따른 조사는 서면조사 또는 현지조사의 방법으로 실시할 수 있다.

③ 제1항 및 제2항에서 규정한 사항 외에 의료기관 인증의 사후관리에 관한 세부적인 사항은 보건복지부장관의 승인을 받아 인증원의 장이 정한다.

[본조신설 2020. 9. 4.][종전 제64조의8은 제64조의9로 이동 <2020. 9. 4.>]

[시행규칙] **제64조의9(의료기관 인증의 취소 등)** ① 법 제58조의10제1항에 따라 의료기관 인증 또는 조건부인증이 취소된 의료기관의 장은 지체없이 인증서를 인증원의 장에게 반납하고, 인증마크의 사용을 정지해야 한다. <개정 2020. 9. 4.>

② 법 제58조의10제1항에 따른 의료기관의 인증 또는 조건부인증의 취소 및 인증마크의 사용정지 등에 관한 세부기준은 별표 10과 같다. <신설 2020. 9. 4.>

[본조신설 2011. 2. 10.][제목개정 2020. 9. 4.][제64조의8에서 이동, 종전 제64조의9는 제64조의11로 이동 <2020. 9. 4.>]

[시행규칙] **제64조의10(인증비용의 승인)** 법 제58조의11제6항에 따라 인증원의 장은 의료기관의 종류 및 규모별로 인증에 소요되는 비용을 다음 각 호에 따라 산정하여 보건복지부장관의 승인을 받아야 한다. <개정 2020. 9. 4.>

1. 조사수당, 여비 등 현지조사에 드는 직접비용
2. 인건비, 기관운영비 등 인증원 운영에 드는 간접비용
3. 그 밖에 의료기관 인증기준을 충족하도록 지원하는 전문가의 진단 및 기술 지원 등에 드는 컨설팅 비용

[본조신설 2011. 2. 10.] [제64조의3에서 이동 <2020. 9. 4.>]

【핵심요약】

1. 의료기관 인증의 신청 [법 제58조의4]

1) 의료기관 인증을 받고자 하는 의료기관의 장은 보건복지부령으로 정하는 바에 따라 보건복지부장관에게 신청할 수 있음

2) 요양병원(의료재활시설로서 병원급 의료기관은 제외)의 장은 보건복지부령으로 정하

는 바에 따라 보건복지부장관에게 인증을 신청하여야 함

(1) 보건복지부장관은 요양병원의 장에게 인증신청기간 1개월 전에 인증신청 대상 및 기간 등 조사계획을 수립 · 통보하여야 함.

(2) 조사계획을 통보받은 요양병원의 장은 신청기간 내에 인증신청서와 의료기관 운영현황을 인증원의 장에게 제출해야 함.

3) 요양병원이 조건부인증 또는 불인증을 받거나 인증 또는 조건부인증이 취소된 경우 해당 요양병원의 장은 보건복지부령으로 정하는 기간 내에 다시 인증을 신청하여야 함

(1) 3)에 따라 다시 인증을 신청하려는 요양병원의 장은 조건부인증 · 불인증을 받은 날 또는 인증 · 조건부인증이 취소된 날부터 90일 이내에 인증신청서와 의료기관 운영현황을 인증원의 장에게 제출해야 함

(2) 보건복지부장관은 법 제58조의4제4항 후단에 따라 인증을 신청한 의료기관에 대하여 인증등급을 결정하기 전에 현지조사를 실시할 수 있음

4) 인증원의 장은 인증신청 접수대장을 작성하여 최종 기재일로부터 5년간 보관해야 함 (전자문서로도 작성 · 보관할 수 있음)

2. 조사일정 통보 [시행규칙 제64조의4]

1) 의료기관의 장은 통보받은 평가 결과 및 인증등급에 대하여 이의가 있는 경우에는 그 통보받은 날부터 30일 내에 이의신청서에 주장하는 사실을 증명할 수 있는 서류를 첨부하여 인증원의 장에게 제출해야 함

2) 인증원의 장은 이의신청을 받은 날부터 30일 내에 해당 의료기관의 장에게 통보해야 함

3. 인증비용의 승인 [시행규칙 제64조의10]

- 인증원의 장은 의료기관의 종류 및 규모별로 인증에 소요되는 비용을 다음 각 호에 따라 산정하여 보건복지부장관의 승인을 받아야 함

1) 조사수당, 여비 등 현지조사에 드는 직접비용

2) 인건비, 기관운영비 등 인증전담기관 운영에 드는 간접비용

3) 그 밖에 의료기관 인증기준을 충족하도록 지원하는 전문가의 진단 및 기술 지원 등에 드는 컨설팅 비용

4. 의료기관 인증의 평가 [법 제58조의4]

1) 보건복지부장관은 인증을 신청한 의료기관에 대하여 인증기준 적합 여부를 평가하여야 함

※ 이 경우 보건복지부장관은 보건복지부령으로 정하는 바에 따라 필요한 조사를 할 수 있고, 인증을 신청한 의료기관은 정당한 사유가 없으면 조사에 협조하여야 함

2) 보건복지부장관은 평가 결과와 인증등급을 지체 없이 해당 의료기관의 장에게 통보하여야 함

【예상문제】

1. 의무적으로 인증을 신청하여야 하는 의료기관은?

① 요양병원 ② 병원급 의료기관 ③ 종합병원 ④ 상급종합병원 ⑤ 모든 의료기관

[답] ①

제58조의5(이의신청) ① 의료기관 인증을 신청한 의료기관의 장은 평가결과 또는 인증등급에 관하여 보건복지부장관에게 이의신청을 할 수 있다.

② 제1항에 따른 이의신청은 평가결과 또는 인증등급을 통보받은 날부터 30일 이내에 하여야 한다. 다만, 책임질 수 없는 사유로 그 기간을 지킬 수 없었던 경우에는 그 사유가 없어진 날부터 기산한다.

③ 제1항에 따른 이의신청의 방법 및 처리 결과의 통보 등에 필요한 사항은 보건복지부령으로 정한다.

[본조신설 2010.7.23.]

[시행규칙] **제64조의4(이의신청의 방법 및 처리 결과 통보)** ① 의료기관의 장은 법 제58조의4제5항에 따라 통보받은 평가 결과 및 인증등급에 대하여 이의가 있는 경우에는 그 통보받은 날부터 30일 내에 이의신청의 내용 및 사유가 포함된 별지 제23호의9서식의 이의신청서에 주장하는 사실을 증명할 수 있는 서류를 첨부하여 인증원의 장에게 제출해야 한다. <개정 2020. 9. 4.>

② 인증원의 장은 제1항에 따른 이의신청을 받은 경우 그 이의신청 내용을 조사한 후 처리 결과를 이의신청을 받은 날부터 30일 내에 해당 의료기관의 장에게 통보해야 한다. <개정 2020. 9. 4.>

[본조신설 2011.2.10.]

【핵심요약】

1. 이의신청

1) 정의 : 의료기관 인증을 신청한 의료기관의 장은 평가결과 또는 인증등급에 관하여 보건복지부장관에게 이의신청을 할 수 있음

2) 이의신청 기간 : 평가결과 또는 인증등급을 통보받은 날부터 30일 이내

※ 책임질 수 없는 사유로 그 기간을 지킬 수 없었던 경우에는 그 사유가 없어진 날

부터 기산

2. 이의신청의 방법 및 처리 결과 통보 [시행령 제64조의4]

1) 의료기관의 장은 통보받은 평가결과 및 인증등급에 대하여 이의가 있는 경우에는 그 통보 받은 날부터 30일 내에 이의신청의 내용 및 사유가 포함된 이의신청서에 주장하는 사실을 증명할 수 있는 서류를 첨부하여 인증원의 장에게 제출
2) 인증원의 장은 이의신청을 받은 경우 그 이의신청 내용을 조사한 후 처리 결과를 이의신청을 받은 날부터 30일 내에 해당 의료기관의 장에게 통보

【예상문제】

1. 의료기관 인증에 대한 평가결과 또는 인증등급에 관하여 이의신청을 할 수 있는 기간은?
   ① 인증평가를 받은 날로부터 15일 이내
   ② 인증평가를 받은 날로부터 60일 이내
   ③ 평가결과 또는 인증등급을 통보받은 날부터 15일 이내
   ④ 평가결과 또는 인증등급을 통보받은 날부터 30일 이내
   ⑤ 이의신청은 할 수 없다.

[답] ④

제58조의6(인증서와 인증마크) ① 보건복지부장관은 인증을 받은 의료기관에 인증서를 교부하고 인증을 나타내는 표시(이하 "인증마크"라 한다)를 제작하여 인증을 받은 의료기관이 사용하도록 할 수 있다.
② 누구든지 제58조제1항에 따른 인증을 받지 아니하고 인증서나 인증마크를 제작·사용하거나 그 밖의 방법으로 인증을 사칭하여서는 아니 된다.
③ 인증마크의 도안 및 표시방법 등에 필요한 사항은 보건복지부령으로 정한다.
[본조신설 2010.7.23.]

[시행규칙] **제64조의5(인증서 발급 및 재발급)** ① 인증원의 장은 법 제58조의6제1항에 따라 의료기관 인증을 받은 의료기관에 별지 제23호의10서식의 의료기관 인증서를 발급해야 한다. <개정 2020. 9. 4.>
② 제1항에 따른 의료기관 인증서를 발급받은 자가 다음 각 호의 어느 하나에 해당하여 의료기관 인증서를 재발급받으려는 경우에는 별지 제23호의11서식의 의료기관 인증서 재발급 신청서에 의료기관 인증서(의료기관 인증서를 잃어버린 경우는 제외한다)와 증명서류(제2호의 경우만 해당한다)를 첨부하여 인증원의 장에게 제출해야 한다. <개정 2020. 9. 4.>
1. 인증서를 잃어버리거나 헐어 사용하지 못하게 된 경우

2. 의료기관의 개설자가 변경된 경우

③ 제2항에 따른 의료기관 인증서 재발급 신청을 받은 인증원의 장이 의료기관 인증서를 재발급한 때에는 별지 제23호의8서식의 인증서 발급대장에 그 내용을 적어야 한다. <개정 2020. 9. 4.>

[본조신설 2011.2.10.] [제목개정 2020. 9. 4.]

[시행규칙] **제64조의6(인증마크의 도안 및 표시방법)** ① 제58조의6제3항에 따른 인증을 나타내는 표시(이하 "인증마크"라 한다)의 도안 및 표시방법은 별표 9와 같다.

② 인증마크의 사용기간은 법 제58조의3제3항에 따른 의료기관 인증의 유효기간으로 한다. <개정 2020. 9. 4.>

[본조신설 2011.2.10.]

【핵심요약】

1. 인증서와 인증마크

1) 보건복지부장관은 인증을 받은 의료기관에 인증서를 교부하고 인증마크를 제작하여 인증을 받은 의료기관이 사용하도록 할 수 있음

2) 누구든지 인증을 받지 아니하고 인증서나 인증마크를 제작·사용하거나 그 밖의 방법으로 인증을 사칭하여서는 아니 됨

3) 보건복지부령으로 정하는 사항

- 인증마크의 도안 및 표시방법 등에 필요한 사항
- 인증마크의 사용기간은 의료기관 인증의 유효기간으로 함

2. 인증서 발급 및 재발급 [시행규칙 제64조의5]

1) 인증서 교부

- 인증원의 장은 의료기관 인증을 받은 의료기관에 의료기관 인증서를 발급

2) 인증서 재발급

(1) 인증서를 잃어버리거나 헐어 사용하지 못하게 된 경우

(2) 의료기관의 개설자가 변경된 경우

3. 인증마크의 도안 및 표시방법 [시행규칙 제64조의6]

1) 인증마크의 도안 및 표시방법

- 규칙 [별표 9] 의료기관 인증마크의 도안 및 표시방법 참조

2) 인증마크의 사용기간 : 의료기관 인증의 유효기간

【예상문제】

1. 의료기관 인증에 대한 설명으로 잘못된 것은?

① 보건복지부장관은 인증마크를 제작하여 인증을 받은 의료기관이 사용하도록 할 수 있다.

② 그 누구도 인증을 받지 아니하고 인증서나 인증마크를 제작 · 사용하면 아니 된다.

③ 인증원은 인증에 소요되는 비용을 징수할 수 있다.

④ 인증을 사칭한 자는 1년 이하의 징역이나 500만원 이하의 벌금에 처한다.

⑤ 인증마크의 도안 및 표시방법 등에 필요한 사항은 대통령령으로 정한다.

[답] ⑤

제58조의7(인증의 공표 및 활용) ① 보건복지부장관은 인증을 받은 의료기관에 관하여 인증기준, 인증 유효기간 및 제58조의4제4항에 따라 평가한 결과 등 보건복지부령으로 정하는 사항을 인터넷 홈페이지 등에 공표하여야 한다. <개정 2020. 3. 4.>

② 보보건복지부장관은 제58조의4제4항에 따른 평가 결과와 인증등급을 활용하여 의료기관에 대하여 다음 각 호에 해당하는 행정적 · 재정적 지원 등 필요한 조치를 할 수 있다. <개정 2020. 3. 4.>

1. 제3조의4에 따른 상급종합병원 지정
2. 제3조의5에 따른 전문병원 지정
3. 의료의 질 및 환자 안전 수준 향상을 위한 교육, 컨설팅 지원
4. 그 밖에 다른 법률에서 정하거나 보건복지부장관이 필요하다고 인정한 사항

③ 제1항에 따른 공표 등에 필요한 사항은 보건복지부령으로 정한다.

[본조신설 2010.7.23.]

[시행규칙] **제64조의7(의료기관 인증의 공표)** 인증원의 장은 법 제58조의7제1항에 따라 다음 각 호의 사항을 인터넷 홈페이지 등에 공표해야 한다. <개정 2020. 9. 4.>

1. 해당 의료기관의 명칭, 종별, 진료과목 등 일반현황
2. 인증등급 및 인증의 유효기간
3. 인증기준에 따른 평가결과
4. 그 밖에 의료의 질과 환자 안전의 수준을 높이기 위하여 보건복지부장관이 정하는 사항

[본조신설 2011.2.10.]

【핵심요약】

1. 의료기관 인증의 공표 [시행규칙 제64조의7]

1) 인증의 공표 내용 : 보건복지부장관은 인증을 받은 의료기관에 관하여 인증기준, 인증 유효기간 및 평가한 결과 등을 인터넷 홈페이지 등에 공표

2) 의료기관 인증의 공표 상세 내용(보건복지부령)

(1) 해당 의료기관의 명칭, 종별, 진료과목 등 일반현황

(2) 인증등급 및 인증의 유효기간
(3) 인증기준에 따른 평가결과
(4) 그 밖에 의료의 질과 환자 안전의 수준을 높이기 위하여 보건복지부장관이 정하는 사항

2. 인증등급의 활용 [법 제58조의7]

- 보건복지부장관은 평가 결과와 인증등급을 활용하여 의료기관에 대하여 다음 각 호에 해당하는 행정적·재정적 지원 등 필요한 조치를 할 수 있음

1) 상급종합병원 지정
2) 전문병원 지정
3) 의료의 질 및 환자 안전 수준 향상을 위한 교육, 컨설팅 지원
4) 그 밖에 다른 법률에서 정하거나 보건복지부장관이 필요하다고 인정한 사항

【예상문제】

1. 인증등급을 활용하여 보건복지부장관이 취할 수 있는 행정적·재정적 지원 조치들로 짝지은 것은?

가. 상급종합병원 지정	나. 종합병원 지정
다. 전문병원 지정	라. 부대사업 인정

① 가, 나, 다　② 가, 다　③ 나, 라　④ 라　⑤ 가, 나, 다, 라

[답] ②

제58조의8(자료의 제공요청) ① 보건복지부장관은 인증과 관련하여 필요한 경우에는 관계 행정기관, 의료기관, 그 밖의 공공단체 등에 대하여 자료의 제공 및 협조를 요청할 수 있다.
② 제1항에 따른 자료의 제공과 협조를 요청받은 자는 정당한 사유가 없는 한 요청에 따라야 한다. [본조신설 2010.7.23.]

【핵심요약】

인증관련 자료의 제공 및 협조 요청

1) 자료 및 협조 요청자 : 보건복지부장관
2) 자료 및 협조요청 가능 사유 : 인증과 관련하여 필요한 경우
3) 자료 및 협조요청 가능 기관 : 관계 행정기관, 의료기관, 그 밖의 공공단체 등
※ 자료의 제공과 협조를 요청받은 자는 정당한 사유가 없는 한 요청에 따라야 함

제58조의9(의료기관 인증의 사후관리) 보건복지부장관은 인증의 실효성을 유지하기 위하여 보건복지부령으로 정하는 바에 따라 인증을 받은 의료기관에 대하여 제58조의3제1항에 따른 인증기준의 충족 여부를 조사할 수 있다.
[본조신설 2020.3.4.] [종전 제58조의9는 제58조의10으로 이동 <2020.3.4.>]

[시행규칙] **제64조의8(의료기관 인증의 사후관리 방법)** ① 보건복지부장관은 법 제58조의9에 따라 인증을 받은 의료기관에 대하여 법 제58조의3제3항에 따른 의료기관 인증의 유효기간 내에 1회 이상 인증기준의 충족 여부를 조사할 수 있다.

② 제1항에 따른 조사는 서면조사 또는 현지조사의 방법으로 실시할 수 있다.

③ 제1항 및 제2항에서 규정한 사항 외에 의료기관 인증의 사후관리에 관한 세부적인 사항은 보건복지부장관의 승인을 받아 인증원의 장이 정한다.

[본조신설 2020. 9. 4.] [종전 제64조의8은 제64조의9로 이동 <2020. 9. 4.>]

【핵심요약】

의료기관 인증의 사후관리

1) 관리권자 : 보건복지부장관
2) 목적 : 인증의 실효성을 유지하기 위하여
3) 조치 : 보건복지부령으로 정하는 바에 따라 인증을 받은 의료기관에 대하여 인증기준의 충족 여부를 조사할 수 있음
(1) 의료기관 인증의 유효기간 내에 1회 이상 인증기준의 충족 여부를 조사할 수 있음
(2) 조사는 서면조사 또는 현지조사의 방법으로 실시
(3) 제1항 및 제2항에서 규정한 사항 외에 의료기관 인증의 사후관리에 관한 세부적인 사항은 보건복지부장관의 승인을 받아 인증원의 장이 정함

제58조의10(의료기관 인증의 취소 등) ① 보건복지부장관은 인증을 받은 의료기관이 인증 유효기간 중 다음 각 호의 어느 하나에 해당하는 경우에는 의료기관 인증 또는 조건부인증을 취소하거나 인증마크의 사용정지 또는 시정을 명할 수 있다. 다만, 제1호 및 제2호에 해당하는 경우에는 인증 또는 조건부인증을 취소하여야 한다. <개정 2020.3.4.>

1. 거짓이나 그 밖의 부정한 방법으로 인증 또는 조건부인증을 받은 경우
2. 제64조제1항에 따라 의료기관 개설 허가가 취소되거나 폐쇄명령을 받은 경우
3. 의료기관의 종별 변경 등 인증 또는 조건부인증의 전제나 근거가 되는 중대한 사실이 변경된 경우

4. 제58조의3제1항에 따른 인증기준을 충족하지 못하게 된 경우
5. 인증마크의 사용정지 또는 시정명령을 위반한 경우

② 제1항제1호에 따라 인증이 취소된 의료기관은 인증 또는 조건부인증이 취소된 날부터 1년 이내에 인증 신청을 할 수 없다.

③ 제1항에 따른 의료기관 인증 또는 조건부인증의 취소 및 인증마크의 사용정지 등에 필요한 절차와 처분의 기준 등은 보건복지부령으로 정한다. <신설 2020.3.4.>

[본조신설 2010.7.23.] [제목개정 2020.3.4.] [제58조의9에서 이동 <2020.3.4.>]

[시행규칙] **제64조의9(의료기관 인증의 취소 등)** ① 법 제58조의10제1항에 따라 의료기관 인증 또는 조건부인증이 취소된 의료기관의 장은 지체없이 인증서를 인증원의 장에게 반납하고, 인증마크의 사용을 정지해야 한다. <개정 2020. 9. 4.>

② 법 제58조의10제1항에 따른 의료기관의 인증 또는 조건부인증의 취소 및 인증마크의 사용정지 등에 관한 세부기준은 별표 10과 같다. <신설 2020. 9. 4.>

[본조신설 2011. 2. 10.][제목개정 2020. 9. 4.][제64조의8에서 이동, 종전 제64조의9는 제64조의11로 이동 <2020. 9. 4.>]

【핵심요약】

1. 의료기관 인증의 취소 등 [법 제58조의10]

1) 취소권자 : 보건복지부장관
2) 사유 및 조치 : 의료기관 인증 또는 조건부인증이 취소된 의료기관의 장은 지체없이 인증서를 인증원의 장에게 반납하고, 인증마크의 사용을 정지해야 함 [시행규칙 제64조의9 별표10] 참조
   (1) 거짓이나 그 밖의 부정한 방법으로 인증 또는 조건부인증을 받은 경우
      - 1차 위반 : 인중 또는 조건부인증 취소
   (2) 의료기관 개설 허가가 취소되거나 폐쇄명령을 받은 경우
      - 1차 위반 : 인중 또는 조건부인증 취소
   (3) 의료기관의 종별 변경 등 인증 또는 조건부인증의 전제나 근거가 되는 중대한 사실이 변경된 경우
      - 1차 위반 : 시정명령, 2차 위반 : 시정명령 및 인증마크사용정지, 3차 위반 : 인증 또는 조건부인증 취소
   (4) 인증기준을 충족하지 못하게 된 경우
      - 1차 위반 : 시정명령, 2차 위반 : 시정명령 및 인증마크사용정지, 3차 위반 : 인

증 또는 조건부인증 취소
(5) 인증마크의 사용정지 또는 시정명령을 위반한 경우
① 인증마크의 사용정지를 위반한 경우
- 1차 위반 : 인증 또는 조건부 인증 취소
② 시정명령을 위반한 경우
- 1차 위반 : 시정명령 및 인증마크 사용정지, 2차 위반 : 인증 또는 조건부 인증 취소
③ 시정명령에 따른 시정기간 및 인증마크사용정기의 기간 : 3개월
3) 인증 또는 조건부인증이 취소된 날부터 1년 이내에 인증 신청을 할 수 없음

【예상문제】

1. 의료기관 인증취소 사유에 해당하는 것들로 짝지은 것은?

가. 거짓이나 그 밖의 부정한 방법으로 인증 또는 조건부인증을 받은 경우
나. 인증 또는 조건부인증의 전제나 근거가 되는 중대한 사실이 변경된 경우
다. 의료기관 개설 허가가 취소되거나 폐쇄명령을 받은 경우
라. 소속 의료인이 면허자격 정지를 받은 경우

① 가, 나, 다 ② 가, 다 ③ 나, 라 ④ 라 ⑤ 가, 나, 다, 라

[답] ①

第58조의11(의료기관평가인증원의 설립 등) ① 의료기관 인증에 관한 업무와 의료기관을 대상으로 실시하는 각종 평가 업무를 효율적으로 수행하기 위하여 의료기관평가인증원(이하 "인증원"이라 한다)을 설립한다.
② 인증원은 다음 각 호의 업무를 수행한다.
1. 의료기관 인증에 관한 업무로서 제58조제2항에 따라 위탁받은 업무
2. 다른 법률에 따라 의료기관을 대상으로 실시하는 평가 업무로서 보건복지부장관으로부터 위탁받은 업무
3. 그 밖에 이 법 또는 다른 법률에 따라 보건복지부장관으로부터 위탁받은 업무
③ 인증원은 법인으로 하고, 주된 사무소의 소재지에 설립등기를 함으로써 성립한다.
④ 인증원에는 정관으로 정하는 바에 따라 임원과 필요한 직원을 둔다.
⑤ 보건복지부장관은 인증원의 운영 및 사업에 필요한 경비를 예산의 범위에서 지원할 수 있다.

⑥ 인증원은 보건복지부장관의 승인을 받아 의료기관 인증을 신청한 의료기관의 장으로부터 인증에 소요되는 비용을 징수할 수 있다.
⑦ 인증원은 제2항에 따른 업무 수행에 지장이 없는 범위에서 보건복지부령으로 정하는 바에 따라 교육, 컨설팅 등 수익사업을 할 수 있다.
⑧ 인증원에 관하여 이 법 및 「공공기관의 운영에 관한 법률」에서 정하는 사항 외에는 「민법」 중 재단법인에 관한 규정을 준용한다. [본조신설 2020.3.4.]

【핵심요약】

의료기관평가인증원의 설립 등

1) 목적 : 의료기관 인증에 관한 업무와 의료기관을 대상으로 실시하는 각종 평가 업무를 효율적으로 수행하기 위하여
2) 인증원의 수행 업무
   (1) 의료기관 인증에 관한 업무로서 법 제58조제2항에 따라 위탁받은 업무
      ※ 법 제58조제2항 : 보건복지부장관은 대통령령으로 정하는 바에 따라 의료기관 인증에 관한 업무를 의료기관평가인증원에 위탁할 수 있음
   (2) 다른 법률에 따라 의료기관을 대상으로 실시하는 평가 업무로서 보건복지부장관으로부터 위탁받은 업무
   (3) 그 밖에 이 법 또는 다른 법률에 따라 보건복지부장관으로부터 위탁받은 업무
3) 인증의 성립 : 인증원은 법인으로 하고, 주된 사무소의 소재지에 설립등기를 함으로써 성립
4) 임원 및 직원 : 인증원에는 정관으로 정하는 바에 따라 임원과 필요한 직원을 둠
5) 경비 지원 : 보건복지부장관은 인증원의 운영 및 사업에 필요한 경비를 예산의 범위에서 지원할 수 있음
6) 비용 징수 : 인증원은 보건복지부장관의 승인을 받아 의료기관 인증을 신청한 의료기관의 장으로부터 인증에 소요되는 비용을 징수할 수 있음
7) 수익사업 : 인증원은 업무 수행에 지장이 없는 범위에서 보건복지부령으로 정하는 바에 따라 교육, 컨설팅 등 수익사업을 할 수 있음
8) 규정 준용 : 인증원에 관하여 이 법 및 「공공기관의 운영에 관한 법률」에서 정하는 사항 외에는 「민법」 중 재단법인에 관한 규정을 준용

【예상문제】

1. 의료기관 인증에 관한 업무와 의료기관을 대상으로 실시하는 각종 평가 업무를 효율적으로 수행하기 위하여 설립하는 기구는?
   ① 의료기관평가인증원 ② 건강보험심사평가원 ③ 국민건강보험공단
   ④ 의료기관심사평가원 ⑤ 질병관리청

[답] ①

> **제59조(지도와 명령)** ① 보건복지부장관 또는 시 · 도지사는 보건의료정책을 위하여 필요하거나 국민보건에 중대한 위해(危害)가 발생하거나 발생할 우려가 있으면 의료기관이나 의료인에게 필요한 지도와 명령을 할 수 있다. <개정 2010.1.18.>
> ② 보건복지부장관, 시 · 도지사 또는 시장 · 군수 · 구청장은 의료인이 정당한 사유 없이 진료를 중단하거나 의료기관 개설자가 집단으로 휴업하거나 폐업하여 환자 진료에 막대한 지장을 초래하거나 초래할 우려가 있다고 인정할 만한 상당한 이유가 있으면 그 의료인이나 의료기관 개설자에게 업무개시 명령을 할 수 있다. <개정 2010.1.18.>
> ③ 의료인과 의료기관 개설자는 정당한 사유 없이 제2항의 명령을 거부할 수 없다.

【핵심요약】

1. 지도와 명령

1) 지도와 명령권자 : 보건복지부장관 또는 시 · 도지사

2) 사유

(1) 보건의료정책을 위하여 필요하거나

(2) 국민보건에 중대한 위해가 발생하거나 발생할 우려가 있을 때

3) 조치 : 의료기관이나 의료인에게 필요한 지도와 명령

2. 업무개시 명령

1) 업무개시 명령권자 : 보건복지부장관, 시 · 도지사 또는 시장 · 군수 · 구청장

2) 사유

(1) 의료인이 정당한 사유 없이 진료를 중단하거나

(2) 의료기환 개설자가 집단으로 휴업하거나 폐업하여 환자 진료에 막대한 지장을 초래하거나 초래할 우려가 있다고 인정할 만한 상당한 이유가 있을 때

3) 조치 : 의료인이나 의료기관 개설자에게 업무개시 명령

※ 의료인과 의료기관 개설자는 정당한 사유 없이 업무개시 명령을 거부 할 수 없음

【예상문제】

1. 보건복지부장관, 시 · 도지사 또는 시장 · 군수 · 구청장이 의료기관의 집단휴업으로 환자 진료에 막대한 지장이 발생할 때 의료기관에 대하여 할 수 있는 조치는?

① 허가를 취소할 수 있다.
② 업무개시 명령을 할 수 있다.
③ 지도와 명령을 할 수 있다.
④ 업무의 정지를 명할 수 있다.
⑤ 폐업을 명할 수 있다.

[답] ②

제60조(병상 수급계획의 수립 등) ① 보건복지부장관은 병상의 합리적인 공급과 배치에 관한 기본시책을 5년마다 수립하여야 한다. <개정 2019.8.27.>

② 시 · 도지사는 제1항에 따른 기본시책에 따라 지역 실정을 고려하여 특별시 · 광역시 또는 도 단위의 지역별 · 기능별 · 종별 의료기관 병상 수급 및 관리계획을 수립한 후 보건복지부장관에게 제출하여야 한다. <개정 2019.8.27.>

③ 보건복지부장관은 제2항에 따라 제출된 병상 수급 및 관리계획이 제1항에 따른 기본시책에 맞지 아니하는 등 보건복지부령으로 정하는 사유가 있으면 시 · 도지사와 협의하여 보건복지부령으로 정하는 바에 따라 이를 조정하여야 한다. <개정 2019.8.27.>

【핵심요약】

1. 병상 수급계획의 수립

1) 기본시책 : 보건복지부장관
   - 병상의 합리적인 공급과 배치에 관한 기본시책을 5년마다 수립하여야 함

2) 지역단위 병상 수급계획 : 시 · 도지사
   - 기본시책에 따라 지역 실정을 고려하여 특별시 · 광역시 또는 도 단위의 지역별 · 기능별 · 종별 의료기관 병상 수급 및 관리계획을 수립한 후 보건복지부장관에게 제출하여야 함

2. 조정 권고

1) 조정 권고권자 : 보건복지부장관

2) 조정 사유 : 병상 수급 및 관리계획이 기본시책에 맞지 아니하는 등 보건복지부령으로 정하는 사유가 있으면 시 · 도지사와 협의하여 보건복지부령으로 정하는 바에 따라 이를 조정하여야 함

【예상문제】

1. 병상의 합리적인 공급과 배치에 관한 기본시책을 수립하여야 하는 자는?

① 보건복지부장관 ② 시 · 도지사 ③ 시장 · 군수 · 구청장 ④ 관할 보건소장
⑤ 건강보험심사평가원장

[답] ①

제60조의2(의료인 수급계획 등) ① 보건복지부장관은 우수한 의료인의 확보와 적절한 공급을 위한 기본시책을 수립하여야 한다.
② 제1항에 따른 기본시책은 「보건의료기본법」 제15조에 따른 보건의료발전계획과 연계하여 수립한다. [본조신설 2015.12.29.]

【핵심요약】

의료인 수급계획 등
1) 의료인 수급계획 수립 : 보건복지부장관은 우수한 의료인의 확보와 적절한 공급을 위한 기본시책을 수립하여야 함
2) 보건의료발전계획과 연계 : 1)에 따른 기본시책은 보건의료발전계획(「보건의료기본법」 제15조)과 연계하여 수립

【예상문제】

1. 보건복지부장관이 우수한 의료인의 확보와 적절한 공급을 위한 기본시책을 수립할 때 가장 우선적으로 고려해야 하는 것은?
① 의료기관의 의견 ② 예산 확보 ③ 국회의 동의
④ 보건의료발전계획과 연계 ⑤ 시 · 도의 의견

[답] ④

제60조의3(간호인력 취업교육센터 설치 및 운영) ① ① 보건복지부장관은 간호 · 간병통합서비스 제공 · 확대 및 간호인력의 역량 강화와 원활한 수급을 위하여 다음 각 호의 업무를 수행하는 간호인력 취업교육센터를 지역별로 설치 · 운영할 수 있다. <개정 2023. 5. 19.>
1. 지역별, 의료기관별 간호인력 확보에 관한 현황 조사
2. 제7조제1항제1호에 따른 간호학을 전공하는 대학이나 전문대학[구제(舊制) 전문학교와 간호학교를 포함한다] 졸업예정자와 신규 간호인력에 대한 취업교육 지원
3. 간호인력의 지속적인 근무를 위한 경력개발 지원
4. 교육전담간호사의 교육
5. 유휴 및 이직 간호인력의 취업교육 지원

6. 그 밖에 간호인력의 취업교육 지원을 위하여 보건복지부령으로 정하는 사항
② 보보건복지부장관은 간호인력 취업교육센터를 효율적으로 운영하기 위하여 그 운영에 관한 업무를 대통령령으로 정하는 절차·방식에 따라 관계 전문기관 또는 단체에 위탁할 수 있다.
③ 국가 및 지방자치단체는 제2항에 따라 간호인력 취업교육센터의 운영에 관한 업무를 위탁한 경우에는 그 운영에 드는 비용을 지원할 수 있다.
④ 그 밖에 간호인력 취업교육센터의 운영 등에 필요한 사항은 보건복지부령으로 정한다.
[본조신설 2015. 12. 29.] [시행일: 2024. 5. 20.] 제60조의3제1항

[시행령] **제31조의6(간호인력 취업교육센터 운영의 위탁)** ① 보건복지부장관은 법 제60조의3제2항에 따라 같은 조 제1항에 따른 간호인력 취업교육센터(이하 "간호인력 취업교육센터"라 한다)의 운영을 다음 각 호의 전문기관 또는 단체에 위탁할 수 있다.

1. 법 제28조제1항 또는 제5항에 따른 간호사회 또는 간호사회의 지부
2. 「공공기관의 운영에 관한 법률」 제4조에 따른 공공기관 중 그 설립 목적이 보건의료와 관련되는 공공기관
3. 그 밖에 위탁 업무 수행에 필요한 조직·인력 및 전문성 등을 고려하여 보건복지부장관이 고시하는 전문기관 또는 단체

② 보건복지부장관은 법 제60조의3제2항에 따라 간호인력 취업교육센터의 운영을 위탁하려는 경우에는 그 위탁 기준·절차 및 방법 등에 관한 사항을 미리 공고하여야 한다.
③ 보건복지부장관은 법 제60조의3제2항에 따라 간호인력 취업교육센터의 운영을 위탁한 경우에는 그 위탁 내용 및 수탁자 등에 관한 사항을 관보에 고시하고, 보건복지부 인터넷 홈페이지에 게시하여야 한다.
④ 법 제60조의3제2항에 따라 간호인력 취업교육센터의 운영을 위탁받은 전문기관 또는 단체는 보건복지부장관이 정하는 바에 따라 사업운영계획, 사업집행현황, 자금운용계획 및 자금집행내역 등에 관한 사항을 보건복지부장관에게 보고하여야 한다.
⑤ 제2항부터 제4항까지의 규정에 따른 위탁 기준 등의 공고, 위탁 내용 등의 고시 또는 위탁 업무의 보고 등에 필요한 세부사항은 보건복지부장관이 정하여 고시한다.
[본조신설 2016.9.29.]

[시행규칙] **제64조의11(간호인력 취업교육센터 운영 등)** ① 법 제60조의3제1항제5호에서 "보건복지부령으로 정하는 사항"이란 다음 각 호의 사항을 말한다.

1. 간호인력에 대한 취업 상담 및 관련 정보 제공
2. 간호인력의 고용 및 처우에 관한 조사·분석 및 연구
3. 간호인력 취업교육 프로그램의 개발·운영 및 홍보

4. 의료기관 및 간호대학 등 관련 기관 간 협력체계 구축 · 운영

5. 그 밖에 간호인력의 취업교육 지원을 위하여 보건복지부장관이 특히 필요하다고 인정하는 사항

② 법 제60조의3제4항에 따른 간호인력 취업교육센터의 사업연도는 정부의 회계연도에 따른다.

[본조신설 2016.10.6.] [제64조의9에서 이동 <2020. 9. 4.>]

【핵심요약】

1. 간호인력 취업교육센터

1) 설치 · 운영권자 : 보건복지부장관

※ 지역별로 설치 · 운영

2) 설치 · 운영 목적 : 간호 · 간병통합서비스 제공 · 확대 및 간호인력의 역량 강화와 원활한 수급을 위하여

3) 수행 업무

(1) 지역별, 의료기관별 간호인력 확보에 관한 현황 조사

(2) 간호학을 전공하는 대학이나 전문대학[구제 전문학교와 간호학교 포함] 졸업예정자와 신규 간호인력에 대한 취업교육 지원

(3) 간호인력의 지속적인 근무를 위한 경력개발 지원

(4) 교육전담간호사의 교육

(5) 유휴 및 이직 간호인력의 취업교육 지원

(6) 그 밖에 간호인력의 취업교육 지원을 위하여 보건복지부령으로 정하는 사항

[시행규칙 제 64조11]

① 간호인력에 대한 취업 상담 및 관련 정보 제공

② 간호인력의 고용 및 처우에 관한 조사 · 분석 및 연구

③ 간호인력 취업교육 프로그램의 개발 · 운영 및 홍보

④ 의료기관 및 간호대학 등 관련 기관 간 협력체계 구축 · 운영

⑤ 그 밖에 간호인력의 취업교육 지원을 위하여 보건복지부장관이 특히 필요하다고 인정하는 사항

2. 간호인력 취업교육센터 운영의 위탁 [시행령 제31조의6]

1) 위탁권자 : 보건복지부장관

2) 목적 : 간호인력 취업교육센터를 효율적으로 운영하기 위하여

3) 위탁할 수 있는 전문기관 또는 단체 : 간호인력 취업교육센터 운영에 관한 업무를 대통령령으로 정하는 절차 · 방식에 따라 관계 전문기관 또는 단체에 위탁할 수 있음

(1) 간호사회 또는 간호사회의 지부

(2) 공공기관 중 그 설립 목적이 보건의료와 관련되는 공공기관

(3) 그 밖에 위탁 업무 수행에 필요한 조직 · 인력 및 전문성 등을 고려하여 보건복지부장관이 고시하는 전문기관 또는 단체

※ 간호인력 취업교육센터의 사업연도는 정부의 회계연도에 따름

4) 비용 지원 : 국가 및 지방자치단체는 간호인력 취업교육센터의 운영에 관한 업무를 위탁한 경우에는 그 운영에 드는 비용을 지원할 수 있음

3. 보건복지부령으로 정하는 사항

- 그 밖에 간호인력 취업교육센터의 운영 등에 필요한 사항

4. 공고, 고시 및 게시, 보고 등 [시행령 제31조의6]

1) 보건복지부장관이 미리 공고하여야 하는 사항 : 간호인력 취업교육센터의 운영을 위탁하려는 경우에 그 위탁 기준 · 절차 및 방법 등에 관한 사항

2) 보건복지부장관의 고시 및 게시 : 간호인력 취업교육센터의 운영을 위탁한 경우에는 그 위탁 내용 및 수탁자 등에 관한 사항을 관보에 고시하고, 보건복지부 인터넷 홈페이지에 게시하여야 함

3) 보건복지부장관에게 보고하여야 하는 사항 : 간호인력 취업교육센터의 운영을 위탁받은 전문기관 또는 단체는 보건복지부장관이 정하는 바에 따라 사업운영계획, 사업집행현황, 자금운용계획 및 자금집행내역 등에 관한 사항을 보건복지부장관에게 보고하여야 함

4) 보건복지부장관이 정하여 고시하는 사항 : 위탁 기준 등의 공고, 위탁 내용 등의 고시 또는 위탁 업무의 보고 등에 필요한 세부사항

【예상문제】

1. 간호인력 취업교육센터에 대한 설명으로 올바른 것은?

① 질병관리청에 둔다.

② 유휴 및 이직 간호인력의 취업교육을 지원한다.

③ 보건복지부령으로 정하는 절차 · 방식에 따라 관계 전문기관 또는 단체에 위탁할 수 있다.

④ 국가 및 지방자치단체는 간호인력 취업교육센터의 운영에 관한 업무를 위탁한 경우에는 그 운영에 드는 비용을 지원할 수 없다.

⑤ 그 밖에 간호인력 취업교육센터의 운영 등에 필요한 사항은 대통령령으로 정한다.

[답] ②

제61조(보고와 업무 검사 등) ① 보건복지부장관, 시·도지사 또는 시장·군수·구청장은 의료기관 개설자 또는 의료인에게 필요한 사항을 보고하도록 명할 수 있고, 관계 공무원을 시켜 그 업무 상황, 시설 또는 진료기록부·조산기록부·간호기록부 등 관계 서류를 검사하게 하거나 관계인에게서 진술을 들어 사실을 확인받게 할 수 있다. 이 경우 의료법인, 의료기관 또는 의료인은 정당한 사유 없이 이를 거부하지 못한다. <개정 2019.8.27.>

② 제1항의 경우에 관계 공무원은 권한을 증명하는 증표 및 조사기간, 조사범위, 조사담당자, 관계 법령 등이 기재된 조사명령서를 지니고 이를 관계인에게 내보여야 한다. <개정 2011.8.4.>

③ 제1항의 보고 및 제2항의 조사명령서에 관한 사항은 보건복지부령으로 정한다. <개정 2011.8.4.>

【핵심요약】

보고와 업무 검사

1) 명령권자 : 보건복지부장관, 시·도지사 또는 시장·군수·구청장
2) 내용
   (1) 대상 : 의료법인, 의료기관 또는 의료인에게 필요한 사항을 보고하도록 명할 수 있음
   (2) 업무검사 : 관계 공무원을 시켜 그 업무 상황, 시설 또는 진료기록부·조산기록부·간호기록부 등 관계 서류를 검사하게 하거나 관계인에게서 진술을 들어 사실을 확인받게 할 수 있음
   ※ 의료법인, 의료기관 또는 의료인은 정당한 사유 없이 이를 거부하지 못함
3) 관계 공무원의 의무 : 권한을 증명하는 증표와 조사명령서(조사기간, 조사범위, 조사담당자, 관계 법령 등을 기재)를 내보여야 함

【예상문제】

1. 의료기관 개설자 또는 의료인에게 필요한 사항을 보고하도록 명할 수 있는 자는?
   ① 시장·군수·구청장 ② 질병관리청장 ③ 한국보건산업진흥원장
   ④ 관할보건소장 ⑤ 건강보험심사평가원장

[답] ①

제61조의2(자료제공의 요청) ① 보건복지부장관은 이 법의 위반 사실을 확인하기 위한 경우 등 소관 업무를 수행하기 위하여 필요한 경우에는 의료인, 의료기관의 장, 「국민건강보험법」에 따른 국민건강보험공단 및 건강보험심사평가원, 그 밖의 관계 행정기관 및 단체 등에 대하여 필요한 자료의 제출이나 의견의 진술 등을 요청할 수 있다.
② 제1항에 따른 자료의 제공 또는 협조를 요청받은 자는 특별한 사유가 없으면 이에 따라야 한다. [본조신설 2019.8.27.]

【핵심요약】

자료제공의 요청

1) 요청권자 : 보건복지부장관
2) 사유 : 이 법의 위반 사실을 확인하기 위한 경우 등 소관 업무를 수행하기 위하여 필요한 경우
3) 요청 대상 : 의료인, 의료기관의 장, 국민건강보험공단 및 건강보험심사평가원, 그 밖의 관계 행정기관 및 단체 등
4) 요청 내용
(1) 필요한 자료의 제출이나 의견의 진술 등을 요청할 수 있음
(2) 자료의 제공 또는 협조를 요청받은 자는 특별한 사유가 없으면 이에 따라야 함

【예상문제】

1. 보건복지부장관이 「의료법」의 위반 사실을 확인하기 위한 경우 등 소관 업무를 수행하기 위하여 필요한 경우에 필요한 자료의 제출이나 의견의 진술 등을 요청할 수 있는 자 및 기관에 해당되지 않는 것은?
① 의료인 ② 의료기관의 장 ③ 질병관리청 ④ 국민건강보험공단
⑤ 건강보험심사평가원

[답] ③

제62조(의료기관 회계기준) ① 의료기관 개설자는 의료기관 회계를 투명하게 하도록 노력하여야 한다.
② 100병상 이상의 병원급 의료기관으로서 보건복지부령으로 정하는 일정 규모 이상의 병원급 의료기관 개설자는 회계를 투명하게 하기 위하여 의료기관 회계기준을 지켜야 한다. <개정 2020.3.4.>
③ 제2항에 따른 의료기관 회계기준은 보건복지부령으로 정한다. <개정 2010.1.18.>

【핵심요약】

의료기관 회계기준 [법 제62조]

1) 의료기관 개설자는 의료기관 회계를 투명하게 하도록 노력할 것
2) 보건복지부령으로 정하는 일정 규모 이상의 종합병원 개설자는 회계를 투명하게 하기 위하여 의료기관 회계기준을 지켜야 함
3) 의료기관 회계기준은 보건복지부령으로 정함

※ 의료기관 회계기준을 준수하여야 하는 의료기관의 개설자 : 100병상 이상의 종합병원 개설자

제63조(시정 명령 등) ① 보건복지부장관 또는 시장 · 군수 · 구청장은 의료기관이 제15조제1항, 제16조제2항, 제21조제1항 후단 및 같은 조 제2항 · 제3항, 제23조제2항, 제34조제2항, 제35조제2항, 제36조, 제36조의2, 제37조제1항 · 제2항, 제38조제1항 · 제2항, 제38조의2, 제41조, 제41조의2제1항 · 제4항, 제42조, 제43조, 제45조, 제46조, 제47조제1항, 제58조의4제2항 및 제3항, 제62조제2항을 위반한 때, 종합병원 · 상급종합병원 · 전문병원이 각각 제3조의3제1항 · 제3조의4제1항 · 제3조의5제2항에 따른 요건에 해당하지 아니하게 된 때, 의료기관의 장이 제4조제5항을 위반한 때 또는 자율심의기구가 제57조제11항을 위반한 때에는 일정한 기간을 정하여 그 시설 · 장비 등의 전부 또는 일부의 사용을 제한 또는 금지하거나 위반한 사항을 시정하도록 명할 수 있다. <개정 2023. 5. 19.>

② 보건복지부장관 또는 시장 · 군수 · 구청장은 의료인등이 제56조제2항 · 제3항을 위반한 때에는 다음 각 호의 조치를 명할 수 있다. <신설 2018.3.27.>

1. 위반행위의 중지
2. 위반사실의 공표
3. 정정광고

③ 제2항제2호 · 제3호에 따른 조치에 필요한 사항은 대통령령으로 정한다. <신설 2018.3. 27.>

[시행일: 2024. 5. 20.] 제63조제1항

[시행령] **제31조의7(위반사실의 공표 및 정정광고)** ① 보건복지부장관 또는 시장 · 군수 · 구청장은 법 제63조제2항제2호 또는 제3호에 따라 의료인등에 대하여 위반사실의 공표 또는 정정광고를 명할 때에는 다음 각 호의 사항을 고려하여 공표 또는 정정광고의 내용과 횟수 · 크기 · 매체 등을 정하여 명하여야 한다.

1. 위반행위의 내용 및 정도
2. 위반행위의 기간 및 횟수

② 보건복지부장관 또는 시장 · 군수 · 구청장은 제1항에 따라 위반사실의 공표 또는 정정광고를 명할 때에는 법 제57조의2제2항 각 호에 따른 심의위원회와 협의하여 공표 또는 정정광고의 내용과 횟수 · 크기 · 매체 등을 정할 수 있다. [본조신설 2018.9.28.]

【핵심요약】

1. 시정명령

1) 시정명령권자 : 보건복지부장관 또는 시장 · 군수 · 구청장

2) 사유

(1) 의료기관

① 의료인 또는 의료기관 개설자가 진료나 조산 요청을 받고 정당한 사유 없이 이를 거부한 경우 (법 제15조제1항)

② 의료기관의 세탁물을 처리하는 자가 보건복지부령으로 정하는 바에 따라 위생적으로 보관 · 운반 · 처리하지 아니한 경우 (법 제16조제2항)

③ 환자가 본인에 관한 기록의 열람 또는 그 사본의 발급 등 내용의 확인을 요청하였으나 의료인, 의료기관의 장 및 의료기관 종사자가 정당한 사유가 없으면 이를 거부한 경우 (법 제21조제1항 후단)

④ 의료인, 의료기관의 장 및 의료기관 종사자가 환자가 아닌 다른 사람에게 환자에 관한 기록을 열람하게 하거나 그 사본을 내주는 등 내용을 확인할 수 있게 한 경우 (법 제21제2항)

⑤ 의료인, 의료기관의 장 및 의료기관 종사자가 환자 외의 자가 요건을 갖추어 요구하였으나 그 기록을 열람하게 하거나 그 사본을 교부하는 등 그 내용을 확인할 수 있게 하지 않은 경우 (법 21조제3항)

⑥ 의료인 또는 의료기관 개설자가 보건복지부령으로 정하는 바에 따라 전자의무기록을 안전하게 관리 · 보존하는 데에 필요한 시설과 장비를 갖추지 아니한 경우 (법 제23조제2항)

⑦ 원격의료를 행하거나 받으려는 자가 보건복지부령으로 정하는 시설과 장비를 갖추지 아니한 경우(법 제34조제2항)

⑧ 의료기관 개설 특례에 관한 개설 신고 및 허가에 관한 절차 · 조건, 그 밖에 필요한 사항과 그 의료기관의 운영에 필요한 사항을 위반한 경우(법 제35조제2항)

⑨ 의료기관을 개설자하는 자가 의료기관 종별에 따른 시설기준 및 규격에 관한 사항 등 보건복지령으로 정하는 바를 지키지 아니한 경우(법 제36조)

⑩ 의료기관 개설자가 공중보건의사 또는 병역판정검사전담의사에게 의료행위를 하

게 하거나, 당직의료인으로 두는 경우(제36조의2)

⑪ 의료기관이 신고를 하지 아니하고 진단용 방사선 발생장치를 설치 · 운영하거나 보건복지부령이 정하는 안전관리기준에 맞도록 설치 · 운영하지 아니한 경우(법 제37조제1항)

⑫ 의료기관 개설자나 관리자가 진단용 방사선 발생장치의 안전관리책임자를 선임하지 아니하거나, 정기적으로 검사와 측정 또는 방사선 관계 종사자에 대한 피폭관리를 하지 아니한 경우(법 제37조제2항)

⑬ 의료기관이 특수의료장비를 시장 · 군수 · 구청장에게 등록하지 아니하거나 보건복지부령으로 정하는 설치인정기준에 맞게 설치 · 운영하지 아니한 경우(법 제38조제1항)

⑭ 의료기관의 개설자나 관리자가 특수의료장비를 설치하여 보건복지부령으로 정하는 바에 따라 보건복지부장관에게 정기적인 품질관리검사를 받지 아니한 경우(법 제38조제2항)

⑮ 응급환자와 입원환자의 진료 등에 필요한 당직의료인을 두지 아니한 경우(법 제41조)

⑮-2 병원급 의료기관에는 의료기관의 종류 및 규모, 신규간호사 등의 수를 고려하여 교육전담간호사를 두어야 한다. (법 제41조의2)

⑯ 의료기관의 종류에 따르는 명칭 표시를 위반한 경우(법 제42조)

⑰ 보건복지부령으로 정한 의료기관의 진료과목 표시를 위반한 경우(법 제43조)

⑱ 비급여 진료비용 고지 의무와 환자로부터 징수하는 제증명수수료의 비용 게시의무를 위반하거나 고지 · 게시한 금액을 초과하여 징수한 경우(법 제45조)

⑲ 선택진료에 관한 규정을 위반한 경우(법 제46조)

⑳ 보건복지부령으로 정하는 일정 규모 이상의 병원급 의료기관의 장이 병원감염 예방을 위하여 감염관리위원회와 감염관리실을 설치 · 운영하는 등 필요한 조치를 취하지 아니한 경우(법 제47조제1항)

㉑ 요양병원(의료재활시설로서 병원급 의료기관 제외)의 장이 인증을 신청하지 않은 경우(법 제58조의4제2항)

㉒ 인증을 신청하여야 하는 요양병원이 조건부인증 또는 불인증을 받거나 인증 또는 조건부인증이 취소된 경우 해당 요양병원의 장이 보건복지부령으로 정하는 기간 내에 다시 인증을 신청하지 않은 경우(법 제58조의4제3항)

㉓ 보건복지부령으로 정하는 일정 규모 이상의 종합병원 개설자가 의료기관 회계기준을 지키지 아니한 경우(법 제62조제2항)

(2) 종합병원 · 상급종합병원 · 전문병원

① 종합병원이 100개 이상의 병상을 갖추지 못했거나 병상 수에 따른 진료과목과 진료과목마다 전속하는 전문의를 두지 못한 경우(법 제3조의3제1항)

② 상급종합병원이 지정요건을 갖추지 못한 경우(법 제3조의4제1항)

③ 전문병원이 지정요건을 갖추지 못한 경우(법 3조의5제2항)

(3) 의료기관의 장 : 의료기관의 장이 환자와 보호자가 의료행위를 하는 사람의 신분을 알 수 있도록 의료인, 실습 학생, 간호조무사 및 의료기사에게 의료기관 내에서 대통령령으로 정하는 바에 따라 명찰을 달도록 지시 · 감독하지 아니한 경우(법 제4조제5항)

(4) 자율심의기구 : 자율심의기구가 의료광고 심의 관련 업무를 수행할 때 의료광고 관련 규정에 따라 공정하고 투명하게 아니한 경우(법 제57조제11항)

2. 의료광고 위반에 대한 조치

1) 조치권자 : 보건복지부장관 또는 시장 · 군수 · 구청장

2) 사유 : 의료인 등이 제56조제2항 · 제3항을 위반한 때

(1) 의료광고 금지사항을 위반한 때(법 제56조제2항)

(2) 의료광고를 할 수 없는 방법으로 광고한 때(법 제56조제3항)

3) 조치 : 다음의 조치를 명할 수 있음

(1) 위반행위의 중지

(2) 위반사실의 공표

(3) 정정광고

4) 위반사실의 공표 및 정정광고

(1) 공표 또는 정정광고의 내용과 횟수 · 크기 · 매체 등을 정하여 명할 때 고려사항

① 위반행위의 내용 및 정도

② 위반행위의 기간 및 횟수

(2) 의료광고심의위원회와 협의 : 보건복지부장관 또는 시장 · 군수 · 구청장은 위반사실의 공표 또는 정정광고를 명할 때에는 심의위원회와 협의하여 공표 또는 정정광고의 내용과 횟수 · 크기 · 매체 등을 정할 수 있음

【예상문제】

1. 의료인에 대한 시행사항과 그 업무수행 명령권자가 잘못 연결된 것은?

① 지도와 명령 : 보건복지부장관 또는 시 · 도지사

② 업무개시 명령 : 보건복지부장관, 시 · 도지사 또는 시장 · 군수 · 구청장

③ 보고와 업무 검사 : 보건복지부장관 또는 시 · 도지사

④ 시정명령 : 보건복지부장관 또는 시장 · 군수 · 구청장

⑤ 개설 허가 취소, 의료기관 폐쇄 : 보건복지부장관 또는 시장 · 군수 · 구청장

[답] ③

2. 의료인 등이 의료광고 금지사항을 위반하였거나 의료광고를 할 수 없는 방법으로 광고하였을 때 보건복지부장관이 명할 수 있는 조치들로 짝지어진 것은?

① 위반행위의 중지, 정정광고, 형사소송

② 위반행위의 공표, 위반사실의 경고, 정정광고

③ 위반행위의 중지, 위반사실의 공표, 정정광고

④ 위반사실의 공표, 과태료부과, 공정거래위원회 고발

⑤ 정정광고, 민사소송, 형사소송

[답] ③

제64조(개설 허가 취소 등) ① 제64조(개설 허가 취소 등) ①보건복지부장관 또는 시장 · 군수 · 구청장은 의료기관이 다음 각 호의 어느 하나에 해당하면 그 의료업을 1년의 범위에서 정지시키거나 개설 허가의 취소 또는 의료기관 폐쇄를 명할 수 있다. 다만, 제8호에 해당하는 경우에는 의료기관 개설 허가의 취소 또는 의료기관 폐쇄를 명하여야 하며, 의료기관 폐쇄는 제33조제3항과 제35조제1항 본문에 따라 신고한 의료기관에만 명할 수 있다. <개정 2020. 12. 29.>

1. 개설 신고나 개설 허가를 한 날부터 3개월 이내에 정당한 사유 없이 업무를 시작하지 아니한 때

1의2. 제4조제2항을 위반하여 의료인이 다른 의료인 또는 의료법인 등의 명의로 의료기관을 개설하거나 운영한 때

2. 제27조제5항을 위반하여 무자격자에게 의료행위를 하게 하거나 의료인에게 면허 사항 외의 의료행위를 하게 한 때

3. 제61조에 따른 관계 공무원의 직무 수행을 기피 또는 방해하거나 제59조 또는 제63조에 따른 명령을 위반한 때

4. 제33조제2항제3호부터 제5호까지의 규정에 따른 의료법인 · 비영리법인, 준정부기관 · 지방의료원 또는 한국보훈복지의료공단의 설립허가가 취소되거나 해산된 때

4의2. 제33조제2항을 위반하여 의료기관을 개설한 때

4의3. 제33조제8항을 위반하여 둘 이상의 의료기관을 개설 · 운영한 때

5. 제33조제5항 · 제7항 · 제9항 · 제10항, 제40조, 제40조의2 또는 제56조를 위반한 때. 다만, 의료기관 개설자 본인에게 책임이 없는 사유로 제33조제7항제4호를 위반한 때에는 그러하지 아니하다.

5의2. 정당한 사유 없이 제40조제1항에 따른 폐업 · 휴업 신고를 하지 아니하고 6개월 이상 의료업을 하지 아니한 때

6. 제63조에 따른 시정명령(제4조제5항 위반에 따른 시정명령을 제외한다)을 이행하지 아니한 때

7. 「약사법」 제24조제2항을 위반하여 담합행위를 한 때

8. 의료기관 개설자가 거짓으로 진료비를 청구하여 금고 이상의 형을 선고받고 그 형이 확정된 때

9. 제36조에 따른 준수사항을 위반하여 사람의 생명 또는 신체에 중대한 위해를 발생하게 한 때

②제1항에 따라 개설 허가를 취소당하거나 폐쇄 명령을 받은 자는 그 취소된 날이나 폐쇄 명령을 받은 날부터 6개월 이내에, 의료업 정지처분을 받은 자는 그 업무 정지기간 중에 각각 의료기관을 개설 · 운영하지 못한다. 다만, 제1항제8호에 따라 의료기관 개설 허가를 취소당하거나 폐쇄 명령을 받은 자는 취소당한 날이나 폐쇄 명령을 받은 날부터 3년 안에는 의료기관을 개설 · 운영하지 못한다.

③ 보건복지부장관 또는 시장 · 군수 · 구청장은 의료기관이 제1항에 따라 그 의료업이 정지되거나 개설 허가의 취소 또는 폐쇄 명령을 받은 경우 해당 의료기관에 입원 중인 환자를 다른 의료기관으로 옮기도록 하는 등 환자의 권익을 보호하기 위하여 필요한 조치를 하여야 한다. <신설 2016. 12. 20.>

【핵심요약】

1. 의료업 정지, 개설 허가 취소, 의료기관 폐쇄 명령 [법 제64조]

1) 명령권자 : 보건복지부장관 또는 시장 · 군수 · 구청장

2) 의료업 정지 기간 : 1년의 범위

3) 사유

(1) 개설 신고나 개설 허가를 한 날부터 3개월 이내에 정당한 사유 없이 업무를 시작하지 아니한 때

(1-2) 다른 의료인 또는 의료법인 등의 명의로 의료기관을 개설하거나 운영한 때

(2) 의료인, 의료기관 개설자 및 종사자가 무자격자에게 의료행위를 하게 하거나 의료

인에게 면허 사항 외의 의료행위를 하게 한 때

(3) 보고와 업무 검사 등 관계 공무원의 직무 수행을 기피 또는 방해하거나 명령을 위반한 때(법 제61조, 제59조, 제63조)

(4) 의료기관 개설 규정에 따른 의료법인 · 비영리법인, 준정부기관 · 지방의료원 또는 한국보훈복지의료공단의 설립허가가 취소되거나 해산된 때(법 제33조제2항제3호~제5호)

(4-2) 의료기관을 개설할 수 없는 자가 의료기관을 개설한 때(법 제33조제2항)

(4-3) 둘 이상의 의료기관을 개설 · 운영한 때

(5) 법 제33조제5항 · 제7항 · 제9항 · 제10항, 제40조 또는 제56조를 위반한 때

① 의료기관이 개설 장소를 이전하거나 개설에 관한 신고 또는 허가사항 중 보건복지부령으로 정하는 중요사항을 변경할 때 신고 또는 허가받지 아니한 경우(법 제33조제5항)

② 약국 시설 안이나 구내인 경우 등 의료기관을 개설할 수 없는 곳에 해당하는 경우(법 제33조제7항)

※ 의료기관 개설자 본인에게 책임이 없는 사유로 법 제33조제7항제4호를 위반한 때에는 그러하지 아니함

※ 법 제33조제7항제4호 : 「건축법」 등 관계 법령에 따라 허가를 받지 아니하거나 신고를 하지 아니하고 건축 또는 증축 · 개축한 건축물에 의료기관을 개설하는 경우

③ 의료법인 및 비영리법인이 의료기관을 개설할 때 정관의 변경허가를 얻지 아니한 경우(법 제33조제9항)

④ 의료기관을 개설 · 운영하는 의료법인 등이 다른 자에게 그 법인의 명의를 빌려준 경우(법 제33조제10항)

⑤ 휴업 · 폐업의 신고를 위반한 경우(법 제40조)

⑥ 의료광고의 금지 등의 사항을 위반한 경우(법 제56조)

(5-2) 정당한 사유 없이 폐업 · 휴업 신고를 하지 아니하고 6개월 이상 의료업을 하지 아니한 때

(6) 시정명령(법 제4조제5항 위반에 따른 시정명령 제외)을 이행하지 아니한 때

(7) 「약사법」을 위반하여 담합행위를 한 때

(8) 의료기관 개설자가 거짓으로 진료비를 청구하여 금고 이상의 형을 선고받고 그 형이 확정된 때

(9) 법 제36조에 따른 준수사항(의료기관 개설자가 준수해야 할 사항)을 위반하여 사람의 생명 또는 신체에 중대한 위해를 발생하게 한 때

※ (8)에 해당하는 경우에는 반드시 의료기관 개설 허가를 취소하거나 의료기관 폐쇄를 명하여야 함

※ 의료기관 폐쇄는 제33조제3항(의료기관을 개설할 수 없는 자가 개설·운영하는 의료기관의 실태조사를 실시하고 위법이 확정된 경우)과 제35조제1항(부속 의료기관을 개설 허가 위반) 본문에 따라 신고한 의료기관에만 명할 수 있음

2. 개설 허가의 취소 또는 폐쇄 명령을 받은 자에 대한 경과규정

1) 개설 허가의 취소 또는 폐쇄 명령을 받은 날부터 6개월 이내에, 의료업 정지처분을 받은 자는 그 업무 정지 기간 중에 각각 의료기관을 개설·운영하지 못함

2) 의료기관 개설자가 거짓으로 진료비를 청구하여 금고 이상의 형을 선고받고 그 형이 확정되어 의료기관 개설 허가를 취소당하거나 폐쇄 명령을 받은 자 : 취소당한 날이나 폐쇄 명령을 받은 날부터 3년 안에는 의료기관을 개설·운영하지 못함

3. 환자의 권익 보호하기 위한 조치

1) 조치권자 : 보건복지부장관 또는 시장·군수·구청장

2) 사유 : 제1항에 따라 그 의료업이 정지되거나 개설 허가의 취소 또는 폐쇄 명령을 받은 경우

3) 조치 : 해당 의료기관에 입원 중인 환자를 다른 의료기관으로 옮기도록 하는 등 환자의 권익을 보호하기 위하여 필요한 조치를 하여야 함

【예상문제】

1. 폐쇄명령을 받은 의료기관은 몇 개월 내에 다시 의료기관을 개설하지 못하는가?

① 6개월 ② 12개월 ③ 24개월 ④ 1개월 ⑤ 3개월

[답] ①

2. 의료기관의 개설허가 취소사유가 아닌 것은?

① 무자격자로 하여금 의료행위를 하게 한 때
② 시정명령 등 명령을 위반한 때
③ 휴·폐업 신고규정을 위반한 때
④ 의료인이 면허증을 대여한 때
⑤ 의료법인이 설립허가가 취소된 때

[답] ④

3. 의료기관의 개설자가 허위로 진료비를 청구하여 금고이상의 형의 선고가 확정된 때의 예상되는 처분은?

① 시정명령 ② 개설허가의 취소 ③ 경고 ④ 면허의 취소
⑤ 300만원 이하의 벌금

[답] ②

第65조(면허 취소와 재교부) ① 보건복지부장관은 의료인이 다음 각 호의 어느 하나에 해당할 경우에는 그 면허를 취소할 수 있다. 다만, 제1호·제8호의 경우에는 면허를 취소하여야 한다. <개정 2023. 5. 19.>

1. 제8조 각 호의 어느 하나에 해당하게 된 경우. 다만, 의료행위 중 「형법」 제268조의 죄를 범하여 제8조제4호부터 제6호까지의 어느 하나에 해당하게 된 경우에는 그러하지 아니하다.
2. 제66조에 따른 자격 정지 처분 기간 중에 의료행위를 하거나 3회 이상 자격 정지 처분을 받은 경우

2의2. 제2항에 따라 면허를 재교부받은 사람이 제66조제1항 각 호의 어느 하나에 해당하는 경우

3. 제11조제1항에 따른 면허 조건을 이행하지 아니한 경우
4. 제4조의3제1항을 위반하여 면허를 대여한 경우
5. 삭제 <2016. 12. 20.>
6. 제4조제6항을 위반하여 사람의 생명 또는 신체에 중대한 위해를 발생하게 한 경우
7. 제27조제5항을 위반하여 사람의 생명 또는 신체에 중대한 위해를 발생하게 할 우려가 있는 수술, 수혈, 전신마취를 의료인 아닌 자에게 하게 하거나 의료인에게 면허 사항 외로 하게 한 경우
8. 거짓이나 그 밖의 부정한 방법으로 제5조부터 제7조까지에 따른 의료인 면허 발급 요건을 취득하거나 제9조에 따른 국가시험에 합격한 경우

② 보건복지부장관은 제1항에 따라 면허가 취소된 자라도 취소의 원인이 된 사유가 없어지거나 개전(改悛)의 정이 뚜렷하다고 인정되고 대통령령으로 정하는 교육프로그램을 이수한 경우에는 면허를 재교부할 수 있다. 다만, 제1항제3호에 따라 면허가 취소된 경우에는 취소된 날부터 1년 이내, 제1항제2호·제2호의2에 따라 면허가 취소된 경우에는 취소된 날부터 2년 이내, 제1항제4호·제6호·제7호 또는 제8조제4호부터 제6호까지에 따른 사유로 면허가 취소된 경우에는 취소된 날부터 3년 이내, 제8조제4호에 따른 사유로 면허가 취소된 사람이 다시 제8조제4호에 따른 사유로 면허가 취소된 경우에는 취소된 날부터 10년 이내에는 재교부하지 못하고, 제1항제8호에 따라 면허가 취소된 경우에는 재교부할 수 없다. <개정 2023. 5. 19.>

【핵심요약】

1. 면허 취소 [법 제65조 제1항]

1) 의료인의 면허를 **<u>취소하여야 하는 경우</u>**

(1) 정신질환자

(2) 마약 · 대마 · 향정신성의약품 중독자

(3) 피성년후견인 · 피한정후견인

(4) 거짓이나 그 밖의 부정한 방법으로 의료인 면허 발급 요건을 취득하거나 국가시험에 합격한 경우

2) 의료인의 면허를 **<u>취소할 수 있는 경우</u>**

(1) 자격 정지 처분 기간 중에 의료행위를 하거나 3회 이상 자격 정지 처분을 받은 경우

(2) 면허를 재교부 받은 사람이 제66조제1항 각 호의 어느 하나에 해당하는 경우

① 의료인의 품위를 심하게 손상시키는 행위를 한 때

② 의료기관 개설자가 될 수 없는 자에게 고용되어 의료행위를 한 때

②-2 일회용 의료기기를 한 번 사용한 후 다시 사용한 때

③ 진단서 · 검안서 또는 증명서를 거짓으로 작성하여 내주거나 진료기록부 등을 거짓으로 작성하거나 고의로 사실과 다르게 추가기재 · 수정한 때

④ 태아 성 감별 행위 등 금지를 위반한 경우

⑤ 삭제

⑥ 의료기사가 아닌 자에게 의료기사의 업무를 하게 하거나 의료기사에게 그 업무 범위를 벗어나게 한 때

⑦ 관련 서류를 위조 · 변조하거나 속임수 등 부정한 방법으로 진료비를 거짓 청구한 때

⑧ 삭제

⑨ 의료기기 제조업자, 의료기기 수입업자, 의료기기 판매업자 또는 임대업자로부터 부당한 경제적 이익 등의 취득 금지를 위반하여 경제적 이익 등을 제공받은 때

⑩ 그 밖에 이 법 또는 이 법에 따른 명령을 위반한 때

(3) 제11조제1항(보건의료 시책에 필요하다고 인정할 때 3년 이내의 기간을 정하여 특정 지역이나 특정 업무에 종사할 것)에 따른 면허 조건을 이행하지 아니한 경우

(4) 면허를 대여한 경우

(5) 제4조제6항(일회용 의료기기 사용금지)을 위반하여 사람의 생명 또는 신체에 중대한 위해를 발생하게 한 경우

(6) 제27조제5항(무면허 의료행위 등 금지)을 위반하여 사람의 생명 또는 신체에 중대한 위해를 발생하게 할 우려가 있는 수술, 수혈, 전신마취를 의료인 아닌 자에게 하게 하거나 의료인에게 면허 사항 외로 하게 한 경우

2. 면허 재교부 [법 제65조 제2항]

1) 면허를 재교부할 수 있는 경우

(1) 면허가 취소된 자라도 면허취소의 원인이 된 사유가 없어진 경우

(2) 개전의 정이 뚜렷하다고 인정된 경우

: 대통령령으로 정하는 교육프로그램을 이수한 경우

2) 면허 재교부 경과규정

(1) 취소된 날부터 1년 이내에 재교부하지 못하는 경우 : 제11조제1항(보건의료 시책에 필요하다고 인정할 때 3년 이내의 기간을 정하여 특정 지역이나 특정 업무에 종사할 것)에 따른 면허 조건을 이행하지 아니한 경우

(2) 취소된 날부터 2년 이내에 재교부하지 못하는 경우

① 자격 정지 처분 기간 중에 의료행위를 하거나, 3회 이상 자격 정지 처분을 받은 경우

② 면허를 재교부 받은 사람이 제66조제1항 각호의 어느 하나에 해당하는 경우 (위 1-2)-(2) 참조)

(3) 취소된 날부터 3년 이내에 재교부하지 못하는 경우

① 면허를 대여한 경우

② 의료인이 일회용 주사 의료용품을 한 번 사용한 후 다시 사용하여 사람의 생명 또는 신체에 중대한 위해를 발생하게 한 경우

③ 무면허 의료행위 등 금지를 위반하여 사람의 생명 또는 신체에 중대한 위해를 발생하게 할 우려가 있는 수술, 수혈, 전신마취를 의료인 아닌 자에게 하게 하거나 의료인에게 면허 사항 외로 하게 한 경우

④ 제8조 (금고 이상의 실형을 선고받고 그 집행이 끝나거나 그 집행을 받지 아니하기로 확정된 후 5년이 지나지 아니한 자, 금고 이상의 형의 집행유예를 선고받고 그 유예기간이 지난 후 2년이 지나지 아니한 자, 금고 이상의 형의 선고유예를 받고 그 유예기간 중에 있는 자)에 따른 사유로 면허가 취소된 경우

(4) 취소된 날부터 10년 이내에 재교부하지 못하는 경우

① 제8조제4호(금고 이상의 실형을 선고받고 그 집행이 끝나거나 그 집행을 받지 아니하기로 확정된 후 5년이 지나지 아니한 자)에 따른 사유로 면허가 취소된 사람이 다시 제8조제4호에 따른 사유로 면허가 취소된 경우

(5) 영구히 재교부할 수 없는 경우
① 제1항제8호(거짓이나 그 밖의 부정한 방법으로 의료인 면허 발급 요건을 취득하거나 국가시험에 합격한 경우)에 따라 면허가 취소된 경우

【예상문제】

1. 의료인의 면허를 취소할 수 있는 사항이 아닌 것은?
① 면허를 대여한 경우
② 3회 이상 자격 정지 처분을 받은 때
③ 면허의 조건을 이행하지 않은 때
④ 자격 정지 처분 중에 의료행위를 한 때
⑤ 품위손상행위를 한 때

[답] ⑤

2. 의료인의 면허취소 사유에 따라 면허를 재교부할 수 없는 기간이 잘못 짝지어진 것은?
① 면허의 조건을 위반한 경우 : 1년 이내
② 자격 정지 중 의료행위를 한 경우 : 2년 이내
③ 3회 이상 자격 정지 처분을 받은 경우 : 3년 이내
④ 면허증을 다른 사람에게 빌려준 경우 : 3년 이내
⑤ 금고 이상의 실형을 선고받고 그 집행이 끝나거나 그 집행을 받지 아니하기로 확정된 후 5년이 지나지 아니한 자 : 3년 이내

[답] ③

3. 반드시 의료인의 면허를 취소하여야 하는 경우는?
① 향정신성의약품 중독자일 때
② 3회 이상 자격 정지 처분을 받은 경우
③ 면허증을 빌려준 경우
④ 면허의 조건을 이행하지 않은 때
⑤ 자격 정지 처분 기간 중에 의료행위를 한 때

[답] ①

第66조(자격정지 등) ①보건복지부장관은 의료인이 다음 각 호의 어느 하나에 해당하면(제65조제1항제2호의2에 해당하는 경우는 제외한다) 1년의 범위에서 면허자격을 정지시킬 수 있다. 이 경우 의료기술과 관련한 판단이 필요한 사항에 관하여는 관계 전문가의 의견을 들어 결정할 수 있다. <개정 2008. 2. 29., 2009. 12. 31., 2010. 1. 18., 2010. 5. 27., 2011. 4. 7., 2011. 8. 4., 2016. 5. 29., 2016. 12. 20., 2019. 4. 23., 2019. 8. 27., 2023. 5. 19.>
1. 의료인의 품위를 심하게 손상시키는 행위를 한 때
2. 의료기관 개설자가 될 수 없는 자에게 고용되어 의료행위를 한 때

2의2. 제4조제6항을 위반한 때
3. 제17조제1항 및 제2항에 따른 진단서 · 검안서 또는 증명서를 거짓으로 작성하여 내주거나 제22조제1항에 따른 진료기록부등을 거짓으로 작성하거나 고의로 사실과 다르게 추가기재 · 수정한 때
4. 제20조를 위반한 경우
5. 삭제 <2020. 12. 29.>
6. 의료기사가 아닌 자에게 의료기사의 업무를 하게 하거나 의료기사에게 그 업무 범위를 벗어나게 한 때
7. 관련 서류를 위조 · 변조하거나 속임수 등 부정한 방법으로 진료비를 거짓 청구한 때
8. 삭제 <2011. 8. 4.>
9. 제23조의5를 위반하여 경제적 이익등을 제공받은 때
10. 그 밖에 이 법 또는 이 법에 따른 명령을 위반한 때

② 제1항제1호에 따른 행위의 범위는 대통령령으로 정한다.

③ 의료기관은 그 의료기관 개설자가 제1항제7호에 따라 자격정지 처분을 받은 경우에는 그 자격정지 기간 중 의료업을 할 수 없다. <개정 2010. 7. 23.>

④ 보건복지부장관은 의료인이 제25조에 따른 신고를 하지 아니한 때에는 신고할 때까지 면허의 효력을 정지할 수 있다. <신설 2011. 4. 28.>

⑤ 제1항제2호를 위반한 의료인이 자진하여 그 사실을 신고한 경우에는 제1항에도 불구하고 보건복지부령으로 정하는 바에 따라 그 처분을 감경하거나 면제할 수 있다. <신설 2012. 2. 1.>

⑥ 제1항에 따른 자격정지처분은 그 사유가 발생한 날부터 5년(제1항제5호 · 제7호에 따른 자격정지처분의 경우에는 7년으로 한다)이 지나면 하지 못한다. 다만, 그 사유에 대하여 「형사소송법」 제246조에 따른 공소가 제기된 경우에는 공소가 제기된 날부터 해당 사건의 재판이 확정된 날까지의 기간은 시효 기간에 산입하지 아니 한다. <신설 2016. 5. 29.>

[시행령] **제32조(의료인의 품위 손상 행위의 범위)** ① 법 제66조제2항에 따른 의료인의 품위 손상 행위의 범위는 다음 각 호와 같다. <개정 2021. 6. 15.>
1. 학문적으로 인정되지 아니하는 진료행위(조산 업무와 간호 업무를 포함한다. 이하 같다)
2. 비도덕적 진료행위
3. 거짓 또는 과대 광고행위
3의2. 「방송법」 제2조제1호에 따른 방송, 「신문 등의 진흥에 관한 법률」 제2조제1호 · 제2호에 따른 신문 · 인터넷신문, 「잡지 등 정기간행물의 진흥에 관한 법률」 제2조제1호에 따른 정기간행물 또

는 제24조제1항 각 호의 인터넷 매체[이동통신단말장치에서 사용되는 애플리케이션(Application)을 포함한다]에서 다음 각 목의 건강·의학정보(의학, 치의학, 한의학, 조산학 및 간호학의 정보를 말한다. 이하 같다)에 대하여 거짓 또는 과장하여 제공하는 행위

가. 「식품위생법」 제2조제1호에 따른 식품에 대한 건강·의학정보

나. 「건강기능식품에 관한 법률」 제3조제1호에 따른 건강기능식품에 대한 건강·의학정보

다. 「약사법」 제2조제4호부터 제7호까지의 규정에 따른 의약품, 한약, 한약제제 또는 의약외품에 대한 건강·의학정보

라. 「의료기기법」 제2조제1항에 따른 의료기기에 대한 건강·의학정보

마. 「화장품법」 제2조제1호부터 제3호까지의 규정에 따른 화장품, 기능성화장품 또는 유기농화장품에 대한 건강·의학정보

4. 불필요한 검사·투약(投藥)·수술 등 지나친 진료행위를 하거나 부당하게 많은 진료비를 요구하는 행위
5. 전공의(專攻醫)의 선발 등 직무와 관련하여 부당하게 금품을 수수하는 행위
6. 다른 의료기관을 이용하려는 환자를 영리를 목적으로 자신이 종사하거나 개설한 의료기관으로 유인하거나 유인하게 하는 행위
7. 자신이 처방전을 발급하여 준 환자를 영리를 목적으로 특정 약국에 유치하기 위하여 약국개설자나 약국에 종사하는 자와 담합하는 행위

② 삭제 <2012. 4. 27.>

【핵심요약】

1. 면허의 자격정지 [법 제66조]

1) 자격정지권자 : 보건복지부장관

2) 자격정지 기간 : 1년의 범위 이내

3) 사유 : 의료인이 다음의 어느 하나에 해당하는 경우

(1) 의료인의 품위를 심하게 손상시키는 행위를 한 때

(2) 의료기관 개설자가 될 수 없는 자에게 고용되어 의료행위를 한 때

(2-2) 일회용 의료기기를 한 번 사용한 후 다시 사용한 때(법 제4조제6항)

(3) 진단서·검안서 또는 증명서를 거짓으로 작성하여 내주거나 진료기록부 등을 거짓으로 작성하거나 고의로 사실과 다르게 추가기재·수정한 때(법 제17조제1항·제2항, 제22조제1항)

(4) 태아 성 감별 행위 금지 등을 위반한 경우(법 제20조)

(5) 삭제

(6) 의료기사가 아닌 자에게 의료기사의 업무를 하게 하거나 의료기사에게 그 업무

범위를 벗어나게 한 때

(7) 관련 서류를 위조·변조하거나 속임수 등 부정한 방법으로 진료비를 거짓 청구한 때

(8) 삭제

(9) 의료기기 제조업자, 의료기기 수입업자, 의료기기 판매업자 또는 임대업자로부터 부당한 경제적 이익 등의 취득 금지를 위반하여 경제적 이익 등을 제공받은 때 (법 제23조의5)

(10) 그 밖에 이 법 또는 이 법에 따른 명령을 위반한 때

※ 의료기술과 관련한 판단이 필요한 사항에 관하여는 관계 전문가의 의견을 들어 결정할 수 있음

4) 자격정지처분의 시효

(1) 자격정지처분은 그 사유가 발생한 날부터 5년이 지나면 하지 못함

(2) 법 제66조제1항제5호·제7호에 따른 자격정지처분의 경우에는 7년으로 함

① 삭제 (법 제66조제1항제5호)

② 관련 서류를 위조·변조하거나 속임수 등 부정한 방법으로 진료비를 거짓 청구한 때

※ 다만, 그 사유에 대하여「형사소송법」제246조에 따른 공소가 제기된 경우에는 공소가 제기된 날부터 해당 사건의 재판이 확정된 날까지의 기간은 시효 기간에 산입하지 아니 함

2. 면허의 효력 정지

- 의료인이 3년마다 실태와 취업상황 등을 신고하지 아니한 때에는 신고할 때까지 면허의 효력을 정지할 수 있음

3. 처분감경 또는 면제

- 의료기관 개설자가 될 수 없는 자에게 고용되어 의료행위를 한 의료인이 자진하여 그 사실을 신고한 경우에는 제1항에도 불구하고 보건복지부령으로 정하는 바에 따라 그 처분을 감경하거나 면제할 수 있음

4. 의료인의 품위 손상 행위의 범위 [시행령 제32조]

1) 학문적으로 인정되지 아니하는 진료행위(조산 업무와 간호 업무 포함)

2) 비도덕적 진료행위

3) 거짓 또는 과대 광고행위

3-2) 방송, 신문·인터넷신문 정기간행물 또는 인터넷 매체(이동통신단말장치에서 사용되는 애플리케이션(Application)을 포함)에서 다음의 건강·의학정보(의학, 치의학, 한의

학, 조산학 및 간호학의 정보)에 대하여 거짓 또는 과장하여 제공하는 행위
(1) 식품에 대한 건강 · 의학정보(「식품위생법」 제2조제1호)
(2) 건강기능식품에 대한 건강 · 의학정보(「건강기능식품에 관한 법률」 제3조제1호)
(3) 의약품, 한약, 한약제제 또는 의약외품에 대한 건강 · 의학정보(「약사법」 제2조제4호~제7호)
(4) 의료기기에 대한 건강 · 의학정보(「의료기기법」 제2조제1항)
(5) 화장품, 기능성화장품 또는 유기농화장품에 대한 건강 · 의학정보(「화장품법」 제2조제1호~제3호)
4) 불필요한 검사 · 투약 · 수술 등 지나친 진료행위를 하거나 부당하게 많은 진료비를 요구하는 행위
5) 전공의의 선발 등 직무와 관련하여 부당하게 금품을 수수하는 행위
6) 다른 의료기관을 이용하려는 환자를 영리를 목적으로 자신이 종사하거나 개설한 의료기관으로 유인하거나 유인하게 하는 행위
7) 자신이 처방전을 발급하여 준 환자를 영리를 목적으로 특정 약국에 유치하기 위하여 약국개설자나 약국에 종사하는 자와 담합하는 행위

【예상문제】

1. 의료인의 자격정지 사유에 해당되지 않은 것은?
   ① 의료기관의 개설자가 될 수 없는 자에게 고용되어 의료행위를 한 때
   ② 진단서 등을 거짓으로 작성하여 교부할 때
   ③ 의료기사가 아닌 자에게 의료기사의 업무를 하게 하거나 의료기사에게 그 업무 범위를 벗어나게 한 때
   ④ 의료인이 아닌 자에게 의료행위를 시켰을 때
   ⑤ 면허 또는 업무에 관하여 광고 행위를 한 때

[답] ⑤

2. 의료인의 품위손상행위에 해당되는 것은?
   ① 자격정지 처분 기간 중에 의료행위를 하는 경우
   ② 방송에서 건강 · 의학정보에 대하여 거짓으로 제공하는 행위
   ③ 정당한 사유 없이 보수교육을 받지 아니하는 경우
   ④ 정당한 사유 없이 실태, 취업상황을 신고하지 아니하는 경우
   ⑤ 금고 이상의 형에 해당되는 죄를 범하는 경우

[답] ②

第66조의2(중앙회의 자격정지 처분 요구 등) 각 중앙회의 장은 의료인이 제66조제1항제1호에 해당하는 경우에는 각 중앙회의 윤리위원회의 심의·의결을 거쳐 보건복지부장관에게 자격정지 처분을 요구할 수 있다. [본조신설 2011.4.28.]

[시행령] **제33조(중앙회의 자격정지 처분 요구)** 법 제66조의2에 따른 자격정지 처분 요구는 윤리위원회의 회의 개최 일시 및 장소와 자격정지 처분 요구의 이유 및 근거 등을 기재한 서류를 보건복지부장관에게 제출하는 방식으로 한다. [전문개정 2012.4.27.]

【핵심요약】

중앙회의 자격정지 처분 요구

1) 자격정지 처분 요구권자 : 각 중앙회의 장
2) 사유 : 의료인의 품위를 심하게 손상시키는 행위를 한 때 [시행령 제32조]
3) 절차
(1) 각 중앙회의 윤리위원회의 심의·의결을 거쳐 보건복지부장관에게 자격정치 처분 요구
(2) 윤리위원회의 회의 개최 일시 및 장소와 자격정지 처분 요구의 이유 및 근거 등을 기재한 서류를 보건복지부장에게 제출

【예상문제】

1. 각 중앙회의 장이 윤리위원회의 심의·의결을 거쳐 보건복지부장관에게 자격정지 처분을 요구할 수 있는 경우는?
① 태아의 성 감별 행위 금지 등을 위반한 경우
② 의료기관 개설자가 될 수 없는 자에게 고용되어 의료행위를 한 때
③ 의료인이 아닌 자로 하여금 의료행위를 하게 한 때
④ 관련 서류를 위조하여 부정한 방법으로 진료비를 거짓 청구한 때
⑤ 의료인의 품위를 심하게 손상시키는 행위를 한 때

[답] ⑤

第67조(과징금 처분) ① 보건복지부장관이나 시장·군수·구청장은 의료기관이 제64조제1항 각 호의 어느 하나에 해당할 때에는 대통령령으로 정하는 바에 따라 의료업 정지 처분을 갈음하여 10억원 이하의 과징금을 부과할 수 있으며, 이 경우 과징금은 3회까

지만 부과할 수 있다. 다만, 동일한 위반행위에 대하여 「표시·광고의 공정화에 관한 법률」 제9조에 따른 과징금 부과처분이 이루어진 경우에는 과징금(의료업 정지 처분을 포함한다)을 감경하여 부과하거나 부과하지 아니할 수 있다. <개정 2019.8.27.>

② 제1항에 따른 과징금을 부과하는 위반 행위의 종류와 정도 등에 따른 과징금의 액수와 그 밖에 필요한 사항은 대통령령으로 정한다.

③ 보건복지부장관이나 시장·군수·구청장은 제1항에 따른 과징금을 기한 안에 내지 아니한 때에는 지방세 체납처분의 예에 따라 징수한다. <개정 2010.1.18.>

[시행령] **제43조(과징금의 산정 기준)** 법 제67조에 따른 과징금의 금액은 위반행위의 종류와 위반 정도 등을 고려하여 보건복지부령으로 정하는 의료업 정지처분 기준에 따라 별표 1의2의 과징금 산정 기준을 적용하여 산정한다. <개정 2017.6.20.>

[시행령] **제44조(과징금의 부과·징수 절차)** ① 보건복지부장관, 시·도지사 또는 시장·군수·구청장은 법 제67조에 따라 과징금을 부과하려면 그 위반행위의 종류와 과징금의 금액을 서면으로 명시하여 이를 낼 것을 통지하여야 한다. <개정 2010.3.15.>

② 과징금의 징수 절차는 보건복지부령으로 정한다. <개정 2010.3.15.>

[시행령] **제44조의2(규제의 재검토)** ① 보건복지부장관은 다음 각 호의 사항에 대하여 다음 각 호의 기준일을 기준으로 3년마다(매 3년이 되는 해의 기준일과 같은 날 전까지를 말한다) 그 타당성을 검토하여 개선 등의 조치를 하여야 한다. <개정 2017.6.20.>

1. 제43조 및 별표 1의2에 따른 과징금 산정 기준: 2014년 1월 1일
2. 제45조 및 별표 2에 따른 과태료의 부과기준: 2014년 1월 1일

② 보건복지부장관은 제23조에 따른 의료광고 금지기준에 대하여 2015년 1월 1일을 기준으로 2년마다(매 2년이 되는 해의 1월 1일 전까지를 말한다) 그 타당성을 검토하여 개선 등의 조치를 하여야 한다. <신설 2014.12.9.> [본조신설 2013.12.30.]

[시행규칙] **제79조(과징금의 징수 절차)** 영 제44조제2항에 따른 과징금의 징수 절차에 관하여는 「국고금 관리법 시행규칙」을 준용한다. 이 경우 납입고지서에는 이의 제기 방법 및 이의 제기 기간을 함께 적어 넣어야 한다. <개정 2008.9.5.> [제목개정 2008.9.5.]

【핵심요약】

1. 과징금 처분

1) 과징금 처분권자 : 보건복지부장관이나 시장·군수·구청장

2) 과징금 부과

(1) 의료기관의 의료업 정지 처분을 갈음하여 10억원 이하의 과징금을 부과할 수 있음

(2) 제한 : 과징금은 3회까지만 부과

(3) 다만, 동일한 위반행위에 대하여 「표시 · 광고의 공정화에 관한 법률」 제9조에 따른 과징금 부과처분이 이루어진 경우에는 과징금(의료업 정지 처분을 포함)을 감경하여 부과하거나 부과하지 아니할 수 있음

(4) 과징금을 부과하는 위반 행위의 종류와 정도 등에 따른 과징금의 액수와 그 밖에 필요한 사항은 대통령령으로 정함

(5) 보건복지부장관이나 시장 · 군수 · 구청장은 과징금을 기한 안에 내지 아니한 때에는 지방세 체납처분의 예에 따라 징수

2. 과징금 산정기준

- 영 [별표 1의2] 과징금 산정 기준 참조

【예상문제】

1. 과징금은 몇 회를 초과하여 부과할 수 없는가?

① 1회　② 2회　③ 3회　④ 4회　⑤ 제한 없음

[답] ③

2. 보건복지부장관이 2년마다 그 타당성을 검토하여 개선 등의 조치를 하여야 하는 사항은?

① 의료광고 금지기준　② 과징금 산정 기준
③ 과태료의 부과기준　④ 허용되는 경제적 이익 등의 범위
⑤ 한지 의료인의 허가지역 변경

[답] ①

제68조(행정처분의 기준) 제63조, 제64조제1항, 제65조제1항, 제66조제1항에 따른 행정처분의 세부적인 기준은 보건복지부령으로 정한다. <개정 2010.1.18.>

【핵심요약】

행정처분 사항

1) 시정명령 등 [법 제63조]
2) 의료업 정지, 개설 허가의 취소 또는 의료기관 폐쇄 [법 제64조 제1항]
3) 면허취소 [법 제65조 제1항]
4) 자격정지 [법 제66조 제1항]

【예상문제】

1. 다음 중 「의료법」에서 정한 행정처분 사항이 아닌 것은?

① 벌금　② 시정명령　③ 의료업 정지　④ 면허취소　⑤ 자격정지

[답] ①

第69조(의료지도원) ① 제61조에 따른 관계 공무원의 직무를 행하게 하기 위하여 보건복지부, 시·도 및 시·군·구에 의료지도원을 둔다. <개정 2010.1.18.>

② 의료지도원은 보건복지부장관, 시·도지사 또는 시장·군수·구청장이 그 소속 공무원 중에서 임명하되, 자격과 임명 등에 필요한 사항은 보건복지부령으로 정한다. <개정 2010.1.18.>

③ 의료지도원 및 그 밖의 공무원은 직무를 통하여 알게 된 의료기관, 의료인, 환자의 비밀을 누설하지 못한다.

[시행규칙] **제65조(의료지도원의 자격)** 법 제69조제2항에 따라 보건복지부장관, 시·도지사 또는 시장·군수·구청장이 의료지도원을 임명하려는 경우에는 다음 각 호의 어느 하나에 해당하는 자 중에서 하여야 한다. <개정 2010.3.19.>

1. 의료인 면허를 가진 자
2. 의료 관계 업무에 관한 지식과 경험이 풍부한 자

[시행규칙] **제66조(의료지도원의 담당 구역)** ① 보건복지부 소속 의료지도원의 담당 구역은 전국으로 한다. <개정 2010.3.19.>

② 시·도 또는 시·군·구(자치구를 말한다) 소속 의료지도원의 담당 구역은 해당 행정구역으로 한다. <개정 2020. 9. 4.>

[시행규칙] **제67조(의료지도기록부 비치)** 의료지도원은 의료지도기록부를 갖추어 두고 그 직무집행 상황을 기록하여야 한다.

[시행규칙] **제68조(의료지도에 관한 보고)** 의료지도원이 의료지도를 한 결과 법령에 위반된 사실을 발견한 경우에는 지체 없이 이를 그 소속 기관의 장에게 보고하여야 한다.

[시행규칙] **제69조(의료지도원의 증표)** 의료지도원임을 증명하는 증표는 별지 제24호서식에 따른다.

【핵심요약】

1. 의료지도원의 직무

- 제61조(보고와 업무 검사 등) 에 따른 관계 공무원의 직무를 행하게 함

2. 의료지도원의 임명

- 보건복지부, 시·도 또는 시·군·구청장이 그 소속 공무원 중에서 임명

3. 자격 및 임명

1) 의료지도원의 자격

(1) 의료인 면허를 가진 자

(2) 의료 관계 업무에 관한 지식과 경험이 풍부한 자

4. 의료지도원의 담당 구역

1) 보건복지부 소속 의료지도원 : 전국

2) 시 · 도 또는 시 · 군 · 구 소속 의료지도원 : 해당 행정구역

5. 의료지도기록부 비치

- 의료지도원은 의료지도기록부를 갖추어 두고 직무집행 상황을 기록

6. 의료지도에 관한 보고

- 의료지도원이 의료지도를 한 결과 법령에 위반된 사실을 발견한 경우에는 지체 없이 이를 그 소속 기관의 장에게 보고

7. 비밀누설 금지

- 의료지도원 및 그 밖의 공무원은 직무를 통하여 알게 된 의료기관, 의료인, 환자의 비밀을 누설하지 못함

【예상문제】

1. 다음 중 의료지도원을 두어야 하는 곳과 거리가 먼 것은?

① 보건복지부 ② 시 ③ 도 ④ 질병관리청 ⑤ 구

[답] ④

제7장 삭제<2011.4.7.>

제8장 보칙

제77조(전문의) ① 의사 · 치과의사 또는 한의사로서 전문의가 되려는 자는 대통령령으로 정하는 수련을 거쳐 보건복지부장관에게 자격 인정을 받아야 한다. <개정 2010.1.18.>

② 제1항에 따라 전문의 자격을 인정받은 자가 아니면 전문과목을 표시하지 못한다. 다만, 보건복지부장관은 의료체계를 효율적으로 운영하기 위하여 전문의 자격을 인정받은 치과의사와 한의사에 대하여 종합병원 · 치과병원 · 한방병원 중 보건복지부령으로 정하는 의료기관에 한하여 전문과목을 표시하도록 할 수 있다. <개정 2010.1.18.>

③ 삭제 <2016.12.20.>

④ 전문의 자격 인정과 전문과목에 관한 사항은 대통령령으로 정한다.<개정 2011.4.28.>

[법률 제9386호(2009.1.30.) 부칙 제2조의 규정에 의하여 이 조 제2항 단서의 개정규

정 중 치과의사에 대한 부분은 2013년 12월 31일까지, 한의사에 대한 부분은 2009년 12월 31일까지 유효함]
[2016.12.20. 법률 제14438호에 의하여 2015.5.28. 헌법재판소에서 위헌 결정된 이 조 제3항을 삭제함.]

[시행규칙] **제74조(치과의사 및 한의사 전문과목 표시)** 법 제77조제2항 단서에 따라 치과의사전문의 또는 한의사전문의 자격을 인정받은 자에 대하여 전문과목을 표시할 수 있는 의료기관은 다음 각 호와 같다.

1. 병상이 300개 이상인 종합병원
2. 「치과의사전문의의 수련 및 자격인정 등에 관한 규정」에 따른 수련치과병원
3. 「한의사전문의의 수련 및 자격인정 등에 관한 규정」에 따른 수련한방병원

【핵심요약】

1. 전문의 자격 인정

- 의사 · 치과의사 또는 한의사로서 전문의가 되려는 자는 대통령령으로 정하는 수련을 거쳐 보건복지부장관에게 자격 인정을 받아야 함

2. 전문과목 표시

1) 전문의 자격을 인정받은 자가 아니면 전문과목을 표시하지 못함
2) 보건복지부장관은 의료체계를 효율적으로 운영하기 위하여 전문의 자격을 인정받은 치과의사와 한의사에 대하여 종합병원 · 치과병원 · 한방병원 중 보건복지부령으로 정하는 의료기관에 한하여 전문과목을 표시하도록 할 수 있음

3. 치과의사 및 한의사 전문과목 표시

- 치과의사전문의 또는 한의사전문의 자격을 인정받은 자에 대하여 전문과목을 표시할 수 있는 의료기관

1) 병상이 300개 이상인 종합병원　2) 수련치과병원　3) 수련한방병원

【예상문제】

1. 전문의 자격인정권자는?

① 보건복지부장관　② 중앙회장　③ 시 · 도지사　④ 의과대학장　⑤ 질병관리청장

[답] ①

2. 치과의사전문의 또는 한의사전문의 자격을 인정받은 자에 대하여 전문과목을 표시할 수 있는 의료기관은?

가. 병상이 300개 이상인 종합병원	나. 수련치과병원
다. 수련한방병원	라. 종합병원

① 가, 나, 다 ② 가, 다 ③ 나, 라 ④ 라 ⑤ 가, 나, 다, 라

[답] ①

제78조(전문간호사) ①보건복지부장관은 간호사에게 간호사 면허 외에 전문간호사 자격을 인정할 수 있다. <개정 2010.1.18.>

② 전문간호사가 되려는 사람은 다음 각 호의 어느 하나에 해당하는 사람으로서 보건복지부장관이 실시하는 전문간호사 자격시험에 합격한 후 보건복지부장관의 자격인정을 받아야 한다. <개정 2018.3.27.>

1. 보건복지부령으로 정하는 전문간호사 교육과정을 이수한 자
2. 보건복지부장관이 인정하는 외국의 해당 분야 전문간호사 자격이 있는 자

③ 전문간호사는 제2항에 따라 자격을 인정받은 해당 분야에서 간호 업무를 수행하여야 한다. <신설 2018.3.27.>

④ 전문간호사의 자격 구분, 자격 기준, 자격 시험, 자격증, 업무 범위, 그 밖에 필요한 사항은 보건복지부령으로 정한다. <신설 2018.3.27.>

【참조】

<전문간호사 자격인정 등에 관한 규칙>

제2조(자격구분) 전문간호사 자격은 보건 · 마취 · 정신 · 가정 · 감염관리 · 산업 · 응급 · 노인 · 중환자 · 호스피스 · 종양 · 임상 및 아동분야로 구분한다.

【핵심요약】

1. 전문간호사

1) 자격 인정 : 보건복지부장관은 간호사에게 간호사 면허 외에 전문간호사 자격을 인정할 수 있음

2) 자격 요건 : 전문간호사가 되려는 사람은 다음의 어느 하나에 해당하는 사람으로서 보건복지부장관이 실시하는 전문간호사 자격시험에 합격한 후 보건복지부장관의 자격인정을 받아야 함

(1) 보건복지부령으로 정하는 전문간호사 교육과정을 이수한 자

(2) 보건복지부장관이 인정하는 외국의 해당 분야 전문간호사 자격이 있는 자

3) 전문간호사의 업무수행 : 자격을 인정받은 해당 분야에서 간호 업무를 수행하여야 함

4) 보건복지부령으로 정하는 사항 : 전문간호사의 자격 구분, 자격 기준, 자격 시험, 자격증, 업무 범위, 그 밖에 필요한 사항

2. 전문간호사 자격구분

① 보건 ② 마취 ③ 정신 ④ 가정 ⑤ 감염관리 ⑥ 산업
⑦ 응급 ⑧ 노인 ⑨ 중환자 ⑩ 호스피스 ⑪ 종양 ⑫ 임상 ⑬ 아동

【예상문제】

1. 전문간호사에 해당되지 않은 것은?

① 보건 ② 마취 ③ 정신 ④ 소아 ⑤ 가정

[답] ④

제79조(한지 의료인) ① 이 법이 시행되기 전의 규정에 따라 면허를 받은 한지 의사(限地醫師), 한지 치과의사 및 한지 한의사는 허가받은 지역에서 의료업무에 종사하는 경우 의료인으로 본다.

② 보건복지부장관은 제1항에 따른 의료인이 허가받은 지역 밖에서 의료행위를 하는 경우에는 그 면허를 취소할 수 있다. <개정 2010.1.18.>

③ 제1항에 따른 의료인의 허가지역 변경, 그 밖에 필요한 사항은 보건복지부령으로 정한다. <개정 2010.1.18.>

④ 한지 의사, 한지 치과의사, 한지 한의사로서 허가받은 지역에서 10년 이상 의료업무에 종사한 경력이 있는 자 또는 이 법 시행 당시 의료업무에 종사하고 있는 자 중 경력이 5년 이상인 자에게는 제5조에도 불구하고 보건복지부령으로 정하는 바에 따라 의사, 치과의사 또는 한의사의 면허를 줄 수 있다. <개정 2010.1.18.>

[시행규칙] **제75조(한지 의료인의 허가지역 변경)** ① 법 제79조제3항에 따라 한지(限地) 의료인이 그 허가지역을 변경하려는 경우에는 그 소재지를 관할하는 시·도지사의 허가를 받아야 한다. 다만, 다른 시·도로 변경하거나 2개 시·도 이상에 걸쳐있는 지역으로 변경하려는 경우에는 보건복지부장관의 허가를 받아야 한다. <개정 2010.3.19.>

② 제1항에 따른 한지 의료인의 허가지역 변경에 관한 허가를 할 때에는 다음 각 호에서 정하는 바에 따라야 한다. <개정 2019.9.27.>

1. 의료취약지인 읍·면으로 한정하여 허가하되, 인구·교통, 그 밖의 지리적 여건에 따라 그 진료구역을 제한할 수 있다.
2. 허가 대상은 변경 전의 허가지역에서 3년 이상 계속하여 의료기관을 개설하고 의료행위를 한

자로 한정한다. 다만, 허가지역에 같은 업종에 해당하는 다른 의료인이 있거나 벽지(僻地), 오지(奧地) 또는 섬 등 보건복지부장관이 정하는 지역으로 변경하려는 경우에는 그 기간의 제한을 받지 아니한다.

③ 제1항에 따라 허가지역 변경허가를 받으려는 자는 변경 희망지와 그 사유를 적은 신청서에 면허증을 첨부하여 허가관청에 제출하여야 한다.

[시행규칙] **제76조(한지 의료인의 허가지역 변경 통보 등)** ① 시·도지사가 한지의료인에 대하여 그 허가지역의 변경허가를 한 경우에는 그 사실을 해당 면허증에 적어 신청인에게 발급하고, 허가한 날부터 5일 이내에 변경허가사항을 보건복지부장관에게 통보해야 한다. <개정 2023. 11. 17.>

② 시·도지사는 한지 의료인별 허가지역 일람표를 작성하여 갖추어 두어야 한다.

[제목개정 2023. 11. 17.]

[시행규칙] **제77조(한지 의료인의 의사면허 등의 신청)** ① 법 제79조제4항에 따라 한지 의료인이 의사, 치과의사 또는 한의사 면허를 받으려는 경우에는 별지 제28호서식의 신청서(전자문서로 된 신청서를 포함한다)에 다음 각 호의 서류(전자문서를 포함한다)를 첨부하여 현재의 근무지 또는 최종 근무지의 관할 시·도지사를 거쳐 보건복지부장관에게 제출하여야 한다. <개정 2016.12.30.>

1. 한지 의료인 면허증
2. 법 제79조제4항에 따른 경력을 증명하는 서류 각 1부
3. 법 제8조제1호 본문에 해당하는 자가 아님을 증명하는 의사의 진단서 또는 법 제8조제1호 단서에 해당하는 자임을 증명하는 전문의의 진단서
4. 법 제8조제2호에 해당하는 자가 아님을 증명하는 의사의 진단서
5. 사진(신청 전 6개월 이내에 모자 등을 쓰지 않고 촬영한 천연색 상반신 정면사진으로 가로 3.5센티미터, 세로 4.5센티미터의 사진을 말한다) 5장

② 삭제 <2008.9.5.>

③ 제1항의 신청서를 받은 시·도지사는 신청인에게 별지 제28호서식의 접수증을 발급하여야 한다.

④ 제1항에 따라 면허증 발급신청을 한 자는 그 신청일부터 면허증을 받는 날까지 제3항의 접수증을 한지 의료인 면허증을 갈음하여 사용할 수 있다.

[시행규칙] **제78조(면허증 등의 갱신신청)** ① 법률 제2533호 의료법중개정법률 부칙 제2조 단서 및 같은 법률 부칙 제7조에 따른 갱신기간이 지난 후에 의사, 치과의사, 한의사, 조산사, 간호사, 전문의 또는 한지 의료인의 면허증 또는 자격증을 갱신하려는 자는 별지 제28호서식의 신청서(전자문서로 된 신청서를 포함한다)에 다음 각 호의 서류를 첨부하여 소속 중앙회의 확인을 받아 해당 면허증 또는 자격증을 발급한 기관(보건복지부장관 또는 시·도지사)에 제출하여야 한다. 이 경우, 보건복지부장관에게 제출하는 신청서는 관할 시·도지사를 거쳐야 한다. <개정 2016.12.30.>

1. 구 면허증 또는 자격증(분실 시 분실사유서)
2. 건강진단서
3. 사진(신청 전 6개월 이내에 모자 등을 쓰지 않고 촬영한 천연색 상반신 정면사진으로 가로 3.5센티미터, 세로 4.5센티미터의 사진을 말한다) 2장

4. 갱신 지연사유서
5. 시민확인서 및 여권사본(외국인만 첨부한다)

② 제1항의 신청서를 받은 시 · 도지사는 신청인에게 별지 제28호서식의 접수증을 발급하여야 한다.

【핵심요약】

1. 한지 의료인

1) 정의 : 「의료법」이 시행되기 전의 규정에 따라 면허를 받은 한지 의사, 한지 치과의사 및 한지 한의사

2) 제한

(1) 허가받은 지역에서 의료업무에 종사하는 경우 의료인으로 봄

(2) 보건복지부장관은 한지 의료인이 허가받은 지역 밖에서 의료행위를 하는 경우에는 그 면허를 취소할 수 있음

3) 한지 의료인에게 의사, 치과의사 또는 한의사의 면허를 줄 수 있는 경우

(1) 한지 의사, 한지 치과의사, 한지 한의사로서 허가받은 지역에서 10년 이상 의료업무에 종사한 경력이 있는 자

(2) 「의료법」 시행 당시 의료업무에 종사하고 있는 자 중 경력이 5년 이상인 자

2. 한지 의료인의 허가지역 변경

1) 동일지역 내 : 소재지를 관할하는 시 · 도지사의 허가

2) 다른 시 · 도로 변경하거나 2개 시 · 도 이상에 걸쳐있는 지역으로 변경하려는 경우 : 보건복지부장관의 허가

3) 허가지역 변경에 관한 허가 제한

(1) 의료취약지인 읍 · 면으로 한정하여 허가하되, 인구 · 교통, 그 밖의 지리적 여건에 따라 그 진료구역을 제한할 수 있음

(2) 허가 대상은 변경 전의 허가지역에서 3년 이상 계속하여 의료기관을 개설하고 의료행위를 한 자로 한정

(3) 다만, 허가지역에 같은 업종에 해당하는 다른 의료인이 있거나 벽지, 오지 또는 섬 등 보건복지부장관이 정하는 지역으로 변경하려는 경우에는 그 기간의 제한을 받지 아니함

【예상문제】

1. 한지 의사, 한지 치과의사, 한지 한의사로서 그 허가받은 지역 안에서 몇 년 이상 의료업무에 종사한 경력이 있어야 의사, 치과의사 또는 한의사 면허를 받을 수 있는가?

① 3년 ② 5년 ③ 7년 ④ 10년 ⑤ 15년

[답] ④

제80조(간호조무사 자격) ① 간호조무사가 되려는 사람은 다음 각 호의 어느 하나에 해당하는 사람으로서 보건복지부령으로 정하는 교육과정을 이수하고 간호조무사 국가시험에 합격한 후 보건복지부장관의 자격인정을 받아야 한다. 이 경우 자격시험의 제한에 관하여는 제10조를 준용한다. <개정 2019.8.27.>

1. 초·중등교육법령에 따른 특성화고등학교의 간호 관련 학과를 졸업한 사람(간호조무사 국가시험 응시일로부터 6개월 이내에 졸업이 예정된 사람을 포함한다)
2. 「초·중등교육법」 제2조에 따른 고등학교 졸업자(간호조무사 국가시험 응시일로부터 6개월 이내에 졸업이 예정된 사람을 포함한다) 또는 초·중등교육법령에 따라 같은 수준의 학력이 있다고 인정되는 사람(이하 이 조에서 "고등학교 졸업학력 인정자"라 한다)으로서 보건복지부령으로 정하는 국·공립 간호조무사양성소의 교육을 이수한 사람
3. 고등학교 졸업학력 인정자로서 평생교육법령에 따른 평생교육시설에서 고등학교 교과 과정에 상응하는 교육과정 중 간호 관련 학과를 졸업한 사람(간호조무사 국가시험 응시일로부터 6개월 이내에 졸업이 예정된 사람을 포함한다)
4. 고등학교 졸업학력 인정자로서 「학원의 설립·운영 및 과외교습에 관한 법률」 제2조의2제2항에 따른 학원의 간호조무사 교습과정을 이수한 사람
5. 고등학교 졸업학력 인정자로서 외국의 간호조무사 교육과정(보건복지부장관이 정하여 고시하는 인정기준에 해당하는 교육과정을 말한다)을 이수하고 해당 국가의 간호조무사 자격을 취득한 사람
6. 제7조제1항제1호 또는 제2호에 해당하는 사람

② 제1항제1호부터 제4호까지에 따른 간호조무사 교육훈련기관은 보건복지부장관의 지정·평가를 받아야 한다. 이 경우 보건복지부장관은 간호조무사 교육훈련기관의 지정을 위한 평가업무를 대통령령으로 정하는 절차·방식에 따라 관계 전문기관에 위탁할 수 있다.

③ 보건복지부장관은 제2항에 따른 간호조무사 교육훈련기관이 거짓이나 그 밖의 부정한 방법으로 지정받는 등 대통령령으로 정하는 사유에 해당하는 경우에는 그 지정을 취소할 수 있다.

④ 간호조무사는 최초로 자격을 받은 후부터 3년마다 그 실태와 취업상황 등을 보건복지

부장관에게 신고하여야 한다.
⑤ 제1항에 따른 간호조무사의 국가시험 · 자격인정, 제2항에 따른 간호조무사 교육훈련기관의 지정 · 평가, 제4항에 따른 자격신고 및 간호조무사의 보수교육 등에 관하여 필요한 사항은 보건복지부령으로 정한다.
[전문개정 2015.12.29.]

[시행령] **제40조(간호조무사 교육훈련기관 지정을 위한 평가업무 위탁)** ① 보건복지부장관은 법 제80조제2항 후단에 따라 간호조무사 교육훈련기관의 지정을 위한 평가업무를 다음 각 호의 기관에 위탁할 수 있다.

1. 「공공기관의 운영에 관한 법률」 제4조에 따른 공공기관 중 그 설립 목적이 보건의료 또는 인력개발과 관련되는 공공기관
2. 위탁업무 수행에 필요한 조직 · 인력 및 전문성 등을 갖춘 전문기관으로서 보건복지부장관이 정하여 고시하는 기관

② 보건복지부장관은 법 제80조제2항 후단에 따라 간호조무사 교육훈련기관 지정을 위한 평가업무를 위탁하는 경우 위탁 기준 등의 공고, 위탁 내용 등의 고시 또는 위탁 업무의 보고 등에 관하여는 제31조의6제2항부터 제5항까지의 규정을 준용한다.
[본조신설 2016.12.27.]

[시행령] **제41조(간호조무사 교육훈련기관 지정 취소사유)** 법 제80조제3항에서 "거짓이나 그 밖의 부정한 방법으로 지정받는 등 대통령령으로 정하는 사유"란 다음 각 호의 사유를 말한다.

1. 거짓이나 그 밖의 부정한 방법으로 지정받는 경우
2. 간호조무사 교육훈련기관의 지정 기준에 미달하는 경우
3. 정당한 사유 없이 교육훈련 업무를 거부하거나 3개월 이상 교육훈련을 실시하지 아니한 경우
4. 거짓이나 그 밖의 부정한 방법으로 교육훈련 졸업증명서 또는 이수증명서를 발급한 경우
5. 교육과정 및 교육내용이 법령에 위반되거나 교육훈련기관의 지정 목적을 달성하기 어렵다고 인정되는 경우

[본조신설 2016.12.27.]

【핵심요약】

1. 간호조무사 자격

- 간호조무사가 되려는 사람은 다음의 어느 하나에 해당하는 사람으로서 보건복지부령으로 정하는 교육과정을 이수하고 간호조무사 국가시험에 합격한 후 보건복지부장관의 자격인정을 받아야 함

1) 초 · 중등교육법령에 따른 특성화고등학교의 간호 관련 학과를 졸업한 사람(간호조무사 국가시험 응시일로부터 6개월 이내에 졸업이 예정된 사람 포함)

2) 고등학교 졸업학력 인정자로서 보건복지부령으로 정하는 국·공립 간호조무사양성소의 교육을 이수한 사람

※ 고등학교 졸업학력 인정자 : 「초·중등교육법」 제2조에 따른 고등학교 졸업자(간호조무사 국가시험 응시일로부터 6개월 이내에 졸업이 예정된 사람 포함) 또는 초·중등교육법령에 따라 같은 수준의 학력이 있다고 인정되는 사람

3) 고등학교 졸업학력 인정자로서 평생교육법령에 따른 평생교육시설에서 고등학교 교과 과정에 상응하는 교육과정 중 간호 관련 학과를 졸업한 사람(간호조무사 국가시험 응시일로부터 6개월 이내에 졸업이 예정된 사람 포함)

4) 고등학교 졸업학력 인정자로서 「학원의 설립·운영 및 과외교습에 관한 법률」 제2조의2제2항에 따른 학원의 간호조무사 교습과정을 이수한 사람

5) 고등학교 졸업학력 인정자로서 외국의 간호조무사 교육과정(보건복지부장관이 정하여 고시하는 인정기준에 해당하는 교육과정)을 이수하고 해당 국가의 간호조무사 자격을 취득한 사람

6) 법 제7조제1항제1호 또는 제2호에 해당하는 사람

(1) 평가인증기구의 인증을 받은 간호학을 전공하는 대학이나 전문대학(구제 전문학교와 간호학교 포함)을 졸업한 자

(2) 보건복지부장관이 인정하는 외국의 (1)에 해당하는 학교를 졸업하고 외국의 간호사 면허를 받은 자

2. 간호조무사 교육훈련기관

1) 평가 및 업무위탁

(1) 간호조무사 교육훈련기관은 보건복지부장관의 지정·평가를 받아야 함

(2) 간호조무사 교육훈련기관의 지정을 위한 평가업무를 위탁할 수 있는 기관 : 보건복지부장관은 간호조무사 교육훈련기관의 지정을 위한 평가업무를 대통령령으로 정하는 절차·방식에 따라 관계 전문기관에 위탁할 수 있음

① 공공기관 중 그 설립 목적이 보건의료 또는 인력개발과 관련되는 공공기관

② 위탁업무 수행에 필요한 조직·인력 및 전문성 등을 갖춘 전문기관으로서 보건복지부장관이 정하여 고시하는 기관

2) 지정 취소사유 : 보건복지부장관은 간호조무사 교육훈련기관이 거짓이나 그 밖의 부정한 방법으로 지정받는 등 대통령령으로 정하는 사유에 해당하는 경우에는 그 지정을 취소할 수 있음

(1) 거짓이나 그 밖의 부정한 방법으로 지정받는 경우

(2) 간호조무사 교육훈련기관의 지정 기준에 미달하는 경우

(3) 정당한 사유 없이 교육훈련 업무를 거부하거나 3개월 이상 교육훈련을 실시하지 아니한 경우

(4) 거짓이나 그 밖의 부정한 방법으로 교육훈련 졸업증명서 또는 이수증명서를 발급한 경우

(5) 교육과정 및 교육내용이 법령에 위반되거나 교육훈련기관의 지정 목적을 달성하기 어렵다고 인정되는 경우

3. 간호조무사의 신고의무

- 간호조무사는 최초로 자격을 받은 후부터 3년마다 그 실태와 취업상황 등을 보건복지부장관에게 신고하여야 함

4. 보건복지부령으로 정하는 사항

- 간호조무사의 국가시험 · 자격인정, 간호조무사 교육훈련기관의 지정 · 평가, 자격신고 및 간호조무사의 보수교육 등에 관하여 필요한 사항

【예상문제】

1. 간호조무사의 자격인정권자는?

① 보건복지부장관 ② 시 · 도지사 ③ 시장 · 군수 · 구청장 ④ 해당 의료기관의 장
⑤ 관할 보건소장

[답] ①

2. 간호조무사 국가시험에 응시할 수 있는 자로 잘못된 것은?

① 특성화고등학교의 간호 관련 학과를 졸업한 사람

② 고등학교 졸업학력 인정자로서 보건복지부령으로 정하는 국 · 공립 간호조무사양성소의 교육을 이수한 사람

③ 중학교 졸업학력 인정자로서 평생교육시설에서 고등학교 교과 과정에 상응하는 교육과정 중 간호 관련 학과를 졸업한 사람

④ 고등학교 졸업학력 인정자로서 외국의 간호조무사 교육과정(보건복지부장관이 정하여 고시하는 인정기준에 해당하는 교육과정)을 이수하고 해당 국가의 간호조무사 자격을 취득한 사람

⑤ 평가인증기구의 인증을 받은 간호학을 전공하는 대학이나 전문대학을 졸업한 자

[답] ③

제80조의2(간호조무사 업무) ① 간호조무사는 제27조에도 불구하고 간호사를 보조하여 제2조제2항제5호가목부터 다목까지의 업무를 수행할 수 있다.

② 제1항에도 불구하고 간호조무사는 제3조제2항에 따른 의원급 의료기관에 한하여 의사, 치과의사, 한의사의 지도하에 환자의 요양을 위한 간호 및 진료의 보조를 수행할 수 있다.

③ 제1항 및 제2항에 따른 구체적인 업무의 범위와 한계에 대하여 필요한 사항은 보건복지부령으로 정한다. [본조신설 2015.12.29.]

【핵심요약】

간호조무사 업무

1) 간호사를 보조하여 다음의 업무 수행 가능(법 제2조제2항제5호가목~다목)
   (1) 환자의 간호요구에 대한 관찰, 자료수집, 간호판단 및 요양을 위한 간호
   (2) 의사, 치과의사, 한의사의 지도하에 시행하는 진료의 보조
   (3) 간호 요구자에 대한 교육·상담 및 건강증진을 위한 활동의 기획과 수행, 그 밖의 대통령령으로 정하는 보건활동
2) 간호 및 진료의 보조 수행 : 1)에도 불구하고 간호조무사는 의원급 의료기관에 한하여 의사, 치과의사, 한의사의 지도하에 환자의 요양을 위한 간호 및 진료의 보조를 수행할 수 있음
3) 보건복지부령으로 정하는 사항 : 간호조무사의 구체적인 업무의 범위와 한계에 대하여 필요한 사항

【예상문제】

1. 간호조무사가 환자의 요양을 위한 간호 및 진료의 보조를 수행할 수 있는 의료기관으로 올바른 것은?

   ① 치과의원 ② 병원 ③ 치과병원 ④ 한방병원 ⑤ 종합병원

[답] ①

제80조의3(준용규정) 간호조무사에 대하여는 제8조, 제9조, 제12조, 제16조, 제19조, 제20조, 제22조, 제23조, 제59조제1항, 제61조, 제65조, 제66조, 제68조, 제83조제1항, 제84조, 제85조, 제87조, 제87조의2, 제88조, 제88조의2 및 제91조를 준용하며, 이 경우 "면허"는 "자격"으로, "면허증"은 "자격증"으로 본다. <개정 2019.8.27.> [본조신설 2015.12.29.]

【핵심요약】

간호조무사에 대한 준용 규정

- 법 제8조(결격사유 등), 제9조(국가시험 등), 제12조(의료기술 등에 대한 보호), 제16조(세탁물 처리), 제19조(정보 누설 금지), 제20조(태아 성 감별 행위 등 금지), 제22조(진료기록부 등), 제23조(전자의무기록), 제59조(지도와 명령)제1항, 제61조(보고와 업무 검사 등), 제65조(면허 취소와 재교부), 제66조(자격정지 등), 제68조(행정처분의 기준), 제83조(경비 보조 등)제1항, 제84조(청문), 제85조(수수료), 제87조(벌칙), 제87조의2(벌칙), 제88조(벌칙), 제88조의2(벌칙) 및 제91조(양벌규정)

제81조(의료유사업자) ① 이 법이 시행되기 전의 규정에 따라 자격을 받은 접골사(接骨士), 침사(鍼士), 구사(灸士)(이하 "의료유사업자"라 한다)는 제27조에도 불구하고 각 해당 시술소에서 시술(施術)을 업(業)으로 할 수 있다.

② 의료유사업자에 대하여는 이 법 중 의료인과 의료기관에 관한 규정을 준용한다. 이 경우 "의료인"은 "의료유사업자"로, "면허"는 "자격"으로, "면허증"은 "자격증"으로, "의료기관"은 "시술소"로 한다.

③ 의료유사업자의 시술행위, 시술업무의 한계 및 시술소의 기준 등에 관한 사항은 보건복지부령으로 정한다. <개정 2010.1.18.>

【참조】

<간호조무사 및 의료유사업자에 관한 규칙 제2조>

1. 접골사 : 골절되거나 관절이 삐거나 겹질린 환자에 대하여 그 환부를 조정하고 회복시키는 응급처치 등 접골시술 행위를 하는 것을 업으로 하는 자
2. 침사 : 환자의 경혈에 대하여 침시술 행위를 하는 것을 업으로 하는 자
3. 구사 : 환자의 경혈에 대하여 구시술 행위를 하는 것을 업으로 하는 자

【핵심요약】

의료유사업자

1) 종류 : 접골사, 침사, 구사
2) 업무 : 무면허 의료행위 금지에도 불구하고 각 해당 시술소에서 시술을 업으로 할 수 있음

【예상문제】

1. 의료유사업자는?

① 접골사 · 침사만을 말한다.
② 접골사 · 침사 · 구사만을 말한다.
③ 안마사 · 침사 · 구사만을 말한다.
④ 안마사 · 접골사 · 침사 · 구사만을 말한다.
⑤ 안마사 · 접골사 · 구사만을 말한다.

[답] ②

제82조(안마사) ① 안마사는 「장애인복지법」에 따른 시각장애인 중 다음 각 호의 어느 하나에 해당하는 자로서 시 · 도지사에게 자격인정을 받아야 한다. <개정 2008. 2. 29., 2010. 1. 18.>

1. 「초 · 중등교육법」 제2조제5호에 따른 특수학교 중 고등학교에 준한 교육을 하는 학교에서 제4항에 따른 안마사의 업무한계에 따라 물리적 시술에 관한 교육과정을 마친 자
2. 중학교 과정 이상의 교육을 받고 보건복지부장관이 지정하는 안마수련기관에서 2년 이상의 안마수련과정을 마친 자

② 제1항의 안마사는 제27조에도 불구하고 안마업무를 할 수 있다.

③ 안마사에 대하여는 이 법 중 제8조, 제25조, 제28조부터 제32조까지, 제33조제2항제1호 · 제3항 · 제5항 · 제8항 본문, 제36조, 제40조, 제59조제1항, 제61조, 제63조(제36조를 위반한 경우만을 말한다), 제64조부터 제66조까지, 제68조, 제83조, 제84조를 준용한다. 이 경우 "의료인"은 "안마사"로, "면허"는 "자격"으로, "면허증"은 "자격증"으로, "의료기관"은 "안마시술소 또는 안마원"으로, "해당 의료관계단체의 장"은 "안마사회장"으로 한다. <개정 2009. 1. 30.>

④ 제3항에도 불구하고 국가나 지방자치단체가 관계 법령에 따라 시행하는 장애인일자리사업 등을 수행하는 자로서 보건복지부령으로 정하는 자가 그 사업 수행과정에서 안마사를 고용하는 경우에는 제66조제1항제2호를 준용하지 아니한다. <신설 2023. 10. 31.>

⑤안마사의 업무한계, 안마시술소나 안마원의 시설 기준 등에 관한 사항은 보건복지부령으로 정한다. <개정 2008. 2. 29., 2010. 1. 18., 2023. 10. 31.> [시행일: 2024. 5. 1.] 제82조

【핵심요약】

안마사

1) 자격인정 : 안마사는 「장애인복지법」에 따른 시각장애인 중 다음 중 하나에 해당하는 자로서 시 · 도지사에게 자격인정을 받아야 함
 (1) 「초 · 중등교육법」에 따른 특수학교 중 고등학교에 준한 교육을 하는 학교에서 안마사의 업무한계에 따라 물리적 시술에 관한 교육과정을 마친 자

(2) 중학교 과정 이상의 교육을 받고 보건복지부장관이 지정하는 안마수련기관에서 2년 이상의 안마수련과정을 마친 자

※ 안마사는 무면허 의료행위 금지에도 불구하고 안마업무를 할 수 있음

2) 업무 한계(「안마사에 관한 규칙」 제2조) : 안마사는 안마, 마사지 또는 지압 등 각종 수기요법에 의하거나 전기기구의 사용 그 밖의 자극요법에 의하여 인체에 대한 물리적 시술행위를 하는 것을 업무로 함

※ 물리치료사의 업무와 구분할 것

【예상문제】

1. 안마사에 대한 설명으로 타당하지 않은 것은?

① 안마사는 시 · 도지사에게 자격인정을 받아야 한다.

② 안마사는 반드시 시각장애인이어야 한다.

③ 중학교 이상의 교육을 받고 안마수련기관에서 1년 이상의 안마수련과정을 마친 자는 자격인정을 받을 수 있다.

④ 특수학교 중 고등학교에 준한 교육을 하는 학교에서 안마사에 관한 교육과정을 마친 자도 자격인정을 받을 수 있다.

⑤ 자격인정을 받은 안마사는 무면허 의료행위의 금지에도 불구하고 안마업무를 할 수 있다.

[답] ③

제83조(경비 보조 등) ① 보건복지부장관 또는 시 · 도지사는 국민보건 향상을 위하여 필요하다고 인정될 때에는 의료인 · 의료기관 · 중앙회 또는 의료 관련 단체에 대하여 시설, 운영 경비, 조사 · 연구 비용의 전부 또는 일부를 보조할 수 있다. <개정 2010.7.23.>

② 보건복지부장관은 다음 각 호의 의료기관이 인증을 신청할 때 예산의 범위에서 인증에 소요되는 비용의 전부 또는 일부를 보조할 수 있다. <개정 2020.3.4>

1. 제58조의4제2항 및 제3항에 따라 인증을 신청하여야 하는 의료기관
2. 300병상 미만인 의료기관(종합병원은 제외한다) 중 보건복지부장관이 정하는 기준에 해당하는 의료기관

【핵심요약】

1. 경비 보조

1) 경비 보조 시행자 : 보건복지부장관 또는 시 · 도지사

2) 시행 시기 : 국민보건 향상을 위하여 필요하다고 인정될 때

3) 보조 대상 : 의료인 · 의료기관 · 중앙회 또는 의료 관련 단체
4) 내용 : 시설, 운영 경비, 조사 · 연구 비용의 전부 또는 일부 보조

2. 인증을 신청할 때 예산의 범위에서 인증에 소요되는 비용의 전부 또는 일부를 보조할 수 있는 의료기관

1) 요양병원이 인증을 신청해야 하는 경우
2) 300병상 미만인 의료기관(종합병원 제외) 중 보건복지부장관이 정하는 기준에 해당하는 의료기관

【예상문제】

1. 국민보건 향상을 위하여 필요하다고 인정될 때 의료인 등에 대하여 시설, 운영 경비, 조사 · 연구 비용의 전부 또는 일부를 보조할 수 있는 자는?

가. 보건복지부장관	나. 시장 · 군수 · 구청장
다. 시 · 도지사	라. 보건소장

① 가, 나, 다　② 가, 다　③ 나, 라　④ 라　⑤ 가, 나, 다, 라

[답] ②

제84조(청문) 보건복지부장관, 시 · 도지사 또는 시장 · 군수 · 구청장은 다음 각 호의 어느 하나에 해당하는 처분을 하려면 청문을 실시하여야 한다. <개정 2020.3.4.>

1. 제23조의2제4항에 따른 인증의 취소
2. 제51조에 따른 설립 허가의 취소
3. 제58조의10에 따른 의료기관 인증 또는 조건부인증의 취소
4. 제63조에 따른 시설 · 장비 등의 사용금지 명령
5. 제64조제1항에 따른 개설허가 취소나 의료기관 폐쇄 명령
6. 제65조제1항에 따른 면허의 취소

【핵심요약】

1. 청문권자

- 보건복지부장관 , 시 · 도지사 또는 시장 · 군수 · 구청장

2. 청문을 실시하여야 하는 경우

1) 전자의무기록시스템 인증의 취소

2) 의료법인의 설립 허가의 취소
3) 의료기관 인증 또는 조건부인증의 취소
4) 의료기관에 대한 시설·장비 등의 사용금지 명령
5) 의료기관 개설허가 취소나 의료기관 폐쇄 명령
6) 의료인 면허의 취소

【예상문제】

1. 청문사유에 해당되지 않은 것은?
   ① 의료법인의 설립 허가 취소
   ② 의료기관에 대한 시설·장비 등의 전부 또는 일부의 사용금지 명령
   ③ 의료기관의 개설허가 취소나 의료기관 폐쇄 명령
   ④ 의료인의 면허를 취소하고자 할 때
   ⑤ 의료인의 면허자격을 정지시키고자 할 때

[답] ⑤

2. 「의료법」 상 청문을 실시하는 자는?

가. 보건복지부장관	나. 시·도지사
다. 시장·군수·구청장	라. 보건소장

① 가, 나, 다　② 가, 다　③ 나, 라　④ 라　⑤ 가, 나, 다, 라

[답] ①

제85조(수수료) ① 이 법에 따른 의료인의 면허나 면허증을 재교부 받으려는 자, 국가시험등에 응시하려는 자, 진단용 방사선 발생 장치의 검사를 받으려는 자, 진단용 방사선 발생장치 안전관리책임자 교육을 받으려는 자는 보건복지부령으로 정하는 바에 따라 수수료를 내야 한다. <개정 2020. 12. 29.>
② 제9조제2항에 따른 한국보건의료인국가시험원은 제1항에 따라 납부받은 국가시험등의 응시수수료를 보건복지부장관의 승인을 받아 시험 관리에 필요한 경비에 직접 충당할 수 있다. <개정 2015. 6. 22.>

【핵심요약】

1. 수수료를 납부하는 자
1) 의료인의 면허나 면허증을 재교부 받으려는 자

2) 국가시험 등에 응시하려는 자
3) 진단용 방사선 발생 장치의 검사를 받으려는 자
4) 진단용 방사선 발생장치 안전관리책임자 교육을 받으려는 자

2. 경비 충당

- 한국보건의료인국가시험원은 납부 받은 국가시험 등의 응시 수수료를 보건복지부장관의 승인을 받아 시험 관리에 필요한 경비에 직접 충당할 수 있음

제86조(권한의 위임 및 위탁) ①이 법에 따른 보건복지부장관 또는 시·도지사의 권한은 그 일부를 대통령령으로 정하는 바에 따라 질병관리청장, 시·도지사 또는 시장·군수·구청장이나 보건소장에게 위임할 수 있다. <개정 2020. 8. 11.>

② 보건복지부장관은 이 법에 따른 업무의 일부를 대통령령으로 정하는 바에 따라 관계 전문기관에 위탁할 수 있다. <개정 2010. 1. 18.>

[시행령] **제42조(업무의 위탁)** ① 보건복지부장관은 법 제86조제2항에 따라 법 제4조의2제7항에 따른 간호·간병통합서비스의 제공·확대 등을 위한 지원에 관한 업무의 일부를 다음 각 호의 기관에 위탁할 수 있다. <신설 2022. 8. 2.>

1. 「공공기관의 운영에 관한 법률」 제4조에 따른 공공기관 중 그 설립 목적이 보건의료와 관련되는 공공기관
2. 위탁업무 수행에 필요한 조직·인력 및 전문성 등을 갖춘 전문기관으로서 보건복지부장관이 정하여 고시하는 기관

② 보건복지부장관은 법 제86조제2항에 따라 법 제21조제1항 및 이 영 제10조의3제1항부터 제3항까지의 규정에 따른 본인진료기록열람지원시스템의 구축·운영 및 보호대책 수립에 관한 업무를 다음 각 호의 기관에 위탁할 수 있다. <신설 2023. 2. 28.>

1. 「공공기관의 운영에 관한 법률」 제4조에 따른 공공기관 중 그 설립 목적이 보건의료와 관련되는 공공기관
2. 위탁 업무 수행에 필요한 조직·인력 및 전문성 등을 고려하여 보건복지부장관이 정하여 고시하는 기관

③ 보건복지부장관은 법 제86조제2항에 따라 법 제22조제4항에 따른 의학용어와 진료기록부등의 서식 및 세부내용에 관한 표준 마련에 관한 업무를 다음 각 호의 기관에 위탁할 수 있다. <개정 2023. 2. 28.>

1. 「공공기관의 운영에 관한 법률」 제4조에 따른 공공기관 중 그 설립 목적이 보건의료 또는 보건산업과 관련되는 공공기관
2. 위탁업무 수행에 필요한 조직·인력 및 전문성 등을 갖춘 전문기관으로서 보건복지부장관이 정하여 고시하는 기관

④ 보건복지부장관은 법 제86조제2항에 따라 법 제23조의2제2항에 따른 전자의무기록시스템의 인증 신청 접수, 인증 기준 적합 여부에 관한 검토·확인, 인증 결과 통보 및 인증서 발급에 관한 업무와 같은 조 제5항에 따른 전자의무기록시스템의 기술 개발 및 활용 촉진에 관한 업무를 다음 각 호의 기관에 위탁할 수 있다. <개정 2023. 2. 28.>

1. 「공공기관의 운영에 관한 법률」 제4조에 따른 공공기관 중 그 설립목적이 보건의료 또는 사회보장과 관련되는 공공기관
2. 위탁 업무 수행에 필요한 조직·인력 및 전문성 등을 고려하여 보건복지부장관이 정하여 고시하는 기관

⑤ 보건복지부장관은 법 제86조제2항에 따라 법 제40조의3에 따른 진료기록보관시스템의 구축·운영 업무를 다음 각 호의 기관에 위탁할 수 있다. <신설 2023. 2. 28.>

1. 「공공기관의 운영에 관한 법률」 제4조에 따른 공공기관 중 그 설립목적이 보건의료 또는 사회보장과 관련되는 공공기관으로서 법 제40조의3제5항에 따른 시설과 장비를 갖춘 기관
2. 위탁 업무 수행에 필요한 조직·인력 및 전문성 등을 고려하여 보건복지부장관이 정하여 고시하는 기관으로서 법 제40조의3제5항에 따른 시설과 장비를 갖춘 기관

⑥ 보건복지부장관은 법 제86조제2항에 따라 법 제45조의2제1항에 따른 비급여진료비용등과 관련된 보고의 접수와 같은 조 제2항에 따른 비급여진료비용등의 현황에 대한 조사·분석 및 그 결과 공개에 관한 업무를 다음 각 호의 전문기관에 위탁할 수 있다. <개정 2023. 2. 28.>

1. 법 제28조에 따른 의사회, 치과의사회 또는 한의사회
2. 「공공기관의 운영에 관한 법률」 제4조에 따른 공공기관 중 그 설립 목적이 보건의료와 관련되는 공공기관
3. 그 밖에 위탁 업무 수행에 필요한 조직·인력 및 전문성 등을 고려하여 보건복지부장관이 고시하는 기관

⑦ 보건복지부장관은 법 제86조제2항에 따라 법 제62조제2항에 따른 의료기관 회계기준의 운영에 관한 업무를 다음 각 호의 기관에 위탁할 수 있다. <개정 2023. 2. 28.>

1. 「공공기관의 운영에 관한 법률」 제4조에 따른 공공기관 중 그 설립 목적이 보건의료 또는 보건산업과 관련되는 공공기관
2. 위탁업무 수행에 필요한 조직·인력 및 전문성 등을 갖춘 전문기관으로서 보건복지부장관이 정하여 고시하는 기관

⑧ 보건복지부장관은 법 제86조제2항에 따라 법 제80조제2항에 따른 간호조무사 교육훈련기관의 지정 신청 접수 및 지정서 발급에 관한 업무를 다음 각 호의 기관에 위탁할 수 있다. <개정 2023. 2. 28.>

1. 「공공기관의 운영에 관한 법률」 제4조에 따른 공공기관 중 그 설립 목적이 보건의료 또는 인력개발과 관련되는 공공기관
2. 위탁업무 수행에 필요한 조직·인력 및 전문성 등을 갖춘 전문기관으로서 보건복지부장관이 정하여 고시하는 기관

⑨ 보건복지부장관은 법 제86조제2항에 따라 법 제80조제4항에 따른 간호조무사 실태 · 취업상황 등에 관한 신고 및 법 제80조제5항에 따른 간호조무사 보수교육에 관한 업무를 다음 각 호의 기관에 위탁할 수 있다. <개정 2023. 2. 28.>

1. 「공공기관의 운영에 관한 법률」 제4조에 따른 공공기관 중 그 설립 목적이 보건의료 또는 인력개발과 관련되는 공공기관
2. 간호조무사를 구성원으로 하여 설립된 기관으로서 전국적 조직을 갖추고 있는 기관
3. 위탁 업무 수행에 필요한 조직 · 인력 및 전문성 등을 갖춘 전문기관으로서 보건복지부장관이 정하여 고시하는 기관(법 제80조제5항에 따른 간호조무사 보수교육만 해당한다)

⑩ 보건복지부장관이 법 제86조제2항에 따라 제1항부터 제9항까지의 규정에 따른 업무를 위탁하는 경우에 그 위탁 기준 등의 공고, 위탁 내용 등의 고시 또는 위탁 업무의 보고 등에 관하여는 제31조의6제2항부터 제5항까지의 규정을 준용한다. <개정 2023. 2. 28.>

[본조신설 2016. 9. 29.]

[시행령] **제42조의2(민감정보 및 고유식별정보의 처리)** 보건복지부장관(제10조의5제1항, 제11조제2항, 제31조의6제1항 및 제42조제1항 · 제2항 · 제4항 · 제5항에 따라 보건복지부장관의 업무를 위탁받은 자를 포함한다), 질병관리청장, 시 · 도지사 및 시장 · 군수 · 구청장(해당 권한이 위임 · 위탁된 경우에는 그 권한을 위임 · 위탁받은 자를 포함한다), 의료인, 의료기관의 장, 의료기관 종사자, 법 제37조에 따른 의료기관 개설자 · 관리자 또는 국가시험등관리기관은 다음 각 호의 사무를 수행하기 위하여 불가피한 경우 「개인정보 보호법」 제23조에 따른 건강에 관한 정보(이하 이 조에서 "건강정보"라 한다), 같은 법 시행령 제18조제2호에 따른 범죄경력자료에 해당하는 정보(이하 이 조에서 "범죄경력정보"라 한다), 같은 영 제19조제1호 또는 제4호에 따른 주민등록번호 또는 외국인등록번호가 포함된 자료를 처리할 수 있다. 다만, 제1호, 제3호의3 및 제5호의2의 사무의 경우에는 범죄경력정보는 제외하고, 제4호의2의 사무의 경우에는 건강정보와 범죄경력정보는 제외한다. <개정 2023. 2. 28.>

1. 법 제4조의2제7항에 따른 간호 · 간병통합서비스의 제공 · 확대 등을 위한 지원에 관한 사무
2. 법 제9조(법 제80조의3에서 준용하는 경우를 포함한다)에 따른 국가시험등의 관리에 관한 사무

2의2. 법 제10조(법 제80조의3에서 준용하는 경우를 포함한다)에 따른 국가시험등의 응시자격의 확인에 관한 사무

3. 법 제11조에 따른 면허증 발급에 관한 사무

3의2. 법 제17조 및 제18조에 따른 진단서 · 검안서 · 증명서 또는 처방전의 작성, 교부 또는 발송(전자처방전만 해당한다)에 관한 사무

3의3. 법 제21조에 따른 환자에 관한 기록의 내용 확인 및 이 영 제10조의3에 따른 본인진료기록열람지원시스템의 구축 · 운영에 관한 사무

3의4. 법 제21조의2제1항에 따른 진료기록의 내용 확인이나 진료기록의 사본 및 환자의 진료경과에 대한 소견 등의 송부 또는 전송에 관한 사무

3의5. 법 제21조의2제2항에 따른 진료기록의 사본 등의 이송에 관한 사무

3의6. 법 제22조에 따른 진료기록부등의 기록에 관한 사무
3의7. 법 제23조의2제2항에 따른 전자의무기록시스템의 인증에 관한 사무
4. 삭제 <2023. 2. 28.>
4의2. 법 제33조 및 제35조에 따른 의료기관의 개설 등에 관한 사무
5. 법 제37조에 따른 진단용 방사선 발생장치의 방사선 관계 종사자에 대한 피폭관리(被曝管理)에 관한 사무
5의2. 법 제40조의3에 따른 진료기록보관시스템의 구축·운영에 관한 사무
5의3. 삭제 <2023. 2. 28.>
6. 법 제63조부터 제66조까지의 규정에 따른 행정처분에 관한 사무
7. 법 제67조에 따른 과징금의 부과·징수에 관한 사무
8. 법 제77조에 따른 전문의의 자격 인정에 관한 사무
9. 법 제78조에 따른 전문간호사의 자격 인정에 관한 사무
10. 법 제80조제1항에 따른 간호조무사의 자격 인정에 관한 사무
11. 삭제 <2022. 8. 2.>
[본조신설 2012. 1. 6.]

【핵심요약】

1. 권한의 위임 [법 제86조]

- 「의료법」에 따른 보건복지부장관 또는 시·도지사의 권한은 그 일부를 대통령령으로 정하는 바에 따라 질병관리청장, 시·도지사 또는 시장·군수·구청장이나 보건소장에게 위임할 수 있음

2. 업무의 위탁 [법 제86조]

1) 위탁권자 : 보건복지부장관은 「의료법」에 따른 업무의 일부를 대통령령으로 정하는 바에 따라 관계 전문기관에 위탁할 수 있음
2) 위탁 기관 [시행령 제42조]
(1) 간호·간병통합서비스의 제공·확대 등을 위한 지원에 관한 업무
① 그 설립 목적이 보건의료와 관련되는 공공기관
② 위탁업무 수행에 필요한 조직·인력 및 전문성 등을 갖춘 전문기관
(2) 본인진료기록열람지원시스템의 구축·운영 및 보호대책 수립에 관한 업무
① 그 설립 목적이 보건의료와 관련되는 공공기관
② 위탁 업무 수행에 필요한 조직·인력 및 전문성 등을 고려하여 보건복지부장관이 정하여 고시하는 기관
(3) 의학용어와 진료기록부등의 서식 및 세부내용에 관한 표준 마련에 관한 업무

① 그 설립 목적이 보건의료 또는 보건산업과 관련되는 공공기관
② 위탁 업무 수행에 필요한 조직 · 인력 및 전문성 등을 고려하여 보건복지부장관이 정하여 고시하는 기관

(4) 전자의무기록시스템의 인증 신청 접수, 인증 기준 적합 여부에 관한 검토 · 확인, 인증 결과 통보 및 인증서 발급에 관한 업무와 전자의무기록시스템의 기술 개발 및 활용 촉진에 관한 업무
① 그 설립목적이 보건의료 또는 사회보장과 관련되는 공공기관
② 위탁 업무 수행에 필요한 조직 · 인력 및 전문성 등을 고려하여 보건복지부장관이 정하여 고시하는 기관

(5) 진료기록보관시스템의 구축 · 운영 업무
① 그 설립목적이 보건의료 또는 사회보장과 관련되는 공공기관으로서 진료기록부등을 안전하게 관리 · 보존하는 데에 필요한 시설과 장비를 갖춘 기관
② 위탁 업무 수행에 필요한 조직 · 인력 및 전문성 등을 고려하여 보건복지부장관이 정하여 고시하는 기관으로서 진료기록부등을 안전하게 관리 · 보존하는 데에 필요한 시설과 장비를 갖춘 기관

(6) 비급여진료비용등과 관련된 보고의 접수와 비급여진료비용등의 현황에 대한 조사 · 분석 및 그 결과 공개에 관한 업무
① 의사회, 치과의사회 또는 한의사회
② 그 설립 목적이 보건의료와 관련되는 공공기관
③ 그 밖에 위탁 업무 수행에 필요한 조직 · 인력 및 전문성 등을 고려하여 보건복지부장관이 고시하는 기관

(7) 의료기관 회계기준의 운영에 관한 업무
① 그 설립 목적이 보건의료 또는 보건산업과 관련되는 공공기관
② 위탁업무 수행에 필요한 조직 · 인력 및 전문성 등을 갖춘 전문기관으로서 보건복지부장관이 정하여 고시하는 기관

(8) 간호조무사 교육훈련기관의 지정 신청 접수 및 지정서 발급에 관한 업무
① 그 설립 목적이 보건의료 또는 인력개발과 관련되는 공공기관
② 위탁업무 수행에 필요한 조직 · 인력 및 전문성 등을 갖춘 전문기관으로서 보건복지부장관이 정하여 고시하는 기관

(9) 간호조무사 실태 · 취업상황 등에 관한 신고 및 간호조무사 보수교육에 관한 업무
① 그 설립 목적이 보건의료 또는 인력개발과 관련되는 공공기관

② 간호조무사를 구성원으로 하여 설립된 기관으로서 전국적 조직을 갖추고 있는 기관

③ 위탁 업무 수행에 필요한 조직 · 인력 및 전문성 등을 갖춘 전문기관으로서 보건복지부장관이 정하여 고시하는 기관(간호조무사 보수교육만 해당)

3) 규정의 준용 : 보건복지부장관이 (1)부터 (9)까지의 규정에 따른 업무를 위탁하는 경우에 그 위탁 기준 등의 공고, 위탁 내용 등의 고시 또는 위탁 업무의 보고 등에 관하여는 제31조의6제2항부터 제5항까지의 규정을 준용

3. 민감정보 및 고유식별정보의 처리 [법 제42조의2]

1) 처리권자 : 보건복지부장관(보건복지부장관의 업무를 위탁받은 자 포함), 질병관리청장, 시 · 도지사 및 시장 · 군수 · 구청장(해당 권한이 위임 · 위탁된 경우에는 그 권한을 위임 · 위탁받은 자 포함), 의료인, 의료기관의 장, 의료기관 종사자, 의료기관 개설자 · 관리자 또는 국가시험등 관리기관

2) 자료 내용

(1) 건강에 관한 정보(「개인정보 보호법」)

(2) 범죄경력자료에 해당하는 정보(「개인정보 보호법 시행령」)

(3) 주민등록번호 또는 외국인등록번호가 포함된 자료(「개인정보 보호법 시행령」)

3) 불가피한 사무의 내용

(1) 간호 · 간병통합서비스의 제공 · 확대 등을 위한 지원에 관한 사무(법 제4조의2제7항)

(2) 국가시험 등의 관리에 관한 사무(법 제9조)

(2-2) 국가시험등의 응시자격의 확인에 관한 사무(법 제10조)

(3) 면허증 발급에 관한 사무(법 제11조)

(3-2) 진단서 · 검안서 · 증명서 또는 처방전의 작성, 교부 또는 발송(전자처방전만 해당)에 관한 사무(법 제17조 및 제18조)

(3-3) 환자에 관한 기록의 내용 확인 및 본인진료기록열람지원시스템의 구축 · 운영에 관한 사무(법 제21조 및 시행령 제10조의3)

(3-4) 진료기록의 내용 확인이나 진료기록의 사본 및 환자의 진료경과에 대한 소견 등의 송부 또는 전송에 관한 사무(법 제21조의2제1항)

(3-5) 진료기록의 사본 등의 이송에 관한 사무(법 제21조의2제2항)

(3-6) 진료기록부등의 기록에 관한 사무(법 제22조)

(3-7) 전자의무기록시스템의 인증에 관한 사무(법 제23조의2제2항)

(4) 삭제
(4-2) 의료기관의 개설 등에 관한 사무(법 제33조 및 제35조)
(5) 진단용 방사선 발생장치의 방사선 관계 종사자에 대한 피폭관리(被曝管理)에 관한 사무(법 제37조)
(5-2) 진료기록보관시스템의 구축 · 운영에 관한 사무(법 제40조의3)
(5-3) 삭제
(6) 행정처분에 관한 사무(법 제63조부터 제66조까지의 규정)
(7) 과징금의 부과 · 징수에 관한 사무(법 제67조)
(8) 전문의의 자격 인정에 관한 사무(법 제77조)
(9) 전문간호사의 자격 인정에 관한 사무(법 제78조)
(10) 간호조무사의 자격 인정에 관한 사무(법 제80조제1항)
(11) 삭제

【예상문제】

1. 「의료법」에 따른 보건복지부장관 또는 시 · 도지사의 권한을 위임받을 수 있는 자는?

가. 시장 · 군수 · 구청장	나. 보건소장
다. 질병관리청장	라. 경찰서장

① 가, 나, 다 ② 가, 다 ③ 나, 라 ④ 라 ⑤ 가, 나, 다, 라

[답] ①

2. 보건복지부장관이 비급여 진료비용 및 제증명수수료에 대한 조사 · 분석 및 그 결과 공개에 관한 업무를 위탁할 수 있는 전문기관으로만 나열된 것은?
① 의사회, 간호사회, 조산사회 ② 간호사회, 조산사회 ③ 의사회, 치과의사회, 간호사회
④ 의사회, 한의사회, 간호사회 ⑤ 의사회, 치과의사회, 한의사회

[답] ⑤

3. 보건복지부장관이 의료기관 회계기준의 운영에 관한 업무를 위탁할 수 있는 기관은?
① 그 설립 목적이 보건의료 또는 사회보장과 관련되는 공공기관
② 그 설립 목적이 보건의료와 관련되는 공공기관
③ 그 설립 목적이 보건의료 또는 보건산업과 관련되는 공공기관
④ 그 설립 목적이 보건의료 또는 인력개발과 관련되는 공공기관
⑤ 의사회, 치과의사회 또는 한의사회

[답] ③

제86조의2(벌칙 적용에서 공무원 의제) 제57조의2제4항에 따른 심의위원회 위원은 「형법」 제129조부터 제132조까지의 규정을 적용할 때에는 공무원으로 본다.
[본조신설 2018.3.27.]

【핵심요약】

벌칙 적용에서 공문원 의제

1) 대상 : 의료광고 심의위원회 [제57조의2제4항]

2) 내용

- 「형법」 제129조~제132조의 규정을 적용할 때에는 공무원으로 봄

(1) 「형법」 제129조(수뢰, 사전수뢰)

(2) 「형법」 제130조(제3자 뇌물제공)

(3) 「형법」 제131조(수뢰후 부정처사, 사후수뢰)

(4) 「형법」 제132조(알선수뢰)

제86조의3(기록의 보존 · 보관 의무에 대한 면책) 제22조제2항, 제23조제1항, 제38조의2 또는 제40조의2제1항에 따라 보존 · 보관하여야 하는 기록이 천재지변이나 그 밖의 불가항력으로 멸실된 경우에는 해당 기록의 보존 · 보관의무자는 제64조, 제66조 또는 제90조에 따른 책임을 면한다. <개정 2021. 9. 24.> [본조신설 2019.4.23.]

【핵심요약】

기록의 보존 · 보관 의무에 대한 면책

1) 면책 대상 법 조항

(1) 법 제22조제2항(진료기록부 등) : 의료인이나 의료기관 개설자는 진료기록부등[전자의무기록 포함하며, 추가기재 · 수정된 경우 추가기재 · 수정된 진료기록부등 및 추가기재 · 수정 전의 원본을 모두 포함]을 보건복지부령으로 정하는 바에 따라 보존하여야 함

(2) 법 제23조제1항(전자의무기록) : 의료인이나 의료기관 개설자는 진료기록부등을 「전자서명법」에 따른 전자서명이 기재된 전자문서로 작성 · 보관할 수 있음

(3) 제38조의2(수술실 내 폐쇄회로 텔레비전의 설치 · 운영) : 전신마취 등 환자의 의

식이 없는 상태에서 수술을 시행하는 의료기관의 개설자는 수술실 내부에 폐쇄회로 텔레비전을 설치하여야 함
(3) 제40조의2(진료기록부등의 이관) : 의료기관 개설자는 폐업 또는 휴업 신고를 할 때 기록·보존하고 있는 진료기록부등의 수량 및 목록을 확인하고 진료기록부등을 관할 보건소장에게 넘겨야함 (의료기관 개설자가 진료기록부등의 보관계획서를 제출하여 관할 보건소장의 허가를 받은 경우에는 직접 보관)
2) 면책 조건 : 천재지변이나 그 밖의 불가항력으로 멸실된 경우
3) 면책 내용 : 해당 기록의 보존·보관의무자는 제64조(개설 허가 취소 등), 제66조(자격정지 등) 또는 제90조(벌칙)에 따른 책임을 면함

1. 의료광고 심의위원회 위원의 벌칙 적용에서 공무원 의제로 간주되지 않은 것은?
① 사전수뢰 ② 사후수뢰 ③ 알선수뢰 ④ 제3자 뇌물제공 ⑤ 수뢰 전 부정처사

[답] ⑤

제9장 벌칙

제87조(벌칙) 제33조제2항을 위반하여 의료기관을 개설하거나 운영하는 자는 10년 이하의 징역이나 1억원 이하의 벌금에 처한다.
[본조신설 2019. 8. 27.] [종전 제87조는 제87조의2로 이동 <2019.8.27.>]

【핵심요약】

10년 이하의 징역 또는 1억원 이하의 벌금
- 의료기관을 개설할 수 없는 자가 의료기관을 개설하거나 운영하는 자

【예상문제】

1. 「의료법」의 규정에 따라 10년 이하의 징역이나 1억원 이하의 벌금에 처하는 경우는?
① 의료행위를 행하는 의료인을 폭행하여 상해에 이르게 한 자
② 정당한 사유 없이 전자처방전에 저장된 개인정보를 탐지하거나 누출·변조·훼손한 자
③ 의료인 면허증을 빌려준 자
④ 의료행위가 이루어지는 장소에서 의료행위를 행하는 의료인을 폭행한 자
⑤ 의료기관을 개설할 수 없는 자로서 의료기관을 개설하거나 운영하는 자

[답] ⑤

제87조의2(벌칙) ① 제12조제3항을 위반한 죄를 범하여 사람을 상해에 이르게 한 경우에는 7년 이하의 징역 또는 1천만원 이상 7천만원 이하의 벌금에 처하고, 중상해에 이르게 한 경우에는 3년 이상 10년 이하의 징역에 처하며, 사망에 이르게 한 경우에는 무기 또는 5년 이상의 징역에 처한다. <신설 2019.4.23.>

② 다음 각 호의 어느 하나에 해당하는 자는 5년 이하의 징역이나 5천만원 이하의 벌금에 처한다. <개정 2021. 9. 24.>

1. 제4조의3제1항을 위반하여 면허를 대여한 사람

1의2. 제4조의3제2항을 위반하여 면허를 대여받거나 면허 대여를 알선한 사람

2. 제12조제2항 및 제3항, 제18조제3항, 제21조의2제5항 · 제8항, 제23조제3항, 제27조제1항, 제33조제2항(제82조제3항에서 준용하는 경우만을 말한다) · 제8항(제82조제3항에서 준용하는 경우를 포함한다) · 제10항을 위반한 자. 다만, 제12조제3항의 죄는 피해자의 명시한 의사에 반하여 공소를 제기할 수 없다.3. 제27조제5항을 위반하여 의료인이 아닌 자에게 의료행위를 하게 하거나 의료인에게 면허 사항 외의 의료행위를 하게 한 자

3의2. 제38조의2제5항을 위반하여 촬영한 영상정보를 열람하게 하거나 제공한 자

3의3. 제38조의2제6항을 위반하여 촬영한 영상정보를 탐지하거나 누출 · 변조 또는 훼손한 자

3의4. 제38조의2제7항을 위반하여 촬영한 영상정보를 이 법에서 정한 목적 외의 용도로 사용한 자

4. 제40조의3제3항을 위반하여 직접 보관한 진료기록부등 외 진료기록보관시스템에 보관된 정보를 열람하는 등 그 내용을 확인한 사람

5. 제40조의3제7항을 위반하여 정당한 접근 권한 없이 또는 허용된 접근 권한을 넘어 진료기록보관시스템에 보관된 정보를 훼손 · 멸실 · 변경 · 위조 · 유출하거나 검색 · 복제한 사람

[제87조에서 이동 <2019.8.27.>

【핵심요약】

1. 7년 이하의 징역 또는 1천만원 이상 7천만원 이하의 벌금

- 법 제12조제3항을 위반한 죄를 범하여 사람을 상해에 이르게 한 경우

※ 법 제12조제3항 : 누구든지 의료행위가 이루어지는 장소에서 의료행위를 행하는 의

료인, 제80조에 따른 간호조무사 및 「의료기사 등에 관한 법률」 제2조에 따른 의료기사 또는 의료행위를 받는 사람을 폭행·협박하여서는 아니 된다.

2. 3년 이상 10년 이하의 징역

- 제12조제3항을 위반한 죄를 범하여 사람을 중상해에 이르게 한 경우

3. 무기 또는 5년 이상의 징역

- 제12조제3항을 위반한 죄를 범하여 사망에 이르게 한 경우

4. 5년 이하의 징역 또는 5천만원 이하의 벌금

1) 면허를 대여한 사람(법 제4조의3 제1항)
2) 면허를 대여받거나 면허 대여를 알선한 사람(법 제4조의3 제2항)
3) 의료기관의 의료용 시설·기재·약품, 그 밖의 기물 등을 파괴·손상하거나 의료기관을 점거하여 진료를 방해하거나 이를 교사 또는 방조한 자(법 제12조 제2항)
4) 의료행위가 이루어지는 장소에서 의료행위를 행하는 의료인, 간호조무사 및 의료기사 또는 의료행위를 받는 사람을 폭행·협박한 자(법 제12조 제3항)
※ 단, 법 제12조 제3항의 죄는 피해자의 명시한 의사에 반하여 공소를 제기할 수 없음
5) 정당한 사유 없이 전자처방전에 저장된 개인정보를 탐지하거나 누출·변조 또는 훼손한 자(법 제18조 제3항)
6) 진료기록전송지원시스템의 구축·운영업무를 위탁받은 전문기관이 다음의 사항을 준수하지 아니할 때(법 제21조의2 제5항)
(1) 진료기록전송지원시스템이 보유한 정보의 누출, 변조, 훼손 등을 방지하기 위하여 접근 권한자의 지정, 방화벽의 설치, 암호화 소프트웨어의 활용, 접속기록 보관 등 대통령령으로 정하는 바에 따라 안전성 확보에 필요한 기술적·관리적 조치를 하지 아니할 때
(2) 진료기록전송지원시스템 운영 업무를 다른 기관에 재위탁하였을 때
(3) 진료기록전송지원시스템이 보유한 정보를 제3자에게 임의로 제공하거나 유출하였을 때
7) 정당한 사유 없이 진료기록전송지원시스템에 저장된 정보를 누출·변조 또는 훼손한 자(법 제21조의2 제8항)
8) 정당한 사유 없이 전자의무기록에 저장된 개인정보를 탐지하거나 누출·변조 또는 훼손한 자(법 제23조 제3항)
9) 무면허 의료행위 및 의료인이 면허된 것 이외의 의료행위를 한 때(법 제27조제1항)
10) 안마시술소를 개설할 수 없는 자가 안마시술소를 개설한 때(법 제33조 제2항)(법

제82조 제3항에서 준용하는 경우만을 말함)
11) 2개 이상의 안마시술소를 개설한 안마사(법 제33조 제8항)(법 제82조 제3항에서 준용하는 경우만을 말함)
12) 의료기관을 개설 운영하는 의료법인 등이 다른 자에게 그 법인의 명의를 빌려준 경우(법 제33조 제10항)
13) 의료인이 아닌 자에게 의료행위를 하게 하거나 의료인에게 면허 사항 외의 의료행위를 하게 한 자(제27조 제5항)
14) 촬영한 영상정보를 열람하게 하거나 제공한 자(제38조의2 제5항)
15) 촬영한 영상정보를 탐지하거나 누출·변조 또는 훼손한 자(제38조의2 제6항)
16) 촬영한 영상정보를 「의료법」에서 정한 목적 외의 용도로 사용한 자(제38조의2 제7항)
17) 직접 보관한 진료기록부등 외 진료기록보관시스템에 보관된 정보를 열람하는 등 그 내용을 확인한 자(제40조의3 제3항)
18) 정당한 접근 권한 없이 또는 허용된 접근 권한을 넘어 진료기록보관시스템에 보관된 정보를 훼손·멸실·변경·위조·유출하거나 검색·복제한 자(제40조의3 제7항)

【예상문제】

1. 「의료법」 위반 시 7년 이하의 징역 또는 1천만원 이상 7천만원 이하의 벌금에 해당되는 경우는?
   ① 의료행위를 행하는 의료인을 폭행·협박한 경우
   ② 의료인이 면허증을 빌려준 경우
   ③ 의료행위를 행하는 의료인을 폭행하여 사망에 이르게 한 경우
   ④ 의료행위를 행하는 의료인을 폭행하여 중상해에 이르게 한 경우
   ⑤ 의료행위를 행하는 의료인을 폭행하여 상해에 이르게 한 경우

[답] ⑤

2. 5년 이하의 징역 또는 5천만원 이하의 벌금에 해당되지 않는 것은?
   ① 의료기관의 개설자가 될 수 없는 자가 의료기관을 개설한 때
   ② 면허증을 대여한 자　　③ 의료기관의 의료용 시설 등을 파괴한 자
   ④ 무면허 의료행위를 한 자　　⑤ 태아의 성 감별행위를 한 자

[답] ⑤

第88조(벌칙) 제88조(벌칙) 다음 각 호의 어느 하나에 해당하는 자는 3년 이하의 징역이나 3천만원 이하의 벌금에 처한다. <개정 2019. 8. 27., 2020. 3. 4., 2021. 9. 24.>

1. 제19조, 제21조제2항(제40조의2제4항에서 준용하는 경우를 포함한다), 제22조제3항, 제27조제3항 · 제4항, 제33조제4항, 제35조제1항 단서, 제38조제3항, 제47조제11항, 제59조제3항, 제64조제2항(제82조제3항에서 준용하는 경우를 포함한다), 제69조제3항을 위반한 자. 다만, 제19조, 제21조제2항(제40조의2제4항에서 준용하는 경우를 포함한다) 또는 제69조제3항을 위반한 자에 대한 공소는 고소가 있어야 한다.
2. 제23조의5를 위반한 자. 이 경우 취득한 경제적 이익등은 몰수하고, 몰수할 수 없을 때에는 그 가액을 추징한다.
3. 제38조의2제2항에 따른 절차에 따르지 아니하고 같은 조 제1항에 따른 폐쇄회로 텔레비전으로 의료행위를 하는 장면을 임의로 촬영한 자
4. 제82조제1항에 따른 안마사의 자격인정을 받지 아니하고 영리를 목적으로 안마를 한 자 [전문개정 2016. 12. 20.]

【핵심요약】

3년 이하의 징역 또는 3천만원 이하의 벌금

1) 의료인이나 의료기관 종사자는 의료 · 조산 또는 간호업무나 진단서 · 검안서 · 증명서 작성 · 교부 업무(제17조), 처방전 작성 · 교부 업무(제18조), 진료기록 열람 · 사본 교부 업무(제21조), 진료기록부등 보존 업무(제22조제2항) 및 전자의무기록 작성 · 보관 · 관리 업무(제23조)를 하면서 알게 된 다른 사람의 정보를 누설하거나 발표한 경우(법 제19조제1항)
2) 의료기관 인증에 관한 업무에 종사하는 자 또는 종사하였던 자로서 그 업무를 하면서 알게 된 정보를 다른 사람에게 누설하거나 부당한 목적으로 사용한 자(법 제19조제2항)
3) 의료인, 의료기관의 장 및 의료기관 종사자로서 환자가 아닌 다른 사람에게 환자에 관한 기록을 열람하게 하거나 그 사본을 내주는 등 내용을 확인할 수 있게 한 경우(법 제21조제2항)
4) 진료기록부등 을 거짓으로 작성하거나 고의로 사실과 다르게 추가기재 · 수정한 의료인(법 제22조제3항)
5) 「국민건강보험법」이나 「의료급여법」에 따른 본인부담금을 면제하거나 할인하는 행위, 금품 등을 제공하거나 불특정 다수인에게 교통편의를 제공하는 행위 등 영리를 목적으로 환자를 의료기관이나 의료인에게 소개 · 알선 · 유인하는 행위 및 이를 사주

하는 행위를 한 자(법 제27조제3항)

예외) ① 환자의 경제적 사정 등을 이유로 개별적으로 관할 시장·군수·구청장의 사전승인을 받아 환자를 유치하는 행위

② 가입자나 피부양자가 아닌 외국인(국내 거주 외국인 제외)환자를 유치하기 위한 행위

6) 제3항제2호에도 불구하고 보험회사, 상호회사, 보험설계사, 보험대리점 또는 보험중개사가 외국인환자를 유치하기 위한 행위(법 제27조제4항)

7) 병원급 의료기관을 개설하려면서 시설기준 및 기본시책과 수급 및 관리계획에 적합하지 아니하는 등 시·도지사의 허가를 받지 아니하고 개설한 경우(법 제33조제4항)

8) 부속 의료기관으로 병원급 의료기관을 개설하려면서 그 개설 장소를 관할하는 시·도지사의 허가를 받지 아니한 경우(법 제35조제1항 단서)

9) 의료기관의 개설자나 관리자로서 품질관리검사에서 부적합하다고 판정받은 특수의료장비를 사용한 경우(법 제38조제3항)

10) 자율보고의 접수 및 분석 등의 업무에 종사하거나 종사하였던 사람이 직무상 알게 된 비밀을 다른 사람에게 누설하거나 직무 외의 목적으로 사용한 경우(법 제47조제11항)

11) 의료인과 의료기관 개설자로서 정당한 사유 없이 업무개시 명령을 거부한 경우(법 제59조제3항)

12) 개설 허가를 취소당하거나 폐쇄 명령을 받은 자로서 그 취소된 날이나 폐쇄 명령을 받은 날부터 6개월 이내에, 의료업 정지처분을 받은 자로서 그 업무 정지기간 중에 각각 의료기관을 개설·운영한 경우(법 제64조제2항)(안마사에 대해 법 제82조제3항에서 준용하는 경우 포함)

(단, 의료기관 개설자가 거짓으로 진료비를 청구하여 금고 이상의 형을 선고받고 그 형이 확정된 경우 취소당한 날이나 폐쇄 명령을 받은 날부터 3년 안에는 의료기관을 개설·운영하지 못함)

13) 의료지도원 및 그 밖의 공무원으로서 직무를 통하여 알게 된 의료기관, 의료인, 환자의 비밀을 누설한 경우(법 제69조제3항)

(단, 1), 2), 3) 및 13)를 위반한 자에 대한 공소는 고소가 있어야 함)

14) 의료인, 의료기관 개설자 및 의료기관 종사자로서 제조업자, 의료기기 수입업자, 의료기기 판매업자 또는 임대업자로부터 의료기기 채택·사용유도·거래유지 등 판매촉진을 목적으로 제공되는 경제적 이익 등을 받거나 의료기관으로 하여금 받게 한

자(법 제23조의5제2항)
(단, 이 경우 취득한 경제적 이익 등은 몰수하고, 몰수할 수 없을 때에는 그 가액을 추징)
15) 환자 또는 환자의 보호자의 요청 없이 전신마취 등 환자의 의식이 없는 상태에서 수술을 하는 장면을 폐쇄회로 텔레비전으로 임의로 촬영한 경우(법 제38조의2제2항)
16) 안마사의 자격인정을 받지 아니하고 영리를 목적으로 안마를 한 자(법 제82조제1항)

【예상문제】

1. 3년 이하의 징역 또는 3천만원 이하의 벌금에 해당하는 사항은?
① 진료기록전송지원시스템의 구축 · 운영업무를 위탁받은 전문기관이 진료기록전송지원시스템 운영 업무를 다른 기관에 재위탁하였을 때
② 정당한 사유 없이 진료기록전송지원시스템에 저장된 정보를 누출 · 변조 또는 훼손한 자
③ 2개 이상의 의료기관을 개설한 의료인
④ 의료인과 의료기관 개설자로서 정당한 사유 없이 업무개시 명령을 거부한 경우
⑤ 면허증을 빌려준 사람

[답] ④

2. 고소가 있어야 공소가 되는 경우는?

가. 의료 · 조산 또는 간호업무를 하면서 알게 된 다른 사람의 정보를 누설하거나 발표한 의료인
나. 의료기관 인증에 관한 업무에 종사하는 자 또는 종사하였던 자로서 그 업무를 하면서 알게 된 정보를 다른 사람에게 누설하거나 부당한 목적으로 사용한 경우
다. 환자가 아닌 다른 사람에게 환자에 관한 기록을 열람하게 하거나 그 사본을 내주는 등 내용을 확인할 수 있게 한 의료인
라. 의료지도원 및 그 밖의 공무원으로서 직무를 통하여 알게 된 의료기관, 의료인, 환자의 비밀을 누설한 경우

① 가, 나, 다 ② 가, 다 ③ 나, 라 ④ 라 ⑤ 가, 나, 다, 라

[답] ⑤

제88조의2(벌칙) 다음 각 호의 어느 하나에 해당하는 자는 2년 이하의 징역이나 2천만원 이하의 벌금에 처한다. <개정 2021. 9. 24.>
1. 제20조를 위반한 자

2. 제38조의2제4항을 위반하여 안전성 확보에 필요한 조치를 하지 아니하여 폐쇄회로 텔레비전으로 촬영한 영상정보를 분실·도난·유출·변조 또는 훼손당한 자
3. 제47조제12항을 위반하여 자율보고를 한 사람에게 불리한 조치를 한 자

[본조신설 2009. 12. 31.] [제88조의3에서 이동, 종전 제88조의2는 삭제 <2016. 12. 20.>]

【핵심요약】

2년 이하의 징역 또는 2천만원 이하의 벌금

1) 태아 성 감별을 목적으로 임부를 진찰 또는 검사하거나, 같은 목적을 위한 다른 사람의 행위를 도와준 의료인(법 제20조제1항)
2) 임신 32주 이전에 태아나 임부를 진찰하거나 검사하면서 알게 된 태아의 성을 임부, 임부의 가족, 그 밖의 다른 사람이 알게 한 의료인(법 제20조제2항)
3) 안전성 확보에 필요한 조치를 하지 아니하여 폐쇄회로 텔레비전으로 촬영한 영상정보를 분실·도난·유출·변조 또는 훼손당한 자(법 제38조의2제4항)
4) 해당 의료기관에 속한 자율보고를 한 보고자에게 그 보고를 이유로 해고 또는 전보나 그 밖에 신분 또는 처우와 관련하여 불리한 조치를 한 의료기관의 장(법 제47조제12항)

제88조의3 [제88조의2로 이동 <2016.12.20.>]

제89조(벌칙) 다음 각 호의 어느 하나에 해당하는 자는 1년 이하의 징역이나 1천만원 이하의 벌금에 처한다. <개정 2019.8.27.>

1. 제15조제1항, 제17조제1항·제2항(제1항 단서 후단과 제2항 단서는 제외한다), 제17조의2제1항·제2항(처방전을 교부하거나 발송한 경우만을 말한다), 제23조의2제3항 후단, 제33조제9항, 제56조제1항부터 제3항까지 또는 제58조의6제2항을 위반한 자
2. 정당한 사유 없이 제40조제4항에 따른 권익보호조치를 하지 아니한 자
3. 제51조의2를 위반하여 의료법인의 임원 선임과 관련하여 금품 등을 주고받거나 주고받을 것을 약속한 자
4. 제61조제1항에 따른 검사를 거부·방해 또는 기피한 자(제33조제2항·제10항 위반 여부에 관한 조사임을 명시한 경우에 한정한다)

[전문개정 2016.12.20.]

【핵심요약】

1년 이하의 징역 또는 1천만원 이하의 벌금

1) 진료나 조산 요청을 받고 정당한 사유 없이 이를 거부한 의료인 또는 의료기관 개설자(법 제15조제1항)
2) 의료업에 종사하고 직접 진찰하거나 검안한 의사, 치과의사 또는 한의사가 아니면서 진단서 · 검안서 · 증명서를 작성하여 교부하거나 발송한 자(법 제17조제1항)
3) 의료업에 종사하고 직접 조산한 의사, 한의사 또는 조산사가 아니면서 출생 · 사망 또는 사산 증명서를 교부한 자(법 제17조제2항)

※ 2)와 3)에서 부득이한 사유로 같은 의료기관에 종사하는 해당자가 교부한 경우는 예외

4) 의료업에 종사하고 직접 진찰한 의사, 치과의사 또는 한의사가 아니면서 처방전(전자처방전 포함)을 작성하여 환자에게 교부하거나 발송한 자(법 제17조의2제1항)
5) 의사, 치과의사 또는 한의사가 대리수령을 할 수 없는 자에게 처방전을 교부하거나 발송한 자(법 제17조의2제2항)
6) 전자의무기록시스템의 인증을 받지 아니하고 인증의 표시 또는 이와 유사한 표시를 한 자(법 제23조의2제3항 후단)
7) 의료법인 및 비영리법인이 의료기관을 개설할 때 정관의 변경허가를 얻지 아니한 경우(법 제33조제9항)
8) 의료법인 · 의료기관 또는 의료인이 아니면서 의료에 관한 광고를 한 자(법 제56조제1항)
9) 광고할 수 없는 내용의 의료광고를 한 의료법인, 의료기관 또는 의료인(법 제56조제2항)
10) 거짓이나 과장된 내용의 의료광고를 한 의료법인, 의료기관 또는 의료인(법 제56조제3항)
11) 인증을 받지 아니하고 인증서나 인증마크를 제작 · 사용하거나 인증을 사칭하는 자(법 제58조의6제2항)
12) 의료업을 폐업 또는 휴업하는 경우 보건복지부령으로 정하는 바에 따라 해당 의료기관에 입원 중인 환자를 다른 의료기관으로 옮길 수 있도록 하는 등 환자의 권익을 보호하기 위한 조치를 하지 아니한 의료기관 개설자(법 제40조제4항)
13) 의료법인의 임원 선임과 관련하여 금품 등을 주고받거나 주고받을 것을 약속한 자(법 제51조의2)
14) 보건복지부장관, 시 · 도지사 또는 시장 · 군수 · 구청장이 관계 공무원을 시켜 의료기관 개설자 또는 의료인에 대해 관계 서류를 검사하게 할 때 이에 따른 검사를 거부 · 방해 또는 기피한 자(제33조제2항 · 제10항 위반 여부에 관한 조사임을 명시한 경우에 한정)(법 제61조제1항)

【예상문제】

1. 1년 이하의 징역 또는 1천만원 이하의 벌금에 해당되지 않는 것은?

① 진료나 조산 요청을 받고 정당한 사유 없이 이를 거부한 의료인

② 임신 32주 이전에 태아나 임부를 진찰하면서 알게 된 태아의 성을 다른 사람이 알게 한 의료인

③ 의사, 한의사 또는 조산사가 아니면서 출생·사망 또는 사산 증명서를 교부한 자

④ 의료법인·의료기관 또는 의료인이 아니면서 의료에 관한 광고를 한 자

⑤ 거짓이나 과장된 내용의 의료광고를 한 의료법인

[답] ②

제90조(벌칙) 제16조제1항·제2항, 제17조제3항·제4항, 제17조의2제1항·제2항(처방전을 수령한 경우만을 말한다), 제18조제4항, 제21조제1항 후단(제40조의2제4항에서 준용하는 경우를 포함한다), 제21조의2제1항·제2항, 제22조제1항·제2항(제40조의2제4항에서 준용하는 경우를 포함한다), 제23조제4항, 제26조, 제27조제2항, 제33조제1항·제3항(제82조제3항에서 준용하는 경우를 포함한다)·제5항(허가의 경우만을 말한다), 제35조제1항 본문, 제38조의2제1항부터 제4항까지·제9항, 제41조, 제42조제1항, 제48조제3항·제4항, 제77조제2항을 위반한 자나 제63조에 따른 시정명령을 위반한 자와 의료기관 개설자가 될 수 없는 자에게 고용되어 의료행위를 한 자는 500만원 이하의 벌금에 처한다. <개정 2021. 9. 24.>

【핵심요약】

500만원 이하의 벌금

1) 의료기관에서 나오는 세탁물을 의료인·의료기관 또는 특별자치시장·특별자치도지사·시장·군수·구청장에게 신고하지 아니한 자가 처리한 경우(법 제16조제1항)
2) 세탁물을 처리하는 자가 보건복지부령으로 정하는 바에 따라 위생적으로 보관·운반·처리하지 않은 경우(법 제16조제2항)
3) 자신이 진찰하거나 검안한 자에 대한 진단서·검안서 또는 증명서 교부를 요구받고 정당한 사유 없이 이를 거부한 의사·치과의사 또는 한의사(법 제17조제3항)
4) 자신이 조산한 것에 대한 출생·사망 또는 사산 증명서 교부를 요구받고 정당한 사유 없이 이를 거부한 의사·한의사 또는 조산사(법 제17조제4항)
5) 의사, 치과의사 또는 한의사가 본인이 직접 진찰을 하지 아니한 처방전을 작성하여 환자에게 교부하거나 발송(전자처방전)한 경우, 또는 의사, 치과의사 또는 한의사에

게 직접 진찰을 받지 않은 환자가 처방전을 수령하는 경우(법 제17조의2제1항)
6) 5)에도 불구하고 의사, 치과의사 또는 한의사에게 대리수령을 할 수 없는 자가 처방전을 수령한 경우(법 제17조의2제2항)
7) 처방전을 발행한 의사 또는 치과의사(처방전을 발행한 한의사 포함)가 처방전에 따라 의약품을 조제하는 약사 또는 한약사의 문의가 있을 때 즉시 이에 응하지 않은 경우(법 제18조제4항)
※ 응급환자를 진료 중인 경우, 환자를 수술 또는 처치 중인 경우 등 정당한 사유가 있을 때는 예외
8) 의료인, 의료기관의 장 및 의료기관 종사자로서 환자가 본인에 관한 기록의 열람 또는 그 사본의 발급 등 내용의 확인을 요청하였으나 정당한 사유 없이 이를 거부한 경우(법 제21조제1항 후단)
9) 의료인 또는 의료기관의 장이 다른 의료인 또는 의료기관의 장으로부터 진료기록의 내용 확인이나 진료기록의 사본 및 환자의 진료경과에 대한 소견 등을 송부 또는 전송할 것을 해당 환자나 환자 보호자의 동의를 받아 요청하였으나 그 요청에 응하지 않은 경우(법 제21조의2제1항)
10) 의료인 또는 의료기관의 장이 응급환자를 다른 의료기관에 이송하는 경우에 지체 없이 내원 당시 작성된 진료기록의 사본 등을 이송하지 아니한 경우(법 제21조의2제2항)
11) 의료인이 진료기록부 등을 갖추어 두고 환자의 주된 증상, 진단 및 치료 내용 등 의료행위에 관한 사항과 의견을 기록·서명하지 않은 경우(법 제22조제1항)
12) 진료기록부 등을 보존하지 않은 의료인이나 의료기관 개설자(법 제22조제2항)
13) 전자의무기록에 추가기재·수정을 한 경우 접속기록을 별도로 보관하지 아니한 의료인이나 의료기관 개설자(법 제23조제4항)
14) 변사체로 의심되는 사체를 소재지를 관할하는 경찰서장에게 신고하지 않은 의사·치과의사·한의사 및 조산사(법 제26조)
15) 의료인이 아니면서 의료인 명칭이나 이와 비슷한 명칭을 사용한 경우(법 제27조제2항)
16) 의료기관 외의 장소에서 의료업을 한 경우(법 제33조제1항)
17) 시장·군수·구청장에게 신고하지 않고 의원·치과의원·한의원 또는 조산원(안마시술소 포함)을 개설한 자(법 제33조제3항)
18) 허가를 받아 의료기관을 개설한 자가 허가 없이 개설 장소를 이전하거나 허가사항 중 중요사항을 변경한 경우(법 제33조제5항)

19) 시장 · 군수 · 구청장에게 신고하지 않고 부속 의료기관을 개설한 경우(법 제35조제1항 본문)
20) 전신마취 등 환자의 의식이 없는 상태에서 수술을 시행하는 의료기관의 개설자가 수술실 내부에 폐쇄회로 텔레비전을 설치 · 촬영(녹음기능은 미사용)하지 아니하거나 촬영한 영상정보가 분실 · 도난 · 유출 · 변조 또는 훼손되지 아니하도록 조치를 하지 아니하거나 촬영한 영상정보를 30일 이상 보관하지 아니한 경우(법 제38조의2제1항~4항, 제9항)
21) 병원에 응급환자와 입원환자의 진료 등에 필요한 당직의료인을 두지 않은 경우(법 제41조)
22) 의료기관의 종류에 따르는 명칭 외의 명칭을 사용한 의료기관(법 제42조제1항)
23) 시 · 도지사의 허가를 받지 않고 재산을 처분하거나 정관을 변경한 의료법인(법 제48조제3항)
24) 의료법인이 아니면서 의료법인이나 이와 비슷한 명칭을 사용한 경우(법 제48조제4항)
25) 전문의가 아니면서 전문과목을 표시한 경우(법 제77조제2항)
26) 보건복지부장관 또는 시장 · 군수 · 구청장의 시정명령을 위반한 자(법 제63조)
26) 의료기관 개설자가 될 수 없는 자에게 고용되어 의료행위를 한 자

【예상문제】

1. 의료기관 개설자가 될 수 없는 자에게 고용되어 의료행위를 한 자에 대한 벌칙은?
   ① 5년 이하의 징역 또는 2천만원 이하의 벌금 ② 300만원 이하의 과태료
   ③ 1년 이하의 징역 또는 300만원 이하의 벌금 ④ 500만원 이하의 벌금
   ⑤ 3년 이하의 징역 또는 1천만원 이하의 벌금

[답] ④

제90조의2(「형법」상 감경규정에 관한 특례) 음주로 인한 심신장애 상태에서 제12조제3항을 위반하는 죄를 범한 때에는 「형법」 제10조제1항을 적용하지 아니할 수 있다.
[본조신설 2019.4.23.]

【핵심요약】

「형법」상 감경규정에 관한 특례

- 음주로 인한 심신장애 상태에서 의료인, 간호조무사 및 의료기사 또는 의료행위를 받는 사람을 폭행 · 협박(제12조제3항)하는 죄를 범한 때에는 「형법」 제10조제1항을 적

용하지 아니할 수 있음
※ 「형법」제10조제1항(심신장애인) : 심신장애로 인하여 사물을 변별할 능력이 없거나 의사를 결정할 능력이 없는 자의 행위는 벌하지 아니한다.

제91조(양벌규정) 법인의 대표자나 법인 또는 개인의 대리인, 사용인, 그 밖의 종업원이 그 법인 또는 개인의 업무에 관하여 제87조, 제87조의2, 제88조, 제88조의2, 제89조 또는 제90조의 위반행위를 하면 그 행위자를 벌하는 외에 그 법인 또는 개인에게도 해당 조문의 벌금형을 과(科)한다. 다만, 법인 또는 개인이 그 위반행위를 방지하기 위하여 해당 업무에 관하여 상당한 주의와 감독을 게을리하지 아니한 경우에는 그러하지 아니하다. <개정 2019.8.27.> [전문개정 2009.12.31.]

【핵심요약】

양벌규정

- 법인의 대표자나 법인 또는 개인의 대리인, 사용인, 그 밖의 종업원이 그 법인 또는 개인의 업무에 관하여 법 제87조, 제87조의2, 제88조, 제88조의2, 제89조 또는 제90조의 위반행위를 하면 그 행위자를 벌하는 외에 그 법인 또는 개인에게도 해당 조분의 벌금형을 과함

1) 법 제87조(벌칙) : 10년 이하의 징역이나 1억원 이하의 벌금
2) 법 제87조의2(벌칙)
  (1) 7년 이하의 징역 또는 1천만원 이상 7천만원 이하의 벌금
  (2) 3년 이상 10년 이하의 징역
  (3) 무기 또는 5년 이상의 징역
  (4) 5년 이하의 징역이나 5천만원 이하의 벌금
3) 제88조(벌칙) : 3년 이하의 징역이나 3천만원 이하의 벌금
4) 제88조의2(벌칙) : 2년 이하의 징역이나 2천만원 이하의 벌금
5) 제89조(벌칙) : 1년 이하의 징역이나 1천만원 이하의 벌금
6) 제90조(벌칙) : 500만원 이하의 벌금

※ 법인 또는 개인이 그 위반행위를 방지하기 위하여 해당 업무에 관하여 상당한 주의와 감독을 게을리하지 아니한 경우에는 양벌규정을 적용하지 않음

제92조(과태료) ① 다음 각 호의 어느 하나에 해당하는 자에게는 300만원 이하의 과태료

를 부과한다. <개정 2019. 8. 27.>

1. 제16조제3항에 따른 교육을 실시하지 아니한 자

1의2. 제23조의3제1항을 위반하여 진료정보 침해사고를 통지하지 아니한 자

1의3. 제24조의2제1항을 위반하여 환자에게 설명을 하지 아니하거나 서면 동의를 받지 아니한 자

1의4. 제24조의2제4항을 위반하여 환자에게 변경 사유와 내용을 서면으로 알리지 아니한 자

2. 제37조제1항에 따른 신고를 하지 아니하고 진단용 방사선 발생장치를 설치·운영한 자

3. 제37조제2항에 따른 안전관리책임자를 선임하지 아니하거나 정기검사와 측정 또는 방사선 관계 종사자에 대한 피폭관리를 실시하지 아니한 자

4. 삭제 <2018. 3. 27.>

5. 제49조제3항을 위반하여 신고하지 아니한 자

② 다음 각 호의 어느 하나에 해당하는 자에게는 200만원 이하의 과태료를 부과한다. <개정 2020. 12. 29.>

1. 제21조의2제6항 후단을 위반하여 자료를 제출하지 아니하거나 거짓 자료를 제출한 자

2. 제45조의2제1항을 위반하여 보고를 하지 아니하거나 거짓으로 보고한 자

3. 제45조의2제3항을 위반하여 자료를 제출하지 아니하거나 거짓으로 제출한 자

4. 제61조제1항에 따른 보고를 하지 아니하거나 검사를 거부·방해 또는 기피한 자(제89조제4호에 해당하는 경우는 제외한다)

③ 다음 각 호의 어느 하나에 해당하는 자에게는 100만원 이하의 과태료를 부과한다. <개정 2020. 12. 29.>

1. 제16조제3항에 따른 기록 및 유지를 하지 아니한 자

1의2. 제16조제4항에 따른 변경이나 휴업·폐업 또는 재개업을 신고하지 아니한 자

2. 제33조제5항(제82조제3항에서 준용하는 경우를 포함한다)에 따른 변경신고를 하지 아니한 자

2의2. 제37조제3항에 따른 안전관리책임자 교육을 받지 아니한 사람

3. 제40조제1항(제82조제3항에서 준용하는 경우를 포함한다)에 따른 휴업 또는 폐업

신고를 하지 아니한 자

3의2. 제40조의2제1항을 위반하여 진료기록부등을 관할 보건소장에게 넘기지 아니하거나 수량 및 목록 등을 거짓으로 보고한 자

3의3. 제40조의2제2항을 위반하여 변경신고를 하지 아니하거나 거짓으로 변경신고를 한 자

3의4. 제40조의2제2항을 위반하여 진료기록부등의 보존 및 열람을 대행할 책임자를 지정하지 아니하거나 진료기록부등을 관할 보건소장에게 넘기지 아니한 자

3의5. 제40조의2제3항에 따른 준수사항을 위반한 자

4. 제42조제3항을 위반하여 의료기관의 명칭 또는 이와 비슷한 명칭을 사용한 자

5. 제43조제5항에 따른 진료과목 표시를 위반한 자

6. 제4조제3항에 따라 환자의 권리 등을 게시하지 아니한 자

7. 제52조의2제6항을 위반하여 대한민국의학한림원 또는 이와 유사한 명칭을 사용한 자

8. 제4조제5항을 위반하여 그 위반행위에 대하여 내려진 제63조에 따른 시정명령을 따르지 아니한 사람

④ 제1항부터 제3항까지의 과태료는 대통령령으로 정하는 바에 따라 보건복지부장관 또는 시장·군수·구청장이 부과·징수한다. <개정 2010. 1. 18.>

[시행령] **제45조(과태료의 부과기준)** 법 제92조제1항부터 제3항까지의 규정에 따른 과태료의 부과기준은 별표 2와 같다. <개정 2021. 6. 15.> [전문개정 2015.9.15.]

【핵심요약】

1. 300만원 이하의 과태료

1) 세탁물의 처리업무에 종사하는 사람에게 감염 예방에 관한 교육을 실시하지 아니한 세탁물 처리업자(법 제16조제3항)
2) 진료정보 침해사고를 통지하지 아니한 자(법 제23조의3제1항)
3) 의사·치과의사 또는 한의사가 사람의 생명 또는 신체에 중대한 위해를 발생하게 할 우려가 있는 수술 등을 하는 경우 환자에게 설명을 하지 아니하거나 서면 동의를 받지 아니한 자(법 제24조의2제1항)
4) 동의를 받은 사항 중 수술 등의 방법 및 내용, 수술 등에 참여한 주된 의사, 치과의사 또는 한의사가 변경된 경우 환자에게 변경 사유와 내용을 서면으로 알리지 아니한 자
5) 신고를 하지 아니하고 진단용 방사선 발생장치를 설치·운영한 자(법 제37조제1항)

6) 진단용 방사선 발생장치의 안전관리책임자를 선임하지 아니하거나 정기검사와 측정 또는 방사선 관계 종사자에 대한 피폭관리를 실시하지 아니한 자(법 제37조제2항)
7) 삭제
8) 신고하지 아니하고 부대사업을 한 의료법인(법 제49조제3항)

2. 200만원 이하의 과태료

1) 보건복지부장관이 의료인 또는 의료기관의 장에게 진료기록전송지원시스템의 구축·운영에 필요한 자료의 제출을 요구하였으나 자료를 제출하지 아니하거나 거짓 자료를 제출한 자(법 제21조의2제6항 후단)
2) 보건복지부장관에게 비급여진료비용 및 제증명수수료의 항목, 기준, 금액 및 진료내역 등에 관한 사항을 보고하지 아니하거나 거짓으로 보고한 자(법 제45조의2제2항)
3) 보건복지부장관이 비급여진료비용 등의 현황에 대한 조사·분석을 위하여 필요하다고 인정하여 의료기관의 장에게 관련 자료의 제출을 명하였으나, 자료를 제출하지 아니하거나 거짓으로 제출한 자(법 제45조의2제3항)
4) 보건복지부장관, 시·도지사 또는 시장·군수·구청장이 의료기관 개설자 또는 의료인에게 필요한 사항을 보고하도록 명하고, 관계 공무원을 시켜 그 업무 상황, 시설 또는 진료기록부·조산기록부·간호기록부 등 관계 서류를 검사하게 하거나 관계인에게 진술을 들어 사실을 확인받게 하였으나 보고를 하지 아니하거나 검사를 거부·방해 또는 기피한 자(법 제61조제1항)
(※ 법 제89조제4호에 해당하는 경우는 1년 이하의 징역이나 1천만원 이하의 벌금에 처하므로 제외)

3. 100만원 이하의 과태료

1) 의료기관의 개설자와 세탁물처리업자는 세탁물의 처리업무에 종사하는 사람에게 감염 예방에 관한 교육 결과를 기록하고 유지하여야 함에도 이를 이행하지 않은 경우(법 제16조제3항)
2) 세탁물 처리업자는 신고사항을 변경하거나 휴업·폐업 또는 재개업을 하려는 경우 관할 특별자치시장·특별자치도지사·시장·군수·구청장 신고하여야 함에도 이를 신고하지 아니한 경우(법 제16조제4항)
3) 의료기관이 개설 장소를 이전하거나 개설에 관한 신고 또는 허가사항 중 보건복지부령으로 정하는 중요사항을 변경하려는 때 변경신고를 하지 아니한 경우(안마사 포함) (법 제33조제5항)
4) 안전관리책임자로 선임된 사람이 안전관리책임자 교육을 받지 아니한 경우(제37조제

3항)

5) 의료기관 개설자는 의료업을 폐업하거나 1개월 이상 휴업하려면 할 시장 · 군수 · 구청장에게 신고하여야 함에도 이를 이행하지 않은 경우(안마사 포함) (법 제40조제1항)

6) 진료기록부등을 관할 보건소장에게 넘기지 아니하거나 수량 및 목록 등을 거짓으로 보고한 자(법 제40조의2제1항)

7) 관할 보건소장의 허가를 받아 진료기록부등을 직접 보관하는 의료기관 개설자가 진료기록부등의 보존 및 열람을 대행할 책임자를 지정하지 아니하거나 진료기록부등을 관할 보건소장에게 넘기지 아니한 경우(법 제40조의2제2항)

8) 관할 보건소장의 허가를 받아 진료기록부 등을 직접 보관하는 의료기관 개설자는 보관 기간, 방법 등 보건복지부령으로 정하는 사항을 준수하여야 함에도 이를 이행하지 아니한 경우(제40조의2제3항)

9) 의료기관의 명칭 또는 이와 비슷한 명칭을 사용한 자(법 제42조제3항)

10) 진료과목 표시를 위반한 자(법 제43조제5항)

11) 환자의 권리 등을 의료기관 내에 게시하지 아니한 자(법 제4조제3항)

12) 대한민국의학한림원 또는 이와 유사한 명칭을 사용한 자(법 제52조의2제6항)

13) 의료행위를 하는 사람의 신분을 알 수 있도록 하는 명찰착용 의무를 위반(제4조제5항)하여 그 위반행위에 대하여 내려진 시정명령(제63조)을 따르지 아니한 자

4. 과태료의 부과기준

- 과태료는 대통령령으로 정하는 바에 따라 보건복지부장관 또는 시장 · 군수 · 구청장이 부과 · 징수(제45조(과태료의 부과기준) [별표2]) 참조

【예상문제】

1. 「의료법」에 따라 300만원 이하의 과태료 부과 대상이 되는 것은?

① 진료정보 침해사고를 통지하지 아니한 자

② 의료기관의 신고사항을 변경하였을 때 변경신고를 하지 아니한 자

③ 휴업 또는 폐업 신고를 하지 아니한 자

④ 의료기관의 명칭 또는 이와 비슷한 명칭을 사용한 자

⑤ 진료과목 표시를 위반한 자

[답] ①

2. 「의료법」에 따라 100만원 이하의 과태료에 해당하는 것은?

① 세탁물 처리 종사자에게 감염 예방에 관한 교육을 실시하지 아니한 세탁물처리업자

② 세탁물 처리 종사자에게 감염 예방에 관한 교육결과를 기록·유지하지 아니한 세탁물 처리업자

③ 신고하지 아니하고 부대사업을 한 의료법인

④ 신고를 하지 아니하고 진단용 방사선 발생장치를 운영한 자

⑤ 비급여진료비용 등의 현황 자료를 제출하지 아니하거나 거짓으로 제출한 자

[답] ②

제93조 삭제 <2009.1.30.>

제Ⅲ부

감염병의 예방 및 관리에 관한 법률 (약칭: 감염병예방법)

감염병의 예방 및 관리에 관한 법률 [시행 2024.1.1.] [법률 제19715호, 2023.9.14., 일부개정]

감염병의 예방 및 관리에 관한 법률 시행령 [시행 2023.9.29.] [대통령령 제33757호, 2023.9.26., 일부개정]

감염병의 예방 및 관리에 관한 법률 시행규칙 [시행 2024.1.1.] [보건복지부령 제990호, 2023.12.29., 일부개정]

제1장 총칙

제1조(목적) 이 법은 국민 건강에 위해(危害)가 되는 감염병의 발생과 유행을 방지하고, 그 예방 및 관리를 위하여 필요한 사항을 규정함으로써 국민 건강의 증진 및 유지에 이바지함을 목적으로 한다.

[시행령] **제1조(목적)** 이 영은 「감염병의 예방 및 관리에 관한 법률」에서 위임된 사항과 그 시행에 필요한 사항을 규정함을 목적으로 한다.

[시행규칙] **제1조(목적)** 이 규칙은 「감염병의 예방 및 관리에 관한 법률」 및 같은 법 시행령에서 위임된 사항과 그 시행에 필요한 사항을 규정함을 목적으로 한다.

【핵심요약】

「감염병의 예방 및 관리에 관한 법률」의 목적

1) 감염병의 발생과 유행을 방지하고
2) 감염병의 예방 및 관리를 위하여 필요한 사항을 규정함으로써
3) 국민 건강의 증진 및 유지에 이바지함

【예상문제】

1. 「감염병의 예방 및 관리에 관한 법률」의 목적에 해당되는 것은?

① 보건의료를 효율적으로 제공 ② 국민의 생명을 보호
③ 감염병의 발생과 유행을 방지 ④ 국민의 건강한 생활 확보에 기여
⑤ 국민의 건강을 보호

[답] ③

제2조(정의) 이 법에서 사용하는 용어의 뜻은 다음과 같다. <개정 2023. 8. 8.>

1. "감염병"이란 제1급감염병, 제2급감염병, 제3급감염병, 제4급감염병, 기생충감염병, 세계보건기구 감시대상 감염병, 생물테러감염병, 성매개감염병, 인수(人獸)공통감염병 및 의료관련감염병을 말한다.
2. "제1급감염병"이란 생물테러감염병 또는 치명률이 높거나 집단 발생의 우려가 커서 발생 또는 유행 즉시 신고하여야 하고, 음압격리와 같은 높은 수준의 격리가 필요한 감염병으로서 다음 각 목의 감염병을 말한다. 다만, 갑작스러운 국내 유입 또는 유행이 예견되어 긴급한 예방·관리가 필요하여 질병관리청장이 보건복지부장관과

협의하여 지정하는 감염병을 포함한다.
가. 에볼라바이러스병
나. 마버그열
다. 라싸열
라. 크리미안콩고출혈열
마. 남아메리카출혈열
바. 리프트밸리열
사. 두창
아. 페스트
자. 탄저
차. 보툴리눔독소증
카. 야토병
타. 신종감염병증후군
파. 중증급성호흡기증후군(SARS)
하. 중동호흡기증후군(MERS)
거. 동물인플루엔자 인체감염증
너. 신종인플루엔자
더. 디프테리아

3. "제2급감염병"이란 전파가능성을 고려하여 발생 또는 유행 시 24시간 이내에 신고하여야 하고, 격리가 필요한 다음 각 목의 감염병을 말한다. 다만, 갑작스러운 국내 유입 또는 유행이 예견되어 긴급한 예방·관리가 필요하여 질병관리청장이 보건복지부장관과 협의하여 지정하는 감염병을 포함한다.
가. 결핵(結核)
나. 수두(水痘)
다. 홍역(紅疫)
라. 콜레라
마. 장티푸스
바. 파라티푸스
사. 세균성이질
아. 장출혈성대장균감염증
자. A형간염

차. 백일해(百日咳)

카. 유행성이하선염(流行性耳下腺炎)

타. 풍진(風疹)

파. 폴리오

하. 수막구균 감염증

거. b형헤모필루스인플루엔자

너. 폐렴구균 감염증

더. 한센병

러. 성홍열

머. 반코마이신내성황색포도알균(VRSA) 감염증

버. 카바페넴내성장내세균목(CRE) 감염증

서. E형간염

4. “제3급감염병”이란 그 발생을 계속 감시할 필요가 있어 발생 또는 유행 시 24시간 이내에 신고하여야 하는 다음 각 목의 감염병을 말한다. 다만, 갑작스러운 국내 유입 또는 유행이 예견되어 긴급한 예방 · 관리가 필요하여 질병관리청장이 보건복지부장관과 협의하여 지정하는 감염병을 포함한다.

가. 파상풍(破傷風)

나. B형간염

다. 일본뇌염

라. C형간염

마. 말라리아

바. 레지오넬라증

사. 비브리오패혈증

아. 발진티푸스

자. 발진열(發疹熱)

차. 쯔쯔가무시증

카. 렙토스피라증

타. 브루셀라증

파. 공수병(恐水病)

하. 신증후군출혈열(腎症侯群出血熱)

거. 후천성면역결핍증(AIDS)

너. 크로이츠펠트-야콥병(CJD) 및 변종크로이츠펠트-야콥병(vCJD)
더. 황열
러. 뎅기열
머. 큐열(Q熱)
버. 웨스트나일열
서. 라임병
어. 진드기매개뇌염
저. 유비저(類鼻疽)
처. 치쿤구니야열
커. 중증열성혈소판감소증후군(SFTS)
터. 지카바이러스 감염증

5. "제4급감염병"이란 제1급감염병부터 제3급감염병까지의 감염병 외에 유행 여부를 조사하기 위하여 표본감시 활동이 필요한 다음 각 목의 감염병을 말한다. 다만, 질병관리청장이 지정하는 감염병을 포함한다.
가. 인플루엔자
나. 삭제 <2023. 8. 8.>
다. 회충증
라. 편충증
마. 요충증
바. 간흡충증
사. 폐흡충증
아. 장흡충증
자. 수족구병
차. 임질
카. 클라미디아감염증
타. 연성하감
파. 성기단순포진
하. 첨규콘딜롬
거. 반코마이신내성장알균(VRE) 감염증
너. 메티실린내성황색포도알균(MRSA) 감염증
더. 다제내성녹농균(MRPA) 감염증

러. 다제내성아시네토박터바우마니균(MRAB) 감염증
머. 장관감염증
버. 급성호흡기감염증
서. 해외유입기생충감염증
어. 엔테로바이러스감염증
저. 사람유두종바이러스 감염증

6. "기생충감염병"이란 기생충에 감염되어 발생하는 감염병 중 질병관리청장이 고시하는 감염병을 말한다.
7. 삭제 <2018. 3. 27.>
8. "세계보건기구 감시대상 감염병"이란 세계보건기구가 국제공중보건의 비상사태에 대비하기 위하여 감시대상으로 정한 질환으로서 질병관리청장이 고시하는 감염병을 말한다.
9. "생물테러감염병"이란 고의 또는 테러 등을 목적으로 이용된 병원체에 의하여 발생된 감염병 중 질병관리청장이 고시하는 감염병을 말한다.
10. "성매개감염병"이란 성 접촉을 통하여 전파되는 감염병 중 질병관리청장이 고시하는 감염병을 말한다.
11. "인수공통감염병"이란 동물과 사람 간에 서로 전파되는 병원체에 의하여 발생되는 감염병 중 질병관리청장이 고시하는 감염병을 말한다.
12. "의료관련감염병"이란 환자나 임산부 등이 의료행위를 적용받는 과정에서 발생한 감염병으로서 감시활동이 필요하여 질병관리청장이 고시하는 감염병을 말한다.
13. "감염병환자"란 감염병의 병원체가 인체에 침입하여 증상을 나타내는 사람으로서 제11조제6항의 진단 기준에 따른 의사, 치과의사 또는 한의사의 진단이나 제16조의2에 따른 감염병병원체 확인기관의 실험실 검사를 통하여 확인된 사람을 말한다.
14. "감염병의사환자"란 감염병병원체가 인체에 침입한 것으로 의심이 되나 감염병환자로 확인되기 전 단계에 있는 사람을 말한다.
15. "병원체보유자"란 임상적인 증상은 없으나 감염병병원체를 보유하고 있는 사람을 말한다.

15의2. "감염병의심자"란 다음 각 목의 어느 하나에 해당하는 사람을 말한다.
가. 감염병환자, 감염병의사환자 및 병원체보유자(이하 "감염병환자등"이라 한다)와 접촉하거나 접촉이 의심되는 사람(이하 "접촉자"라 한다)
나. 「검역법」 제2조제7호 및 제8호에 따른 검역관리지역 또는 중점검역관리지역에

체류하거나 그 지역을 경유한 사람으로서 감염이 우려되는 사람
다. 감염병병원체 등 위험요인에 노출되어 감염이 우려되는 사람

16. "감시"란 감염병 발생과 관련된 자료, 감염병병원체·매개체에 대한 자료를 체계적이고 지속적으로 수집, 분석 및 해석하고 그 결과를 제때에 필요한 사람에게 배포하여 감염병 예방 및 관리에 사용하도록 하는 일체의 과정을 말한다.

16의2. "표본감시"란 감염병 중 감염병환자의 발생빈도가 높아 전수조사가 어렵고 중증도가 비교적 낮은 감염병의 발생에 대하여 감시기관을 지정하여 정기적이고 지속적인 의과학적 감시를 실시하는 것을 말한다.

17. "역학조사"란 감염병환자등이 발생한 경우 감염병의 차단과 확산 방지 등을 위하여 감염병환자등의 발생 규모를 파악하고 감염원을 추적하는 등의 활동과 감염병 예방접종 후 이상반응 사례가 발생한 경우나 감염병 여부가 불분명하나 그 발병원인을 조사할 필요가 있는 사례가 발생한 경우 그 원인을 규명하기 위하여 하는 활동을 말한다.

18. "예방접종 후 이상반응"이란 예방접종 후 그 접종으로 인하여 발생할 수 있는 모든 증상 또는 질병으로서 해당 예방접종과 시간적 관련성이 있는 것을 말한다.

19. "고위험병원체"란 생물테러의 목적으로 이용되거나 사고 등에 의하여 외부에 유출될 경우 국민 건강에 심각한 위험을 초래할 수 있는 감염병병원체로서 보건복지부령으로 정하는 것을 말한다.

20. "관리대상 해외 신종감염병"이란 기존 감염병의 변이 및 변종 또는 기존에 알려지지 아니한 새로운 병원체에 의해 발생하여 국제적으로 보건문제를 야기하고 국내 유입에 대비하여야 하는 감염병으로서 질병관리청장이 보건복지부장관과 협의하여 지정하는 것을 말한다.

21. "의료·방역 물품"이란 「약사법」 제2조에 따른 의약품·의약외품, 「의료기기법」 제2조에 따른 의료기기 등 의료 및 방역에 필요한 물품 및 장비로서 질병관리청장이 지정하는 것을 말한다.

[시행규칙] **제5조(고위험병원체의 종류)** 법 제2조제19호에 따른 고위험병원체의 종류는 별표 1과 같다.

【핵심요약】

용어의 정의

1) 감염병

- 제1급감염병, 제2급감염병, 제3급감염병, 제4급감염병, 기생충감염병, 세계보건기구 감시대상 감염병, 생물테러감염병, 성매개감염병, 인수공통감염병 및 의료관련감염병

2) 감염병의 종류

(1) 제1급감염병

① 정의 : 생물테러감염병 또는 치명률이 높거나 집단 발생의 우려가 커서 발생 또는 유행 즉시 신고하여야 하고, 음압격리와 같은 높은 수준의 격리가 필요한 감염병

※ 다만, 갑작스러운 국내 유입 또는 유행이 예견되어 긴급한 예방 · 관리가 필요하여 질병관리청장이 보건복지부장관과 협의하여 지정하는 감염병을 포함

② 종류

1. 에볼라바이러스병	2. 마버그열
3. 라싸열	4. 크리미안콩고출혈열
5. 남아메리카출혈열	6. 리프트밸리열
7. 두창	8. 페스트
9. 탄저	10. 보툴리눔독소증
11. 야토병	12. 신종감염병증후군
13. 중증급성호흡기증후군(SARS)	14. 중동호흡기증후군(MERS)
15. 동물인플루엔자 인체감염증	16. 신종인플루엔자
17. 디프테리아	

(2) 제2급감염병

① 정의 : 전파가능성을 고려하여 발생 또는 유행 시 24시간 이내에 신고하여야 하고, 격리가 필요한 감염병

※ 다만, 갑작스러운 국내 유입 또는 유행이 예견되어 긴급한 예방 · 관리가 필요하여 질병관리청장이 보건복지부장관과 협의하여 지정하는 감염병을 포함

② 종류

1. 결핵	2. 수두
3. 홍역	4. 콜레라
5. 장티푸스	6. 파라티푸스
7. 세균성이질	8. 장출혈성대장균감염증
9. A형간염	10. 백일해
11. 유행성이하선염	12. 풍진

13. 폴리오	14. 수막구균 감염증
15. b형헤모필루스인플루엔자	16. 폐렴구균 감염증
17. 한센병	18. 성홍열
19. 반코마이신내성황색포도알균(VRSA) 감염증	
20. 카바페넴내성장내세균속균종(CRE) 감염증	
21. E형간염	

(3) 제3급감염병

① 정의 : 그 발생을 계속 감시할 필요가 있어 발생 또는 유행 시 24시간 이내에 신고하여야 하는 감염병

※ 다만, 갑작스러운 국내 유입 또는 유행이 예견되어 긴급한 예방·관리가 필요하여 질병관리청장이 보건복지부장관과 협의하여 지정하는 감염병을 포함

② 종류

1. 파상풍	2. B형간염
3. 일본뇌염	4. C형간염
5. 말라리아	6. 레지오넬라증
7. 비브리오패혈증	8. 발진티푸스
9. 발진열	10. 쯔쯔가무시증
11. 렙토스피라증	12. 브루셀라증
13. 공수병	14. 신증후군출혈열
15. 후천성면역결핍증(AIDS)	
16. 크로이츠펠트-야콥병(CJD) 및 변종크로이츠펠트-야콥병(vCJD)	
17. 황열	18. 뎅기열
19. 큐열	20. 웨스트나일열
21. 라임병	22. 진드기매개뇌염
23. 유비저	24. 치쿤구니야열
25. 중증열성혈소판감소증후군(SFTS)	26. 지카바이러스 감염증

(4) 제4급감염병

① 정의 : 제1급감염병부터 제3급감염병까지의 감염병 외에 유행 여부를 조사하기 위하여 표본감시 활동이 필요한 감염병

※ 다만, 질병관리청장이 지정하는 감염병을 포함

② 종류

1. 인플루엔자
2. ~~매독~~ 삭제 <2023. 8. 8.>
3. 회충증
4. 편충증
5. 요충증
6. 간흡충증
7. 폐흡충증
8. 장흡충증
9. 수족구병
10. 임질
11. 클라미디아감염증
12. 연성하감
13. 성기단순포진
14. 첨규콘딜롬
15. 반코마이신내성장알균(VRE) 감염증
16. 메티실린내성황색포도알균(MRSA) 감염증
17. 다제내성녹농균(MRPA) 감염증
18. 다제내성아시네토박터바우마니균(MRAB) 감염증
19. 장관감염증
20. 급성호흡기감염증
21. 해외유입기생충감염증
22. 엔테로바이러스감염증
23. 사람유두종바이러스 감염증

(5) 기생충감염병

- 기생충에 감염되어 발생하는 감염병 중 질병관리청장이 고시하는 감염병

(6) 세계보건기구 감시대상 감염병

- 세계보건기구가 국제공중보건의 비상사태에 대비하기 위하여 감시대상으로 정한 질환으로서 질병관리청장이 고시하는 감염병

(7) 생물테러감염병

- 고의 또는 테러 등을 목적으로 이용된 병원체에 의하여 발생된 감염병 중 질병관리청장이 고시하는 감염병

(8) 성매개감염병

- 성 접촉을 통하여 전파되는 감염병 중 질병관리청장이 고시하는 감염병

(9) 인수공통감염병

- 동물과 사람 간에 서로 전파되는 병원체에 의하여 발생되는 감염병 중 질병관리청장이 고시하는 감염병

(10) 의료관련감염병

- 환자나 임산부 등이 의료행위를 적용받는 과정에서 발생한 감염병으로서 감시활동이 필요하여 질병관리청장이 고시하는 감염병

3) 감염병환자
  (1) 감염병의 병원체가 인체에 침입하여 증상을 나타내는 사람으로서
  (2) 의사, 치과의사 또는 한의사의 진단이나 감염병병원체 확인기관의 실험실 검사를 통하여 확인된 사람

4) 감염병의사환자
  (1) 감염병병원체가 인체에 침입한 것으로 의심이 되나
  (2) 감염병환자로 확인되기 전 단계에 있는 사람

5) 병원체보유자
  (1) 임상적인 증상은 없으나
  (2) 감염병병원체를 보유하고 있는 사람

6) 감염병의심자 : 다음 각 목의 어느 하나에 해당하는 사람
  (1) ① 감염병환자 등 : 감염병환자, 감염병의사환자 및 병원체보유자
      ② 접촉자 : 접촉하거나 접촉이 의심되는 사람
  (2) 검역관리지역 또는 중점검역관리지역에 체류하거나 그 지역을 경유한 사람으로서 감염이 우려되는 사람(「검역법」 제2조제7호 및 제8호)
  (3) 감염병병원체 등 위험요인에 노출되어 감염이 우려되는 사람

7) 감시
  (1) 감염병 발생과 관련된 자료, 감염병병원체·매개체에 대한 자료를 체계적이고 지속적으로 수집, 분석 및 해석하고,
  (2) 그 결과를 제때에 필요한 사람에게 배포하여
  (3) 감염병 예방 및 관리에 사용하도록 하는 일체의 과정

8) 표본감시
  - 감염병 중 감염병환자의 발생빈도가 높아 전수조사가 어렵고 중증도가 비교적 낮은 감염병의 발생에 대하여 감시기관을 지정하여 정기적이고 지속적인 의과학적 감시를 실시하는 것

9) 역학조사
  (1) 감염병환자 등이 발생한 경우 감염병의 차단과 확산 방지 등을 위하여 감염병환자등의 발생 규모를 파악하고 감염원을 추적하는 등의 활동
  (2) 감염병 예방접종 후 이상반응 사례가 발생한 경우나 감염병 여부가 불분명하나

그 발병원인을 조사할 필요가 있는 사례가 발생한 경우 그 원인을 규명하기 위하여 하는 활동

10) 예방접종 후 이상반응

(1) 예방접종 후 그 접종으로 인하여 발생할 수 있는 모든 증상 또는 질병으로서,

(2) 해당 예방접종과 시간적 관련성이 있는 것

11) 고위험병원체

- 생물테러의 목적으로 이용되거나 사고 등에 의하여 외부에 유출될 경우 국민 건강에 심각한 위험을 초래할 수 있는 감염병병원체로서 보건복지부령으로 정하는 것

※ 시행규칙 제5조(고위험병원체의 종류) [별표 1] 참조

12) 관리대상 해외 신종감염병

- 기존 감염병의 변이 및 변종 또는 기존에 알려지지 아니한 새로운 병원체에 의해 발생하여 국제적으로 보건문제를 야기하고 국내 유입에 대비하여야 하는 감염병으로서 질병관리청장이 보건복지부장관과 협의하여 지정하는 것

13) 의료·방역 물품

- 「약사법」 제2조에 따른 의약품·의약외품, 「의료기기법」 제2조에 따른 의료기기 등 의료 및 방역에 필요한 물품 및 장비로서 질병관리청장이 지정하는 것

【예상문제】

1. 다음 중 제1급감염병으로만 짝지어진 것은?

① 에볼라바이러스병, 야토병, 파상풍
② 폴리오, 파라티푸스, 장출혈성대장균감염증
③ 마버그열, 탄저, A형간염
④ 유행성이하선염, 페스트, 신종감염병증후근
⑤ 두창, 중동호흡기증후군, 신종인플루엔자

[답] ⑤

2. 다음 중 제1급감염병부터 제4급감염병까지 순서대로 바르게 나열한 것은?

① 콜레라 - A형간염 - 말라리아 - 신종인플루엔자
② 동물인플루엔자 인체감염증 - E형간염 - 공수병 - 급성호흡기감염증
③ 파상풍 - B형간염 - 한센병 - 페스트
④ SARS - 브루셀라증 - 일본뇌염 - 세균성이질
⑤ 장출혈성대장균감염증 - 수두 - AIDS - 매독

[답] ②

3. 「감염병의 예방 및 관리에 관한 법률」에서 정의한 용어에 대한 연결이 잘못된 것은?
   ① 제1급감염병 - 음압격리와 같은 높은 수준의 격리가 필요한 감염병
   ② 제2급감염병 - 전파가능성을 고려하여 발생 또는 유행 시 24시간 이내 신고
   ③ 제3급감염병 - 발생을 계속 감시할 필요가 있어 발생 또는 유행 시 24시간 이내 신고
   ④ 제4급감염병 - 유행여부를 조사하기 위하여 표본검사 활동이 필요한 감염병
   ⑤ 생물테러감염병-국제공중보건의 비상사태에 대비하기 위하여 감시대상으로 정한 질환

[답] ⑤

제3조(다른 법률과의 관계) 감염병의 예방 및 관리에 관하여는 다른 법률에 특별한 규정이 있는 경우를 제외하고는 이 법에 따른다.

【핵심요약】

다른 법률과의 관계
- 감염병의 예방 및 관리에 관하여는 다른 법률에 특별한 규정이 있는 경우를 제외하고는 이 법에 따름

제4조(국가 및 지방자치단체의 책무) ① 국가 및 지방자치단체는 감염병환자등의 인간으로서의 존엄과 가치를 존중하고 그 기본적 권리를 보호하며, 법률에 따르지 아니하고는 취업 제한 등의 불이익을 주어서는 아니 된다.

② 국가 및 지방자치단체는 감염병의 예방 및 관리를 위하여 다음 각 호의 사업을 수행하여야 한다. <개정 2020. 12. 15.>

1. 감염병의 예방 및 방역대책
2. 감염병환자등의 진료 및 보호
3. 감염병 예방을 위한 예방접종계획의 수립 및 시행
4. 감염병에 관한 교육 및 홍보
5. 감염병에 관한 정보의 수집 · 분석 및 제공
6. 감염병에 관한 조사 · 연구
7. 감염병병원체(감염병병원체 확인을 위한 혈액, 체액 및 조직 등 검체를 포함한다) 수집 · 검사 · 보존 · 관리 및 약제내성 감시(藥劑耐性 監視)
8. 감염병 예방 및 관리 등을 위한 전문인력의 양성

8의2. 감염병 예방 및 관리 등의 업무를 수행한 전문인력의 보호
9. 감염병 관리정보 교류 등을 위한 국제협력
10. 감염병의 치료 및 예방을 위한 의료·방역 물품의 비축
11. 감염병 예방 및 관리사업의 평가
12. 기후변화, 저출산·고령화 등 인구변동 요인에 따른 감염병 발생조사·연구 및 예방대책 수립
13. 한센병의 예방 및 진료 업무를 수행하는 법인 또는 단체에 대한 지원
14. 감염병 예방 및 관리를 위한 정보시스템의 구축 및 운영
15. 해외 신종감염병의 국내 유입에 대비한 계획 준비, 교육 및 훈련
16. 해외 신종감염병 발생 동향의 지속적 파악, 위험성 평가 및 관리대상 해외 신종감염병의 지정
17. 관리대상 해외 신종감염병에 대한 병원체 등 정보 수집, 특성 분석, 연구를 통한 예방과 대응체계 마련, 보고서 발간 및 지침(매뉴얼을 포함한다) 고시

③ 국가·지방자치단체(교육감을 포함한다)는 감염병의 효율적 치료 및 확산방지를 위하여 질병의 정보, 발생 및 전파 상황을 공유하고 상호 협력하여야 한다. <신설 2015. 7. 6.>

④ 국가 및 지방자치단체는 「의료법」에 따른 의료기관 및 의료인단체와 감염병의 발생 감시·예방을 위하여 관련 정보를 공유하여야 한다. <신설 2015. 7. 6.>

【핵심요약】

1. 국가 및 지방자치단체의 책무

1) 감염병환자 등의 인간으로서의 존엄과 가치를 존중하고
2) 감염병환자 등의 기본적 권리를 보호하며
3) 법률에 의하지 아니하고는 취업제한 등의 불이익을 주어서는 아니됨

2. 감염병의 예방 및 관리를 위하여 국가 및 지방자치단체가 수행할 사업

1) 감염병의 예방 및 방역대책
2) 감염병환자 등의 진료 및 보호
3) 감염병 예방을 위한 예방접종계획의 수립 및 시행
4) 감염병에 관한 교육 및 홍보
5) 감염병에 관한 정보의 수집·분석 및 제공
6) 감염병에 관한 조사·연구

7) 감염병병원체(감염병병원체 확인을 위한 혈액, 체액 및 조직 등 검체 포함) 수집 · 검사 · 보존 · 관리 및 약제내성 감시
8) 감염병 예방을 위한 전문인력의 양성
9) 감염병 관리정보 교류 등을 위한 국제협력
10) 감염병의 치료 및 예방을 위한 약품 등의 비축
11) 감염병 관리사업의 평가
12) 기후변화, 저출산 · 고령화 등 인구변동 요인에 따른 감염병 발생조사 · 연구 및 예방대책 수립
13) 한센병의 예방 및 진료 업무를 수행하는 법인 또는 단체에 대한 지원
14) 감염병 예방 및 관리를 위한 정보시스템의 구축 및 운영
15) 해외 신종감염병의 국내 유입에 대비한 계획 준비, 교육 및 훈련
16) 해외 신종감염병 발생 동향의 지속적 파악, 위험성 평가 및 관리대상 해외 신종감염병의 지정
17) 관리대상 해외 신종감염병에 대한 병원체 등 정보 수집, 특성 분석, 연구를 통한 예방과 대응체계 마련, 보고서 발간 및 지침(매뉴얼 포함) 고시

3. 질병의 정보, 발생 및 전파 상황을 공유하고 상호 협력할 의무

1) 대상 : 국가 · 지방자치단체(교육감 포함)
2) 목적 : 감염병의 효율적 치료 및 확산방지를 위하여

4. 관련 정보를 공유할 의무

1) 대상 : 국가 및 지방자치단체
2) 목적 : 의료기관 및 의료인단체와 감염병의 발생 감시 · 예방을 위하여

【예상문제】

1. 국가 및 지방자치단체의 책무 및 수행사업이라고 볼 수 없는 것은?

① 감염병환자 등의 기본적 권리 보호 ② 감염병에 관한 홍보
③ 감염병환자의 취업의 제한 ④ 감염병의 예방 및 방역대책수립
⑤ 감염병환자 등의 인간으로서의 존엄을 존중

[답] ③

2. 국가와 지방자치단체가 질병의 정보, 발생 및 전파 상황을 공유하고 상호 협력하는 목적은?

① 감염병의 발생을 감시하기 위해 ② 감염병의 효율적 치료 및 확산방지를 위해
③ 감염병의 발생을 예방하기 위해 ④ 감염병 연구를 효율적으로 진행하기 위해

⑤ 감염병 환자의 진단 및 치료를 원활하게 시행하기 위해

[답] ②

제5조(의료인 등의 책무와 권리) ①「의료법」에 따른 의료인 및 의료기관의 장 등은 감염병 환자의 진료에 관한 정보를 제공받을 권리가 있고, 감염병 환자의 진단 및 치료 등으로 인하여 발생한 피해에 대하여 보상받을 수 있다.

②「의료법」에 따른 의료인 및 의료기관의 장 등은 감염병 환자의 진단·관리·치료 등에 최선을 다하여야 하며, 보건복지부장관, 질병관리청장 또는 지방자치단체의 장의 행정명령에 적극 협조하여야 한다. <개정 2020. 8. 11.>

③「의료법」에 따른 의료인 및 의료기관의 장 등은 국가와 지방자치단체가 수행하는 감염병의 발생 감시와 예방·관리 및 역학조사 업무에 적극 협조하여야 한다.

[전문개정 2015. 7. 6.]

제6조(국민의 권리와 의무) ① 국민은 감염병으로 격리 및 치료 등을 받은 경우 이로 인한 피해를 보상받을 수 있다. <개정 2015.7.6.>

② 국민은 감염병 발생 상황, 감염병 예방 및 관리 등에 관한 정보와 대응방법을 알 권리가 있고, 국가와 지방자치단체는 신속하게 정보를 공개하여야 한다. <개정 2015.7.6.>

③ 국민은 의료기관에서 이 법에 따른 감염병에 대한 진단 및 치료를 받을 권리가 있고, 국가와 지방자치단체는 이에 소요되는 비용을 부담하여야 한다. <신설 2015.7.6.>

④ 국민은 치료 및 격리조치 등 국가와 지방자치단체의 감염병 예방 및 관리를 위한 활동에 적극 협조하여야 한다. <신설 2015.7.6.>

[제목개정 2015.7.6.]

【핵심요약】

1. 의료인 등의 책무와 권리

1) 대상 :「의료법」에 따른 의료인 및 의료기관의 장 등

2) 권리

(1) 감염병 환자의 진료에 관한 정보를 제공받을 권리

(2) 감염병 환자의 진단 및 치료 등으로 인하여 발생한 피해에 대하여 보상받을 권리

3) 책무

(1) 감염병 환자의 진단·관리·치료 등에 최선을 다할 의무

(2) 보건복지부장관, 질병관리청장 또는 지방자치단체의 장의 행정명령에 적극 협조할

의무

(3) 국가와 지방자치단체가 수행하는 감염병의 발생 감시와 예방·관리 및 역학조사 업무에 적극 협조할 의무

2. 국민의 권리와 의무

1) 권리

(1) 감염병으로 격리 및 치료 등을 받은 경우 이로 인한 피해를 보상받을 권리

(2) 감염병 발생 상황, 감염병 예방 및 관리 등에 관한 정보와 대응방법을 알 권리

※ 국가와 지방자치단체는 신속하게 정보를 공개하여야 함

(3) 의료기관에서 이 법에 따른 감염병에 대한 진단 및 치료를 받을 권리

※ 국가와 지방자치단체는 이에 소요되는 비용을 부담하여야 함

2) 의무 : 국민은 치료 및 격리조치 등 국가와 지방자치단체의 감염병 예방 및 관리를 위한 활동에 적극 협조할 의무

【예상문제】

1.「감염병의 예방 및 관리에 관한 법률」에서 규정한 국민의 의무는?

① 국가와 지방자치단체의 감염병 예방 및 관리를 위한 활동에 적극 협조할 의무

② 감염병 환자의 진단·관리·치료 등에 최선을 다할 의무

③ 보건복지부장관 또는 지방자치단체의 장의 행정명령에 적극 협조할 의무

④ 국가와 지방자치단체가 수행하는 감염병의 발생 감시와 예방·관리 및 역학조사 업무에 적극 협조할 의무

⑤ 감염병 발생 상황, 감염병 예방 및 관리 등에 관한 정보와 대응방법을 알 의무

[답] ①

제2장 기본계획 및 사업

제7조(감염병 예방 및 관리 계획의 수립 등) ① 질병관리청장은 보건복지부장관과 협의하여 감염병의 예방 및 관리에 관한 기본계획(이하 "기본계획"이라 한다)을 5년마다 수립·시행하여야 한다. <개정 2020. 8. 11.>

② 기본계획에는 다음 각 호의 사항이 포함되어야 한다. <개정 2021. 3. 9.>

1. 감염병 예방·관리의 기본목표 및 추진방향

2. 주요 감염병의 예방·관리에 관한 사업계획 및 추진방법
2의2. 감염병 대비 의료·방역 물품의 비축 및 관리에 관한 사항
3. 감염병 전문인력의 양성 방안
3의2. 「의료법」 제3조제2항 각 호에 따른 의료기관 종별 감염병 위기대응역량의 강화 방안
4. 감염병 통계 및 정보통신기술 등을 활용한 감염병 정보의 관리 방안
5. 감염병 관련 정보의 의료기관 간 공유 방안
6. 그 밖에 감염병의 예방 및 관리에 필요한 사항

③ 특별시장·광역시장·특별자치시장·도지사·특별자치도지사(이하 "시·도지사"라 한다)와 시장·군수·구청장(자치구의 구청장을 말한다. 이하 같다)은 기본계획에 따라 시행계획을 수립·시행하여야 한다. <개정 2023. 6. 13.>

④ 질병관리청장, 시·도지사 또는 시장·군수·구청장은 기본계획이나 제3항에 따른 시행계획의 수립·시행에 필요한 자료의 제공 등을 관계 행정기관 또는 단체에 요청할 수 있다. <2020. 8. 11.>

⑤ 제4항에 따라 요청받은 관계 행정기관 또는 단체는 특별한 사유가 없으면 이에 따라야 한다.

【핵심요약】

1. 감염병 예방 및 관리에 관한 기본계획

1) 기본계획 수립·시행자 : 질병관리청장은 보건복지부장관과 협의하여
2) 기본계획 수립 주기 : 5년마다 수립·시행
3) 기본계획에 포함되는 사항
(1) 감염병 예방·관리의 기본목표 및 추진방향
(2) 주요 감염병의 예방·관리에 관한 사업계획 및 추진방법
(3) 감염병 대비 의료·방역 물품의 비축 및 관리에 관한 사항
(4) 감염병 전문인력의 양성 방안
(5) 의료기관 종별 감염병 위기대응역량의 강화 방안
(6) 감염병 통계 및 정보통신기술 등을 활용한 감염병 정보의 관리 방안
(7) 감염병 관련 정보의 의료기관 간 공유 방안
(8) 그 밖에 감염병의 예방 및 관리에 필요한 사항

2. 기본계획에 따른 시행계획 수립·시행자

1) 시 · 도지사(특별시장 · 광역시장 · 특별자치시장 · 도지사 · 특별자치도지사)

2) 시장 · 군수 · 구청장

3. 기본계획이나 시행계획의 수립 · 시행에 필요한 자료의 제공 등을 관계 행정기관 또는 단체에 요청할 수 있는 자

1) 질병관리청장, 시 · 도지사

2) 시장 · 군수 · 구청장

※ 요청받은 관계 행정기관 또는 단체는 특별한 사유가 없으면 이에 따라야 함

【예상문제】

1. 보건복지부장관은 감염병의 예방 및 관리에 관한 기본계획을 몇 년마다 수립 · 시행하여야 하는가?

① 1년 ② 3년 ③ 5년 ④ 10년 ⑤ 20년

[답] ③

2. 감염병 예방 및 관리에 관한 기본계획에 포함되는 사항이 아닌 것은?

① 감염병 예방 · 관리의 기본목표 및 추진방향

② 주요 감염병의 예방 · 관리에 관한 사업계획 및 추진방법

③ 감염병 위기관리대책의 수립 및 시행

④ 의료기관 종별 감염병 위기대응역량의 강화 방안

⑤ 감염병 대비 의약품 · 장비 등의 비축 및 관리에 관한 사항

[답] ③

제8조(감염병관리사업지원기구의 운영) ① 질병관리청장 및 시 · 도지사는 제7조에 따른 기본계획 및 시행계획의 시행과 국제협력 등의 업무를 지원하기 위하여 민간전문가 등으로 구성된 감염병관리사업지원기구를 둘 수 있다. <개정 2023. 5. 19.>

② 국가 및 지방자치단체는 감염병관리사업지원기구의 운영 등에 필요한 예산을 지원할 수 있다.

③ 제1항 및 제2항에 따른 감염병관리사업지원기구의 설치 · 운영 및 지원 등에 필요한 사항은 대통령령으로 정한다.

[시행령] **제1조의2(감염병관리사업지원기구의 설치 · 운영 등)** ① 「감염병의 예방 및 관리에 관한 법률」(이하 "법"이라 한다) 제8조제1항에 따라 질병관리청에 중앙감염병사업지원기구를, 특별시 · 광역시 · 특별자치시 · 도 · 특별자치도(이하 "시 · 도"라 한다)에 질병관리청장이 정하는 바에 따라 시 · 도감염병사업지원기구를 둔다. <개정 2023. 9. 26.>

② 중앙감염병사업지원기구의 구성원은 다음 각 호의 어느 하나에 해당하는 사람 중에서 질병관리청장이 위촉한다. <개정 2020. 9. 11.>

1. 「의료법」 제2조제1호에 따른 의료인으로서 감염병 관련 분야에서 근무한 사람
2. 「고등교육법」에 따른 대학 또는 「공공기관의 운영에 관한 법률」에 따른 공공기관의 감염병 관련 분야에서 근무한 사람
3. 감염병 예방 및 관리에 관한 전문지식과 경험이 풍부한 사람
4. 역학조사 및 방역 분야 등에 관한 전문지식과 경험이 풍부한 사람
5. 그 밖에 질병관리청장이 감염병관리사업의 지원에 필요하다고 인정하는 사람

③ 중앙감염병사업지원기구는 그 업무수행에 필요한 경우에는 관계 기관·단체 및 전문가 등에게 자료 또는 의견의 제출 등을 요청할 수 있다.

④ 중앙감염병사업지원기구는 매 반기별로 질병관리청장이 정하는 바에 따라 그 활동현황 등을 질병관리청장에게 보고하여야 한다. <개정 2020. 9. 11.>

⑤ 질병관리청장은 중앙감염병사업지원기구에 예산의 범위에서 다음 각 호의 비용을 지원을 할 수 있다. <개정 2020. 9. 11.>

1. 자료수집, 조사, 분석 및 자문 등에 소요되는 비용
2. 국내외 협력사업의 추진에 따른 여비 및 수당 등의 경비
3. 그 밖에 질병관리청장이 업무수행을 위하여 특히 필요하다고 인정하는 경비

⑥ 제2항부터 제5항까지에서 규정한 사항 외에 중앙감염병사업지원기구의 설치·운영 및 지원 등에 필요한 세부사항은 질병관리청장이 정한다. <개정 2020. 9. 11.>

⑦ 시·도감염병사업지원기구의 구성원 위촉, 자료제출 요청, 활동현황 보고 및 비용지원 등에 관하여는제2항부터 제6항까지의 규정을 준용한다. 이 경우 "질병관리청장"은 "특별시장·광역시장·특별자치시장·도지사·특별자치도지사(이하 "시·도지사"라 한다)"로, "중앙감염병사업지원기구"는 "시·도감염병사업지원기구"로 본다. <개정 2023. 9. 26.> [본조신설 2016. 6. 28.]

【핵심요약】

1. 감염병관리사업지원기구의 운영

1) 설치권자 : 질병관리청장 및 시·도지사
2) 운영 목적 : 감염병의 예방 및 관리에 관한 기본계획 및 시행계획의 시행과 국제협력 등의 업무를 지원하기 위하여
3) 구성 : 민간전문가 등
4) 운영 예산 지원 : 국가 및 지방자치단체
5) 대통령령으로 정하는 사항 : 감염병관리사업지원기구의 설치·운영 및 지원 등에 필요한 사항

2. 감염병관리사업지원기구의 설치·운영 등

1) 중앙감염병사업지원기구

(1) 설치 : 질병관리청

(2) 구성원 : 다음 각 호의 어느 하나에 해당하는 사람 중에서 질병관리청장이 위촉

① 의료인으로서 감염병 관련 분야에서 근무한 사람

② 대학 또는 공공기관의 감염병 관련 분야에서 근무한 사람

③ 감염병 예방 및 관리에 관한 전문지식과 경험이 풍부한 사람

④ 역학조사 및 방역 분야 등에 관한 전문지식과 경험이 풍부한 사람

⑤ 그 밖에 질병관리청장이 감염병관리사업의 지원에 필요하다고 인정하는 사람

(3) 자료 또는 의견 제출 등 요청

① 대상 : 관계 기관·단체 및 전문가 등

② 사유 : 업무수행에 필요한 경우 요청

(4) 보고 의무

- 매 반기별로 질병관리청장이 정하는 바에 따라 그 활동현황 등을 질병관리청장에게 보고

(5) 비용 지원 : 질병관리청장은 예산의 범위에서 다음 각 호의 비용을 지원

① 자료수집, 조사, 분석 및 자문 등에 소요되는 비용

② 국내외 협력사업의 추진에 따른 여비 및 수당 등의 경비

③ 그 밖에 질병관리청장이 업무수행을 위하여 특히 필요하다고 인정하는 경비

(6) (2)부터 (5)까지에서 규정한 사항 외에 중앙감염병사업지원기구의 설치·운영 및 지원 등에 필요한 세부사항은 질병관리청장이 정함.

2) 시·도감염병사업지원기구

(1) 설치 : 시·도(특별시·광역시·특별자치시·도·특별자치도)

※ 질병관리청장이 정하는 바에 따라

(2) 규정의 준용

① 시·도감염병사업지원기구의 구성원 위촉, 자료제출 요청, 활동현황 보고 및 비용지원 등에 관하여는 중앙감염병사업지원기구의 규정을 준용

② 이 경우 "질병관리청장"은 시·도지사"로, "중앙감염병사업지원기구"는 "시·도감염병사업지원기구"로 봄

【예상문제】

1. 감염병관리사업지원기구의 운영에 대한 설명으로 잘못된 것은?

① 질병관리청장 및 시·도지사가 둘 수 있다.

② 공무원이 구성원으로 참여할 수 있다.
③ 감염병 예방 및 관리에 관한 기본계획 및 시행계획의 시행과 국제협력 등의 업무를 지원한다.
④ 국가 및 지방자치단체는 기구의 운영 예산을 지원할 수 있다.
⑤ 기구의 설치 · 운영 및 지원 등에 필요한 사항은 대통령령으로 정한다.

[답] ②

2. 중앙감염병사업지원기구의 구성원에 해당하는 사람이 아닌 것은?
① 의료인으로서 감염병 관련 분야에서 근무한 사람
② 대학 또는 공공기관의 감염병 관련 분야에서 근무한 사람
③ 감염병 예방 및 관리에 관한 전문지식과 경험이 풍부한 사람
④ 역학조사 및 방역 분야 등에 관한 전문지식과 경험이 풍부한 사람
⑤ 보건복지부장관이 감염병관리사업의 지원에 필요하다고 인정하는 사람

[답] ⑤

제8조의2(감염병병원) ① 국가는 감염병의 연구 · 예방, 전문가 양성 및 교육, 환자의 진료 및 치료 등을 위한 시설, 인력 및 연구능력을 갖춘 중앙감염병전문병원을 설립하거나 지정하여 운영한다. <개정 2023. 8. 16.>

② 국가는 감염병환자의 진료 및 치료 등을 위하여 권역별로 보건복지부령으로 정하는 일정규모 이상의 병상(음압병상 및 격리병상을 포함한다)을 갖춘 권역별 감염병전문병원을 설립하거나 지정하여 운영한다. 이 경우 인구 규모, 지리적 접근성 등을 고려하여 권역을 설정하여야 한다. <개정 2023. 8. 16.>

③ 국가는 예산의 범위에서 제1항 및 제2항에 따른 중앙감염병전문병원 또는 권역별 감염병전문병원을 설립하거나 지정하여 운영하는 데 필요한 예산을 지원할 수 있다. <개정 2023. 8. 16.>

④ 국가는 제1항에 따른 중앙감염병전문병원의 업무에 관한 자문 등을 수행하기 위하여 중앙감염병전문병원에 감염병임상위원회를 설치할 수 있다. <신설 2023. 8. 16.>

④ 제1항 및 제2항에 따른 중앙감염병전문병원 또는 권역별 감염병전문병원을 설립하거나 지정하여 운영하는 데 필요한 절차, 방법, 지원내용 등의 사항은 대통령령으로 정한다. <개정 2023. 8. 16.>

[본조신설 2015.12.29.] [시행일: 2024. 2. 17.] 제8조의2

[시행령] **제1조의3(감염병전문병원의 지정 등)** 제1조의3(감염병전문병원의 지정 등) ① 법 제8조의2제1항에 따른 감염병전문병원(이하 "중앙감염병병원"이라 한다)으로 지정받을 수 있는 의료기관(「의료법」 제3조에 따른 의료기관을 말한다. 이하 "의료기관"이라 한다)은 「의료법」 제3조의3 또는 제3조의4에 따른 종합병원 또는 상급종합병원으로서 보건복지부장관이 정하여 고시하는 의료기관으로 한다.

② 중앙감염병병원의 지정기준은 별표 1과 같다.

③ 보건복지부장관은 중앙감염병병원을 지정하는 경우에는 그 지정기준 또는 업무수행 등에 필요한 조건을 붙일 수 있다.

④ 보건복지부장관은 중앙감염병병원을 지정한 경우에는 지정서를 교부하고, 보건복지부 인터넷 홈페이지에 그 지정내용을 게시하여야 한다.

⑤ 중앙감염병병원은 매 분기별로 보건복지부장관이 정하는 바에 따라 그 업무추진 현황 등을 보건복지부장관에게 보고하여야 한다.

⑥ 보건복지부장관은 법 제8조의2제3항에 따라 중앙감염병병원에 대해서는 기획재정부장관과 협의하여 건축비용, 운영비용 및 설비비용 등을 지원할 수 있다.

⑦ 제3항부터 제6항까지에서 규정한 사항 외에 중앙감염병병원의 지정절차 및 경비지원 등에 필요한 세부사항은 보건복지부장관이 정하여 고시한다.

[본조신설 2016. 6. 28.]

[시행령] **제1조의4(권역별 감염병전문병원의 지정)** 제1조의4(권역별 감염병전문병원의 지정) ① 법 제8조의2제2항에 따른 권역별 감염병전문병원(이하 "권역별 감염병병원"이라 한다)으로 지정받을 수 있는 의료기관은 「의료법」 제3조의3 또는 제3조의4에 따른 종합병원 또는 상급종합병원으로서 질병관리청장이 정하여 고시하는 의료기관으로 한다. <개정 2020. 9. 11.>

② 권역별 감염병병원의 지정기준은 별표 1의2와 같다.

③ 질병관리청장은 법 제8조의2제2항에 따라 권역별 감염병병원을 지정하는 경우에는 다음 각 호의 사항을 종합적으로 고려하여야 한다. <개정 2020. 9. 11.>

1. 해당 권역에서의 의료자원의 분포 수준
2. 해당 권역에서의 주민의 인구와 생활권의 범위
3. 해당 권역에서의 감염병의 발생 빈도 및 관리 수준
4. 해당 권역에서의 항만 및 공항 등의 인접도
5. 그 밖에 질병관리청장이 권역별 감염병 관리와 관련하여 특히 필요하다고 인정하는 사항

④ 질병관리청장은 권역별 감염병병원을 지정하기 위하여 필요한 경우에는 지방자치단체의 장, 관계 공공기관 또는 관계 단체 등의 의견을 듣거나 자료의 제출을 요청할 수 있다. <개정 2020.9.11.>

⑤ 권역별 감염병병원에 대한 지정조건의 부과, 지정서의 교부, 지정사실의 공표, 업무추진 현황 보고, 경비 지원, 지정절차 등에 필요한 세부사항의 고시 등에 관하여는 제1조의3제3항부터 제7항까지의 규정을 준용한다. 이 경우 "보건복지부장관"은 "질병관리청장"으로, "중앙감염병병원"은 "권역별 감염병병원"으로, "보건복지부"는 "질병관리청"으로 본다. <개정 2020. 9. 11.>

[본조신설 2016. 6. 28.]

[시행규칙] **제5조의2(감염병전문병원 지정서)** ① 법 제8조의2제1항에 따른 감염병전문병원 지정서는 별지 제1호서식과 같다.

② 법 제8조의2제2항에 따른 권역별 감염병전문병원 지정서는 별지 제1호의2서식과 같다.

[본조신설 2016.6.30.]

[시행규칙] **제5조의3(권역별 감염병전문병원의 병상규모)** 법 제8조의2제2항에서 "보건복지부령으로 정하는 일정규모 이상의 병상"이란 36병상 이상의 병상을 말한다. [본조신설 2016.6.30.]

【핵심요약】

1. 중앙감염병병원의 지정 [법 제8조의2]

1) 지정 근거(법 제8조의2제1항)

- 국가는 감염병의 연구·예방, 전문가 양성 및 교육, 환자의 진료 및 치료 등을 위한 시설, 인력 및 연구능력을 갖춘 중앙감염병전문병원을 설립하거나 지정하여 운영

2) 지정받을 수 있는 의료기관 [시행령 제1조의3]

- 종합병원 또는 상급종합병원으로서 보건복지부장관이 정하여 고시하는 의료기관

3) 지정기준 : 시행령 제1조의3(감염병전문병원의 지정 등) [별표 1] 참조

4) 지정기준 또는 업무수행 등에 필요한 조건

- 보건복지부장관은 중앙감염병병원을 지정하는 경우에는 그 지정기준 또는 업무수행 등에 필요한 조건을 붙일 수 있음

5) 지정서 교부 및 지정내용 게시

- 보건복지부장관은 중앙감염병병원을 지정한 경우에는 지정서를 교부하고, 보건복지부 인터넷 홈페이지에 그 지정내용을 게시하여야 함

6) 업무추진 현황 등의 보고

- 중앙감염병병원은 매 분기별로 보건복지부장관이 정하는 바에 따라 그 업무추진 현황 등을 보건복지부장관에게 보고하여야 함

7) 비용 지원

- 보건복지부장관은 중앙감염병병원에 대해서는 기획재정부장관과 협의하여 건축비용, 운영비용 및 설비비용 등을 지원할 수 있음

※ 4)부터 7)까지에서 규정한 사항 외에 중앙감염병병원의 지정절차 및 경비지원 등에 필요한 세부사항은 보건복지부장관이 정하여 고시함

2. 권역별 감염병병원의 지정

1) 지정 근거(법 제8조의2제2항)

- 국가는 감염병환자의 진료 및 치료 등을 위하여 권역별로 보건복지부령으로 정하는 일정규모 이상의 병상(음압병상 및 격리병상을 포함)을 갖춘 권역별 감염병전문병원을 설립하거나 지정하여 운영함.
  ※ 이 경우 인구 규모, 지리적 접근성 등을 고려하여 권역을 설정
  (보건복지부령으로 정하는 일정규모 이상의 병상"이란 36병상 이상의 병상)

2) 지정받을 수 있는 의료기관 [시행령 제1조의4]
- 종합병원 또는 상급종합병원으로서 질병관리청장이 정하여 고시하는 의료기관

3) 지정기준 : 시행령 제1조의4(감염병전문병원의 지정 등) [별표 1의2] 참조

4) 지정 시 고려사항
- 질병관리청장은 권역별 감염병병원을 지정하는 경우에는 다음 각 호의 사항을 종합적으로 고려하여야 함
  (1) 해당 권역에서의 의료자원의 분포 수준
  (2) 해당 권역에서의 주민의 인구와 생활권의 범위
  (3) 해당 권역에서의 감염병의 발생 빈도 및 관리 수준
  (4) 해당 권역에서의 항만 및 공항 등의 인접도
  (5) 그 밖에 질병관리청장이 권역별 감염병 관리와 관련하여 특히 필요하다고 인정하는 사항

5) 의견 청취 및 자료 제출 요청
- 질병관리청장은 권역별 감염병병원을 지정하기 위하여 필요한 경우에는 지방자치단체의 장, 관계 공공기관 또는 관계 단체 등의 의견을 듣거나 자료의 제출을 요청할 수 있음

6) 중앙감염병전문병원의 규정 준용
- 권역별 감염병병원에 대한 지정조건의 부과, 지정서의 교부, 지정사실의 공표, 업무추진 현황 보고, 경비 지원, 지정절차 등에 필요한 세부사항의 고시 등에 관하여는 중앙감염병전문병원의 규정을 준용
  이 경우 "보건복지부장관"은 "질병관리청장"으로, "중앙감염병병원"은 "권역별 감염병병원"으로, "보건복지부"는 "질병관리청"으로 봄

3. 공통사항

1) 국가는 예산의 범위에서 중앙감염병전문병원 또는 권역별 감염병전문병원을 설립하거나 지정하여 운영하는 데 필요한 예산을 지원할 수 있음
2) 국가는 중앙감염병전문병원의 업무에 관한 자문 등을 수행하기 위하여 중앙감염

병전문병원에 감염병임상위원회를 설치할 수 있음
3) 중앙감염병전문병원 또는 권역별 감염병전문병원을 설립하거나 지정하여 운영하는 데 필요한 절차, 방법, 지원내용 등의 사항은 대통령령으로 정함

【예상문제】

1. 감염병전문병원으로 지정받을 수 있는 의료기관으로 모두 짝지어진 것은?
① 종합병원 ② 상급종합병원
③ 종합병원 또는 상급종합병원 ④ 병원, 종합병원 또는 상급종합병원
⑤ 병원, 요양병원, 종합병원 또는 상급종합병원

[답] ③

2. 질병관리청장이 권역별 감염병전문병원을 지정하는 경우에 고려할 사항이 아닌 것은?
① 해당 권역에서의 의료자원의 분포 수준 ② 해당 권역에서의 주민의 생활수준
③ 해당 권역에서의 주민의 인구와 생활권의 범위
④ 해당 권역에서의 감염병의 발생 빈도 및 관리 수준
⑤ 해당 권역에서의 항만 및 공항 등의 인접도

[답] ②

제8조의3(내성균 관리대책) ① 보건복지부장관은 내성균 발생 예방 및 확산 방지 등을 위하여 제9조에 따른 감염병관리위원회의 심의를 거쳐 내성균 관리대책을 5년마다 수립·추진하여야 한다.
② 내성균 관리대책에는 정책목표 및 방향, 진료환경 개선 등 내성균 확산 방지를 위한 사항 및 감시체계 강화에 관한 사항, 그 밖에 내성균 관리대책에 필요하다고 인정되는 사항이 포함되어야 한다.
③ 내성균 관리대책의 수립 절차 등에 관하여 필요한 사항은 대통령령으로 정한다.
[본조신설 2016.12.2.]

[시행령] **제1조의5(내성균 관리대책의 수립)** ① 보건복지부장관은 법 제8조의3제1항에 따른 내성균 관리대책(이하 "내성균 관리대책"이라 한다)에 포함된 사항 중 보건복지부장관이 정하는 중요 사항을 변경하려는 경우에는 법 제9조제1항에 따른 감염병관리위원회의 심의를 거쳐야 한다.
② 보건복지부장관은 내성균 관리대책을 수립하거나 변경한 경우에는 보건복지부의 인터넷 홈페이지에 게재하고, 관계 중앙행정기관의 장, 「국민건강보험법」에 따른 건강보험심사평가원의 원장, 그 밖에 내성균 관련 기관·법인·단체의 장에게 그 내용을 알려야 한다.
③ 제1항 및 제2항에서 규정한 사항 외에 내성균 관리대책의 수립 및 변경에 필요한 세부 사항은

보건복지부장관이 정한다. [본조신설 2017.5.29.]

【핵심요약】

내성균 관리대책

1) 관리대책 의무자 : 보건복지부장관

2) 목적 : 내성균 발생 예방 및 확산 방지 등을 위하여

3) 수립 · 추진 및 변경

(1) 보건복지부장관은 감염병관리위원회의 심의를 거쳐 내성균 관리대책을 5년마다 수립 · 추진하여야 함

(2) 보건복지부장관은 내성균 관리대책에 포함된 사항 중 보건복지부장관이 정하는 중요 사항을 변경하려는 경우에는 감염병관리위원회의 심의를 거쳐야 함

(3) 보건복지부장관은 내성균 관리대책을 수립하거나 변경한 경우에는 보건복지부의 인터넷 홈페이지에 게재하고, 관계 중앙행정기관의 장, 「국민건강보험법」에 따른 건강보험심사평가원의 원장, 그 밖에 내성균 관련 기관 · 법인 · 단체의 장에게 그 내용을 알려야 함

4) 포함 사항

(1) 정책목표 및 방향, 진료환경 개선 등 내성균 확산 방지를 위한 사항

(2) 감시체계 강화에 관한 사항

(3) 그 밖에 내성균 관리대책에 필요하다고 인정되는 사항

5) 대통령령으로 정하는 사항

- 내성균 관리대책의 수립 절차 등에 관하여 필요한 사항

6) 보건복지부장관이 정하는 사항

- 내성균 관리대책의 수립 및 변경에 필요한 세부사항

【예상문제】

1. 보건복지부장관의 내성균 관리대책을 심의하는 기관은?

① 감염병전문병원 ② 감염병관리사업지원기구 ③ 감염병관리위원회
④ 감염병관리기관 ⑤ 예방접종피해조사반

[답] ③

제8조의4(업무의 협조) ① 보건복지부장관은 내성균 관리대책의 수립 · 시행을 위하여 관계 공무원 또는 관계 전문가의 의견을 듣거나 관계 기관 및 단체 등에 필요한 자료제

출 등 협조를 요청할 수 있다.
② 보건복지부장관은 내성균 관리대책의 작성을 위하여 관계 중앙행정기관의 장에게 내성균 관리대책의 정책목표 및 방향과 관련한 자료 또는 의견의 제출 등 필요한 협조를 요청할 수 있다.
③ 제1항 및 제2항에 따른 협조 요청을 받은 자는 정당한 사유가 없으면 이에 따라야 한다.
[본조신설 2016.12.2.]

【핵심요약】

업무의 협조

1) 협조 요청권자 : 보건복지부장관
2) 요청 내용
(1) 내성균 관리대책의 수립 · 시행을 위하여
- 관계 공무원 또는 관계 전문가의 의견을 듣거나 관계 기관 및 단체 등에 필요한 자료제출 등 협조를 요청할 수 있음
(2) 내성균 관리대책의 작성을 위하여
- 관계 중앙행정기관의 장에게 내성균 관리대책의 정책목표 및 방향과 관련한 자료 또는 의견의 제출 등 필요한 협조를 요청할 수 있음
※ (1) 및 (2)에 따른 협조 요청을 받은 자는 정당한 사유가 없으면 이에 따라야 함

【예상문제】

1. 내성균 관리대책의 수립 · 시행을 위하여 관계 공무원 또는 관계 전문가의 의견을 듣거나 관계 기관 및 단체 등에 필요한 자료제출 등 협조를 요청할 수 있는 사람은?
① 대통령 ② 보건복지부장관 ③ 질병관리청장 ④ 시 · 도지사 ⑤ 보건소장

[답] ②

제8조의5(긴급상황실) ① 질병관리청장은 감염병 정보의 수집 · 전파, 상황관리, 감염병이 유입되거나 유행하는 긴급한 경우의 초동조치 및 지휘 등의 업무를 수행하기 위하여 상시 긴급상황실을 설치 · 운영하여야 한다. <개정 2020. 8. 11.>
② 제1항에 따른 긴급상황실의 설치 · 운영에 필요한 사항은 대통령령으로 정한다.
[본조신설 2018. 3. 27.]

[시행령] **제1조의6(긴급상황실의 설치 · 운영)** ① 법 제8조의5에 따라 설치하는 긴급상황실(이하 "긴급상

황실"이라 한다)은 다음 각 호의 설치 · 운영 요건을 모두 갖추어야 한다.

1. 신속한 감염병 정보의 수집 · 전파와 감염병 위기상황의 종합관리 등을 위한 정보통신체계를 갖출 것
2. 감염병 위기상황의 효율적 대처를 위한 시설 · 장비 및 그 운영 · 관리체계를 갖출 것
3. 긴급상황실의 24시간 운영에 필요한 전담인력을 확보할 것
4. 긴급상황실의 업무를 원활하게 수행하기 위한 운영규정 및 업무매뉴얼을 마련할 것

② 긴급상황실의 설치 · 운영에 관한 세부사항은 질병관리청장이 정한다. <개정 2020. 9. 11.>

[본조신설 2018.6.12.]

【핵심요약】

1. 긴급상황실

1) 설치 · 운영권자 : 질병관리청장

2) 목적 : 감염병 정보의 수집 · 전파, 상황관리, 감염병이 유입되거나 유행하는 긴급한 경우의 초동조치 및 지휘 등의 업무를 수행하기 위하여 상시 긴급상황실을 설치 · 운영하여야 함

3) 대통령령으로 정하는 사항 : 긴급상황실의 설치 · 운영에 필요한 사항

2. 긴급상황실의 설치 · 운영

1) 설치 · 운영 요건

(1) 신속한 감염병 정보의 수집 · 전파와 감염병 위기상황의 종합관리 등을 위한 정보통신체계를 갖출 것

(2) 감염병 위기상황의 효율적 대처를 위한 시설 · 장비 및 그 운영 · 관리체계를 갖출 것

(3) 긴급상황실의 24시간 운영에 필요한 전담인력을 확보할 것

(4) 긴급상황실의 업무를 원활하게 수행하기 위한 운영규정 및 업무매뉴얼을 마련할 것

2) 질병관리청장이 정하는 사항 : 긴급상황실의 설치 · 운영에 관한 세부사항

【예상문제】

1. 「감염병의 예방 및 관리에 관한 법률」에 따른 긴급상황실에 대한 설명으로 올바른 것은?

① 보건복지부장관이 설치 · 운영한다.

② 필요시 운영하는 임시 기구이다.

③ 감염병 정보의 수집 · 전파, 상황관리, 감염병이 유입되거나 유행하는 긴급한 경우의 초동조치 및 지휘 등의 업무를 수행하기 위하여 설치 · 운영한다.

④ 내성균의 발생 예방 및 확산 방지 등을 위하여 설치 · 운영한다.

⑤ 감염병관리위원회의 심의를 거쳐 긴급상황실의 업무를 조정할 수 있다.

[답] ③

제8조의6(감염병 연구개발 지원 등) ① 질병관리청장은 감염병에 관한 조사·연구를 위하여 감염병 연구개발 기획 및 치료제·백신 등의 연구개발에 관한 사업을 추진할 수 있다. 이 경우 질병관리청장은 예산의 범위에서 연구개발사업을 하는 기관 또는 단체에 그 연구에 드는 비용을 충당할 자금을 출연금으로 지급할 수 있다.

② 질병관리청장은 제1항에 따른 조사·연구를 위하여 보건복지부령으로 「국가연구개발혁신법」 제2조제4호에 따른 전문기관을 지정 또는 해제한다.

③ 제1항에 따른 출연금의 지급·사용·관리 및 제2항에 따른 전문기관의 지정·운영 등에 관하여 필요한 사항은 「보건의료기술 진흥법」을 준용한다.

④ 질병관리청장은 감염병 치료제·백신 개발 관련 연구기관·대학 및 기업 등의 의뢰를 받아 보건복지부령으로 정하는 바에 따라 감염병 치료제·백신 개발에 관한 시험·분석을 할 수 있다.

⑤ 제4항에 따라 시험·분석을 의뢰하는 자는 보건복지부령으로 정하는 바에 따라 수수료를 내야 한다. [전문개정 2023. 5. 19.]

[시행규칙] **제5조의4(감염병 연구개발사업 전문기관의 지정·해제)** ① 질병관리청장은 법 제8조의6제2항에 따라 「국가연구개발혁신법」 제22조제2항 각 호의 기관 중 감염병 관련 분야의 업무를 전문적으로 수행하는 기관을 감염병 연구개발사업 전문기관으로 지정한다.

② 질병관리청장은 제1항에 따라 지정된 전문기관(이하 "감염병연구전문기관"이라 한다)이 수행하는 감염병 연구개발 업무에 관하여 그 감염병연구전문기관을 감독한다.

③ 질병관리청장은 감염병연구전문기관의 감염병 연구개발 업무가 종료되거나 업무를 계속하여 수행하는 것이 불가능하다고 인정되는 경우에는 감염병연구전문기관 지정을 해제할 수 있다.

④ 질병관리청장은 제1항에 따라 감염병연구전문기관을 지정하거나 제3항에 따라 감염병연구전문기관 지정을 해제한 때에는 과학기술정보통신부장관에게 그 사실을 알려야 한다.

⑤ 제1항부터 제4항까지에서 규정한 사항 외에 감염병연구전문기관의 지정 또는 해제 등에 관하여 필요한 사항은 질병관리청장이 정하여 고시한다.

[본조신설 2023. 12. 29.] [종전 제5조의4는 제5조의5로 이동 <2023. 12. 29.>]

[시행일: 2024. 1. 1.] 제5조의4

[시행규칙] **제5조의5(감염병 치료제·백신 개발에 관한 시험·분석)** ① 법 제8조의6제4항에 따라 감염병 치료제·백신 개발에 관한 시험·분석을 의뢰하려는 자는 의뢰신청서에 연구계획서 등 시험 또는 분석에 필요한 자료를 첨부하여 질병관리청장에게 제출해야 한다.

② 제1항에 따라 감염병 치료제·백신 개발에 관한 시험 또는 분석을 의뢰받은 질병관리청장은 치료

제ㆍ백신 후보 물질의 특성을 고려하여 미생물학적 분석법, 혈청학적 분석법, 면역학적 분석법, 동물시험 관련 분석법 등으로 시험ㆍ분석을 할 수 있다.

③ 질병관리청장은 제2항에 따른 시험ㆍ분석을 위하여 필요하다고 인정하는 경우에는 전문가의 의견을 들을 수 있다.

④ 시험ㆍ분석을 의뢰하려는 자는 법 제8조의6제5항에 따라 시험ㆍ분석의 대상 및 방법 등을 고려하여 질병관리청장이 정하여 고시하는 수수료를 수입인지로 내거나 정보통신망을 이용하여 전자화폐ㆍ전자결제 등의 방법으로 내야 한다.

⑤ 제1항부터 제4항까지에서 규정한 사항 외에 시험ㆍ분석 및 수수료에 관하여 필요한 사항은 질병관리청장이 정하여 고시한다.

[본조신설 2022. 3. 22.] [제5조의4에서 이동 <2023. 12. 29.>] [시행일: 2024. 1. 1.] 제5조의5

제9조(감염병관리위원회) ① 감염병의 예방 및 관리에 관한 주요 시책을 심의하기 위하여 질병관리청에 감염병관리위원회(이하 "위원회"라 한다)를 둔다. <개정 2020. 8. 11.>

② 위원회는 다음 각 호의 사항을 심의한다. <개정 2022. 6. 10.>

1. 기본계획의 수립
2. 감염병 관련 의료 제공
3. 감염병에 관한 조사 및 연구
4. 감염병의 예방ㆍ관리 등에 관한 지식 보급 및 감염병환자등의 인권 증진
5. 제20조에 따른 해부명령에 관한 사항
6. 제32조제3항에 따른 예방접종의 실시기준과 방법에 관한 사항

6의2. 제33조의2제1항에 따라 제24조의 필수예방접종 및 제25조의 임시예방접종에 사용되는 의약품(이하 "필수예방접종약품등"이라 한다)의 사전 비축 및 장기 구매에 관한 사항

6의3. 제33조의2제2항에 따른 필수예방접종약품등의 공급의 우선순위 등 분배기준, 그 밖에 필요한 사항의 결정

7. 제34조에 따른 감염병 위기관리대책의 수립 및 시행
8. 제40조제1항 및 제2항에 따른 예방ㆍ치료 의료ㆍ방역 물품의 사전 비축, 장기 구매 및 생산에 관한 사항

8의2. 제40조의2에 따른 의료ㆍ방역 물품(「약사법」에 따른 의약품 및 「의료기기법」에 따른 의료기기로 한정한다) 공급의 우선순위 등 분배기준, 그 밖에 필요한 사항의 결정

8의3. 제40조의6에 따른 개발 중인 백신 또는 의약품의 구매 및 공급에 필요한 계약에 관한 사항

9. 제71조에 따른 예방접종 등으로 인한 피해에 대한 국가보상에 관한 사항
10. 내성균 관리대책에 관한 사항
11. 그 밖에 감염병의 예방 및 관리에 관한 사항으로서 위원장이 위원회의 회의에 부치는 사항

【핵심요약】

감염병관리위원회

1) 설치 : 질병관리청
2) 설치 목적 : 감염병의 예방 및 관리에 관한 주요 시책을 심의하기 위하여
3) 심의 사항
(1) 기본계획의 수립
(2) 감염병 관련 의료 제공
(3) 감염병에 관한 조사 및 연구
(4) 감염병의 예방·관리 등에 관한 지식 보급 및 감염병환자 등의 인권 증진
(5) 해부명령에 관한 사항(법 제20조)
(6) 예방접종의 실시기준과 방법에 관한 사항(법 제32조제2항)
(7) 필수예방접종약품 등(필수예방접종 및 임시예방접종에 사용되는 의약품)의 사전 비축 및 장기 구매에 관한 사항(법 제33조의2제1항)
(8) 필수예방접종약품 등의 공급의 우선순위 등 분배기준, 그 밖에 필요한 사항의 결정(법 제33조의2제2항)
(9) 감염병 위기관리대책의 수립 및 시행(법 제34조)
(10) 예방·치료 의약품 및 장비 등의 사전 비축, 장기 구매 및 생산에 관한 사항(법 제40조제1항·제2항)
(11) 의료·방역 물품(의약품 및 의료기기로 한정) 공급의 우선순위 등 분배기준, 그 밖에 필요한 사항의 결정(법 제40조의2)
(12) 감염병의 대유행에 대하여 개발 중인 백신 또는 의약품의 구매 및 공급에 필요한 계약에 관한 사항(법 제40조의6)
(13) 예방접종 등으로 인한 피해에 대한 국가보상에 관한 사항(법 제71조)
(14) 내성균 관리대책에 관한 사항
(15) 그 밖에 감염병의 예방 및 관리에 관한 사항으로서 위원장이 위원회의 회의에 부치는 사항

【예상문제】

1. 감염병관리위원회의 심의사항과 거리가 먼 것은?
   ① 감염병 관련 의료 제공
   ② 감염병에 관한 조사 및 연구
   ③ 예방접종의 실시기준과 방법에 관한 사항
   ④ 전문인력의 양성 및 감염병 위기대응역량의 강화 방안
   ⑤ 필수예방접종약품 등의 사전 비축 및 장기 구매에 관한 사항

[답] ④

제10조(위원회의 구성) ① 위원회는 위원장 1명과 부위원장 1명을 포함하여 30명 이내의 위원으로 구성한다. <개정 2018. 3. 27.>

② 위원장은 질병관리청장이 되고, 부위원장은 위원 중에서 위원장이 지명하며, 위원은 다음 각 호의 어느 하나에 해당하는 사람 중에서 위원장이 임명하거나 위촉하는 사람으로 한다. 이 경우 공무원이 아닌 위원이 전체 위원의 과반수가 되도록 하여야 한다. <개정 2021. 1. 12.>

1. 감염병의 예방 또는 관리 업무를 담당하는 공무원
2. 감염병 또는 감염관리를 전공한 의료인
3. 감염병과 관련된 전문지식을 소유한 사람
4. 「지방자치법」 제182조에 따른 시 · 도지사협의체가 추천하는 사람
5. 「비영리민간단체 지원법」 제2조에 따른 비영리민간단체가 추천하는 사람
6. 그 밖에 감염병에 관한 지식과 경험이 풍부한 사람

③ 위원회의 업무를 효율적으로 수행하기 위하여 위원회의 위원과 외부 전문가로 구성되는 분야별 전문위원회를 둘 수 있다.

④ 제1항부터 제3항까지에서 규정한 사항 외에 위원회 및 전문위원회의 구성 · 운영 등에 관하여 필요한 사항은 대통령령으로 정한다.

[시행령] **제2조(감염병관리위원회 위원의 임무 및 임기)** ① 법 제9조제1항에 따른 감염병관리위원회(이하 "위원회"라 한다) 위원장은 위원회를 대표하고 위원회의 사무를 총괄한다. <개정 2016.6.28.>

② 위원회 부위원장은 위원장을 보좌하며 위원장이 부득이한 사유로 직무를 수행할 수 없을 때에는 그 직무를 대행한다.

③ 위원회 위원 중 위촉위원의 임기는 2년으로 한다.

④ 위원회 위원의 자리가 빈 경우 그 보궐위원의 임기는 전임위원 임기의 남은 기간으로 한다.

[시행령] **제3조(회의)** ① 위원회의 회의는 질병관리청장 또는 위원 과반수가 요구하거나 위원장이 필요

하다고 인정할 때에 소집한다. <개정 2020. 9. 11.>

② 위원회의 회의는 재적위원 과반수의 출석으로 개의(開議)하고 출석위원 과반수의 찬성으로 의결한다

③ 삭제 <2020. 9. 11.>

④ 위원회는 그 업무 수행에 필요하다고 인정할 때에는 관계 공무원 또는 관계 전문가를 위원회에 출석하게 하여 그 의견을 들을 수 있다.

[시행령] **제4조(간사)** 위원회의 사무 처리를 위하여 위원회에 간사 1명을 두며, 간사는 질병관리청 소속 공무원 중에서 위원장이 임명한다. <개정 2020. 9. 11.>

[시행령]]**제5조(수당의 지급 등)** 위원회의 회의에 출석한 위원에게 예산의 범위에서 수당과 여비를 지급할 수 있다. 다만, 공무원인 위원이 그 소관 업무와 직접 관련하여 출석하는 경우에는 그러하지 아니하다.

[시행령] **제6조(운영세칙)** 이 영에서 규정한 사항 외에 위원회의 운영에 필요한 사항은 위원회의 의결을 거쳐 위원장이 정한다.

[시행령] **제7조(전문위원회의 구성)** 제7조(전문위원회의 구성) ① 법 제10조제3항에 따라 위원회에 다음 각 호의 분야별 전문위원회를 둔다. <개정 2022. 10. 4.>

1. 예방접종 전문위원회
2. 예방접종피해보상 전문위원회
3. 후천성면역결핍증 전문위원회
4. 결핵 전문위원회
5. 역학조사 전문위원회
6. 인수(人獸)공통감염 전문위원회
6의2. 의료관련감염 전문위원회
7. 감염병 위기관리 전문위원회
7의2. 감염병 진단분석 전문위원회
8. 감염병 연구기획 전문위원회
9. 항생제 내성(耐性) 전문위원회
10. 검역 전문위원회

② 전문위원회는 각각 위원장 1명을 포함한 25명 이내의 위원으로 구성한다. <개정 2020. 4. 2.>

③ 전문위원회 위원장은 위원회 위원 중에서 위원회의 위원장이 임명한다.

④ 전문위원회 위원은 위원회 위원 중에서 위원회 위원장이 임명하거나 관련 학회와 단체 또는 위원회 위원의 추천을 받아 위원회의 위원장이 위촉한다.

[시행령] **제8조(전문위원회의 회의 및 운영)** ① 전문위원회의 회의는 위원회 위원장 또는 전문위원회 위원 과반수가 요구하거나 전문위원회 위원장이 필요하다고 인정할 때에 소집한다.

② 전문위원회의 회의는 재적위원 과반수의 출석으로 개의하고 출석위원 과반수의 찬성으로 의결한다.

③ 전문위원회 위원장은 전문위원회에서 심의 · 의결한 사항을 위원회 위원장에게 보고하여야 한다. <개정 2015.1.6.>

④ 이 영에서 규정한 사항 외에 전문위원회의 운영에 필요한 사항은 전문위원회의 의결을 거쳐 전문위원회 위원장이 정한다.

【핵심요약】

1. 감염병관리위원회의 구성 등

1) 구성

(1) 위원 : 위원장 1명과 부위원장 1명을 포함하여 30명 이내

(2) 위원장 : 질병관리청장

(3) 부위원장 : 위원 중에서 위원장이 지명

(4) 위원 : 다음 각 호 중에서 위원장이 임명하거나 위촉하는 사람 (이 경우 공무원이 아닌 위원이 전체 위원의 과반수가 되도록 하여야 함)

① 감염병의 예방 또는 관리 업무를 담당하는 공무원

② 감염병 또는 감염관리를 전공한 의료인

③ 감염병과 관련된 전문지식을 소유한 사람

④ 시·도지사협의체가 추천하는 사람(「지방자치법」 제182조)

⑤ 비영리민간단체가 추천하는 사람(「비영리민간단체 지원법」 제2조)

⑥ 그 밖에 감염병에 관한 지식과 경험이 풍부한 사람

2) 위원의 임무 및 임기

(1) 위원장

위원회를 대표하고 위원회의 사무를 총괄

(2) 부위원장

- 위원장을 보좌하며 위원장이 부득이한 사유로 직무를 수행할 수 없을 때에는 그 직무를 대행

(3) 위원의 임기

① 위촉위원 : 2년

② 보궐위원 : 전임위원 임기의 남은 기간

3) 회의

(1) 소집 : 질병관리청장 또는 위원 과반수가 요구하거나 위원장이 필요하다고 인정할 때

(2) 개의 및 의결

① 개의 및 의결 : 재적위원 과반수의 출석으로 개의하고, 출석위원 과반수의 찬성으로 의결

② 위원회는 그 업무 수행에 필요하다고 인정할 때에는 관계 공무원 또는 관계 전문가를 위원회에 출석하게 하여 그 의견을 들을 수 있음

4) 간사

(1) 위원회의 사무 처리를 위하여 위원회에 간사 1명을 둠

(2) 질병관리청 소속 공무원 중에서 위원장이 임명

5) 수당의 지급 등

(1) 위원회의 회의에 출석한 위원에게 예산의 범위에서 수당과 여비를 지급할 수 있음

(2) 공무원인 위원이 그 소관 업무와 직접 관련하여 출석하는 경우에는 그러하지 아니함

6) 이 영에서 규정한 사항 외에 위원회의 운영에 필요한 사항은 위원회의 의결을 거쳐 위원장이 정함(법 제6조(운영세칙))

2. 전문위원회

1) 설치 목적 : 위원회의 업무를 효율적으로 수행하기 위하여

2) 설치 내용 : 위원회의 위원과 외부 전문가로 구성되는 분야별 전문위원회 설치

3) 분야별 전문위원회

(1) 예방접종 전문위원회

(2) 예방접종피해보상 전문위원회

(3) 후천성면역결핍증 전문위원회

(4) 결핵 전문위원회

(5) 역학조사 전문위원회

(6) 인수공통감염 전문위원회

(7) 의료관련감염 전문위원회

(8) 감염병 위기관리 전문위원회

(9) 감염병 진단분석 전문위원회

(10) 감염병 연구기획 전문위원회

(11) 항생제 내성 전문위원회

(12) 검역 전문위원회

4) 구성

(1) 전문위원회는 각각 위원장 1명을 포함한 25명 이내의 위원

(2) 전문위원회 위원장 : 감염병관리위원회 위원 중에서 감염병관리위원회의 위원장이 임명

(3) 전문위원회 위원 : 감염병관리위원회 위원 중에서 감염병관리위원회 위원장이 임명하거나 관련 학회와 단체 또는 감염병관리위원회 위원의 추천을 받아 감염병관리위원회의 위원장이 위촉

5) 전문위원회의 회의 및 운영

(1) 회의 소집 : 감염병관리위원회 위원장 또는 전문위원회 위원 과반수가 요구하거나 전문위원회 위원장이 필요하다고 인정할 때

(2) 개의 및 의결

> ① 재적위원 과반수의 출석으로 개의하고 출석위원 과반수의 찬성으로 의결
> ② 보고 : 전문위원회 위원장은 전문위원회에서 심의·의결한 사항을 감염병관리위원회 위원장에게 보고
> 6) 이 영에서 규정한 사항 외에 전문위원회의 운영에 필요한 사항은 전문위원회의 의결을 거쳐 전문위원회 위원장이 정함

【예상문제】

1. 감염병관리위원회의 위원이 될 수 없는 사람은?
① 감염병의 예방 또는 관리 업무를 담당하는 공무원
② 감염병 또는 감염관리를 전공한 의료인
③ 감염병과 관련된 전문지식을 소유한 사람
④ 정부기관에서 추천하는 사람
⑤ 감염병에 관한 지식과 경험이 풍부한 사람

[답] ④

2. 감염병관리위원회에 대한 설명으로 잘못된 것은?
① 위원회는 위원장 1명과 부위원장 1명을 포함하여 30명 이내의 위원으로 구성한다.
② 위원장은 보건복지부장관이 되고 부위원장은 위원 중에서 위원장이 지명한다.
③ 위원회 위원 중 위촉위원의 임기는 2년으로 한다.
④ 보궐위원의 임기는 전임위원 임기의 남은 기간으로 한다.
⑤ 간사는 보건복지부 소속 공무원 중에서 위원장이 임명한다.

[답] ②

3. 감염관리위원회에 설치할 수 있는 분야별 전문위원회가 아닌 것은?
① 한센병 전문위원회　　② 예방접종피해보상 전문위원회
③ 후천성면역결핍증 전문위원회　　④ 감염병 연구기획 전문위원회
⑤ 결핵 전문위원회

[답] ①

제3장 신고 및 보고

제11조(의사 등의 신고) ① 의사, 치과의사 또는 한의사는 다음 각 호의 어느 하나에 해당하는 사실(제16조제6항에 따라 표본감시 대상이 되는 제4급감염병으로 인한 경우는 제외한다)이 있으면 소속 의료기관의 장에게 보고하여야 하고, 해당 환자와 그 동거인에게 질병관리청장이 정하는 감염 방지 방법 등을 지도하여야 한다. 다만, 의료기관에 소속되지 아니한 의사, 치과의사 또는 한의사는 그 사실을 관할 보건소장에게 신고하여야 한다. <개정 2020. 8. 11.>

1. 감염병환자등을 진단하거나 그 사체를 검안(檢案)한 경우
2. 예방접종 후 이상반응자를 진단하거나 그 사체를 검안한 경우
3. 감염병환자등이 제1급감염병부터 제3급감염병까지에 해당하는 감염병으로 사망한 경우
4. 감염병환자로 의심되는 사람이 감염병병원체 검사를 거부하는 경우

② 제16조의2에 따른 감염병병원체 확인기관의 소속 직원은 실험실 검사 등을 통하여 보건복지부령으로 정하는 감염병환자등을 발견한 경우 그 사실을 그 기관의 장에게 보고하여야 한다. <개정 2020. 3. 4.>

③ 제1항 및 제2항에 따라 보고를 받은 의료기관의 장 및 제16조의2에 따른 감염병병원체 확인기관의 장은 제1급감염병의 경우에는 즉시, 제2급감염병 및 제3급감염병의 경우에는 24시간 이내에, 제4급감염병의 경우에는 7일 이내에 질병관리청장 또는 관할 보건소장에게 신고하여야 한다. <개정 2020. 8. 11.>

④ 육군, 해군, 공군 또는 국방부 직할 부대에 소속된 군의관은 제1항 각 호의 어느 하나에 해당하는 사실(제16조제6항에 따라 표본감시 대상이 되는 제4급감염병으로 인한 경우는 제외한다)이 있으면 소속 부대장에게 보고하여야 하고, 보고를 받은 소속 부대장은 제1급감염병의 경우에는 즉시, 제2급감염병 및 제3급감염병의 경우에는 24시간 이내에 관할 보건소장에게 신고하여야 한다. <개정 2018. 3. 27.>

⑤ 제16조제1항에 따른 감염병 표본감시기관은 제16조제6항에 따라 표본감시 대상이 되는 제4급감염병으로 인하여 제1항제1호 또는 제3호에 해당하는 사실이 있으면 보건복지부령으로 정하는 바에 따라 질병관리청장 또는 관할 보건소장에게 신고하여야 한다. <개정 2020. 8. 11.>

⑥ 제1항부터 제5항까지의 규정에 따른 감염병환자등의 진단 기준, 신고의 방법 및 절차 등에 관하여 필요한 사항은 보건복지부령으로 정한다. <개정 2015. 7. 6.>

[시행규칙] **제6조(의사 등의 감염병 발생신고)** ① ① 법 제11조제1항 각 호 외의 부분 단서, 제3항 및 제4항에 따라 같은 조 제1항제1호, 제3호 및 제4호에 해당하는 사실을 신고하려는 의사, 치과의사, 한의사, 의료기관의 장 또는 소속 부대장은 별지 제1호의3서식의 감염병 발생·사망(검안) 신고서(전자문서로 된 신고서를 포함한다)를 질병관리청장에게 정보시스템을 이용하여 제출하거나 감염병환자, 감염병의사환자 또는 병원체보유자(이하 "감염병환자등"이라 한다) 또는 신고인의 소재지를 관할하는 보건소장에게 정보시스템 또는 팩스를 이용하여 제출해야 한다. 다만, 제1급감염병의 경우에는 신고서를 제출하기 전에 질병관리청장 또는 관할 보건소장에게 구두, 전화 등의 방법으로 알려야 한다. <개정 2023. 7. 13.>

1. 삭제 <2023. 7. 13.> 2. 삭제 <2023. 7. 13.>

② 법 제11조제3항에 따라 신고를 하려는 감염병병원체확인기관의 장은 별지 제1호의5서식의 병원체 검사결과 신고서(전자문서로 된 신고서를 포함한다)를 질병관리청장에게 정보시스템을 이용하여 제출하거나 해당 감염병병원체 확인을 의뢰한 기관의 소재지를 관할하는 보건소장에게 정보시스템 또는 팩스를 이용하여 제출해야 한다. 다만, 제1급감염병의 경우에는 신고서를 제출하기 전에 질병관리청장 또는 관할 보건소장에게 구두, 전화 등의 방법으로 알려야 한다. <개정 2020. 9. 11.>

③ 법 제11조제2항 및 제3항에 따라 보고 및 신고를 해야 하는 감염병은 제1급감염병부터 제3급감염병까지로 한다. <개정 2019. 11. 22.>

④ 법 제11조제5항에 따라 같은 조 제1항제1호 및 제3호에 해당하는 사실을 신고하려는 감염병 표본감시기관은 질병관리청장이 정하는 표본감시기관용 신고서(전자문서로 된 신고서를 포함한다)를 질병관리청장이나 감염병환자등 또는 표본감시기관의 소재지를 관할하는 보건소장에게 정보시스템 또는 팩스를 이용하여 제출해야 한다. <개정 2020. 9. 11.>

⑤ 법 제11조제6항에 따른 감염병환자등의 진단 기준은 별표 2와 같으며, 그 밖의 세부 사항은 질병관리청장이 정하여 고시한다. <개정 22020. 9. 11.> [시행일: 2024. 1. 1.] 제6조제1항

[시행규칙] **제7조(의사 등의 예방접종 후 이상반응 신고)** 법 제11조제1항 각 호 외의 부분 단서, 제3항 및 제4항에 따라 같은 조 제1항제2호에 해당하는 사실을 신고하려는 의사, 치과의사, 한의사, 의료기관의 장 또는 소속 부대장은 별지 제2호서식의 예방접종 후 이상반응 발생신고서(전자문서로 된 신고서를 포함한다)를 질병관리청장에게 정보시스템을 이용하여 제출하거나 이상반응자의 소재지를 관할하는 보건소장에게 정보시스템 또는 팩스를 이용하여 제출해야 한다. <개정 2020. 9. 11.>

② 법 제11조제1항부터 제5항까지의 규정에 따라 신고하여야 하는 예방접종 후 이상반응자의 범위는 별표 3과 같다. <개정 2016. 1. 7.>

【핵심요약】

1. 신고 및 보고 사유 [법 제11조]

1) 감염병환자등을 진단하거나 그 사체를 검안한 경우

2) 예방접종 후 이상반응자를 진단하거나 그 사체를 검안한 경우

3) 감염병환자 등이 제1급감염병부터 제3급감염병까지에 해당하는 감염병으로 사망한 경우

4) 감염병환자로 의심되는 사람이 감염병병원체 검사를 거부하는 경우

※ 표본감시 대상이 되는 제4급감염병으로 인한 경우는 제외

2. 신고 및 보고 의무자

1) 의사, 치과의사 또는 한의사

(1) 소속 의료기관의 장에게 보고

(2) 해당 환자와 그 동거인에게 질병관리청장이 정하는 감염 방지 방법 등을 지도

※ 다만, 의료기관에 소속되지 아니한 의사, 치과의사 또는 한의사는 그 사실을 관할 보건소장에게 신고

2) 감염병병원체 확인기관의 소속 직원 : 실험실 검사 등을 통하여 보건복지부령으로 정하는 감염병환자 등을 발견한 경우 그 사실을 그 기관의 장에게 보고

3) 보고를 받은 의료기관의 장 및 감염병병원체 확인기관의 장

(1) 질병관리청장 또는 관할 보건소장에게 신고

(2) 신고 시기

① 제1급감염병 : 즉시

② 제2급감염병 및 제3급감염병 : 24시간 이내

③ 제4급감염병 : 7일 이내

4) 육군, 해군, 공군 또는 국방부 직할 부대에 소속된 군의관

- 1의 1)~4) 각 호의 어느 하나에 해당하는 사실(표본감시 대상이 되는 제4급감염병으로 인한 경우는 제외)이 있으면 소속 부대장에게 보고

5) 보고를 받은 소속 부대장

(1) 관할 보건소장에게 신고

(2) 시고 시기

① 제1급감염병 : 즉시

② 제2급감염병 및 제3급감염병 : 24시간 이내

3. 감염병 표본감시기관

1) 신고 사유(표본감시 대상이 되는 4급감염병인 경우에 한해)

(1) 감염병환자 등을 진단하거나 그 사체를 검안한 경우

(2) 감염병환자 등이 해당하는 감염병으로 사망한 경우

2) 신고 절차

> (1) 법 : 보건복지부령으로 정하는 바에 따라 질병관리청장 또는 관할 보건소장에게 신고
>
> (2) 규칙 : 질병관리본부장이 정하는 표본감시기관용 신고서를 질병관리본부장 또는 감염병환자 등 또는 표본감시기관의 소재지를 관할하는 보건소장에게 정보시스템 또는 팩스를 이용하여 제출
>
> ※ 감염병의 신고에 관한 업무는 보건복지부장관이 질병관리본부장에게 위임한 권한임
>
> **4. 보건복지부령으로 정하는 사항 [시행규칙 제6조]**
>
> - 감염병환자 등의 진단 기준, 신고의 방법 및 절차 등에 관하여 필요한 사항
>
> 1) 감염병의 진단 기준 : 시행규칙 제6조제5항 감염병의 진단 기준 [별표 2] 참조
>
> 2) 그 밖의 세부 사항 : 질병관리청장이 정하여 고시
>
> **5. 신고하여야 하는 예방접종 후 이상반응자의 범위 [시행규칙 제7조]**
>
> - 신고하여야 하는 예방접종 후 이상반응자의 범위규칙 제7조제2항 [별표 3] 참조

【예상문제】

1. 의료기관에 소속된 의사, 치과의사 또는 한의사가 감염병환자 등을 진단한 경우 취해야할 조치는?

① 보건소장에게 신고 ② 시장에게 보고 ③ 질병관리청장에게 신고
④ 보건복지부장관에게 보고 ⑤ 소속 의료기관의 장에게 보고

[답] ⑤

2. 의사, 치과의사 또는 한의사가 감염병환자 등에 대해 소속 의료기관의 장에게 보고해야 하는 사유로 올바른 것은?

> 가. 감염병환자 등을 진단하거나 그 사체를 검안한 경우
> 나. 감염병환자 등이 제1급감염병부터 제3급감염병까지에 해당하는 감염병으로 사망한 경우
> 다. 감염병환자로 의심되는 사람이 감염병병원체 검사를 거부하는 경우
> 라. 예방접종 후 이상반응자를 진단하거나 그 사체를 검안한 경우

① 가, 나, 다 ② 가, 다 ③ 나, 라 ④ 라 ⑤ 가, 나, 다, 라

[답] ⑤

3. 의사 또는 한의사로부터 보고를 받은 의료기관의 장이 즉시 질병관리청장 또는 관할 보건소장에게 신고해야 하는 감염병들로 조합된 것은?

① 콜레라, 페스트, 매독 ② 마버그열, 페스트, 디프테리아 ③ 매독, 탄저, 한센병
④ 폴리오, 백일해, 풍진 ⑤ 렙토스피라증, 쯔쯔가무시증, 결핵

[답] ②

제12조(그 밖의 신고의무자) ① 다음 각 호의 어느 하나에 해당하는 사람은 제1급감염병부터 제3급감염병까지에 해당하는 감염병 중 보건복지부령으로 정하는 감염병이 발생한 경우에는 의사, 치과의사 또는 한의사의 진단이나 검안을 요구하거나 해당 주소지를 관할하는 보건소장에게 신고하여야 한다. <개정 22020. 12. 15.>

1. 일반가정에서는 세대를 같이하는 세대주. 다만, 세대주가 부재 중인 경우에는 그 세대원
2. 학교, 사회복지시설, 병원, 관공서, 회사, 공연장, 예배장소, 선박·항공기·열차 등 운송수단, 각종 사무소·사업소, 음식점, 숙박업소 또는 그 밖에 여러 사람이 모이는 장소로서 보건복지부령으로 정하는 장소의 관리인, 경영자 또는 대표자
3. 「약사법」에 따른 약사·한약사 및 약국개설자

② 제1항에 따른 신고의무자가 아니더라도 감염병환자등 또는 감염병으로 인한 사망자로 의심되는 사람을 발견하면 보건소장에게 알려야 한다.

③ 제1항에 따른 신고의 방법과 기간 및 제2항에 따른 통보의 방법과 절차 등에 관하여 필요한 사항은 보건복지부령으로 정한다. <개정 2015. 7. 6.>

[시행규칙] **제8조(그 밖의 신고대상 감염병)** ① 법 제12조제1항 각 호 외의 부분 중에서 "보건복지부령으로 정하는 감염병"이란 다음 각 호의 감염병을 말한다. <개정 2019.11.22.>

1. 결핵 2. 홍역 3. 콜레라 4. 장티푸스 5. 파라티푸스
6. 세균성이질 7. 장출혈성대장균감염증 8. A형간염

② 법 제12조제1항제2호에서 "보건복지부령으로 정하는 장소"란 다음 각 호의 장소를 말한다. <개정 2021. 5. 24.>

1. 「모자보건법」 제2조제10호에 따른 산후조리원
2. 「공중위생관리법」 제2조에 따른 목욕장업소, 이용업소, 미용업소

[시행규칙] **제9조(그 밖의 신고의무자의 신고)** 법 제12조제1항 및 제2항에 따라 그 밖의 신고의무자는 다음 각 호의 사항을 서면, 구두(口頭), 전보, 전화 또는 컴퓨터통신의 방법으로 보건소장에게 지체 없이 신고하거나 알려야 한다. <개정 2016.1.7.>

1. 신고인의 성명, 주소와 감염병환자등 또는 사망자와의 관계
2. 감염병환자등 또는 사망자의 성명, 주소 및 직업
3. 감염병환자등 또는 사망자의 주요 증상 및 발병일

【핵심요약】

1. 그 밖의 신고의무자란? [법 제12조]

1) 일반가정에서는 세대를 같이하는 세대주.
(다만, 세대주가 부재 중인 경우에는 그 세대원)

2) 학교, 사회복지시설, 병원, 관공서, 회사, 공연장, 예배장소, 선박 · 항공기 · 열차 등 운송수단, 각종 사무소 · 사업소, 음식점, 숙박업소 또는 그 밖에 여러 사람이 모이는 장소로서 보건복지부령으로 정하는 장소의 관리인, 경영자 또는 대표자

※ 그 밖에 여러 사람이 모이는 장소로서 보건복지부령으로 정하는 장소란 다음 각 호의 장소를 말함

① 「모자보건법」에 따른 산후조리원

② 「공중위생관리법」에 따른 목욕장업소, 이용업소, 미용업소

3) 「약사법」에 따른 약사 · 한약사 및 약국개설자

2. 신고 감염병

- 제1급감염병부터 제3급감염병까지의 감염병 중 보건복지부령으로 정하는 감염병

1) 결핵 2) 홍역 3) 콜레라 4) 장티푸스 5) 파라티푸스 6) 세균성이질 7) 장출혈성대장균감염증 8) A형간염

3. 조치

1) 의사나 한의사의 진단이나 검안을 요구하거나,

2) 해당 주소지를 관할하는 보건소장에게 신고

4. 통보

- 1항에 따른 신고의무자가 아니더라도 감염병환자등 또는 감염병으로 인한 사망자로 의심되는 사람을 발견하면 보건소장에게 알려야 함.

5. 신고 방법 [시행규칙 제9조]

- 서면, 구두, 전보, 전화 또는 컴퓨터통신의 방법으로 보건소장에게 지체 없이 신고하거나 알려야 함

6. 신고할 사항

1) 신고인의 성명, 주소와 감염병환자 등 또는 사망자와의 관계

2) 감염병환자 등 또는 사망자의 성명, 주소 및 직업

3) 감염병환자 등 또는 사망자의 주요 증상 및 발병일

7. 보건복지부령으로 정하는 사항

- 1항에 따른 신고의 방법과 기간 및 4항에 따른 통보의 방법과 절차 등에 관하여 필요한 사항

【예상문제】

1. 감염병에 대한 그 밖의 신고의무자가 신고해야 하는 감염병으로 짝지어진 것은?
   ① 결핵, 홍역, A형간염
   ② 세균성이질, 페스트, 파라티푸스
   ③ 장티푸스, 콜레라, B형간염
   ④ 폴리오, 세균성이질, 장출혈성대장균감염증
   ⑤ 한센병, B형간염, 홍역

[답] ①

2. 감염병에 대한 그 밖에 여러 사람이 모이는 장소로서 보건복지부령으로 정하는 장소의 관리인은 신고의무가 있다. 여기서 "보건복지부령으로 정하는 장소"로 짝지어진 것은?
   ① 병원, 사회복지시설, 산후조리원, 이용업소, 미용업소
   ② 산후조리원, 목욕장업소, 이용업소, 미용업소
   ③ 약국, 사회복지시설, 학교, 목욕장업소, 이용업소, 미용업소
   ④ 병원, 음식점, 산후조리원, 목욕장업소, 이용업소, 숙박업소
   ⑤ 숙박업소, 사회복지시설, 학교, 목욕장업소, 이용업소, 미용업소

[답] ②

제13조(보건소장 등의 보고 등) 제11조 및 제12조에 따라 신고를 받은 보건소장은 그 내용을 관할 특별자치시장 · 특별자치도지사 또는 시장 · 군수 · 구청장에게 보고하여야 하며, 보고를 받은 특별자치시장 · 특별자치도지사는 질병관리청장에게, 시장 · 군수 · 구청장은 질병관리청장 및 시 · 도지사에게 이를 각각 보고하여야 한다. <개정 2023. 6. 13.>

② 제1항에 따라 보고를 받은 질병관리청장, 시 · 도지사 또는 시장 · 군수 · 구청장은 제11조제1항제4호에 해당하는 사람(제1급감염병 환자로 의심되는 경우에 한정한다)에 대하여 감염병병원체 검사를 하게 할 수 있다. <개정 2020. 8. 11.>

③ 제1항에 따른 보고의 방법 및 절차 등에 관하여 필요한 사항은 보건복지부령으로 정한다. <개정 2020. 3. 4.> [제목개정 2020.3.4.]

[시행규칙] **제10조(보건소장 등의 보고)** 법 제13조제1항에 따라 보고하려는 보건소장은 다음 각 호의 구분에 따른 시기에 별지 제1호의3서식의 감염병 발생 · 사망(검안) 신고서, 별지 제1호의5서식의 병원체 검사결과 신고서(전자문서로 된 신고서를 포함한다) 또는 별지 제2호서식의 예방접종 후

이상반응 발생보고서(전자문서로 된 보고서를 포함한다)를 특별자치시장 · 특별자치도지사(관할 구역 안에 지방자치단체인 시 · 군이 있는 특별자치도의 도지사는 제외한다. 이하 이 조에서 같다) 또는 시장 · 군수 · 구청장(자치구의 구청장을 말한다. 이하 같다)에게 정보시스템을 이용하여 제출해야 하고, 보고를 받은 특별자치시장 · 특별자치도지사 또는 시장 · 군수 · 구청장은 해당 신고서 또는 발생보고서를 질병관리청장 및 특별시장 · 광역시장 · 도지사에게 정보시스템을 이용하여 각각 제출해야 한다. <개정 2023. 9. 22.>

1. 제1급감염병의 발생, 사망, 병원체 검사결과의 보고: 법 제11조 및 제12조에 따라 신고를 받은 후 즉시
2. 제2급감염병 및 제3급감염병의 발생, 사망 및 병원체 검사결과의 보고: 법 제11조 및 제12조에 따라 신고를 받은 후 24시간 이내
3. 제4급감염병의 발생 및 사망의 보고: 법 제11조 및 제12조에 따라 신고를 받은 후 7일 이내
4. 예방접종 후 이상반응의 보고: 법 제11조에 따라 신고를 받은 후 즉시

[시행일: 2024. 1. 1.] 제10조 각 호 외의 부분

【핵심요약】

1. 감염병 보고의 경로

① 신고를 받은 보건소장 → 1) 관할 특별자치시장 · 특별자치도지사 또는 2) 시장 · 군수 · 구청장에게 보고 → 보고를 받은 1)은 질병관리청장에게, 보고를 받은 2)는 질병관리청장 및 시 · 도지사에게 각각 보고

② 보고받은 내용을 정보시스템을 이용하여 제출

③ 제출 서식 : 감염병 발생 · 사망(검안) 신고서, 병원체 검사결과 신고서(전자문서로 된 신고서를 포함) 또는 예방접종 후 이상반응 발생보고서(전자문서로 된 보고서를 포함)

2. 감염병병원체 검사 시행

1) 시행권자 : 질병관리청장, 시 · 도지사 또는 시장 · 군수 · 구청장

2) 대상 : 법 제11조제1항제4호에 해당하는 사람(제1급감염병 환자로 의심되는 경우에 한정)

※ 법 제11조제1항제4호 : 감염병환자로 의심되는 사람이 감염병병원체 검사를 거부하는 경우

3) 조치 : 감염병병원체 검사를 하게 할 수 있음

3. 감염병 보고 시기

1) 제1급감염병의 발생, 사망, 병원체 검사결과의 보고 : 신고를 받은 후 즉시

2) 제2급감염병 및 제3급감염병의 발생, 사망 및 병원체 검사결과의 보고 : 신고를 받

은 후 24시간 이내
3) 제4급감염병의 발생 및 사망의 보고 : 신고를 받은 후 7일 이내
4) 예방접종 후 이상반응의 보고 : 신고를 받은 후 즉시

【예상문제】

1. 보건소장이 시장 · 군수 · 구청장에게 감염병환자 등에 관한 상황을 보고하고자 하는 경우에 감염병별로 그 보고서를 제출하여야 하는 기간이 잘못된 것은?
   ① 제1급감염병 : 신고받은 후 즉시　② 제2급감염병 : 신고받은 후 즉시
   ③ 제3급감염병 : 신고받은 후 24시간 이내　④ 제4급감염병 : 신고받은 후 7일 이내
   ⑤ 예방접종 후 이상반응 : 신고받은 후 즉시

[답] ②

제14조(인수공통감염병의 통보) ①「가축전염병예방법」 제11조제1항제2호에 따라 신고를 받은 국립가축방역기관장, 신고대상 가축의 소재지를 관할하는 시장 · 군수 · 구청장 또는 시 · 도 가축방역기관의 장은 같은 법에 따른 가축전염병 중 다음 각 호의 어느 하나에 해당하는 감염병의 경우에는 즉시 질병관리청장에게 통보하여야 한다. <개정 2019. 12. 3., 2020. 8. 11.>
1. 탄저
2. 고병원성조류인플루엔자
3. 광견병
4. 그 밖에 대통령령으로 정하는 인수공통감염병

② 제1항에 따른 통보를 받은 질병관리본부장은 감염병의 예방 및 확산 방지를 위하여 이 법에 따른 적절한 조치를 취하여야 한다. <신설 2015.7.6.>
③ 제1항에 따른 신고 또는 통보를 받은 행정기관의 장은 신고자의 요청이 있는 때에는 신고자의 신원을 외부에 공개하여서는 아니 된다. <개정 2015.7.6.>
④ 제1항에 따른 통보의 방법 및 절차 등에 관하여 필요한 사항은 보건복지부령으로 정한다. <개정 2015.7.6.>

[시행령] **제9조(그 밖의 인수공통감염병)** 법 제14조제1항제4호에서 “대통령령으로 정하는 인수공통감염병”이란 동물인플루엔자를 말한다. <개정 2016.1.6.>

[시행규칙] **제11조(인수공통감염병 발생 시 통보 절차)** 법 제14조제1항에 따라 인수공통감염병을 통보하려는 국립가축방역기관장, 신고대상 가축의 소재지를 관할하는 시장 · 군수 · 구청장 또는 시 · 도

가축방역기관의 장은 별지 제3호서식의 인수공통감염병 의사환축(擬似患畜: 임상검사, 정밀검사 또는 역학조사 결과 가축전염병에 걸렸다고 믿을 만한 상당한 이유가 있는 가축) 발생신고서를 질병관리청장에게 제출하여야 한다. <개정 2020. 9. 11.>

【핵심요약】

인수공통감염병의 통보 [법 제14조]

1) 신고를 받은 국립가축방역기관장, 신고대상 가축의 소재지를 관할하는 시장 · 군수 · 구청장 또는 시 · 도 가축방역기관의 장이 즉시 질병관리청장에게 통보하여야 하는 가축전염병
   (1) 탄저
   (2) 고병원성조류인플루엔자
   (3) 광견병
   (4) 그 밖에 대통령령으로 정하는 인수공통감염병
   ("그 밖의 대통령령으로 정하는 인수공통감염병"이란 동물인플루엔자를 말함)
   ※ 신고 또는 통보를 받은 행정기관의 장은 신고자의 요청이 있는 때에는 신고자의 신원을 외부에 공개하여서는 아니 됨
2) 통보를 받은 질병관리청장 : 감염병의 예방 및 확산 방지를 위하여 이 법에 따른 적절한 조치를 취하여야 함
3) 인수공통감염병 발생 시 통보 절차 [시행규칙 제 11조] : 인수공통감염병을 통보하려는 국립가축방역기관장, 신고대상 가축의 소재지를 관할하는 시장 · 군수 · 구청장 또는 시 · 도 가축방역기관의 장은 인수공통감염병 의사환축(임상검사, 정밀검사 또는 역학조사 결과 가축전염병에 걸렸다고 믿을 만한 상당한 이유가 있는 가축) 발생신고서를 질병관리청장에게 제출
4) 보건복지부령으로 정하는 사항 : 통보의 방법 및 절차 등에 관하여 필요한 사항

【예상문제】

1. 국립가축방역기관장 등이 신고 받은 즉시 질병관리청장에게 통보하여야 하는 인수공통 감염병이 아닌 것은?

① 탄저 ② 고병원성조류인플루엔자 ③ 광견병
④ 동물인플루엔자 ⑤ 출혈성폐혈증

[답] ⑤

제15조(감염병환자등의 파악 및 관리) 보건소장은 관할구역에 거주하는 감염병환자등에 관하여 제11조 및 제12조에 따른 신고를 받았을 때에는 보건복지부령으로 정하는 바에 따라 기록하고 그 명부(전자문서를 포함한다)를 관리하여야 한다. <개정 2010.1.18.>

[시행규칙] **제12조(감염병환자등의 명부 작성 및 관리)** ① 보건소장은 법 제15조에 따라 별지 제4호서식의 감염병환자등의 명부를 작성하고 이를 3년간 보관하여야 한다.

② 보건소장은 법 제15조에 따라 별지 제5호서식의 예방접종 후 이상반응자의 명부를 작성하고 이를 10년간 보관하여야 한다.

【핵심요약】

1. 감염병환자 등의 명부 [시행규칙 제12조제1항]
1) 명부작성 및 관리자 : 보건소장
2) 명부작성 대상자 : 신고받은 관할구역 거주 감염병환자 등
3) 보관 기간 : 3년

2. 예방접종 후 이상반응자의 명부 [시행규칙 제12조제2항]
1) 명부 작성자 : 보건소장
2) 보관 기간 : 10년

【예상문제】

1. 예방접종 후 이상반응자의 명부를 보건소장이 보관하는 기간은?

① 1년 ② 2년 ③ 3년 ④ 5년 ⑤ 10년

[답] ⑤

제4장 감염병감시 및 역학조사 등

제16조(감염병 표본감시 등) 제16조(감염병 표본감시 등) ① 질병관리청장은 감염병의 표본감시를 위하여 질병의 특성과 지역을 고려하여 「보건의료기본법」에 따른 보건의료기관이나 그 밖의 기관 또는 단체를 감염병 표본감시기관으로 지정할 수 있다. <개정2020. 8. 11.>

② 질병관리청장, 시·도지사 또는 시장·군수·구청장은 제1항에 따라 지정받은 감염병 표본감시기관(이하 "표본감시기관"이라 한다)의 장에게 감염병의 표본감시와 관련하여

> 필요한 자료의 제출을 요구하거나 감염병의 예방·관리에 필요한 협조를 요청할 수 있다. 이 경우 표본감시기관은 특별한 사유가 없으면 이에 따라야 한다. <개정 2020. 8. 11.>
> ③ 질병관리청장, 시·도지사 또는 시장·군수·구청장은 제2항에 따라 수집한 정보 중 국민 건강에 관한 중요한 정보를 관련 기관·단체·시설 또는 국민들에게 제공하여야 한다. <개정 2020. 8. 11.>
> ④ 질병관리청장, 시·도지사 또는 시장·군수·구청장은 표본감시활동에 필요한 경비를 표본감시기관에 지원할 수 있다. <개정 2020. 8. 11.>
> ⑤ 질병관리청장은 표본감시기관이 다음 각 호의 어느 하나에 해당하는 경우에는 그 지정을 취소할 수 있다. <개정 2020. 8. 11.>
> 1. 제2항에 따른 자료 제출 요구 또는 협조 요청에 따르지 아니하는 경우
> 2. 폐업 등으로 감염병 표본감시 업무를 수행할 수 없는 경우
> 3. 그 밖에 감염병 표본감시 업무를 게을리하는 등 보건복지부령으로 정하는 경우
>
> ⑥ 제1항에 따른 표본감시의 대상이 되는 감염병은 제4급감염병으로 하고, 표본감시기관의 지정 및 지정취소의 사유 등에 관하여 필요한 사항은 보건복지부령으로 정한다. <개정 2018. 3. 27.>
> ⑦ 질병관리청장은 감염병이 발생하거나 유행할 가능성이 있어 관련 정보를 확보할 긴급한 필요가 있다고 인정하는 경우 「공공기관의 운영에 관한 법률」에 따른 공공기관 중 대통령령으로 정하는 공공기관의 장에게 정보 제공을 요구할 수 있다. 이 경우 정보 제공을 요구받은 기관의 장은 정당한 사유가 없는 한 이에 따라야 한다. <개정 020. 8. 11.>
> ⑧ 제7항에 따라 제공되는 정보의 내용, 절차 및 정보의 취급에 필요한 사항은 대통령령으로 정한다. <개정 2015. 7. 6.>

[시행령] **제10조(공공기관)** 법 제16조제7항 전단에서 "대통령령으로 정하는 공공기관"이란 「국민건강보험법」에 따른 건강보험심사평가원 및 국민건강보험공단을 말한다. <개정 2016.1.6.>

[시행령] **제11조(제공 정보의 내용)** 법 제16조제7항에 따라 요구할 수 있는 정보의 내용에는 다음 각 호의 사항이 포함될 수 있다. <개정 2016.1.6.>

1. 감염병환자, 감염병의사환자 또는 병원체보유자(이하 "감염병환자등"이라 한다)의 성명·주민등록번호·성별·주소·전화번호·직업·감염병명·발병일 및 진단일
2. 감염병환자등을 진단한 의료기관의 명칭·주소지·전화번호 및 의사 이름

[시행규칙] **제14조(감염병 표본감시기관의 지정 등)** ① 법 제16조제1항에 따라 질병관리청장은 표본감시 대상 감염병별로 다음 각 호의 구분에 따른 기관·시설·단체 또는 법인 중에서 특별시장·광역시장·특별자치시장·도지사·특별자치도지사(이하 "시·도지사"라 한다)의 추천을 받아 감염병

표본감시기관(이하 "표본감시기관"이라 한다)을 지정할 수 있다. <개정 2023. 9. 22.>

1. 인플루엔자: 다음 각 목의 기관 · 시설 · 단체 또는 법인
 가. 「지역보건법」 제10조에 따른 보건소 중 보건의료원
 나. 법 제16조의2제1항제3호 · 제5호 및 제9호에 따른 기관
 다. 의료기관 중 소아과 · 내과 · 가정의학과 · 이비인후과 진료과목이 있는 의료기관
2. 제4급감염병 중 기생충감염병에 해당하는 감염병: 다음 각 목의 기관 · 시설 · 단체 또는 법인
 가. 「지역보건법」 제10조에 따른 보건소
 나. 법 제16조의2제1항제3호 · 제5호 및 제9호에 따른 기관
 다. 의료기관 중 의원 · 병원 및 종합병원
 라. 기생충감염병에 관한 연구 및 학술발표 등을 목적으로 결성된 학회
 마. 기생충감염병의 예방 및 관리를 목적으로 설립된 비영리법인
3. 제4급감염병(인플루엔자 및 기생충감염병은 제외한다. 이하 이 호에서 같다): 다음 각 목의 기관 · 시설 · 단체 또는 법인
 가. 「지역보건법」 제10조에 따른 보건소
 나. 법 제16조의2제1항제3호 · 제5호 및 제9호에 따른 기관
 다. 의료기관 중 의원 · 병원 및 종합병원
 라. 제4급감염병에 관한 연구 및 학술발표 등을 목적으로 결성된 학회

② 질병관리청장은 제1항에 따라 표본감시기관을 지정한 경우에는 해당 표본감시기관에 별지 제5호의2서식의 표본감시기관 지정서를 발급해야 한다. <신설 2023. 7. 13.>

③ 질병관리청장은 법 제16조제5항에 따라 표본감시기관이 다음 각 호의 어느 하나에 해당하는 경우에는 그 지정을 취소할 수 있다. <개정 2016. 1. 7., 2020. 6. 4., 2020. 9. 11., 2023. 7. 13.>

1. 표본감시 업무를 게을리하는 경우
2. 그 밖에 법 제11조제5항에 따른 신고 실적이 없는 등 질병관리청장이 표본감시기관으로서 표본감시 업무를 계속하여 수행할 수 없다고 인정하는 경우
3. 삭제 <2020. 6. 4.>

④ 질병관리청장은 제3항에 따라 표본감시기관의 지정을 취소한 경우에는 별지 제5호의3서식의 표본감시기관 지정취소 통보서에 따라 그 사실을 해당 표본감시기관에 통보해야 한다. <신설 2023. 7. 13.>

【핵심요약】

1. 감염병 표본감시기관 [법 제16조]

1) 지정 및 취소권자 : 질병관리청장
2) 지정 목적 : 감염병의 표본감시를 위하여 질병의 특성과 지역을 고려하여 「보건의료기본법」에 따른 보건의료기관이나 그 밖의 기관 또는 단체를 감염병 표본감시기관으로 지정할 수 있음

3) 표본감시의 대상이 되는 감염병 : 제4급감염병

4) 표본감시기관의 지정 [시행규칙 제14조]

- 표본감시 대상 감염병별로 다음 각 호의 구분에 따른 기관·시설·단체 또는 법인 중에서 시·도지사의 추천을 받아 감염병 표본감시기관을 지정할 수 있음

(1) 인플루엔자

① 보건소 중 보건의료원 (「지역보건법」 제10조)

② 보건환경연구원 (법 제16조의2제1항제3호)

③ 진단검사의학과 전문의가 상근하는 의료기관 (법 제16조의2제1항제5호)

④ 인체에서 채취한 검사물에 대한 검사를 국가, 지방자치단체, 의료기관 등으로부터 위탁받아 처리하는 기관 중 진단검사의학과 전문의가 상근하는 기관 (법 제16조의2제1항제9호)

⑤ 의료기관 중 소아과·내과·가정의학과·이비인후과 진료과목이 있는 의료기관

(2) 제4급감염병 중 기생충감염병에 해당하는 감염병

① 보건소 (「지역보건법」 제10조)

② (1)의 ②, ③, ④와 같은 기관

③ 의료기관 중 의원·병원 및 종합병원

④ 기생충감염병에 관한 연구 및 학술발표 등을 목적으로 결성된 학회

⑤ 기생충감염병의 예방 및 관리를 목적으로 설립된 비영리법인

(3) 제4급감염병(인플루엔자 및 기생충감염병 제외)

① 보건소 (「지역보건법」 제10조)

② (1)의 ②, ③, ④와 같은 기관

③ 의료기관 중 의원·병원 및 종합병원

④ 제4급감염병에 관한 연구 및 학술발표 등을 목적으로 결성된 학회

5) 표본감시기관에 대한 지원 : 질병관리청장, 시·도지사 또는 시장·군수·구청장은 표본감시활동에 필요한 경비를 표본감시기관에 지원할 수 있음

6) 표본감시기관 지정취소

(1) 지정취소권자 : 질병관리청장

(2) 취소사유 : 법 제16조제5항에 따라 표본감시기관이 다음 각 호에 해당하는 경우

① 표본감시 업무를 게을리하는 경우

② 그 밖에 신고 실적이 없는 등 질병관리청장이 표본감시기관으로서 표본감시 업무를 계속하여 수행할 수 없다고 인정하는 경우

2. 자료의 제출 및 협조 요청 [법 제16조제2항]

1) 요청권자 : 질병관리청장, 시 · 도지사 또는 시장 · 군수 · 구청장

2) 요청대상 : 표본감시기관의 장

3) 내용

(1) 감염병의 표본감시와 관련하여 필요한 자료의 제출 요구

(2) 감염병의 예방 · 관리에 필요한 협조 요청

※ 표본감시기관은 특별한 사유가 없으면 이에 따라야 함

3. 관련 기관 등에게 정보 제공 의무 [법 제16조제3항]

1) 정보 제공 의무자 : 질병관리청장, 시 · 도지사 또는 시장 · 군수 · 구청장

2) 정보 제공 대상 : 관련 기관 · 단체 · 시설 또는 국민

3) 내용 : 수집한 정보 중 국민 건강에 관한 중요한 정보

4. 공공기관에 대한 정보제공 요구 [법 제16조제7항]

1) 정보제공 요구권자 : 질병관리청장

2) 사유 : 감염병이 발생하거나 유행할 가능성이 있어 관련 정보를 확보할 긴급한 필요가 있다고 인정하는 경우

3) 요구 대상 기관 [시행령 제10조] : 공공기관 중 대통령령으로 정하는 공공기관의 장

※ "대통령령으로 정하는 공공기관"이란 건강보험심사평가원 및 국민건강보험공단을 말함(정보 제공을 요구받은 기관의 장은 정당한 사유가 없는 한 이에 따라야 함)

4) 제공 정보의 내용 [시행령 제11조]

(1) 감염병환자등(감염병환자, 감염병의사환자 또는 병원체보유자)의 성명 · 주민등록번호 · 성별 · 주소 · 전화번호 · 직업 · 감염병명 · 발병일 및 진단일

(2) 감염병환자 등을 진단한 의료기관의 명칭 · 주소지 · 전화번호 및 의사 이름

【예상문제】

1. 다음 중 표본감시의 대상이 되는 감염병은?

① 제1급감염병 ② 제2급감염병 ③ 제3급감염병 ④ 제4급감염병 ⑤ 생물테러감염병

[답] ④

2. 인플루엔자에 대한 표본감시기관으로 지정받을 수 있는 의료기관의 진료과목이 아닌 것은?

① 소아청소년과 ② 내과 ③ 산부인과 ④ 가정의학과 ⑤ 이비인후과

[답] ③

제16조의2(감염병병원체 확인기관) ① 다음 각 호의 기관(이하 "감염병병원체 확인기관"이라 한다)은 실험실 검사 등을 통하여 감염병병원체를 확인할 수 있다. <개정 2023. 5. 19.>

1. 질병관리청
2. 질병대응센터
3. 「보건환경연구원법」 제2조에 따른 보건환경연구원
4. 「지역보건법」 제10조에 따른 보건소
5. 「의료법」 제3조에 따른 의료기관 중 진단검사의학과 전문의가 상근(常勤)하는 기관
6. 「고등교육법」 제4조에 따라 설립된 의과대학 중 진단검사의학과가 개설된 의과대학
7. 「결핵예방법」 제21조에 따라 설립된 대한결핵협회(결핵환자의 병원체를 확인하는 경우만 해당한다)
8. 「민법」 제32조에 따라 한센병환자 등의 치료·재활을 지원할 목적으로 설립된 기관(한센병환자의 병원체를 확인하는 경우만 해당한다)
9. 인체에서 채취한 검사물에 대한 검사를 국가, 지방자치단체, 의료기관 등으로부터 위탁받아 처리하는 기관 중 진단검사의학과 전문의가 상근하는 기관

② 질병관리청장은 감염병병원체 확인의 정확성·신뢰성을 확보하기 위하여 감염병병원체 확인기관의 실험실 검사능력을 평가하고 관리할 수 있다. <개정 2020. 8. 11.>

③ 제2항에 따른 감염병병원체 확인기관의 실험실 검사능력 평가 및 관리에 관한 방법, 절차 등에 관하여 필요한 사항은 보건복지부령으로 정한다.

[본조신설 2020. 3. 4.]

[시행규칙] **제14조의2(감염병병원체 확인기관의 실험실 검사능력 평가 및 관리)** ① 법 제16조의2제2항에 따라 질병관리청장이 같은 조 제1항에 따른 감염병병원체 확인기관(이하 "감염병병원체 확인기관"이라 한다)의 실험실 검사능력을 평가할 때에는 다음 각 호의 사항을 평가한다. <개정 2020. 9. 11.>

1. 실험실 검사 숙련도
2. 실험실 검사 운영체계

② 질병관리청장은 감염병병원체 확인기관의 실험실 검사능력을 평가하기 위한 계획을 매년 수립하여 공고한다. <개정 2020. 9. 11.>

③ 질병관리청장은 제1항에 따라 평가한 결과 실험실 검사능력이 미흡하다고 판단되는 감염병병원체 확인기관의 장에게 그 원인을 분석하여 시정하도록 할 수 있고, 해당 기관에 대하여 현장 지도 또는 교육을 하거나 평가를 다시 할 수 있다. <개정 2020. 9. 11.>

④ 질병관리청장은 감염병병원체 확인기관의 실험실 검사능력을 관리하기 위하여 필요한 경우에는 감염병병

원체 확인기관의 장에게 시설·장비 및 인력 등의 현황 자료를 요청할 수 있다. <개정 2020. 9. 11.>

⑤ 제1항부터 제4항까지의 규정에서 정한 사항 외에 감염병병원체 확인기관의 실험실 검사능력 평가 및 관리에 필요한 사항은 질병관리청장이 정하여 고시한다. <개정 2020. 10. 7.>

[본조신설 2020. 6. 4.]

【핵심요약】

1. 감염병병원체 확인기관 [법 제16조의2]

- 다음의 기관은 실험실 검사 등을 통하여 감염병병원체를 확인할 수 있음

1) 질병관리청

2) 질병대응센터

3) 보건환경연구원 (「보건환경연구원법」 제2조)

4) 보건소 (「지역보건법」 제10조)

5) 의료기관 중 진단검사의학과 전문의가 상근하는 기관 (「의료법」 제3조)

6) 의과대학 중 진단검사의학과가 개설된 의과대학 (「고등교육법」 제4조)

7) 대한결핵협회 (결핵환자의 병원체를 확인하는 경우만 해당) (「결핵예방법」 제21조)

8) 한센병환자 등의 치료·재활을 지원할 목적으로 설립된 기관 (한센병환자의 병원체를 확인하는 경우만 해당) (「민법」 제32조)

9) 인체에서 채취한 검사물에 대한 검사를 국가, 지방자치단체, 의료기관 등으로부터 위탁받아 처리하는 기관 중 진단검사의학과 전문의가 상근하는 기관

2. 감염병병원체 확인기관의 실험실 검사능력 평가 및 관리

1) 평가 및 관리권자 : 질병관리청장

2) 목적 : 감염병병원체 확인의 정확성·신뢰성을 확보하기 위하여

3) 내용 : 감염병병원체 확인기관의 실험실 검사능력을 평가하고 관리할 수 있음

4) 평가 사항 [시행규칙 제14조의2]

(1) 실험실 검사 숙련도

(2) 실험실 검사 운영체계

5) 평가계획 수립·공고 : 질병관리청장은 감염병병원체 확인기관의 실험실 검사능력을 평가하기 위한 계획을 매년 수립하여 공고

6) 평가결과 조치 : 질병관리청장은 평가한 결과 실험실 검사능력이 미흡하다고 판단되는 감염병병원체 확인기관의 장에게 다음의 조치를 취할 수 있음

(1) 그 원인을 분석하여 시정하도록 할 수 있음

(2) 해당 기관에 대하여 현장 지도 또는 교육을 하거나 평가를 다시 할 수 있음

7) 현황 자료 요청
(1) 목적 : 질병관리청장이 감염병병원체 확인기관의 실험실 검사능력을 관리하기 위하여 필요한 경우
(2) 내용 : 감염병병원체 확인기관의 장에게 시설·장비 및 인력 등의 현황 자료를 요청할 수 있음
8) 보건복지부령으로 정하는 사항 : 감염병병원체 확인기관의 실험실 검사능력 평가 및 관리에 관한 방법, 절차 등에 관하여 필요한 사항
※ 이 법에서 정한 사항 외에 감염병병원체 확인기관의 실험실 검사능력 평가 및 관리에 필요한 사항은 질병관리청장이 정하여 고시

【예상문제】

1. 다음 중 실험실 검사 등을 통하여 감염병병원체를 확인할 수 있는 감염병병원체 확인기관으로 짝지어진 것은?
① 보건의료원, 보건소, 보건지소
② 질병관리청, 질병대응센터, 보건환경연구원
③ 보건복지부, 질병관리청, 국립의료원
④ 종합병원, 병원, 의원
⑤ 보건환경연구원, 보건소, 보건지소

[답] ②

2. 감염병병원체 확인기관의 실험실 검사능력을 평가하는 자는?
① 질병관리청장　② 시·도지사　③ 시장·군수·구청장
④ 보건소장　⑤ 보건환경연구원장

[답] ①

제17조(실태조사) ① 질병관리청장 및 시·도지사는 감염병의 관리 및 감염 실태와 내성균 실태를 파악하기 위하여 실태조사를 실시하고, 그 결과를 공표하여야 한다. <개정 2020.8.11.>
② 질병관리청장 및 시·도지사는 제1항에 따른 조사를 위하여 의료기관 등 관계 기관·법인 및 단체의 장에게 필요한 자료의 제출 또는 의견의 진술을 요청할 수 있다. 이 경우 요청을 받은 자는 정당한 사유가 없으면 이에 협조하여야 한다. <신설 2020.8.11.>
③ 제1항에 따른 실태조사에 포함되어야 할 사항과 실태조사의 시기, 방법, 절차 및 공표 등에 관하여 필요한 사항은 보건복지부령으로 정한다. <개정 2020. 3. 4.>

[시행규칙] **제15조(실태조사의 방법 및 절차 등)** ① 법 제17조제1항에 따른 실태조사(이하 "실태조사"라 한다)에 포함되어야 할 사항은 다음 각 호와 같다. <개정 2020.9.11.>

1. 의료기관 감염관리 실태조사
   가.「의료법」제47조에 따라 의료기관에 두는 감염관리위원회와 감염관리실의 설치ㆍ운영 등에 관한 사항
   나. 의료기관의 감염관리 인력ㆍ장비 및 시설 등에 관한 사항
   다. 의료기관의 감염관리체계에 관한 사항
   라. 의료기관의 감염관리 교육 및 감염예방에 관한 사항
   마. 그 밖에 의료기관의 감염관리에 관하여 질병관리청장이 특히 필요하다고 인정하는 사항
2. 감염병 실태조사
   가. 감염병환자등의 연령별ㆍ성별ㆍ지역별 분포 등에 관한 사항
   나. 감염병환자등의 임상적 증상 및 경과 등에 관한 사항
   다. 감염병환자등의 진단ㆍ검사ㆍ처방 등 진료정보에 관한 사항
   라. 감염병의 진료 및 연구와 관련된 인력ㆍ시설 및 장비 등에 관한 사항
   마. 감염병에 대한 각종 문헌 및 자료 등의 조사에 관한 사항
   바. 그 밖에 감염병의 관리를 위하여 질병관리청장이 특히 필요하다고 인정하는 사항
3. 내성균 실태조사
   가. 항생제 사용 실태에 관한 사항
   나. 내성균의 유형 및 발생경로 등에 관한 사항
   다. 내성균의 연구와 관련된 인력ㆍ시설 및 장비 등에 관한 사항
   라. 내성균에 대한 각종 문헌 및 자료 등의 조사에 관한 사항
   마. 그 밖에 내성균의 관리를 위하여 질병관리청장이 특히 필요하다고 인정하는 사항

② 실태조사의 실시 주기는 다음 각 호의 구분에 따른다. 다만, 질병관리청장 또는 시ㆍ도지사가 필요하다고 인정하는 경우에는 제1호 및 제2호에 해당하는 실태조사를 수시로 실시할 수 있다. <개정 2020.9.11.>

1. 의료기관의 감염관리 실태조사 : 3년
2. 감염병 실태조사 : 3년
3. 내성균 실태조사 : 매년

③ 실태조사의 방법은 다음 각 호와 같다. <개정 2020.6.4.>

1. 감염병환자등 또는 내성균과 관련된 환자에 대한 설문조사 및 검체(檢體) 검사
2. 의료기관의 진료기록부 등에 대한 자료조사
3. 국민건강보험 및 의료급여 청구 명세 등에 대한 자료조사
4. 일반 국민에 대한 표본 설문조사 및 검체 검사

④ 질병관리청장 또는 시ㆍ도지사는 실태조사를 전문연구기관ㆍ단체나 관계 전문가에게 의뢰하여 실시할 수 있다. <개정 2020.9.11.>

⑤ 질병관리청장 또는 시·도지사는 법 제17조제1항에 따라 실태조사의 결과를 질병관리청 또는 시·도의 인터넷 홈페이지 등에 공표해야 한다. <개정 2020.9.11.>

⑥ 제1항부터 제5항까지의 규정에서 정한 사항 외에 실태조사에 필요한 사항은 질병관리청장이 정한다. <개정 2020.9.11.>

【핵심요약】

1. 감염병 실태조사

1) 조사권자 : 질병관리청장 및 시·도지사

2) 목적 : 감염병의 관리 및 감염 실태와 내성균 실태를 파악하기 위하여

3) 조사 후 조치 : 그 결과를 공표하여야 함

2. 감염병 실태조사에 따른 요청

1) 요청권자 : 질병관리청장 및 시·도지사

2) 대상 : 의료기관 등 관계 기관·법인 및 단체의 장

3) 요청 사항 : 필요한 자료의 제출 또는 의견의 진술을 요청할 수 있음

※ 이 경우 요청을 받은 자는 정당한 사유가 없으면 이에 협조하여야 함

3. 실태조사에 포함되어야 할 사항

1) 의료기관 감염관리 실태조사

(1) 의료기관에 두는 감염관리위원회와 감염관리실의 설치·운영 등에 관한 사항

(2) 의료기관의 감염관리 인력·장비 및 시설 등에 관한 사항

(3) 의료기관의 감염관리체계에 관한 사항

(4) 의료기관의 감염관리 교육 및 감염예방에 관한 사항

(5) 그 밖에 의료기관의 감염관리에 관하여 질병관리청장이 특히 필요하다고 인정하는 사항

2) 감염병 실태조사

(1) 감염병환자 등의 연령별·성별·지역별 분포 등에 관한 사항

(2) 감염병환자 등의 임상적 증상 및 경과 등에 관한 사항

(3) 감염병환자 등의 진단·검사·처방 등 진료정보에 관한 사항

(4) 감염병의 진료 및 연구와 관련된 인력·시설 및 장비 등에 관한 사항

(5) 감염병에 대한 각종 문헌 및 자료 등의 조사에 관한 사항

(6) 그 밖에 감염병의 관리를 위하여 질병관리청장이 특히 필요하다고 인정하는 사항

3) 내성균 실태조사

(1) 항생제 사용 실태에 관한 사항

(2) 내성균의 유형 및 발생경로 등에 관한 사항
(3) 내성균의 연구와 관련된 인력 · 시설 및 장비 등에 관한 사항
(4) 내성균에 대한 각종 문헌 및 자료 등의 조사에 관한 사항
(5) 그 밖에 내성균의 관리를 위하여 질병관리청장이 특히 필요하다고 인정하는 사항

4. 실태조사의 실시 주기

1) 의료기관의 감염관리 실태조사 : 3년
2) 감염병 실태조사 : 3년
3) 내성균 실태조사 : 매년

※ 다만, 질병관리청장 또는 시 · 도지사가 필요하다고 인정하는 경우에는 1) 및 2)에 해당하는 실태조사를 수시로 실시할 수 있음

5. 실태조사의 방법

1) 감염병환자 등 또는 내성균과 관련된 환자에 대한 설문조사 및 검체 검사
2) 의료기관의 진료기록부 등에 대한 자료조사
3) 국민건강보험 및 의료급여 청구 명세 등에 대한 자료조사
4) 일반 국민에 대한 표본 설문조사 및 검체 검사

6. 실태조사의 의뢰

- 질병관리청장 또는 시 · 도지사는 실태조사를 전문연구기관 · 단체나 관계 전문가에게 의뢰하여 실시할 수 있음

7. 실태조사의 결과 공표

- 질병관리청장 또는 시 · 도지사는 실태조사의 결과를 질병관리본부 또는 시 · 도의 인터넷 홈페이지 등에 공표해야 함

8. 보건복지부령으로 정하는 사항

- 실태조사에 포함되어야 할 사항과 실태조사의 시기, 방법, 절차 및 공표 등에 관하여 필요한 사항

9. 질병관리청장이 정하는 사항

- 실태조사에 필요한 사항

【예상문제】

1. 질병관리청장 등이 실시하는 의료기관 감염관리 실태조사에 포함되는 사항은?
① 의료기관의 감염관리 교육 및 감염예방에 관한 사항
② 감염병환자 등의 연령별 · 성별 · 지역별 분포 등에 관한 사항

③ 감염병환자 등의 임상적 증상 및 경과 등에 관한 사항
④ 내성균의 연구와 관련된 인력 · 시설 및 장비 등에 관한 사항
⑤ 감염병에 대한 각종 문헌 및 자료 등의 조사에 관한 사항

[답] ①

2. 질병관리청장 및 시 · 도지사가 실시하는 내성균의 실태조사에 포함되는 사항에 해당하는 것은?
① 감염병환자 등의 연령별 · 성별 · 지역별 분포 등에 관한 사항
② 항생제 사용 실태에 관한 사항
③ 감염병환자 등의 임상적 증상 및 경과 등에 관한 사항
④ 감염병환자 등의 진단 · 검사 · 처방 등 진료정보에 관한 사항
⑤ 감염병에 대한 각종 문헌 및 자료 등의 조사에 관한 사항

[답] ②

3. 의료기관의 감염관리 실태조사와 감염병 실태조사에 대해 질병관리청장 또는 시 · 도지사가 필요하다고 인정하는 경우 실태조사의 실시 주기는?
① 매년 ② 1년 ③ 2년 ④ 3년 ⑤ 수시로

[답] ⑤

제18조(역학조사) ① 질병관리청장, 시 · 도지사 또는 시장 · 군수 · 구청장은 감염병이 발생하여 유행할 우려가 있거나, 감염병 여부가 불분명하거나 발병원인을 조사할 필요가 있다고 인정하면 지체 없이 역학조사를 하여야 하고, 그 결과에 관한 정보를 필요한 범위에서 해당 의료기관에 제공하여야 한다. 다만, 지역확산 방지 등을 위하여 필요한 경우 다른 의료기관에 제공하여야 한다. <개정 2020.8.11.>
② 질병관리청장, 시 · 도지사 또는 시장 · 군수 · 구청장은 역학조사를 하기 위하여 역학조사반을 각각 설치하여야 한다. <개정 2020.8.11.>
③ 누구든지 질병관리청장, 시 · 도지사 또는 시장 · 군수 · 구청장이 실시하는 역학조사에서 다음 각 호의 행위를 하여서는 아니 된다. <개정 2020.8.11.>
1. 정당한 사유 없이 역학조사를 거부 · 방해 또는 회피하는 행위
2. 거짓으로 진술하거나 거짓 자료를 제출하는 행위
3. 고의적으로 사실을 누락 · 은폐하는 행위
④ 제1항에 따른 역학조사의 내용과 시기 · 방법 및 제2항에 따른 역학조사반의 구성 · 임무 등에 관하여 필요한 사항은 대통령령으로 정한다.

[시행령] **제12조(역학조사의 내용)** ① 법 제18조제1항에 따른 역학조사에 포함되어야 하는 내용은 다음 각 호와 같다. <개정 2021. 12. 14.>

1. 감염병환자등의 인적 사항
2. 감염병환자등의 발병일 및 발병 장소
3. 감염병의 감염원인 및 감염경로
4. 감염병환자등에 관한 진료기록
5. 그 밖에 감염병의 원인 규명과 관련된 사항

② 법 제29조에 따른 역학조사에 포함되어야 하는 내용은 다음 각 호와 같다.

1. 예방접종 후 이상반응자의 인적 사항
2. 예방접종기관, 접종일시 및 접종내용
3. 예방접종 후 이상반응에 관한 진료기록
4. 예방접종약에 관한 사항
5. 그 밖에 예방접종 후 이상반응의 원인 규명과 관련된 사항

[시행령] **제13조(역학조사의 시기)** 법 제18조제1항 및 제29조에 따른 역학조사는 다음 각 호의 구분에 따라 해당 사유가 발생하면 실시한다. <개정 2020.9.11.>

1. 질병관리청장이 역학조사를 하여야 하는 경우
   가. 둘 이상의 시 · 도에서 역학조사가 동시에 필요한 경우
   나. 감염병 발생 및 유행 여부 또는 예방접종 후 이상반응에 관한 조사가 긴급히 필요한 경우
   다. 시 · 도지사의 역학조사가 불충분하였거나 불가능하다고 판단되는 경우
2. 시 · 도지사 또는 시장 · 군수 · 구청장(자치구의 구청장을 말한다. 이하 같다)이 역학조사를 하여야 하는 경우
   가. 관할 지역에서 감염병이 발생하여 유행할 우려가 있는 경우
   나. 관할 지역 밖에서 감염병이 발생하여 유행할 우려가 있는 경우로서 그 감염병이 관할구역과 역학적 연관성이 있다고 의심되는 경우
   다. 관할 지역에서 예방접종 후 이상반응 사례가 발생하여 그 원인 규명을 위한 조사가 필요한 경우

[시행령] **제14조(역학조사의 방법)** 법 제18조제1항 및 제29조에 따른 역학조사의 방법은 별표 1의3과 같다. <개정 2016.6.28.>

[시행령] **제15조(역학조사반의 구성)** ① 법 제18조제1항 및 제29조에 따른 역학조사를 하기 위하여 질병관리청에 중앙역학조사반을 두고, 시 · 도에 시 · 도역학조사반을 두며, 시 · 군 · 구(자치구를 말한다. 이하 같다)에 시 · 군 · 구역학조사반을 둔다. <개정 2020.9.11.>

② 중앙역학조사반은 30명 이상, 시 · 도역학조사반 및 시 · 군 · 구역학조사반은 각각 10명 이상의 반원으로 구성한다. <개정 2021. 12. 14.>

③ 역학조사반의 반장은 법 제60조에 따른 방역관 또는 법 제60조의2에 따른 역학조사관으로 한다.

<신설 2021. 12. 14.>

④ 역학조사반원은 다음 각 호의 어느 하나에 해당하는 사람 중에서 질병관리청장, 시 · 도지사 및 시장 · 군수 · 구청장이 각각 임명하거나 위촉한다. <개정 2023. 8. 18.>

1. 방역, 역학조사 또는 예방접종 업무를 담당하는 공무원
2. 법 제60조의2에 따른 역학조사관 또는 수습역학조사관
3. 「농어촌 등 보건의료를 위한 특별조치법」에 따라 채용된 공중보건의사
4. 「의료법」 제2조제1항에 따른 의료인
5. 그 밖에 감염병 등과 관련된 분야의 전문가 등으로서 질병관리청장, 시 · 도지사 및 시장 · 군수 · 구청장이 역학조사를 위해 필요하다고 인정하는 사람

⑤ 역학조사반은 감염병 분야와 예방접종 후 이상반응 분야로 구분하여 운영하되, 분야별 운영에 필요한 사항은 질병관리청장이 정한다. <개정 2021. 12. 14.>

[시행령] **제16조(역학조사반의 임무 등)** ① 역학조사반의 임무는 다음 각 호와 같다.

1. 중앙역학조사반
   가. 역학조사 계획의 수립, 시행 및 평가
   나. 역학조사의 실시 기준 및 방법의 개발
   다. 시 · 도역학조사반 및 시 · 군 · 구역학조사반에 대한 교육 · 훈련
   라. 감염병에 대한 역학적인 연구
   마. 감염병의 발생 · 유행 사례 및 예방접종 후 이상반응의 발생 사례 수집, 분석 및 제공
   바. 시 · 도역학조사반에 대한 기술지도 및 평가
2. 시 · 도 역학조사반
   가. 관할 지역 역학조사 계획의 수립, 시행 및 평가
   나. 관할 지역 역학조사의 세부 실시 기준 및 방법의 개발
   다. 중앙역학조사반에 관할 지역 역학조사 결과 보고
   라. 관할 지역 감염병의 발생 · 유행 사례 및 예방접종 후 이상반응의 발생 사례 수집, 분석 및 제공
   마. 시 · 군 · 구역학조사반에 대한 기술지도 및 평가
3. 시 · 군 · 구 역학조사반
   가. 관할 지역 역학조사 계획의 수립 및 시행
   나. 시 · 도역학조사반에 관할 지역 역학조사 결과 보고
   다. 관할 지역 감염병의 발생 · 유행 사례 및 예방접종 후 이상반응의 발생 사례 수집, 분석 및 제공

② 역학조사를 하는 역학조사반원은 보건복지부령으로 정하는 역학조사반원증을 지니고 관계인에게 보여 주어야 한다.

③ 질병관리청장, 시 · 도지사 또는 시장 · 군수 · 구청장은 역학조사반원에게 예산의 범위에서 역학조사 활동에 필요한 수당과 여비를 지급할 수 있다. <개정 2020.9.11.>

[시행규칙] **제16조(역학조사반원증)** 「감염병의 예방 및 관리에 관한 법률 시행령」(이하 "영"이라 한다) 제16조제2항에 따른 역학조사반원증은 별지 제6호서식과 같다.

【핵심요약】

1. 역학조사

1) 실시자 : 질병관리청장, 시 · 도지사 또는 시장 · 군수 · 구청장
 ※ 역학조사반을 설치하여 실시

2) 사유
 (1) 감염병이 발생하여 유행할 우려가 있거나, 감염병 여부가 불분명하나 발병원인을 조사할 필요가 있다고 인정하면 지체 없이 역학조사를 실시
 (2) 예방접종 후 이상반응 사례가 발생하면 그 원인을 밝히기 위하여 역학조사 실시

3) 역학조사 결과에 관한 정보 제공
 (1) 역학조사 결과에 관한 정보를 필요한 범위에서 해당 의료기관에 제공
 (2) 다만, 지역확산 방지 등을 위하여 필요한 경우 다른 의료기관에 제공

4) 누구든지 역학조사에서 하여서는 안 되는 행위
 (1) 정당한 사유 없이 역학조사를 거부 · 방해 또는 회피하는 행위
 (2) 거짓으로 진술하거나 거짓 자료를 제출하는 행위
 (3) 고의적으로 사실을 누락.은폐하는 행위

5) 대통령령으로 정하는 사항 : 역학조사의 내용과 시기 · 방법 및 역학조사반의 구성 · 임무 등에 관하여 필요한 사항

2. 역학조사의 내용

1) 감염병이 발생하여 유행할 우려가 있거나, 감염병 여부가 불분명하나 발병원인을 조사할 필요가 있다고 인정될 경우(법 제18조제1항)
 (1) 감염병환자 등의 인적 사항
 (2) 감염병환자 등의 발병일 및 발병 장소
 (3) 감염병의 감염원인 및 감염경로
 (4) 감염병환자 등에 관한 진료기록
 (5) 그 밖에 감염병의 원인 규명과 관련된 사항

2) 예방접종 후 이상반응 사례가 발생한 경우(법 제29조)
 (1) 예방접종 후 이상반응자의 인적 사항
 (2) 예방접종기관, 접종일시 및 접종내용
 (3) 예방접종 후 이상반응에 관한 진료기록

(4) 예방접종약에 관한 사항

(5) 그 밖에 예방접종 후 이상반응의 원인 규명과 관련된 사항

3. 역학조사의 시기

1) 질병관리청장이 역학조사를 하여야 하는 경우

(1) 둘 이상의 시 · 도에서 역학조사가 동시에 필요한 경우

(2) 감염병 발생 및 유행 여부 또는 예방접종 후 이상반응에 관한 조사가 긴급히 필요한 경우

(3) 시 · 도지사의 역학조사가 불충분하였거나 불가능하다고 판단되는 경우

2) 시 · 도지사 또는 시장 · 군수 · 구청장이 역학조사를 하여야 하는 경우

(1) 관할 지역에서 감염병이 발생하여 유행할 우려가 있는 경우

(2) 관할 지역 밖에서 감염병이 발생하여 유행할 우려가 있는 경우로서 그 감염병이 관할구역과 역학적 연관성이 있다고 의심되는 경우

(3) 관할 지역에서 예방접종 후 이상반응 사례가 발생하여 그 원인 규명을 위한 조사가 필요한 경우

4. 역학조사의 방법

- 시행령 제14조(역학조사의 방법) [별표 1의3] 참조

5. 역학조사반의 구성

1) 설치

(1) 질병관리청 : 중앙역학조사반

(2) 시 · 도 : 시 · 도역학조사반

(3) 시 · 군 · 구 : 시 · 군 · 구역학조사반

2) 반원 인원

(1) 중앙역학조사반 : 30명 이상

(2) 시 · 도역학조사반 및 시 · 군 · 구역학조사반 : 각각 10명 이내

(3) 각 역학조사반의 반장 : 방역관(법 제60조) 또는 역학조사관(법 제60조의2)

3) 임명 또는 위촉 : 역학조사반원은 다음 중 하나에 해당하는 사람 중에서 질병관리청장, 시 · 도지사 및 시장 · 군수 · 구청장이 각각 임명하거나 위촉

(1) 방역, 역학조사 또는 예방접종 업무를 담당하는 공무원

(2) 역학조사관 또는 수습역학조사관

(3) 공중보건의사

(4) 의료인

(5) 그 밖에 감염병 등과 관련된 분야의 전문가 등으로서 역학조사를 위해 필요하다고 인정하는 사람

4) 운영 방법

(1) 감염병 분야와 예방접종 후 이상반응 분야로 구분하여 운영

(2) 분야별 운영에 필요한 사항은 질병관리청장이 정함

6. 역학조사반의 임무

1) 중앙역학조사반

(1) 역학조사 계획의 수립, 시행 및 평가

(2) 역학조사의 실시 기준 및 방법의 개발

(3) 시 · 도역학조사반 및 시 · 군 · 구역학조사반에 대한 교육 · 훈련

(4) 감염병에 대한 역학적인 연구

(5) 감염병의 발생 · 유행 사례 및 예방접종 후 이상반응의 발생 사례 수집, 분석 및 제공

(6) 시 · 도역학조사반에 대한 기술지도 및 평가

2) 시 · 도 역학조사반

(1) 관할 지역 역학조사 계획의 수립, 시행 및 평가

(2) 관할 지역 역학조사의 세부 실시 기준 및 방법의 개발

(3) 중앙역학조사반에 관할 지역 역학조사 결과 보고

(4) 관할 지역 감염병의 발생 · 유행 사례 및 예방접종 후 이상반응의 발생 사례 수집, 분석 및 제공

(5) 시 · 군 · 구역학조사반에 대한 기술지도 및 평가

3) 시 · 군 · 구 역학조사반

(1) 관할 지역 역학조사 계획의 수립 및 시행

(2) 시 · 도역학조사반에 관할 지역 역학조사 결과 보고

(3) 관할 지역 감염병의 발생 · 유행 사례 및 예방접종 후 이상반응의 발생 사례 수집, 분석 및 제공

※ 역학조사를 하는 역학조사반원은 보건복지부령으로 정하는 역학조사반원증을 지니고 관계인에게 보여 주어야 함

※ 질병관리청장, 시 · 도지사 또는 시장 · 군수 · 구청장은 역학조사반원에게 예산의 범위에서 역학조사 활동에 필요한 수당과 여비 지급 가능

【예상문제】

1. 질병관리청장이 역학조사를 하여야 하는 경우는?

가. 둘 이상의 시 · 도에서 역학조사가 동시에 필요한 경우 나. 감염병 발생 및 유행 여부 또는 예방접종 후 이상반응에 관한 조사가 긴급히 필요한 경우 다. 시 · 도지사의 역학조사가 불충분하였거나 불가능하다고 판단되는 경우 라. 관할지역 밖의 감염병 유행이 관할구역과 역학적 연관성이 있다고 의심되는 경우

① 가, 나, 다 ② 가, 다 ③ 나, 라 ④ 라 ⑤ 가, 나, 다, 라

[답] ①

2. 역학조사반의 구성 및 운영에 관하여 바르지 않은 것은?

① 중앙역학조사반은 보건복지부에 둔다.

② 감염병이 발생하여 유행할 우려가 있다고 인정하면 지체 없이 역학조사를 하여야 한다.

③ 중앙역학조사반은 30명 이상, 시 · 도역학조사반 및 시 · 군 · 구역학조사반은 각각 10명 이내의 반원으로 구성한다.

④ 중앙역학조사반원은 질병관리청장이, 시 · 도역학조사반원은 시 · 도지사가 임명 또는 위촉한다.

⑤ 역학조사반은 감염병 분야와 예방접종 후 이상반응 분야로 구분하여 운영하되, 분야별 운영에 필요한 사항은 질병관리청장이 정한다.

[답] ①

3. 예방접종 후 이상반응에 관한 역학조사에 포함하여야 하는 사항이 아닌 것은?

① 예방접종기관, 접종일시 및 접종내용 ② 감염원인 및 경로

③ 예방접종 후 이상반응에 관한 진료기록 ④ 예방접종약에 관한 사항

⑤ 예방접종 후 이상반응의 원인 규명과 관련된 사항

[답] ②

제18조의2(역학조사의 요청) ① 「의료법」에 따른 의료인 또는 의료기관의 장은 감염병 또는 알 수 없는 원인으로 인한 질병이 발생하였거나 발생할 것이 우려되는 경우 질병관리청장 또는 시 · 도지사에게 제18조에 따른 역학조사를 실시할 것을 요청할 수 있다. <개정 2020. 8. 11.>

② 제1항에 따른 요청을 받은 질병관리청장 또는 시 · 도지사는 역학조사의 실시 여부 및 그 사유 등을 지체 없이 해당 의료인 또는 의료기관 개설자에게 통지하여야 한다. <개

정 2020. 8. 11.>

③ 제1항에 따른 역학조사 실시 요청 및 제2항에 따른 통지의 방법·절차 등 필요한 사항은 보건복지부령으로 정한다.

[본조신설 2015.7.6.]

[시행규칙] **제16조의2(역학조사의 요청 등)** ① 법 제18조의2제1항에 따라 역학조사의 실시를 요청하려는 의료인 또는 의료기관의 장은 별지 제6호의2서식을 작성하여 질병관리청장 또는 시·도지사에게 제출하여야 한다. <개정 2020.9.11.>

② 질병관리청장 또는 시·도지사는 제1항에 따른 요청을 접수하면, 역학조사를 실시하는 경우에는 역학조사 계획을 수립하여 요청자에게 서면으로 통보하고, 역학조사를 실시하지 아니하는 경우에는 그 사유를 명시하여 서면으로 통보하여야 한다. <개정 2020.9.11.> [본조신설 2016.1.7.]

【핵심요약】

역학조사의 요청

1) 요청권자 : 의료인 또는 의료기관의 장
2) 대상 : 질병관리청장 또는 시·도지사에게
3) 사유 : 감염병 또는 알 수 없는 원인으로 인한 질병이 발생하였거나 발생할 것이 우려되는 경우 역학조사(법 제18조)를 실시할 것을 요청할 수 있음
4) 통지 의무
   (1) 요청을 받은 질병관리청장 또는 시·도지사는 역학조사의 실시 여부 및 그 사유 등을 지체 없이 해당 의료인 또는 의료기관 개설자에게 통지하여야 함
   (2) 질병관리청장 또는 시·도지사는 요청을 접수하면, 역학조사를 실시하는 경우에는 역학조사 계획을 수립하여 요청자에게 서면으로 통보하고, 역학조사를 실시하지 아니하는 경우에는 그 사유를 명시하여 서면으로 통보하여야 함
5) 보건복지부령으로 정하는 사항 : 역학조사 실시 요청 및 통지의 방법·절차 등 필요한 사항

【예상문제】

1. 감염병 또는 알 수 없는 원인으로 인한 질병이 발생하였거나 발생할 것이 우려되는 경우 질병관리청장 또는 시·도지사에게 역학조사를 실시할 것을 요청할 수 있는 사람은?

   ① 보건소장　② 의사 또는 한의사　③ 시장·군수·구청장
   ④ 의료인 또는 의료기관의 장　⑤ 역학조사관

[답] ④

제18조의3(역학조사인력의 양성) ① 질병관리청장은 제60조의2에 따른 역학조사관 또는 수습역학조사관에 대하여 정기적으로 역학조사에 관한 교육·훈련을 실시할 수 있다. <개정 2023. 5. 19.>
② 제1항에 따른 대상별 교육·훈련 과정 및 그 밖에 필요한 사항은 보건복지부령으로 정한다
[본조신설 2015.7.6.]

[시행규칙] **제16조의3(역학조사인력 교육과정)** 법 제18조의3제1항에 따른 교육·훈련 과정의 세부기준은 별표3의2와 같다. <개정 2016.6.30.> [본조신설 2016.1.7.]

【핵심요약】

1. 역학조사인력의 양성
1) 양성권자 : 질병관리청장
2) 내용 : 제60조의2에 따른 역학조사관 또는 수습역학조사관에 대하여 정기적으로 역학조사에 관한 교육·훈련을 실시
3) 보건복지부령으로 정하는 사항 : 교육·훈련 과정 및 그 밖에 필요한 사항

2. 역학조사인력 교육과정
1) 대상 : 역학조사관 또는 수습역학조사관
2) 교육·훈련 내용
(1) 기본교육 : 역학조사관의 권한 및 책임, 감염병별 역학적 특성, 감염병 감시체계 등 역학조사 관련 기본과정
(2) 지속교육 : 역학조사 통계산출 및 자료분석, 역학조사 보고서 작성, 역학조사 방법론 등 역학조사 관련 심화과정
(3) 보수교육 : 감염병 관련 국내·외 현안, 최신 역학조사 사례 검토 등 역학조사 역량 유지 및 함양교육
(4) 그 밖의 교육 : 역학조사 실무역량 습득을 위해 필요하다고 인정되는 교육 및 훈련 등
(4) 그 밖에 질병관리청장이 정하는 사항

【예상문제】

1. 다음은 역학조사인력의 교육·훈련에 대한 설명이다. 올바르지 않은 것은?
① 질병관리청장은 정기적으로 역학조사에 관한 교육·훈련을 실시할 수 있다.

② 역학조사인력의 교육 · 훈련 과정 및 그 밖에 필요한 사항은 대통령령으로 정한다.

③ 지속교육 내용은 역학조사 통계산출 및 자료분석 등 역학조사 관련 심화과정이다.

④ 보수교육 내용은 감염병 관련 국내 · 외 현안 등 역학조사 역량 유지 및 함양교육이다.

⑤ 기본교육은 역학조사관의 권한 및 책임, 감염병별 역학적 특성, 감염병 감시체계 등 역학조사 관련 기본과정이다.

[답] ②

제18조의4(자료제출 요구 등) ① 질병관리청장은 제18조에 따른 역학조사 등을 효율적으로 시행하기 위하여 관계 중앙행정기관의 장, 대통령령으로 정하는 기관 · 단체 등에 대하여 역학조사에 필요한 자료제출을 요구할 수 있다. <개정 2020.8.11.>

② 질병관리청장 또는 시 · 도지사는 감염병과 관련하여 「재난 및 안전관리 기본법」 제38조제2항에 따른 주의 이상의 위기경보가 발령된 경우에는 제18조에 따른 역학조사를 효율적으로 시행하기 위하여 법인 · 단체 · 개인 등에 대하여 역학조사에 필요한 자료제출을 요구할 수 있다. <신설 2023. 5. 19.>

③ 질병관리청장은 제18조에 따른 역학조사를 실시하는 경우 필요에 따라 관계 중앙행정기관의 장에게 인력 파견 등 필요한 지원을 요청할 수 있다. <개정 2023. 5. 19.>

④ 제1항 및 제2항에 따른 자료제출 요구 및 제3항에 따른 지원 요청 등을 받은 자는 특별한 사정이 없으면 이에 따라야 한다. <개정 2023. 5. 19.>

⑤ 제1항 및 제2항에 따른 자료제출 요구 및 제3항에 따른 지원 요청 등의 범위와 방법 등에 관하여 필요한 사항은 대통령령으로 정한다. <개정 2023. 5. 19.>

[본조신설 2015.7.6.]

[시행령] **제16조의2(자료제출 요구 대상 기관 · 단체)** 법 제18조의4제1항에서 "대통령령으로 정하는 기관 · 단체"란 다음 각 호의 기관 · 단체를 말한다. <개정 2016.6.28.>

1. 의료기관
2. 「국민건강보험법」 제13조에 따른 국민건강보험공단
3. 「국민건강보험법」 제62조에 따른 건강보험심사평가원

[본조신설 2016.1.6.]

[시행령] **제16조의3(지원 요청 등의 범위)** 법 제18조의4제3항에 따라 질병관리청장은 관계 중앙행정기관의 장에게 역학조사를 실시하는 데 필요한 인력 파견 및 물자 지원, 역학조사 대상자 및 대상기관에 대한 관리, 감염원 및 감염경로 조사를 위한 검사 · 정보 분석 등의 지원을 요청할 수 있다. <개정 2023. 8. 18.> [본조신설 2016.1.6.]

【핵심요약】

1. 자료제출 요구

1) 요구권자 : 질병관리청장

2) 대상

(1) 관계 중앙행정기관의 장

(2) 대통령령으로 정하는 기관·단체

① 의료기관

② 국민건강보험공단

③ 건강보험심사평가원

※ 역학조사에 필요한 자료제출을 요구할 수 있음

※ 특별한 사정이 없으면 이에 따라야 함

3) 사유 : 역학조사(법 제18조) 등을 효율적으로 시행하기 위하여

2. 자료제출 요구

1) 요구권자 : 질병관리청장 또는 시·도지사

2) 대상 : 법인·단체·개인 등

※ 역학조사에 필요한 자료제출을 요구할 수 있음

※ 특별한 사정이 없으면 이에 따라야 함

3) 사유 : 주의 이상의 위기경보(「재난 및 안전관리 기본법」 제38조제2항)가 발령된 경우에는 역학조사를 효율적으로 시행하기 위하여

3. 지원 요청

1) 요청권자 : 질병관리청장

2) 대상 : 관계 중앙행정기관의 장

※ 인력 파견 등 필요한 지원을 요청할 수 있음

※ 특별한 사정이 없으면 이에 따라야 함

3) 사유 : 역학조사(법 제18조)를 실시하는 경우 필요에 따라

4) 지원 요청 등의 범위

(1) 역학조사를 실시하는 데 필요한 인력 파견 및 물자 지원

(2) 역학조사 대상자 및 대상 기관에 대한 관리

(3) 감염원 및 감염경로 조사를 위한 검사·정보 분석 등

4. 대통령령으로 정하는 사항

- 자료제출 요구 및 지원 요청 등의 범위와 방법 등에 관하여 필요한 사항

【예상문제】

1. 질병관리청장은 역학조사 등을 효율적으로 시행하기 위하여 대통령령으로 정하는 기관 · 단체 등에 대하여 역학조사에 필요한 자료제출을 요구할 수 있다. 여기서 대통령령으로 정하는 기관 · 단체로 모두 짝지어진 것은?
   ① 의료기관, 국민건강보험공단
   ② 의료기관, 건강보험심사평가원
   ③ 의료기관, 국민건강보험공단, 건강보험심사평가원
   ④ 국민건강보험공단, 건강보험심사평가원
   ⑤ 국민건강보험공단, 건강보험심사평가원, 국공립의료기관

[답] ③

제19조(건강진단) 성매개감염병의 예방을 위하여 종사자의 건강진단이 필요한 직업으로 보건복지부령으로 정하는 직업에 종사하는 사람과 성매개감염병에 감염되어 그 전염을 매개할 상당한 우려가 있다고 특별자치시장 · 특별자치도지사 또는 시장 · 군수 · 구청장이 인정한 사람은 보건복지부령으로 정하는 바에 따라 성매개감염병에 관한 건강진단을 받아야 한다. <개정 2023. 6. 13.>

【참조】

「성매개감염병 및 후천성면역결핍증 건강진단규칙」

제2조(정의) 이 규칙에서 "성매개감염병"이란 「감염병의 예방 및 관리에 관한 법률」 제2조제10호에 따른 성매개감염병으로서 매독, 임질, 연성하감, 클라미디아, 성기단순포진 및 첨규콘딜롬을 말한다. <개정 2011. 1. 3.>

【핵심요약】

성매개감염병에 관한 건강진단 대상

1) 성매개감염병의 예방을 위하여 종사자의 건강진단이 필요한 직업으로 보건복지부령으로 정하는 직업에 종사하는 사람
2) 성매개감염병에 감염되어 그 전염을 매개할 상당한 우려가 있다고 특별자치시장 · 특별자치도지사 또는 시장 · 군수 · 구청장이 인정한 사람
3) 성매개감염병 : 성매개감염병으로서 매독, 임질, 연성하감, 클라미디아, 성기단순포진 및 첨규콘딜롬

【예상문제】

1. 시장 · 군수 · 구청장이 성매개감염병에 감염되어 그 전염을 매개할 상당한 우려가 있다고 인정하여 보건복지부령이 정하는 직업에 종사하는 자로 하여금 받게 하는 건강진단 대상 감염병은?

① 장티푸스 ② 한센병 ③ 콜레라 ④ 매독 ⑤ 페스트

[답] ④

제20조(해부명령) ① 질병관리청장은 국민 건강에 중대한 위협을 미칠 우려가 있는 감염병으로 사망한 것으로 의심이 되어 시체를 해부(解剖)하지 아니하고는 감염병 여부의 진단과 사망의 원인규명을 할 수 없다고 인정하면 그 시체의 해부를 명할 수 있다. <개정 2020.8.11.>

② 제1항에 따라 해부를 하려면 미리 「장사 등에 관한 법률」 제2조제16호에 따른 연고자(같은 호 각 목에 규정된 선순위자가 없는 경우에는 그 다음 순위자를 말한다. 이하 "연고자"라 한다)의 동의를 받아야 한다. 다만, 소재불명 및 연락두절 등 미리 연고자의 동의를 받기 어려운 특별한 사정이 있고 해부가 늦어질 경우 감염병 예방과 국민 건강의 보호라는 목적을 달성하기 어렵다고 판단되는 경우에는 연고자의 동의를 받지 아니하고 해부를 명할 수 있다.

③ 질병관리청장은 감염병 전문의, 해부학, 병리학 또는 법의학을 전공한 사람을 해부를 담당하는 의사로 지정하여 해부를 하여야 한다. <개정 2020.8.11.>

④ 제3항에 따른 해부는 사망자가 걸린 것으로 의심되는 감염병의 종류별로 질병관리청장이 정하여 고시한 생물학적 안전 등급을 갖춘 시설에서 실시하여야 한다. <개정 2020.8.11.>

⑤ 제3항에 따른 해부를 담당하는 의사의 지정, 감염병 종류별로 갖추어야 할 시설의 기준, 해당 시체의 관리 등에 관하여 필요한 사항은 보건복지부령으로 정한다. <개정 2010.1.18.>

[시행규칙]**제17조(해부시설 기준 등)** ① 법 제20조제5항에 따라 감염병 종류별로 갖추어야 할 시설의 기준이란 크로이츠펠트-야콥병(CJD) 및 변종크로이츠펠트-야콥병(vCJD)의 경우 「유전자변형생물체의 국가간 이동 등에 관한 법률 시행령」 제23조제1항에 따른 안전관리등급 2등급에 해당하는 연구시설을 말한다.

② 법 제20조제5항에 따른 시체의 관리 방법은 다음 각 호와 같으며, 그 밖의 세부 사항은 질병관리청장이 정한다. <개정 2020.9.11.>

1. 시체의 이동이나 보관 시 시체 및 시체의 일부가 외부에 노출되지 않도록 밀봉할 것
2. 해부를 통해 외부로 배출된 시체의 체액으로 인한 오염에 주의할 것
3. 시체 취급 시 일회용 마스크, 가운, 장갑 등 개인보호장구를 착용할 것
4. 크로이츠펠트-야콥병(CJD) 및 변종크로이츠펠트-야콥병(vCJD)으로 사망한 시체의 장례 시 작

업장과 관계자의 안전을 확보할 것

【참조】

「장사 등에 관한 법률」

제2조(정의) 이 법에서 사용하는 용어의 뜻은 다음과 같다. <개정 2015.12.29.>

16. "연고자"란 사망한 자와 다음 각 목의 관계에 있던 자를 말하며, 연고자의 권리·의무는 다음 각 목의 순서로 행사한다. 다만, 순위가 같은 자녀 또는 직계비속이 2명 이상이면 최근친(最近親)의 연장자가 우선 순위를 갖는다.

가. 배우자 나. 자녀 다. 부모 라. 자녀 외의 직계비속 마. 부모 외의 직계존속
바. 형제·자매
사. 사망하기 전에 치료·보호 또는 관리하고 있었던 행정기관 또는 치료·보호기관의 장으로서 대통령령으로 정하는 사람
아. 가목부터 사목까지에 해당하지 아니하는 자로서 시체나 유골을 사실상 관리하는 자

【핵심요약】

1. 시체 해부명령

1) 명령권자 : 질병관리청장
2) 사유 : 국민 건강에 중대한 위협을 미칠 우려가 있는 감염병으로 사망한 것으로 의심이 되어 시체를 해부하지 아니하고는 감염병 여부의 진단과 사망의 원인규명을 할 수 없다고 인정한 경우
3) 연고자의 동의
(1) 해부를 하려면 미리 연고자의 동의를 받아야 함
(2) 연고자의 동의를 받지 아니하고 해부를 명할 수 있는 경우
① 소재불명 및 연락두절 등 미리 연고자의 동의를 받기 어려운 특별한 사정이 있고
② 해부가 늦어질 경우 감염병 예방과 국민 건강의 보호라는 목적을 달성하기 어렵다고 판단되는 경우
4) 해부를 담당하는 의사 : 감염병 전문의, 해부학, 병리학 또는 법의학을 전공한 사람
5) 보건복지부령으로 정하는 사항 : 해부를 담당하는 의사의 지정, 감염병 종류별로 갖추어야 할 시설의 기준, 해당 시체의 관리 등에 관하여 필요한 사항

2. 해부시설 기준

1) 감염병 종류별로 갖추어야 할 시설의 기준 : 크로이츠펠트-야콥병(CJD) 및 변종크로이츠펠트-야콥병(vCJD)의 경우 안전관리등급 2등급에 해당하는 연구시설
2) 시체의 관리 방법 : 세부 사항은 질병관리청장이 정함
(1) 시체의 이동이나 보관 시 시체 및 시체의 일부가 외부에 노출되지 않도록 밀봉할 것

(2) 해부를 통해 외부로 배출된 시체의 체액으로 인한 오염에 주의할 것
(3) 시체 취급 시 일회용 마스크, 가운, 장갑 등 개인보호장구를 착용할 것
(4) 크로이츠펠트-야콥병(CJD) 및 변종크로이츠펠트-야콥병(vCJD)으로 사망한 시체의 장례 시 작업장과 관계자의 안전을 확보할 것

【예상문제】

1. 질병관리청장이 국민 건강에 중대한 위협을 미칠 우려가 있는 감염병으로 사망한 것으로 의심이 되는 시체에 대해 명할 수 있는 조치는?
① 화장 ② 매장 ③ 소독 ④ 밀봉 ⑤ 시체해부

[답] ⑤

2. 질병관리청장이 해부를 담당하는 의사로 지정할 수 없는 자는?
① 감염병 전문의 ② 외과 전문의 ③ 해부학 전공자
④ 병리학 전공자 ⑤ 법의학 전공자

[답] ②

제20조의2(시신의 장사방법 등) ① 질병관리청장은 감염병환자등이 사망한 경우(사망 후 감염병병원체를 보유하였던 것으로 확인된 사람을 포함한다) 감염병의 차단과 확산 방지 등을 위하여 필요한 범위에서 그 시신의 장사방법 등을 제한할 수 있다. <개정 2020.8.11.>
② 질병관리청장은 제1항에 따른 제한을 하려는 경우 연고자에게 해당 조치의 필요성 및 구체적인 방법·절차 등을 미리 설명하여야 한다. <개정 2020.8.11.>
③ 질병관리청장은 화장시설의 설치·관리자에게 제1항에 따른 조치에 협조하여 줄 것을 요청할 수 있으며, 요청을 받은 화장시설의 설치·관리자는 이에 적극 협조하여야 한다. <개정 2020.8.11.>
④ 제1항에 따른 제한의 대상·방법·절차 등 필요한 사항은 보건복지부령으로 정한다.
[본조신설 2015.12.29.]

[시행규칙] **제17조의2(시신의 장사방법 제한 대상 등)** ① 법 제20조의2제1항에 따라 장사방법이 제한되는 시신은 질병관리청장이 정하여 공고하는 감염병과 관련된 감염병환자등(감염병병원체를 보유하였던 것으로 확인된 사람을 포함한다. 이하 이 조에서 같다)의 시신으로 한다. 이 경우 질병관리청장은 해당 감염병의 공고를 하기 전에 관계 기관·단체 및 전문가 등의 의견 또는 자료의 제출을 요청할 수 있다. <개정 2020.9.11.>
② 제1항에 따른 감염병환자등의 시신에 대한 장사방법은 「장사 등에 관한 법률」 제2조제2호에 따른 화장의 방법으로 한다. 다만, 질병관리청장이 해당 감염병환자등의 시신을 화장의 방법으로

장사하는 것이 현저히 곤란하다고 인정하는 경우에는 질병관리청장이 지정하는 다른 방법으로 처리할 수 있다. <개정 2020.9.11.>

③ 법 제20조의2제2항에 따른 장사방법 제한 및 절차 등에 대한 설명은 구술로 한다. 이 경우 장사의 제한방법 및 절차 등을 설명하는 관계 공무원은 그 권한을 표시하는 증표를 제시하여야 한다.

④ 제2항 및 제3항에서 정한 사항 외에 감염병환자등의 시신에 대한 장사방법 및 장사절차 등에 필요한 사항은 질병관리청장이 정하여 고시한다. <개정 2020.9.11.> [본조신설 2016.6.30.]

【핵심요약】

1. 시신의 장사방법 등

1) 제한자 : 질병관리청장

2) 사유 : 감염병환자 등이 사망한 경우(사망 후 감염병병원체를 보유하였던 것으로 확인된 사람 포함) 감염병의 차단과 확산 방지 등을 위하여

3) 조치 : 필요한 범위에서 그 시신의 장사방법 등을 제한할 수 있음

4) 설명의 의무

(1) 질병관리청장은 시신의 장사방법 등에 대한 제한을 하려는 경우 연고자에게 해당 조치의 필요성 및 구체적인 방법 · 절차 등을 미리 설명하여야 함

(2) 장사방법 제한 및 절차 등에 대한 설명은 구술로 함

※ 이 경우 장사의 제한방법 및 절차 등을 설명하는 관계 공무원은 그 권한을 표시하는 증표를 제시하여야 함

5) 협조의 의무 : 질병관리청장은 화장시설의 설치 · 관리자에게 조치에 협조하여 줄 것을 요청할 수 있으며, 요청을 받은 화장시설의 설치 · 관리자는 이에 적극 협조하여야 함

6) 보건복지부령으로 정하는 사항 : 시신의 장사방법 등에 대한 제한의 대상 · 방법 · 절차 등 필요한 사항

2. 시신의 장사방법 제한 대상 등

1) 장사방법이 제한되는 시신 : 질병관리청장이 정하여 공고하는 감염병과 관련된 감염병환자 등(감염병병원체를 보유하였던 것으로 확인된 사람 포함)의 시신

※ 이 경우 질병관리청장은 해당 감염병의 공고를 하기 전에 관계 기관 · 단체 및 전문가 등의 의견 또는 자료의 제출을 요청할 수 있음

2) 1)에 따른 감염병환자 등의 시신에 대한 장사방법 : 화장의 방법(「장사 등에 관한 법률」 제2조제2호)

※ 다만, 질병관리청장이 해당 감염병환자 등의 시신을 화장의 방법으로 장사하는 것

이 현저히 곤란하다고 인정하는 경우에는 질병관리청장이 지정하는 다른 방법으로 처리할 수 있음

3) 질병관리청장이 정하여 고시하는 사항 : 감염병환자 등의 시신에 대한 장사방법 및 장사절차 등에 필요한 사항

【예상문제】

1. 감염병환자 등이 사망한 경우 감염병의 차단과 확산 방지 등을 위하여 필요한 범위에서 그 시신의 장사방법 등을 제한할 수 있는 사람은?

① 질병관리청장　② 행정안전부장관　③ 보건소장

④ 시 · 도지사　⑤ 시장 · 군수 · 구청장

[답] ①

2. 질병관리청장이 정하여 공고하는 감염병과 관련된 감염병환자 등의 시신에 대한 장사 방법은?

① 매장　② 화장　③ 자연장　④ 개장　⑤ 봉안

[답] ②

제5장　고위험병원체

제21조(고위험병원체의 분리, 분양 · 이동신고) ① 감염병환자, 식품, 동식물, 그 밖의 환경 등으로부터 고위험병원체를 분리한 자는 지체 없이 고위험병원체의 명칭, 분리된 검체명, 분리 일자 등을 질병관리청장에게 신고하여야 한다. <개정 2020.8.11.>

② 고위험병원체를 분양 · 이동받으려는 자는 사전에 고위험병원체의 명칭, 분양 및 이동계획 등을 질병관리청장에게 신고하여야 한다. <신설 2020.8.11.>

③ 고위험병원체를 이동하려는 자는 사전에 고위험병원체의 명칭과 이동계획 등을 질병관리청장에게 신고하여야 한다. <신설 2019.12.3.>

④ 질병관리청장은 제1항부터 제3항까지의 신고를 받은 경우 그 내용을 검토하여 이 법에 적합하면 신고를 수리하여야 한다. <개정 2020.8.11.>

⑤ 질병관리청장은 제1항에 따라 고위험병원체의 분리신고를 받은 경우 현장조사를 실시할 수 있다. <개정 2020.8.11.>

⑥ 고위험병원체를 보유 · 관리하는 자는 매년 고위험병원체 보유현황에 대한 기록을 작성하여 질병관리청장에게 제출하여야 한다. <개정 2020.8.11.>

⑦ 제1항부터 제3항까지에 따른 신고 및 제6항에 따른 기록 작성 · 제출의 방법 및 절차

등에 관하여 필요한 사항은 보건복지부령으로 정한다. <개정 2020.3.4.>
[제목개정 2019.12.3.]

[시행규칙] **제18조(고위험병원체 분리, 분양·이동 및 이동 신고 등)** ① 법 제21조제1항에 따라 고위험병원체의 분리신고를 하려는 자는 별지 제7호서식의 고위험병원체 분리신고서(전자문서로 된 신고서를 포함한다)에 별지 제7호의2서식의 고위험병원체 분리경위서를 첨부하여 질병관리청장에게 제출하여야 한다. <개정 2020.9.11.>

② 제1항에 따라 신고를 받은 질병관리청장은 신고서를 제출받은 날부터 10일 이내에 신고수리 여부를 통지해야 한다. 이 경우 신고를 수리하는 때에는 별지 제7호의3서식의 고위험병원체 분리신고 확인서를 신고자에게 발급해야 한다. <개정 2020.9.11.>

③ 법 제21조제2항에 따라 고위험병원체를 분양·이동받으려는 자는 별지 제7호의4서식의 고위험병원체 분양·이동신고서(전자문서로 된 신고서를 포함한다)에 다음 각 호의 서류(전자문서를 포함한다)를 첨부하여 질병관리청장에게 제출해야 한다. <개정 2022. 4. 20.>

1. 고위험병원체 분양계약서 또는 주문서
2. 분양·이동받으려는 고위험병원체의 사용계획서
3. 법 제23조제1항에 따른 고위험병원체 취급시설의 허가서·신고확인서 또는 사용계약서
4. 분양·이동받으려는 고위험병원체의 운반계획서(운반경로, 운반수단 및 운반자에 관한 사항이 포함되어야 한다)
5. 이동대행계약서(대행기관이 고위험병원체의 이동을 대행하는 경우만 해당한다)
6. 고위험병원체를 취급하는 사람의 성명·학력 및 경력이 기재된 서류

④ 제3항에 따라 신고를 받은 질병관리청장은 신고서를 제출받은 날부터 10일 이내에 신고수리 여부를 통지해야 한다. 이 경우 신고를 수리하는 때에는 별지 제7호의5서식의 고위험병원체 분양·이동신고 확인서를 신고자에게 발급해야 한다. <신설 2020.9.11.>

⑤ 법 제21조제3항에 따라 고위험병원체의 이동신고를 하려는 자는 별지 제8호서식의 고위험병원체 이동신고서(전자문서로 된 신고서를 포함한다)에 다음 각 호의 서류를 첨부하여 질병관리청장에게 제출해야 한다. <개정 2020.9.11.>

1. 이동하는 고위험병원체의 사용계획서
2. 이동하는 고위험병원체의 운반계획서(운반경로, 운반수단 및 운반자에 관한 사항을 포함하여야 한다)
3. 이동대행계약서(대행기관이 고위험병원체의 이동을 대행하는 경우만 해당한다)

⑥ 제5항에 따라 신고를 받은 질병관리청장은 신고서를 제출받은 날부터 10일 이내에 신고수리 여부를 통지해야 한다. 이 경우 신고를 수리하는 때에는 별지 제8호의2서식의 고위험병원체 이동신고 확인서를 신고자에게 발급해야 한다. <신설 2020.9.11.>

⑦ 법 제21조제6항에 따라 고위험병원체를 보유·관리하는 자는 별지 제8호의3서식의 고위험병원체 보유현황보고서(전자문서로 된 보고서를 포함한다)를 작성하여 매년 1월 31일까지 질병관리청장

에게 제출해야 한다. <개정 2020.6.4.> [제목개정 2020.6.4.]

【핵심요약】

고위험병원체의 분리, 분양 · 이동 및 이동신고

1) 고위험병원체를 분리한 자

(1) 신고 의무자 : 감염병환자, 식품, 동식물, 그 밖의 환경 등으로부터 고위험병원체를 분리한 자

(2) 신고 내용(지체 없이)

① 고위험병원체의 명칭 ② 분리된 검체명 ③ 분리 일자 등

(3) 신고 대상 : 질병관리청장

2) 고위험병원체를 분양 · 이동받으려는 자 : 사전에 고위험병원체의 명칭, 분양 및 이동 계획 등을 보건복지부장관에게 신고하여야 함

3) 고위험병원체를 이동하려는 자 : 사전에 고위험병원체의 명칭과 이동계획 등을 보건복지부장관에게 신고하여야 함

4) 신고 수리 : 보건복지부장관은 신고를 받은 경우 그 내용을 검토하여 이 법에 적합하면 신고를 수리하여야 함

※ 신고를 받은 질병관리청장은 신고서를 제출받은 날부터 10일 이내에 신고수리 여부를 통지해야 함

5) 현장조사 : 질병관리청장은 고위험병원체의 분리신고를 받은 경우 현장조사를 실시할 수 있음

6) 고위험병원체를 보유 · 관리하는 자 : 매년 고위험병원체 보유현황에 대한 기록을 작성하여 질병관리청장에게 제출하여야 함

※ 고위험병원체 보유현황보고서를 작성하여 매년 1월 31일까지 질병관리청장에게 제출해야 함

7) 보건복지부령으로 정하는 사항 : 신고 및 기록 작성 · 제출의 방법 및 절차 등에 관하여 필요한 사항

【예상문제】

1. 고위험병원체를 분리한 경우 누구에게 신고하여야 하는가?

① 식품의약품안전처장 ② 질병관리청장 ③ 시 · 도지사
④ 시장 · 군수 · 구청장 ⑤ 보건소장

[답] ②

제22조(고위험병원체의 반입 허가 등) ① 감염병의 진단 및 학술 연구 등을 목적으로 고위험병원체를 국내로 반입하려는 자는 다음 각 호의 요건을 갖추어 질병관리청장의 허가를 받아야 한다. <개정 2021.10.19.>

1. 제23조제1항에 따른 고위험병원체 취급시설을 설치·운영하거나 고위험병원체 취급시설을 설치·운영하고 있는 자와 고위험병원체 취급시설을 사용하는 계약을 체결할 것
2. 고위험병원체의 안전한 수송 및 비상조치 계획을 수립할 것
3. 보건복지부령으로 정하는 요건을 갖춘 고위험병원체 전담관리자를 둘 것

② 제1항에 따라 허가받은 사항을 변경하려는 자는 질병관리청장의 허가를 받아야 한다. 다만, 대통령령으로 정하는 경미한 사항을 변경하려는 경우에는 질병관리청장에게 신고하여야 한다. <개정 2020.8.11.>

③ 제1항에 따라 고위험병원체의 반입 허가를 받은 자가 해당 고위험병원체를 인수하여 이동하려면 대통령령으로 정하는 바에 따라 그 인수 장소를 지정하고 제21조제1항에 따라 이동계획을 질병관리청장에게 미리 신고하여야 한다. 이 경우 질병관리청장은 그 내용을 검토하여 이 법에 적합하면 신고를 수리하여야 한다. <개정 2020.8.11.>

④ 질병관리청장은 제1항에 따라 허가를 받은 자가 다음 각 호의 어느 하나에 해당하는 경우에는 그 허가를 취소할 수 있다. 다만, 제1호 또는 제2호에 해당하는 경우에는 그 허가를 취소하여야 한다. <신설 2021.10.19.>

1. 속임수나 그 밖의 부정한 방법으로 허가를 받은 경우
2. 허가를 받은 날부터 1년 이내에 제3항에 따른 인수 신고를 하지 않은 경우
3. 제1항의 요건을 충족하지 못하는 경우

⑤ 제1항부터 제4항까지의 규정에 따른 허가, 신고 또는 허가 취소의 방법과 절차 등에 관하여 필요한 사항은 보건복지부령으로 정한다. <개정 2021.10.19.>

[시행일: 2022. 4. 20.] 제22조

[시행령] **제18조(고위험병원체의 반입 허가 변경신고 사항)** 법 제22조제2항 단서에서 "대통령령으로 정하는 경미한 사항"이란 다음 각 호의 사항을 말한다. <개정 2020. 6. 2.>

1. 고위험병원체의 반입 허가를 받은 자(자연인인 경우로 한정한다)의 성명·주소 및 연락처
2. 고위험병원체의 반입 허가를 받은 자(법인인 경우로 한정한다)의 명칭·주소 및 연락처와 그 대표자의 성명 및 연락처
3. 고위험병원체 전담관리자의 성명·직위 및 연락처

[시행령] **제19조(고위험병원체 인수 장소 지정)** 법 제22조제3항에 따라 고위험병원체를 인수하여 이동하려는 자는 질병관리청장이 정하는 장소 중에서 인수 장소를 지정하여야 한다. <개정 2020.9.11.>

[시행규칙] **제19조(고위험병원체 반입 허가 신청 등)** ① 법 법 제22조제1항에 따라 고위험병원체의 반입 허가를 받으려는 자는 별지 제9호서식의 고위험병원체 반입허가신청서(전자문서로 된 신청서를 포함한다)에 다음 각 호의 서류를 첨부하여 질병관리청장에게 제출해야 한다. <개정 2022. 4. 20.>

1. 반입계약서(반입을 대행하는 경우에는 반입대행계약서를 말한다) 또는 주문서
2. 반입하려는 고위험병원체 사용계획서
3. 운반경로 · 운반수단 및 운반업자가 기록된 운반계약서 또는 자가 운반계획서
4. 법 제23조제1항에 따른 고위험병원체 취급시설 허가서 · 신고확인서 또는 사용계약서
5. 고위험병원체를 취급하는 사람의 성명 · 학력 및 경력이 기재된 서류

② 제1항에 따라 신청을 받은 질병관리청장이 그 허가를 하는 경우에는 별지 제10호서식의 고위험병원체 반입허가서를 해당 신청자에게 발급하여야 한다. <개정 2020.9.11.>

③ 법 제22조제2항 본문에 따라 변경 허가를 받으려는 자는 별지 제11호서식의 고위험병원체 반입 허가 변경신청서(전자문서로 된 신청서를 포함한다)에 다음 각 호의 서류를 첨부하여 질병관리청장에게 제출하여야 한다. <개정 2020. 9. 11.>

1. 반입허가서 또는 조건부 반입허가서 사본
2. 변경 내용을 증명하는 서류

④ 제3항에 따라 신청을 받은 질병관리청장이 그 변경 허가를 하는 경우에는 변경 허가 사항을 반영한 고위험병원체 반입허가서를 해당 신청자에게 재발급하여야 한다. <개정 2020.9.11.>

⑤ 법 제22조제2항 단서에 따라 변경신고를 하려는 자는 별지 제11호서식의 고위험병원체 반입허가 변경신청서에 제3항 각 호의 서류를 첨부하여 질병관리청장에게 제출하어아 한다. <개정 2020.9.11.>

[시행규칙] **제19조의2(고위험병원체 전담관리자의 요건)** 법 제22조제1항제3호에서 "보건복지부령으로 정하는 요건을 갖춘 고위험병원체 전담관리자"란 다음 각 호의 요건을 모두 갖춘 사람을 말한다. <개정 2022. 4. 20.>

1. 법 제23조의4제1항 각 호의 어느 하나에 해당할 것
2. 제20조의10제2항에 따른 교육을 이수했을 것

[시행규칙] **제20조(고위험병원체 인수신고)** ① 법 제22조제3항 전단에 따라 고위험병원체를 인수하여 이동하려는 자는 별지 제12호서식의 고위험병원체 인수신고서(전자문서로 된 신고서를 포함한다)에 다음 각 호의 서류를 첨부하여 질병관리청장에게 제출하여야 한다. <개정 2020.9.11.>

1. 인수하려는 병원체별 상세 정보 및 사용 목적
2. 대행기관이 고위험병원체의 인수를 대행하는 경우 다음 각 목의 서류
   가. 인수대행계약서
   나. 운반경로 · 운반수단 · 운반업자 및 보관정보가 기록된 운반계약서 또는 운반계획서

② 제1항에 따라 신고를 받은 질병관리청장은 신고서를 제출받은 날부터 10일 이내에 신고수리 여부를 통지해야 한다. 이 경우 신고를 수리하는 때에는 별지 제13호서식의 고위험병원체 인수신고 확인서를 신고자에게 발급해야 한다. <개정 2020.9.11.>

【핵심요약】

1. 고위험병원체의 반입 허가

1) 허가를 받아야 하는 자 : 감염병의 진단 및 학술 연구 등을 목적으로 고위험병원체를 국내로 반입하려는 자

2) 허가권자 : 질병관리청장

3) 허가 요건

(1) 고위험병원체 취급시설을 설치·운영하거나 고위험병원체 취급시설을 설치·운영하고 있는 자와 고위험병원체 취급시설을 사용하는 계약을 체결할 것

(2) 고위험병원체의 안전한 수송 및 비상조치 계획을 수립할 것

(3) 보건복지부령으로 정하는 요건을 갖춘 고위험병원체 전담관리자를 둘 것

① 법 제23조의4제1항 각 호의 어느하나에 해당할 것

② 시행규칙 제20조의9제2항에 따른 교육을 이수했을 것

2. 허가받은 사항의 변경

1) 질병관리청장의 허가

2) 대통령령으로 정하는 경미한 사항을 변경하려는 경우 : 질병관리청장에게 신고

※ 대통령령으로 정하는 경미한 사항

① 고위험병원체의 반입 허가를 받은 자(자연인인 경우로 한정)의 성명·주소 및 연락처

② 고위험병원체의 반입 허가를 받은 자(법인인 경우로 한정)의 명칭·주소 및 연락처와 그 대표자의 성명 및 연락처

③ 고위험병원체 전담관리자의 성명·직위 및 연락처

3. 고위험병원체의 인수 및 이동

1) 사유 : 고위험병원체의 반입 허가를 받은 자가 해당 고위험병원체를 인수하여 이동할 경우

2) 조치

(1) 대통령령으로 정하는 바에 따라 그 인수 장소를 지정(질병관리청장이 정하는 장소)

(2) 이동계획을 질병관리청장에게 미리 신고

(3) 이 경우 질병관리청장은 그 내용을 검토하여 이 법에 적합하면 신고를 수리하여야 함

4. 고위험병원체의 반입 허가 취소

1) 속임수나 그 밖의 부정한 방법으로 허가를 받은 경우

2) 허가를 받은 날부터 1년 이내에 인수신고를 하지 않은 경우

3) 반입 허가 요건을 충족하지 못하는 경우

【예상문제】

1. 고위험병원체의 반입 허가를 받으려는 자가 갖추어야 할 요건은?

> 가. 고위험병원체 취급시설을 설치·운영하거나 시설을 사용하는 계약을 할 것
> 나. 고위험병원체의 안전한 수송 및 비상조치 계획을 수립할 것
> 다. 보건복지부령으로 정하는 요건을 갖춘 고위험병원체 전담관리자를 둘 것
> 라. 고위험병원체의 이용 계획을 수립할 것

① 가, 나, 다　② 가, 다　③ 나, 라　④ 라　⑤ 가, 나, 다, 라

[답] ①

제23조(고위험병원체의 안전관리 등) ① 고위험병원체를 검사, 보유, 관리 및 이동하려는 자는 그 검사, 보유, 관리 및 이동에 필요한 시설(이하 "고위험병원체 취급시설"이라 한다)을 설치·운영하거나 고위험병원체 취급시설을 설치·운영하고 있는 자와 고위험병원체 취급시설을 사용하는 계약을 체결하여야 한다. <개정 2021.10.19.>

② 고위험병원체 취급시설을 설치·운영하려는 자는 고위험병원체 취급시설의 안전관리 등급별로 질병관리청장의 허가를 받거나 질병관리청장에게 신고하여야 한다. 이 경우 고위험병원체 취급시설을 설치·운영하려는 자가 둘 이상인 경우에는 공동으로 허가를 받거나 신고하여야 한다. <개정 2021.10.19.>

③ 제2항에 따라 허가를 받은 자는 허가받은 사항을 변경하려면 변경허가를 받아야 한다. 다만, 대통령령으로 정하는 경미한 사항을 변경하려면 변경신고를 하여야 한다.

④ 제2항에 따라 신고한 자는 신고한 사항을 변경하려면 변경신고를 하여야 한다.

⑤ 제2항에 따라 허가를 받거나 신고한 자는 고위험병원체 취급시설을 폐쇄하는 경우 그 내용을 질병관리청장에게 신고하여야 한다. <개정 2020.8.11.>

⑥ 질병관리청장은 제2항, 제4항 및 제5항에 따른 신고를 받은 경우 그 내용을 검토하여 이 법에 적합하면 신고를 수리하여야 한다. <개정 2020.8.11.>

⑦ 제2항에 따라 허가를 받거나 신고한 자는 고위험병원체 취급시설의 안전관리 등급에 따라 대통령령으로 정하는 안전관리 준수사항을 지켜야 한다.

⑧ 질병관리청장은 고위험병원체를 검사, 보유, 관리 및 이동하는 자가 제7항에 따른 안전관리 준수사항 및 제9항에 따른 허가 및 신고 기준을 지키고 있는지 여부 등을 점검할 수 있다. <개정 2020.8.11.>

⑨ 제1항부터 제5항까지의 규정에 따른 고위험병원체 취급시설의 안전관리 등급, 설치·

운영 허가 및 신고의 기준과 절차, 폐쇄 신고의 기준과 절차 등에 필요한 사항은 대통령령으로 정한다.
[전문개정 2020.3.4.]

[시행령] **제19조의2(고위험병원체 취급시설의 설치·운영 허가 및 신고)** ① 법 제23조제1항에 따른 고위험병원체 취급시설(이하 "고위험병원체 취급시설"이라 한다)의 안전관리 등급의 분류와 허가 또는 신고의 대상이 되는 고위험병원체 취급시설은 별표 1의4와 같다. <개정 2020.6.2.>

② 질병관리청장은 고위험병원체 취급시설의 안전관리 등급별로 다음 각 호의 사항에 대한 설치·운영의 허가 및 신고수리 기준을 정하여 고시하여야 한다. <개정 2020.9.11.>

1. 고위험병원체 취급시설의 종류
2. 고위험병원체의 검사·보유·관리 및 이동에 필요한 설비·인력 및 안전관리
3. 고위험병원체의 검사·보유·관리 및 이동의 과정에서 인체에 대한 위해(危害)가 발생하는 것을 방지할 수 있는 시설(이하 "인체 위해방지시설"이라 한다)의 설비·인력 및 안전관리

③ 법 제23조제2항 및 별표 1의4에 따라 허가대상이 되는 고위험병원체 취급시설을 설치·운영하려는 자는 보건복지부령으로 정하는 허가신청서에 다음 각 호의 서류를 첨부하여 질병관리청장에게 제출하여야 한다. <개정 2020. 9. 11.>

1. 고위험병원체 취급시설의 설계도서 또는 그 사본
2. 고위험병원체 취급시설의 범위와 그 소유 또는 사용에 관한 권리를 증명하는 서류
3. 인체 위해방지시설의 기본설계도서 또는 그 사본
4. 제2항에 따른 허가기준을 갖추었음을 증명하는 서류

④ 질병관리청장은 제3항에 따른 허가신청서를 제출받은 날부터 60일 이내에 허가 여부를 신청인에게 통지하여야 한다. 이 경우 허가를 하는 때에는 보건복지부령으로 정하는 고위험병원체 취급시설 설치·운영허가서를 발급하여야 한다. <개정 2020.9.11.>

⑤ 법 제23조제2항 및 별표 1의4에 따라 신고대상이 되는 고위험병원체 취급시설을 설치·운영하려는 자는 보건복지부령으로 정하는 신고서에 다음 각 호의 서류를 첨부하여 질병관리청장에게 제출하여야 한다. <개정 2020.9.11.>

1. 제2항에 따른 신고수리 기준을 갖추었음을 증명하는 서류
2. 제3항제1호부터 제3호까지의 서류

⑥ 질병관리청장은 제5항에 따른 신고서를 제출받은 날부터 60일 이내에 신고수리 여부를 신고인에게 통지하여야 한다. 이 경우 신고수리를 하는 때에는 보건복지부령으로 정하는 고위험병원체 취급시설 설치·운영 신고확인서를 발급하여야 한다. <개정 2020.9.11.>

[본조신설 2018.6.12.]

[시행령] **제19조의3(고위험병원체 취급시설 변경허가 등)** ① 법 제23조제3항 본문에 따라 변경허가를 받으려는 자는 보건복지부령으로 정하는 변경허가신청서에 허가사항의 변경사유와 변경내용을 증

명하는 서류를 첨부하여 질병관리청장에게 제출하여야 한다. <개정 2020.9.11.>

② 질병관리청장은 제1항에 따른 변경허가신청서를 제출받은 날부터 60일 이내에 변경허가 여부를 신청인에게 통지하여야 한다. 이 경우 변경허가를 하는 때에는 보건복지부령으로 정하는 변경허가서를 발급하여야 한다. <개정 2020.9.11.>

③ 법 제23조제3항 단서에서 "대통령령으로 정하는 경미한 사항"이란 다음 각 호의 어느 하나에 해당하는 사항을 말한다.

1. 고위험병원체 취급시설을 설치ㆍ운영하는 자(자연인인 경우로 한정한다)의 성명ㆍ주소 및 연락처
2. 고위험병원체 취급시설을 설치ㆍ운영하는 자(법인인 경우로 한정한다)의 명칭ㆍ주소 및 연락처와 그 대표자의 성명ㆍ연락처
3. 제19조의6제1항제1호에 따른 고위험병원체 취급시설의 설치ㆍ운영 책임자, 고위험병원체의 전담관리자 및 생물안전관리책임자의 성명ㆍ연락처

④ 법 제23조제3항 단서에 따라 변경신고를 하려는 자는 보건복지부령으로 정하는 허가사항 변경신고서를 질병관리청장에게 제출하여야 한다. <개정 2020.9.11.>

⑤ 질병관리청장은 제4항에 따른 허가사항 변경신고서를 제출받은 때에는 보건복지부령으로 정하는 변경신고확인서를 발급하여야 한다. <개정 2020.9.11.>

[본조신설 2018.6.12.]

[시행령] **제19조의4(고위험병원체 취급시설 변경신고)** ① 법 제23조제4항에 따라 변경신고를 하려는 자는 보건복지부령으로 정하는 변경신고서를 질병관리청장에게 제출하여야 한다. <개정 2020.9.11.>

② 질병관리청장은 제1항에 따른 변경신고서를 제출받은 날부터 60일 이내에 신고수리 여부를 신고인에게 통지해야 한다. 이 경우 신고를 수리하는 때에는 보건복지부령으로 정하는 변경신고확인서를 발급해야 한다. <개정 2020.9.11.>

[본조신설 2018.6.12.]

[시행령] **제19조의5(고위험병원체 취급시설의 폐쇄신고 등)** ① 법 제23조제5항에 따라 고위험병원체 취급시설의 폐쇄신고를 하려는 자는 보건복지부령으로 정하는 폐쇄신고서에 고위험병원체의 폐기처리를 증명하는 서류를 첨부하여 질병관리청장에게 제출하여야 한다. <개정 2020.9.11.>

② 질병관리청장은 제1항에 따른 폐쇄신고서를 제출받은 날부터 10일 이내에 신고수리 여부를 신고인에게 통지하여야 한다. 이 경우 신고를 수리하는 때에는 보건복지부령으로 정하는 폐쇄신고확인서를 발급하여야 한다. <개정 2020.9.11.>

③ 법 제23조제5항에 따라 고위험병원체 취급시설을 폐쇄하는 경우 고위험병원체 취급시설의 소독과 고위험병원체에 대한 폐기처리 등 고위험병원체 취급시설의 폐쇄방법과 절차 등은 질병관리청장이 정하여 고시한다. <개정 2020.9.11.>

[본조신설 2018.6.12.]

[시행령] **제19조의6(고위험병원체 취급시설 설치ㆍ운영의 안전관리 준수사항)** ① 법 제23조제7항에서 "대통령령으로 정하는 안전관리 준수사항"이란 다음 각 호의 사항을 말한다. <개정 2020.6.2.>

1. 고위험병원체 취급시설의 설치 · 운영 책임자, 고위험병원체의 전담관리자 및 생물안전관리책임자를 둘 것
2. 고위험병원체의 검사 · 보유 · 관리 및 이동과 관련된 안전관리에 대한 사항을 심의하기 위하여 고위험병원체 취급시설에 외부전문가, 생물안전관리책임자 등으로 구성되는 심의기구를 설치 · 운영할 것
3. 고위험병원체는 보존 단위용기에 고위험병원체의 이름, 관리번호 등 식별번호, 제조일 등 관련 정보를 표기하여 보안 잠금장치가 있는 별도의 보존상자 또는 보존장비에 보존할 것
4. 고위험병원체의 취급구역 및 보존구역에 대한 출입제한 및 고위험병원체의 취급을 확인할 수 있는 보안시스템을 운영할 것
5. 고위험병원체를 불활성화(폐기하지 아니하면서 영구적으로 생존하지 못하게 하는 처리를 말한다)하여 이용하려는 경우에는 제2호에 따른 심의기구의 심의를 거칠 것
6. 제19조의2제2항에 따른 허가 및 신고수리 기준을 준수할 것

② 제1항에서 규정한 사항 외에 안전관리 세부사항 및 제1항제2호에 따른 심의기구의 구성 · 운영 등의 사항은 질병관리청장이 정하여 고시한다. <개정 2020.9.11.>

[본조신설 2018.6.12.]

[시행령] **제19조의7(고위험병원체 취급시설 허가 및 신고사항의 자료보완)** 질병관리청장은 제19조의2에 따른 고위험병원체 취급시설 설치 · 운영 허가 또는 신고, 제19조의3에 따른 고위험병원체 취급시설 설치 · 운영 허가사항의 변경허가 및 변경신고, 제19조의4에 따른 고위험병원체 취급시설의 변경신고 및 제19조의5에 따른 고위험병원체 취급시설의 폐쇄신고를 위하여 제출된 자료의 보완이 필요하다고 판단하는 경우 30일 이내의 기간을 정하여 필요한 자료를 제출하게 할 수 있다. 이 경우 보완에 걸리는 기간은 제19조의2제4항 · 제6항, 제19조의3제2항 및 제19조의5제2항에 따른 결정기간에 산입하지 아니한다. <개정 2020.9.11.>

[본조신설 2018.6.12.]

[시행령] **제19조의8(생물테러감염병병원체의 보유에 대한 사후 허가 사항)** 법 제23조의3제1항 단서에서 "대통령령으로 정하는 부득이한 사정"이란 같은 항 본문에 따른 생물테러감염병병원체(이하 "생물테러감염병병원체"라 한다)를 분리할 의도가 없는 경우로서 다음 각 호의 어느 하나에 해당하는 경우를 말한다.

1. 감염병환자등의 질병진단과정에서 생물테러감염병병원체가 분리되어 보유하는 경우
2. 동물 또는 식물의 질병진단과정에서 생물테러감염병병원체가 분리되어 보유하는 경우
3. 식품 또는 토양 등 환경검체로부터 생물테러감염병병원체가 분리되어 보유하는 경우

[본조신설 2020. 6. 2.]

[시행령] **제19조의9(생물테러감염병병원체 보유허가의 변경신고 사항)** 법 제23조의3제3항 단서에서 "대통령령으로 정하는 경미한 사항"이란 다음 각 호의 사항을 말한다.

1. 생물테러감염병병원체의 보유허가를 받은 자(자연인인 경우로 한정한다)의 성명 · 주소 및 연락처
2. 생물테러감염병병원체의 보유허가를 받은 자(법인인 경우로 한정한다)의 명칭 · 주소 및 연락처

와 그 대표자의 성명 및 연락처

3. 고위험병원체 전담관리자의 성명 · 직위 및 연락처

[본조신설 2020.6.2.]

[시행규칙] **제20조의2(고위험병원체 취급시설의 설치 · 운영 허가 및 신고 등의 서식)** ① 영 제19조의2제3항 각 호 외의 부분에 따른 허가신청서는 별지 제14호서식과 같다.

② 영 제19조의2제4항 후단에 따른 고위험병원체 취급시설 설치 · 운영허가서는 별지 제15호서식과 같다.

③ 영 제19조의2제5항 각 호 외의 부분에 따른 신고서는 별지 제14호서식과 같다.

④ 영 제19조의2제6항 후단에 따른 고위험병원체 취급시설 설치 · 운영 신고확인서는 별지 제15호서식과 같다.

[본조신설 2018.6.12.]

[시행규칙] **제20조의3(고위험병원체 취급시설 허가사항의 변경 등의 서식)** ① 영 제19조의3제1항에 따른 변경허가신청서는 별지 제15호의2서식과 같다.

② 영 제19조의3제2항 후단에 따른 변경허가서는 별지 제15호서식과 같다.

③ 영 제19조의3제4항에 따른 허가사항 변경신고서는 별지 제15호의2서식과 같다.

④ 영 제19조의3제5항에 따른 변경신고확인서는 별지 제15호서식과 같다.

[본조신설 2018.6.12.]

[시행규칙] **제20조의4(고위험병원체 취급시설 신고사항의 변경 등의 서식)** ① 영 제19조의4제1항에 따른 변경신고서는 별지 제15호의2서식과 같다.

② 영 제19조의4제2항에 따른 변경신고확인서는 별지 제15호서식과 같다.

[본조신설 2018.6.12.]

[시행규칙] **제20조의5(고위험병원체 취급시설의 폐쇄신고 등의 서식)** ① 영 제19조의5제1항에 따른 폐쇄신고서는 별지 제15호의3서식과 같다.

② 영 제19조의5제2항 후단에 따른 폐쇄신고확인서는 별지 제15호의4서식과 같다.

[본조신설 2018.6.12.]

[시행규칙] **제20조의6(고위험병원체의 폐기)** ① 법 제23조의2제2항에 따라 고위험병원체 취급시설 설치 · 운영 허가가 취소되거나 고위험병원체 취급시설의 폐쇄명령을 받은 자는 질병관리청 소속 공무원의 참관 하에 보유하고 있는 고위험병원체를 폐기해야 한다.

② 제1항에 따라 고위험병원체를 폐기한 경우에는 다음 각 호의 사항이 포함된 폐기 결과를 폐기한 날부터 10일 이내에 질병관리청장에게 보고해야 한다.

1. 고위험병원체 정보
2. 고위험병원체 폐기 과정
3. 고위험병원체 폐기 결과[생물학적 표지자 테스트(Biological Indicator test, BI test: 모든 미생물의 생존 여부를 확인함으로써 멸균을 확인하는 실험) 또는 배양실험 결과를 말한다]

③ 법 제23조의2제3항에 따라 질병관리청장이 고위험병원체를 직접 폐기하는 경우에는 폐기한 날부

터 10일 이내에 해당 고위험병원체 취급시설 설치·운영 허가가 취소되거나 고위험병원체 취급시설의 폐쇄명령을 받은 자에게 고위험병원체 폐기 사실을 통보해야 한다.
[본조신설 2022. 4. 20.] [종전 제20조의6은 제20조의7로 이동 <2022. 4. 20.>]

【핵심요약】

1. 고위험병원체의 안전관리 등

1) 고위험병원체 취급시설의 설치·운영 : 고위험병원체를 검사, 보유, 관리 및 이동하려는 자는 고위험병원체 취급시설을 설치·운영하거나 고위험병원체 취급시설을 사용하는 계약을 체결하여야 한다.
※ 고위험병원체 취급시설 : 검사, 보존, 관리 및 이동에 필요한 시설

2) 고위험병원체 취급시설의 허가 및 신고 : 고위험병원체 취급시설을 설치·운영하려는 자는 고위험병원체 취급시설의 안전관리 등급별로 질병관리청장의 허가를 받거나 질병관리청장에게 신고하여야 한다. 둘 이상인 경우는 공동으로 허가를 받거나 신고를 해야한다.

3) 고위험병원체 취급시설의 변경허가 및 변경신고
(1) 고위험병원체 취급시설의 허가를 받은 자 : 허가받은 사항을 변경하려면 변경허가를 받아야 함
※ 다만, 대통령령으로 정하는 경미한 사항을 변경하려면 변경신고를 하여야 함
(2) 고위험병원체 취급시설을 신고한 자 : 신고한 사항을 변경하려면 변경신고를 하여야 함

4) 고위험병원체 취급시설의 폐쇄 : 고위험병원체 취급시설에 대해 허가를 받거나 신고한 자는 고위험병원체 취급시설을 폐쇄하는 경우 그 내용을 질병관리청장에게 신고하여야 함
※ 질병관리청장은 1), 3) 및 4)에 따른 신고를 받은 경우 그 내용을 검토하여 이 법에 적합하면 신고를 수리하여야 함

5) 안전관리 준수사항 : 고위험병원체 취급시설에 대해 허가를 받거나 신고한 자는 고위험병원체 취급시설의 안전관리 등급에 따라 대통령령으로 정하는 안전관리 준수사항을 지켜야 함
(1) 고위험병원체 취급시설의 설치·운영 책임자, 고위험병원체의 전담관리자 및 생물안전관리책임자를 둘 것
(2) 고위험병원체의 검사·보유·관리 및 이동과 관련된 안전관리에 대한 사항을 심의하기 위하여 고위험병원체 취급시설에 외부전문가, 생물안전관리책임자 등으로

구성되는 심의기구를 설치·운영할 것

(3) 고위험병원체는 보존 단위용기에 고위험병원체의 이름, 관리번호 등 식별번호, 제조일 등 관련 정보를 표기하여 보안 잠금장치가 있는 별도의 보존상자 또는 보존장비에 보존할 것

(4) 고위험병원체의 취급구역 및 보존구역에 대한 출입제한 및 고위험병원체의 취급을 확인할 수 있는 보안시스템을 운영할 것

(5) 고위험병원체를 불활성화(폐기하지 아니하면서 영구적으로 생존하지 못하게 하는 처리)하여 이용하려는 경우에는 (2)에 따른 심의기구의 심의를 거칠 것

(6) 허가 및 신고수리 기준을 준수할 것(영 제19조의2제2항)

6) 점검 : 질병관리청장은 고위험병원체를 검사, 보유, 관리 및 이동하는 자가 안전관리 준수사항 및 허가 및 신고 기준을 지키고 있는지 여부 등을 점검할 수 있음

7) 대통령령으로 정하는 사항 : 고위험병원체 취급시설의 안전관리 등급, 설치·운영 허가 및 신고의 기준과 절차, 폐쇄 신고의 기준과 절차 등에 필요한 사항

2. 고위험병원체 취급시설의 설치·운영 허가 및 신고

1) 고위험병원체 취급시설의 안전관리 등급의 분류 및 허가 또는 신고 대상

등급	고위험병원체 취급시설의 내용	허가 또는 신고 여부
1등급	건강한 성인에게는 감염되더라도 질병을 일으키지 않는 것으로 알려진 고위험병원체를 취급하거나 이를 이용하는 실험을 실시하는 시설	신고
2등급	사람에게 감염되어 발병하더라도 치료가 용이한 질병을 일으킬 수 있는 고위험병원체를 취급하거나 이를 이용하는 실험을 실시하는 시설	신고
3등급	사람에게 감염되어 발병하였을 경우 증세가 심각할 수 있으나 치료가 가능한 질병을 일으킬 수 있는 고위험병원체를 취급하거나 이를 이용하는 실험을 실시하는 시설	허가
4등급	사람에게 감염되어 발병하였을 경우 증세가 치명적이며 치료가 어려운 질병을 일으킬 수 있는 고위험병원체를 취급하거나 이를 이용하는 실험을 실시하는 시설	허가

※ 영 [별표 1의4] 고위험병원체 취급시설의 안전관리 등급의 분류 및 허가 또는 신고 대상 참조

2) 허가 및 신고수리 기준의 고시 사항 : 질병관리청장은 고위험병원체 취급시설의 안전관리 등급별로 다음의 사항에 대한 설치·운영의 허가 및 신고수리 기준을 정하여 고시하여야 함

(1) 고위험병원체 취급시설의 종류

(2) 고위험병원체의 검사 · 보유 · 관리 및 이동에 필요한 설비 · 인력 및 안전관리

(3) 고위험병원체의 검사 · 보유 · 관리 및 이동의 과정에서 인체에 대한 위해가 발생하는 것을 방지할 수 있는 시설(인체 위해방지시설)의 설비 · 인력 및 안전관리

3) 허가 여부의 통지 : 질병관리청장은 허가신청서를 제출받은 날부터 60일 이내에 허가 여부를 신청인에게 통지하여야 함

※ 이 경우 허가를 하는 때에는 보건복지부령으로 정하는 고위험병원체 취급시설 설치 · 운영허가서를 발급하여야 함

4) 신고수리 여부의 통지 : 질병관리청장은 신고서를 제출받은 날부터 60일 이내에 신고수리 여부를 신고인에게 통지하여야 함

※ 이 경우 신고수리를 하는 때에는 보건복지부령으로 정하는 고위험병원체 취급시설 설치 · 운영 신고확인서를 발급하여야 함

3. 고위험병원체 취급시설 변경허가 및 변경신고

1) 변경허가 절차

(1) 변경허가를 받으려는 자는 보건복지부령으로 정하는 변경허가신청서에 허가사항의 변경사유와 변경내용을 증명하는 서류를 첨부하여 보건복지부장관에게 제출하여야 함

(2) 질병관리청장은 변경허가신청서를 제출받은 날부터 60일 이내에 변경허가 여부를 신청인에게 통지하여야 함

(3) 이 경우 변경허가를 하는 때에는 보건복지부령으로 정하는 변경허가서를 발급하여야 함

2) 변경신고 절차

(1) 변경신고를 하려는 자는 보건복지부령으로 정하는 허가사항 변경신고서를 질병관리청장에게 제출하여야 함

(2) 질병관리청장은 허가사항 변경신고서를 제출받은 날부터 60일 이내에 신고수리 여부를 신고인에게 통지해야 함. 이 경우 신고를 수리하는 때에는 보건복지부령으로 정하는 변경신고확인서를 발급하여야 함

4. 고위험병원체 취급시설의 폐쇄신고 등

1) 폐쇄신고 절차

(1) 고위험병원체 취급시설의 폐쇄신고를 하려는 자는 보건복지부령으로 정하는 폐쇄신고서에 고위험병원체의 폐기처리를 증명하는 서류를 첨부하여 질병관리청장에

게 제출하여야 함
(2) 질병관리청장은 폐쇄신고서를 제출받은 날부터 10일 이내에 신고수리 여부를 신고인에게 통지하여야 함
(3) 이 경우 신고를 수리하는 때에는 보건복지부령으로 정하는 폐쇄신고확인서를 발급하여야 함
2) 질병관리청장이 정하여 고시하는 사항 : 고위험병원체 취급시설을 폐쇄하는 경우 고위험병원체 취급시설의 소독과 고위험병원체에 대한 폐기처리 등 고위험병원체 취급시설의 폐쇄방법과 절차 등

5. 고위험병원체 취급시설 허가 및 신고사항의 자료보완

1) 자료제출 요구권자 : 질병관리청장
2) 사유 : 다음을 위하여 제출된 자료의 보완이 필요하다고 판단하는 경우
(1) 영 제19조의2에 따른 고위험병원체 취급시설 설치 · 운영 허가 또는 신고
(2) 영 제19조의3에 따른 고위험병원체 취급시설 설치 · 운영 허가사항의 변경허가 및 변경신고
(3) 제19조의4에 따른 고위험병원체 취급시설의 변경신고
(4) 제19조의5에 따른 고위험병원체 취급시설의 폐쇄신고
3) 제출 기한 : 30일 이내의 기간을 정하여 필요한 자료를 제출하게 할 수 있음
※ 이 경우 보완에 걸리는 기간은 제19조의2제4항 · 제6항, 제19조의3제2항 및 제19조의5제2항에 따른 결정기간에 산입하지 아니함

【예상문제】

1. 고위험병원체를 검사, 보존, 관리 및 이동하는 자가 안전관리기준을 지키고 있는지 여부 등을 점검할 수 있는 자는?

① 질병관리청장 ② 시 · 도지사 ③ 시장 · 군수 · 구청장
④ 보건소장 ⑤ 관할 경찰서장

[답] ①

제23조의2(고위험병원체 취급시설의 허가취소 등) ① 질병관리청장은 제23조제2항에 따라 고위험병원체 취급시설 설치 · 운영의 허가를 받거나 신고를 한 자가 다음 각 호의 어느 하나에 해당하는 경우에는 그 허가를 취소하거나 고위험병원체 취급시설의 폐쇄를 명하거나 1년 이내의 기간을 정하여 그 시설의 운영을 정지하도록 명할 수 있다. 다만, 제1호에 해당하는 경우에는 허가를 취소하거나 고위험병원체 취급시설의 폐쇄를

명하여야 한다. <개정 2021.10.19.>
1. 속임수나 그 밖의 부정한 방법으로 허가를 받거나 신고한 경우
2. 제23조제3항 또는 제4항에 따른 변경허가를 받지 아니하거나 변경신고를 하지 아니하고 허가 내용 또는 신고 내용을 변경한 경우
3. 제23조제7항에 따른 안전관리 준수사항을 지키지 아니한 경우
4. 제23조제9항에 따른 허가 또는 신고의 기준에 미달한 경우

② 제1항에 따라 허가가 취소되거나 고위험병원체 취급시설의 폐쇄명령을 받은 자는 보유하고 있는 고위험병원체를 90일 이내에 폐기하고 그 결과를 질병관리청장에게 보고하여야 한다. 다만, 질병관리청장은 본문에 따라 고위험병원체를 폐기 및 보고하여야 하는 자가 천재지변 등 부득이한 사유로 기한 내에 처리할 수 없어 기한의 연장을 요청하는 경우에는 90일의 범위에서 그 기한을 연장할 수 있다. <신설 2021.10.19.>

③ 제1항에 따라 허가가 취소되거나 고위험병원체 취급시설의 폐쇄명령을 받은 자가 보유하고 있는 고위험병원체를 제2항의 기한 이내에 폐기 및 보고하지 아니하는 경우에는 질병관리청장은 해당 고위험병원체를 폐기할 수 있다. <신설 2021.10.19.>

④ 제2항 및 제3항에 따른 고위험병원체의 폐기 방법 및 절차 등에 필요한 사항은 보건복지부령으로 정한다. <신설 2021.10.19.>

[본조신설 2017.12.12.]

【핵심요약】

1. 고위험병원체 취급시설의 허가취소 등

1) 허가취소권자 : 질병관리청장
2) 조치 : 허가를 취소하거나 고위험병원체 취급시설의 허가를 취소하거나, 폐쇄를 명하거나 1년 이내의 기간을 정하여 그 시설의 운영을 정지하도록 명할 수 있음
3) 사유 : 고위험병원체 취급시설 설치·운영의 허가를 받거나 신고를 한 자가 다음의 어느 하나에 해당하는 경우
   (1) 속임수나 그 밖의 부정한 방법으로 허가를 받거나 신고한 경우
   (2) 변경허가를 받지 아니하거나 변경신고를 하지 아니하고 허가 내용 또는 신고 내용을 변경한 경우(법 제23조제3항 또는 제4항)
   (3) 안전관리 준수사항을 지키지 아니한 경우(법 제23조제7항)
   (4) 허가 또는 신고의 기준에 미달한 경우(법 제23조제9항)
   ※ (1)에 해당하는 경우에는 허가를 취소하거나 고위험병원체 취급시설의 폐쇄를 명하

여야 함

4) 허가 취소나 폐쇄명령을 받은 자 : 보유하고 있는 고위험병원체를 90일 이내에 폐기하고 그 결과를 질병관리청장에게 보고하여야 한다.

※ 다만 천재지변 등의 부득이한 사유로 기한 내에 처리할 수 없어 기한을 연장하는 경우에는 90일의 범위에서 그 기한을 연장할 수 있다.

5) 4)의 기한 이내에 폐기 및 보고하지 아니하는 경우 질병관리청장은 해당 고위험병원체를 폐기할 수 있다.

6) 보건복지부령으로 정하는 사항 : 고위험병원체의 폐기 방법 및 절차 등

【예상문제】

1. 질병관리청장이 고위험병원체 취급시설 설치 · 운영의 허가를 받거나 신고를 한 자에게 허가를 취소하거나 고위험병원체 취급시설의 폐쇄를 명하여야 하는 사유는?

① 속임수나 그 밖의 부정한 방법으로 허가를 받거나 신고한 경우

② 변경허가를 받지 아니하고 허가 내용을 변경한 경우

③ 변경신고를 하지 아니하고 신고 내용을 변경한 경우

④ 안전관리 준수사항을 지키지 아니한 경우

⑤ 허가 또는 신고의 기준에 미달한 경우

[답] ①

제23조의3(생물테러감염병병원체의 보유허가 등) ① 감염병의 진단 및 학술연구 등을 목적으로 생물테러감염병을 일으키는 병원체 중 보건복지부령으로 정하는 병원체(이하 "생물테러감염병병원체"라 한다)를 보유하고자 하는 자는 사전에 질병관리청장의 허가를 받아야 한다. 다만, 감염병의사환자로부터 생물테러감염병병원체를 분리한 후 보유하는 경우 등 대통령령으로 정하는 부득이한 사정으로 사전에 허가를 받을 수 없는 경우에는 보유 즉시 허가를 받아야 한다. <개정 2020.8.11.>

② 제22조제1항에 따라 국내반입허가를 받은 경우에는 제1항에 따른 허가를 받은 것으로 본다.

③ 제1항에 따라 허가받은 사항을 변경하고자 하는 경우에는 질병관리청장의 변경허가를 받아야 한다. 다만, 고위험병원체를 취급하는 사람의 변경 등 대통령령으로 정하는 경미한 사항을 변경하려는 경우에는 질병관리청장에게 변경신고를 하여야 한다. <개정 2020.8.11.>

④ 질병관리청장은 제1항에 따라 생물테러감염병병원체의 보유허가를 받은 자가 속임수나 그 밖의 부정한 방법으로 허가를 받은 경우에는 그 허가를 취소하여야 한다. <신설 2021.10.19.>

⑤ 제1항부터 제4항까지의 규정에 따른 허가, 변경허가, 변경신고 또는 허가취소의 방법 및 절차 등에 관하여 필요한 사항은 보건복지부령으로 정한다. <개정 2021.10.19.>

[본조신설 2019.12. 3.] [시행일: 2022. 4.20.] 제23조의3

[시행령] **제19조의8(생물테러감염병병원체의 보유에 대한 사후 허가 사항)** 법 제23조의3제1항 단서에서 "대통령령으로 정하는 부득이한 사정"이란 같은 항 본문에 따른 생물테러감염병병원체(이하 "생물테러감염병병원체"라 한다)를 분리할 의도가 없는 경우로서 다음 각 호의 어느 하나에 해당하는 경우를 말한다.

1. 감염병환자등의 질병진단과정에서 생물테러감염병병원체가 분리되어 보유하는 경우
2. 동물 또는 식물의 질병진단과정에서 생물테러감염병병원체가 분리되어 보유하는 경우
3. 식품 또는 토양 등 환경검체로부터 생물테러감염병병원체가 분리되어 보유하는 경우

[본조신설 2020.6.2.]

[시행령] **제19조의9(생물테러감염병병원체 보유허가의 변경신고 사항)** 법 제23조의3제3항 단서에서 "대통령령으로 정하는 경미한 사항"이란 다음 각 호의 사항을 말한다.

1. 생물테러감염병병원체의 보유허가를 받은 자(자연인인 경우로 한정한다)의 성명 · 주소 및 연락처
2. 생물테러감염병병원체의 보유허가를 받은 자(법인인 경우로 한정한다)의 명칭 · 주소 및 연락처와 그 대표자의 성명 및 연락처
3. 고위험병원체 전담관리자의 성명 · 직위 및 연락처

[본조신설 2020.6.2.]

[시행규칙] **제20조의7(생물테러감염병병원체의 종류)** 법 제23조의3제1항 본문에서 "보건복지부령으로 정하는 병원체"(이하 "생물테러감염병병원체"라 한다)란 별표 4에 따른 병원체를 말한다.

[본조신설 2020. 6. 4.] [제20조의6에서 이동, 종전 제20조의7은 제20조의8로 이동 <2022. 4. 20.>]

[시행규칙] **제20조의8(생물테러감염병병원체의 보유허가 신청 등)** ① 법 제23조의3제1항에 따라 생물테러감염병병원체의 보유허가(이하 "보유허가"라 한다)를 받으려는 자는 별지 제13호의2서식의 생물테러감염병병원체 보유허가 신청서(전자문서로 된 신청서를 포함한다)에 다음 각 호의 서류(전자문서를 포함한다)를 첨부하여 질병관리청장에게 제출해야 한다. <개정 2020. 9. 11., 2022. 4. 20.>

1. 생물테러감염병병원체의 보유 및 안전관리 계획서
2. 법 제23조제1항에 따른 고위험병원체 취급시설의 허가서 · 신고확인서 또는 사용계약서
3. 생물테러감염병병원체를 취급하는 사람의 성명 · 학력 및 경력이 기재된 서류

② 제1항에 따라 신청을 받은 질병관리청장은 보유허가를 하는 경우에는 별지 제13호의3서식의 생물테러감염병병원체 보유허가서를 신청자에게 발급해야 한다. <개정 2020. 9. 11.>

③ 법 제23조의3제3항 본문에 따라 변경허가를 받거나 같은 항 단서에 따라 변경신고를 하려는 자는 별지 제13호의4서식의 생물테러감염병병원체 보유허가 변경신청서(전자문서로 된 신청서를 포함한다)에 다음 각 호의 서류(전자문서를 포함한다)를 첨부하여 질병관리청장에게 제출해야 한다. <개정 2020. 9. 11.>

1. 생물테러감염병병원체 보유허가서
2. 변경 내용을 증명하는 서류

④ 제3항에 따라 신청을 받은 질병관리청장은 보유허가 사항의 변경허가를 하거나 변경신고를 수리하는 경우에는 변경허가 또는 변경신고 사항이 반영된 생물테러감염병병원체 보유허가서를 신청자에게 재발급해야 한다. <개정 2020. 9. 11.>

⑤ 법 제23조의3제4항에 따라 생물테러감염병병원체 보유허가가 취소된 자는 그 허가가 취소된 날부터 90일 이내에 질병관리청 소속 공무원의 참관 하에 보유하고 있는 생물테러감염병병원체를 폐기해야 한다. 이 경우 생물테러감염병병원체의 폐기 방법에 관하여는 제20조의6제2항을 적용하되, "고위험병원체"는 "생물테러감염병병원체"로 본다. <개정 2022. 4. 20.>

⑥ 질병관리청장은 제1항·제3항 또는 법 제23조의3제4항에 따라 생물테러감염병병원체 보유허가, 변경허가 또는 허가취소 여부를 결정하기 위하여 필요한 경우 전문가의 의견을 들을 수 있다. <신설 2022. 4. 20.> [본조신설 2020. 6. 4.][제20조의7에서 이동, 종전 제20조의8은 제20조의9로 이동 <2022. 4. 20.>]

【핵심요약】

생물테러감염병병원체의 보유허가 등

1) 허가를 받아야 할 자

(1) 감염병의 진단 및 학술연구 등을 목적으로 생물테러감염병병원체를 보유하고자 하는 자는 사전에 질병관리청장의 허가를 받아야 함

※ 생물테러감염병병원체 : 생물테러감염병을 일으키는 병원체 중 보건복지부령으로 정하는 병원체

(2) 다만, 감염병의사환자로부터 생물테러감염병병원체를 분리한 후 보유하는 경우 등 대통령령으로 정하는 부득이한 사정으로 사전에 허가를 받을 수 없는 경우에는 보유 즉시 허가를 받아야 함

- "대통령령으로 정하는 부득이한 사정"이란 생물테러감염병병원체를 분리할 의도가 없는 경우로서 다음의 어느 하나에 해당하는 경우를 말함(생물테러감염병병원체의 보유에 대한 사후 허가 사항)

① 감염병환자등의 질병진단과정에서 생물테러감염병병원체가 분리되어 보유하는 경우
② 동물 또는 식물의 질병진단과정에서 생물테러감염병병원체가 분리되어 보유하는 경우
③ 식품 또는 토양 등 환경검체로부터 생물테러감염병병원체가 분리되어 보유하는 경우

(3) 국내반입허가(법 제22조제1항)를 받은 경우에는 허가를 받은 것으로 봄

2) 변경허가 및 변경신고
(1) 변경허가 : 허가받은 사항을 변경하고자 하는 경우 질병관리청장의 변경허가를 받아야 함
(2) 변경신고 : 고위험병원체를 취급하는 사람의 변경 등 대통령령으로 정하는 경미한 사항을 변경하려는 경우에는 질병관리청장에게 변경신고를 하여야 함
① 생물테러감염병병원체의 보유허가를 받은 자(자연인인 경우로 한정)의 성명 · 주소 및 연락처
② 생물테러감염병병원체의 보유허가를 받은 자(법인인 경우로 한정)의 명칭 · 주소 및 연락처와 그 대표자의 성명 및 연락처
③ 고위험병원체 전담관리자의 성명 · 직위 및 연락처
3) 허가 취소
① 보유허가를 속임수나 그 밖의 부정한 방법으로 받은 경우
3) 보건복지부령으로 정하는 사항 : 허가, 변경허가 또는 변경신고의 방법 및 절차 등에 관하여 필요한 사항

【예상문제】

1. 이 병원체를 감염병의 진단 및 학술연구 등을 목적으로 보유하고자 하는 자는 사전에 질병관리청장의 허가를 받아야 한다. 이 병원체는 무엇인가?
① 고위험병원체 ② 생물테러감염병병원체 ③ 제1급감염병병원체
④ 기생충감염병병원체 ⑤ 의료관련감염병병원체

[답] ②

제23조의4(고위험병원체의 취급 기준) ① 고위험병원체는 다음 각 호의 어느 하나에 해당하는 사람만 취급할 수 있다.
1. 「고등교육법」 제2조제4호에 따른 전문대학 이상의 대학에서 보건의료 또는 생물 관련 분야를 전공하고 졸업한 사람 또는 이와 동등한 학력을 가진 사람
2. 「고등교육법」 제2조제4호에 따른 전문대학 이상의 대학을 졸업한 사람 또는 이와 동등 이상의 학력을 가진 사람으로서 보건의료 또는 생물 관련 분야 외의 분야를 전공하고 2년 이상의 보건의료 또는 생물 관련 분야의 경력이 있는 사람
3. 「초 · 중등교육법」 제2조제3호에 따른 고등학교 · 고등기술학교를 졸업한 사람 또는 이와 동등 이상의 학력을 가진 사람으로서 4년 이상의 보건의료 또는 생물 관련 분야의 경력이 있는 사람

② 누구든지 제1항 각 호의 어느 하나에 해당하지 아니하는 사람에게 고위험병원체를 취급하도록 하여서는 아니 된다.
③ 제1항 각 호의 학력 및 경력에 관한 구체적인 사항은 보건복지부령으로 정한다.
[본조신설 2019.12.3.]

[시행규칙] **제20조의9(고위험병원체를 취급하는 사람의 학력 및 경력 기준)** ① 법 제23조의4제1항제1호에 따른 보건의료 또는 생물 관련 분야는 다음 각 호와 같다. <개정 2020. 9. 11.>

1. 감염학, 미생물학 또는 병리학
2. 의학, 치의학, 한의학, 약학, 간호학 및 수의학
3. 생물학, 미생물학, 생명과학, 생명공학, 생화학, 분자생물학 및 유전공학
4. 그 밖에 질병관리청장이 제1호부터 제3호까지의 학과와 동일하거나 유사하다고 인정하는 보건의료 또는 생물 관련 학과

② 법 제23조의4제1항제2호 및 제3호에서 "보건의료 또는 생물 관련 분야의 경력이 있는 사람"이란 각각 다음 각 호의 어느 하나에 해당하는 경력이 있는 사람을 말한다. <개정 2020. 9. 11.>

1. 질병 진단관리 및 연구 경력
2. 병원체 관리 및 연구 경력
3. 미생물 시험·검사 및 연구 경력
4. 그 밖에 질병관리청장이 제1호부터 제3호까지의 분야와 동일하거나 유사하다고 인정하는 보건의료 또는 생물 관련 분야의 경력

[본조신설 2020. 6. 4.][제20조의8에서 이동, 종전 제20조의9는 제20조의10으로 이동 <2022. 4. 20.>]

【핵심요약】

고위험병원체의 취급 기준

1) 고위험병원체를 취급할 수 있는 자 : 고위험병원체는 다음의 어느 하나에 해당하는 사람만 취급할 수 있음
   (1) 전문대학 이상의 대학에서 보건의료 또는 생물 관련 분야를 전공하고 졸업한 사람 또는 이와 동등한 학력을 가진 사람
   (2) 전문대학 이상의 대학을 졸업한 사람 또는 이와 동등 이상의 학력을 가진 사람으로서 보건의료 또는 생물 관련 분야 외의 분야를 전공하고 2년 이상의 보건의료 또는 생물 관련 분야의 경력이 있는 사람
   (3) 고등학교·고등기술학교를 졸업한 사람 또는 이와 동등 이상의 학력을 가진 사람으로서 4년 이상의 보건의료 또는 생물 관련 분야의 경력이 있는 사람
   ※ 누구든지 1)의 어느 하나에 해당하지 아니하는 사람에게 고위험병원체를 취급하도

록 하여서는 아니 됨

2) 고위험병원체를 취급하는 사람의 학력 및 경력 기준

(1) 1)의 (1)에 따른 보건의료 또는 생물 관련 분야

① 감염학, 미생물학 또는 병리학

② 의학, 치의학, 한의학, 약학, 간호학 및 수의학

③ 생물학, 미생물학, 생명과학, 생명공학, 생화학, 분자생물학 및 유전공학

④ 그 밖에 질병관리청장이 제1호부터 제3호까지의 학과와 동일하거나 유사하다고 인정하는 보건의료 또는 생물 관련 학과

(2) 1)의 (2) 및 (3)에서 보건의료 또는 생물 관련 분야의 경력이 있는 사람

① 질병 진단관리 및 연구 경력

② 병원체 관리 및 연구 경력

③ 미생물 시험·검사 및 연구 경력

④ 그 밖에 질병관리청장이 제1호부터 제3호까지의 분야와 동일하거나 유사하다고 인정하는 보건의료 또는 생물 관련 분야의 경력

3) 보건복지부령으로 정하는 사항 : 학력 및 경력에 관한 구체적인 사항

【예상문제】

1. 고위험병원체를 취급할 수 있는 사람의 학력 기준에 해당하는 보건의료 또는 생물 관련 분야가 아닌 것은?

① 감염학, 미생물학 또는 병리학 ② 의학, 치의학, 한의학
③ 생물학, 미생물학, 생명과학 ④ 생명공학, 컴퓨터 분석학, 나노과학
⑤ 약학, 간호학, 수의학

[답] ④

제23조의5(고위험병원체 취급 교육) ① 고위험병원체를 취급하는 사람은 고위험병원체의 안전한 취급을 위하여 매년 필요한 교육을 받아야 한다.

② 질병관리청장은 제1항에 따른 교육을 보건복지부령으로 정하는 전문 기관 또는 단체에 위탁할 수 있다. <개정 2020.8.11.>

③ 제1항 및 제2항에 따른 교육 및 교육의 위탁 등에 필요한 사항은 보건복지부령으로 정한다.

[본조신설 2019. 12. 3.]

[시행규칙] **제20조의10(고위험병원체 취급 교육의 대상 및 내용)** ① 법 제23조의5제1항에 따라 고위험

병원체의 안전한 취급을 위하여 매년 필요한 교육을 받아야 하는 사람은 다음 각 호의 어느 하나에 해당하는 사람으로 한다.

1. 법 제22조제1항제3호에 따른 고위험병원체 전담관리자
2. 영 제19조의6제1항제1호에 따른 고위험병원체 취급시설의 설치 · 운영 책임자, 고위험병원체의 전담관리자 및 생물안전관리책임자
3. 그 밖에 고위험병원체를 취급하는 사람

② 법 제23조의5제1항에 따른 고위험병원체의 안전한 취급을 위한 교육(이하 "고위험병원체 취급 교육"이라 한다)에는 다음 각 호의 내용이 포함되어야 한다.

1. 고위험병원체의 안전한 취급 기술
2. 물리적 밀폐 및 생물학적 밀폐에 관한 사항
3. 고위험병원체 취급 실험의 위해성 평가에 관한 사항
4. 고위험병원체 사고 발생 시 비상조치에 관한 사항
5. 고위험병원체 취급시설의 안전관리 등급별 준수사항 등 생물안전관리에 관한 규정의 내용

③ 제1항 및 제2항에서 정한 사항 외에 고위험병원체 취급 교육의 세부내용 및 이수시간 등 고위험병원체 취급 교육에 필요한 세부 사항은 질병관리청장이 정하여 고시한다 <개정 2020.9.11.>.

[본조신설 2020. 6. 4.] [제20조의9에서 이동, 종전 제20조의10은 제20조의11로 이동 <2022. 4. 20.>]

[시행규칙] **제20조의11(고위험병원체 취급 교육의 위탁)** ① 법 제23조의5제2항에서 "보건복지부령으로 정하는 전문 기관 또는 단체"란 다음 각 호의 어느 하나에 해당하는 전문 기관 또는 단체를 말한다.

1. 「고등교육법」 제2조제1호 및 제4호에 따른 대학 및 전문대학
2. 「공공기관의 운영에 관한 법률」 제4조에 따른 공공기관
3. 「과학기술분야 정부출연연구기관 등의 설립 · 운영 및 육성에 관한 법률」에 따른 과학기술분야 정부출연연구기관
4. 「민법」 제32조에 따라 보건복지부장관의 허가를 받아 설립된 비영리법인
5. 「정부출연연구기관 등의 설립 · 운영 및 육성에 관한 법률」에 따른 정부출연연구기관

② 고위험병원체 취급 교육의 위탁기간 · 방법 · 절차 및 위탁받은 기관에 대한 평가 등에 관한 세부사항은 질병관리청장이 정하여 고시한다. <개정 2020.9.11.>

[본조신설 2020. 6. 4.] [제20조의10에서 이동 <2022. 4. 20.>]

【핵심요약】

1. 고위험병원체 취급 교육

1) 내용 : 고위험병원체를 취급하는 사람은 고위험병원체의 안전한 취급을 위하여 매년 필요한 교육을 받아야 함

2) 교육 위탁 : 보건복지부장관은 1)에 따른 교육을 보건복지부령으로 정하는 전문 기관 또는 단체에 위탁할 수 있음

3) 보건복지부령으로 정하는 사항 : 교육 및 교육의 위탁 등에 필요한 사항

2. 고위험병원체 취급 교육의 대상 및 내용

1) 교육의 대상 : 고위험병원체의 안전한 취급을 위하여 매년 필요한 교육을 받아야 하는 사람은 다음의 어느 하나에 해당하는 사람으로 함

(1) 고위험병원체 전담관리자(법 제22조제1항제3호)

(2) 고위험병원체 취급시설의 설치·운영 책임자, 고위험병원체의 전담관리자 및 생물안전관리책임자(영 제19조의6제1항제1호)

(3) 그 밖에 고위험병원체를 취급하는 사람

2) 교육 내용 : 고위험병원체 취급교육(고위험병원체의 안전한 취급을 위한 교육)에는 다음의 내용이 포함되어야 함

(1) 고위험병원체의 안전한 취급 기술

(2) 물리적 밀폐 및 생물학적 밀폐에 관한 사항

(3) 고위험병원체 취급 실험의 위해성 평가에 관한 사항

(4) 고위험병원체 사고 발생 시 비상조치에 관한 사항

(5) 고위험병원체 취급시설의 안전관리 등급별 준수사항 등 생물안전관리에 관한 규정의 내용

3) 질병관리청장이 정하여 고시하는 사항 : 고위험병원체 취급 교육의 세부내용 및 이수시간 등 고위험병원체 취급 교육에 필요한 세부 사항

3. 고위험병원체 취급 교육의 위탁

- 보건복지부령으로 정하는 전문 기관 또는 단체

1) 대학 및 전문대학(「고등교육법」 제2조제1호 및 제4호)

2) 공공기관(「공공기관의 운영에 관한 법률」 제4조)

3) 과학기술분야 정부출연연구기관(「과학기술분야 정부출연연구기관 등의 설립·운영 및 육성에 관한 법률」)

4) 보건복지부장관의 허가를 받아 설립된 비영리법인(「민법」 제32조)

5) 「정부출연연구기관 등의 설립·운영 및 육성에 관한 법률」에 따른 정부출연연구기관

※ 고위험병원체 취급 교육의 위탁기간·방법·절차 및 위탁받은 기관에 대한 평가 등에 관한 세부 사항은 질병관리청장이 정하여 고시

【예상문제】

1. 고위험병원체의 안전한 취급을 위하여 매년 필요한 교육을 받아야 하는 사람에 해당되는 되는 자는?

① 고위험병원체 전담관리자 ② 고위험병원체 담당 실무자

③ 고위험병원체 취급시설의 설치자 ④ 고위험병원체 운반자

⑤ 생물안전관리 운영자

[답] ①

제6장 예방접종

제24조(필수예방접종) ① 특별자치시장·특별자치도지사 또는 시장·군수·구청장은 다음 각 호의 질병에 대하여 관할 보건소를 통하여 필수예방접종(이하 "필수예방접종"이라 한다)을 실시하여야 한다. <개정 2023. 6. 13.>

1. 디프테리아
2. 폴리오
3. 백일해
4. 홍역
5. 파상풍
6. 결핵
7. B형간염
8. 유행성이하선염
9. 풍진
10. 수두
11. 일본뇌염
12. b형헤모필루스인플루엔자
13. 폐렴구균
14. 인플루엔자
15. A형간염
16. 사람유두종바이러스 감염증
17. 그룹 A형 로타바이러스 감염증
18. 그 밖에 질병관리청장이 감염병의 예방을 위하여 필요하다고 인정하여 지정하는

감염병
② 특별자치시장·특별자치도지사 또는 시장·군수·구청장은 제1항에 따른 필수예방접종 업무를 대통령령으로 정하는 바에 따라 관할구역 안에 있는 「의료법」에 따른 의료기관에 위탁할 수 있다. <개정 2023. 6. 13.>
③ 특별자치시장·특별자치도지사 또는 시장·군수·구청장은 필수예방접종 대상 아동 부모에게 보건복지부령으로 정하는 바에 따라 필수예방접종을 사전에 알려야 한다. 이 경우 「개인정보 보호법」 제24조에 따른 고유식별정보를 처리할 수 있다. <개정 2023. 6. 13.>
[제목개정 2018.3.27.]

[시행령] **제20조(예방접종업무의 위탁)** ① 특별자치시장·특별자치도지사(관할 구역 안에 지방자치단체인 시·군이 있는 특별자치도의 도지사는 제외한다. 이하 같다) 또는 시장·군수·구청장은 법 제24조제2항 및 제25조제2항에 따라 보건소에서 시행하기 어렵거나 보건소를 이용하기 불편한 주민 등에 대한 예방접종업무를 다음 각 호에 해당하는 의료기관 중에서 특별자치시장·특별자치도지사 또는 시장·군수·구청장이 지정하는 의료기관에 위탁할 수 있다. 이 경우 특별자치시장·특별자치도지사 또는 시장·군수·구청장은 위탁한 기관을 공고해야 한다. <개정 2023. 8. 18.>
1. 「의료법」 제3조제2항제1호가목에 따른 의원
2. 「의료법」 제3조제2항제3호에 따른 병원급 의료기관(치과병원 및 한방병원은 같은 법 제43조제2항에 따라 의사를 두어 의과 진료과목을 추가로 설치·운영하는 경우로 한정한다)

② 특별자치시장·특별자치도지사 또는 시장·군수·구청장은 제1항에 따라 예방접종업무를 위탁할 때에는 다음 각 호의 사항이 포함된 위탁계약서를 작성하여야 한다. <개정 2023. 8. 18.>
1. 예방접종업무의 위탁범위에 관한 사항
2. 위탁계약 기간에 관한 사항
3. 위탁계약 조건에 관한 사항
4. 위탁계약 해지에 관한 사항

③ 제1항에 따라 예방접종업무를 위탁한 경우의 예방접종 비용 산정 및 비용 상환 절차 등에 관하여 필요한 사항은 질병관리청장이 정하여 고시한다. <개정 2020. 9. 11.>

[시행규칙] **제21조의2(필수예방접종의 사전 알림)** ① 특별자치시장·특별자치도지사(관할 구역 안에 지방자치단체인 시·군이 있는 특별자치도의 도지사는 제외한다. 이하 같다) 또는 시장·군수·구청장은 법 제24조제3항에 따라 필수예방접종을 사전에 알리는 경우 휴대전화에 의한 문자전송, 전자메일, 전화, 우편 또는 이에 상당하는 방법으로 알려야 한다. 다만, 사전 알림에 동의한 사람에만 해당한다. <개정 2018. 9. 27., 2023. 9. 22.>

② 제1항에 따른 사전 알림에 동의하지 않거나 필요한 개인 정보가 없는 경우에는 해당 지방자치단체의 인터넷 홈페이지에 공고함으로써 필수예방접종을 사전에 알려야 한다. <개정 2018. 9. 27.>
[본조신설 2012. 11. 23.][제목개정 2018. 9. 27.]

【핵심요약】

1. 필수예방접종

1) 필수예방접종 실시의무자 : 특별자치시장 · 특별자치도지사 또는 시장 · 군수 · 구청장

2) 접종기관

(1) 관할 보건소

(2) 관할구역 안에 있는 의료기관에 위탁

3) 필수예방접종 대상 감염병

(1) 디프테리아 (2) 폴리오 (3) 백일해 (4) 홍역
(5) 파상풍 (6) 결핵 (7) B형간염 (8) 유행성이하선염
(9) 풍진 (10) 수두 (11) 일본뇌염
(12) b형헤모필루스인플루엔자 (13) 폐렴구균 (14) 인플루엔자
(15) A형간염 (16) 사람유두종바이러스 감염증
(17) 그룹 A형 로타바이러스 감염증
(18) 그 밖에 질병관리청장이 감염병의 예방을 위하여 필요하다고 인정하여 지정하는 감염병 : 장티푸스(주사용), 신증후군출혈열

4) 필수예방접종의 사전 알림

(1) 사전 알림 의무자 : 특별자치시장 · 특별자치도지사 또는 시장 · 군수 · 구청장

(2) 사전 알림 대상 : 필수예방접종 대상 아동 부모(사전 알림에 동의한 사람)

※ 이 경우 「개인정보 보호법」에 따른 고유식별정보를 처리할 수 있음

(3) 사전 알림 방법

① 휴대전화에 의한 문자전송, 전자메일, 전화, 우편 또는 이에 상당하는 방법

② 해당 지방자치단체의 인터넷 홈페이지에 공고(사전 알림에 동의하지 않거나 필요한 개인 정보가 없는 경우)

2. 예방접종업무의 위탁

1) 위탁권자 : 특별자치도지사 또는 시장 · 군수 · 구청장

2) 위탁 사유 : 보건소에서 시행하기 어렵거나 보건소를 이용하기 불편한 주민 등에 대한 예방접종업무

3) 지정 가능한 위탁 의료기관 : 종합병원, 병원, 요양병원(의사가 의료행위를 하는 곳만 해당) 또는 의원

※ 특별자치도지사 또는 시장 · 군수 · 구청장은 위탁한 기관을 공고

4) 위탁계약서 작성
(1) 작성의무자 : 특별자치도지사 또는 시장 · 군수 · 구청장
(2) 위탁계약서 포함 사항
① 예방접종업무의 위탁범위에 관한 사항
② 위탁계약 기간에 관한 사항
③ 위탁계약 조건에 관한 사항
④ 위탁계약 해지에 관한 사항

【예상문제】

1. 필수예방접종 감염병으로만 조합된 것은?
① 콜레라, 파상풍, 홍역 ② 두창, 풍진, 발진티푸스
③ 백일해, 폴리오, 폐렴구균 ④ 페스트, B형간염, 장티푸스
⑤ 재귀열, 발진열, 성홍열

[답] ③

2. 필수예방접종을 실시하여야 하는 자는?
① 대통령 ② 보건복지부장관 ③ 시 · 도지사 ④ 보건소장
⑤ 특별자치시장 · 특별자치도지사 또는 시장 · 군수 · 구청장

[답] ⑤

3. 예방접종업무를 위탁할 수 있는 의료기관은?
① 종합병원 ② 종합병원, 병원 ③ 종합병원, 병원, 치과병원
④ 종합병원, 병원, 한방병원 ⑤ 종합병원, 병원, 요양병원, 의원

[답] ⑤

제25조(임시예방접종) ① 특별자치시장 · 특별자치도지사 또는 시장 · 군수 · 구청장은 다음 각 호의 어느 하나에 해당하면 관할 보건소를 통하여 임시예방접종(이하 "임시예방접종"이라 한다)을 하여야 한다. <개정 2023. 6. 13.>
1. 질병관리청장이 감염병 예방을 위하여 특별자치시장 · 특별자치도지사 또는 시장 · 군수 · 구청장에게 예방접종을 실시할 것을 요청한 경우
2. 특별자치시장 · 특별자치도지사 또는 시장 · 군수 · 구청장이 감염병 예방을 위하여 예방접종이 필요하다고 인정하는 경우
② 제1항에 따른 임시예방접종업무의 위탁에 관하여는 제24조제2항을 준용한다.

【핵심요약】

임시예방접종

1) 임시예방접종 실시 의무자 : 특별자치시장 · 특별자치도지사 또는 시장 · 군수 · 구청장
2) 접종기관
   (1) 관할 보건소
   (2) 관할구역 안에 있는 의료기관에 위탁
   ※ 임시예방접종업무의 위탁에 관하여는 필수예방접종의 위탁을 준용
3) 임시예방접종 사유
   (1) 질병관리청장이 감염병 예방을 위하여 특별자치시장 · 특별자치도지사 또는 시장 · 군수 · 구청장에게 예방접종을 실시할 것을 요청한 경우
   (2) 특별자치시장 · 특별자치도지사 또는 시장 · 군수 · 구청장이 감염병 예방을 위하여 예방접종이 필요하다고 인정하는 경우

【예상문제】

1. 임시예방접종을 실시하여야 하는 자는?

① 보건복지부장관 ② 시 · 도지사 ③ 특별시장 · 광역시장
④ 보건소장 ⑤ 특별자치시장 · 특별자치도지사 또는 시장 · 군수 · 구청장

[답] ⑤

2. 예방접종업무를 위탁받을 수 있는 의료기관이 아닌 것은?

① 종합병원 ② 병원 ③ 요양병원 ④ 조산원 ⑤ 의원

[답] ④

제26조(예방접종의 공고) 특별자치시장 · 특별자치도지사 또는 시장 · 군수 · 구청장은 임시예방접종을 할 경우에는 예방접종의 일시 및 장소, 예방접종의 종류, 예방접종을 받을 사람의 범위를 정하여 미리 인터넷 홈페이지에 공고하여야 한다. 다만, 제32조제3항에 따른 예방접종의 실시기준 등이 변경될 경우에는 그 변경 사항을 미리 인터넷 홈페이지에 공고하여야 한다. <개정 2023. 6. 13.>

【핵심요약】

임시예방접종의 공고

1) 공고자 : 특별자치시장 · 특별자치도지사 또는 시장 · 군수 · 구청장

2) 공고 사유 : 임시예방접종을 할 경우 3) 공고 사항 (1) 예방접종의 일시 및 장소 (2) 예방접종의 종류 (3) 예방접종을 받을 사람의 범위 (4) 예방접종의 실시기준 등이 변경될 경우에는 그 변경 사항 4) 미리 인터넷 홈페이지에 공고

【예상문제】

1. 임시예방접종을 할 경우에 이를 미리 공고하여야 하는 자는?
   ① 경찰서장 ② 보건소장 ③ 보건복지부장관
   ④ 시 · 도지사 ⑤ 특별자치시장 · 특별자치도지사 또는 시장 · 군수 · 구청장

[답] ⑤

2. 임시예방접종을 할 경우 미리 공고해야 할 사항이 아닌 것은?
   ① 예방접종의 일시 및 장소 ② 예방접종 약품의 양
   ③ 예방접종의 종류 ④ 예방접종을 받을 사람의 범위
   ⑤ 예방접종의 실시기준 등이 변경될 경우에는 그 변경 사항

[답] ②

제26조의2(예방접종 내역의 사전확인) ① 보건소장 및 제24조제2항(제25조제2항에서 준용하는 경우를 포함한다)에 따라 예방접종업무를 위탁받은 의료기관의 장은 예방접종을 하기 전에 대통령령으로 정하는 바에 따라 예방접종을 받으려는 사람 본인 또는 법정대리인의 동의를 받아 해당 예방접종을 받으려는 사람의 예방접종 내역을 확인하여야 한다. 다만, 예방접종을 받으려는 사람 또는 법정대리인의 동의를 받지 못한 경우에는 그러하지 아니하다. ② 제1항 본문에 따라 예방접종을 확인하는 경우 제33조의4에 따른 예방접종통합관리시스템을 활용하여 그 내역을 확인할 수 있다. <개정 2019.12.3.> [본조신설 2015.12.29.]

[시행령] **제20조의2(예방접종 내역의 사전확인)** 법 제24조제1항 및 제25조제1항에 따라 예방접종을 하는 보건소장과 법 제24조제2항(법 제25조제2항에서 준용하는 경우를 포함한다)에 따라 예방접종을 위탁받은 의료기관의 장(이하 "보건소장등"이라 한다)은 법 제26조의2제1항 본문에 따라 예방접종을 받으려는 사람 또는 법정대리인에게 다음 각 호의 사항에 대하여 서면으로 동의를 받아야 한다.

1. 예방접종 내역을 확인한다는 사실
2. 예방접종 내역에 대한 확인 방법
[본조신설 2016.6.28.]

【핵심요약】

1. 예방접종 내역의 사전확인

1) 예방접종 내역 확인 의무자 : 보건소장 및 예방접종업무를 위탁받은 의료기관의 장

2) 조치

(1) 예방접종을 하기 전에 대통령령으로 정하는 바에 따라 예방접종을 받으려는 사람 본인 또는 법정대리인의 동의를 받아 해당 예방접종을 받으려는 사람의 예방접종 내역을 확인하여야 함

(2) 다만, 예방접종을 받으려는 사람 또는 법정대리인의 동의를 받지 못한 경우에는 그러하지 아니함

3) 예방접종통합관리시스템 활용 : 예방접종을 확인하는 경우 예방접종통합관리시스템(법 제33조의4)을 활용하여 그 내역을 확인할 수 있음

2. 서면 동의

1) 의무자 : 필수예방접종과 임시예방접종을 하는 보건소장과 예방접종을 위탁받은 의료기관의 장

2) 대상 : 예방접종을 받으려는 사람 또는 법정대리인

3) 서면 동의 사항

(1) 예방접종 내역을 확인한다는 사실

(2) 예방접종 내역에 대한 확인 방법

【예상문제】

1. 예방접종을 하기 전에 대통령령으로 정하는 바에 따라 예방접종 내역을 확인하여야 하는 사람은?

① 보건소장 ② 의료기관의 장 ③ 보건소장, 위탁받은 의료기관의 장
④ 보건소장, 의사 ⑤ 위탁받은 의료기관의 장, 의료인

[답] ③

제27조(예방접종증명서) ① 질병관리청장, 특별자치시장 · 특별자치도지사 또는 시장 · 군수 · 구청장은 필수예방접종 또는 임시예방접종을 받은 사람 본인 또는 법정대리인에게 보건복지부령으로 정하는 바에 따라 예방접종증명서를 발급하여야 한다. <개정 2023. 6. 13.>

② 특별자치시장 · 특별자치도지사 또는 시장 · 군수 · 구청장이 아닌 자가 이 법에 따른 예방접종을 한 때에는 질병관리청장, 특별자치시장 · 특별자치도지사 또는 시장 · 군수 · 구청장은 보건복지부령으로 정하는 바에 따라 해당 예방접종을 한 자로 하여금 예방접종증명서를 발급하게 할 수 있다. <개정 2023. 6. 13.>

③ 제1항 및 제2항에 따른 예방접종증명서는 전자문서를 이용하여 발급할 수 있다.

[시행규칙] **제22조(예방접종증명서)** 법 제27조 및 제33조의4제4항에 따른 예방접종증명서는 별지 제16호서식과 같다. <개정 2020.6.4.>

【핵심요약】

예방접종증명서

1) 예방접종증명서 발급자 : 질병관리청장, 특별자치시장 · 특별자치도지사 또는 시장 · 군수 · 구청장
2) 발급 대상 : 필수예방접종 또는 임시예방접종을 받은 사람 본인 또는 법정대리인
3) 특별자치시장 · 특별자치도지사 또는 시장 · 군수 · 구청장이 아닌 자가 이 법에 따른 예방접종을 한 때 : 질병관리청장, 특별자치시장 · 특별자치도지사 또는 시장 · 군수 · 구청장은 보건복지부령으로 정하는 바에 따라 해당 예방접종을 한 자로 하여금 예방접종증명서를 발급하게 할 수 있음

【예상문제】

1. 예방접종을 받은 자에게 예방접종증명서를 발급하여야 하는 사람으로 모두 짝지어진 것은?

① 특별자치시장 · 특별자치도지사 또는 시장 · 군수 · 구청장

② 질병관리청장, 특별자치시장 · 특별자치도지사 또는 시장 · 군수 · 구청장

③ 시장 · 군수 · 구청장, 보건소장

④ 병원장

⑤ 보건복지부장관, 보건소장

[답] ②

제28조(예방접종 기록의 보존 및 보고 등) ① 특별자치시장 · 특별자치도지사 또는 시장 · 군수 · 구청장은 필수예방접종 및 임시예방접종을 하거나, 제2항에 따라 보고를 받은 경우에는 보건복지부령으로 정하는 바에 따라 예방접종에 관한 기록을 작성 · 보관하여야 하고, 특별자치시장 · 특별자치도지사는 질병관리청장에게, 시장 · 군수 · 구청장은 질병관리청장 및 시 · 도지사에게 그 내용을 각각 보고하여야 한다. <개정 2023. 6. 13.>

② 특별자치시장 · 특별자치도지사 또는 시장 · 군수 · 구청장이 아닌 자가 이 법에 따른 예방접종을 하면 보건복지부령으로 정하는 바에 따라 특별자치시장 · 특별자치도지사 또는 시장 · 군수 · 구청장에게 보고하여야 한다. <개정 2023. 6. 13.>

[시행규칙] **제23조(예방접종에 관한 기록의 작성 및 보고)** ① 법 제28조제1항에 따라 특별자치시장 · 특별자치도지사 또는 시장 · 군수 · 구청장은 필수예방접종 및 임시예방접종을 한 경우 별지 제17호서식의 예방접종 실시 기록 및 보고서(전자문서를 포함한다. 이하 이 조에서 같다)에 예방접종에 관한 기록을 작성하여야 한다. <개정 2023. 9. 22.>

② 법 제28조제2항에 따라 특별자치시장 · 특별자치도지사 또는 시장 · 군수 · 구청장이 아닌 자가 예방접종을 실시하면 별지 제17호서식의 예방접종 실시 기록 및 보고서에 예방접종에 관한 기록을 작성하고, 예방접종 실시 기록 및 보고서를 특별자치시장 · 특별자치도지사 또는 시장 · 군수 · 구청장에게 제출하여야 한다. <개정 2023. 9. 22.>

③ 특별자치시장 · 특별자치도지사 또는 시장 · 군수 · 구청장은 제1항에 따라 예방접종에 관한 기록을 작성하거나 제2항에 따라 제출받은 예방접종 실시 기록 및 보고서를 시 · 도지사 및 질병관리청장에게 각각 제출하여야 한다. <개정 2023. 9. 22.>

④ 질병관리청장은 필수예방접종 또는 임시예방접종을 받은 사람(미성년자의 경우에는 그 부모를 말한다)에게 제3항에 따라 제출받은 예방접종에 관한 기록을 인터넷 홈페이지를 통하여 열람하게 하거나 전자문서를 이용하여 예방접종증명서를 발급할 수 있다. <개정 2020. 9. 11.>

⑤ 질병관리청장은 예방접종 대상자의 중복접종 등을 예방하기 위하여 다음 각 호의 어느 하나에 해당하는 사람에게 제3항에 따라 제출받은 예방접종에 관한 기록을 열람하게 할 수 있다. <개정 2020. 9. 11.>

1. 법 제24조제1항 및 제25조제1항에 따라 예방접종을 실시하는 보건소에서 예방접종을 하는 의료인
2. 법 제24조제2항 및 제25조제2항에 따라 예방접종을 실시하는 의료기관에서 예방접종을 하는 의료인
3. 「영유아보육법」 제31조의3에 따라 영유아의 예방접종 여부를 확인하여야 하는 어린이집의 원장

【핵심요약】

1. 예방접종에 관한 기록의 작성과 보관 1) 작성 · 보관자 : 특별자치시장 · 특별자치도지사 또는 시장 · 군수 · 구청장 2) 사유 (1) 필수예방접종 및 임시예방접종을 하거나 (2) 제2항에 따라 보고를 받은 경우에는 보건복지부령으로 정하는 바에 따라 예방접종에 관한 기록을 작성 · 보관 3) 특별자치시장 · 특별자치도지사는 질병관리청장에게, 시장 · 군수 · 구청장은 질병관리청장 및 시 · 도지사에게 그 내용을 각각 보고 4) 특별자치시장 · 특별자치도지사 또는 시장 · 군수 · 구청장이 아닌 자가 예방접종을 하면 특별자치시장 · 특별자치도지사 또는 시장 · 군수 · 구청장에게 보고하여야 함 **2. 예방접종에 관한 기록의 열람 및 예방접종증명서 발급** 1) 열람 또는 발급권자 : 질병관리청장 2) 열람 또는 발급대상 : 필수예방접종 또는 임시예방접종을 받은 사람(미성년자의 경우에는 그 부모) 3) 열람 또는 발급방법 (1) 열람 : 인터넷 홈페이지 (2) 발급 : 전자문서 4) 질병관리청장의 예방접종 대상자의 중복접종 등을 예방하기 위한 조치 : 다음의 어느 하나에 해당하는 사람에게 예방접종에 관한 기록을 열람하게 할 수 있음 (1) 예방접종을 실시하는 보건소에서 예방접종을 하는 의료인 (2) 예방접종을 실시하는 의료기관에서 예방접종을 하는 의료인 (3) 영유아의 예방접종 여부를 확인하여야 하는 어린이집의 원장

【예상문제】

1. 특별자치시장 · 특별자치도지사 또는 시장 · 군수 · 구청장이 예방접종을 시행한 경우 예방접종 실시기록 및 보고서를 제출하는 대상은?

가. 보건복지부장관	나. 질병관리청장
다. 대통령	라. 시 · 도지사

① 가, 나, 다 ② 가, 다 ③ 나, 라 ④ 라 ⑤ 가, 나, 다, 라

[답] ③

2. 의료기관이 예방접종을 시행한 때에는 누구에게 보고하여야 하는가?

① 보건복지부장관　② 시 · 도지사　③ 특별시장 · 광역시장

④ 보건소장　⑤ 특별자치시장 · 특별자치도지사 또는 시장 · 군수 · 구청장

[답] ⑤

3. 다음 ( ) 안에 순서대로 적절한 말은?

특별자치시장 · 특별자치도지사 또는 시장 · 군수 · 구청장은 필수예방접종 및 임시예방접종을 한 경우, ( )(으)로 정하는 바에 따라 보고하고, 특별자치시장 · 특별자치도지사 또는 시장 · 군수 · 구청장이 아닌 자가 예방접종을 하면 ( )(으)로 정하는 바에 따라 보고하여야 한다.

① 보건복지부령, 보건복지부령　② 대통령령, 보건복지부령

③ 대통령령, 대통령령　④ 보건복지부령, 대통령령

⑤ 총리령, 보건복지부령

[답] ①

제29조(예방접종에 관한 역학조사) 질병관리청장, 시 · 도지사 또는 시장 · 군수 · 구청장은 다음 각 호의 구분에 따라 조사를 실시하고, 예방접종 후 이상반응 사례가 발생하면 그 원인을 밝히기 위하여 제18조에 따라 역학조사를 하여야 한다. <개정 2020.8.11.>

1. 질병관리청장 : 예방접종의 효과 및 예방접종 후 이상반응에 관한 조사
2. 시 · 도지사 또는 시장 · 군수 · 구청장 : 예방접종 후 이상반응에 관한 조사

【핵심요약】

예방접종 후 이상 반응에 관한 조사

1) 실시자 : 질병관리청장, 시 · 도지사 또는 시장 · 군수 · 구청장

2) 내용

(1) 질병관리청장 : 예방접종의 효과 및 예방접종 후 이상반응에 관한 조사

(2) 시 · 도지사 또는 시장 · 군수 · 구청장 : 예방접종 후 이상반응에 관한 조사

3) 조치

- 예방접종 후 이상반응 사례가 발생하면 그 원인을 밝히기 위하여 역학조사 실시(법 제18조에 따라 역학조사)

【예상문제】

1. 질병관리청장이 예방접종에 관한 역학조사를 실시하는 조사로 가장 올바른 설명은?
   ① 예방접종 후 이상반응에 관한 조사
   ② 예방접종의 효과 및 예방접종 후 이상반응에 관한 조사
   ③ 예방접종의 효과에 관한 조사
   ④ 예방접종의 시행범위에 관한 조사
   ⑤ 예방접종의 시행범위 및 예방접종의 효과에 관한 조사

[답] ②

2. 예방접종 후 이상반응사례가 발생하면 역학조사를 실시하는 가장 큰 이유는?
   ① 이상반응의 원인을 밝히기 위하여 ② 이상반응의 정도를 알기 위하여
   ③ 이상반응의 경로를 차단하기 위하여 ④ 이상반응의 범위를 알기 위하여
   ⑤ 이상반응의 현상을 밝히기 위하여

[답] ①

제29조의2(예방접종 후 이상반응에 대한 검사) ① 「의료법」에 따른 의료인 및 의료기관의 장은 필수예방접종 또는 임시예방접종 후 혈소판감소성 혈전증 등 보건복지부령으로 정하는 이상반응이 나타나거나 의심되는 사람을 발견한 경우에는 질병관리청장에게 이상반응에 대한 검사를 의뢰할 수 있다.
② 제1항에 따라 의뢰받은 질병관리청장은 검사를 실시하여야 한다.
③ 제1항 및 제2항에 따른 검사항목, 검사의뢰 방법 및 절차, 검사방법은 질병관리청장이 정한다. [본조신설 2023. 9. 14.]

[시행규칙] **제23조의2(예방접종 후 이상반응에 대한 검사)** 법 제29조의2제1항에서 "보건복지부령으로 정하는 이상반응"이란 혈소판감소성 혈전증을 말한다.
[본조신설 2023. 12. 29.]

제30조(예방접종피해조사반) ① 제71조제1항 및 제2항에 규정된 예방접종으로 인한 질병·장애·사망의 원인 규명 및 피해 보상 등을 조사하고 제72조제1항에 따른 제3자의 고의 또는 과실 유무를 조사하기 위하여 질병관리청에 예방접종피해조사반을 둔다. <개정 2020.8.11.>
② 제1항에 따른 예방접종피해조사반의 설치 및 운영 등에 관하여 필요한 사항은 대통령령으로 정한다.

[시행령] **제21조(예방접종피해조사반의 구성 등)** ① 법 제30조 제1항에 따른 예방접종피해조사반(이하 이 조에서 "피해조사반"이라 한다)은 감염병 예방접종 후 이상반응의 발생 건수 등을 고려하여 필요한 경우 복수로 설치할 수 있다. <신설 2021. 8. 3.>

② 피해조사반은 10명 이내의 반원으로 구성한다. <개정 2021.8.3.>

③ 피해조사반원은 질병관리청장이 소속 공무원이나 다음 각 호의 어느 하나에 해당하는 사람 중에서 임명하거나 위촉한다. <개정 2021.8.3.>

1. 예방접종 및 예방접종 후 이상반응 분야의 전문가
2. 「의료법」 제2조 제1항에 따른 의료인

④ 피해조사반은 다음 각 호의 사항을 조사하고, 그 결과를 예방접종피해보상 전문위원회에 보고하여야 한다. <개정 2021.8.3.>

1. 제31조 제2항에 따라 시ㆍ도지사가 제출한 기초조사 결과에 대한 평가 및 보완
2. 법 제72조 제1항에서 규정하는 제3자의 고의 또는 과실 유무
3. 그 밖에 예방접종으로 인한 피해보상과 관련하여 예방접종피해보상 전문위원회가 결정하는 사항

⑤ 피해조사반원은 제4항에 따라 피해조사를 하는 경우 보건복지부령으로 정하는 예방접종피해조사반원증을 지니고 관계인에게 보여 주어야 한다. <개정 2021.8.3.>

⑥ 질병관리청장은 피해조사반원에게 예산의 범위에서 피해조사 활동에 필요한 수당과 여비를 지급할 수 있다. <개정 2021.8.3.>

⑦ 피해조사반의 운영에 관한 세부사항은 예방접종피해보상 전문위원회의 의결을 거쳐 질병관리청장이 정한다. <개정 2021.8.3.>

[시행규칙] **제24조(예방접종피해조사반원증)** 영 제21조제4항에 따른 예방접종피해조사반원증은 별지 제18호서식과 같다.

【핵심요약】

1. 예방접종피해조사반

1) 설치 : 질병관리청

2) 역할

(1) 예방접종으로 인한 질병ㆍ장애ㆍ사망의 원인 규명 및 피해 보상 등을 조사(법 제71조제1항 및 제2항)

(2) 제3자의 고의 또는 과실 유무를 조사(법 제72조제1항)

2. 예방접종피해조사반의 구성

1) 인원 : 10명 이내의 반원

2) 임명 또는 위촉 : 질병관리청장이 소속 공무원이나 다음 중에서 임명하거나 위촉

(1) 예방접종 및 예방접종 후 이상반응 분야의 전문가

(2) 의료인

3. 피해조사반이 조사하고, 그 결과를 예방접종피해보상 전문위원회에 보고할 사항

1) 시 · 도지사가 제출한 기초조사 결과에 대한 평가 및 보완(영 제31조제2항)

2) 제3자의 고의 또는 과실 유무(법 제72조제1항)

3) 그 밖에 예방접종으로 인한 피해보상과 관련하여 예방접종피해보상 전문위원회가 결정하는 사항

4. 예방접종피해조사반원증

- 피해조사를 하는 피해조사반원은 예방접종피해조사반원증을 지니고 관계인에게 보여주어야 함

5. 수당과 여비 지급

- 질병관리청장은 피해조사반원에게 예산의 범위에서 피해조사 활동에 필요한 수당과 여비를 지급할 수 있음

6. 피해조사반의 운영에 관한 세부사항

- 예방접종피해보상 전문위원회의 의결을 거쳐 질병관리청장이 정함

【예상문제】

1. 예방접종피해조사반에 대한 설명으로 잘못된 것은?

① 예방접종으로 인한 질병 · 장애 · 사망의 원인 규명 및 피해 보상 등을 조사한다.

② 예방접종으로 인한 피해에 대해 제3자의 고의 또는 과실 유무를 조사한다.

③ 보건복지부에 예방접종피해조사반을 둔다.

④ 10명 이내의 반원으로 구성한다.

⑤ 피해조사반원은 공무원이나 예방접종전문가, 의료인 중에서 임명하거나 위촉한다.

[답] ③

제31조(예방접종 완료 여부의 확인) ① 특별자치시장 · 특별자치도지사 또는 시장 · 군수 · 구청장은 초등학교와 중학교의 장에게 「학교보건법」 제10조에 따른 예방접종 완료 여부에 대한 검사 기록을 제출하도록 요청할 수 있다. <개정 2023. 6. 13.>

② 특별자치시장 · 특별자치도지사 또는 시장 · 군수 · 구청장은 「유아교육법」에 따른 유치원의 장과 「영유아보육법」에 따른 어린이집의 원장에게 보건복지부령으로 정하는 바에 따라 영유아의 예방접종 여부를 확인하도록 요청할 수 있다. <개정 2023. 6. 13.>

③ 특별자치시장 · 특별자치도지사 또는 시장 · 군수 · 구청장은 제1항에 따른 제출 기록

및 제2항에 따른 확인 결과를 확인하여 예방접종을 끝내지 못한 영유아, 학생 등이 있으면 그 영유아 또는 학생 등에게 예방접종을 하여야 한다. <개정 2023. 6. 13.>

[시행규칙] **제25조(예방접종 여부의 확인 요청)** 법 제31조제2항에 따라 특별자치시장 · 특별자치도지사 또는 시장 · 군수 · 구청장은 「유아교육법」에 따른 유치원의 장과 「영유아보육법」에 따른 어린이집의 원장으로 하여금 영유아의 예방접종 여부를 확인하기 위하여 필수예방접종을 받은 영유아의 예방접종증명서를 확인하도록 요청할 수 있다. <개정 2023. 9. 22.>

【핵심요약】

1. 예방접종 완료여부의 확인

1) 확인 요청자 : 특별자치시장 · 특별자치도지사 또는 시장 · 군수 · 구청장

2) 내용

(1) 초등학교와 중학교의 장에게 예방접종 완료 여부에 대한 검사 기록을 제출하도록 요청할 수 있음

(2) 유치원의 장과 어린이집의 원장에게 영유아의 예방접종 여부를 확인하도록 요청할 수 있음

2. 조치

1) 조치권자 : 특별자치시장 · 특별자치도지사 또는 시장 · 군수 · 구청장

2) 내용 : 예방접종을 끝내지 못한 영유아, 학생 등이 있으면 그 영유아 또는 학생 등에게 예방접종을 하여야 함

【예상문제】

1. 다음 중 초등학생의 예방접종완료여부를 확인하여야 하는 자는?

① 보건소장 ② 시장, 군수, 구청장 ③ 초등학교의 장 ④ 도지사 ⑤ 질병관리청장

[답] ③

제32조(예방접종의 실시주간 및 실시기준 등) ① 질병관리청장은 국민의 예방접종에 대한 관심을 높여 감염병에 대한 예방접종을 활성화하기 위하여 예방접종주간을 설정할 수 있다. <개정 2020.8.11.>

② 누구든지 거짓이나 그 밖의 부정한 방법으로 예방접종을 받아서는 아니 된다. <신설 2021.3.9.>

③ 예방접종의 실시기준과 방법 등에 관하여 필요한 사항은 보건복지부령으로 정한다. <개정 2021.3.9.>

제32조의2(예방접종 휴가) ① 사업주는 이 법에 따른 예방접종을 받은 근로자에게 유급휴가를 줄 수 있다. 이 경우 국가 및 지방자치단체는 필요한 경우 사업주에게 해당 유급휴가를 위한 비용을 지원할 수 있다.

② 국가 및 지방자치단체는 「고용보험법」 제2조제1호에 따른 피보험자 등 대통령령으로 정하는 사람으로서 제1항에 따른 유급휴가를 사용하지 못하는 경우 그 비용을 지원할 수 있다.

③ 제1항 및 제2항에 따른 예방접종 및 비용의 지원 범위, 신청·지원 절차 등에 필요한 사항은 대통령령으로 정한다.

[본조신설 2023. 5. 19.]

[시행규칙] **제26조(예방접종의 실시기준과 방법)** 법 제32조제3항에 따른 예방접종의 실시기준과 방법 등에 관한 사항은 「약사법」 제58조제1호에 따른 용법 및 용량 등을 따르되, 예방접종의 실시 대상·시기 및 주의사항은 영 제7조제1항제1호에 따른 예방접종 전문위원회의 심의를 거쳐 질병관리청장이 고시한다. <개정 2022. 4. 20.>

【핵심요약】

1. 예방접종주간 설정

1) 실시주간 설정자 : 질병관리청장

2) 설정 목적 : 국민의 예방접종에 대한 관심을 높여 감염병에 대한 예방접종 활성화

2. 예방접종의 실시기준과 방법

- 보건복지부령으로 정함

1) 「약사법」에 따른 용법 및 용량 등을 따름

2) 예방접종의 실시 대상·시기 및 주의사항은 예방접종 전문위원회의 심의를 거쳐 질병관리청장이 고시

【예상문제】

1. 예방접종의 실시기준과 방법 등에 관하여 필요한 사항은 어느 법령으로 정하는가?

① 대통령령 ② 보건복지부령 ③ 국무총리령 ④ 지방자치단체 조례 ⑤ 행정안전부령

[답] ②

제33조(예방접종약품의 계획 생산) ① 질병관리청장은 예방접종약품의 국내 공급이 부족하다고 판단되는 경우 등 보건복지부령으로 정하는 경우에는 예산의 범위에서 감염병

의 예방접종에 필요한 수량의 예방접종약품을 미리 계산하여 「약사법」 제31조에 따른 의약품 제조업자(이하 "의약품 제조업자"라 한다)에게 생산하게 할 수 있으며, 예방접종약품을 연구하는 자 등을 지원할 수 있다. <개정 2020.8.11>

② 질병관리청장은 보건복지부령으로 정하는 바에 따라 제1항에 따른 예방접종약품의 생산에 드는 비용의 전부 또는 일부를 해당 의약품 제조업자에게 미리 지급할 수 있다. <개정 2020.8.11.>

[시행규칙] **제27조(예방접종약품의 계획 생산)** ① 법 제33조제1항에 따라 질병관리청장이 의약품 제조업자로 하여금 예방접종약품을 미리 생산하게 할 수 있는 경우는 다음 각 호와 같다. <개정 2020.9.11.>

1. 예방접종약품의 원료를 외국으로부터 수입하여야 하는 경우
2. 시범접종에 사용할 목적으로 생산하게 하는 경우
3. 예방접종약품의 생산기간이 6개월 이상 걸릴 경우
4. 예방접종약품의 국내 공급이 부족하다고 판단될 경우

② 질병관리청장은 법 제33조제2항에 따라 예방접종약품의 생산에 드는 비용을 다음 각 호의 구분에 따라 의약품 제조업자에게 미리 지급할 수 있다. <개정 2020.9.11.>

1. 제1항제1호에 따른 원료의 수입에 드는 금액의 전액
2. 제1항제2호에 따른 예방접종약품의 제조에 드는 금액의 전액
3. 제1항제3호에 따른 예방접종약품의 제조에 드는 금액의 2분의 1

【핵심요약】

1. 예방접종약품의 계획 생산

1) 계획생산 주관 : 질병관리청장

2) 조치

(1) 예산의 범위에서 감염병의 예방접종에 필요한 수량의 예방접종약품을 미리 계산하여

(2) 의약품 제조업자에게 생산하게 할 수 있으며

(3) 예방접종약품을 연구하는 자 등을 지원할 수 있음

2. 의약품 제조업자로 하여금 예방접종약품을 미리 생산하게 할 수 있는 경우

- 예방접종약품의 국내 공급이 부족하다고 판단되는 경우 등 보건복지부령으로 정하는 경우

1) 예방접종약품의 원료를 외국으로부터 수입하여야 하는 경우

2) 시범접종에 사용할 목적으로 생산하게 하는 경우

3) 예방접종약품의 생산기간이 6개월 이상 걸릴 경우

4) 예방접종약품의 국내 공급이 부족하다고 판단될 경우

3. 해당 의약품 제조업자에게 미리 지급되는 예방접종약품의 생산에 드는 비용의 전부 또는 일부

1) 예방접종약품의 원료를 외국으로부터 수입하여야 하는 경우 : 원료의 수입에 드는 금액의 전액
2) 시범접종에 사용할 목적으로 생산하게 하는 경우 : 예방접종약품의 제조에 드는 금액의 전액
3) 예방접종약품의 생산기간이 6개월 이상 걸릴 경우 : 예방접종약품의 제조에 드는 금액의 1/2
4) 예방접종약품의 국내 공급이 부족하다고 판단될 경우 : 비용 지급에 대한 기준 없음

【예상문제】

1. 예방접종약품의 계획생산은 누가 하는가?
① 질병관리청장 ② 시장 · 군수 · 구청장 ③ 보건소장
④ 시 · 도지사 ⑤ 방역소장

[답] ①

2. 보건복지부장관이 미리 일정량의 예방접종약을 생산하게 할 수 있는 경우가 아닌 것은?
① 예방접종약의 원료를 외국으로부터 수입하여야 하는 경우
② 시범접종에 사용할 목적으로 생산하게 하는 경우
③ 예방접종약의 효능이 저하된 경우
④ 예방접종약의 생산기간이 6개월 이상 소요될 경우
⑤ 예방접종약의 국내공급이 부족하다고 판단될 경우

[답] ③

제33조의2(필수예방접종약품등의 비축 등) ① 질병관리청장은 제24조에 따른 필수예방접종 및 제25조에 따른 임시예방접종이 원활하게 이루어질 수 있도록 하기 위하여 필요한 필수예방접종약품등을 위원회의 심의를 거쳐 미리 비축하거나 장기 구매를 위한 계약을 미리 할 수 있다. <개정 2020.8.11.>
② 질병관리청장은 제1항에 따라 비축한 필수예방접종약품등의 공급의 우선순위 등 분배기준, 그 밖에 필요한 사항을 위원회의 심의를 거쳐 정할 수 있다. <개정 2020.8.11.>
[본조신설 2019.12.3.] [종전 제33조의2는 제33조의4로 이동]

【핵심요약】

필수예방접종약품등의 비축 등

1) 시행권자 : 질병관리청장
2) 목적 : 필수예방접종 및 임시예방접종이 원활하게 이루어질 수 있도록 하기 위하여
3) 조치 : 필요한 필수예방접종약품 등을 위원회의 심의를 거쳐 미리 비축하거나 장기 구매를 위한 계약을 미리 할 수 있음
4) 질병관리청장이 위원회의 심의를 거쳐 정할 수 있는 사항 : 비축한 필수예방접종약품등의 공급의 우선순위 등 분배기준, 그 밖에 필요한 사항

제33조의3(필수예방접종약품등의 생산 계획 등의 보고) 「약사법」 제31조 및 같은 법 제42조에 따른 품목허가를 받거나 신고를 한 자 중 필수예방접종의약품등을 생산·수입하거나 하려는 자는 보건복지부령으로 정하는 바에 따라 필수예방접종약품등의 생산·수입 계획(계획의 변경을 포함한다) 및 실적을 질병관리청장에게 보고하여야 한다. <개정 2020.8.11.> [본조신설 2019.12.3.]

[시행규칙] **제27조의2(필수예방접종약품등의 생산·수입 계획의 보고 등)** ① 법 제33조의3에 따라 법 제24조의 필수예방접종 및 법 제25조의 임시예방접종에 사용되는 의약품(이하 "필수예방접종약품등"이라 한다)을 생산·수입하거나 하려는 자는 별지 제18호의3서식의 필수예방접종약품등 품목별 생산·수입 계획 보고서를 매월 10일(필수예방접종약품등을 생산·수입하려는 자의 경우에는 그 생산·수입하려는 날이 속하는 달의 직전 달의 10일을 말한다)까지 법 제33조의4제1항에 따른 예방접종통합관리시스템(이하 "통합관리시스템"이라 한다)을 통하여 질병관리청장에게 제출해야 한다. <개정 2023. 9. 22.>

② 법 제33조의3에 따라 필수예방접종약품등을 생산·수입하는 자는 별지 제18호의4서식의 필수예방접종약품등 품목별 생산·수입 실적 보고서를 매 분기가 끝난 후 2주 이내에 통합관리시스템을 통하여 질병관리청장에게 제출해야 한다. <개정 2023. 9. 22.>

③ 법 제33조의3에 따라 필수예방접종약품등을 생산·수입하거나 하려는 자는 제1항에 따른 생산·수입 계획을 변경하려는 경우에는 별지 제18호의5서식의 필수예방접종약품등 품목별 생산·수입 계획 변경 보고서를 통합관리시스템을 통하여 질병관리청장에게 제출해야 한다. <개정 2023. 9. 22.> [본조신설 2020. 6. 4.] [종전 제27조의2는 제27조의3으로 이동 <2020. 6. 4.>]

【핵심요약】

1. 필수예방접종약품등의 생산 계획 등의 보고

1) 보고 의무자 : 「약사법」에 따른 품목허가를 받거나 신고를 한 자 중 필수예방접종의약품 등을 생산·수입하거나 하려는 자

2) 보고 대상 : 질병관리청장
3) 보고 내용 : 보건복지부령으로 정하는 바에 따라 필수예방접종약품등의 생산 · 수입 계획(계획의 변경 포함) 및 실적

2. 필수예방접종약품 등의 생산 · 수입 계획의 보고 등

1) 대상 : 필수예방접종약품 등(필수예방접종 및 임시예방접종에 사용되는 의약품)을 생산 · 수입하거나 하려는 자
2) 제출
(1) 필수예방접종약품 등 품목별 생산 · 수입 계획 보고서 : 매월 10일(필수예방접종약품등을 생산 · 수입하려는 자의 경우에는 그 생산 · 수입하려는 날이 속하는 달의 직전 달의 10일)까지 예방접종통합관리시스템(통합관리시스템)을 통하여 질병관리청장에게 제출해야 함
(2) 필수예방접종약품등 품목별 생산 · 수입 실적 보고서 : 매 분기가 끝난 후 2주 이내에 통합관리시스템을 통하여 질병관리청장에게 제출해야 함
(3) 필수예방접종약품등 품목별 생산 · 수입 계획 변경 보고서 : 생산 · 수입 계획을 변경하려는 경우에는 필수예방접종약품등 품목별 생산 · 수입 계획 변경 보고서를 통합관리시스템을 통하여 질병관리청장에게 제출해야 함

【예상문제】

1. 「약사법」에 따른 품목허가를 받거나 신고를 한 자 중 필수예방접종의약품 등을 생산 · 수입하거나 하려는 자는 필수예방접종약품등의 생산 · 수입 계획 및 실적을 누구에게 보고하여야 하는가?

① 질병관리청장 ② 시 · 도지사 ③ 시장 · 군수 · 구청장
④ 보건소장 ⑤ 보건환경연구원장

[답] ①

제33조의4(예방접종통합관리시스템의 구축 · 운영 등) ① 질병관리청장은 예방접종업무에 필요한 각종 자료 또는 정보의 효율적 처리와 기록 · 관리업무의 전산화를 위하여 예방접종통합관리시스템(이하 "통합관리시스템"이라 한다)을 구축 · 운영하여야 한다. <개정 2020.8.11.>
② 질병관리청장은 통합관리시스템을 구축 · 운영하기 위하여 다음 각 호의 자료를 수집 · 관리 · 보유할 수 있으며, 관련 기관 및 단체에 필요한 자료의 제공을 요청할 수 있다.

이 경우 자료의 제공을 요청받은 기관 및 단체는 정당한 사유가 없으면 이에 따라야 한다. <개정 2023. 3. 28.>

1. 예방접종 대상자의 인적사항(「개인정보 보호법」 제24조에 따른 고유식별정보 등 대통령령으로 정하는 개인정보를 포함한다)
2. 예방접종을 받은 사람의 이름, 접종명, 접종일시 등 예방접종 실시 내역
3.예방접종 위탁 의료기관 개설 정보, 제11조 및 제13조에 따른 예방접종 후 이상반응 신고·보고 내용, 제29조에 따른 예방접종에 관한 역학조사 내용, 제71조에 따른 예방접종 피해보상 신청 내용 등 그 밖에 예방접종업무를 하는 데에 필요한 자료로서 대통령령으로 정하는 자료

③ 보건소장 및 제24조제2항(제25조제2항에서 준용하는 경우를 포함한다)에 따라 예방접종업무를 위탁받은 의료기관의 장은 이 법에 따른 예방접종을 하면 제2항제2호의 정보를 대통령령으로 정하는 바에 따라 통합관리시스템에 입력하여야 한다.

④ 질병관리청장은 대통령령으로 정하는 바에 따라 통합관리시스템을 활용하여 예방접종 대상 아동 부모에게 자녀의 예방접종 내역을 제공하거나 예방접종증명서 발급을 지원할 수 있다. 이 경우 예방접종 내역 제공 또는 예방접종증명서 발급의 적정성을 확인하기 위하여 법원행정처장에게 「가족관계의 등록 등에 관한 법률」 제11조에 따른 등록전산정보자료를 요청할 수 있으며, 법원행정처장은 정당한 사유가 없으면 이에 따라야 한다. <개정 2020. 8. 11.>

⑤ 통합관리시스템은 예방접종업무와 관련된 다음 각 호의 정보시스템과 전자적으로 연계하여 활용할 수 있다. <개정 2022. 1. 11.>

1. 「초·중등교육법」 제30조의4에 따른 교육정보시스템
2. 「유아교육법」 제19조의2에 따른 유아교육정보시스템
3. 「민원 처리에 관한 법률」 제12조의2제3항에 따른 통합전자민원창구 등 그 밖에 보건복지부령으로 정하는 정보시스템

⑥ 제1항부터 제5항까지의 정보의 보호 및 관리에 관한 사항은 이 법에서 규정된 것을 제외하고는 「개인정보 보호법」의 규정에 따른다.

[본조신설 2015.12.29.] [제33조의2에서 이동 <2019.12.3.>

[시행령] **제21조의4(예방접종 대상자의 개인정보 등)** ① 법 제33조의4 제2항 제1호에 따라 질병관리청장이 관련 기관 및 단체에 요청할 수 있는 예방접종 대상자의 인적사항에 관한 자료는 다음 각 호의 구분에 따른다. <개정 2021. 8. 3.>

1. 예방접종 대상자가 국민인 경우: 다음 각 목의 자료

가. 예방접종 대상자의 성명, 주민등록번호, 주소 및 전화번호(휴대전화번호를 포함한다)

나. 예방접종 대상자의 소속에 관한 다음의 자료

1) 「초·중등교육법」 제2조에 따른 소속 학교에 관한 자료

2) 「유아교육법」 제2조 제2호에 따른 소속 유치원에 관한 자료

3) 「영유아보육법」 제2조 제3호에 따른 소속 어린이집에 관한 자료

4) 「아동복지법」 제3조 제10호에 따른 소속 아동복지시설에 관한 자료

다. 그 밖에 예방접종 대상자에 대한 다음의 자료

1) 「장애인복지법」 제32조에 따라 등록된 장애인인지 여부

2) 「다문화가족지원법」 제2조 제1호에 따른 다문화가족의 구성원인지 여부

3) 「국민기초생활 보장법」 제2조 제2호에 따른 수급자(같은 조 제10호에 따른 차상위계층을 포함한다) 또는 수급자의 자녀인지 여부

2. 예방접종 대상자가 외국인 또는 외국국적동포인 경우: 다음 각 목의 자료

가. 「출입국관리법」 제31조에 따른 외국인등록에 관한 정보

나. 「재외동포의 출입국과 법적 지위에 관한 법률」 제6조에 따른 외국국적동포의 국내거소신고에 관한 정보

3. 그 밖에 예방접종 대상자의 인적사항에 관한 정보로서 예방접종업무의 수행과 관련하여 질병관리청장이 특히 필요하다고 인정하여 고시하는 정보ㅁ

② 법 제33조의4제2항제3호에 따라 질병관리청장이 예방접종업무를 하는 데 필요한 자료로서 관련 기관 및 단체에 요청할 수 있는 자료는 다음 각 호와 같다. <개정 2023. 9. 26.>

1. 법 제24조제2항(법 제25조제2항에서 준용하는 경우를 포함한다)에 따라 예방접종업무를 위탁받은 의료기관의 개설정보

1의2. 법 제11조 및 제13조에 따른 예방접종 후 이상반응 신고·보고 내용에 관한 자료

1의3. 법 제29조에 따른 예방접종에 관한 역학조사 내용에 관한 자료

2. 법 제71조에 따른 예방접종 피해보상 신청 내용에 관한 자료

3. 예방접종을 하는 데에 현저히 곤란한 질병이나 질환 또는 감염병의 관리 등에 관한 정보

[본조신설 2016.6.28.] [제21조의2에서 이동, 종전 제21조의4는 제21조의6으로 이동 <2023. 8. 18.>]

[시행령] **제21조의5(예방접종 정보의 입력)** 보건소장등이 예방접종을 실시한 경우에는 법 제33조의4제3항에 따라 같은 조 제1항에 따른 예방접종통합관리시스템(이하 "통합관리시스템"이라 한다)에 다음 각 호의 정보를 지체 없이 입력해야 한다. <개정 2020.6.2.>

1. 예방접종을 받은 사람에 대한 다음 각 목의 정보

가. 성명

나. 주민등록번호. 다만, 예방접종을 받은 사람이 외국인이거나 외국국적동포인 경우에는 외국인등록번호 또는 국내거소신고번호를 말한다.

2. 예방접종의 내용에 대한 다음 각 목의 정보

가. 예방접종 명칭

나. 예방접종 차수
다. 예방접종 연월일
라. 예방접종에 사용된 백신의 이름
마. 예진(豫診)의사 및 접종의사의 성명

[본조신설 2016.6.28.] [제21조의3에서 이동 <2023. 8. 18.>]

[시행령] **제21조의6(예방접종 내역의 제공 등)** ① 질병관리청장은 법 제33조의4제4항 전단에 따라 예방접종 대상 아동 부모에게 자녀의 예방접종 내역을 제공하는 경우에는 통합관리시스템을 활용한 열람의 방법으로 제공한다. 다만, 질병관리청장이 필요하다고 인정하는 경우에는 통합관리시스템을 활용하여 문자전송, 전자메일, 전화, 우편 또는 이에 상응하는 방법으로 제공할 수 있다. <개정 2020.9.11.>

② 질병관리청장은 법 제33조의4제4항 전단에 따라 예방접종증명서를 발급하는 경우에는 질병관리청장이 정하는 바에 따라 통합관리시스템에서 직접 발급하거나 「민원 처리에 관한 법률」 제12조의2제3항에 따른 전자민원창구와 연계하여 발급할 수 있다. <개정 2022. 7. 11.>

[본조신설 2016.6.28.] [제21조의4에서 이동 <2023. 8. 18.>]

[시행규칙] **제27조의3(예방접종통합관리시스템의 연계시스템)** 법 제33조의4제5항제3호에서 "보건복지부령으로 정하는 정보시스템"이란 다음 각 호의 정보시스템을 말한다. <개정 2023. 7. 13.>

1. 법 제40조의5제1항에 따른 감염병관리통합정보시스템
2. 「주민등록법」 제28조제1항에 따른 주민등록전산정보를 처리하는 정보시스템
3. 「사회보장기본법」 제37조제2항에 따른 사회보장정보시스템
4. 「지역보건법」 제5조제1항에 따른 지역보건의료정보시스템
5. 「지방재정법」 제96조의2제1항에 따른 정보시스템
6. 그 밖에 예방접종 업무의 효율적 운영을 위하여 질병관리청장이 필요하다고 인정하는 정보시스템

[본조신설 2016. 6. 30.][제27조의2에서 이동, 종전 제27조의3은 제27조의4로 이동 <2020. 6. 4.>]

【핵심요약】

1. 예방접종통합관리시스템의 구축 · 운영

1) 구축 · 운영권자 : 질병관리청장
2) 목적 : 예방접종업무에 필요한 각종 자료 또는 정보의 효율적 처리와 기록 · 관리업무의 전산화를 위하여
3) 질병관리청장이 통합관리시스템을 구축 · 운영하기 위하여 수집 · 관리 · 보유할 수 있는 자료
  (1) 예방접종 대상자의 인적사항(「개인정보 보호법」 제24조에 따른 고유식별정보 등 대통령령으로 정하는 개인정보를 포함)

(2) 예방접종을 받은 사람의 이름, 접종명, 접종일시 등 예방접종 실시 내역

(3) 예방접종 위탁 의료기관 개설 정보, 예방접종 후 이상반응 신고·보고 내용(제11조 및 제13조), 예방접종에 관한 역학조사 내용(제29조), 예방접종 피해보상 신청 내용(제71조) 등 그 밖에 예방접종업무를 하는 데에 필요한 자료로서 대통령령으로 정하는 자료

4) 자료의 제공 요청 : 질병관리청장은 관련 기관 및 단체에 필요한 자료의 제공을 요청할 수 있음. 이 경우 자료의 제공을 요청받은 기관 및 단체는 정당한 사유가 없으면 이에 따라야 함

2. 질병관리청장이 관련 기관 및 단체에 요청할 수 있는 예방접종 대상자의 인적사항에 관한 자료(법 제33조의4제2항제1호)

1) 예방접종 대상자가 국민인 경우

(1) 예방접종 대상자의 성명, 주민등록번호, 주소 및 전화번호(휴대전화번호 포함)

(2) 예방접종 대상자의 소속에 관한 다음의 자료

① 소속 학교에 관한 자료(「초·중등교육법」 제2조)

② 소속 유치원에 관한 자료(「유아교육법」 제2조제2호)

③ 소속 어린이집에 관한 자료(「영유아보육법」 제2조제3호)

④ 소속 아동복지시설에 관한 자료(「아동복지법」 제3조제10호)

(3) 그 밖에 예방접종 대상자에 대한 다음의 자료

① 등록된 장애인인지 여부(「장애인복지법」 제32조)

② 다문화가족의 구성원인지 여부(「다문화가족지원법」 제2조제1호)

③ 수급자(같은 조 제10호에 따른 차상위계층 포함) 또는 수급자의 자녀인지 여부(「국민기초생활 보장법」 제2조제2호)

2) 예방접종 대상자가 외국인 또는 외국국적동포인 경우

(1) 외국인등록에 관한 정보(「출입국관리법」 제31조)

(2) 외국국적동포의 국내거소신고에 관한 정보(「재외동포의 출입국과 법적 지위에 관한 법률」 제6조)

(3) 그 밖에 예방접종 대상자의 인적사항에 관한 정보로서 예방접종업무의 수행과 관련하여 질병관리청장이 특히 필요하다고 인정하여 고시하는 정보

3. 질병관리청장이 예방접종업무를 하는 데 필요한 자료로서 관련 기관 및 단체에 요청할 수 있는 자료(법 제33조의4제2항제3호)

1) 예방접종업무를 위탁받은 의료기관의 개설정보(법 제24조제2항, 법 제25조제2항)

2) 예방접종 후 이상반응 신고 · 보고 내용(법 제11조 및 제13조)

3) 예방접종에 관한 역학조사 내용(법 제29조)

4) 예방접종 피해보상 신청 내용(법 제71조)

5) 예방접종을 하는 데에 현저히 곤란한 질병이나 질환 또는 감염병의 관리 등에 관한 정보

4. 예방접종통합관리시스템 정보 입력

1) 입력 의무자 : 보건소장 및 예방접종업무를 위탁받은 의료기관의 장

2) 입력 정보 : 보건소장 등이 예방접종을 실시한 경우에는 예방접종통합관리시스템에 다음의 정보를 지체 없이 입력해야 함

(1) 예방접종을 받은 사람에 대한 다음의 정보

① 성명

② 주민등록번호(예방접종을 받은 사람이 외국인이거나 외국국적동포인 경우에는 외국인등록번호 또는 국내거소신고번호)

(2) 예방접종의 내용에 대한 다음의 정보

① 예방접종 명칭

② 예방접종 차수

③ 예방접종 연월일

④ 예방접종에 사용된 백신의 이름

⑤ 예진의사 및 접종의사의 성명

5. 예방접종통합관리시스템 활용

1) 예방접종 내역 제공 및 예방접종증명서 발급 지원

(1) 질병관리청장은 대통령령으로 정하는 바에 따라 통합관리시스템을 활용하여 예방접종 대상 아동 부모에게 자녀의 예방접종 내역을 제공하거나 예방접종증명서 발급을 지원할 수 있음

※ 예방접종 내역 제공 또는 예방접종증명서 발급의 적정성을 확인하기 위하여 법원행정처장에게 등록전산정보자료(「가족관계의 등록 등에 관한 법률」 제11조)를 요청할 수 있으며, 법원행정처장은 정당한 사유가 없으면 이에 따라야 함

(2) 질병관리청장이 필요하다고 인정하는 경우에는 통합관리시스템을 활용하여 문자전송, 전자메일, 전화, 우편 또는 이에 상응하는 방법으로 예방접종 내역을 제공할 수 있음

(3) 질병관리청장은 예방접종증명서를 발급하는 경우에는 보건복지부장관이 정하는 바에 따라 통합관리시스템에서 직접 발급하거나 전자민원창구와 연계하여 발급할

수 있음

2) 예방접종업무와 관련된 다음의 정보시스템과 전자적으로 연계

(1) 교육정보시스템(「초 · 중등교육법」 제30조의4)

(2) 유아교육정보시스템(「유아교육법」 제19조의2)

(3) 통합전자민원창구(「전자정부법」 제9조) 등 그 밖에 보건복지부령으로 정하는 정보시스템

① 주민등록전산정보를 처리하는 정보시스템(「주민등록법」 제28조제1항)

② 사회보장정보시스템(「사회보장기본법」 제37조제2항)

③ 지역보건의료정보시스템(「지역보건법」 제5조제1항)

④ 정보시스템(「지방재정법」 제96조의2제1항)

⑤ 그 밖에 예방접종 업무의 효율적 운영을 위하여 질병관리청장이 필요하다고 인정하는 정보시스템

6. 「개인정보 보호법」의 규정에 따르는 사항

- 이 법에서 규정된 것을 제외한 정보의 보호 및 관리에 관한 사항

【예상문제】

1. 보건소장 및 예방접종업무를 위탁받은 의료기관의 장이 예방접종을 하면 예방접종통합관리 시스템에 입력하여야 하는 정보로 틀린 것은?

① 예방접종 대상자의 인적사항

② 고유식별정보 등 대통령령으로 정하는 개인정보

③ 예방접종을 받은 사람의 이름, 접종명, 접종일시 등 예방접종 실시 내역

④ 예방접종 위탁 의료기관 개설 정보, 예방접종 피해보상 신청 내용 등

⑤ 그 밖에 예방접종업무를 하는 데에 필요한 자료로서 보건복지부령으로 정하는 자료

[답] ⑤

제7장 감염 전파의 차단 조치

제34조(감염병 위기관리대책의 수립 · 시행) ① 보건복지부장관 및 질병관리청장은 감염병의 확산 또는 해외 신종감염병의 국내 유입으로 인한 재난상황에 대처하기 위하여 위원회의 심의를 거쳐 감염병 위기관리대책(이하 "감염병 위기관리대책"이라 한다)을 수립 · 시행하여야 한다. <개정 2020.8.11.>

② 감염병 위기관리대책에는 다음 각 호의 사항이 포함되어야 한다. <개정 2023. 9. 14.>

1. 재난상황 발생 및 해외 신종감염병 유입에 대한 대응체계 및 기관별 역할
2. 재난 및 위기상황의 판단, 위기경보 결정 및 관리체계
3. 감염병위기 시 동원하여야 할 의료인 등 전문인력, 시설, 의료기관의 명부 작성
4. 의료·방역 물품의 비축방안 및 조달방안
5. 재난 및 위기상황별 국민행동요령, 동원 대상 인력, 시설, 기관에 대한 교육 및 도상연습, 제1급감염병 등 긴급한 대처가 필요한 감염병에 대한 위기대응 등 실제 상황대비 훈련

5의2. 감염취약계층에 대한 유형별 보호조치 방안 및 사회복지시설의 유형별·전파상황별 대응방안

6. 그 밖에 재난상황 및 위기상황 극복을 위하여 필요하다고 보건복지부장관 및 질병관리청장이 인정하는 사항

③ 보건복지부장관 및 질병관리청장은 감염병 위기관리대책에 따른 정기적인 훈련을 실시하여야 한다. <개정 2020.8.11.>

④ 감염병 위기관리대책의 수립 및 시행 등에 필요한 사항은 대통령령으로 정한다. <개정 2015.7.6.>

[시행령] **제22조(감염병 위기관리대책 수립 절차 등)** ① 보건복지부장관 및 질병관리청장은 법 제34조제1항에 따라 감염병 위기관리대책을 수립하기 위하여 관계 행정기관, 지방자치단체 및 「공공기관의 운영에 관한 법률」 제4조에 따른 공공기관 등에 자료의 제출을 요청할 수 있다. <개정 2020.9.11.>

② 보건복지부장관 및 질병관리청장은은 법 제34조제1항에 따라 수립한 감염병 위기관리대책을 관계 중앙행정기관의 장에게 통보하여야 한다. <개정 2020.9.11.>

【핵심요약】

1. 감염병 위기관리대책의 수립·시행

1) 수립·시행 의무자 : 보건복지부장관 및 질병관리청장

2) 목적

(1) 감염병의 확산 또는 해외 신종감염병의 국내 유입으로 인한 재난상황에 대처하기 위하여

(2) 감염관리위원회의 심의를 거쳐 감염병 위기관리대책을 수립·시행(법 제9조 참조)

3) 감염병 위기관리대책에는 포함되어야 할 사항

(1) 재난상황 발생 및 해외 신종감염병 유입에 대한 대응체계 및 기관별 역할

(2) 재난 및 위기상황의 판단, 위기경보 결정 및 관리체계

(3) 감염병위기 시 동원하여야 할 의료인 등 전문인력, 시설, 의료기관의 명부 작성

(4) 의료용품의 비축방안 및 조달방안

(5) 재난 및 위기상황별 국민행동요령, 동원 대상 인력, 시설, 기관에 대한 교육 및 도상연습 등 실제 상황대비 훈련

(6) 그 밖에 재난상황 및 위기상황 극복을 위하여 필요하다고 보건복지부장관이 인정하는 사항

4) 정기적인 훈련 : 보건복지부장관 및 질병관리청장은 감염병 위기관리대책에 따른 정기적인 훈련을 실시하여야 함

5) 대통령령으로 정하는 사항 : 감염병 위기관리대책의 수립 및 시행 등에 필요한 사항

2. 감염병 위기관리대책 수립 절차

1) 보건복지부장관 및 질병관리청장은 감염병 위기관리대책을 수립하기 위하여 관계 행정기관, 지방자치단체 및 공공기관 등에 자료의 제출 요청 가능

2) 보건복지부장관 및 질병관리청장은 수립한 감염병 위기관리대책을 관계 중앙행기관의 장에게 통보

【예상문제】

1. 보건복지부장관 및 질병관리청장이 수립·시행하여야 하는 감염병 위기관리대책에 포함되어야 할 사항이 아닌 것은?

① 재난상황 발생 및 해외 신종감염병 유입에 대한 대응체계 및 기관별 역할

② 재난상황에 대비한 예산확보

③ 재난 및 위기상황의 판단, 위기경보 결정 및 관리체계

④ 의료용품의 비축 방안 및 조달 방안

⑤ 재난 및 위기상황별 국민행동요령 등 실제 상황대비 훈련

[답] ②

제34조의2(감염병위기 시 정보공개) ① 질병관리청장, 시·도지사 및 시장·군수·구청장은 국민의 건강에 위해가 되는 감염병 확산으로 인하여「재난 및 안전관리 기본법」제38조 제2항에 따른 주의 이상의 위기경보가 발령되면 감염병 환자의 이동경로, 이동수단, 진료의료기관 및 접촉자 현황, 감염병의 지역별·연령대별 발생 및 검사 현황 등 국민들이 감염병 예방을 위하여 알아야 하는 정보를 정보통신망 게재 또는 보도자료 배포 등의 방법으로 신속히 공개하여야 한다. 다만, 성별, 나이, 그 밖에 감염병 예방과 관계없다고 판단되는 정보로서 대통령령으로 정하는 정보는 제외하여야 한다.

<개정 2021.3.9.>
② 질병관리청장, 시ㆍ도지사 및 시장ㆍ군수ㆍ구청장은 제1항에 따라 공개한 정보가 그 공개목적의 달성 등으로 공개될 필요가 없어진 때에는 지체 없이 그 공개된 정보를 삭제하여야 한다. <신설 2020.9.29.>
③ 누구든지 제1항에 따라 공개된 사항이 다음 각 호의 어느 하나에 해당하는 경우에는 질병관리청장, 시ㆍ도지사 또는 시장ㆍ군수ㆍ구청장에게 서면이나 말로 또는 정보통신망을 이용하여 이의신청을 할 수 있다. <개정 2020.9.29.>
1. 공개된 사항이 사실과 다른 경우
2. 공개된 사항에 관하여 의견이 있는 경우
④ 질병관리청장, 시ㆍ도지사 또는 시장ㆍ군수ㆍ구청장은 제3항에 따라 신청한 이의가 상당한 이유가 있다고 인정하는 경우에는 지체 없이 공개된 정보의 정정 등 필요한 조치를 하여야 한다. <개정 2020.9.29.>
⑤ 제1항부터 제3항까지에 따른 정보공개 및 삭제와 이의신청의 범위, 절차 및 방법 등에 관하여 필요한 사항은 보건복지부령으로 정한다. <개정 2020.9.29.>
[본조신설 2015.7.6.]

[시행규칙] **제27조의4(감염병위기 시 정보공개 범위 및 절차 등)** ① 질병관리청장, 시ㆍ도지사 및 시장ㆍ군수ㆍ구청장은 법 제34조의2 제1항에 따라 정보를 공개하는 경우에는 감염병 위기상황, 감염병의 특성 및 역학적 필요성을 고려하여 공개하는 정보의 범위를 결정해야 한다. <개정 2020.12.30.>
② 법 제34조의2제3항에 따라 서면으로 이의신청을 하려는 사람은 별지 제18호의6서식의 정보공개 이의신청서를 질병관리청장, 시ㆍ도지사 또는 시장ㆍ군수ㆍ구청장에게 제출해야 한다. <개정 2023. 9. 22.>
[본조신설 2016.1.7.] [제27조의3에서 이동 <2020.6.4.>] [제27조의3에서 이동 <2020. 6. 4.>]

【핵심요약】

1. 감염병위기 시 정보공개
1) 공개권자 : 질병관리청장, 시ㆍ도지사 및 시장ㆍ군수ㆍ구청장
2) 사유 : 국민의 건강에 위해가 되는 감염병 확산으로 인하여 「재난 안전관리 기본법」 제38조제2항에 따른 주의 이상의 위기경보가 발령되면
※ 「재난 및 안전관리 기본법」 제38제2항에 따른 위기경보의 구분 : 재난 피해의 전개 속도, 확대 가능성 등 재난상황의 심각성을 종합적으로 고려하여 관심ㆍ주의ㆍ경계ㆍ심각으로 구분
3) 공개 사항 : 감염병 환자의 이동경로, 이동수단, 진료의료기관 및 접촉자 현황 등 국

민들이 감염병 예방을 위하여 알아야 하는 정보를 정보통신망 게재 또는 보도자료 배포 등의 방법으로 신속히 공개하여야 함

4) 이의신청 : 누구든지 공개된 사항이 다음의 어느 하나에 해당하는 경우에는 질병관리청장, 시・도지사 및 시장・군수・구청장에게 서면이나 말로 또는 정보통신망을 이용하여 이의신청을 할 수 있음

(1) 공개된 사항이 사실과 다른 경우

(2) 공개된 사항에 관하여 의견이 있는 경우

※ 질병관리청장, 시・도지사 및 시장・군수・구청장은 신청한 이의가 상당한 이유가 있다고 인정하는 경우에는 공개된 정보의 정정 등 필요한 조치를 하여야 함

5) 보건복지부령으로 정하는 사항 : 정보공개와 이의신청의 범위, 절차 및 방법 등에 관하여 필요한 사항

2. 감염병위기 시 정보공개 범위 및 절차 등

1) 정보공개 범위 : 질병관리청장, 시・도지사 및 시장・군수・구청장은 정보를 공개하는 경우에는 감염병 위기상황, 감염병의 특성 및 역학적 필요성을 고려하여 공개하는 정보의 범위를 결정해야 함

2) 이의신청 절차 : 서면으로 이의신청을 하려는 사람은 정보공개 이의신청서를 질병관리청장, 시・도지사 및 시장・군수・구청장에게 제출해야 함

【예상문제】

1. 다음은 감염병위기 시 정보공개에 대한 설명이다. 올바른 설명은?

① 시・도지사가 국민의 건강에 위해가 되는 감염병 확산 시 실시하여야 한다.

② 감염병 환자의 이동경로, 이동수단, 진료의료기관 및 접촉자 현황 등 민감한 내용은 비밀로 하여야 한다.

③ 공개된 사항이 사실과 다르거나 의견이 있더라도 공익을 위한 것이므로 당사자는 이의신청을 할 수 없다.

④ 정보공개와 이의신청의 범위, 절차 및 방법 등에 관하여 필요한 사항은 대통령령으로 정한다.

⑤ 정보통신망 게재 또는 보도자료 배포 등의 방법으로 국민에게 신속히 공개하여야 한다.

[답] ⑤

제35조(시 · 도별 감염병 위기관리대책의 수립 등) ① 질병관리청장은 제34조제1항에 따라 수립한 감염병 위기관리대책을 시 · 도지사에게 알려야 한다. <개정 2020.8.11.>

② 시 · 도지사는 제1항에 따라 통보된 감염병 위기관리대책에 따라 특별시 · 광역시 · 특별자치시 · 도 · 특별자치도(이하 "시 · 도"라 한다)별 감염병 위기관리대책을 수립 · 시행하여야 한다. <개정 2023. 6. 13.>

【핵심요약】

시 · 도별 감염병 위기관리대책의 수립

1) 질병관리청장은 수립한 감염병 위기관리대책을 시 · 도지사에게 알림
2) 시 · 도지사는 통보된 감염병 위기관리대책에 따라 시 · 도별 감염병 위기관리대책을 수립 · 시행

제35조의2(재난 시 의료인에 대한 거짓 진술 등의 금지) 누구든지 감염병에 관하여 「재난 및 안전관리 기본법」 제38조제2항에 따른 주의 이상의 예보 또는 경보가 발령된 후에는 의료인에 대하여 의료기관 내원(內院)이력 및 진료이력 등 감염 여부 확인에 필요한 사실에 관하여 거짓 진술, 거짓 자료를 제출하거나 고의적으로 사실을 누락 · 은폐하여서는 아니 된다. <개정 2017.12.12.>

[본조신설 2015.7.6.]

【핵심요약】

재난 시 의료인에 대한 거짓 진술 등의 금지

1) 시기 : 주의 이상의 예보 또는 경보가 발령된 후(「재난 및 안전관리 기본법」 제38조제2항)
2) 금지 내용 : 누구든지 감염병에 관하여 의료인에 대하여 의료기관 내원이력 및 진료이력 등 감염 여부 확인에 필요한 사실에 관하여 거짓 진술, 거짓 자료를 제출하거나 고의적으로 사실을 누락 · 은폐하여서는 아니 됨

【예상문제】

1. 누구든지 감염병에 관하여 의료인에 대하여 의료기관 내원이력 및 진료이력 등 감염 여부 확인에 필요한 사실에 관하여 거짓 진술, 거짓 자료를 제출하거나 고의적으로 사실을 누락 · 은폐하여서는 아니 되는 시기는?

① 보건복지부장관이 감염병 확산이 염려될 때 지정한 시기

② 「재난 및 안전관리 기본법」에 따른 주의 이상의 예보 또는 경보가 발령된 후
③ 일정한 수 이상의 감염병환자가 발생할 경우 질병관리청장이 지정한 시기
④ 제1군감염병이 유행하는 시기
⑤ 제1군에서 제4군감염병이 유행하는 시기

[답] ②

第36条(감염병관리기관의 지정 등) ① 보건복지부장관, 질병관리청장 또는 시·도지사는 보건복지부령으로 정하는 바에 따라 「의료법」 제3조에 따른 의료기관을 감염병관리기관으로 지정하여야 한다. <개정 2020.8.11.>
② 시장·군수·구청장은 보건복지부령으로 정하는 바에 따라 「의료법」에 따른 의료기관을 감염병관리기관으로 지정할 수 있다. <개정 2020.3.4.>
③ 제1항 및 제2항에 따라 지정받은 의료기관(이하 "감염병관리기관"이라 한다)의 장은 감염병을 예방하고 감염병환자등을 진료하는 시설(이하 "감염병관리시설"이라 한다)을 설치하여야 한다. 이 경우 보건복지부령으로 정하는 일정규모 이상의 감염병관리기관에는 감염병의 전파를 막기 위하여 전실(前室) 및 음압시설(陰壓施設) 등을 갖춘 1인 병실을 보건복지부령으로 정하는 기준에 따라 설치하여야 한다. <개정 2020.3.4>
④ 보건복지부장관, 질병관리청장, 시·도지사 또는 시장·군수·구청장은 감염병관리시설의 설치 및 운영에 드는 비용을 감염병관리기관에 지원하여야 한다. <개정 2020.8.11.>
⑤ 감염병관리기관이 아닌 의료기관이 감염병관리시설을 설치·운영하려면 보건복지부령으로 정하는 바에 따라 특별자치시장·특별자치도지사 또는 시장·군수·구청장에게 신고하여야 한다. 이 경우 특별자치시장·특별자치도지사 또는 시장·군수·구청장은 그 내용을 검토하여 이 법에 적합하면 신고를 수리하여야 한다. <개정 2023. 6. 13.>
⑥ 보건복지부장관, 질병관리청장, 시·도지사 또는 시장·군수·구청장은 감염병 발생 등 긴급상황 발생 시 감염병관리기관에 진료개시 등 필요한 사항을 지시할 수 있다. <개정 2020.8.11.>

[시행규칙] **제28조(감염병관리기관의 지정)** ① 법 제36조 제1항 및 제2항에 따른 감염병관리기관은 「의료법」 제3조 제2항 제3호 가목 및 바목에 따른 병원 및 종합병원 중에서 지정한다. <개정 2021.5.24.>
② 법 제36조 제1항 및 제2항에 따라 감염병관리기관을 지정한 보건복지부장관, 질병관리청장, 시·도지사 또는 시장·군수·구청장은 해당 감염병관리기관의 장에게 별지 제19호서식의 감염병관리기관 지정서를 발급해야 한다. <개정 2020.9.11.>

[시행규칙] **제29조(감염병관리기관이 아닌 의료기관의 감염병관리시설의 설치)** ① 법 제36조제5항에 따라 감염병관리기관이 아닌 의료기관이 법 제36조제3항에 따른 감염병관리시설(이하 "감염병관리시설"이라 한다)을 설치·운영하려면 별지 제20호서식의 비지정 감염병관리시설 설치신고서에 사업계

획서를 첨부하여 관할하는 특별자치시장 · 특별자치도지사 또는 시장 · 군수 · 구청장에게 제출해야 한다. 이 경우 특별자치시장 · 특별자치도지사 또는 시장 · 군수 · 구청장은 「전자정부법」 제36조제1항에 따른 행정정보의 공동이용을 통하여 법인 등기사항증명서(법인인 경우만 해당한다)를 확인해야 한다. <개정 2023. 9. 22.>

② 특별자치시장 · 특별자치도지사 또는 시장 · 군수 · 구청장은 제1항에 따른 신고를 받은 경우에는 별지 제21호서식의 비지정 감염병관리시설 설치신고확인증을 신고자에게 발급하여야 한다. <개정 2023. 9. 22.>

【핵심요약】

1. 감염병관리기관의 지정

1) 보건복지부장관, 질병관리청장 또는 시 · 도지사 : 보건복지부령으로 정하는 바에 따라 「의료법」 제3조에 따른 의료기관을 감염병관리기관으로 지정하여야 함

2) 시장 · 군수 · 구청장 : 보건복지부령으로 정하는 바에 따라 「의료법」에 따른 의료기관을 감염병관리기관으로 지정할 수 있음
(감염병관리기관은 병원 및 종합병원 중에서 지정)

3) 비용 지원 : 보건복지부장관, 질병관리청장, 시 · 도지사 또는 시장 · 군수 · 구청장은 감염병관리시설의 설치 및 운영에 드는 비용을 감염병관리기관에 지원

2. 감염병관리기관이 아닌 의료기관이 감염병관리시설을 설치 · 운영하는 경우

- 보건복지부령으로 정하는 바에 따라 특별자치도지사 또는 시장 · 군수 · 구청장에게 신고
  ※ 이 경우 특별자치도지사 또는 시장 · 군수 · 구청장은 그 내용을 검토하여 이 법에 적합하면 시고를 수리하여야 함

3. 진료개시 등의 지시

1) 지시권자 : 보건복지부장관, 질병관리청장, 시 · 도지사 또는 시장 · 군수 · 구청장

2) 시기 : 감염병 발생 등 긴급상황 발생 시

3) 조치 : 감염병관리기관에 진료개시 등 필요한 사항을 지시할 수 있음

【예상문제】

1. 보건복지부장관, 질병관리청장, 시 · 도지사 또는 시장 · 군수 · 구청장이 감염병관리기관으로 지정할 수 있는 의료기관을 모두 적은 것은?
① 병원 ② 요양병원 ③ 종합병원 ④ 의원 ⑤ 병원 및 종합병원

[답] ⑤

2. 감염병 발생 등 긴급상황 발생 시 감염병관리기관에 진료개시 등 필요한 사항을 지시할

수 없는 사람은?

① 보건복지부장관 ② 시 · 도지사 ③ 시장 ④ 군수 ⑤ 보건소장

[답] ⑤

제37조(감염병위기 시 감염병관리기관의 설치 등) ① 보건복지부장관, 질병관리청장, 시 · 도지사 또는 시장 · 군수 · 구청장은 감염병환자가 대량으로 발생하거나 제36조에 따라 지정된 감염병관리기관만으로 감염병환자등을 모두 수용하기 어려운 경우에는 다음 각 호의 조치를 취할 수 있다. <개정 2020.8.11.>

1. 제36조에 따라 지정된 감염병관리기관이 아닌 의료기관을 일정 기간 동안 감염병관리기관으로 지정
2. 격리소 · 요양소 또는 진료소의 설치 · 운영

② 제1항제1호에 따라 지정된 감염병관리기관의 장은 보건복지부령으로 정하는 바에 따라 감염병관리시설을 설치하여야 한다. <개정 2010.1.18.>

③ 보건복지부장관, 질병관리청장, 시 · 도지사 또는 시장 · 군수 · 구청장은 제2항에 따른 시설의 설치 및 운영에 드는 비용을 감염병관리기관에 지원하여야 한다.

④ 제1항제1호에 따라 지정된 감염병관리기관의 장은 정당한 사유 없이 제2항의 명령을 거부할 수 없다.

⑤ 보건복지부장관, 질병관리청장, 시 · 도지사 또는 시장 · 군수 · 구청장은 감염병 발생 등 긴급상황 발생 시 감염병관리기관에 진료개시 등 필요한 사항을 지시할 수 있다. <개정 2020.8.11.>

[시행규칙] **제30조(감염병위기 시 감염병관리기관의 지정절차)** 법 제37조제1항제1호에 따른 감염병관리기관의 지정에 관하여는 제28조제2항을 준용한다. <개정 2021.5.24.> [제목개정 2021. 5. 24.]

【핵심요약】

1. 감염병위기 시 감염병관리기관의 설치

1) 설치권자 : 보건복지부장관, 질병관리청장, 시 · 도지사 또는 시장 · 군수 · 구청장

2) 사유

(1) 감염병환자가 대량으로 발생하거나

(2) 기존에 지정된 감염병관리기관만으로 감염병환자 등을 모두 수용하기 어려운 경우

3) 조치

(1) 기존에 지정된 감염병관리기관이 아닌 의료기관을 일정 기간 동안 감염병관리기

관으로 지정
(2) 격리소 · 요양소 또는 진료소의 설치 · 운영
4) 지정된 감염병관리기관의 장 : 보건복지부령으로 정하는 바에 따라 감염병관리시설을 설치
※ 지정된 감염병관리기관의 장은 정당한 사유 없이 명령을 거부할 수 없음
5) 비용 지원 : 보건복지부장관, 질병관리청장, 시 · 도지사 또는 시장 · 군수 · 구청장은 시설의 설치 및 운영에 드는 비용을 감염병관리기관에 지원

2. 감염병위기 시 감염병관리기관의 지정절차

- 보건복지부장관, 질병관리청장, 시 · 도지사 또는 시장 · 군수 · 구청장은 병원 및 종합병원을 감염병관리기관으로 지정

3. 진료개시 등의 지시

1) 지시권자 : 보건복지부장관, 질병관리청장, 시 · 도지사 또는 시장 · 군수 · 구청장
2) 시기 : 감염병 발생 등 긴급상황 발생 시
3) 조치 : 감염병관리기관에 진료개시 등 필요한 사항을 지시할 수 있음

【예상문제】

1. 보건복지부장관, 질병관리청장, 시 · 도지사 또는 시장 · 군수 · 구청장이 감염병환자가 대량으로 발생할 경우 설치하는 시설을 모두 짝지은 것은?
① 격리소, 진료소 ② 격리소, 요양소 ③ 진료소, 요양소, 격리치료병원
④ 격리소, 요양소, 진료소 ⑤ 격리소, 요양소, 진료소, 격리치료병원

[답] ④

2. 감염병환자가 대량으로 발생하거나 기존에 지정된 감염병관리기관만으로 감염병환자 등을 모두 수용하기 어려운 경우에 다른 의료기관을 일정 기간 동안 감염병관리기관으로 지정할 수 없는 자는?
① 보건복지부장관 ② 시 · 도지사 ③ 시장 · 군수 · 구청장
④ 질병관리청장 ⑤ 보건소장

[답] ⑤

제38조(감염병환자등의 입소 거부 금지) 감염병관리기관은 정당한 사유 없이 감염병환자 등의 입소(入所)를 거부할 수 없다.

第39조(감염병관리시설 등의 설치 및 관리방법) 감염병관리시설 및 제37조에 따른 격리소·요양소 또는 진료소의 설치 및 관리방법 등에 관하여 필요한 사항은 보건복지부령으로 정한다. <개정 2010.1.18.>

[시행규칙] **제31조(감염병관리시설 등의 설치 기준 등)** ① 법 제36조제3항 및 법 제39조에 따른 감염병관리시설, 격리소·요양소 또는 진료소의 설치 기준은 다음 각 호와 같으며, 그 밖의 세부 사항은 질병관리청장이 정한다. <개정 2020.10.7.>

1. 감염병관리시설: 다음 각 목의 구분에 따른다.
   가. 300개 이상의 병상을 갖춘 감염병관리기관: 별표 4의2의 기준에 적합한 음압병실을 1개 이상 설치할 것
   나. 300개 미만의 병상을 갖춘 감염병관리기관: 외부와 격리된 진료실 또는 격리된 병실을 1개 이상 설치할 것
2. 격리소·요양소: 「의료법 시행규칙」 제34조에 따른 의료기관의 시설 기준 중 의원에 해당하는 시설을 갖추거나 임시숙박시설 및 간이진료시설을 갖출 것
3. 진료소: 「의료법 시행규칙」 제34조에 따른 의료기관의 시설 기준 중 의원에 해당하는 시설을 갖추거나 「지역보건법」 제13조에 따른 보건지소일 것

【핵심요약】

1. 감염병환자 등의 입소 거부 금지

- 감염병관리기관은 정당한 사유 없이 감염병환자 등의 입소를 거부할 수 없음

2. 감염병관리시설 등의 설치 기준(보건복지부령)

- 감염병관리시설, 격리소·요양소 또는 진료소의 설치 기준

1) 감염병관리시설
   (1) 300개 이상의 병상을 갖춘 감염병관리기관 : 기준에 적합한 음압병실을 1개 이상 설치할 것
   (2) 300개 미만의 병상을 갖춘 감염병관리기관 : 외부와 격리된 진료실 또는 격리된 병실을 1개 이상 설치할 것
2) 격리소·요양소 : 의원에 해당하는 시설을 갖추거나 임시숙박시설 및 간이진료시설을 갖출 것
3) 진료소 : 의원에 해당하는 시설을 갖추거나 보건지소일 것
   ※ 세부 사항은 질병관리청장이 정함

3. 음압병실 설치·운영 기준

1) 설치기준

(1) 음압병상 : 15㎡ 이상의 면적을 확보할 것
(2) 전실 : 음압병상이 있는 음압구역과 비음압구역을 물리적으로 구분할 수 있는 장소에 설치할 것
(3) 화장실: 음압병상이 있는 공간에 설치할 것
(4) 음압용 공급·배출 시설 : 다른 공급·배출시설과 구분하여 설치하고, 헤파필터(HEPA filter)를 설치할 것
(5) 음압용 역류방지시설 : 음압병상이 있는 공간의 배관에 설치할 것
(6) 음압용 배수처리집수조 시설 : 다른 배수처리집수조 시설과 구분하여 설치할 것

2) 운영기준
(1) 음압병상이 있는 공간과 전실 간에, 전실과 비음압구역 간의 음압차를 각각 -2.5 pa(-0.255 mmAq) 이상 유지할 것
(2) 음압병상이 있는 공간과 전실은 1시간에 6회 이상 환기할 것
(3) 배수처리집수조에 있는 물은 소독하거나 멸균한 후 방류할 것

【예상문제】

1. 감염병을 관리하기 위한 시설로 진료소의 설치 기준은?
① 외부와 격리된 진료실 또는 격리된 병실을 갖출 것
② 의원에 해당하는 시설을 갖추거나 임시숙박시설 및 간이진료시설을 갖출 것
③ 의원에 해당하는 시설을 갖추거나 보건지소일 것
④ 병원에 해당하는 시설을 갖추거나 보건의료원일 것
⑤ 규정사항 없음

[답] ③

2. 기준에 적합한 음압병실을 1개 이상 설치해야 하는 감염병관리시설 등은?
① 300개 이상의 병상을 갖춘 감염병관리기관 ② 격리소 ③ 요양소
④ 300개 미만의 병상을 갖춘 감염병관리기관 ⑤ 진료소

[답] ①

제39조의2(감염병관리시설 평가) 질병관리청장, 시·도지사 및 시장·군수·구청장은 감염병관리시설을 정기적으로 평가하고 그 결과를 시설의 감독·지원 등에 반영할 수 있다. 이 경우 평가의 방법, 절차, 시기 및 감독·지원의 내용 등은 보건복지부령으로 정한다.
[본조신설 2015.12.29.]

[시행규칙] **제31조의2(감염병관리시설 평가)** ① 법 제39조의2에 따른 감염병관리시설에 대한 정기적 평가의 평가항목은 다음 각 호와 같다. <개정 2020.9.11.>

1. 감염병관리시설의 시설기준 적합성
2. 감염병관리시설의 근무인력 적정성
3. 감염병관리시설의 진료 및 운영실적
4. 그 밖에 감염병관리시설의 설치 · 운영 및 관리의 적정성을 위하여 질병관리청장이 필요하다고 인정하는 사항

② 법 제39조의2에 따른 감염병관리시설에 대한 정기적 평가는 모든 감염병관리시설을 대상으로 서면평가의 방법에 따라 실시한다. 다만, 감염병관리기관의 장이 요청하거나 서면평가 결과 추가적 확인이 필요한 경우에는 방문평가의 방법으로 실시할 수 있다.

③ 질병관리청장, 시 · 도지사 또는 시장 · 군수 · 구청장은 법 제39조의2에 따른 감염병관리시설의 평가를 위하여 필요한 경우에는 감염병관리기관의 장에게 자료의 제출을 요청할 수 있다. <개정 2020. 9. 11.>

④ 질병관리청장, 시 · 도지사 또는 시장 · 군수 · 구청장은 제2항에 따른 평가를 실시하는 경우에는 감염병관리기관의 장에게 다음 각 호의 구분에 따라 평가실시일, 평가항목 및 세부 평가일정에 관한 사항을 알려야 한다. <개정 2020.9.11.>

1. 평가실시일 및 평가항목: 평가실시일 90일 전
2. 세부 평가일정: 평가실시일 7일 전

⑤ 질병관리청장, 시 · 도지사 또는 시장 · 군수 · 구청장은 필요하다고 인정하는 경우에는 감염병관리시설에 대한 평가를 관계 전문기관 또는 전문단체에 의뢰하여 실시할 수 있다. <개정 2020.9.11.>

⑥ 질병관리청장, 시 · 도지사 또는 시장 · 군수 · 구청장은 감염병관리시설에 대한 평가결과에 따라 시정을 요구하거나 운영비를 차등하여 지원할 수 있다. <개정 2020.9.11.>

⑦ 제2항부터 제6항까지에서 정한 사항 외에 감염병관리시설에 대한 평가방법, 평가절차 및 지도 · 감독 등에 필요한 세부사항은 질병관리청장이 정하여 고시한다. <개정 2020.9.11.>

[본조신설 2016.6.30.]

【핵심요약】

감염병관리시설 평가

1) 평가권자 : 질병관리청장, 시 · 도지사 및 시장 · 군수 · 구청장
2) 보건복지부령으로 정하는 사항 : 평가의 방법, 절차, 시기 및 감독 · 지원의 내용 등
3) 정기적 평가의 평가항목
 (1) 감염병관리시설의 시설기준 적합성
 (2) 감염병관리시설의 근무인력 적정성
 (3) 감염병관리시설의 진료 및 운영실적

(4) 그 밖에 감염병관리시설의 설치·운영 및 관리의 적정성을 위하여 질병관리청장이 필요하다고 인정하는 사항

4) 감염병관리시설에 대한 정기적 평가방법

(1) 서면평가 : 모든 감염병관리시설을 대상으로 서면평가의 방법에 따라 실시

(2) 방문평가 : 감염병관리기관의 장이 요청하거나 서면평가 결과 추가적 확인이 필요한 경우 실시할 수 있음

5) 자료 제출의 요청

(1) 요청권자 : 질병관리청장, 시·도지사 또는 시장·군수·구청장

(2) 사유 : 감염병관리시설의 평가를 위하여 필요한 경우에는 감염병관리기관의 장에게 자료의 제출을 요청할 수 있음

6) 평가실시일 등에 대한 통보 : 감염병관리기관의 장에게 다음의 구분에 따라 평가실시일, 평가항목 및 세부 평가일정에 관한 사항을 알려야 함

(1) 평가실시일 및 평가항목 : 평가실시일 90일 전

(2) 세부 평가일정 : 평가실시일 7일 전

7) 관계 전문기관 또는 전문단체에 의뢰 : 질병관리청장, 시·도지사 또는 시장·군수·구청장은 필요하다고 인정하는 경우에는 감염병관리시설에 대한 평가를 관계 전문기관 또는 전문단체에 의뢰하여 실시할 수 있음

8) 평가결과에 따른 조치

(1) 법 : 시설의 감독·지원 등에 반영할 수 있음

(2) 규칙 : 시정을 요구하거나 운영비를 차등하여 지원할 수 있음

9) 질병관리청장이 정하여 고시하는 사항 : 감염병관리시설에 대한 평가방법, 평가절차 및 지도·감독 등에 필요한 세부사항

【예상문제】

1. 감염병관리시설을 정기적으로 평가하고 그 결과를 시설의 감독·지원 등에 반영할 수 있는 사람으로 모두 짝지은 것은?

① 보건복지부장관 및 질병관리청장 ② 질병관리청장 및 시·도지사
③ 질병관리청장, 시·도지사 및 시장·군수·구청장 ④ 보건복지부장관, 시·도지사
⑤ 질병관리청장, 시·도지사, 시장·군수·구청장 및 보건소장

[답] ③

2. 감염병관리시설에 대한 정기적 평가의 평가항목이 아닌 것은?
   ① 감염병관리시설의 시설기준 적합성
   ② 감염병관리시설의 근무인력 적정성
   ③ 감염병관리시설의 진료 및 운영실적
   ④ 감염병관리시설의 현대화 및 첨단화
   ⑤ 감염병관리시설의 설치 · 운영 및 관리의 적정성을 위하여 질병관리청장이 필요하다고 인정하는 사항

[답] ④

3. 질병관리청장 등이 감염병관리시설에 대한 평가를 실시하는 경우, 감염병관리기관의 장에게 세부 평가일정에 관한 사항을 평가실시일 몇 일전까지 알려야 하는가?
   ① 5일 전 ② 7일 전 ③ 10일 전 ④ 30일 전 ⑤ 90일 전

[답] ②

제39조의3(감염병의심자 격리시설 지정) ① 시 · 도지사는 감염병 발생 또는 유행 시 감염병의심자를 격리하기 위한 시설(이하 "감염병의심자 격리시설"이라 한다)을 지정하여야 한다. 다만, 「의료법」 제3조에 따른 의료기관은 감염병의심자 격리시설로 지정할 수 없다. <개정 2020.12.15.>

② 질병관리청장 또는 시 · 도지사는 감염병의심자가 대량으로 발생하거나 제1항에 따라 지정된 감염병의심자 격리시설만으로 감염병의심자를 모두 수용하기 어려운 경우에는 제1항에 따라 감염병의심자 격리시설로 지정되지 아니한 시설을 일정기간 동안 감염병의심자 격리시설로 지정할 수 있다. <개정 2020.12.15.>

③ 제1항 및 제2항에 따른 감염병의심자 격리시설의 지정 및 관리 방법 등에 필요한 사항은 보건복지부령으로 정한다. <개정 2020.12.15.>

[본조신설 2018.3.27.] [제목개정 2020. 12. 15.]

[시행규칙] **제31조의3(감염병의심자 격리시설 지정 기준 등)** ① 법 제39조의3제1항 및 제2항에 따른 감염병의심자를 격리하기 위한 시설(이하 "감염병의심자 격리시설"이라 한다)의 지정 기준은 다음 각 호와 같다. <개정 2023. 9. 22.>

1. 독립된 건물로서 여러 개의 방으로 구획되어 있을 것
2. 구획된 각 방마다 샤워시설과 화장실이 모두 구비되어 있을 것
3. 음압병상을 보유한 「의료법」에 따른 의료기관에 근접하여, 감염병의심자의 이송이 가능한 거리에 위치할 것
4. 감염병의심자 격리시설의 규모는 해당 특별시 · 광역시 · 특별자치시 · 도 · 특별자치도의 인구, 지리적 여건, 교통 등을 고려하여 정할 것

② 시 · 도지사는 감염병 확산을 방지하기 위하여 감염병의심자와 다른 사람과의 접촉을 차단하여야

하며, 격리기간 동안 감염병의심자의 생활에 불편함이 없도록 필요한 조치를 하여야 한다. <개정 2021.5.24.> [본조신설 2018.9.27.] [제목개정 2021.5.24.] [종전 제31조의3은 제31조의4로 이동 <2018. 9. 27.>]

【핵심요약】

1. 감염병의심자 격리시설 지정

1) 접촉자 격리시설

(1) 지정권자 : 시 · 도지사

(2) 내용 : 감염병 발생 또는 유행 시 감염병의심자를 격리하기 위한 시설(이하 "감염병의심자 격리시설"이라 함)을 지정하여야 함

※ 다만, 「의료법」 제3조에 따른 의료기관은 감염병의심자 격리시설로 지정할 수 없음

2) 일정기간 동안 감염병의심자 격리시설

(1) 지정권자 : 질병관리청장 또는 시 · 도지사

(2) 내용 : 감염병의심자가 대량으로 발생하거나 제1항에 따라 지정된 감염병의심자 격리시설만으로 감염병의심자를 모두 수용하기 어려운 경우에는 감염병의심자 격리시설로 지정되지 아니한 시설을 일정기간 동안 감염병의심자 격리시설로 지정할 수 있음

3) 보건복지부령으로 정하는 사항

- 감염병의심자 격리시설의 지정 및 관리 방법 등에 필요한 사항

2. 감염병의심자 격리시설 지정 기준 등

1) 감염병의심자를 격리하기 위한 시설 기준

(1) 독립된 건물로서 여러 개의 방으로 구획되어 있을 것

(2) 구획된 각 방마다 샤워시설과 화장실이 모두 구비되어 있을 것

(3) 음압병상을 보유한 「의료법」에 따른 의료기관에 근접하여, 감염병의심자의 이송이 가능한 거리에 위치할 것

(4) 감염병의심자 격리시설의 규모는 해당 특별시 · 광역시 · 특별자치시 · 도 · 특별자치도의 인구, 지리적 여건, 교통 등을 고려하여 정할 것

2) 시 · 도지사의 조치 사항

(1) 감염병 확산을 방지하기 위하여 감염병의심자와 다른 사람과의 접촉을 차단

(2) 격리기간 동안 감염병의심자의 생활에 불편함이 없도록 필요한 조치를 하여야 함

【예상문제】

1. 감염병의심자가 대량으로 발생하거나, 기존에 지정된 감염병의심자 격리시설만으로 감염병 의심자를 모두 수용하기 어려운 경우에는 기존에 감염병의심자 격리시설로 지정되지 아니한 시설을 일정기간 동안 감염병의심자 격리시설로 지정할 수 있는 자를 모두 짝지은 것은?

① 보건복지부장관 ② 보건복지부장관, 질병관리청장
③ 질병관리청장, 시 · 도지사 ④ 질병관리청장, 시 · 도지사
⑤ 시 · 도지사

[답] ③

제40조(생물테러감염병 등에 대비한 의료 · 방역 물품의 비축) ① 질병관리청장은 생물테러감염병 및 그 밖의 감염병의 대유행이 우려되면 위원회의 심의를 거쳐 예방 · 치료 의료 · 방역 물품의 품목을 정하여 미리 비축하거나 장기 구매를 위한 계약을 미리 할 수 있다. <개정 2020. 12. 15.>

② 질병관리청장은 「약사법」 제31조제2항에도 불구하고 생물테러감염병이나 그 밖의 감염병의 대유행이 우려되면 예방 · 치료 의약품을 정하여 의약품 제조업자에게 생산하게 할 수 있다. <개정 2020. 8. 11.>

③ 질병관리청장은 제2항에 따른 예방 · 치료 의약품의 효과와 이상반응에 관하여 조사하고, 이상반응 사례가 발생하면 제18조에 따라 역학조사를 하여야 한다. <개정 2020. 8. 11.> [제목개정 2020. 12. 15.]

【참고】

「약사법」

제31조(제조업 허가 등) ① 의약품 제조를 업(業)으로 하려는 자는 대통령령으로 정하는 시설기준에 따라 필요한 시설을 갖추고 총리령으로 정하는 바에 따라 식품의약품안전처장의 허가를 받아야 한다. <개정 2013.3.23.>

② 제1항에 따른 제조업자가 그 제조(다른 제조업자에게 제조를 위탁하는 경우를 포함한다)한 의약품을 판매하려는 경우에는 총리령으로 정하는 바에 따라 품목별로 식품의약품안전처장의 제조판매품목허가(이하 "품목허가"라 한다)를 받거나 제조판매품목 신고(이하 "품목신고"라 한다)를 하여야 한다. <개정 2013.3.23.>

【핵심요약】

생물테러감염병 등에 대비한 의료·방역 물품의 비축

1) 생물테러감염병 및 그 밖의 감염병의 대유행이 우려되면 위원회의 심의를 거쳐 예방·치료 의료·방역 물품의 품목을 정하여 미리 비축하거나 장기 구매를 위한 계약을 미리 할 할 수 있음
2) 질병관리청장은 「약사법」 제31조제2항에도 불구하고 생물테러감염병이나 그 밖의 감염병의 대유행이 우려되면 예방·치료 의약품을 정하여 의약품 제조업자에게 생산하게 할 수 있음
3) 질병관리청장은 예방·치료 의약품의 효과와 이상반응에 관하여 조사하고, 이상반응 사례가 발생하면 역학조사를 하여야 함

【예상문제】

1. 질병관리청장이 생물테러감염병 및 그 밖의 감염병의 대유행이 우려될 경우 취할 수 있는 행위와 거리가 먼 것은?
   ① 시범접종에 사용하기 위하여 의약품 제조업자에게 미리 생산하게 할 수 있다.
   ② 위원회의 심의를 거쳐 예방·치료 의료·방역 물품의 품목을 정하여 미리 비축할 수 있다.
   ③ 위원회의 심의를 거쳐 예방·치료 의료·방역 물품의 품목을 정하여 장기 구매를 위한 계약을 미리 할 수 있다.
   ④ 예방·치료 의약품을 정하여 의약품 제조업자에게 생산하게 할 수 있다.
   ⑤ 예예방·치료 의약품의 효과와 이상반응에 관하여 조사하고, 이상반응 사례가 발생하면 역학조사를 하여야 한다.

[답] ①

제40조의2(감염병 대비 의료·방역 물품 공급의 우선순위 등 분배기준) 질병관리청장은 생물테러감염병이나 그 밖의 감염병의 대유행에 대비하여 제40조제1항 및 제2항에 따라 비축하거나 생산한 의료·방역 물품(「약사법」에 따른 의약품 및 「의료기기법」에 따른 의료기기로 한정한다) 공급의 우선순위 등 분배기준, 그 밖에 필요한 사항을 위원회의 심의를 거쳐 정할 수 있다. 이 경우 분배기준을 정할 때에는 다음 각 호의 어느 하나에 해당하는 지역에 의료·방역 물품이 우선 분배될 수 있도록 노력하여야 한다. <개정 2022. 6. 10.>

1. 감염병 확산으로 인하여 「재난 및 안전관리 기본법」 제60조에 따른 특별재난지역으

로 선포된 지역
2. 감염병이 급속히 확산하거나 확산될 우려가 있는 지역으로서 치료병상 현황, 환자 중증도 등을 고려하여 질병관리청장이 정하는 지역
[본조신설 2014. 3. 18.] [제목개정 2022. 6. 10.]

【핵심요약】

감염병 대비 의료·방역 물품 공급의 우선순위 등 분배기준

1) 시행권자 : 질병관리청장
2) 목적 : 생물테러감염병이나 그 밖의 감염병의 대유행에 대비하여
3) 감염병관리위원회의 심의를 거쳐 정하는 사항
  (1) 비축하거나 생산한 의료·방역 물품(「약사법」에 따른 의약품 및 「의료기기법」에 따른 의료기기로 한정) 공급의 우선순위 등 분배기준
  (2) 그 밖에 필요한 사항
4) 이 경우 분배기준을 정할 때에는 다음 각 호에 해당하는 지역에 의료·방역 물품이 우선 분배될 수 있도록 노력하여야 함
  (1) 감염병 확산으로 인하여 특별재난지역으로 선포된 지역
  (2) 감염병이 급속히 확산하거나 확산될 우려가 있는 지역으로서 치료병상 현황, 환자 중증도 등을 고려하여 질병관리청장이 정하는 지역

【예상문제】

1. 질병관리청장이 비축하거나 생산한 의료·방역 물품 공급의 우선순위 등 분배기준을 정하는 이유는?
   ① 감염병관리시설 등에 공급할 의약품을 확보하기 위해
   ② 세계보건기구의 권장사항이므로
   ③ 감염병 예방접종을 시행하기 위해
   ④ 생물테러감염병이나 그 밖의 감염병의 대유행에 대비해
   ⑤ 방역반 활동에 사용할 의약품을 확보하기 위해

[답] ④

제40조의3(수출금지 등) ① 보건복지부장관은 제1급감염병의 유행으로 그 예방·방역 및 치료에 필요한 의료·방역 물품 중 보건복지부령으로 정하는 물품의 급격한

가격상승 또는 공급부족으로 국민건강을 현저하게 저해할 우려가 있을 때에는 그 물품의 수출이나 국외 반출을 금지할 수 있다. <개정 2020.12.15.>
② 보건복지부장관은 제1항에 따른 금지를 하려면 미리 관계 중앙행정기관의 장과 협의하여야 하고, 금지 기간을 미리 정하여 공표하여야 한다.
[본조신설 2020.3.4.]

[시행규칙] **제31조의4(수출금지 등)** 법 제40조의3제1항에서 "의료·방역 물품 중 보건복지부령으로 정하는 물품"이란 다음 각 호의 어느 하나에 해당하는 물품을 말한다. <개정 2021.5.24.>

1.「약사법」 제2조제7호에 따른 의약외품에 해당하는 마스크
2.「약사법」 제2조제7호에 따른 의약외품에 해당하는 손 소독용 외용 소독제
3. 감염병 예방을 위하여 착용하는 보호장비
4. 그 밖에 제1급감염병의 예방·방역 및 치료에 필요한 물품으로서 보건복지부장관이 정하여 고시하는 물품 [본조신설 2020.3.4.] [종전 제31조의4는 제31조의5로 이동 <2020.3.4.>]

【핵심요약】

수출금지 등

1) 금지권자 : 보건복지부장관
2) 사유 : 제1급감염병의 유행으로 그 예방·방역 및 치료에 필요한 의약외품 등(의약외품, 의약품 등 보건복지부령으로 정하는 물품)의 급격한 가격상승 또는 공급부족으로 국민건강을 현저하게 저해할 우려가 있을 때
   - 의약외품, 의약품 등 보건복지부령으로 정하는 물품
   (1) 마스크(「약사법」 제2조제7호에 따른 의약외품에 해당)
   (2) 손 소독용 외용 소독제(「약사법」 제2조제7호에 따른 의약외품에 해당)
   (3) 감염병 예방을 위하여 착용하는 보호장비
   (4) 그 밖에 제1급감염병의 예방·방역 및 치료에 필요한 물품으로서 보건복지부장관이 정하여 고시하는 물품
3) 조치 : 그 의약외품 등의 수출이나 국외 반출을 금지할 수 있음
4) 협의 및 공표 : 보건복지부장관은 금지를 하려면 미리 관계 중앙행정기관의 장과 협의하여야 하고, 금지 기간을 미리 정하여 공표하여야 함

【예상문제】

1. 보건복지부장관은 어떤 감염병이 유행할 때 그 예방·방역 및 치료에 필요한 의료·방역 물품의 수출 등을 금지할 수 있는가?.

① 제1급감염병 ② 제2급감염병 ③ 제3급감염병
④ 제4급감염병 ⑤ 생물테러감염병

[답] ①

제40조의4(지방자치단체의 감염병 대비 의료·방역 물품의 비축) 시·도지사 또는 시장·군수·구청장은 감염병의 확산 또는 해외 신종감염병의 국내 유입으로 인한 재난상황에 대처하기 위하여 감염병 대비 의료·방역 물품을 비축·관리하고, 재난상황 발생 시 이를 지급하는 등 필요한 조치를 취할 수 있다. <개정 2020.12.15.>
[본조신설 2020.9.29.] [제목개정 2020. 12. 15.]

제40조의5(감염병관리통합정보시스템) ① 질병관리청장은 감염병의 예방·관리·치료 업무에 필요한 각종 자료 또는 정보의 효율적 처리와 기록·관리 업무의 전산화를 위하여 감염병환자등, 「의료법」에 따른 의료인, 의약품 및 장비 등을 관리하는 감염병관리통합정보시스템(이하 "감염병정보시스템"이라 한다)을 구축·운영할 수 있다.
② 질병관리청장은 감염병정보시스템을 구축·운영하기 위하여 다음 각 호의 자료를 수집·관리·보유 및 처리할 수 있으며, 관련 기관 및 단체에 필요한 자료의 입력 또는 제출을 요청할 수 있다. 이 경우 자료의 입력 또는 제출을 요청받은 기관 및 단체는 정당한 사유가 없으면 이에 따라야 한다.
1. 감염병환자등의 인적사항(「개인정보 보호법」 제24조에 따른 고유식별정보 등 대통령령으로 정하는 개인정보를 포함한다)
2. 감염병 치료내용, 그 밖에 감염병환자등에 대한 예방·관리·치료 업무에 필요한 자료로서 대통령령으로 정하는 자료

③ 감염병정보시스템은 다음 각 호의 정보시스템과 전자적으로 연계하여 활용할 수 있다. 이 경우 연계를 통하여 수집할 수 있는 자료 또는 정보는 감염병환자등에 대한 예방·관리·치료 업무를 위한 것으로 한정한다. <개정 2023. 1. 17.>
1. 「주민등록법」 제28조 제1항에 따른 주민등록전산정보를 처리하는 정보시스템
2. 「지역보건법」 제5조 제1항에 따른 지역보건의료정보시스템
3. 「식품안전기본법」 제24조의2에 따른 통합식품안전정보망
4. 「가축전염병 예방법」 제3조의3에 따른 국가가축방역통합정보시스템
5. 「재난관리자원의 관리 등에 관한 법률」 제46조에 따른 재난관리자원 통합관리시스템

> 6. 그 밖에 대통령령으로 정하는 정보시스템
>
> ④ 제1항에서 제3항까지의 규정에 따른 정보의 보호 및 관리에 관한 사항은 이 법에서 규정된 것을 제외하고는 「개인정보 보호법」 및 「공공기관의 정보공개에 관한 법률」을 따른다.
>
> ⑤ 감염병정보시스템의 구축 · 운영 및 감염병 관련 정보의 요청 방법 등에 관하여 필요한 사항은 보건복지부령으로 정한다.
>
> [본조신설 2020.9.29.] [시행일: 2024. 1. 18.] 제40조의5

[시행령] **제22조의3(감염병관리통합정보시스템)** ① 법 제40조의5 제2항 제1호에서 "「개인정보 보호법」 제24조에 따른 고유식별정보 등 대통령령으로 정하는 개인정보"란 다음 각 호의 구분에 따른 정보를 말한다.

1. 감염병환자등이 대한민국 국민인 경우: 성명, 주민등록번호, 주소, 직업 및 연락처
2. 감염병환자등이 외국인인 경우: 「출입국관리법」 제32조 각 호에 따른 외국인등록사항 및 연락처
3. 감염병환자등이 외국국적동포인 경우: 「재외동포의 출입국과 법적 지위에 관한 법률 시행령」 제7조 제1항 각 호에 따른 국내거소 신고사항 및 연락처

② 법 제40조의5 제2항 제2호에서 "대통령령으로 정하는 자료"란 다음 각 호의 자료를 말한다.

1. 법 제11조부터 제14조까지의 규정에 따른 신고, 보고 및 통보를 통하여 수집된 자료
2. 법 제16조 제2항 전단에 따른 감염병의 표본감시 관련 자료
3. 법 제18조 제1항 본문에 따른 역학조사의 결과에 관한 정보
4. 법 제76조의2 제1항 및 제2항에 따라 수집된 감염병환자등 및 감염병의심자에 관한 정보
5. 의료기관별 다음 각 목의 의료자원 현황에 관한 자료
   가. 「의료법」 제2조 제1항에 따른 의료인
   나. 「약사법」 제2조 제4호에 따른 의약품
   다. 의료 시설 · 장비 및 물품
6. 그 밖에 감염병환자등에 대한 예방 · 관리 · 치료 업무에 필요한 자료로서 질병관리청장이 정하여 고시하는 자료

③ 법 제40조의5제3항제6호에서 "대통령령으로 정하는 정보시스템"이란 다음 각 호의 정보시스템을 말한다. <개정 2023. 6. 27.>

1. 통합관리시스템
2. 「119구조 · 구급에 관한 법률」 제10조의2제2항제4호에 따른 119구급이송 관련 정보망
3. 「검역법」 제29조의2제1항에 따른 검역정보시스템
4. 「국민건강보험법」 제13조에 따른 국민건강보험공단의 정보시스템
5. 「국민건강보험법」 제62조에 따른 건강보험심사평가원의 정보시스템
6. 「선박의 입항 및 출항 등에 관한 법률」 제50조제1항에 따른 항만운영정보시스템
7. 「야생생물 보호 및 관리에 관한 법률」 제34조의7제1항에 따른 야생동물의 질병진단 관련 정보

를 처리하는 정보시스템

8. 「여권법」 제8조제2항에 따른 여권정보통합관리시스템
9. 「응급의료에 관한 법률」 제15조제1항에 따른 응급의료정보통신망
10. 「초 · 중등교육법」 제30조의4제1항에 따른 교육정보시스템
11. 「출입국관리법」에 따른 출입국관리정보를 처리하는 정보시스템
12. 그 밖에 질병관리청장이 감염병환자등에 대한 예방 · 관리 · 치료 업무를 위해 필요하다고 인정하는 정보시스템

[본조신설 2020. 12. 29.]

[시행규칙] **제31조의5(감염병관리통합정보시스템의 구축 · 운영)** ① 법 제40조의5 제2항 전단에 따라 자료의 입력 또는 제출을 요청받은 기관 및 단체는 해당 자료를 같은 조 제1항에 따른 감염병관리통합정보시스템(이하 "감염병정보시스템"이라 한다)에 입력하거나 이를 통해 제출해야 한다.

② 법 제40조의5 제2항 전단에 따라 자료의 입력 또는 제출을 요청받은 기관 및 단체는 제1항에 따라 입력 또는 제출한 자료의 내용이 변경된 경우에는 지체 없이 그 변경된 내용을 감염병정보시스템에 반영해야 한다.

③ 제1항 및 제2항에서 규정한 사항 외에 감염병정보시스템의 구축 · 운영에 필요한 사항은 질병관리청장이 정한다.

[본조신설 2020.12.30.] [종전 제31조의5는 제31조의6으로 이동 <2020.12.30.>]

제40조의6(생물테러감염병 등에 대비한 개발 중인 백신 및 치료제 구매 특례) ① 질병관리청장은 생물테러감염병 및 그 밖의 감염병의 대유행에 대하여 기존의 백신이나 의약품으로 대처하기 어렵다고 판단되는 경우「국가를 당사자로 하는 계약에 관한 법률」에도 불구하고 위원회의 심의를 거쳐 개발 중인 백신이나 의약품의 구매 및 공급에 필요한 계약을 할 수 있다.

② 공무원이 제1항에 따른 계약 및 계약 이행과 관련된 업무를 적극적으로 처리한 결과에 대하여 그의 행위에 고의나 중대한 과실이 없는 경우에는「국가공무원법」등 관계법령에 따른 징계 또는 문책 등 책임을 묻지 아니한다.

③ 제1항에 따른 계약의 대상 및 절차, 그 밖에 필요한 사항은 질병관리청장이 기획재정부장관과 협의하여 정한다. [본조신설 2021.3.9.]

제41조(감염병환자등의 관리) ① 감염병 중 특히 전파 위험이 높은 감염병으로서 제1급감염병 및 질병관리청장이 고시한 감염병에 걸린 감염병환자등은 감염병관리기관, 중앙감염병전문병원, 권역별 감염병전문병원 및 감염병관리시설을 갖춘 의료기관(이하 "감염병관리기관등"이라 한다)에서 입원치료를 받아야 한다. <개정 2023. 8. 16.>

② 질병관리청장, 시 · 도지사 또는 시장 · 군수 · 구청장은 다음 각 호의 어느 하나에 해당하는 사람에게 자가(自家)치료, 제37조 제1항 제2호에 따라 설치 · 운영하는 시설에서의 치료(이하 "시설치료"라 한다) 또는 의료기관 입원치료를 하게 할 수 있다. <개정 2020.8.12.>

1. 제1항에도 불구하고 의사가 자가치료 또는 시설치료가 가능하다고 판단하는 사람
2. 제1항에 따른 입원치료 대상자가 아닌 사람
3. 감염병의심자

③ 보건복지부장관, 질병관리청장, 시 · 도지사 또는 시장 · 군수 · 구청장은 다음 각 호의 어느 하나에 해당하는 경우 제1항 또는 제2항에 따라 치료 중인 사람을 다른 감염병관리기관등이나 감염병관리기관등이 아닌 의료기관으로 전원(轉院)하거나, 자가 또는 제37조 제1항 제2호에 따라 설치 · 운영하는 시설로 이송(이하 "전원등"이라 한다)하여 치료받게 할 수 있다. <신설 2020.9.29.>

1. 중증도의 변경이 있는 경우
2. 의사가 입원치료의 필요성이 없다고 판단하는 경우
3. 격리병상이 부족한 경우 등 질병관리청장이 전원등의 조치가 필요하다고 인정하는 경우

④ 감염병환자등은 제3항에 따른 조치를 따라야 하며, 정당한 사유 없이 이를 거부할 경우 치료에 드는 비용은 본인이 부담한다. <신설 2020.8.12.>

⑤ 제1항 및 제2항에 따른 입원치료, 자가치료, 시설치료의 방법 및 절차, 제3항에 따른 전원등의 방법 및 절차 등에 관하여 필요한 사항은 대통령령으로 정한다. <개정 2020.8.12.> [시행일: 2024. 2. 17.] 제41조

[시행령] **제23조(치료 및 격리의 방법 및 절차 등)** 법 제41조제1항부터 제2항까지의 규정에 따른 입원치료, 자가(自家)치료 및 시설치료, 법 제42조 제2항에 따른 자가격리 및 시설격리의 방법 및 절차 등은 별표 2와 같다. <개정 2020.10.13.> [제목개정 2020. 6. 2.]

【핵심요약】

1. 감염병환자 등의 관리

1) 대상 : 감염병 중 특히 전파 위험이 높은 감염병으로서 제1급감염병 및 질병관리청장이 고시한 감염병에 걸린 감염병환자

2) 조치 : 감염병관리기관등(감염병관리기관, 중앙감염병전문병원, 권역별 감염병전문병원 및 감염병관리시설을 갖춘 의료기관)에서 입원치료를 받아야 함

2. 자가 또는 시설에서의 치료 또는 의료기관 입원치료를 할 수 있는 경우

1) 조치권자 : 질병관리청장, 시ㆍ도지사 또는 시장ㆍ군수ㆍ구청장

2) 해당자

(1) 의사가 자가치료 또는 시설치료가 가능하다고 판단하는 사람

(2) 입원치료 대상자가 아닌 사람

(3) 감염병의심자

3. 전원 또는 이송

1) 다음 각 호의 어느 하나에 해당하는 경우에는 다른 감염병관리기관등이나 감염병관리기관등이 아닌 의료기관으로 전원하거나, 자가 또는 감염병관리시설로 이송하여 치료받게 할 수 있음

(1) 중증도의 변경이 있는 경우

(2) 의사가 입원치료의 필요성이 없다고 판단하는 경우

(3) 격리병상이 부족한 경우 등 질병관리청장이 전원등의 조치가 필요하다고 인정하는 경우

(4) 감염병환자등은 3에 따른 조치를 따라야 하며, 정당한 사유 없이 이를 거부할 경우 치료에 드는 비용은 본인이 부담

3. 자가치료 및 입원치료의 방법 및 절차 등에 관하여 필요한 사항

- 시행령 제23조 [별표 2] 자가치료 및 입원치료의 방법 및 절차 등 참조

【예상문제】

1. 치료 중인 사람을 감염병관리기관 등이 아닌 의료기관으로 전원하거나, 이송하여 치료를 받게 할 수 있는 경우에 해당하지 않는 것은?

① 중증도의 변경이 있는 경우

② 의사가 입원치료의 필요성이 없다고 판단하는 경우

③ 전파 위험이 높은 감염병으로서 제1급감염병

④ 격리병상이 부족한 경우

⑤ 질병관리청장이 전원 등의 조치가 필요하다고 인정하는 경우

[답] ③

제41조의2(사업주의 협조의무) ① 사업주는 근로자가 이 법에 따라 입원 또는 격리되는 경우 「근로기준법」 제60조 외에 그 입원 또는 격리기간 동안 유급휴가를 줄 수 있다. 이 경우 사업주가 국가로부터 유급휴가를 위한 비용을 지원 받을 때에는 유급휴가를

주어야 한다.

② 사업주는 제1항에 따른 유급휴가를 이유로 해고나 그 밖의 불리한 처우를 하여서는 아니 되며, 유급휴가 기간에는 그 근로자를 해고하지 못한다. 다만, 사업을 계속할 수 없는 경우에는 그러하지 아니하다.

③ 국가는 제1항에 따른 유급휴가를 위한 비용을 지원할 수 있다.

④ 제3항에 따른 비용의 지원 범위 및 신청·지원 절차 등 필요한 사항은 대통령령으로 정한다. [본조신설 2015.12.29.]

[시행령] **제23조의3(유급휴가 비용 지원 등)** ① 제23조의3(유급휴가 비용 지원 등) ① 법 제41조의2제3항에 따라 사업주에게 주는 유급휴가 지원비용은 질병관리청장이 기획재정부장관과 협의하여 고시하는 금액에 근로자가 법에 따라 입원 또는 격리된 기간을 곱한 금액으로 한다. <개정 2020. 9. 11.>

② 법 제41조의2제3항에 따라 비용을 지원받으려는 사업주는 보건복지부령으로 정하는 신청서(전자문서로 된 신청서를 포함한다)에 다음 각 호의 서류(전자문서로 된 서류를 포함한다)를 첨부하여 질병관리청장에게 제출하여야 한다. <개정 2020. 9. 11.>

1. 근로자가 입원 또는 격리된 사실과 기간을 확인할 수 있는 서류
2. 재직증명서 등 근로자가 계속 재직하고 있는 사실을 증명하는 서류
3. 보수명세서 등 근로자에게 유급휴가를 준 사실을 증명하는 서류
4. 그 밖에 질병관리청장이 유급휴가 비용지원을 위하여 특히 필요하다고 인정하는 서류

③ 질병관리청장은 제2항에 따른 신청서를 제출받은 경우에는 「전자정부법」 제36조제1항에 따라 행정정보의 공동이용을 통하여 사업자등록증을 확인하여야 한다. 다만, 사업주가 확인에 동의하지 아니하는 경우에는 그 서류를 첨부하도록 하여야 한다. <개정 2020. 9. 11.>

④ 질병관리청장은 제2항에 따른 신청서를 제출받은 경우에는 유급휴가 비용지원 여부와 지원금액을 결정한 후 해당 사업주에게 서면으로 알려야 한다. <개정 2020. 9. 11.>

⑤ 제2항부터 제4항까지에서 규정한 사항 외에 유급휴가 비용지원의 신청절차 및 결과통보 등에 필요한 사항은 보건복지부령으로 정한다.

[본조신설 2016. 6. 28.][제23조의2에서 이동, 종전 제23조의3은 제23조의4로 이동 <2020.10. 13.>]

[시행규칙] **제31조의6(유급휴가 비용지원 신청서)** 영 제23조의3제2항 각 호 외의 부분에 따른 신청서(전자문서로 된 신청서를 포함한다)는 별지 제21호의2서식과 같다. <개정 2020.10.7.>

[본조신설 2016.6.30.] [제31조의5에서 이동 <2018.9.27.>]

【핵심요약】

1. 사업주의 협조의무

1) 유급휴가

(1) 시기 : 근로자가 이 법에 따라 입원 또는 격리되는 경우

(2) 조치

① 「근로기준법」 규정 외에 그 입원 또는 격리기간 동안 유급휴가를 줄 수 있음

② 사업주가 국가로부터 유급휴가를 위한 비용을 지원 받을 때에는 유급휴가를 주어야 함

2) 근로자에 대한 불리한 처우 금지

(1) 사업주는 유급휴가를 이유로 해고나 그 밖의 불리한 처우를 하여서는 아니 됨

(2) 유급휴가 기간에는 그 근로자를 해고하지 못함

※ 다만, 사업을 계속할 수 없는 경우에는 그러하지 아니함

2. 유급휴가 비용 지원

1) 사업주에게 주는 유급휴가 지원비용 : 질병관리청장이 기획재정부장관과 협의하여 고시하는 금액에 근로자가 법에 따라 입원 또는 격리된 기간을 곱한 금액

2) 비용을 지원받으려는 사업주 : 보건복지부령으로 정하는 신청서에 다음의 서류를 첨부하여 질병관리청장에게 제출

(1) 근로자가 입원 또는 격리된 사실과 기간을 확인할 수 있는 서류

(2) 재직증명서 등 근로자가 계속 재직하고 있는 사실을 증명하는 서류

(3) 보수명세서 등 근로자에게 유급휴가를 준 사실을 증명하는 서류

(4) 그 밖에 질병관리청장이 유급휴가 비용지원을 위하여 특히 필요하다고 인정하는 서류

3) 질병관리청장이 신청서를 제출받은 경우

(1) 행정정보의 공동이용을 통하여 사업자등록증을 확인

※ 다만, 사업주가 확인에 동의하지 아니하는 경우에는 그 서류를 첨부하도록 하여야 함

(2) 유급휴가 비용지원 여부와 지원금액을 결정한 후 해당 사업주에게 서면으로 알려야 함

4) 보건복지부령으로 정하는 사항 : 유급휴가 비용지원의 신청절차 및 결과통보 등에 필요한 사항

3. 대통령령으로 정하는 사항

- 비용의 지원 범위 및 신청·지원 절차 등 필요한 사항

【예상문제】

1. 다음은 근로자가 「감염병의 예방 및 관리에 관한 법률」에 따라 입원 또는 격리되는 경우에 대한 설명이다. 올바른 것은?
   ① 사업주는 「근로기준법」 규정 내에서 입원 또는 격리기간 동안 유급휴가를 줄 수 있다.
   ② 사업주가 국가로부터 유급휴가를 위한 비용을 지원 받을 때에는 유급휴가를 줄 수 있다.
   ③ 사업주는 유급휴가를 이유로 해고나 그 밖의 불리한 처우를 하여서는 아니 된다.
   ④ 어떠한 경우에라도 유급휴가 기간에는 그 근로자를 해고하지 못한다.
   ⑤ 유급휴가를 위한 비용의 지원 범위 및 신청 · 지원 절차 등 필요한 사항은 보건복지부령으로 정한다.

[답] ③

2. 근로자의 입원 또는 격리되는 기간에 사업주에게 주는 유급휴가 지원비용의 고시 절차는?
   ① 질병관리청장이 결정하여 고시
   ② 보건복지부장관이 대통령의 승인을 얻어 고시
   ③ 기획재정부장관이 대통령의 승인을 얻어 고시
   ④ 기획재정부장관이 보건복지부장관과 협의하여 고시
   ⑤ 질병관리청장이 기획재정부장관과 협의하여 고시

[답] ⑤

제42조(감염병에 관한 강제처분) ① 질병관리청장, 시 · 도지사 또는 시장 · 군수 · 구청장은 해당 공무원으로 하여금 다음 각 호의 어느 하나에 해당하는 감염병환자등이 있다고 인정되는 주거시설, 선박 · 항공기 · 열차 등 운송수단 또는 그 밖의 장소에 들어가 필요한 조사나 진찰을 하게 할 수 있으며, 그 진찰 결과 감염병환자등으로 인정될 때에는 동행하여 치료받게 하거나 입원시킬 수 있다. <개정 2020.8.11.>

1. 제1급감염병
2. 제2급감염병 중 결핵, 홍역, 콜레라, 장티푸스, 파라티푸스, 세균성이질, 장출혈성대장균감염증, A형간염, 수막구균 감염증, 폴리오, 성홍열 또는 질병관리청장이 정하는 감염병
3. 삭제 <2018. 3. 27.>
4. 제3급감염병 중 질병관리청장이 정하는 감염병
5. 세계보건기구 감시대상 감염병
6. 삭제 <2018. 3. 27.>

② 질병관리청장, 시ㆍ도지사 또는 시장ㆍ군수ㆍ구청장은 제1급감염병이 발생한 경우 해당 공무원으로 하여금 감염병의심자에게 다음 각 호의 조치를 하게 할 수 있다. 이 경우 해당 공무원은 감염병 증상 유무를 확인하기 위하여 필요한 조사나 진찰을 할 수 있다. <신설 2020.9.29.>

1. 자가(自家) 또는 시설에 격리

1의2. 제1호에 따른 격리에 필요한 이동수단의 제한

2. 유선ㆍ무선 통신, 정보통신기술을 활용한 기기 등을 이용한 감염병의 증상 유무 확인이나 위치정보의 수집. 이 경우 위치정보의 수집은 제1호에 따라 격리된 사람으로 한정한다.

3. 감염 여부 검사

③ 질병관리청장, 시ㆍ도지사 또는 시장ㆍ군수ㆍ구청장은 제2항에 따른 조사나 진찰 결과 감염병환자등으로 인정된 사람에 대해서는 해당 공무원과 동행하여 치료받게 하거나 입원시킬 수 있다. <개정 2020.8.11.>

④ 질병관리청장, 시ㆍ도지사 또는 시장ㆍ군수ㆍ구청장은 제1항ㆍ제2항에 따른 조사ㆍ진찰이나 제13조 제2항에 따른 검사를 거부하는 사람(이하 이 조에서 "조사거부자"라 한다)에 대해서는 해당 공무원으로 하여금 감염병관리기관에 동행하여 필요한 조사나 진찰을 받게 하여야 한다. <개정 2020.8.11.>

⑤ 제1항부터 제4항까지에 따라 조사ㆍ진찰ㆍ격리ㆍ치료 또는 입원 조치를 하거나 동행하는 공무원은 그 권한을 증명하는 증표를 지니고 이를 관계인에게 보여주어야 한다. <개정 2020.3.4.>

⑥ 질병관리청장, 시ㆍ도지사 또는 시장ㆍ군수ㆍ구청장은 제2항부터 제4항까지 및 제7항에 따른 조사ㆍ진찰ㆍ격리ㆍ치료 또는 입원 조치를 위하여 필요한 경우에는 관할 경찰서장에게 협조를 요청할 수 있다. 이 경우 요청을 받은 관할 경찰서장은 정당한 사유가 없으면 이에 따라야 한다. <개정 2020.8.11.>

⑦ 질병관리청장, 시ㆍ도지사 또는 시장ㆍ군수ㆍ구청장은 조사거부자를 자가 또는 감염병관리시설에 격리할 수 있으며, 제4항에 따른 조사ㆍ진찰 결과 감염병환자등으로 인정될 때에는 감염병관리시설에서 치료받게 하거나 입원시켜야 한다. <개정 2020.8.11.>

⑧ 질병관리청장, 시ㆍ도지사 또는 시장ㆍ군수ㆍ구청장은 감염병의심자 또는 조사거부자가 감염병환자등이 아닌 것으로 인정되면 제2항 또는 제7항에 따른 격리 조치를 즉시 해제하여야 한다. <개정 2020.8.11.>

⑨ 질병관리청장, 시ㆍ도지사 또는 시장ㆍ군수ㆍ구청장은 제7항에 따라 조사거부자를 치

료 · 입원시킨 경우 그 사실을 조사거부자의 보호자에게 통지하여야 한다. 이 경우 통지의 방법 · 절차 등에 관하여 필요한 사항은 제43조를 준용한다. <개정 2020.8.11.>

⑩ 제8항에도 불구하고 정당한 사유 없이 격리 조치가 해제되지 아니하는 경우 감염병의심자 및 조사거부자는 구제청구를 할 수 있으며, 그 절차 및 방법 등에 대해서는「인신보호법」을 준용한다. 이 경우 "감염병의심자 및 조사거부자"는 "피수용자"로, 격리 조치를 명한 "질병관리청장, 시 · 도지사 또는 시장 · 군수 · 구청장"은 "수용자"로 본다(다만,「인신보호법」제6조 제1항 제3호는 적용을 제외한다). <개정 2020.8.11.>

⑪ 제1항부터 제4항까지 및 제7항에 따라 조사 · 진찰 · 격리 · 치료를 하는 기관의 지정 기준, 제2항에 따른 감염병의심자에 대한 격리나 증상여부 확인 방법 등 필요한 사항은 대통령령으로 정한다. <개정 2020.3.4.>

⑫ 제2항제2호에 따라 수집된 위치정보의 저장 · 보호 · 이용 및 파기 등에 관한 사항은「위치정보의 보호 및 이용 등에 관한 법률」을 따른다. <개정 2020.9.29.>

[시행령] **제23조의4(감염병환자등의 격리 등을 위한 감염병관리기관의 지정)** ① 법 제42조제4항 및 제7항에 따라 감염병환자등에 대한 조사 · 진찰을 하거나 격리 · 치료 등을 하는 감염병관리기관으로 지정받을 수 있는 기관은 법 제36조제1항 및 제2항에 따라 지정받은 감염병관리기관(이하 "감염병관리기관"이라 한다)으로서 감염병환자등을 위한 1인 병실[전실(前室) 및 음압시설(陰壓施設)을 갖춘 병실을 말한다]을 설치한 감염병관리기관으로 한다.<개정 2020.6.2.>

② 질병관리청장, 시 · 도지사 또는 시장 · 군수 · 구청장은 법 제42조제11항에 따라 조사 · 진찰 · 격리 · 치료를 하는 감염병관리기관을 지정하는 경우에는 법 제39조의2에 따른 감염병관리시설에 대한 평가 결과를 고려하여야 한다.<개정 2020.9.11.>

③ 질병관리청장, 시 · 도지사 또는 시장 · 군수 · 구청장은 법 제42조제11항에 따라 조사 · 진찰 · 격리 · 치료를 하는 감염병관리기관을 지정한 경우에는 보건복지부장관이 정하는 바에 따라 지정서를 발급하여야 한다. <개정 2020.9.11.>

[본조신설 2016.6.28.] [제23조의3에서 이동 <2020.10.13.>]

【핵심요약】

1. 감염병에 관한 강제처분

1) 해당 감염병환자 등이 있다고 인정되는 장소가 있을 경우

(1) 강제처분권자 : 질병관리청장, 시 · 도지사 또는 시장 · 군수 · 구청장

(2) 해당 감염병환자 등

① 제1급감염병

② 제2급감염병 중 결핵, 홍역, 콜레라, 장티푸스, 파라티푸스, 세균성이질, 장출혈

성대장균감염증, A형간염, 수막구균 감염증, 폴리오, 성홍열 또는 질병관리청장이 정하는 감염병

③ 제3급감염병 중 질병관리청장이 정하는 감염병

④ 세계보건기구 감시대상 감염병

(3) 조치

① 해당 공무원으로 하여금 해당하는 감염병환자 등이 있다고 인정되는 주거시설, 선박 · 항공기 · 열차 등 운송수단 또는 그 밖의 장소에 들어가 필요한 조사나 진찰을 하게 할 수 있으며

② 그 진찰 결과 감염병환자등으로 인정될 때에는 동행하여 치료받게 하거나 입원시킬 수 있음

2) 제1급감염병이 발생한 경우

(1) 강제처분권자 : 질병관리청장, 시 · 도지사 또는 시장 · 군수 · 구청장

(2) 조치 : 해당 공무원으로 하여금 감염병의심자에게 다음의 어느 하나에 해당하는 조치를 하게 할 수 있음

① 자가 또는 시설에 격리

② 유선 · 무선 통신, 정보통신기술을 활용한 기기 등을 이용한 감염병의 증상 유무 확인

※ 이 경우 해당 공무원은 감염병 증상 유무를 확인하기 위하여 필요한 조사나 진찰을 할 수 있음

3) 2)에 따른 조사나 진찰 결과 감염병환자등으로 인정된 사람이 있을 경우

(1) 강제처분권자 : 질병관리청장, 시 · 도지사 또는 시장 · 군수 · 구청장

(2) 조치 : 해당 공무원과 동행하여 치료받게 하거나 입원시킬 수 있음

4) 조사거부자(조사 · 진찰이나 검사를 거부하는 사람)가 있을 경우

(1) 강제처분권자 : 질병관리청장, 시 · 도지사 또는 시장 · 군수 · 구청장

(2) 조치 : 해당 공무원으로 하여금 감염병관리기관에 동행하여 필요한 조사나 진찰을 받게 하여야 함

5) 공무원의 권한 증명 : 조사 · 진찰 · 격리 · 치료 또는 입원 조치를 하거나 동행하는 공무원은 그 권한을 증명하는 증표를 지니고 이를 관계인에게 보여주어야 함

6) 협조 요청

(1) 요청권자 : 질병관리청장, 시 · 도지사 또는 시장 · 군수 · 구청장

(2) 사유 : 조사 · 진찰 · 격리 · 치료 또는 입원 조치를 위하여 필요한 경우

(3) 조치 : 관할 경찰서장에게 협조를 요청할 수 있음

※ 이 경우 요청을 받은 관할 경찰서장은 정당한 사유가 없으면 이에 따라야 함

7) 자가 또는 격리 등의 조치

(1) 강제처분권자 : 질병관리청장, 시 · 도지사 또는 시장 · 군수 · 구청장

(2) 조치

① 조사거부자를 자가 또는 감염병관리시설에 격리할 수 있음

② 조사 · 진찰 결과 감염병환자 등으로 인정될 때에는 감염병관리시설에서 치료받게 하거나 입원시켜야 함

8) 격리 조치 해제

(1) 해제권자 : 질병관리청장, 시 · 도지사 또는 시장 · 군수 · 구청장

(2) 사유 : 감염병의심자 또는 조사거부자가 감염병환자 등이 아닌 것으로 인정되면

(3) 조치 : 격리 조치를 즉시 해제하여야 함

9) 보호자에게 통지

(1) 통지권자 : 질병관리청장, 시 · 도지사 또는 시장 · 군수 · 구청장

(2) 사유 : 조사거부자를 치료 · 입원시킨 경우

(3) 조치 : 그 사실을 조사거부자의 보호자에게 통지하여야 함

10) 정당한 사유 없이 격리 조치가 해제되지 아니하는 경우

(1) 감염병의심자 및 조사거부자는 구제청구를 할 수 있으며

(2) 그 절차 및 방법 등에 대해서는 「인신보호법」을 준용

11) 대통령령으로 정하는 사항 : 조사 · 진찰 · 격리 · 치료를 하는 기관의 지정 기준, 감염병의심자에 대한 격리나 증상여부 확인 방법 등 필요한 사항

2. 감염병환자 등의 격리 등을 위한 감염병관리기관의 지정

1) 감염병관리기관으로 지정받을 수 있는 기관

(1) 감염병환자 등에 대한 조사 · 진찰을 하거나 격리 · 치료 등을 하는 감염병관리기관으로 지정받을 수 있는 기관은 법 제36조제1항 및 제2항에 따라 지정받은 감염병관리기관으로서

(2) 감염병환자 등을 위한 1인 병실(전실 및 음압시설을 갖춘 병실)을 설치한 감염병관리기관

2) 감염병관리기관을 지정하는 경우 고려 사항 : 질병관리청장, 시 · 도지사 또는 시장 · 군수 · 구청장은 조사 · 진찰 · 격리 · 치료를 하는 감염병관리기관을 지정하는 경우에는 감염병관리시설에 대한 평가 결과를 고려하여야 함

3) 지정서 발급 : 질병관리청장, 시 · 도지사 또는 시장 · 군수 · 구청장은 조사 · 진찰 · 격리 · 치료를 하는 감염병관리기관을 지정한 경우에는 보건복지부장관이 정하는 바에 따라 지정서를 발급하여야 함

【예상문제】

1. 감염병환자 등이 있다고 인정되는 장소에 들어가 필요한 조사나 진찰을 하게 하는 등 강제처분을 할 수 있는 감염병이 아닌 것은?
   ① 인수공통감염병 ② 제1급감염병 ③ 제2급감염병 중 결핵, 홍역 및 콜레라
   ④ 제2급감염병 중 장티푸스, 파라티푸스, 세균성이질
   ⑤ 제3급감염병 중 질병관리청장이 정하는 감염병

[답] ①

2. 감염병환자 등의 확인을 위한 조사 · 진찰을 거부하는 사람에 대해서 해당 공무원으로 하여금 감염병관리기관에 동행하여 필요한 조사나 진찰을 받게 하여야 하는 사람은?
   ① 보건복지부장관 또는 질병관리청장 ② 질병관리청장 또는 시 · 도지사
   ③ 보건복지부장관, 시 · 도지사 또는 시장 · 군수 · 구청장
   ④ 질병관리청장, 시 · 도지사, 시장 · 군수 · 구청장 또는 보건소장
   ⑤ 질병관리청장, 시 · 도지사 또는 시장 · 군수 · 구청장

[답] ⑤

제43조(감염병환자등의 입원 통지) ① 질병관리청장, 시 · 도지사 또는 시장 · 군수 · 구청장은 감염병환자등이 제41조에 따른 입원치료가 필요한 경우에는 그 사실을 입원치료 대상자와 그 보호자에게 통지하여야 한다. <개정 2020.8.11.>
② 제1항에 따른 통지의 방법 · 절차 등에 관하여 필요한 사항은 보건복지부령으로 정한다. <개정 2010.1.18.>

[시행규칙] **제32조(감염병환자등의 입원 통지 및 격리 통지)** ① 질병관리청장, 시 · 도지사 또는 시장 · 군수 · 구청장은 법 제43조 및 제43조의2에 따라 입원 통지 및 격리 통지를 하는 경우에는 별지 제22호서식의 입원 · 격리 통지서를 발급해야 한다. <개정 2023. 12. 29.>
② 질병관리청장, 시 · 도지사 또는 시장 · 군수 · 구청장은 제1항에 따른 통지를 받은 입원 또는 격리 대상자와 그 보호자가 요청하는 경우 별지 제22호의2서식의 입원 · 격리 사실확인서를 발급해야 한다. <신설 2023. 12. 29.> [전문개정 2020. 6. 4.]

【핵심요약】

감염병환자 등의 입원 통지
1) 입원 통지 의무자 : 질병관리청장, 시 · 도지사 또는 시장 · 군수 · 구청장
2) 조치 : 감염병환자 등이 입원치료가 필요한 경우에는 그 사실을 입원치료 대상자와 그 보호자에게 통지
3) 보건복지부령으로 정하는 사항 : 통지의 방법 · 절차 등에 관하여 필요한 사항

【예상문제】

1. 감염병환자 등이 입원치료가 필요한 경우에는 그 사실을 입원치료 대상자와 그 보호자에게 통지하여야 하는 자는?

가. 질병관리청장	나. 시 · 도지사
다. 시장 · 군수 · 구청장	라. 보건소장

① 가, 나, 다　② 가, 다　③ 나, 라　④ 라　⑤ 가, 나, 다, 라

[답] ①

제43조의2(격리자에 대한 격리 통지) ① 질병관리청장, 시 · 도지사 또는 시장 · 군수 · 구청장은 제42조제2항 · 제3항 및 제7항, 제47조제3호 또는 제49조제1항제14호에 따른 입원 또는 격리 조치를 할 때에는 그 사실을 입원 또는 격리 대상자와 그 보호자에게 통지하여야 한다. <개정 2020.8.11.>

② 제1항에 따른 통지의 방법 · 절차 등에 관하여 필요한 사항은 보건복지부령으로 정한다.

[본조신설 2020.3.4.]

【핵심요약】

격리자에 대한 격리 통지
1) 격리통지 의무자 : 질병관리청장, 시 · 도지사 또는 시장 · 군수 · 구청장
2) 조치 : 입원 또는 격리 조치를 할 때에는 그 사실을 입원 또는 격리 대상자와 그 보호자에게 통지하여야 함
3) 보건복지부령으로 정하는 사항 : 통지의 방법 · 절차 등에 관하여 필요한 사항

제44조(수감 중인 환자의 관리) 교도소장은 수감자로서 감염병에 감염된 자에게 감염병의 전파를 차단하기 위한 조치와 적절한 의료를 제공하여야 한다.

【핵심요약】

수감 중인 환자의 관리

1) 관리자 : 교도소장

2) 조치 : 수감자로서 감염병에 감염된 자에게 감염병의 전파를 차단하기 위한 조치와 적절한 의료를 제공하여야 함

【예상문제】

1. 수감자로서 감염병에 감염된 자에게 감염병의 전파를 차단하기 위한 조치와 적절한 의료를 제공하여야 하는 자는?

가. 보건복지부장관	나. 시 · 도지사
다. 시장 · 군수 · 구청장	라. 교도소장

① 가, 나, 다　② 가, 다　③ 나, 라　④ 라　⑤ 가, 나, 다, 라

[답] ④

제45조(업무 종사의 일시 제한) ① 감염병환자등은 보건복지부령으로 정하는 바에 따라 업무의 성질상 일반인과 접촉하는 일이 많은 직업에 종사할 수 없고, 누구든지 감염병환자등을 그러한 직업에 고용할 수 없다. <개정 2010.1.18.>

② 제19조에 따른 성매개감염병에 관한 건강진단을 받아야 할 자가 건강진단을 받지 아니한 때에는 같은 조에 따른 직업에 종사할 수 없으며 해당 영업을 영위하는 자는 건강진단을 받지 아니한 자를 그 영업에 종사하게 하여서는 아니 된다.

[시행규칙] **제33조(업무 종사의 일시 제한)** ① 법 제45조제1항에 따라 일시적으로 업무 종사의 제한을 받는 감염병환자등은 다음 각 호의 감염병에 해당하는 감염병환자등으로 하고, 그 제한 기간은 감염력이 소멸되는 날까지로 한다. <개정 2019.11.22.>

1. 콜레라
2. 장티푸스
3. 파라티푸스
4. 세균성이질
5. 장출혈성대장균감염증
6. A형간염

② 법 제45조제1항에 따라 업무 종사의 제한을 받는 업종은 다음 각 호와 같다.

1. 「식품위생법」 제2조제12호에 따른 집단급식소
2. 「식품위생법」 제36제1항제3호에 따른 식품접객업

【핵심요약】

1. 업무 종사의 일시 제한

1) 조치

(1) 감염병환자 등은 업무의 성질상 일반인과 접촉하는 일이 많은 직업에 종사할 수 없고

(2) 누구든지 감염병환자 등을 그러한 직업에 고용할 수 없음

2) 일시적으로 업무 종사의 제한을 받는 감염병환자 등 : (1) 콜레라 (2) 장티푸스 (3) 파라티푸스 (4) 세균성이질 (5) 장출혈성대장균감염증 (6) A형간염

3) 제한 기간 : 감염력이 소멸되는 날까지

4) 업무 종사의 제한을 받는 업종

(1) 집단급식소

(2) 식품접객업

2. 성매개감염병에 관한 건강진단을 받아야 할 자가 건강진단을 받지 아니한 때

1) 직업 종사에 제약이 있으며

2) 해당 영업을 영위하는 자는 건강진단을 받지 아니한 자를 그 영업에 종사하게 하여서는 아니 됨

【예상문제】

1. 일시적으로 업무 종사의 제한을 받는 감염병환자 등으로 짝지어진 것은?

① 콜레라, 세균성이질, A형간염 ② 페스트, 장티푸스, 파라티푸스
③ 콜레라, 파라티푸스, 두창 ④ A형간염, 장출혈성대장균감염증, 탄저
⑤ 세균성이질, 장티푸스, 신종인플루엔자

[답] ①

2. 제1군감염병환자 등이 발병기간 동안 종사할 수 없는 업종(업무종사의 일시 제한대상)은?

가. 식품접객업	나. 의료업	다. 집단급식소	라. 흥행장

① 가, 나, 다 ② 가, 다 ③ 나, 라 ④ 라 ⑤ 가, 나, 다, 라

[답] ②

제46조(건강진단 및 예방접종 등의 조치) 질병관리청장, 시 · 도지사 또는 시장 · 군수 · 구청장은 보건복지부령으로 정하는 바에 따라 다음 각 호의 어느 하나에 해당하는 사람에게 건강진단을 받거나 감염병 예방에 필요한 예방접종을 받게 하는 등의 조치를 할 수 있다. <개정 2020.8.11.>

1. 감염병환자등의 가족 또는 그 동거인
2. 감염병 발생지역에 거주하는 사람 또는 그 지역에 출입하는 사람으로서 감염병에 감염되었을 것으로 의심되는 사람
3. 감염병환자등과 접촉하여 감염병에 감염되었을 것으로 의심되는 사람

[시행규칙] **제34조(건강진단 등의 조치)** 법 제46조에 따라 질병관리청장, 시 · 도지사 또는 시장 · 군수 · 구청장이 건강진단을 받거나 감염병 예방에 필요한 예방접종을 받게 하는 등의 조치를 할 때에는 별지 제23호서식의 건강진단(예방접종) 명령서를 발급하여야 한다. <개정 2020.9.11.>

【핵심요약】

건강진단 및 예방접종 등의 조치

1) 조치권자 : 질병관리청장, 시 · 도지사 또는 시장 · 군수 · 구청장
2) 조치
   (1) 보건복지부령으로 정하는 바에 따라 건강진단을 받거나
   (2) 감염병 예방에 필요한 예방접종을 받게 할 수 있음
   ※ 보건복지부령 : 건강진단(예방접종) 명령서를 발급할 것
3) 해당자
   (1) 감염병환자 등의 가족 또는 그 동거인
   (2) 감염병 발생지역에 거주하는 사람 또는 그 지역에 출입하는 사람으로서 감염병에 감염되었을 것으로 의심되는 사람
   (3) 감염병환자 등과 접촉하여 감염병에 감염되었을 것으로 의심되는 사람

【예상문제】

1. 특별자치도지사 또는 시장 · 군수 · 구청장이 건강진단을 받거나 감염병 예방에 필요한 예방접종을 받게 하는 등의 조치를 할 수 있는 대상자는?

가. 감염병환자 등의 가족 또는 그 동거인
나. 감염병 발생지역에 거주하는 사람 또는 그 지역에 출입하는 사람으로서 감염병에 감염되었을 것으로 의심되는 사람
다. 감염병환자 등과 접촉하여 감염병에 감염되었을 것으로 의심되는 사람

① 가, 나, 다 ② 가, 다 ③ 나, 라 ④ 가, 라 ⑤ 가, 나

[답] ①

제47조(감염병 유행에 대한 방역 조치) 질병관리청장, 시 · 도지사 또는 시장 · 군수 · 구청장은 감염병이 유행하면 감염병 전파를 막기 위하여 다음 각 호에 해당하는 모든 조치를 하거나 그에 필요한 일부 조치를 하여야 한다. <개정 2020.8.11.>

1. 감염병환자등이 있는 장소나 감염병병원체에 오염되었다고 인정되는 장소에 대한 다음 각 목의 조치
   가. 일시적 폐쇄
   나. 일반 공중의 출입금지
   다. 해당 장소 내 이동제한
   라. 그 밖에 통행차단을 위하여 필요한 조치
2. 의료기관에 대한 업무 정지
3. 감염병의심자를 적당한 장소에 일정한 기간 입원 또는 격리시키는 것
4. 감염병병원체에 오염되었거나 오염되었다고 의심되는 물건을 사용 · 접수 · 이동하거나 버리는 행위 또는 해당 물건의 세척을 금지하거나 태우거나 폐기처분하는 것
5. 감염병병원체에 오염된 장소에 대한 소독이나 그 밖에 필요한 조치를 명하는 것
6. 일정한 장소에서 세탁하는 것을 막거나 오물을 일정한 장소에서 처리하도록 명하는 것

【핵심요약】

감염병 유행에 대한 방역 조치

1) 조치 의무자 : 질병관리청장, 시 · 도지사 또는 시장 · 군수 · 구청장
2) 조치 내용 : 감염병이 유행하면 감염병 전파를 막기 위하여 다음에 해당하는 모든 조치를 하거나 그에 필요한 일부 조치를 하여야 함
   (1) 감염병환자 등이 있는 장소나 감염병병원체에 오염되었다고 인정되는 장소에 대한 다음의 조치
      ① 일시적 폐쇄

② 일반 공중의 출입금지
③ 해당 장소 내 이동제한
④ 그 밖에 통행차단을 위하여 필요한 조치
(2) 의료기관에 대한 업무 정지
(3) 감염병의심자를 적당한 장소에 일정한 기간 입원 또는 격리시키는 것
(4) 감염병병원체에 오염되었거나 오염되었다고 의심되는 물건을 사용·접수·이동하거나 버리는 행위 또는 해당 물건의 세척을 금지하거나 태우거나 폐기처분하는 것
(5) 감염병병원체에 오염된 장소에 대한 소독이나 그 밖에 필요한 조치를 명하는 것
(6) 일정한 장소에서 세탁하는 것을 막거나 오물을 일정한 장소에서 처리하도록 명하는 것

【예상문제】

1. 감염병이 유행하면 감염병 전파를 막기 위한 조치를 하여야 하는 자를 모두 짝지은 것은?
① 보건복지부장관 ② 보건복지부장관, 시·도지사
③ 시·도지사 또는 시장·군수·구청장 ④ 질병관리청장, 시장·군수·구청장, 보건소장
⑤ 질병관리청장, 시·도지사 또는 시장·군수·구청장

[답] ⑤

2. 감영병 유행에 대한 방역조치에 해당되지 않는 것은?
① 감염병환자 등이 있는 장소의 일시적 폐쇄 ② 감염병의심자를 일정 기간 격리
③ 식수 등 외부로부터 물자공급의 차단 ④ 감염병병원체에 오염된 장소에 대한 소독
⑤ 감염병병원체에 오염된 의심이 있는 물건의 사용 또는 세척 금지

[답] ③

제48조(오염장소 등의 소독 조치) ① 육군·해군·공군 소속 부대의 장, 국방부직할부대의 장 및 제12조제1항 각 호의 어느 하나에 해당하는 사람은 감염병환자등이 발생한 장소나 감염병병원체에 오염되었다고 의심되는 장소에 대하여 의사, 한의사 또는 관계 공무원의 지시에 따라 소독이나 그 밖에 필요한 조치를 하여야 한다.
② 제1항에 따른 소독 등의 조치에 관하여 필요한 사항은 보건복지부령으로 정한다. <개정 2010.1.18.>

[시행규칙] **제35조(소독의 기준 및 방법)** ① 법 제48조제2항에 따른 소독 등 조치의 기준은 별표 5와 같다. <개정 2014.12.31.>

② 법 제48조제2항에 따른 소독 등 조치의 방법은 별표 6과 같다.

[제목개정 2014.12.31.]

[시행규칙] **제35조의2(감염취약계층의 범위 등)** ① 법 제49조의2 제1항에 따라 의료·방역 물품 지급 등 필요한 조치를 취할 수 있는 감염병은 중증급성호흡기증후군(SARS), 중동호흡기증후군(MERS) 등 질병관리청장이 정하여 고시하는 호흡기감염병으로 한다. <개정 2021.5.24.>

② 법 제49조의2 제1항에 따른 감염취약계층은 다음 각 호와 같다. <개정 2021.5.24.>

1.「국민기초생활 보장법」제2조 제2호에 따른 수급자

2.「국민기초생활 보장법」제2조 제10호에 따른 차상위계층으로서 다음 각 목의 어느 하나에 해당하는 사람

가.「국민기초생활 보장법」제7조 제1항 제7호에 따른 자활급여의 수급자

나.「국민건강보험법 시행령」 별표 2 제3호라목에 따라 요양급여비용 중 본인부담액을 경감받는 사람

다.「장애인복지법」제49조 제1항에 따른 장애수당 또는 같은 법 제50조 제1항에 따른 장애아동수당을 지급받는 사람

라.「장애인연금법」제2조 제4호에 따른 수급자

3.「의료급여법」제2조 제1호에 따른 수급권자

4. 사회복지시설 이용자로서 다음 각 목의 어느 하나에 해당하는 사람

가. 만 12세 이하의 어린이 및 만 65세 이상의 노인

나. 임산부 및 기저질환자

다.「장애인복지법」제2조 제1항에 따른 장애인

③ 보건복지부장관, 시·도지사 또는 시장·군수·구청장은 법 제49조의2제1항에 따라 의료·방역 물품 등을 관할 보건소를 통해 사회복지시설의 장에게 지급할 수 있다. <개정 2021.5.24.>

[본조신설 2020. 6. 4.]

【핵심요약】

1. 오염장소 등의 소독 조치

1) 소독 조치 의무자

(1) 육군·해군·공군 소속 부대의 장

(2) 국방부직할부대의 장

(3) 그 밖에 신고 의무자(법 제12조제1항)에 해당하는 사람

① 일반가정에서는 세대를 같이하는 세대주(세대주가 부재 중인 경우에는 그 세대원)

② 학교, 병원, 관공서, 회사, 공연장, 예배장소, 선박·항공기·열차 등 운송수단, 각종 사무소·사업소, 음식점, 숙박업소 또는 그 밖에 여러 사람이 모이는 장소

의 관리인, 경영자 또는 대표자

2) 소독 장소

(1) 감염병환자 등이 발생한 장소

(2) 감염병병원체에 오염되었다고 의심되는 장소

3) 조치 : 의사, 한의사 또는 관계 공무원의 지시에 따라 소독이나 그 밖에 필요한 조치를 하여야 함

2. 소독의 기준 및 방법

1) 소독 등 조치의 대상 : 규칙 [별표 5] 소독의 기준 참조

2) 소독 등 조치의 방법 : 규칙 [별표 6] 소독의 방법 참조

【예상문제】

1. 감염병환자 등이 발생한 장소나 감염병병원체에 오염되었다고 의심되는 장소에 대하여 소독이나 그 밖에 필요한 조치를 하여야 하는 자가 아닌 자는?

① 육군·해군·공군 소속 부대의 장 ② 국방부직할부대의 장
③ 세대주 ④ 보건소장 ⑤ 학교장

[답] ④

제8장 예방조치

제49조(감염병의 예방 조치) ① 질병관리청장, 시·도지사 또는 시장·군수·구청장은 감염병을 예방하기 위하여 다음 각 호에 해당하는 모든 조치를 하거나 그에 필요한 일부 조치를 하여야 하며, 보건복지부장관은 감염병을 예방하기 위하여 제2호, 제2호의2부터 제2호의4까지, 제12호 및 제12호의2에 해당하는 조치를 할 수 있다. <개정 2021.3.9.>

1. 관할 지역에 대한 교통의 전부 또는 일부를 차단하는 것
2. 흥행, 집회, 제례 또는 그 밖의 여러 사람의 집합을 제한하거나 금지하는 것

2의2. 감염병 전파의 위험성이 있는 장소 또는 시설의 관리자·운영자 및 이용자 등에 대하여 출입자 명단 작성, 마스크 착용 등 방역지침의 준수를 명하는 것

2의3. 버스·열차·선박·항공기 등 감염병 전파가 우려되는 운송수단의 이용자에 대하여 마스크 착용 등 방역지침의 준수를 명하는 것

2의4. 감염병 전파가 우려되어 지역 및 기간을 정하여 마스크 착용 등 방역지침 준수

를 명하는 것
3. 건강진단, 시체 검안 또는 해부를 실시하는 것
4. 감염병 전파의 위험성이 있는 음식물의 판매·수령을 금지하거나 그 음식물의 폐기나 그 밖에 필요한 처분을 명하는 것
5. 인수공통감염병 예방을 위하여 살처분(殺處分)에 참여한 사람 또는 인수공통감염병에 드러난 사람 등에 대한 예방조치를 명하는 것
6. 감염병 전파의 매개가 되는 물건의 소지·이동을 제한·금지하거나 그 물건에 대하여 폐기, 소각 또는 그 밖에 필요한 처분을 명하는 것
7. 선박·항공기·열차 등 운송 수단, 사업장 또는 그 밖에 여러 사람이 모이는 장소에 의사를 배치하거나 감염병 예방에 필요한 시설의 설치를 명하는 것
8. 공중위생에 관계있는 시설 또는 장소에 대한 소독이나 그 밖에 필요한 조치를 명하거나 상수도·하수도·우물·쓰레기장·화장실의 신설·개조·변경·폐지 또는 사용을 금지하는 것
9. 쥐, 위생해충 또는 그 밖의 감염병 매개동물의 구제(驅除) 또는 구제시설의 설치를 명하는 것
10. 일정한 장소에서의 어로(漁撈)·수영 또는 일정한 우물의 사용을 제한하거나 금지하는 것
11. 감염병 매개의 중간 숙주가 되는 동물류의 포획 또는 생식을 금지하는 것
12. 감염병 유행기간 중 의료인·의료업자 및 그 밖에 필요한 의료관계요원을 동원하는 것
12의2. 감염병 유행기간 중 의료기관 병상, 연수원·숙박시설 등 시설을 동원하는 것
13. 감염병병원체에 오염되었거나 오염되었을 것으로 의심되는 시설 또는 장소에 대한 소독이나 그 밖에 필요한 조치를 명하는 것
14. 감염병의심자를 적당한 장소에 일정한 기간 입원 또는 격리시키는 것

② 시·도지사 또는 시장·군수·구청장은 제1항제8호 및 제10호에 따라 식수를 사용하지 못하게 하려면 그 사용금지기간 동안 별도로 식수를 공급하여야 하며, 제1항제1호·제2호·제6호·제8호·제10호 및 제11호에 따른 조치를 하려면 그 사실을 주민에게 미리 알려야 한다.

③ 시·도지사 또는 시장·군수·구청장은 제1항제2호의2의 조치를 따르지 아니한 관리자·운영자에게 해당 장소나 시설의 폐쇄를 명하거나 3개월 이내의 기간을 정하여 운영의 중단을 명할 수 있다. 다만, 운영중단 명령을 받은 자가 그 운영중단기간 중에

운영을 계속한 경우에는 해당 장소나 시설의 폐쇄를 명하여야 한다. <개정 2021.3.9.>
④ 제3항에 따라 장소나 시설의 폐쇄 또는 운영 중단 명령을 받은 관리자 · 운영자는 정당한 사유가 없으면 이에 따라야 한다. <신설 2021.3.9.>
⑤ 시 · 도지사 또는 시장 · 군수 · 구청장은 제3항에 따른 폐쇄 명령에도 불구하고 관리자 · 운영자가 그 운영을 계속하는 경우에는 관계 공무원에게 해당 장소나 시설을 폐쇄하기 위한 다음 각 호의 조치를 하게 할 수 있다. <개정 2021.3.9.>
1. 해당 장소나 시설의 간판이나 그 밖의 표지판의 제거
2. 해당 장소나 시설이 제3항에 따라 폐쇄된 장소나 시설임을 알리는 게시물 등의 부착
⑥ 제3항에 따른 장소나 시설의 폐쇄를 명한 시 · 도지사 또는 시장 · 군수 · 구청장은 위기경보 또는 방역지침의 변경으로 장소 또는 시설 폐쇄의 필요성이 없어진 경우, 「재난 및 안전관리 기본법」 제11조의 지역위원회 심의를 거쳐 폐쇄 중단 여부를 결정할 수 있다. <신설 2021.3.9.>
⑦ 제3항에 따른 행정처분의 기준은 그 위반행위의 종류와 위반 정도 등을 고려하여 보건복지부령으로 정한다. <개정 2021.3.9.>

【핵심요약】

1. 감염병의 예방 조치

1) 조치 의무자 : 질병관리청장, 시 · 도지사 또는 시장 · 군수 · 구청장
2) 조치 내용 : 감염병을 예방하기 위하여 다음에 해당하는 모든 조치를 하거나 그에 필요한 일부 조치를 하여야 함
(1) 관할 지역에 대한 교통의 전부 또는 일부를 차단하는 것
(2) 흥행, 집회, 제례 또는 그 밖의 여러 사람의 집합을 제한하거나 금지하는 것
(2-1) 감염병 전파의 위험성이 있는 장소 또는 시설의 관리자 · 운영자 및 이용자 등에 대하여 출입자 명단 작성, 마스크 착용 등 방역지침의 준수를 명하는 것
(2-2) 버스 · 열차 · 선박 · 항공기 등 감염병 전파가 우려되는 운송수단의 이용자에 대하여 마스크 착용 등 방역지침의 준수를 명하는 것
(2-3) 감염병 전파가 우려되어 지역 및 기간을 정하여 마스크 착용 등 방역지침 준수를 명하는 것
(3) 건강진단, 시체 검안 또는 해부를 실시하는 것
(4) 감염병 전파의 위험성이 있는 음식물의 판매 · 수령을 금지하거나 그 음식물의 폐기나 그 밖에 필요한 처분을 명하는 것

(5) 인수공통감염병 예방을 위하여 살처분에 참여한 사람 또는 인수공통감염병에 드러난 사람 등에 대한 예방조치를 명하는 것
(6) 감염병 전파의 매개가 되는 물건의 소지·이동을 제한·금지하거나 그 물건에 대하여 폐기, 소각 또는 그 밖에 필요한 처분을 명하는 것
(7) 선박·항공기·열차 등 운송 수단, 사업장 또는 그 밖에 여러 사람이 모이는 장소에 의사를 배치하거나 감염병 예방에 필요한 시설의 설치를 명하는 것
(8) 공중위생에 관계 있는 시설 또는 장소에 대한 소독이나 그 밖에 필요한 조치를 명하거나 상수도·하수도·우물·쓰레기장·화장실의 신설·개조·변경·폐지 또는 사용을 금지하는 것
(9) 쥐, 위생해충 또는 그 밖의 감염병 매개동물의 구제 또는 구제시설의 설치를 명하는 것
(10) 일정한 장소에서의 어로·수영 또는 일정한 우물의 사용을 제한하거나 금지하는 것
(11) 감염병 매개의 중간 숙주가 되는 동물류의 포획 또는 생식을 금지하는 것
(12) 감염병 유행기간 중 의료인·의료업자 및 그 밖에 필요한 의료관계요원을 동원하는 것
(12-1) 감염병 유행기간 중 의료기관 병상, 연수원·숙박시설 등 시설을 동원하는 것
(13) 감염병병원체에 오염된 건물에 대한 소독이나 그 밖에 필요한 조치를 명하는 것
(14) 감염병의심자를 적당한 장소에 일정한 기간 입원 또는 격리시키는 것

2. 식수공급

1) 식수공급 의무자 : 시·도지사 또는 시장·군수·구청장
2) 식수공급 사유 : 다음에 따라 식수를 사용하지 못하게 하려면 그 사용금지기간 동안 별도로 식수를 공급하여야 함
(1) 공중위생에 관계있는 시설 또는 장소에 대한 소독이나 그 밖에 필요한 조치를 명하거나 상수도·하수도·우물·쓰레기장·화장실의 신설·개조·변경·폐지 또는 사용을 금지하는 것
(2) 일정한 장소에서의 어로·수영 또는 일정한 우물의 사용을 제한하거나 금지하는 것

3. 공지

1) 공지 의무자 : 시·도지사 또는 시장·군수·구청장
2) 공지 사유 : 다음에 따른 조치를 하려면 그 사실을 주민에게 알려야 함
(1) 관할 지역에 대한 교통의 전부 또는 일부를 차단하는 것
(2) 흥행, 집회, 제례 또는 그 밖의 여러 사람의 집합을 제한하거나 금지하는 것

(3) 감염병 전파의 매개가 되는 물건의 소지 · 이동을 제한 · 금지하거나 그 물건에 대하여 폐기, 소각 또는 그 밖에 필요한 처분을 명하는 것
(4) 공중위생에 관계 있는 시설 또는 장소에 대한 소독이나 그 밖에 필요한 조치를 명하거나 상수도 · 하수도 · 우물 · 쓰레기장 · 화장실의 신설 · 개조 · 변경 · 폐지 또는 사용을 금지하는 것
(5) 일정한 장소에서의 어로 · 수영 또는 일정한 우물의 사용을 제한하거나 금지하는 것
(6) 감염병 매개의 중간 숙주가 되는 동물류의 포획 또는 생식을 금지하는 것

【예상문제】

1. 감염병 유행기간 중 의료관계요원을 동원할 수 있는 자는?
① 보건복지부장관 질병관리청장 ② 질병관리청장, 시 · 도지사 또는 시장 · 군수 · 구청장
③ 시 · 읍 · 면장 ④ 특별시장, 광역시장, 시 · 읍 · 면장 ⑤ 보건소장
[답] ②

2. 감염병 예방조치에 해당되지 않는 것은?
① 흥행, 집회 또는 그 밖에 여러 사람의 집합을 제한 또는 금지
② 선박, 기차, 사업장 또는 그 밖에 여러 사람이 모이는 장소에 의사의 배치
③ 쥐 · 위생해충 또는 그 밖에 감염병 매개동물의 구제
④ 인수공통감염병 예방을 위하여 살처분에 참여한 사람에 대한 예방조치
⑤ 감염병유행기간 중 자원봉사자의 동원
[답] ⑤

3. 감염병 예방조치 시행 사항 중 그 사실을 주민에게 미리 알려야 할 사항이 아닌 것은?
① 감염병 전파의 위험성이 있는 음식물의 판매 · 수령을 금지하는 것
② 관할 지역에 대한 교통의 전부 또는 일부를 차단하는 것
③ 흥행, 집회, 제례를 제한하거나 금지하는 것
④ 감염병 전파의 매개가 되는 물건의 소지 · 이동을 제한 · 금지하는 것
⑤ 감염병 매개의 중간 숙주가 되는 동물류의 포획을 금지하는 것
[답] ①

제49조의2(감염취약계층의 보호 조치) ① 보건복지부장관, 시 · 도지사 또는 시장 · 군수 · 구청장은 호흡기와 관련된 감염병으로부터 저소득층과 사회복지시설을 이용하는 어린이, 노인, 장애인 및 기타 보건복지부령으로 정하는 대상(이하 "감염취약계층"이라 한

다)을 보호하기 위하여 「재난 및 안전관리 기본법」 제38조 제2항에 따른 주의 이상의 위기경보가 발령된 경우 감염취약계층에게 의료·방역 물품(「약사법」에 따른 의약외품으로 한정한다) 지급 등 필요한 조치를 취할 수 있다. <개정 2020.12.15.>

② 질병관리청장, 시·도지사 또는 시장·군수·구청장은 「재난 및 안전관리 기본법」 제38조제2항에 따른 주의 이상의 위기경보가 발령된 경우 감염취약계층이 이용하는 「사회복지사업법」 제2조 제4호의 사회복지시설에 대하여 소독이나 그 밖에 필요한 조치를 명할 수 있다. <신설 2021.3.9.>

③ 제1항에 따른 감염병의 종류, 감염취약계층의 범위 및 지급절차 등에 관하여 필요한 사항은 보건복지부령으로 정한다. <개정 2021.3.9.> [본조신설 2020.3.4.]

[시행규칙] **제35조의2(감염취약계층의 범위 등)** ① 법 제49조의2 제1항에 따라 의료·방역 물품 지급 등 필요한 조치를 취할 수 있는 감염병은 중증급성호흡기증후군(SARS), 중동호흡기증후군(MERS) 등 질병관리청장이 정하여 고시하는 호흡기감염병으로 한다. <개정 2021.5.24.>

② 법 제49조의2 제1항에 따른 감염취약계층은 다음 각 호와 같다. <개정 2021.5.24.>

1. 「국민기초생활 보장법」 제2조 제2호에 따른 수급자
2. 「국민기초생활 보장법」 제2조 제10호에 따른 차상위계층으로서 다음 각 목의 어느 하나에 해당하는 사람
   가. 「국민기초생활 보장법」 제7조 제1항 제7호에 따른 자활급여의 수급자
   나. 「국민건강보험법 시행령」 별표 2 제3호라목에 따라 요양급여비용 중 본인부담액을 경감받는 사람
   다. 「장애인복지법」 제49조 제1항에 따른 장애수당 또는 같은 법 제50조 제1항에 따른 장애아동수당을 지급받는 사람
   라. 「장애인연금법」 제2조 제4호에 따른 수급자
3. 「의료급여법」 제2조 제1호에 따른 수급권자
4. 사회복지시설 이용자로서 다음 각 목의 어느 하나에 해당하는 사람
   가. 만 12세 이하의 어린이 및 만 65세 이상의 노인
   나. 임산부 및 기저질환자
   다. 「장애인복지법」 제2조 제1항에 따른 장애인

③ 보건복지부장관, 시·도지사 또는 시장·군수·구청장은 법 제49조의2 제1항에 따라 의료·방역 물품 등을 관할 보건소를 통해 사회복지시설의 장에게 지급할 수 있다. <개정 2021.5.24.>

[본조신설 2020.6.4.]

【핵심요약】

1. 감염취약계층의 보호 조치

1) 조치권자 : 보건복지부장관, 시 · 도지사 또는 시장 · 군수 · 구청장
2) 사유 : 호흡기와 관련된 감염병으로부터 취약계층(사회복지시설을 이용하는 어린이, 노인 등)을 보호하기 위하여
3) 조치 : 「재난 및 안전관리 기본법」 제38조제2항에 따른 주의 이상의 위기경보가 발령된 경우 감염취약계층에게 마스크 지급 등 필요한 조치를 취할 수 있음
4) 보건복지부령으로 정하는 사항 : 감염병의 종류, 감염취약계층의 범위 및 지급절차 등에 관하여 필요한 사항

2. 감염취약계층의 범위 등

1) 마스크 지급 등 필요한 조치를 취할 수 있는 감염병 : 중증급성호흡기증후군(SARS), 중동호흡기증후군(MERS) 등 질병관리청장이 정하여 고시하는 호흡기감염병
2) 감염취약계층
   (1) 만 12세 이하의 어린이 및 만65세 이상의 노인
   (2) 임신부 및 기저질환자
3) 마스크 등의 지급 방법 : 보건복지부장관, 시 · 도지사 또는 시장 · 군수 · 구청장은 마스크 등을 관할 보건소를 통해 사회복지시설의 장에게 지급할 수 있음

【예상문제】

1. 보건복지부장관, 시 · 도지사 또는 시장 · 군수 · 구청장은 호흡기와 관련된 감염병으로부터 사회복지시설을 이용하는 어린이, 노인 등 감염취약계층을 보호하기 위하여 주의 이상의 위기경보가 발령된 경우 감염취약계층에게 의료 · 방역 물품 등 필요한 조치를 취할 수 있다. 이 때 감염취약계층으로 올바른 경우는?
   ① 만 12세 미만의 어린이 및 만60세 이상의 노인
   ② 만 14세 이하의 어린이 및 만65세 이상의 노인
   ③ 임신부 및 기저질환자
   ④ 임신부 및 출산부
   ⑤ 만 15세 이하의 어린이 및 만65세 이상의 노인

[답] ③

2. 의료 · 방역 물품 지급 필요한 조치를 취할 수 있는 감염병으로 올바른 조합은?
   ① 중증급성호흡기증후군(SARS), 신종감염병증후군

② 중증급성호흡기증후군(SARS), 중동호흡기증후군(MERS)
③ 중동호흡기증후군(MERS), 신종감염병증후군
④ 중증열성혈소판감소증후군(SFTS), 후천성면역결핍증(AIDS)
⑤ 중동호흡기증후군(MERS), 중증열성혈소판감소증후군(SFTS)

[답] ②

제49조의3(의료인, 환자 및 의료기관 보호를 위한 한시적 비대면 진료) ① 의료업에 종사하는 의료인(「의료법」제2조에 따른 의료인 중 의사ㆍ치과의사ㆍ한의사만 해당한다. 이하 이 조에서 같다)은 감염병과 관련하여「재난 및 안전관리 기본법」제38조 제2항에 따른 심각 단계 이상의 위기경보가 발령된 때에는 환자, 의료인 및 의료기관 등을 감염의 위험에서 보호하기 위하여 필요하다고 인정하는 경우「의료법」제33조 제1항에도 불구하고 보건복지부장관이 정하는 범위에서 유선ㆍ무선ㆍ화상통신, 컴퓨터 등 정보통신기술을 활용하여 의료기관 외부에 있는 환자에게 건강 또는 질병의 지속적 관찰, 진단, 상담 및 처방을 할 수 있다.
② 보건복지부장관은 위원회의 심의를 거쳐 제1항에 따른 한시적 비대면 진료의 지역, 기간 등 범위를 결정한다.
[본조신설 2020.12.15.]

제50조(그 밖의 감염병 예방 조치) ①육군ㆍ해군ㆍ공군 소속 부대의 장, 국방부직할부대의 장 및 제12조제1항제2호에 해당하는 사람은 감염병환자등이 발생하였거나 발생할 우려가 있으면 소독이나 그 밖에 필요한 조치를 하여야 하고, 특별자치시장ㆍ특별자치도지사 또는 시장ㆍ군수ㆍ구청장과 협의하여 감염병 예방에 필요한 추가 조치를 하여야 한다. <개정 2023. 6. 13.>
② 교육부장관 또는 교육감은 감염병 발생 등을 이유로「학교보건법」제2조제2호의 학교에 대하여「초ㆍ중등교육법」제64조에 따른 휴업 또는 휴교를 명령하거나「유아교육법」제31조에 따른 휴업 또는 휴원을 명령할 경우 질병관리청장과 협의하여야 한다. <개정 2020. 8. 11.>

【핵심요약】

1. 그 밖의 감염병 예방 조치

1) 조치 의무자

(1) 육군ㆍ해군ㆍ공군 소속 부대의 장, 국방부직할부대의 장

(2) 법 제12조제1항제2호에 해당하는 사람 : 학교, 병원, 관공서, 회사, 공연장, 예배장소, 선박·항공기·열차 등 운송수단, 각종 사무소·사업소, 음식점, 숙박업소 또는 그 밖에 여러 사람이 모이는 장소로서 보건복지부령으로 정하는 장소의 관리인, 경영자 또는 대표자

2) 사유 : 감염병환자등이 발생하였거나 발생할 우려가 있는 경우

3) 조치

(1) 소독이나 그 밖에 필요한 조치

(2) 특별자치시장·특별자치도지사 또는 시장·군수·구청장과 협의하여 감염병 예방에 필요한 추가 조치

2. 휴교 등에 대한 협의

1) 사유 : 교육부장관 또는 교육감은 감염병 발생 등을 이유로 학교에 대하여 「초.중등교육법」에 따른 휴업 또는 휴교를 명령하거나 「유아교육법」에 따른 휴업 또는 휴원을 명령할 경우

2) 조치 : 질병관리청장과 협의하여야 함

【예상문제】

1. 감염병환자 등이 발생하였거나 발생할 우려가 있을 경우 특별자치도지사 또는 시장·군수·구청장과 협의하여 감염병 예방에 필요한 추가 조치를 하여야 하는 사람이 아닌 자는?
① 육군·해군·공군 소속 부대의 장 ② 국방부직할부대의 장 ③ 학교장
④ 경영자 ⑤ 세대주

[답] ⑤

제51조(소독 의무) ① 특별자치시장·특별자치도지사 또는 시장·군수·구청장은 감염병을 예방하기 위하여 청소나 소독을 실시하거나 쥐, 위생해충 등의 구제조치(이하 "소독"이라 한다)를 하여야 한다. 이 경우 소독은 사람의 건강과 자연에 유해한 영향을 최소화하여 안전하게 실시하여야 한다. <개정 2023. 6. 13.>

② 제1항에 따른 소독의 기준과 방법은 보건복지부령으로 정한다. <신설 2020. 3. 4.>

③ 공동주택, 숙박업소 등 여러 사람이 거주하거나 이용하는 시설 중 대통령령으로 정하는 시설을 관리·운영하는 자는 보건복지부령으로 정하는 바에 따라 감염병 예방에 필요한 소독을 하여야 한다. <개정 2020.3.4.>

④ 제3항에 따라 소독을 하여야 하는 시설의 관리·운영자는 제52조제1항에 따라 소독업의 신고를 한 자에게 소독하게 하여야 한다. 다만, 「공동주택관리법」 제2조제1항제15

호에 따른 주택관리업자가 제52조제1항에 따른 소독장비를 갖추었을 때에는 그가 관리하는 공동주택은 직접 소독할 수 있다. <개정 2020.3.4.>

[시행령] **제24조(소독을 해야 하는 시설)** 법 제51조제3항에 따라 감염병 예방에 필요한 소독을 해야 하는 시설은 다음 각 호와 같다. <개정 2022. 11. 29.>

1. 「공중위생관리법」에 따른 숙박업소(객실 수 20실 이상인 경우만 해당한다), 「관광진흥법」에 따른 관광숙박업소
2. 「식품위생법 시행령」 제21조제8호(마목은 제외한다)에 따른 식품접객업 업소(이하 "식품접객업소"라 한다) 중 연면적 300제곱미터 이상의 업소
3. 「여객자동차 운수사업법」에 따른 시내버스 · 농어촌버스 · 마을버스 · 시외버스 · 전세버스 · 장의자동차, 「항공안전법」에 따른 항공기 및 「공항시설법」에 따른 공항시설, 「해운법」에 따른 여객선, 「항만법」에 따른 연면적 300제곱미터 이상의 대합실, 「철도사업법」 및 「도시철도법」에 따른 여객운송 철도차량과 역사(驛舍) 및 역 시설
4. 「유통산업발전법」에 따른 대형마트, 전문점, 백화점, 쇼핑센터, 복합쇼핑몰, 그 밖의 대규모 점포와 「전통시장 및 상점가 육성을 위한 특별법」에 따른 전통시장
5. 「의료법」 제3조제2항제3호에 따른 병원급 의료기관
6. 「식품위생법」 제2조제12호에 따른 집단급식소(한 번에 100명 이상에게 계속적으로 식사를 공급하는 경우만 해당한다)

6의2. 「식품위생법 시행령」 제21조제8호마목에 따른 위탁급식영업을 하는 식품접객업소 중 연면적 300제곱미터 이상의 업소

7. 「건축법 시행령」 별표 1 제2호라목에 따른 기숙사

7의2. 「소방시설 설치 및 관리에 관한 법률 시행령」 별표 2 제8호가목에 따른 합숙소(50명 이상을 수용할 수 있는 경우만 해당한다)

8. 「공연법」에 따른 공연장(객석 수 300석 이상인 경우만 해당한다)
9. 「초 · 중등교육법」 제2조 및 「고등교육법」 제2조에 따른 학교
10. 「학원의 설립 · 운영 및 과외교습에 관한 법률」에 따른 연면적 1천제곱미터 이상의 학원
11. 연면적 2천제곱미터 이상의 사무실용 건축물 및 복합용도의 건축물
12. 「영유아보육법」에 따른 어린이집 및 「유아교육법」에 따른 유치원(50명 이상을 수용하는 어린이집 및 유치원만 해당한다)
13. 「공동주택관리법」에 따른 공동주택(300세대 이상인 경우만 해당한다)

[제목개정 2020. 6. 2.]

[시행규칙] **제36조(방역기동반의 운영 및 소독의 기준 등)** ① 법 제51조제1항에 따라 특별자치시장 · 특별자치도지사 또는 시장 · 군수 · 구청장은 청소나 소독을 실시하거나 쥐, 위생해충 등의 구제조치(이하 "소독"이라 한다)를 실시하기 위하여 관할 보건소마다 방역기동반을 편성 · 운영할 수 있다.

<개정 2023. 9. 22.>

② 법 제51조제1항 및 제4항 단서에 따른 소독의 기준은 별표 5와 같다. <개정 2014. 12. 31., 2020. 6. 4.>

③ 법 제51조제1항 및 제4항 단서에 따른 소독의 방법은 별표 6과 같다. <개정 2020. 6. 4.>

④ 법 제51조제3항에 따라 소독을 하여야 하는 시설을 관리·운영하는 자는 별표 7의 소독횟수 기준에 따라 소독을 하여야 한다. <개정 2020. 6. 4.> [제목개정 2014. 12. 31.]

【핵심요약】

1. 소독 의무자

1) 특별자치시장·특별자치도지사 또는 시장·군수·구청장
  (1) 감염병을 예방하기 위하여
  (2) 청소나 소독을 실시하거나 쥐, 위생해충 등의 구제조치를 하여야 함
  ※ 이 경우 소독은 사람의 건강과 자연에 유해한 영향을 최소화하여 안전하게 실시하여야 함

2) 공동주택, 숙박업소 등 여러 사람이 거주하거나 이용하는 시설 중 대통령령으로 정하는 시설을 관리·운영하는 자
  (1) 보건복지부령으로 정하는 바에 따라 감염병 예방에 필요한 소독을 실시
  (2) 소독업의 신고를 한 자에게 소독하게 하여야 함
  (3) 주택관리업자가 소독장비를 갖추었을 때에는 그가 관리하는 공동주택은 직접 소독할 수 있음

2. 소독을 하여야 하는 시설

- 감염병 예방에 필요한 소독을 하여야 하는 시설

1) 숙박업소(객실 수 20실 이상인 경우만 해당), 관광숙박업소
2) 식품접객업 업소 중 연면적 300제곱미터 이상의 업소
3) 시내버스·농어촌버스·마을버스·시외버스·전세버스·장의자동차, 항공기와 공항시설, 여객선, 연면적 300제곱미터 이상의 대합실, 여객운송 철도차량과 역사 및 역 시설
4) 대형마트, 전문점, 백화점, 쇼핑센터, 복합쇼핑몰, 그 밖의 대규모 점포와 전통시장
5) 종합병원·병원·요양병원·치과병원 및 한방병원
6) 집단급식소(한 번에 100명 이상에게 계속적으로 식사를 공급하는 경우만 해당)
7) 위탁급식영업을 하는 식품접객업소 중 연면적 300제곱미터 이상의 업소
8) 기숙사(학교 또는 공장 등의 학생 또는 종업원 등을 위하여 쓰는 것으로서 1개 동의 공동취사시설 이용 세대 수가 전체의 50퍼센트 이상인 것)

9) 합숙소(50명 이상을 수용할 수 있는 경우만 해당)

10) 공연장(객석 수 300석 이상인 경우만 해당)

11) 학교

12) 연면적 1천 제곱미터 이상의 학원

13) 연면적 2천 제곱미터 이상의 사무실용 건축물 및 복합용도의 건축물

14) 어린이집 및 유치원(50명 이상을 수용하는 어린이집 및 유치원만 해당)

15) 공동주택(300세대 이상인 경우만 해당)

3. 방역기동반의 운영

1) 편성 · 운영권자 : 특별자치시장 · 특별자치도지사 또는 시장 · 군수 · 구청장

2) 목적

(1) 청소나 소독 실시

(2) 쥐, 위생해충 등의 구제조치 실시

3) 편성 · 운영 기관 : 관할 보건소

4. 소독의 기준

- 규칙 [별표 5] 소독의 기준 참조

※ 일본뇌염, 말라리아의 경우 시체는 소독의 대상이 아님

5. 소독의 방법

- 규칙 [별표 6] 소독의 방법 참조

♧ 청소 및 소독과 질병매개곤충 · 쥐 등을 없애는 조치의 방법

1. 청소

2. 소독

1) 소각 : 오염되었거나 오염이 의심되는 소독대상 물건 중 소각해야 할 물건을 불에 완전히 태워야 함

2) 증기소독 : 유통증기를 사용하여 소독기 안의 공기를 빼고 1시간 이상 섭씨 100도 이상의 습열소독을 실시. 다만, 증기소독을 할 경우 더럽혀지고 손상될 우려가 있는 물건은 다른 방법으로 소독을 실시

3) 끓는 물 소독 : 소독할 물건을 30분 이상 섭씨 100도 이상의 물속에 넣어 살균

4) 약물소독 : 다음의 약품을 소독대상 물건에 뿌려야 함

(1) 석탄산수(석탄산 3% 수용액)

(2) 크레졸수(크레졸액 3% 수용액)

(3) 승홍수(승홍 0.1%, 식염수 0.1%, 물 99.8% 혼합액)
(4) 생석회(대한약전 규격품)
(5) 크롤칼키수(크롤칼키 5% 수용액)
(6) 포르마린(대한약전 규격품)
(7) 그 밖의 소독약을 사용하려는 경우에는 석탄산 3% 수용액에 해당하는 소독력이 있는 약제를 사용해야 함

5) 일광소독 : 의류, 침구, 용구, 도서, 서류나 그 밖의 물건으로서 규정에 따른 소독방법을 따를 수 없는 경우

3. 질병매개곤충 방제
1) 물리적 · 환경적 방법
2) 화학적 방법
3) 생물학적 방법

4. 쥐의 방제
1) 위생적 처리
2) 건물의 출입문, 환기통, 배관, 외벽, 외벽과 창문 및 전선 등을 통하여 쥐가 침입하지 못하도록 처리
3) 쥐약을 적당량 사용하여 쥐를 방제

5. 소독약품의 사용

6. 소독횟수 기준

- 시행규칙 제36조 [별표 7] 소독횟수 기준 참조

【예상문제】

1. 감염병을 예방하기 위하여 청소나 소독을 실시하여야 하는 자는?
① 의사 · 한의사 ② 의사 ③ 세대주 ④ 관계공무원
⑤ 특별자치시장 · 특별자치도지사 또는 시장 · 군수 · 구청장

[답] ⑤

2. 감염병예방에 필요한 소독을 실시하여야 하는 시설에 해당되지 않는 것은?
① 300세대 이상의 공동주택 ② 숙박업소(객실수 20실 이상)와 관광숙박업소
③ 가축사육시설 ④ 연면적 300㎡ 이상의 식품접객업소
⑤ 연면적 1,000㎡ 이상의 학원

[답] ③

3. 방역기동반의 편성에 대한 설명 중 옳은 것은?
① 인구비례에 따라 설치한다. ② 감염병을 치료하기 위해 편성할 수 있다.
③ 소독업자에 위탁하여 운영할 수 있다. ④ 자원봉사로 편성된다.
⑤ 시장 · 군수 · 구청장이 관할 보건소마다 편성할 수 있다.

[답] ⑤

제52조(소독업의 신고 등) ① 소독을 업으로 하려는 자(제51조제4항 단서에 따른 주택관리업자는 제외한다)는 보건복지부령으로 정하는 시설 · 장비 및 인력을 갖추어 특별자치시장 · 특별자치도지사 또는 시장 · 군수 · 구청장에게 신고하여야 한다. 신고한 사항을 변경하려는 경우에도 또한 같다. <개정 2023. 6. 13.>
② 특별자치시장 · 특별자치도지사 또는 시장 · 군수 · 구청장은 제1항에 따른 신고를 받은 경우 그 내용을 검토하여 이 법에 적합하면 신고를 수리하여야 한다. <개정 2023. 6. 13.>
③ 특별자치시장 · 특별자치도지사 또는 시장 · 군수 · 구청장은 제1항에 따라 소독업의 신고를 한 자(이하 "소독업자"라 한다)가 다음 각 호의 어느 하나에 해당하면 소독업 신고가 취소된 것으로 본다. <개정 2023. 6. 13.>
1. 「부가가치세법」 제8조제8항에 따라 관할 세무서장에게 폐업 신고를 한 경우
2. 「부가가치세법」 제8조제9항에 따라 관할 세무서장이 사업자등록을 말소한 경우
3. 제53조제1항에 따른 휴업이나 폐업 신고를 하지 아니하고 소독업에 필요한 시설 등이 없어진 상태가 6개월 이상 계속된 경우
④ 특별자치시장 · 특별자치도지사 또는 시장 · 군수 · 구청장은 제3항에 따른 소독업 신고가 취소된 것으로 보기 위하여 필요한 경우 관할 세무서장에게 소독업자의 폐업 여부에 대한 정보 제공을 요청할 수 있다. 이 경우 요청을 받은 관할 세무서장은 「전자정부법」 제36조제1항에 따라 소독업자의 폐업 여부에 대한 정보를 제공하여야 한다. <개정 2023. 6. 13.>

[시행규칙] **제37조(소독업의 신고)** ① 법 제52조제1항 전단에 따라 소독을 업(業)으로 하려는 자가 갖추어야 하는 시설 · 장비 및 인력 기준은 별표 8과 같다.
② 법 제52조제1항에 따라 소독을 업으로 하려는 자는 별지 제24호서식의 소독업 신고서에 시설 · 장비 및 인력 명세서를 첨부하여 특별자치시장 · 특별자치도지사 또는 시장 · 군수 · 구청장에게 제출하여야 한다. <개정 2023. 9. 22.>
③ 특별자치시장 · 특별자치도지사 또는 시장 · 군수 · 구청장은 제1항에 따라 신고를 수리(受理)하였을

때에는 별지 제25호서식의 소독업 신고증을 신고자에게 발급하여야 한다. <개정 2023. 9. 22.>

[시행규칙] **제38조(신고사항의 변경)** 제38조(신고사항의 변경) ① 법 제52조제1항 후단에 따라 소독업자가 신고사항을 변경하려는 경우에는 별지 제26호서식의 소독업 신고사항 변경신고서에 소독업 신고증과 변경사항을 증명할 수 있는 서류를 첨부하여 특별자치시장·특별자치도지사 또는 시장·군수·구청장에게 제출하여야 한다. <개정 2023. 9. 22.>

② 제1항에 따른 변경신고를 받은 특별자치시장·특별자치도지사 또는 시장·군수·구청장은 신고사항을 소독업 신고증 뒷면에 적어 이를 신고자에게 발급하여야 한다. <개정 2023. 9. 22.>

【핵심요약】

1. 소독업의 신고

1) 소독을 업으로 하려는 자(주택관리업자는 제외)는 시설·장비 및 인력을 갖추어 특별자치시장·특별자치도지사 또는 시장·군수·구청장에게 신고

※ 주택관리업자가 소독장비를 갖추어 그가 관리하는 공동주택을 직접 소독할 경우에는 제외

2) 신고한 사항을 변경하려는 경우에도 동일

3) 특별자치시장·특별자치도지사 또는 시장·군수·구청장은 신고를 받은 경우 그 내용을 검토하여 이 법에 적합하면 신고를 수리하여야 함

2. 소독업의 신고를 한 자("소독업자")가 다음 각 호에 해당하면 소독업 신고가 취소된 것으로 보는 경우

1) 관할 세무서장에게 폐업 신고를 한 경우

2) 관할 세무서장이 사업자등록을 말소한 경우

3) 휴업이나 폐업 신고를 하지 아니하고 소독업에 필요한 시설 등이 없어진 상태가 6개월 이상 계속된 경우

3. 정보 제공 요청

1) 요청권자 : 특별자치시장·특별자치도지사 또는 시장·군수·구청장

2) 사유 : 2.에 따른 소독업 신고가 취소된 것으로 보기 위하여 필요한 경우

3) 내용 : 관할 세무서장에게 소독업자의 폐업여부에 대한 정보 제공을 요청할 수 있음

※ 이 경우 요청을 받은 관할 세무서장은 소독업자의 폐업여부에 대한 정보를 제공하여야 함

4. 소독업을 하려는 자가 갖추어야 하는 시설·장비 및 인력 기준

- 시행규칙 제37조 [별표 8] 소독업의 시설·장비 및 인력 기준 참조

【예상문제】

1. 소독을 업으로 하려는 자는?
   ① 특별자치시장 · 특별자치도지사 또는 시장 · 군수 · 구청장에게 신고하여야 한다.
   ② 시 · 도지사 또는 시장 · 군수의 허가를 받아야 한다.
   ③ 보건복지부장관의 허가를 받아야 한다.
   ④ 보건복지부장관의 인가를 받아야 한다.
   ⑤ 시 · 도지사에게 허가를 받아야 한다.

[답] ①

> **제53조(소독업의 휴업 등의 신고)** ① 소독업자가 그 영업을 30일 이상 휴업하거나 폐업하려면 보건복지부령으로 정하는 바에 따라 특별자치시장 · 특별자치도지사 또는 시장 · 군수 · 구청장에게 신고하여야 한다. <개정 2023. 6. 13.>
> ② 소독업자가 휴업한 후 재개업을 하려면 보건복지부령으로 정하는 바에 따라 특별자치시장 · 특별자치도지사 또는 시장 · 군수 · 구청장에게 신고하여야 한다. 이 경우 특별자치시장 · 특별자치도지사 또는 시장 · 군수 · 구청장은 그 내용을 검토하여 이 법에 적합하면 신고를 수리하여야 한다. <개정 2023. 6. 13.>

[시행규칙] **제39조(소독업의 휴업 등의 신고)** ① 법 제53조에 따라 휴업 · 폐업 또는 재개업을 신고하려는 소독업자는 별지 제27호서식의 신고서(전자문서로 된 신고서를 포함한다)에 소독업 신고증을 첨부하여 특별자치시장 · 특별자치도지사 또는 시장 · 군수 · 구청장에게 제출해야 한다. 다만, 폐업을 신고하려는 소독업자가 소독업 신고증을 분실한 경우에는 별지 제27호서식의 신고서에 분실 사유를 적으면 소독업 신고증을 첨부하지 않을 수 있다. <개정 2020. 6. 4., 2023. 9. 22.>

② 제1항에도 불구하고 「부가가치세법 시행령」 제13조제5항에 따라 관할 세무서장이 송부한 제1항의 신고서를 관할 특별자치시장 · 특별자치도지사 또는 시장 · 군수 · 구청장이 접수한 경우에는 제1항에 따라 신고서를 제출한 것으로 본다. <신설 2013. 9. 23., 2023. 9. 22.>

③ 제1항 또는 제2항에 따른 신고서를 접수한 특별자치시장 · 특별자치도지사 또는 시장 · 군수 · 구청장은 신고사항을 소독업 신고증 뒷면에 적어 이를 신고자에게 발급하여야 한다. 다만, 폐업신고인 경우에는 발급하지 아니한다. <개정 2013. 9. 23., 2023. 9. 22.>

【핵심요약】

> **소독업의 휴업 등의 신고**
> 1) 소독업자가 그 영업을 30일 이상 휴업하거나 폐업하려면 보건복지부령으로 정하는 바에 따라 특별자치시장 · 특별자치도지사 또는 시장 · 군수 · 구청장에게 신고하여야 함

2) 소독업자가 휴업한 후 재개업을 하려면 보건복지부령으로 정하는 바에 따라 특별자치시장 · 특별자치도지사 또는 시장 · 군수 · 구청장에게 신고하여야 함
※ 이 경우 특별자치시장 · 특별자치도지사 또는 시장 · 군수 · 구청장에게 신고은 그 내용을 검토하여 이 법에 적합하면 신고를 수리하여야 함

【예상문제】

1. 소독업을 신고한 자가 그 영업을 30일 이상 휴업하거나 폐업하고자 할 때 신고해야 하는 대상은?

① 보건복지부장관 ② 시 · 도지사 ③ 질병관리청장 ④ 보건소장
⑤ 특별자치시장 · 특별자치도지사 또는 시장 · 군수 · 구청장에게 신고

[답] ⑤

제54조(소독의 실시 등) ① 소독업자는 보건복지부령으로 정하는 기준과 방법에 따라 소독하여야 한다. <개정 2010.1.18.>
② 소독업자가 소독하였을 때에는 보건복지부령으로 정하는 바에 따라 그 소독에 관한 사항을 기록 · 보존하여야 한다. <개정 2010.1.18.>

[시행규칙] **제40조(소독의 기준 및 소독에 관한 사항의 기록 등)** ① 법 제54조제1항에 따른 소독의 기준과 방법은 각각 별표 5 및 별표 6과 같다. <개정 2014.12.31.>
② 법 제54조제1항에 따라 소독을 실시한 소독업자는 별지 제28호서식의 소독증명서를 소독을 실시한 시설의 관리 · 운영자에게 발급하여야 한다.
③ 소독업자는 법 제54조제2항에 따라 별지 제29호서식의 소독실시대장에 소독에 관한 사항을 기록하고, 이를 2년간 보존하여야 한다. [제목개정 2014.12.31.]

[시행규칙] **제48조(규제의 재검토)** ① 질병관리청장은 다음 각 호의 사항에 대하여 다음 각 호의 기준일을 기준으로 3년마다(매 3년이 되는 해의 기준일과 같은 날 전까지를 말한다) 그 타당성을 검토하여 개선 등의 조치를 하여야 한다. <개정 2021.12.30.>

1. 제6조 제3항에 따른 보고 및 신고 대상 감염병: 2022년 3월 1일
2. 제8조에 따른 신고 대상 감염병 및 장소: 2022년 3월 1일
3. 제14조에 따른 표본감시기관 지정 기준 및 지정 취소: 2022년 3월 1일
4. 제17조의2에 따른 장사방법 제한 시신 및 장사방법: 2022년 3월 1일
5. 제19조의2에 따른 고위험병원체 전담관리자 요건: 2022년 3월 1일
6. 제35조 제1항, 제36조 제2항, 제40조 제1항 및 별표 5에 따른 소독의 대상: 2014년 1월 1일
7. 제35조 제2항, 제36조 제3항, 제40조 제1항 및 별표 6에 따른 소독의 방법: 2014년 1월 1일
8. 삭제 <2022. 4. 20.>

9. 제42조, 별표 10 및 별표 11에 따른 행정처분 기준: 2022년 3월 1일

② 질병관리청장은 제37조제1항 및 별표 8에 따른 소독업의 시설·장비 및 인력 기준에 대하여 2019년 1월 1일을 기준으로 2년마다(매 2년이 되는 해의 1월 1일 전까지를 말한다) 그 타당성을 검토하여 개선 등의 조치를 해야 한다. <개정 2022. 4. 20.>

[본조신설 2013. 12. 31.]

【핵심요약】

1. 소독의 실시 방법

1) 소독업자는 보건복지부령이 정하는 기준과 방법에 따라 소독을 실시
2) 소독을 실시한 소독업자는 소독증명서를 소독을 실시한 시설의 관리·운영자에게 발급

※ 시행규칙 제40조 [별표 5] 소독의 대상 참조
※ 시행규칙 제40조 [별표 6] 소독의 방법 참조

2. 소독에 관한 사항의 기록·보존

1) 소독업자가 소독하였을 때에는 보건복지부령으로 정하는 바에 따라 그 소독에 관한 사항을 기록·보존
2) 소독업자는 소독실시대장에 소독에 관한 사항을 기록하고, 이를 2년간 보존

3. 규제의 재검토

1) 조치권자 : 질병관리청장은 그 타당성을 검토하여 개선 등의 조치를 하여야 함
2) 다음 각 호의 기준일을 기준으로 3년마다
   (1) 소독의 대상(규칙 제35조제1항, 제36조제2항, 제40조제1항 및 별표 5)
   (2) 소독의 방법(규칙 제35조제2항, 제36조제3항, 제40조제1항 및 별표 6)

【예상문제】

1. 소독업자는 소독실시대장에 소독에 관한 사항을 기록하고, 이를 몇 년 간 보존하여야 하는가?

① 1년 ② 2년 ③ 3년 ④ 5년 ⑤ 10년

[답] ②

2. 질병관리청장이 3년마다 그 타당성을 검토하여 개선 등의 조치를 하여야 하는 사항은?

① 그 밖의 신고의무자의 신고사항
② 예방접종에 관한 기록사항
③ 소독업자의 시설·장비 및 인력 기준
④ 재개업을 신고하려는 소독업자의 제출서류
⑤ 소독업의 시설·장비 및 인력 기준

[답] ⑤

제55조(소독업자 등에 대한 교육) ① 소독업자(법인인 경우에는 그 대표자를 말한다. 이하 이 조에서 같다)는 소독에 관한 교육을 받아야 한다.

② 소독업자는 소독업무 종사자에게 소독에 관한 교육을 받게 하여야 한다.

③ 제1항 및 제2항에 따른 교육의 내용과 방법, 교육시간, 교육비 부담 등에 관하여 필요한 사항은 보건복지부령으로 정한다. <개정 2010.1.18.>

[시행규칙] **제41조(소독업자 등에 대한 교육)** ① 법 제55조 제1항에 따라 소독업자는 소독업의 신고를 한 날부터 6개월 이내에 별표 9의 교육과정에 따른 소독에 관한 교육을 받아야 한다. 다만, 신고를 한 날이 본문에 따른 교육을 받은 날(해당 교육이 종료된 날을 말한다)부터 3년이 지나지 아니한 경우에는 그러하지 아니하다. <개정 2013.9.23.>

② 법 제55조 제2항에 따라 소독업자는 소독업무 종사자에게 소독업무에 종사한 날부터 6개월 이내에 별표 9의 교육과정에 따른 소독에 관한 교육을 받게 해야 하고, 그 후에는 직전의 교육이 종료된 날부터 3년이 되는 날이 속하는 달의 말일까지 1회 이상 보수교육을 받게 해야 한다. <개정 2020.6.4.>

③ 제1항과 제2항에 따른 소독업자 등에 대한 교육은 질병관리청장이 지정하는 기관이 실시하며, 질병관리청장이 교육기관을 지정하는 경우에는 별지 제30호서식의 교육기관 지정서를 교육기관에 발급해야 한다. <개정 2020.9.11.>

④ 제1항과 제2항에 따른 교육에 필요한 경비는 교육을 받는 자가 부담한다.

【핵심요약】

1. 소독업자 등에 대한 교육

1) 소독업자(법인인 경우에는 대표자)

(1) 소독업자는 소독에 관한 교육을 받아야 함

(2) 소독업자는 소독업의 신고를 한 날부터 6개월 이내에 소독에 관한 교육을 받아야 함

(3) 신고를 한 날이 교육을 받은 날부터 3년이 지나지 아니한 경우에는 그러하지 아니함

(4) 교육시간 : 16시간

2) 소독업무 종사자

(1) 소독업자는 소독업무 종사자에게 소독에 관한 교육을 받게 해야 함

(2) 소독업자는 소독업무 종사자에게 소독업무에 종사한 날부터 6개월 이내에 소독에 관한 교육을 받게 하여야 함 : 교육과정 : 규칙 [별표 9] 교육과정 참조

(3) 직전의 교육이 종료된 날부터 3년이 되는 날이 속하는 달의 말까지 1회 이상 보수교육을 받게 하여야 함

※ 소독업자는 제외하고 소독업무 종사자에게만 보수교육 의무가 있음에 주의할 것

(4) 교육시간 : 16시간, 보수교육 : 8시간

2. 보건복지부령으로 정하는 사항

- 교육의 내용과 방법, 교육시간, 교육비 부담 등에 관하여 필요한 사항

3. 소독업자 등에 대한 교육 실시 기관

- 질병관리청장이 지정하는 기관

※ 교육기관 지정서를 교육기관에 발급

4. 교육에 필요한 경비

- 교육을 받는 자가 부담

【예상문제】

1. 소독업자와 소독업무 종사자의 교육에 대한 설명으로 올바른 것은?

① 소독업자는 지방자치단체 조례에 정하는 바에 의하여 소독에 관한 교육을 받아야 한다.

② 소독업자는 소독업의 신고를 한 날부터 6개월 이내에 소독에 관한 교육을 받아야 한다.

③ 소독업자는 매년 1회 이상 보수교육을 받아야 한다.

④ 소독업자는 소독업무 종사자에게 매 2년마다 1회 이상 보수교육을 받게 하여야 한다.

⑤ 소독에 관한 교육은 시·도지사가 지정하는 기관이 실시한다.

[답] ②

제56조(소독업무의 대행) 특별자치시장·특별자치도지사 또는 시장·군수·구청장은 제47조제5호, 제48조제1항, 제49조제1항제8호·제9호·제13호, 제50조 및 제51조제1항·제3항에 따라 소독을 실시하여야 할 경우에는 그 소독업무를 소독업자가 대행하게 할 수 있다. <개정 2023. 6. 13.>

【핵심요약】

1. 소독업무의 대행

- 특별자치시장·특별자치도지사 또는 시장·군수·구청장은 소독을 실시하여야 할 경우에는 그 소독업무를 소독업자가 대행하게 할 수 있음

2. 소독을 실시하여야 할 경우

1) 감염병병원체에 오염된 장소에 대한 소독이나 그 밖에 필요한 조치를 명할 때(법 제47조제5호)

2) 육군·해군·공군 소속 부대의 장, 국방부직할부대의 장 등이 감염병환자 등이 발생

한 장소나 감염병병원체에 오염되었다고 의심되는 장소에 대하여 의사, 한의사 또는 관계 공무원의 지시에 따라 소독을 하여야 할 때(법 제48조제1항)

3) 공중위생에 관계있는 시설 또는 장소에 대한 소독이나 그 밖에 필요한 조치를 명할 때(법 제49조제1항제8호)
4) 쥐, 위생해충 또는 그 밖의 감염병 매개동물의 구제 또는 구제시설의 설치를 명할 때(법 제49조제1항제9호)
5) 감염병병원체에 오염된 건물에 대한 소독이나 그 밖에 필요한 조치를 명할 때(법 제49조제1항제13호)
6) 육군·해군·공군 소속 부대의 장, 국방부직할부대의 장 등이 감염병환자 등이 발생하였거나 발생할 우려가 있어 소독이나 그 밖에 필요한 조치를 하여야 할 때(법 제50조)
7) 특별자치도지사 또는 시장·군수·구청장이 감염병을 예방하기 위하여 보건복지부령으로 정하는 바에 따라 청소나 소독을 실시할 때(법 제51조제1항)
8) 공동주택, 숙박업소 등 여러 사람이 거주하거나 이용하는 시설 중 대통령령으로 정하는 시설을 관리·운영하는 자가 보건복지부령으로 정하는 바에 따라 감염병 예방에 필요한 소독을 하여야 할 때(법 제51조제3항)

제57조(서류제출 및 검사 등) ① 특별자치시장·특별자치도지사 또는 시장·군수·구청장은 소속 공무원으로 하여금 소독업자에게 소독의 실시에 관한 관계 서류의 제출을 요구하게 하거나 검사 또는 질문을 하게 할 수 있다. <개정 2023. 6. 13.>
② 제1항에 따라 서류제출을 요구하거나 검사 또는 질문을 하려는 소속 공무원은 그 권한을 표시하는 증표를 지니고 이를 관계인에게 보여주어야 한다.

【핵심요약】

서류 제출 및 검사 등

1) 명령권자 : 특별자치시장·특별자치도지사 또는 시장·군수·구청장
2) 명령 내용 : 소속 공무원으로 하여금 소독업자에게 소독의 실시에 관한 관계 서류의 제출을 요구하게 하거나 검사 또는 질문을 하게 할 수 있음
3) 소속 공무원은 그 권한을 표시하는 증표를 지니고 이를 관계인에게 보여주어야 함

제58조(시정명령) 특별자치시장·특별자치도지사 또는 시장·군수·구청장은 소독업자가 다음 각 호의 어느 하나에 해당하면 1개월 이상의 기간을 정하여 그 위반 사항을 시정하도록 명하여야 한다. <개정 2023. 6. 13.>

1. 제52조제1항에 따른 시설 · 장비 및 인력 기준을 갖추지 못한 경우
2. 제55조제1항에 따른 교육을 받지 아니하거나 소독업무 종사자에게 같은 조 제2항에 따른 교육을 받게 하지 아니한 경우

【핵심요약】

소독업자에 대한 시정명령

1) 시정명령권자 : 특별자치시장 · 특별자치도지사 또는 시장 · 군수 · 구청장
2) 시정명령 사유
   (1) 소독업자가 시설 · 장비 및 인력 기준을 갖추지 못한 경우(법 제52조제1항)
   (2) 소독업자가 교육을 받지 아니하거나 소독업무 종사자에게 교육을 받게 하지 아니한 경우(법 제55조제1항 · 제2항)
3) 조치 : 소독업자에게 1개월 이상의 기간을 정하여 그 위반 사항을 시정하도록 명하여야 함

【예상문제】

1. 특별자치시장 · 특별자치도지사 또는 시장 · 군수 · 구청장이 소독업자에게 시정하도록 명하여야 하는 경우는?

가. 소독업자가 시설 · 장비 및 인력 기준을 갖추지 못한 경우
나. 소독업자가 교육을 받지 아니한 경우
다. 소독업자가 소독업무 종사자에게 교육을 받게 하지 아니한 경우
라. 소독업자에게 소독의 실시에 관한 관계 서류의 제출 요구에 불응할 경우

① 가, 나, 다 ② 가, 다 ③ 나, 라 ④ 라 ⑤ 가, 나, 다, 라

[답] ①

제59조(영업정지 등) ① 특별자치시장 · 특별자치도지사 또는 시장 · 군수 · 구청장은 소독업자가 다음 각 호의 어느 하나에 해당하면 영업소의 폐쇄를 명하거나 6개월 이내의 기간을 정하여 영업의 정지를 명할 수 있다. 다만, 제5호에 해당하는 경우에는 영업소의 폐쇄를 명하여야 한다. <개정 2023. 6. 13.>

1. 제52조제1항 후단에 따른 변경 신고를 하지 아니하거나 제53조제1항 및 제2항에 따른 휴업, 폐업 또는 재개업 신고를 하지 아니한 경우
2. 제54조제1항에 따른 소독의 기준과 방법에 따르지 아니하고 소독을 실시하거나 같

은 조 제2항을 위반하여 소독실시 사항을 기록·보존하지 아니한 경우
3. 제57조에 따른 관계 서류의 제출 요구에 따르지 아니하거나 소속 공무원의 검사 및 질문을 거부·방해 또는 기피한 경우
4. 제58조에 따른 시정명령에 따르지 아니한 경우
5. 영업정지기간 중에 소독업을 한 경우

② 특별자치시장·특별자치도지사 또는 시장·군수·구청장은 제1항에 따른 영업소의 폐쇄명령을 받고도 계속하여 영업을 하거나 제52조제1항에 따른 신고를 하지 아니하고 소독업을 하는 경우에는 관계 공무원에게 해당 영업소를 폐쇄하기 위한 다음 각 호의 조치를 하게 할 수 있다. <개정 2023. 6. 13.>
1. 해당 영업소의 간판이나 그 밖의 영업표지 등의 제거·삭제
2. 해당 영업소가 적법한 영업소가 아님을 알리는 게시물 등의 부착

③ 제1항에 따른 행정처분의 기준은 그 위반행위의 종류와 위반 정도 등을 고려하여 보건복지부령으로 정한다. <개정 2010. 1. 18.>

[시행규칙] **제42조(행정처분의 기준)** ① 법 제49조 제3항에 따른 행정처분의 세부 기준은 별표 10과 같다. <신설 2020.12.30.>
② 법 제59조 제3항에 따른 행정처분의 세부 기준은 별표 11과 같다. <개정 2020.12.30.>

【핵심요약】

1. 소독업자에 대한 영업소의 폐쇄 및 영업의 정지
1) 명령권자 : 특별자치시장·특별자치도지사 또는 시장·군수·구청장
2) 영업소의 폐쇄를 명하여야 하는 경우 : 영업정지기간 중에 소독업을 한 경우
3) 영업소의 폐쇄를 명하거나 영업의 정지를 명할 수 있는 경우
(1) 소독업의 변경 신고를 하지 아니하거나 휴업, 폐업 또는 재개업 신고를 하지 아니한 경우(법 제52조제1항 후단, 제53조제1항·제2항)
(2) 소독의 기준과 방법에 따르지 아니하고 소독을 실시하거나 소독실시 사항을 기록·보존하지 아니한 경우(법 제54조제1항·제2항)
(3) 소독업자에 대한 관계 서류의 제출 요구에 따르지 아니하거나 소속 공무원의 검사 및 질문을 거부·방해 또는 기피한 경우(법 제57조)
(4) 시정명령에 따르지 아니한 경우(법 제58조)
※ 영업정지 기간 : 6개월 이내

2. 영업소를 폐쇄하기 위한 조치

1) 조치권자 : 특별자치시장 · 특별자치도지사 또는 시장 · 군수 · 구청장
2) 사유
(1) 소독업자가 영업소의 폐쇄명령을 받고도 계속하여 영업을 하거나
(2) 소독업의 신고를 하지 아니하고 소독업을 하는 경우
3) 내용(관계 공무원에게 해당 영업소를 폐쇄하기 위한 조치)
(1) 해당 영업소의 간판이나 그 밖의 영업표지 등의 제거 · 삭제
(2) 해당 영업소가 적법한 영업소가 아님을 알리는 게시물 등의 부착

3. 보건복지부령으로 정하는 사항

1) 위반행위의 종류와 위반 정도 등을 고려한 행정처분의 기준
2) 행정처분의 세부 기준 : 시행규칙 제42조 [별표 10] 행정처분기준 참조

【예상문제】

1. 소독업자의 영업의 정지를 명하거나 또는 영업소의 폐쇄를 명할 수 있는 자는?
① 보건복지부장관 ② 시 · 도지사 ③ 질병관리청장 ④ 보건소장
⑤ 특별자치시장 · 특별자치도지사 또는 시장 · 군수 · 구청장

[답] ⑤

2. 소독업자의 영업소에 대해 반드시 폐쇄를 명하여야 하는 경우는?
① 영업정지기간 중에 소독업을 한 경우
② 소독업소의 휴업, 폐업 또는 재개업 신고를 하지 아니한 경우
③ 소독의 기준과 방법에 따르지 아니하고 소독을 실시한 경우
④ 소독업자에 대한 관계 서류의 제출 요구에 따르지 아니하거나 소속 공무원의 검사 및 질문을 거부 · 방해 또는 기피한 경우
⑤ 시정명령에 따르지 아니한 경우

[답] ①

제9장 방역관, 역학조사관, 검역위원 및 예방위원 등

제60조(방역관) ① 질병관리청장 및 시 · 도지사는 감염병 예방 및 방역에 관한 업무를 담당하는 방역관을 소속 공무원 중에서 임명한다. 다만, 감염병 예방 및 방역에 관한 업무를 처리하기 위하여 필요한 경우에는 시장 · 군수 · 구청장이 방역관을 소속 공무원

중에서 임명할 수 있다. <개정 2020.8.11>

② 방역관은 제4조제2항제1호부터 제7호까지의 업무를 담당한다. 다만, 질병관리청 소속 방역관은 같은 항 제8호의 업무도 담당한다. <개정 2020.8.11>

③ 방역관은 감염병의 국내 유입 또는 유행이 예견되어 긴급한 대처가 필요한 경우 제4조제2항제1호 및 제2호에 따른 업무를 수행하기 위하여 통행의 제한 및 주민의 대피, 감염병의 매개가 되는 음식물·물건 등의 폐기·소각, 의료인 등 감염병 관리인력에 대한 임무부여 및 방역물자의 배치 등 감염병 발생지역의 현장에 대한 조치권한을 가진다.

④ 감염병 발생지역을 관할하는 「경찰법」 제12조 및 제13조에 따른 경찰관서 및 「소방기본법」 제3조에 따른 소방관서의 장, 「지역보건법」 제10조에 따른 보건소의 장 등 관계 공무원 및 그 지역 내의 법인·단체·개인은 정당한 사유가 없으면 제3항에 따른 방역관의 조치에 협조하여야 한다. <개정 2020.12.22.>

⑤ 제1항부터 제4항까지 규정한 사항 외에 방역관의 자격·직무·조치권한의 범위 등에 관하여 필요한 사항은 대통령령으로 정한다.

[전문개정 2015.7.6.]

[시행령] **제25조(방역관의 자격 및 직무 등)** ① 법 제60조제1항에 따른 방역관은 감염병 관련 분야의 경험이 풍부한 4급 이상 공무원 중에서 임명한다. 다만, 시·군·구 소속 방역관은 감염병 관련 분야의 경험이 풍부한 5급 이상 공무원 중에서 임명할 수 있다. <개정 2016.1.6.>

② 법 제60조제3항에 따른 조치권한 외에 방역관이 가지는 감염병 발생지역의 현장에 대한 조치권한은 다음 각 호와 같다. <개정 2020.6.2.>

1. 감염병의심자를 적당한 장소에 일정한 기간 입원조치 또는 격리조치
2. 감염병병원체에 오염된 장소 또는 건물에 대한 소독이나 그 밖에 필요한 조치
3. 일정한 장소에서 세탁하는 것을 막거나 오물을 일정한 장소에서 처리하도록 명하는 조치
4. 인수공통감염병 예방을 위하여 살처분에 참여한 사람 또는 인수공통감염병에 노출된 사람 등에 대한 예방조치

③ 삭제 <2016.1.6.>

【핵심요약】

1. 방역관

1) 목적 : 감염병 예방 및 방역에 관한 업무를 담당

2) 임명

(1) 질병관리청장 및 시·도지사가 공무원 중에서 임명

(2) 감염병 예방 및 방역에 관한 업무를 처리하기 위하여 필요한 경우에는 시장·군수·구청장이 방역관을 소속 공무원 중에서 임명 할 수 있음

3) 자격
  (1) 감염병 관련 분야의 경험이 풍부한 4급 이상 공무원 중에서 임명
  (2) 시 · 군 · 구 소속 방역관은 감염병 관련 분야의 경험이 풍부한 5급 이상 공무원 중에서 임명 가능
4) 담당 업무 : 법 제4조제2항제1호부터 제7호(질병관리청 소속 방역관은 제8호를 포함)까지 국가 및 지방자치단체의 책무
  (1) 감염병의 예방 및 방역대책
  (2) 감염병환자등의 진료 및 보호
  (3) 감염병 예방을 위한 예방접종계획의 수립 및 시행
  (4) 감염병에 관한 교육 및 홍보
  (5) 감염병에 관한 정보의 수집 · 분석 및 제공
  (6) 감염병에 관한 조사 · 연구
  (7) 감염병병원체(감염병병원체 확인을 위한 혈액, 체액 및 조직 등 검체 포함) 수집 · 검사 · 보존 · 관리 및 약제내성 감시
  (8) 감염병 예방 및 관리 등을 위한 전문인력의 양성
    ※ (8)은 질병관리청 소속 방역관의 경우에 해당
5) 감염병 발생지역의 현장에 대한 조치권한
  (1) 사유 : 감염병의 국내 유입 또는 유행이 예견되어 긴급한 대처가 필요한 경우
  (2) 수행 업무 : 법 제4조제2항제1호 및 제2호에 따른 업무를 수행
    ① 감염병의 예방 및 방역대책
    ② 감염병환자 등의 진료 및 보호
  (3) 조치권한
    ① 통행의 제한 및 주민의 대피
    ② 감염병의 매개가 되는 음식물 · 물건 등의 폐기 · 소각
    ③ 의료인 등 감염병 관리인력에 대한 임무부여 및 방역물자의 배치 등
    ④ 감염병의심자를 적당한 장소에 일정한 기간 입원조치 또는 격리조치
    ⑤ 감염병병원체에 오염된 장소 또는 건물에 대한 소독이나 그 밖에 필요한 조치
    ⑥ 일정한 장소에서 세탁하는 것을 막거나 오물을 일정한 장소에서 처리하도록 명하는 조치
    ⑦ 인수공통감염병 예방을 위하여 살처분에 참여한 사람 또는 인수공통감염병에 드러난 사람 등에 대한 예방조치

2. 협조 의무

- 감염병 발생지역을 관할하는 경찰관서 및 소방관서의 장, 보건소의 장 등 관계 공무원 및 그 지역 내의 법인·단체·개인은 정당한 사유가 없으면 방역관의 조치에 협조하여야 함

3. 대통령령으로 정하는 사항

- 방역관의 자격·직무·조치권한의 범위 등에 관하여 필요한 사항

【예상문제】

1. 방역관을 둘 수 있는 곳은?

① 질병관리청, 시·도, 시·군·구　② 시, 읍, 면　③ 국립병원
④ 보건환경연구원　⑤ 보건소마다

[답] ①

2. 방역관을 두는 목적은?

① 감염병 예방 및 방역에 관한 업무 처리　② 검역예방에 관한 사무 처리
③ 감염병의 유행 처리　④ 소독의 업무 처리　⑤ 예방접종의 실시

[답] ①

3. 다음 중 방역관의 직무로 조합된 것은?

가. 감염병환자 등의 진료 및 보호　나. 감염병에 관한 조사·연구 다. 감염병의 예방 및 방역대책 라. 감염병병원체 수집·검사·보존·관리 및 약제내성 감시

① 가, 나, 다　② 가, 다　③ 나, 라　④ 라　⑤ 가, 나, 다, 라

[답] ⑤

제60조의2(역학조사관) ① 감염병 역학조사에 관한 사무를 처리하기 위하여 질병관리청 소속 공무원으로 100명 이상, 시·도 소속 공무원으로 각각 2명 이상의 역학조사관을 두어야 한다. 이 경우 시·도 역학조사관 중 1명 이상은 「의료법」 제2조제1항에 따른 의료인 중 의사로 임명하여야 한다. <개정 2020. 8. 11.>

② 시장·군수·구청장은 역학조사에 관한 사무를 처리하기 위하여 필요한 경우 소속 공무원으로 역학조사관을 둘 수 있다. 다만, 인구수 등을 고려하여 보건복지부령으로 정하는

기준을 충족하는 시·군·구의 장은 소속 공무원으로 1명 이상의 역학조사관을 두어야 한다. <신설 2020. 3. 4.>

③ 제1항 및 제2항에 따른 역학조사관은 다음 각 호의 어느 하나에 해당하는 사람으로서 제18조의3에 따른 역학조사 교육·훈련 과정을 이수한 사람 중에서 임명한다. <개정 2023. 5. 19.>

1. 방역, 역학조사 또는 예방접종 업무를 담당하는 공무원
2. 「의료법」 제2조제1항에 따른 의료인
3. 그 밖에 「약사법」 제2조제2호에 따른 약사, 「수의사법」 제2조제1호에 따른 수의사 등 감염병·역학 관련 분야의 전문가

④ 질병관리청장, 시·도지사 또는 시장·군수·구청장은 소속 공무원을 역학조사관으로 임명하기 위하여 제18조의3에 따른 역학조사 교육·훈련 과정을 이수하도록 하여야 할 경우 해당 공무원을 수습역학조사관으로 임명하여야 한다. <신설 2023. 5. 19.>

⑤ 역학조사관은 감염병의 확산이 예견되는 긴급한 상황으로서 즉시 조치를 취하지 아니하면 감염병이 확산되어 공중위생에 심각한 위해를 가할 것으로 우려되는 경우 일시적으로 제47조제1호 각 목의 조치를 할 수 있다. 다만, 수습역학조사관은 방역관 또는 역학조사관의 지휘를 받는 경우에 한정하여 일시적으로 제47조제1호 각 목의 조치를 할 수 있다. <개정 2023. 5. 19.>

⑥ 「국가경찰과 자치경찰의 조직 및 운영에 관한 법률」 제12조 및 제13조에 따른 경찰관서 및 「소방기본법」 제3조에 따른 소방관서의 장, 「지역보건법」 제10조에 따른 보건소의 장 등 관계 공무원은 정당한 사유가 없으면 제5항에 따른 역학조사관 및 수습역학조사관의 조치에 협조하여야 한다. <개정 2023. 5. 19.>

⑦ 역학조사관 및 수습역학조사관은 제5항에 따른 조치를 한 경우 즉시 질병관리청장, 시·도지사 또는 시장·군수·구청장에게 보고하여야 한다. <개정 2023. 5. 19.>

⑧ 질병관리청장, 시·도지사 또는 시장·군수·구청장은 제1항·제2항 및 제4항에 따라 임명된 역학조사관 및 수습역학조사관에게 예산의 범위에서 직무 수행에 필요한 비용 등을 지원할 수 있다. <개정 2023. 5. 19.>

⑨ 제1항부터 제8항까지 규정한 사항 외에 역학조사관 및 수습역학조사관의 자격·직무·권한·비용지원 등에 관하여 필요한 사항은 대통령령으로 정한다. <개정 2023. 5. 19.>

[본조신설 2015. 7. 6.]

[시행령] **제26조(역학조사관의 자격 및 직무 등)** ① 삭제 <2016. 1. 6.>

② 역학조사관 및 수습역학조사관은 다음 각 호의 업무를 담당한다. <개정 2023. 8. 18.>

1. 역학조사 계획 수립
2. 역학조사 수행 및 결과 분석
3. 역학조사 실시 기준 및 방법의 개발
4. 역학조사 기술지도
5. 역학조사 교육훈련
6. 감염병에 대한 역학적인 연구

③ 삭제 <2016. 1. 6.>

④ 질병관리청장, 시·도지사 및 시장·군수·구청장은 역학조사관 및 수습역학조사관에게 예산의 범위에서 연구비와 여비를 지급할 수 있다. <개정 2023. 8. 18.>

[제목개정 2023. 8. 18.]

[시행규칙] **제42조의2(역학조사관을 두어야 하는 시·군·구)** 법 제60조의2제2항 단서에서 "보건복지부령으로 정하는 기준을 충족하는 시·군·구"란 인구 10만명 이상인 시·군·구를 말한다.

[본조신설 2020.6.4.] [종전 제42조의2는 제42조의3으로 이동 <2020. 6. 4.>]

【핵심요약】

1. 역학조사관

1) 목적 : 감염병 역학조사에 관한 사무를 처리하기 위하여 역학조사관을 두어야 함

2) 설치

(1) 질병관리청 소속 공무원으로 100명 이상

(2) 시·도 소속 공무원으로 각각 2명 이상

※ 이 경우 시·도 역학조사관 중 1명 이상은 의료인 중 의사로 임명하여야 함

(3) 시장·군수·구청장은 역학조사에 관한 사무를 처리하기 위하여 필요한 경우 소속 공무원으로 역학조사관을 둘 수 있음

① 다만, 인구수 등을 고려하여 보건복지부령으로 정하는 기준을 충족하는 시·군·구의 장은 소속 공무원으로 1명 이상의 역학조사관을 두어야 함

② "보건복지부령으로 정하는 기준을 충족하는 시·군·구"란 인구 10만명 이상인 시·군·구를 말함

3) 자격 : 다음의 어느 하나에 해당하는 사람으로서, 역학조사 교육·훈련 과정을 이수한 사람 중에서 임명

(1) 방역, 역학조사 또는 예방접종 업무를 담당하는 공무원

(2) 의료인(의사 · 치과의사 · 한의사 · 조산사 및 간호사)

(3) 그 밖에 약사, 수의사 등 감염병 · 역학 관련 분야의 전문가

4) 질병관리청장, 시 · 도지사 또는 시장 · 군수 · 구청장은 소속 공무원을 역학조사관으로 임명하기 위하여 역학조사 교육 · 훈련 과정을 이수하도록 하여야 할 경우 해당 공무원을 수습역학조사관으로 임명하여야 함

5) 조치권한 : 감염병의 확산이 예견되는 긴급한 상황으로서 즉시 조치를 취하지 아니하면 감염병이 확산되어 공중위생에 심각한 위해를 가할 것으로 우려되는 경우 일시적으로 다음의 조치(법 제47조제1호 각목)를 할 수 있음

※ 감염병환자등이 있는 장소나 감염병병원체에 오염되었다고 인정되는 장소에 대한 다음 각 목의 조치

(1) 일시적 폐쇄

(2) 일반 공중의 출입금지

(3) 해당 장소 내 이동제한

(4) 그 밖에 통행차단을 위하여 필요한 조치

6) 역학조사관의 담당 업무

(1) 역학조사 계획 수립

(2) 역학조사 수행 및 결과 분석

(3) 역학조사 실시 기준 및 방법의 개발

(4) 역학조사 기술지도

(5) 역학조사 교육훈련

(6) 감염병에 대한 역학적인 연구

2. 협조 의무

- 경찰관서 및 소방관서의 장, 보건소의 장 등 관계 공무원은 정당한 사유가 없으면 역학조사관 및 수습역학조사관의 조치에 협조하여야 함

3. 보고 의무

- 역학조사관 및 수습역학조사관은 5)에 따른 조치를 한 경우 즉시 질병관리청장, 시 · 도지사 또는 시장 · 군수 · 구청장에게 보고하여야 함

4. 지원 및 지급 사항

1) 비용 등의 지원 : 질병관리청장, 시 · 도지사 또는 시장 · 군수 · 구청장은 임명된 역학조사관에게 예산의 범위에서 직무 수행에 필요한 비용 등 지원 가능

2) 연구비와 여비 지급 : 질병관리청장 및 시 · 도지사는 역학조사관에게 예산의 범위에

서 연구비와 여비 지급 가능

5. 대통령령으로 정하는 사항

- 역학조사관의 자격 · 직무 · 권한 · 비용지원 등에 관하여 필요한 사항

【예상문제】

1. 감염병의 확산이 예견되는 긴급한 상황으로서 즉시 조치를 취하지 아니하면 감염병이 확산되어 공중위생에 심각한 위해를 가할 것으로 우려되는 경우 일시적으로 역학조사관이 취할 수 있는 조치는?

① 일반 공중의 출입금지

② 감염병의 매개가 되는 음식물 · 물건 등의 폐기 · 소각

③ 의료인 등 감염병 관리인력에 대한 임무부여 및 방역물자의 배치 등

④ 감염병병원체에 감염되었다고 의심되는 사람을 적당한 장소에 일정한 기간 입원조치 또는 격리조치

⑤ 감염병병원체에 오염된 장소 또는 건물에 대한 소독이나 그 밖에 필요한 조치

[답] ①

제60조의3(한시적 종사명령) ① 질병관리청장 또는 시 · 도지사는 감염병의 유입 또는 유행이 우려되거나 이미 발생한 경우 기간을 정하여 「의료법」 제2조제1항의 의료인에게 제36조 및 제37조에 따라 감염병관리기관으로 지정된 의료기관 또는 제8조의2에 따라 설립되거나 지정된 중앙감염병전문병원 또는 권역별 감염병전문병원에서 방역업무에 종사하도록 명할 수 있다. <개정 2020. 8. 11., 2023. 8. 16.>

② 질병관리청장, 시 · 도지사 또는 시장 · 군수 · 구청장은 감염병이 유입되거나 유행하는 긴급한 경우 제60조의2제3항제2호 또는 제3호에 해당하는 자를 기간을 정하여 방역관으로 임명하여 방역업무를 수행하게 할 수 있다. <개정 2020. 9. 29.>

③ 질병관리청장, 시 · 도지사 또는 시장 · 군수 · 구청장은 감염병의 유입 또는 유행으로 역학조사인력이 부족한 경우 제60조의2제3항제2호 또는 제3호에 해당하는 자를 기간을 정하여 역학조사관으로 임명하여 역학조사에 관한 직무를 수행하게 할 수 있다. <개정 2020. 8. 11.>

④ 제2항 또는 제3항에 따라 질병관리청장, 시 · 도지사 또는 시장 · 군수 · 구청장이 임명한 방역관 또는 역학조사관은 「국가공무원법」 제26조의5에 따른 임기제공무원으로 임용된 것으로 본다. <개정 2020. 8. 11.>

⑤ 제1항에 따른 종사명령 및 제2항·제3항에 따른 임명의 기간·절차 등 필요한 사항은 대통령령으로 정한다.
[본조신설 2015. 12. 29.] [시행일: 2024. 2. 17.] 제60조의3

[시행령] **제26조의2(의료인에 대한 방역업무 종사명령)** ① 질병관리청장 또는 시·도지사는 법 제60조의3제1항에 따라 방역업무 종사명령을 하는 경우에는 방역업무 종사명령서를 발급하여야 한다. 이 경우 해당 명령서에는 방역업무 종사기관, 종사기간 및 종사업무 등이 포함되어야 한다. <개정 2020.9.11.>

② 법 제60조의3제1항에 따른 방역업무 종사기간은 30일 이내로 한다. 다만, 본인이 사전에 서면으로 동의하는 경우에는 그 기간을 달리 정할 수 있다.

③ 질병관리청장 또는 시·도지사는 제2항에 따른 방역업무 종사기간을 연장하는 경우에는 해당 종사기간이 만료되기 전에 본인의 동의를 받아야 한다. 이 경우 그 연장기간은 30일을 초과할 수 없되, 본인이 동의하는 경우에는 그 연장기간을 달리 정할 수 있다. <개정 2020.9.11.>

④ 질병관리청장 또는 시·도지사는 제3항에 따라 방역업무 종사기간을 연장하는 경우에는 방역업무 종사명령서를 새로 발급하여야 한다. <개정 2020.9.11.>

[본조신설 2016.6.28.]

[시행령] **제26조의3(방역관 등의 임명)** ① 질병관리청장은 법 제60조의3제2항에 따라 방역관을 임명하는 경우에는 임명장을 발급해야 한다. 이 경우 해당 임명장에는 직무수행기간이 포함되어야 한다. <개정 2020.12.29.>

② 질병관리청장, 시·도지사 또는 시장·군수·구청장은 법 제60조의3제3항에 따라 역학조사관을 임명하는 때에는 임명장을 발급해야 한다. 이 경우 해당 임명장에는 직무수행기간이 포함되어야 한다. <개정 2020.9.11.>

③ 방역관 또는 역학조사관의 직무수행기간, 직무수행기간 연장 및 직무수행기간 연장에 따른 임명장의 발급 등에 관하여는 제26조의2제2항부터 제4항까지의 규정을 준용한다. <개정 2020.6.2.>

[본조신설 2016. 6. 28.]

[시행규칙] **제42조의3(방역업무 종사명령서 및 임명장)** ① 영 제26조의2제1항 전단에 따른 방역업무 종사명령서는 별지 제30호의2서식과 같다.

② 영 제26조의3제1항 전단에 따른 방역관 또는 같은 조 제2항 전단에 따른 역학조사관에 대한 임명장은 다음 각 호의 구분에 따른다. <개정 2020.10.7.>

1. 방역관: 별지 제30호의3서식
2. 역학조사관: 별지 제30호의4서식

[본조신설 2016.6.30.] [제42조의2에서 이동 <2020.6.4.>]

【핵심요약】

1. 감염병의 유입 또는 유행이 우려되거나 이미 발생한 경우 기간을 정하여 방역업무에 한시적 종사 명령

1) 명령권자 : 질병관리청장 또는 시 · 도지사

2) 대상 : 의료인

3) 조치 : 감염병관리기관으로 지정된 의료기관, 설립되거나 설립되거나 지정된 중앙감염병전문병원 또는 권역별 감염병전문병원

2. 감염병이 유입되거나 유행하는 긴급한 경우 한시적 임명

1) 임명권자 : 질병관리청장, 시 · 도지사 또는 시장 · 군수 · 구청장

2) 대상(법 제60조의2제3항제2호 또는 제3호)

(1) 의료인

(2) 약사, 수의사 등 감염병 · 역학 관련 분야의 전문가

3) 조치 : 기간을 정하여 방역관으로 임명하여 방역업무를 수행하게 할 수 있음

3. 감염병의 유입 또는 유행으로 역학조사인력이 부족한 경우 한시적 임명

1) 임명권자 : 질병관리청장, 시 · 도지사 또는 시장 · 군수 · 구청장

2) 대상(법 제60조의2제2항제2호 또는 제3호)

(1) 의료인

(2) 약사, 수의사 등 감염병 · 역학 관련 분야의 전문가

3) 조치 : 기간을 정하여 역학조사관으로 임명하여 역학조사에 관한 직무를 수행

4. 임기제공무원

- 2와 3에 따라 질병관리청장, 시 · 도지사 또는 시장 · 군수 · 구청장 임명한 방역관 또는 역학조사관은 임기제공무원으로 임용된 것으로 봄(「국가공무원법」 제26조의5)

5. 대통령령으로 정하는 사항

- 종사명령 및 임명의 기간 · 절차 등 필요한 사항

6. 의료인에 대한 방역업무 종사명령(법 제60조의3제1항)

1) 방역업무 종사명령서 발급 : 이 경우 해당 명령서에는 방역업무 종사기관, 종사기간 및 종사업무 등이 포함되어야 함

2) 방역업무 종사기간

(1) 30일 이내 : 다만, 본인이 사전에 서면으로 동의하는 경우에는 그 기간을 달리 정할 수 있음

(2) 방역업무 종사기간을 연장하는 경우

① 해당 종사기간이 만료되기 전에 본인의 동의를 받아야 함

② 이 경우 그 연장기간은 30일을 초과할 수 없되, 본인이 동의하는 경우에는 그 연장기간을 달리 정할 수 있음

③ 방역업무 종사기간을 연장하는 경우에는 방역업무 종사명령서를 새로 발급하여야 함

7. 방역관 등의 임명

1) 방역관의 임명 : 질병관리청장, 시 · 도지사 또는 시장 · 군수 · 구청장은 방역관을 임명하는 경우에는 임명장을 발급해야 함

※ 이 경우 해당 임명장에는 직무수행기간이 포함되어야 함

2) 역학조사관의 임명 : 질병관리청장, 시 · 도지사 또는 시장 · 군수 · 구청장은 역학조사관을 임명하는 때에는 임명장을 발급해야 함

※ 이 경우 해당 임명장에는 직무수행기간이 포함되어야 함

3) 규정준용 : 방역관 또는 역학조사관의 직무수행기간, 직무수행기간 연장 및 직무수행기간 연장에 따른 임명장의 발급 등에 관하여는 제26조의2제2항~제4항까지의 규정을 준용

【예상문제】

1. 질병관리청장 또는 시 · 도지사가 감염병의 유입 또는 유행이 우려되거나 이미 발생한 경우 기간을 정하여 감염병관리기관으로 지정된 의료기관에서 방역업무에 종사하도록 명할 수 있는 대상은?

① 공무원 ② 보건소장 ③ 약사 ④ 수의사 ⑤ 의료인

[답] ⑤

2. 감염병이 유입되거나 유행하는 긴급한 경우 역학조사관 등을 기간을 정하여 방역관으로 임명하여 방역업무를 수행하게 할 수 있는 사람은?

① 대통령 ② 질병관리청장, 시 · 도지사 또는 시장 · 군수 · 구청장

③ 보건복지부장관 또는 시 · 도지사 ④ 시 · 도지사 ⑤ 보건소장

[답] ②

3. 의료인에 대한 방역업무 종사명령 시 「감염병의 예방 및 관리에 관한 법률」에서 규정한 방역업무 종사기간은 며칠 이내인가?

① 15일 ② 30일 ③ 45일 ④ 60일 ⑤ 90일

[답] ②

제61조(검역위원) ① 시·도지사는 감염병을 예방하기 위하여 필요하면 검역위원을 두고 검역에 관한 사무를 담당하게 하며, 특별히 필요하면 운송수단 등을 검역하게 할 수 있다.
② 검역위원은 제1항에 따른 사무나 검역을 수행하기 위하여 운송수단 등에 무상으로 승선하거나 승차할 수 있다.
③ 제1항에 따른 검역위원의 임명 및 직무 등에 관하여 필요한 사항은 보건복지부령으로 정한다. <개정 2010.1.18.>

[시행규칙] **제43조(검역위원의 임명 및 직무)** ① 법 제61조제1항에 따라 시·도지사는 보건·위생 분야에 종사하는 소속 공무원 중에서 검역위원을 임명할 수 있다.
② 검역위원의 직무는 다음 각 호와 같다.
1. 역학조사에 관한 사항
2. 감염병병원체에 오염된 장소의 소독에 관한 사항
3. 감염병환자등의 추적, 입원치료 및 감시에 관한 사항
4. 감염병병원체에 오염되거나 오염이 의심되는 물건 및 장소에 대한 수거, 파기, 매몰 또는 폐쇄에 관한 사항
5. 검역의 공고에 관한 사항

【핵심요약】

1. 검역위원의 설치
- 시·도지사

2. 검역위원의 목적
1) 감염병을 예방하기 위하여 필요시 설치
2) 검역에 관한 사무를 담당
3) 특별히 필요하면 운송수단 등을 검역
※ 검역위원은 사무나 검역을 수행하기 위하여 운송수단 등에 무상으로 승선하거나 승차할 수 있음

3. 검역위원의 임명
- 시·도지사가 보건·위생 분야에 종사하는 소속 공무원 중에서 임명

4. 검역위원의 직무
1) 역학조사에 관한 사항
2) 감염병병원체에 오염된 장소의 소독에 관한 사항
3) 감염병환자 등의 추적, 입원치료 및 감시에 관한 사항
4) 감염병병원체에 오염되거나 오염이 의심되는 물건 및 장소에 대한 수거, 파기, 매몰

또는 폐쇄에 관한 사항
5) 검역의 공고에 관한 사항
5. 보건복지부령으로 정하는 사항
- 검역위원의 임명 및 직무 등에 관하여 필요한 사항

【예상문제】

1. 검역위원에 대한 설명으로 잘못된 것은?
① 시 · 도지사가 감염병을 예방하기 위하여 필요할 때 둔다.
② 검역에 관한 사무를 담당하게 한다.
③ 검역위원은 업무를 수행하기 위하여 무상으로 승선 또는 승차할 수 있다.
④ 검역위원의 임명 및 직무 등에 관하여 필요한 사항은 보건복지부령으로 정한다.
⑤ 검역위원에 대해서는 「검역법」에서 규정하고 있다.

[답] ⑤

2. 검역위원의 직무가 잘못 설명된 것은?
① 역학조사에 관한 사항
② 감염병예방에 관한 조사, 연구
③ 감염병병원체에 오염된 장소의 소독
④ 감염병환자 등의 추적, 입원치료 및 감시
⑤ 감염병병원체에 오염되거나 오염이 의심되는 물건 및 장소에 대한 수거, 파기, 매몰 또는 폐쇄

[답] ②

제62조(예방위원) ① 특별자치시장 · 특별자치도지사 또는 시장 · 군수 · 구청장은 감염병이 유행하거나 유행할 우려가 있으면 특별자치시 · 특별자치도 또는 시 · 군 · 구(자치구를 말한다. 이하 같다)에 감염병 예방 사무를 담당하는 예방위원을 둘 수 있다. <개정 2023. 6. 13.>
② 제1항에 따른 예방위원은 무보수로 한다. 다만, 특별자치시 · 특별자치도 또는 시 · 군 · 구의 인구 2만명당 1명의 비율로 유급위원을 둘 수 있다. <개정 2023. 6. 13.>
③ 제1항에 따른 예방위원의 임명 및 직무 등에 관하여 필요한 사항은 보건복지부령으로 정한다. <개정 2010. 1. 18.>

[시행규칙] **제44조(예방위원의 임명 및 직무)** ① 법 제62조제1항에 따라 특별자치시장 · 특별자치도지사 또는 시장 · 군수 · 구청장은 다음 각 호의 어느 하나에 해당하는 사람 중에서 예방위원을 임명 또는 위촉할 수 있다. <개정 2023. 9. 22.>
1. 의사, 한의사, 수의사, 약사 또는 간호사

2. 「고등교육법」 제2조에 따른 학교에서 공중보건 분야 학과를 졸업한 사람
3. 공중보건 분야에 근무하고 있는 소속 공무원
4. 그 밖에 공중보건 분야에 관한 학식과 경험이 풍부하다고 인정하는 사람

② 예방위원의 직무는 다음 각 호와 같다.

1. 역학조사에 관한 사항
2. 감염병 발생의 정보 수집 및 판단에 관한 사항
3. 위생교육에 관한 사항
4. 감염병환자등의 관리 및 치료에 관한 기술자문에 관한 사항
5. 그 밖에 감염병 예방을 위하여 필요한 사항

【핵심요약】

1. 예방위원의 설치

- 특별자치시장 · 특별자치도지사 또는 시장 · 군수 · 구청장

2. 예방위원의 목적

- 감염병이 유행하거나 유행할 우려가 있을 때 감염병 예방 사무를 담당

3. 예방위원의 보수

1) 무보수
2) 특별자치시 · 특별자치도 또는 시 · 군 · 구의 인구 2만명당 1명의 비율로 유급위원을 둘 수 있음

4. 예방위원의 임명 또는 위촉

- 특별자치시장 · 특별자치도지사 또는 시장 · 군수 · 구청장이 다음 중에서 예방위원을 임명 또는 위촉

1) 의사, 한의사, 수의사, 약사 또는 간호사
2) 공중보건 분야 학과를 졸업한 사람
3) 공중보건 분야에 근무하고 있는 소속 공무원
4) 그 밖에 공중보건 분야에 관한 학식과 경험이 풍부하다고 인정하는 사람

5. 예방위원의 직무

1) 역학조사에 관한 사항
2) 감염병 발생의 정보 수집 및 판단에 관한 사항
3) 위생교육에 관한 사항
4) 감염병환자 등의 관리 및 치료에 관한 기술자문에 관한 사항
5) 그 밖에 감염병 예방을 위하여 필요한 사항

6. 보건복지부령으로 정하는 사항

- 예방위원의 임명 및 직무 등에 관하여 필요한 사항

【예상문제】

1. 예방위원에 대한 설명으로 올바른 것은?

① 보건복지부에 예방위원을 둘 수 있다

② 예방위원은 유급으로 한다.

③ 예방위원이 될 수 있는 자는 의사, 한의사, 수의사 또는 약사 등이다.

④ 공중보건 분야의 학과를 졸업한 자는 예방위원이 될 수 없다.

⑤ 역학조사에 관한 사항은 예방위원의 직무가 아니다.

[답] ③

2. 유급 예방위원은 특별자치시·특별자치도 또는 시·군·구의 인구 몇 명당 1명의 비율로 둘 수 있는가?

① 1만 ② 1만 5천 ③ 2만 ④ 2만 5천 ⑤ 3만

[답] ③

제63조(한국건강관리협회) ① 제2조제6호에 따른 기생충감염병에 관한 조사·연구 등 예방사업을 수행하기 위하여 한국건강관리협회(이하 "협회"라 한다)를 둔다. <개정 2018. 3.27.>

② 협회는 법인으로 한다.

③ 협회에 관하여는 이 법에서 정한 사항 외에는 「민법」 중 사단법인에 관한 규정을 준용한다.

【핵심요약】

한국건강관리협회

1) 목적 : 기생충감염병(법 제2조제6호)에 관한 조사·연구 등 예방사업 수행

2) 협회의 성격 : 법인

3) 이 법에서 정한 사항 외에 준용 : 「민법」 중 사단법인에 관한 규정

【예상문제】

1. 「감염병의 예방 및 관리에 관한 법률」 제2조제6호에 따른 기생충감염병의 예방사업을 수행하기 위하여 설치한 조직은?

① 방역관 ② 한국건강관리협회 ③ 검역위원 ④ 예방위원 ⑤ 역학조사관

[답] ②

제10장 경비

제64조(특별자치시 · 특별자치도와 시 · 군 · 구가 부담할 경비) 다음 각 호의 경비는 특별자치시 · 특별자치도와 시 · 군 · 구가 부담한다. <개정 2023. 6. 13.>

1. 제4조제2항제13호에 따른 한센병의 예방 및 진료 업무를 수행하는 법인 또는 단체에 대한 지원 경비의 일부
2. 제24조제1항 및 제25조제1항에 따른 예방접종에 드는 경비
3. 제24조제2항 및 제25조제2항에 따라 의료기관이 예방접종을 하는 데 드는 경비의 전부 또는 일부
4. 제36조에 따라 특별자치시장 · 특별자치도지사 또는 시장 · 군수 · 구청장이 지정한 감염병관리기관의 감염병관리시설의 설치 · 운영에 드는 경비
5. 제37조에 따라 특별자치시장 · 특별자치도지사 또는 시장 · 군수 · 구청장이 설치한 격리소 · 요양소 또는 진료소 및 같은 조에 따라 지정된 감염병관리기관의 감염병관리시설 설치 · 운영에 드는 경비
6. 제47조제1호 및 제3호에 따른 교통 차단 또는 입원으로 인하여 생업이 어려운 사람에 대한 「국민기초생활 보장법」 제2조제6호에 따른 최저보장수준 지원
7. 제47조, 제48조, 제49조제1항제8호 · 제9호 · 제13호 및 제51조제1항에 따라 특별자치시 · 특별자치도와 시 · 군 · 구에서 실시하는 소독이나 그 밖의 조치에 드는 경비
8. 제49조제1항제7호 및 제12호에 따라 특별자치시장 · 특별자치도지사 또는 시장 · 군수 · 구청장이 의사를 배치하거나 의료인 · 의료업자 · 의료관계요원 등을 동원하는 데 드는 수당 · 치료비 또는 조제료

8의2. 제49조제1항제12호의2에 따라 특별자치시장 · 특별자치도지사 또는 시장 · 군수 · 구청장이 동원한 의료기관 병상, 연수원 · 숙박시설 등 시설의 운영비 등 경비

9. 제49조제2항에 따른 식수 공급에 드는 경비
10. 제62조에 따른 예방위원의 배치에 드는 경비

10의2. 제70조의6제1항에 따라 특별자치시장 · 특별자치도지사 또는 시장 · 군수 · 구청장이 실시하는 심리지원에 드는 경비

10의3. 제70조의6제2항에 따라 특별자치시장 · 특별자치도지사 또는 시장 · 군수 · 구청장이 위탁하여 관계 전문기관이 심리지원을 실시하는 데 드는 경비

11. 그 밖에 이 법에 따라 특별자치시 · 특별자치도와 시 · 군 · 구가 실시하는 감염병 예방 사무에 필요한 경비

[제목개정 2023. 6. 13.]

【핵심요약】

특별자치시 · 특별자치도와 시 · 군 · 구가 부담할 경비

1) 한센병의 예방 및 진료 업무를 수행하는 법인 또는 단체에 대한 지원 경비의 일부(법 제4조제2항제13호)
2) 예방접종에 드는 경비(법 제24조제1항 및 제25조제1항)
3) 의료기관이 예방접종을 하는 데 드는 경비의 전부 또는 일부(법 제24조제2항 및 제25조제2항)
4) 특별자치시장 · 특별자치도지사 또는 시장 · 군수 · 구청장이 지정한 감염병관리기관의 감염병관리시설의 설치 · 운영에 드는 경비(법 제36조)
5) 특별자치시장 · 특별자치도지사 또는 시장 · 군수 · 구청장이 설치한 격리소 · 요양소 또는 진료소 및 같은 조에 따라 지정된 감염병관리기관의 감염병관리시설 설치 · 운영에 드는 경비(법 제37조)
6) 교통 차단 또는 입원으로 인하여 생업이 어려운 사람에 대한 「국민기초생활 보장법」 제2조제6호에 따른 최저보장수준 지원(법 제47조제1호 및 제3호)
7) 특별자치시 · 특별자치도와 시 · 군 · 구에서 실시하는 소독이나 그 밖의 조치에 드는 경비(법 제47조, 제48조, 제49조제1항제8호 · 제9호 · 제13호 및 제51조제 1항)
8) 특별자치시장 · 특별자치도지사 또는 시장 · 군수 · 구청장이 의사를 배치하거나 의료인 · 의료업자 · 의료관계요원 등을 동원하는 데 드는 수당 · 치료비 또는 조제료(법 제49조제1항제7호 및 제12호)

8의2) 특별자치시장 · 특별자치도지사 또는 시장 · 군수 · 구청장이 동원한 의료기관 병상, 연수원 · 숙박시설 등 시설의 운영비 등 경비(법 제49조제1항제12호의2)

9) 식수 공급에 드는 경비(법 제49조제2항)
10) 예방위원의 배치에 드는 경비(법 제62조)

10의2) 특별자치시장 · 특별자치도지사 또는 시장 · 군수 · 구청장이 실시하는 심리지원에 드는 경비(법 제70조의6제1항)

10의3) 특별자치시장 · 특별자치도지사 또는 시장 · 군수 · 구청장이 위탁하여 관계 전문기관이 심리지원을 실시하는 데 드는 경비(법 제70조의6제2항)

11) 그 밖에 이 법에 따라 특별자치시 · 특별자치도와 시 · 군 · 구가 실시하는 감염병 예방 사무에 필요한 경비

【예상문제】

1. 「감염병 예방 및 관리에 관한 법률」에서 규정한 특별자치시 · 특별자치도와 시 · 군 · 구가 부담하는 경비에 해당되는 것은?

① 예방접종약의 생산비 ② 국립예방시설에 관한 경비 ③ 예방접종에 드는 경비
④ 예방접종으로 인한 피해보상 경비 ⑤ 감염병예방 선전에 요하는 경비

[답] ③

제65조(시 · 도가 부담할 경비) 제65조(시 · 도가 부담할 경비) 다음 각 호의 경비는 시 · 도가 부담한다. <개정 2023. 9. 14.>

1. 제4조제2항제13호에 따른 한센병의 예방 및 진료 업무를 수행하는 법인 또는 단체에 대한 지원 경비의 일부

1의2. 제35조제2항에 따른 시 · 도의 위기대응 훈련에 드는 경비

2. 제36조에 따라 시 · 도지사가 지정한 감염병관리기관의 감염병관리시설의 설치 · 운영에 드는 경비

3. 제37조에 따른 시 · 도지사가 설치한 격리소 · 요양소 또는 진료소 및 같은 조에 따라 지정된 감염병관리기관의감염병관리시설 설치 · 운영에 드는 경비

3의2. 제39조의3에 따라 시 · 도지사가 지정한 감염병의심자 격리시설의 설치 · 운영에 드는 경비

4. 제41조 및 제42조에 따라 내국인 감염병환자등의 입원치료, 조사, 진찰 등에 드는 경비

5. 제46조에 따른 건강진단, 예방접종 등에 드는 경비

6. 제49조제1항제1호에 따른 교통 차단으로 생업이 어려운 자에 대한 「국민기초생활 보장법」 제2조제6호에 따른 최저보장수준 지원

6의2. 제49조제1항제12호에 따라 시 · 도지사가 의료인 · 의료업자 · 의료관계요원 등을 동원하는 데 드는 수당 · 치료비 또는 조제료

6의3. 제49조제1항제12호의2에 따라 시 · 도지사가 동원한 의료기관 병상, 연수원 · 숙박시설 등 시설의 운영비 등 경비

7. 제49조제2항에 따른 식수 공급에 드는 경비

7의2. 제60조의3제1항 및 제3항에 따라 시 · 도지사가 의료인 등을 방역업무에 종사하게 하는 데 드는 수당 등 경비

8. 제61조에 따른 검역위원의 배치에 드는 경비

8의2. 제70조의6제1항에 따라 시ㆍ도지사가 실시하는 심리지원에 드는 경비
8의3. 제70조의6제2항에 따라 시ㆍ도지사가 위탁하여 관계 전문기관이 심리지원을 실시하는 데 드는 경비
9. 그 밖에 이 법에 따라 시ㆍ도가 실시하는 감염병 예방 사무에 필요한 경비

【핵심요약】

시ㆍ도가 부담할 경비

1) 한센병의 예방 및 진료 업무를 수행하는 법인 또는 단체에 대한 지원 경비의 일부(법 제4조제2항제13호)
1의2) 시ㆍ도의 위기대응 훈련에 드는 경비(법 제35조제2항)
2) 시ㆍ도지사가 지정한 감염병관리기관의 감염병관리시설의 설치ㆍ운영에 드는 경비(법 제36조)
3) 시ㆍ도지사가 설치한 격리소ㆍ요양소 또는 진료소 및 같은 조에 따라 지정된 감염병관리기관의감염병관리시설 설치ㆍ운영에 드는 경비(법 제37조)
3의2. 시ㆍ도지사가 지정한 감염병의심자 격리시설의 설치ㆍ운영에 드는 경비(법 제39조의3)
4) 내국인 감염병환자등의 입원치료, 조사, 진찰 등에 드는 경비(법 제41조 및 제42조)
5) 건강진단, 예방접종 등에 드는 경비(법 제46조)
6) 교통 차단으로 생업이 어려운 자에 대한 「국민기초생활 보장법」 제2조제6호에 따른 최저보장수준 지원(법 제49조제1항제1호)
6의2) 시ㆍ도지사가 의료인ㆍ의료업자ㆍ의료관계요원 등을 동원하는 데 드는 수당ㆍ치료비 또는 조제료(법 제49조제1항제12호)
6의3) 시ㆍ도지사가 동원한 의료기관 병상, 연수원ㆍ숙박시설 등 시설의 운영비 등 경비(법 제49조제1항제12호의2)
7) 식수 공급에 드는 경비(법 제49조제2항)
7의2) 시ㆍ도지사가 의료인 등을 방역업무에 종사하게 하는 데 드는 수당 등 경비(법 제60조의3제1항 및 제3항)
8) 검역위원의 배치에 드는 경비(법 제61조)
8의2) 시ㆍ도지사가 실시하는 심리지원에 드는 경비(법 제70조의6제1항)
8의3) 시ㆍ도지사가 위탁하여 관계 전문기관이 심리지원을 실시하는 데 드는 경비

(법 제70조의6제2항)
9) 그 밖에 이 법에 따라 시 · 도가 실시하는 감염병 예방 사무에 필요한 경비

【예상문제】

1. 「감염병의 예방 및 관리에 관한 법률」에서 규정한 시 · 도가 부담할 경비에 해당되는 것은?
   ① 예방접종의 시행에 소요되는 경비 ② 예방위원에 관한 경비
   ③ 검역위원의 배치에 드는 경비 ④ 의사의 동원을 위한 수당 · 치료비 또는 조제료
   ⑤ 예방구료에 종사한 자에 대한 수당금, 치료비 또는 조제료

[답] ③

第66조(시 · 도가 보조할 경비) 시 · 도(특별자치시 · 특별자치도는 제외한다)는 제64조에 따라 시 · 군 · 구가 부담할 경비에 관하여 대통령령으로 정하는 바에 따라 보조하여야 한다. <개정 2023. 6. 13.>

[시행령] **제27조(시 · 도의 보조 비율)** 법 제66조에 따른 시 · 도[특별자치시 및 특별자치도(관할 구역 안에 지방자치단체인 시 · 군이 없는 특별자치도를 말한다)는 제외한다]의 경비 보조액은 시 · 군 · 구가 부담하는 금액의 3분의 2로 한다. <개정 2023. 9. 26.>

【핵심요약】

1. 시 · 도가 보조할 경비

- 시 · 도(특별자치시 · 특별자치도는 제외한다)는 제64조에 따라 시 · 군 · 구가 부담할 경비에 관하여 대통령령으로 정하는 바에 따라 보조

2. 시 · 도의 보조 비율

- 시 · 도[특별자치시 및 특별자치도(관할 구역 안에 지방자치단체인 시 · 군이 없는 특별자치도를 말한다)는 제외한다]의 경비 보조액은 시 · 군 · 구가 부담하는 금액의 3분의 2

【예상문제】

1. 시 · 도 · 특별자치시 및 특별자치도(관할 구역 안에 지방자치단체인 시 · 군이 없는 특별자치도)는 제외)가 부담할 경비를 보조할 때 시 · 군 · 구가 부담하는 금액의 얼마까지 할 수 있는가?
   ① 1/3 ② 2/3 ③ 1/2 ④ 1/4 ⑤ 전액

[답] ②

제67조(국고 부담 경비) 제67조(국고 부담 경비) 다음 각 호의 경비는 국가가 부담한다. <개정 2023. 9. 14.>

1. 제4조제2항제2호에 따른 감염병환자등의 진료 및 보호에 드는 경비
2. 제4조제2항제4호에 따른 감염병 교육 및 홍보를 위한 경비
3. 제4조제2항제8호에 따른 감염병 예방을 위한 전문인력의 양성에 드는 경비
4. 제16조제4항에 따른 표본감시활동에 드는 경비

4의2. 제18조의3에 따른 교육·훈련에 드는 경비

5. 제20조에 따른 해부에 필요한 시체의 운송과 해부 후 처리에 드는 경비

5의2. 제20조의2에 따라 시신의 장사를 치르는 데 드는 경비

6. 제33조에 따른 예방접종약품의 생산 및 연구 등에 드는 경비

6의2. 제33조의2제1항에 따른 필수예방접종약품등의 비축에 드는 경비

6의3. 제34조제2항제5호에 따른 국가의 위기대응 훈련에 드는 경비

6의4. 제36조제1항에 따라 보건복지부장관 또는 질병관리청장이 지정한 감염병관리기관의 감염병관리시설의 설치·운영에 드는 경비

7. 제37조에 따라 보건복지부장관 및 질병관리청장이 설치한 격리소·요양소 또는 진료소 및 같은 조에 따라 지정된 감염병관리기관의감염병관리시설 설치·운영에 드는 경비

7의2. 제39조의3에 따라 질병관리청장이 지정한 감염병의심자 격리시설의 설치·운영에 드는 경비

8. 제40조제1항에 따라 위원회의 심의를 거친 품목의 비축 또는 장기구매를 위한 계약에 드는 경비
9. 삭제 <2020. 8. 12.>

9의2. 제49조제1항제12호에 따라 국가가 의료인·의료업자·의료관계요원 등을 동원하는 데 드는 수당·치료비 또는 조제료

9의3. 제49조제1항제12호의2에 따라 국가가 동원한 의료기관 병상, 연수원·숙박시설 등 시설의 운영비 등 경비

9의4. 제60조의3제1항부터 제3항까지에 따라 국가가 의료인 등을 방역업무에 종사하게 하는 데 드는 수당 등 경비

9의5. 제70조의6제1항에 따라 국가가 실시하는 심리지원에 드는 경비

9의6. 제70조의6제2항에 따라 국가가 위탁하여 관계 전문기관이 심리지원을 실시하는 데 드는 경비

10. 제71조에 따른 예방접종 등으로 인한 피해보상을 위한 경비

【핵심요약】

국고 부담 경비

1) 감염병환자등의 진료 및 보호에 드는 경비(법 제4조제2항제2호)
2) 감염병 교육 및 홍보를 위한 경비(법 제4조제2항제4호)
3) 감염병 예방을 위한 전문인력의 양성에 드는 경비(법 제4조제2항제8호)
4) 표본감시활동에 드는 경비(법 제16조제4항)
4의2) 교육·훈련에 드는 경비(법 제18조의3)
5) 해부에 필요한 시체의 운송과 해부 후 처리에 드는 경비(법 제20조)
5의2) 시신의 장사를 치르는 데 드는 경비(법 제20조의2)
6) 예방접종약품의 생산 및 연구 등에 드는 경비(법 제33조)
6의2) 필수예방접종약품등의 비축에 드는 경비(법 제33조의2제1항)
6의3) 국가의 위기대응 훈련에 드는 경비(법 제34조제2항제5호)
6의4) 보건복지부장관 또는 질병관리청장이 지정한 감염병관리 기관의 감염병관리 시설의 설치·운영에 드는 경비(법 제36조제1항)
7) 보건복지부장관 및 질병관리청장이 설치한 격리소·요양소 또는 진료소 및 같은 조에 따라 지정된 감염병관리기관의감염병관리시설 설치·운영에 드는 경비(법제 37조)
7의2) 질병관리청장이 지정한 감염병의심자 격리시설의 설치·운영에 드는 경비(법 제39조의3)
8) 위원회의 심의를 거친 품목의 비축 또는 장기구매를 위한 계약에 드는 경비(법 제 40조제1항)
9) 삭제 <2020. 8. 12.>
9의2) 국가가 의료인·의료업자·의료관계요원 등을 동원하는 데 드는 수당·치료비 또는 조제료(법 제49조제1항제12호)
9의3) 국가가 동원한 의료기관 병상, 연수원·숙박시설 등 시설의 운영비 등 경비(법 제49조제1항제12호의2)
9의4) 국가가 의료인 등을 방역업무에 종사하게 하는 데 드는 수당 등 경비(법 제60 조의3제1항부터 제3항까지)
9의5) 국가가 실시하는 심리지원에 드는 경비(법 제70조의6제1항)

9의6) 국가가 위탁하여 관계 전문기관이 심리지원을 실시하는 데 드는 경비(법 제70조의6제2항)
10) 예방접종 등으로 인한 피해보상을 위한 경비(법 제71조)

【예상문제】

1. 국고가 부담하는 경비가 아닌 것은?
   ① 예방접종의 시행에 소요되는 경비 ② 예방접종 등으로 인한 피해보상을 위한 경비
   ③ 감염병 교육 및 홍보를 위한 경비 ④ 필수예방접종약품 등의 비축에 드는 경비
   ⑤ 예방접종약품의 생산 및 연구 등에 드는 경비

[답] ①

2. 다음 중 국고에서 부담해야 하는 경비는?
   ① 예방접종의 시행에 소요되는 경비 ② 식수공급에 드는 경비
   ③ 예방위원에 관한 경비 ④ 검역위원에 관한 경비
   ⑤ 보건복지부장관이 지정한 감염병관리기관의 감염병관리시설의 설치 · 운영에 드는 경비

[답] ⑤

제68조(국가가 보조할 경비) 국가는 다음 각 호의 경비를 보조하여야 한다.
1. 제4조제2항제13호에 따른 한센병의 예방 및 진료 업무를 수행하는 법인 또는 단체에 대한 지원 경비의 일부
2. 제65조 및 제66조에 따라 시 · 도가 부담할 경비의 2분의 1 이상

【핵심요약】

국가가 보조할 경비

1) 한센병의 예방 및 진료 업무를 수행하는 법인 또는 단체에 대한 지원 경비의 일부(법 제4조제2항제13호)
2) 시 · 도가 부담할 경비의 1/2 이상(법 제65조 및 제66조)

【예상문제】

1. 다음 중 국가가 보조할 경비는?
   ① 감염병환자 등의 진료 및 보호에 드는 경비
   ② 감염병 교육 및 홍보를 위한 경비
   ③ 해부에 필요한 시체의 운송과 해부 후 처리에 드는 경비

④ 검역위원의 배치에 드는 경비의 1/2 이상

⑤ 한센병의 예방 및 진료 업무를 수행하는 법인에 대한 지원 경비의 전부

[답] ④

제69조(본인으로부터 징수할 수 있는 경비) 특별자치시장 · 특별자치도지사 또는 시장 · 군수 · 구청장은 보건복지부령으로 정하는 바에 따라 제41조 및 제42조에 따른 입원치료비 외에 본인의 지병이나 본인에게 새로 발병한 질환 등으로 입원, 진찰, 검사 및 치료 등에 드는 경비를 본인이나 그 보호자로부터 징수할 수 있다. <개정 2023. 6. 13.>

[시행규칙] **제45조(본인으로부터 징수할 수 있는 경비)** 법 제69조에 따라 본인이나 그 보호자로부터 징수할 수 있는 경비는 다음 각 호와 같다.

1. 진찰비, 치료비, 검사료
2. 수술비
3. 입원료
4. 그 밖에 진료에 든 경비

제69조의2(외국인의 비용 부담) 질병관리청장은 국제관례 또는 상호주의 원칙 등을 고려하여 외국인인 감염병환자등 및 감염병의심자에 대한 다음 각 호의 경비를 본인에게 전부 또는 일부 부담하게 할 수 있다. 다만, 국내에서 감염병에 감염된 것으로 확인된 외국인에 대해서는 그러하지 아니하다.

1. 제41조에 따른 치료비
2. 제42조에 따른 조사 · 진찰 · 치료 · 입원 및 격리에 드는 경비

[본조신설 2020. 8. 12.]

【핵심요약】

본인으로부터 징수할 수 있는 경비

1) 징수권자 : 특별자치시장 · 특별자치도지사 또는 시장 · 군수 · 구청장

2) 본인 또는 보호자로부터 징수할 수 있는 경비

(1) 법

- 보건복지부령으로 정하는 바에 따라 제41조 및 제42조에 따른 입원치료비 외에 본인의 지병이나 본인에게 새로 발병한 질환 등으로 입원, 진찰, 검사 및 치료 등에 드는 경비

(2) 시행규칙

- 법 제69조에 따라 본인이나 그 보호자로부터 징수할 수 있는 경비
① 진찰비, 치료비, 검사료
② 수술비
③ 입원료
④ 그 밖에 진료에 든 경비

【예상문제】

1. 특별자치시장 · 특별자치도지사 또는 시장 · 군수 · 구청장이 감염병환자 등에 대해 본인 또는 보호자로부터 징수할 수 있는 경비가 아닌 것은?
① 진찰비, 치료비, 검사료　② 수술비　③ 입원료
④ 본인의 지병으로 인한 경비　⑤ 구인비

[답] ⑤

제70조(손실보상) ① 보건복지부장관, 시 · 도지사 및 시장 · 군수 · 구청장은 다음 각 호의 어느 하나에 해당하는 손실을 입은 자에게 제70조의2의 손실보상심의위원회의 심의 · 의결에 따라 그 손실을 보상하여야 한다. <개정 2020.12.15.>
1. 제36조 및 제37조에 따른 감염병관리기관의 지정 또는 격리소 등의 설치·운영으로 발생한 손실
1의2. 제39조의3에 따른 감염병의심자 격리시설의 설치·운영으로 발생한 손실
2. 이 법에 따른 조치에 따라 감염병환자, 감염병의사환자 등을 진료한 의료기관의 손실
3. 이 법에 따른 의료기관의 폐쇄 또는 업무 정지 등으로 의료기관에 발생한 손실
4. 제47조제1호, 제4호 및 제5호, 제48조제1항, 제49조제1항제4호, 제6호부터 제10호까지, 제12호, 제12호의2 및 제13호에 따른 조치로 인하여 발생한 손실
5. 감염병환자등이 발생·경유하거나 질병관리청장, 시·도지사 또는 시장·군수·구청장이 그 사실을 공개하여 발생한 「국민건강보험법」 제42조에 따른 요양기관의 손실로서 제1호부터 제4호까지의 손실에 준하고, 제70조의2에 따른 손실보상심의위원회가 심의·의결하는 손실

② 제1항에 따른 손실보상금을 받으려는 자는 보건복지부령으로 정하는 바에 따라 손실보상 청구서에 관련 서류를 첨부하여 보건복지부장관, 시 · 도지사 또는 시장 · 군수 · 구청장에게 청구하여야 한다. <개정 2015.12.29.>
③ 제1항에 따른 보상액을 산정함에 있어 손실을 입은 자가 이 법 또는 관련 법령에 따

른 조치의무를 위반하여 그 손실을 발생시켰거나 확대시킨 경우에는 보상금을 지급하지 아니하거나 보상금을 감액하여 지급할 수 있다. <신설 2015.12.29.>
④ 제1항에 따른 보상의 대상·범위와 보상액의 산정, 제3항에 따른 지급 제외 및 감액의 기준 등에 관하여 필요한 사항은 대통령령으로 정한다. <신설 2015.12.29.>

[시행령] **제28조(손실보상의 대상 및 범위 등)** ① 법 제70조제1항에 따른 손실보상의 대상 및 범위는 별표 2의2와 같다.

② 법 제70조의2제1항에 따른 손실보상심의위원회(이하 "심의위원회"라 한다)는 법 제70조제1항에 따라 손실보상액을 산정하기 위하여 필요한 경우에는 관계 분야의 전문기관이나 전문가로 하여금 손실 항목에 대한 감정, 평가 또는 조사 등을 하게 할 수 있다.

③ 심의위원회는 법 제70조제1항제1호부터 제3호까지의 손실에 대하여 보상금을 산정하는 경우에는 해당 의료기관의 연평균수입 및 영업이익 등을 고려하여야 한다. [전문개정 2016.6.28.]

[시행령] **제28조의2(손실보상금의 지급제외 및 감액기준)** ① 법 제70조 제3항에 따라 법 또는 관련 법령에 따른 조치의무를 위반하여 손실보상금을 지급하지 않거나 손실보상금을 감액하여 지급할 수 있는 위반행위의 종류는 다음 각 호와 같다. <개정 2020. 12. 29.>

1. 법 제11조에 따른 보고·신고를 게을리하거나 방해한 경우 또는 거짓으로 보고·신고한 경우
2. 법 제12조에 따른 신고의무를 게을리하거나 같은 조 제1항 각 호에 따른 신고의무자의 신고를 방해한 경우
3. 법 제18조 제3항에 따른 역학조사 시 금지행위를 한 경우
4. 법 제36조 제3항 또는 제37조 제2항에 따른 감염병관리시설을 설치하지 않은 경우
5. 법 제60조 제4항에 따른 협조의무를 위반한 경우
6. 「의료법」 제59조 제1항에 따른 지도와 명령을 위반한 경우
7. 그 밖에 법령상의 조치의무로서 보건복지부장관이 특히 중요하다고 인정하여 고시하는 조치의무를 위반한 경우

② 법 제70조제3항에 따라 손실보상금을 지급하지 아니하거나 감액을 하는 경우에는 제1항 각 호의 위반행위가 그 손실의 발생 또는 확대에 직접적으로 관련되는지 여부와 중대한 원인인지의 여부를 기준으로 한다.

③ 심의위원회는 제2항에 따라 제1항 각 호의 위반행위와 손실 발생 또는 손실 확대와의 인과관계를 인정하는 경우에는 해당 위반행위의 동기, 경위, 성격 및 유형 등을 종합적으로 고려하여야 한다.

④ 제2항 및 제3항에 따른 손실보상금 지급제외 및 감액기준 등에 필요한 세부사항은 보건복지부장관이 정하여 고시한다.

[본조신설 2016.6.28.]

[시행규칙] **제46조(손실보상 청구)** ① 법 제70조제2항에 따라 손실보상을 청구하려는 자는 별지 제31호 서식의 손실보상청구서(전자문서로 된 청구서를 포함한다)에 손실을 증명하는 서류(전자문서로 된

서류를 포함한다)를 첨부하여 보건복지부장관, 시 · 도지사 또는 시장 · 군수 · 구청장에게 제출하여야 한다.

② 제1항에 따른 청구서를 받은 보건복지부장관, 시 · 도지사 또는 시장 · 군수 · 구청장은 제출 서류에 흠결이 있거나 사실 확인 등이 필요한 경우에는 추가 자료의 제출을 요청할 수 있다.

③ 제1항 및 제2항에서 정한 사항 외에 손실보상 청구방법 및 청구절차에 필요한 세부사항은 보건복지부장관이 정하여 고시한다. [전문개정 2016.6.30.]

【핵심요약】

1. 손실보상

1) 손실보상 의무자 : 보건복지부장관, 시 · 도지사 및 시장 · 군수 · 구청장

2) 조치 : 손실을 입은 자에게 손실보상심의위원회의 심의 · 의결에 따라 그 손실을 보상하여야 함

3) 대상

(1) 감염병관리기관의 지정 또는 격리소 등의 설치 · 운영으로 발생한 손실(법 제36조 및 제37조)

(2) 접촉자 격리시설의 설치 · 운영으로 발생한 손실(법 제39조의3)

(3) 「감염병의 예방 및 관리에 관한 법률」에 따른 조치에 따라 감염병환자, 감염병의사환자 등을 진료한 의료기관의 손실

(4) 「감염병의 예방 및 관리에 관한 법률」에 따른 의료기관의 폐쇄 또는 업무 정지 등으로 의료기관에 발생한 손실

(5) 법 제47조제1호, 제4호 및 제5호, 제48조제1항, 제49조제1항제4호, 제6호부터 제10호까지, 제12호, 제12호의2 및 제13호에 따른 조치로 인하여 발생한 손실

① 감염병환자 등이 있는 장소나 감염병병원체에 오염되었다고 인정되는 장소에 대한 일시적 폐쇄 등의 조치(법 제47조제1호)

② 감염병병원체에 오염되었거나 오염되었다고 의심되는 물건을 사용 · 접수 · 이동하거나 버리는 행위 또는 해당 물건의 세척을 금지하거나 태우거나 폐기처분하는 것 (법 제47조제4호)

③ 감염병병원체에 오염된 장소에 대한 소독이나 그 밖에 필요한 조치를 명하는 것 (법 제47조제5호)

④ 육군 · 해군 · 공군 소속 부대의 장, 국방부직할부대의 장 등이 감염병환자 등이 발생한 장소나 감염병병원체에 오염되었다고 의심되는 장소에 대하여 의사, 한의사 또는 관계 공무원의 지시에 따라 소독이나 그 밖에 필요한 조치를 하는

것(법 제48조제1항)

⑤ 감염병 전파의 위험성이 있는 음식물의 판매 · 수령을 금지하거나 그 음식물의 폐기나 그 밖에 필요한 처분을 명하는 것(법 제49조제1항제4호)

⑥ 감염병 전파의 매개가 되는 물건의 소지 · 이동을 제한 · 금지하거나 그 물건에 대하여 폐기, 소각 또는 그 밖에 필요한 처분을 명하는 것(법 제49조제1항제6호)

⑦ 선박 · 항공기 · 열차 등 운송 수단, 사업장 또는 그 밖에 여러 사람이 모이는 장소에 의사를 배치하거나 감염병 예방에 필요한 시설의 설치를 명하는 것(법 제49조제1항제7호)

⑧ 공중위생에 관계있는 시설 또는 장소에 대한 소독이나 그 밖에 필요한 조치를 명하거나 상수도 · 하수도 · 우물 · 쓰레기장 · 화장실의 신설 · 개조 · 변경 · 폐지 또는 사용을 금지하는 것(법 제49조제1항제8호)

⑨ 쥐, 위생해충 또는 그 밖의 감염병 매개동물의 구제 또는 구제시설의 설치를 명하는 것(법 제49조제1항제9호)

⑩ 일정한 장소에서의 어로 · 수영 또는 일정한 우물의 사용을 제한하거나 금지하는 것(법 제49조제1항제10호)

⑪ 감염병 유행기간 중 의료인 · 의료업자 및 그 밖에 필요한 의료관계요원을 동원하는 것(법 제49조제1항제12호)

⑫ 감염병병원체에 오염된 건물에 대한 소독이나 그 밖에 필요한 조치를 명하는 것(법 제49조제1항제13호)

(6) 감염병환자 등이 발생 · 경유하거나 질병관리청장, 시 · 도지사 또는 시장 · 군수 · 구청장이 그 사실을 공개하여 발생한 요양기관의 손실로서 손실보상심의위원회가 심의 · 의결하는 손실

4) 손실보상금 청구 : 손실보상금을 받으려는 자는 보건복지부령으로 정하는 바에 따라 손실보상 청구서에 관련 서류를 첨부하여 보건복지부장관, 시 · 도지사 또는 시장 · 군수 · 구청장에게 청구하여야 함

5) 손실보상금을 지급하지 아니하거나 감액하여 지급하는 경우 : 보상액을 산정함에 있어 손실을 입은 자가 이 법 또는 관련 법령에 따른 조치의무를 위반하여 그 손실을 발생시켰거나 확대시킨 경우

6) 대통령령으로 정하는 사항 : 보상의 대상 · 범위와 보상액의 산정, 지급 제외 및 감액의 기준 등에 관하여 필요한 사항

2. 손실보상의 대상 및 범위

1) 감염병관리기관의 지정 또는 격리소 등의 설치 · 운영으로 발생한 손실(법36조, 제37조)
2) 법에 따른 조치에 따라 감염병환자, 감염병의사환자 등을 진료한 의료기관의 손실
3) 법에 따른 의료기관의 폐쇄 또는 업무 정지 등으로 의료기관에 발생한 손실
4) 폐쇄 · 출입금지 · 이동제한 또는 통행차단으로 활용하지 못하게 되는 시설 · 장비 · 인력 비용(법 제47조제1호)
5) 감염병병원체에 오염되었거나 오염되었다고 의심되는 물건을 버리는 행위 또는 태우거나 폐기처분 당시 그 물건의 평가액(법 제47조제4호)
6) 감염병병원체에 오염된 장소에 대한 소독이나 그 밖에 필요한 조치에 드는 비용(법 제47조제5호)
7) 감염병환자 등이 발생한 장소나 감염병병원체에 오염되었다고 의심되는 장소에 대한 소독이나 그 밖에 필요한 조치에 드는 비용(법 제48조제1항)
8) 감염병 전파의 위험성이 있어 판매 · 수령이 금지된 음식물, 폐기된 음식물 또는 그 밖에 필요한 처분의 대상이 된 음식물의 평가액(법 제49조제1항제4호)
9) 물건의 소지 · 이동이 제한 · 금지됨에 따라 발생한 비용 또는 폐기, 소각 또는 그 밖에 필요한 처분의 대상이 된 물건의 평가액(법 제49조제1항제6호)
10) 배치된 의사의 인건비 및 감염병 예방에 필요한 시설의 설치에 드는 비용(법 제49조제1항제7호)
11) 공중위생에 관계있는 시설 또는 장소에 대한 소독이나 그 밖에 필요한 조치에 드는 비용(법 제49조제1항제8호)
12) 쥐, 위생해충 또는 그 밖의 감염병 매개동물의 구제에 드는 비용 또는 구제시설의 설치에 드는 비용(법 제49조제1항제9호)
13) 어로의 사용을 제한하거나 금지하는 경우 제한기간 또는 금지기간 동안 해당 어로를 통하여 얻을 수 있는 매출액(법 제49조제1항제10호)
14) 동원된 의료인 · 의료업자 및 그 밖에 필요한 의료관계요원에 대한 인건비(법 제49조제1항제12호)
15) 오염된 건물에 대한 소독이나 그 밖에 필요한 조치에 드는 비용(법 제49조제1항제13호)

※ 영 [별표 2의2] 손실보상의 대상 및 범위 참조

3. 보상액의 산정

1) 손실보상심의위원회는 손실보상액을 산정하기 위하여 필요한 경우에는 관계 분야의 전문기관이나 전문가로 하여금 손실 항목에 대한 감정, 평가 또는 조사 등을 하게

할 수 있음

2) 심의위원회는 법 제70조제1항제1호부터 제3호까지의 손실에 대하여 보상금을 산정하는 경우에는 해당 의료기관의 연평균수입 및 영업이익 등을 고려하여야 함

4. 이의 신청

- 손실보상을 청구한 자가 결정된 보상금에 대하여 불복할 때에는 처분을 받은 날부터 30일 이내에 처분관청에 이의 신청

5. 손실보상금의 지급제외 및 감액기준

1) 손실보상금의 지급제외 및 감액 사유 : 법 또는 관련 법령에 따른 조치의무를 위반하여 손실보상금을 지급하지 아니하거나 손실보상금을 감액하여 지급할 수 있는 위반행위의 종류는 다음과 같음

(1) 보고 · 신고를 게을리하거나 방해한 경우 또는 거짓으로 보고 · 신고한 경우(법 제11조)

(2) 신고의무를 게을리하거나 신고의무자의 신고를 방해한 경우(법 제12조)

(3) 역학조사 시 금지행위를 한 경우(법 제18조제3항)

(4) 감염병관리시설을 설치하지 아니한 경우(법 제36조제2항 또는 제37조제2항)

(5) 협조의무를 위반한 경우(법 제60조제4항)

(6) 지도와 명령을 위반한 경우(「의료법」 제59조제1항)

(7) 그 밖에 법령상의 조치의무로서 보건복지부장관이 특히 중요하다고 인정하여 고시하는 조치의무를 위반한 경우

2) 손실보상금의 지급제외 및 감액 기준 : 손실보상금을 지급하지 아니하거나 감액을 하는 경우에는 위반행위가 그 손실의 발생 또는 확대에 직접적으로 관련되는지 여부와 중대한 원인인지의 여부를 기준으로 함

3) 심의위원회의 종합적 고려 : 심의위원회는 위반행위와 손실 발생 또는 손실 확대와의 인과관계를 인정하는 경우에는 해당 위반행위의 동기, 경위, 성격 및 유형 등을 종합적으로 고려하여야 함

4) 보건복지부장관이 정하여 고시하는 사항 : 손실보상금 지급제외 및 감액기준 등에 필요한 세부사항

6. 손실보상 청구

1) 손실보상청구서 제출

(1) 손실보상을 청구하려는 자 : 손실보상청구서에 손실을 증명하는 서류를 첨부하여 보건복지부장관, 시 · 도지사 또는 시장 · 군수 · 구청장에게 제출하여야 함

(2) 청구서를 받은 보건복지부장관, 시 · 도지사 또는 시장 · 군수 · 구청장 : 제출 서류에 흠결이 있거나 사실 확인 등이 필요한 경우에는 추가 자료의 제출을 요청할 수 있음
2) 보건복지부장관이 정하여 고시하는 사항 : 손실보상 청구방법 및 청구절차에 필요한 세부사항

【예상문제】

1. 「감염병의 예방 및 관리에 관한 법률」에서 손실보상심의위원회의 심의 · 의결에 따라 그 손실을 보상하여야 하는 사람은?
   ① 보건복지부장관 ② 질병관리청장 ③ 시 · 도지사 및 시장 · 군수 · 구청장
   ④ 보건복지부장관, 시 · 도지사 및 시장 · 군수 · 구청장 ⑤ 시 · 도지사

[답] ④

2. 「감염병의 예방 및 관리에 관한 법률」에서 손실보상심의위원회의 심의 · 의결에 따라 그 손실을 보상하여야 하는 경우가 아닌 것은?
   ① 감염병관리기관의 지정 또는 격리소 등의 설치 · 운영으로 발생한 손실
   ② 감염병환자, 감염병의사환자 등을 진료한 의료기관의 손실
   ③ 의료기관의 폐쇄 또는 업무 정지 등으로 의료기관에 발생한 손실
   ④ 예방접종을 실시하여 발생한 손실
   ⑤ 감염병 전파의 위험성이 있는 음식물의 판매 · 수령을 금지하여 발생한 손실

[답] ④

제70조의2(손실보상심의위원회) ① 제70조에 따른 손실보상에 관한 사항을 심의 · 의결하기 위하여 보건복지부 및 시 · 도에 손실보상심의위원회(이하 "심의위원회"라 한다)를 둔다.
② 위원회는 위원장 2인을 포함한 20인 이내의 위원으로 구성하되, 보건복지부에 설치된 심의위원회의 위원장은 보건복지부차관과 민간위원이 공동으로 되며, 시 · 도에 설치된 심의위원회의 위원장은 부시장 또는 부지사와 민간위원이 공동으로 된다.
③ 심의위원회 위원은 관련 분야에 대한 학식과 경험이 풍부한 사람과 관계 공무원 중에서 대통령령으로 정하는 바에 따라 보건복지부장관 또는 시 · 도지사가 임명하거나 위촉한다.
④ 심의위원회는 제1항에 따른 심의 · 의결을 위하여 필요한 경우 관계자에게 출석 또는 자료의 제출 등을 요구할 수 있다.
⑤ 그 밖의 심의위원회의 구성과 운영 등에 관하여 필요한 사항은 대통령령으로 정한다.
[본조신설 2015.12.29.]

[시행령] **제28조의3(손실보상심의위원회의 구성 및 운영)** ① 보건복지부에 두는 심의위원회의 위원은 보건복지부장관이 성별을 고려하여 다음 각 호의 사람 중에서 임명하거나 위촉한다.

1. 「의료법」에 따라 설립된 의료인 단체 및 의료기관 단체와 「약사법」에 따라 설립된 대한약사회 및 대한한약사회에서 추천하는 사람
2. 「비영리민간단체 지원법」에 따른 비영리민간단체로서 보건의료분야와 밀접한 관련이 있다고 보건복지부장관이 인정하는 단체에서 추천하는 사람
3. 「국민건강보험법」에 따른 국민건강보험공단의 이사장 또는 건강보험심사평가원의 원장이 추천하는 사람
4. 「고등교육법」에 따른 대학의 보건의료 관련 학과에서 부교수 이상 또는 이에 상당하는 직위에 재직 중이거나 재직하였던 사람
5. 감염병 예방 및 관리에 관한 전문지식과 경험이 풍부한 사람
6. 손실보상에 관한 전문지식과 경험이 풍부한 사람
7. 보건의료 정책을 담당하는 고위공무원단에 속하는 공무원

② 제1항제1호부터 제6호까지의 규정에 따른 위촉위원의 임기는 3년으로 한다. 다만, 위원의 해촉(解囑) 등으로 인하여 새로 위촉된 위원의 임기는 전임 위원 임기의 남은 기간으로 한다.

③ 보건복지부장관은 제1항에 따른 심의위원회의 위촉위원이 다음 각 호의 어느 하나에 해당하는 경우에는 해당 위촉위원을 해촉할 수 있다.

1. 심신장애로 인하여 직무를 수행할 수 없게 된 경우
2. 직무와 관련된 비위사실이 있는 경우
3. 직무태만, 품위손상이나 그 밖의 사유로 인하여 위원으로 적합하지 아니하다고 인정되는 경우
4. 위원 스스로 직무를 수행하는 것이 곤란하다고 의사를 밝히는 경우

④ 제1항에 따른 심의위원회의 위원장은 심의위원회를 대표하고, 심의위원회의 업무를 총괄한다.

⑤ 제1항에 따른 심의위원회의 회의는 재적위원 과반수의 요구가 있거나 심의위원회의 위원장이 필요하다고 인정할 때에 소집하고, 심의위원회의 위원장이 그 의장이 된다.

⑥ 제1항에 따른 심의위원회의 회의는 재적위원 과반수의 출석으로 개의(開議)하고, 출석위원 과반수의 찬성으로 의결한다.

⑦ 제1항에 따른 심의위원회는 업무를 효율적으로 수행하기 위하여 심의위원회에 관계 분야의 전문가로 구성되는 전문위원회를 둘 수 있다.

⑧ 제1항부터 제7항까지에서 규정한 사항 외에 제1항에 따른 심의위원회 및 전문위원회의 구성 · 운영 등에 필요한 사항은 심의위원회의 의결을 거쳐 심의위원회의 위원장이 정한다.

⑨ 법 제70조의2제1항에 따라 시 · 도에 두는 심의위원회의 구성 · 운영 등에 관하여는 제1항부터 제8항까지를 준용한다. 이 경우 "보건복지부장관"은 "시 · 도지사"로 본다.

[본조신설 2016.6.28.]

【핵심요약】

1. 손실보상심의위원회

1) 목적 : 손실보상에 관한 사항을 심의 · 의결하기 위하여

2) 설치 : 보건복지부 및 시 · 도

3) 위원회

(1) 위원 : 위원장 2인을 포함한 20인 이내

(2) 위원장

① 보건복지부에 설치된 심의위원회의 위원장 : 보건복지부차관과 민간위원 공동

② 시 · 도에 설치된 심의위원회의 위원장 : 부시장 또는 부지사와 민간위원 공동

4) 위원의 임명 또는 위촉

(1) 임명 또는 위촉권자 : 대통령령으로 정하는 바에 따라 보건복지부장관 또는 시 · 도지사가 임명하거나 위촉

(2) 자격 : 관련 분야에 대한 학식과 경험이 풍부한 사람과 관계 공무원

5) 관계자에게 출석 또는 자료의 제출 요구 등 : 심의 · 의결을 위하여 필요한 경우

6) 대통령령으로 정하는 사항 : 그 밖의 손실보상심의위원회의 구성과 운영 등에 관하여 필요한 사항

2. 손실보상심의위원회의 구성 및 운영

1) 위원의 임명과 위촉 : 보건복지부에 두는 심의위원회의 위원은 보건복지부장관이 성별을 고려하여 다음의 사람 중에서 임명하거나 위촉

(1) 의료인 단체 및 의료기관 단체와 대한약사회 및 대한한약사회에서 추천하는 사람

(2) 비영리민간단체로서 보건의료분야와 밀접한 관련이 있다고 보건복지부장관이 인정하는 단체에서 추천하는 사람

(3) 국민건강보험공단의 이사장 또는 건강보험심사평가원의 원장이 추천하는 사람

(4) 대학의 보건의료 관련 학과에서 부교수 이상 또는 이에 상당하는 직위에 재직 중이거나 재직하였던 사람

(5) 감염병 예방 및 관리에 관한 전문지식과 경험이 풍부한 사람

(6) 손실보상에 관한 전문지식과 경험이 풍부한 사람

(7) 보건의료 정책을 담당하는 고위공무원단에 속하는 공무원

2) 위촉위원의 임기 : 3년

※ 위원의 해촉 등으로 인하여 새로 위촉된 위원의 임기는 전임 위원 임기의 남은 기간

3) 위촉위원의 해촉

(1) 해촉권자 : 보건복지부장관

(2) 해촉 사유

① 심신장애로 인하여 직무를 수행할 수 없게 된 경우

② 직무와 관련된 비위사실이 있는 경우

③ 직무태만, 품위손상이나 그 밖의 사유로 인하여 위원으로 적합하지 아니하다고 인정되는 경우

④ 위원 스스로 직무를 수행하는 것이 곤란하다고 의사를 밝히는 경우

4) 위원장의 역할 : 심의위원회를 대표하고, 심의위원회의 업무를 총괄

5) 회의

(1) 회의 소집 : 재적위원 과반수의 요구가 있거나 심의위원회의 위원장이 필요하다고 인정할 때에 소집

(2) 의장 : 심의위원회의 위원장

(3) 개의 : 재적위원 과반수의 출석으로 개의

(4) 의결 : 출석위원 과반수의 찬성으로 의결

6) 전문위원회 : 업무를 효율적으로 수행하기 위하여 심의위원회에 관계 분야의 전문가로 구성되는 전문위원회를 둘 수 있음

7) 심의위원회의 의결을 거쳐 심의위원회의 위원장이 정하는 사항 : 심의위원회 및 전문위원회의 구성·운영 등에 필요한 사항

8) 규정의 준용 : 시·도에 두는 심의위원회의 구성·운영 등에 관하여는 보건복지부에 두는 심의위원회의 규정을 준용

※ 보건복지부장관 → 시·도지사

【예상문제】

1. 보건복지부에 설치된 손실보상심의위원회의 위원장과 시·도에 설치된 손실보상심의위원회의 위원장을 올바르게 짝지은 것은?

① 보건복지부차관·부시장 또는 부지사　　② 보건복지부장관·시장 또는 도지사

③ 보건복지부차관과 민간위원 공동 - 부시장 또는 부지사와 민간위원 공동

④ 보건복지부장관과 민간위원 공동 - 시장 또는 부도사와 민간위원 공동

⑤ 보건복지부차관·시장 또는 도지사

[답] ③

2. 손실보상심의위원회의 위원 구성인원으로 올바른 것은?

① 위원장 1인을 포함한 10인 이내　　② 위원장 2인을 포함한 10인 이내

③ 위원장 1인을 포함한 20인 이내 ④ 위원장 2인을 포함한 20인 이내
⑤ 위원장 2인을 포함한 30인 이내

[답] ④

3. 손실보상심의위원회의 위원으로 임명하거나 위촉할 수 있는 사람이 아닌 자는?
① 의료인 단체 및 의료기관 단체와 대한약사회 및 대한한약사회에서 추천하는 사람
② 비영리민간단체로서 보건의료분야와 밀접한 관련이 있다고 보건복지부장관이 인정하는 단체에서 추천하는 사람
③ 국민건강보험공단의 이사장 또는 건강보험심사평가원의 원장이 추천하는 사람
④ 대학의 보건의료 관련 학과에서 부교수 이상 또는 이에 상당하는 직위에 재직 중이거나 재직하였던 사람
⑤ 예방접종 후 이상반응 분야의 전문가

[답] ⑤

제70조의3(보건의료인력 등에 대한 재정적 지원) ① 질병관리청장, 시 · 도지사 및 시장 · 군수 · 구청장은 이 법에 따른 감염병의 발생 감시, 예방 · 관리 및 역학조사업무에 조력한 의료인, 의료기관 개설자 또는 약사에 대하여 예산의 범위에서 재정적 지원을 할 수 있다. <개정 2020.12.15.>

② 질병관리청장, 시 · 도지사 및 시장 · 군수 · 구청장은 감염병 확산으로 인하여 「재난 및 안전관리 기본법」 제38조제2항에 따른 심각 단계 이상의 위기경보가 발령되는 경우 이 법에 따른 감염병의 발생 감시, 예방 · 방역 · 검사 · 치료 · 관리 및 역학조사 업무에 조력한 보건의료인력 및 보건의료기관 종사자(「보건의료인력지원법」 제2조제3호에 따른 보건의료인력 및 같은 조 제4호에 따른 보건의료기관 종사자를 말한다)에 대하여 예산의 범위에서 재정적 지원을 할 수 있다. <신설 2021.12.21.>

③ 제1항 및 제2항에 따른 지원 내용, 절차, 방법 등 지원에 필요한 사항은 대통령령으로 정한다. <개정 2021.12.21.> [본조신설 2015.12.29.] [제목개정 2021.12.21.]

[시행령] **제28조의4(의료인 또는 의료기관 개설자에 대한 지원 등)** ① 질병관리청장, 시 · 도지사 또는 시장 · 군수 · 구청장은 법 제70조의3제1항에 따라 감염병의 발생 감시, 예방 · 관리 또는 역학조사업무에 조력한 의료인, 의료기관 개설자 또는 약사에게 수당 및 여비 등의 비용을 지원할 수 있다. <개정 2020. 9. 11., 2021. 6. 8.>

② 질병관리청장, 시 · 도지사 및 시장 · 군수 · 구청장은 법 제70조의3제2항에 따라 감염병의 발생 감시, 예방 · 방역 · 검사 · 치료 · 관리 및 역학조사 업무에 조력한 보건의료인력 및 보건의료기관 종사자에게 수당 및 여비 등의 비용을 지원할 수 있다. <신설 2022. 3. 22.>

③ 제1항 또는 제2항에 따른 지원을 받으려는 자는 감염병의 발생 감시, 예방 · 방역 · 검사 · 치료 ·

관리 및 역학조사업무에 조력한 사실을 증명하는 자료를 첨부하여 질병관리청장, 시 · 도지사 또는 시장 · 군수 · 구청장에게 신청하여야 한다. <개정 2020. 9. 11., 2022. 3. 22.>

④ 제3항에 따른 지원 신청을 받은 질병관리청장, 시 · 도지사 또는 시장 · 군수 · 구청장은 지원여부, 지원항목 및 지원금액 등을 결정하고, 그 사실을 신청인에게 알려야 한다. <개정 2022. 3. 22.>
[본조신설 2016. 6. 28.][제목개정 2022. 3. 22.]

【핵심요약】

1. 의료인 또는 의료기관 개설자에 대한 재정적 지원

1) 지원권자 : 질병관리청장, 시 · 도지사 및 시장 · 군수 · 구청장
2) 지원 대상 : 이 법에 따른 감염병의 발생 감시, 예방 · 관리 및 역학조사업무에 조력한 의료인, 의료기관 개설자 또는 약사
3) 지원 내용 : 예산의 범위에서 재정적 지원 가능
※ 수당 및 여비 등의 비용을 지원할 수 있음
4) 감염병 확산으로 심각 단계 이상의 위기경보가 발령되는 경우 : 예방 · 방역 · 검사 · 치료 · 관리 및 역학조사 업무에 조력한 보건의료인력 및 보건의료기관 종사자에 대하여 예산의 범위에서 재정적 지원을 할 수 있음
5) 대통령령으로 정하는 사항 : 지원 내용, 절차, 방법 등 지원에 필요한 사항

2. 지원 절차

1) 지원을 받으려는 자 : 감염병의 발생 감시, 예방 · 방역 · 검사 · 치료 · 관리 및 역학조사업무에 조력한 사실을 증명하는 자료를 첨부하여 질병관리청장, 시 · 도지사 또는 시장 · 군수 · 구청장에게 신청
2) 지원 신청을 받은 질병관리청장, 시 · 도지사 또는 시장 · 군수 · 구청장은 지원여부, 지원항목 및 지원금액 등을 결정하고, 그 사실을 신청인에게 알려야 함

【예상문제】

1. 「감염병의 예방 및 관리에 관한 법률」에 따른 감염병의 발생 감시, 예방 · 관리 및 역학조사업무에 조력한 의료인 또는 의료기관 개설자에 대하여 예산의 범위에서 재정적 지원을 할 수 있는 사람은?

① 질병관리청장　② 질병관리청장 및 시 · 도지사
③ 질병관리청장, 시 · 도지사 및 시장 · 군수 · 구청장
④ 시 · 도지사 및 시장 · 군수 · 구청장　⑤ 시 · 도지사

[답] ③

제70조의4(감염병환자등에 대한 생활지원) ① 질병관리청장, 시・도지사 및 시장・군수・구청장은 이 법에 따라 입원 또는 격리된 사람에 대하여 예산의 범위에서 치료비, 생활지원 및 그 밖의 재정적 지원을 할 수 있다. <개정 2020.8.11.>

② 시・도지사 및 시장・군수・구청장은 제1항에 따른 사람 및 제70조의3제1항에 따른 의료인이 입원 또는 격리조치, 감염병의 발생 감시, 예방・관리 및 역학조사업무에 조력 등으로 자녀에 대한 돌봄 공백이 발생한 경우 「아이돌봄 지원법」에 따른 아이돌봄 서비스를 제공하는 등 필요한 조치를 하여야 한다.

③ 제1항 및 제2항에 따른 지원・제공을 위하여 필요한 사항은 대통령령으로 정한다.

[본조신설 2015.12.29.]

[시행령] **제28조의5(감염병환자등에 대한 생활지원 등)** 질병관리청장, 시・도지사 또는 시장・군수・구청장은 법 제70조의4제1항에 따라 다음 각 호의 지원을 할 수 있다. 다만, 법 제41조의2제1항에 따라 유급휴가를 받은 경우에는 제2호에 따른 지원을 하지 아니한다. <개정 2020.9.11.>

1. 치료비 및 입원비: 본인이 부담하는 치료비 및 입원비. 다만, 「국민건강보험법」에 따른 요양급여의 대상에서 제외되는 비용 등 질병관리청장이 정하는 비용은 제외한다.
2. 생활지원비: 질병관리청장이 기획재정부장관과 협의하여 고시하는 금액

[본조신설 2016.6.28.]

【핵심요약】

1. 감염병환자 등에 대한 생활지원

1) 지원권자 : 질병관리청장, 시・도지사 및 시장・군수・구청장

2) 지원 대상 : 이 법에 따라 입원 또는 격리된 사람

3) 지원 내용 : 예산의 범위에서 치료비, 생활지원 및 그 밖의 재정적 지원

(1) 치료비 및 입원비 : 본인이 부담하는 치료비 및 입원비

※ 다만, 요양급여의 대상에서 제외되는 비용 등 질병관리청장이 정하는 비용은 제외

(2) 생활지원비 : 질병관리청장이 기획재정부장관과 협의하여 고시하는 금액

※ 유급휴가를 받은 경우에는 지원을 하지 아니함(법 제41조의2제1항)

2. 아이돌봄서비스 제공 등

1) 조치권자 : 시・도지사 및 시장・군수・구청장

2) 지원 대상

(1) 이 법에 따라 입원 또는 격리된 사람(법 제70조의4제1항)

(2) 의료인이 입원 또는 격리조치, 감염병의 발생 감시, 예방・관리 및 역학조사업무에 조력 등으로 자녀에 대한 돌봄 공백이 발생한 경우(법 제70조의3제1항)

3) 지원 내용 : 「아이돌봄 지원법」에 따른 아이돌봄서비스를 제공하는 등 필요한 조치를 하여야 함
4) 대통령령으로 정하는 사항 : 지원 · 제공을 위하여 필요한 사항

【예상문제】

1. 「감염병의 예방 및 관리에 관한 법률」에 따라 입원 또는 격리된 사람 및 의료인이 입원 또는 격리조치, 감염병의 발생 감시, 예방 · 관리 및 역학조사업무에 조력 등으로 자녀에 대한 돌봄 공백이 발생한 경우 아이돌봄서비스를 제공하는 등 필요한 조치를 하여야 하는 사람은?
① 질병관리청장 ② 보건복지부장관 및 시 · 도지사
③ 질병관리청장, 시 · 도지사 및 시장 · 군수 · 구청장
④ 시 · 도지사 및 시장 · 군수 · 구청장 ⑤ 시 · 도지사
[답] ④

2. 질병관리청장 등이 「감염병의 예방 및 관리에 관한 법률」에 따라 입원 또는 격리된 사람에 대하여 시행할 수 있는 재정적 지원이 올바르게 짝지어진 것은?
① 치료비 및 입원비, 생활지원비 ② 치료비 및 유급휴가
③ 입원비 및 유급휴가 ④ 치료비 및 입원비, 위로비
⑤ 생활지원비, 유급휴가
[답] ①

제70조의5(손실보상금의 긴급지원) 보건복지부장관, 시 · 도지사 및 시장 · 군수 · 구청장은 심의위원회의 심의 · 의결에 따라 제70조 제1항 각 호의 어느 하나에 해당하는 손실을 입은 자로서 경제적 어려움으로 자금의 긴급한 지원이 필요한 자에게 제70조 제1항에 따른 손실보상금의 일부를 우선 지급할 수 있다.
[본조신설 2020.9.29.]

제70조의6(심리지원) ① 보건복지부장관, 시 · 도지사 또는 시장 · 군수 · 구청장은 감염병 환자등과 그 가족, 감염병의심자, 감염병 대응 의료인, 그 밖의 현장대응인력에 대하여 「정신건강증진 및 정신질환자 복지서비스 지원에 관한 법률」 제15조의2에 따른 심리지원(이하 "심리지원"이라 한다)을 할 수 있다.
② 보건복지부장관, 시 · 도지사 또는 시장 · 군수 · 구청장은 심리지원을 「정신건강증진 및 정신질환자 복지서비스 지원에 관한 법률」 제15조의2에 따른 국가트라우마센터 또는

대통령령으로 정하는 관계 전문기관에 위임 또는 위탁할 수 있다.
③ 제1항에 따른 현장대응인력의 범위와 제1항 및 제2항에 따른 심리지원에 관하여 필요한 사항은 대통령령으로 정한다.
[본조신설 2020.9.29.]

[시행령] **제28조의6(심리지원의 대상 등)** ① 법 제70조의6제1항에 따라 「정신건강증진 및 정신질환자 복지서비스 지원에 관한 법률」 제15조의2제1항에 따른 심리지원(이하 "심리지원"이라 한다)을 받을 수 있는 현장대응인력의 범위는 다음 각 호와 같다. <개정 2023. 8. 18.>
1. 법 제49조제1항제12호에 따라 감염병 유행기간 중 동원된 의료업자 및 의료관계요원
2. 법 제60조제1항 및 제60조의3제2항에 따른 방역관
3. 법 제60조의2제1항 · 제2항 · 제4항 및 제60조의3제3항에 따른 역학조사관 및 수습역학조사관
4. 그 밖에 감염병의 예방 또는 관리 업무를 담당하는 사람으로서 심리지원을 받을 필요가 있다고 보건복지부장관이 인정하는 사람

② 보건복지부장관, 시 · 도지사 또는 시장 · 군수 · 구청장은 법 제70조의6제2항에 따라 심리지원에 관한 권한 또는 업무를 다음 각 호의 기관에 위임하거나 위탁할 수 있다.
1. 「정신건강증진 및 정신질환자 복지서비스 지원에 관한 법률」 제3조제3호에 따른 정신건강복지센터
2. 「정신건강증진 및 정신질환자 복지서비스 지원에 관한 법률」 제3조제5호에 따른 정신의료기관
3. 「정신건강증진 및 정신질환자 복지서비스 지원에 관한 법률」 제15조의2에 따른 국가트라우마센터
4. 그 밖에 보건복지부장관이 심리지원에 관한 전문성이 있다고 인정하는 기관

③ 보건복지부장관, 시 · 도지사 또는 시장 · 군수 · 구청장은 제2항에 따라 심리지원에 관한 권한 또는 업무를 위임하거나 위탁한 경우에는 다음 각 호의 사항을 고시해야 한다.
1. 위임받거나 위탁받은 기관
2. 위임 또는 위탁한 내용.
[본조신설 2020. 12. 29.]

제71조(예방접종 등에 따른 피해의 국가보상) ① 국가는 제24조 및 제25조에 따라 예방접종을 받은 사람 또는 제40조제2항에 따라 생산된 예방 · 치료 의약품을 투여받은 사람이 그 예방접종 또는 예방 · 치료 의약품으로 인하여 질병에 걸리거나 장애인이 되거나 사망하였을 때에는 대통령령으로 정하는 기준과 절차에 따라 다음 각 호의 구분에 따른 보상을 하여야 한다.
1. 질병으로 진료를 받은 사람: 진료비 전액 및 정액 간병비
2. 장애인이 된 사람: 일시보상금

> 3. 사망한 사람: 대통령령으로 정하는 유족에 대한 일시보상금 및 장제비
> ② 제1항에 따라 보상받을 수 있는 질병, 장애 또는 사망은 예방접종약품의 이상이나 예방접종 행위자 및 예방·치료 의약품 투여자 등의 과실 유무에 관계없이 해당 예방접종 또는 예방·치료 의약품을 투여받은 것으로 인하여 발생한 피해로서 질병관리청장이 인정하는 경우로 한다. <개정 2020.8.11.>
> ③ 질병관리청장은 제1항에 따른 보상청구가 있은 날부터 120일 이내에 제2항에 따른 질병, 장애 또는 사망에 해당하는지를 결정하여야 한다. 이 경우 미리 위원회의 의견을 들어야 한다. <개정 2010.1.18.>
> ④ 제1항에 따른 보상의 청구, 제3항에 따른 결정의 방법과 절차 등에 관하여 필요한 사항은 대통령령으로 정한다.

[시행령] **제29조(예방접종 등에 따른 피해의 보상 기준)** 법 제71조제1항에 따라 보상하는 보상금의 지급 기준 및 신청기한은 다음 각 호의 구분과 같다. <개정 2020.9.11.>

1. 진료비
   가. 지급 기준: 예방접종피해로 발생한 질병의 진료비 중 「국민건강보험법」에 따라 보험자가 부담하거나 지급한 금액을 제외한 잔액 또는 「의료급여법」에 따라 의료급여기금이 부담한 금액을 제외한 잔액. 다만, 제3호에 따른 일시보상금을 지급받은 경우에는 진료비를 지급하지 않는다.
   나. 신청기한: 해당 예방접종피해가 발생한 날부터 5년 이내
2. 간병비: 입원진료의 경우에 한정하여 1일당 5만원
3. 장애인이 된 사람에 대한 일시보상금
   가. 지급 기준
      1) 「장애인복지법」에 따른 장애인 중 장애의 정도가 심한 장애인: 사망한 사람에 대한 일시보상금의 100분의 100
      2) 「장애인복지법」에 따른 장애인 중 장애의 정도가 심하지 않은 장애인: 사망한 사람에 대한 일시보상금의 100분의 55
      3) 1) 및 2) 외의 장애인으로서 「국민연금법」, 「공무원연금법」, 「공무원 재해보상법」 및 「산업재해보상보험법」 등 질병관리청장이 정하여 고시하는 법률에서 정한 장애 등급이나 장해 등급에 해당하는 장애인: 사망한 사람에 대한 일시보상금의 100분의 20 범위에서 해당 장애 등급이나 장해 등급의 기준별로 질병관리청장이 정하여 고시하는 금액
   나. 신청기한: 장애진단을 받은 날부터 5년 이내
4. 사망한 사람에 대한 일시보상금
   가. 지급 기준: 사망 당시의 「최저임금법」에 따른 월 최저임금액에 240을 곱한 금액에 상당하

는 금액

나. 신청기한: 사망한 날부터 5년 이내

5. 장제비: 30만원

[시행령] **제30조(예방접종 등에 따른 피해의 보상대상자)** ① 법 제71조제1항에 따라 보상을 받을 수 있는 사람은 다음 각 호의 구분에 따른다.

1. 법 제71조제1항제1호 및 제2호의 경우: 본인
2. 법 제71조제1항제3호의 경우: 유족 중 우선순위자

② 법 제71조제1항제3호에서 "대통령령으로 정하는 유족"이란 배우자(사실상 혼인관계에 있는 사람을 포함한다), 자녀, 부모, 손자·손녀, 조부모, 형제자매를 말한다.

③ 유족의 순위는 제2항에 열거한 순위에 따르되, 행방불명 등으로 지급이 어려운 사람은 제외하며, 우선순위의 유족이 2명 이상일 때에는 사망한 사람에 대한 일시보상금을 균등하게 배분한다.

[시행령] **제31조(예방접종 등에 따른 피해의 보상 절차)** ① 법 제71조제1항에 따라 보상을 받으려는 사람은 보건복지부령으로 정하는 바에 따라 보상청구서에 피해에 관한 증명서류를 첨부하여 관할 특별자치시장·특별자치도지사 또는 시장·군수·구청장에게 제출하여야 한다. <개정 2023. 8. 18.>

② 시장·군수·구청장은 제1항에 따라 받은 서류(이하 "피해보상청구서류"라 한다)를 시·도지사에게 제출하고, 피해보상청구서류를 받은 시·도지사와 제1항에 따라 피해보상청구서류를 받은 특별자치시장·특별자치도지사는 지체 없이 예방접종으로 인한 피해에 관한 기초조사를 한 후 피해보상청구서류에 기초조사 결과 및 의견서를 첨부하여 질병관리청장에게 제출하여야 한다. <개정 2023. 9. 26.>

③ 질병관리청장은 예방접종피해보상 전문위원회의 의견을 들어 보상 여부를 결정한 후 그 사실을 시·도지사에게 통보하고, 시·도지사(특별자치시장·특별자치도지사는 제외한다)는 시장·군수·구청장에게 통보하여야 한다. 이 경우 통보를 받은 특별자치시장·특별자치도지사 또는 시장·군수·구청장은 제1항에 따라 보상을 받으려는 사람에게 결정 내용을 통보하여야 한다. <개정 2023. 9. 26.>

④ 질병관리청장은 제3항에 따라 보상을 하기로 결정한 사람에 대하여 제29조의 보상 기준에 따른 보상금을 지급한다. <개정 2020. 9. 11.>

⑤ 이 영에서 규정한 사항 외에 예방접종으로 인한 피해보상 심의의 절차 및 방법에 관하여 필요한 사항은 질병관리청장이 정한다. <개정 2020. 9. 11.>

[시행규칙] **제47조(보상의 신청 등)** 제47조(보상의 신청 등) ① 법 제71조제1항 및 영 제31조제1항에 따라 진료비 및 간병비를 신청하려는 사람은 별지 제32호서식의 진료비 및 간병비 신청서에 다음 각 호의 서류를 첨부하여 관할 특별자치시장·특별자치도지사 또는 시장·군수·구청장에게 제출하여야 한다. 이 경우 특별자치시장·특별자치도지사 또는 시장·군수·구청장은 「전자정부법」 제36조제1항에 따른 행정정보의 공동이용을 통하여 주민등록표 등본 또는 가족관계증명서를 확

인하여야 하며, 신청인이 확인에 동의하지 않는 경우에는 이를 첨부하도록 하여야 한다. <개정 2016. 6. 30., 2023. 9. 22.>

1. 별지 제33호서식의 진료확인서 1부
2. 신청인과 본인과의 관계를 증명하는 서류 1부(주민등록표 등본 또는 가족관계증명서로 신청인과 본인의 관계를 증명할 수 없는 경우만 해당한다)

② 법 제71조제1항 및 영 제31조제1항에 따라 일시보상금 및 장제비를 신청하려는 사람은 별지 제34호서식의 일시보상금 및 장제비 신청서에 다음 각 호의 서류를 첨부하여 관할 특별자치시장 · 특별자치도지사 또는 시장 · 군수 · 구청장에게 제출하여야 한다. 이 경우 특별자치시장 · 특별자치도지사 또는 시장 · 군수 · 구청장은 「전자정부법」 제36조제1항에 따른 행정정보의 공동이용을 통하여 주민등록표 등본 또는 가족관계증명서를 확인하여야 하며, 신청인이 확인에 동의하지 않는 경우에는 이를 첨부하도록 하여야 한다. <개정 2016. 6. 30., 2021. 8. 13., 2022. 2. 9., 2023. 9. 22.>

1. 사망 일시보상금 및 장제비의 경우
   가. 사망진단서
   나. 부검소견서. 다만, 다음의 어느 하나에 해당하는 경우는 제외한다.
      1) 시신 화장 등으로 인하여 부검을 실시할 수 없는 경우
      2) 질병관리청장이 역학조사 등을 실시하여 예방접종으로 인한 사망임을 인정한 경우로서 특별자치시장 · 특별자치도지사, 시장 · 군수 · 구청장 또는 신청인이 이에 관한 통지를 받은 경우
   다. 보상금 신청인이 유족임을 증명하는 서류(주민등록표 등본 또는 가족관계증명서로 유족임을 증명할 수 없는 경우만 해당한다)
2. 장애인 일시보상금의 경우
   가. 의료기관이 발행한 진단서
   나. 보상금 신청인과 본인의 관계를 증명하는 서류(주민등록표 등본 또는 가족관계증명서로 신청인과 본인의 관계를 증명할 수 없는 경우만 해당한다)

【핵심요약】

1. 예방접종 등에 따른 피해의 국가보상

1) 대상
   (1) 정기예방접종이나 임시예방접종을 받은 사람
   (2) 생물테러감염병이나 그 밖의 감염병의 대유행이 우려되어 생산된 예방 · 치료 의약품을 투여 받은 사람

2) 상태
   (1) 예방접종 또는 예방 · 치료 의약품으로 인하여 질병에 걸리거나

(2) 장애인이 되거나

(3) 사망하였을 때

3) 보상의 범위 : 대통령령으로 정하는 기준과 절차에 따라 다음과 같이 보상

(1) 질병으로 진료를 받은 사람 : 진료비 전액 및 정액 간병비

(2) 장애인이 된 사람 : 일시보상금

(3) 사망한 사람 : 대통령령으로 정하는 유족에 대한 일시보상금 및 장제비

4) 보상받을 수 있는 질병, 장애 또는 사망

(1) 예방접종약품의 이상이나 예방접종 행위자 및 예방·치료 의약품 투여자 등의 과실 유무에 관계없이

(2) 해당 예방접종 또는 예방·치료 의약품을 투여받은 것으로 인하여 발생한 피해로서 질병관리청장이 인정하는 경우

5) 보상 해당자 결정 시기

(1) 질병관리청장이 보상청구가 있은 날부터 120일 이내 결정

(2) 미리 위원회의 의견을 들어야 함

6) 대통령령으로 정하는 사항 : 보상의 청구, 결정의 방법과 절차 등에 관하여 필요한 사항

2. 예방접종 등에 따른 피해의 보상 기준

1) 진료비

(1) 지급 기준 : 예방접종피해로 발생한 질병의 진료비 중 「국민건강보험법」에 따라 보험자가 부담하거나 지급한 금액을 제외한 잔액 또는 「의료급여법」에 따라 의료급여기금이 부담한 금액을 제외한 잔액

※ 다만, 3)에 따른 일시보상금을 지급받은 경우에는 진료비를 지급하지 않음

(2) 신청기한 : 해당 예방접종피해가 발생한 날부터 5년 이내

2) 간병비 : 입원진료의 경우에 한정하여 1일당 5만원

3) 장애인이 된 사람에 대한 일시보상금

(1) 지급 기준

① 「장애인복지법」에 따른 장애인 중 장애의 정도가 심한 장애인 : 사망한 사람에 대한 일시보상금의 100분의 100

② 「장애인복지법」에 따른 장애인 중 장애의 정도가 심하지 않은 장애인 : 사망한 사람에 대한 일시보상금의 100분의 55

③ ① 및 ② 외의 장애인으로서 「국민연금법」, 「공무원연금법」, 「공무원 재해보상

법」 및 「산업재해보상보험법」 등 질병관리청장이 정하여 고시하는 법률에서 정한 장애 등급이나 장해 등급에 해당하는 장애인 : 사망한 사람에 대한 일시보상금의 100분의 20 범위에서 해당 장애 등급이나 장해 등급의 기준별로 질병관리청장이 정하여 고시하는 금액

(2) 신청기한 : 장애진단을 받은 날부터 5년 이내

4) 사망한 사람에 대한 일시보상금

(1) 지급 기준 : 사망 당시의 「최저임금법」에 따른 월 최저임금액에 240을 곱한 금액에 상당하는 금액

(2) 신청기한 : 사망한 날부터 5년 이내

5) 장제비 : 30만원

3. 예방접종 등에 따른 피해의 보상대상자

1) 질병으로 진료를 받은 사람과 장애인이 된 사람의 경우 : 본인

2) 사망한 사람의 경우 : 유족 중 우선순위자

4. 대통령령으로 정하는 유족

1) 배우자(사실상 혼인관계에 있는 사람 포함), 자녀, 부모, 손자·손녀, 조부모, 형제자매

2) 유족의 순위는 1)에 열거한 순위에 따르되, 행방불명 등으로 지급이 어려운 사람은 제외하며, 우선순위의 유족이 2명 이상일 때에는 사망한 사람에 대한 일시보상금을 균등하게 배분

5. 예방접종 등에 따른 피해의 보상 절차

1) 보상을 받으려는 사람은 피해보상청구서류(보상청구서에 피해에 관한 증명서류를 첨부)를 관할 특별자치시장·특별자치도지사 또는 시장·군수·구청장에게 제출

2) 시장·군수·구청장은 피해보상청구서류를 시·도지사에게 제출하고, 피해보상청구서류를 받은 특별자치시장·특별자치도지사는 지체 없이 예방접종으로 인한 피해에 관한 기초조사를 한 후 피해보상청구서류에 기초조사 결과 및 의견서를 첨부하여 질병관리청장에게 제출

3) 질병관리청장은 예방접종피해보상 전문위원회의 의견을 들어 보상 여부를 결정한 후 그 사실을 시·도지사에게 통보하고, 시·도지사(특별자치시장·특별자치도지사는 제외)는 시장·군수·구청장에게 통보

4) 통보를 받은 특별자치시장·특별자치도지사 또는 시장·군수·구청장은 보상을 받으려는 사람에게 결정 내용을 통보

5) 질병관리청장은 보상을 하기로 결정한 사람에 대하여 예방접종 등에 따른 피해의 보상

기준에 따른 보상금을 지급

6. 질병관리청장이 정하는 사항

- 이 영에서 규정한 사항 외에 예방접종으로 인한 피해보상 심의의 절차 및 방법에 관하여 필요한 사항

【예상문제】

1. 예방접종으로 인한 피해에 대한 국가보상의 내용이 아닌 것은?

① 질병으로 진료를 받은 사람에 대하여는 그 진료비 전액

② 질병으로 진료를 받은 사람에 대한 정액 간병비

③ 질병으로 진료를 받은 자에 대한 위로금

④ 장애인이 된 사람에 대하여 일시보상금

⑤ 사망한 사람에 대한 장제비

[답] ③

2. 국가는 예방접종으로 인한 피해보상 기준으로 「장애인복지법」에 따른 장애인 중 장애의 정도가 심한 장애인인 경우 사망한 사람에 대한 일시보상금의 ( )을(를) 지급하여야 한다. ( ) 안에 알맞은 것은?

① 100분의 20 ② 100분의 40 ③ 100분의 55 ④ 100분의 70 ⑤ 100분의 100

[답] ⑤

3. 예방접종으로 인한 피해의 인정여부는 보상신청이 있는 날로부터 며칠 내에 결정해야 하는가?

① 30일 ② 60일 ③ 90일 ④ 120일 ⑤ 6개월

[답] ④

제72조(손해배상청구권과의 관계 등) ① 국가는 예방접종약품의 이상이나 예방접종 행위자, 예방·치료 의약품의 투여자 등 제3자의 고의 또는 과실로 인하여 제71조에 따른 피해보상을 하였을 때에는 보상액의 범위에서 보상을 받은 사람이 제3자에 대하여 가지는 손해배상청구권을 대위한다.

② 예방접종을 받은 자, 예방·치료 의약품을 투여받은 자 또는 제71조제1항제3호에 따른 유족이 제3자로부터 손해배상을 받았을 때에는 국가는 그 배상액의 범위에서 제71조에 따른 보상금을 지급하지 아니하며, 보상금을 잘못 지급하였을 때에는 해당 금액을 국세 징수의 예에 따라 징수할 수 있다.

【핵심요약】

손해배상청구권과의 관계 등

1) 국가의 손해배상청구권 대위 :

국가는 예방접종약품의 이상이나 예방접종 행위자, 예방·치료 의약품의 투여자 등 제3자의 고의 또는 과실로 인하여 피해보상을 하였을 때에는 보상액의 범위에서 보상을 받은 사람이 제3자에 대하여 가지는 손해배상청구권을 대위

2) 보상금 지급 제한 및 징수 :

예방접종을 받은 자, 예방·치료 의약품을 투여받은 자 또는 유족이 제3자로부터 손해배상을 받았을 때에는 국가는 그 배상액의 범위에서 보상금을 지급하지 아니하며, 보상금을 잘못 지급하였을 때에는 해당 금액을 국세 징수의 예에 따라 징수

【예상문제】

1. 국가는 예방접종약품의 이상 등 제3자의 과실로 인하여 피해보상을 하였을 때 보상을 받은 사람이 제3자에게 가지는 무엇을 대위하는가?

① 구상권 ② 손해배상청구권 ③ 채권 ④ 추징금 ⑤ 위약금

[답] ②

제72조의2(손해배상청구권) 보건복지부장관, 질병관리청장, 시·도지사 및 시장·군수·구청장은 이 법을 위반하여 감염병을 확산시키거나 확산 위험성을 증대시킨 자에 대하여 입원치료비, 격리비, 진단검사비, 손실보상금 등 이 법에 따른 예방 및 관리 등을 위하여 지출된 비용에 대해 손해배상을 청구할 권리를 갖는다. [본조신설 2021.3.9.]

제73조(국가보상을 받을 권리의 양도 등 금지) 제70조 및 제71조에 따라 보상받을 권리는 양도하거나 압류할 수 없다.

【핵심요약】

국가보상을 받을 권리의 양도 등 금지

- 국가로부터 보상받을 권리는 양도하거나 압류할 수 없음

제11장 보칙

제74조(비밀누설의 금지) 이 법에 따라 건강진단, 입원치료, 진단 등 감염병 관련 업무에 종사하는 자 또는 종사하였던 자는 그 업무상 알게 된 비밀을 다른 사람에게 누설하거나 업무목적 외의 용도로 사용하여서는 아니 된다. <개정 2020.9.29.>

【핵심요약】

비밀누설의 금지

- 건강진단, 입원치료, 진단 등 감염병 관련 업무에 종사하는 자 또는 종사하였던 자는 그 업무상 알게 된 비밀을 다른 사람에게 누설하거나 업무외에 목적으로 사용하여서는 아니 됨

제74조의2(자료의 제공 요청 및 검사) ① 질병관리청장, 시·도지사 또는 시장·군수·구청장은 감염병관리기관의 장 등에게 감염병관리시설, 제37조에 따른 격리소·요양소 또는 진료소, 제39조의3에 따른 감염병의심자 격리시설의 설치 및 운영에 관한 자료의 제공을 요청할 수 있으며, 소속 공무원으로 하여금 해당 시설에 출입하여 관계 서류나 시설·장비 등을 검사하게 하거나 관계인에게 질문을 하게 할 수 있다. <개정 2020.12.15.>

② 제1항에 따라 출입 · 검사를 행하는 공무원은 그 권한을 표시하는 증표를 지니고 이를 관계인에게 제시하여야 한다. [본조신설 2015.7.6.]

【핵심요약】

자료의 제공 요청 및 검사

1) 요청 및 검사권자 : 질병관리청장, 시 · 도지사 또는 시장 · 군수 · 구청장
2) 대상 : 감염병관리기관의 장 등
3) 내용
   (1) 자료의 제공 요청 : 감염병관리시설, 격리소 · 요양소 또는 진료소, 접촉자 격리시설의 설치 및 운영에 관한 자료의 제공 요청 가능
   (2) 검사 및 질문 : 소속 공무원으로 하여금 해당 시설에 출입하여 관계 서류나 시설 · 장비 등을 검사하게 하거나 관계인에게 질문을 하게 할 수 있음
4) 증표의 제시 : 출입 · 검사를 행하는 공무원은 그 권한을 표시하는 증표를 지니고 이를 관계인에게 제시하여야 함

【예상문제】

1. 질병관리청장 등이 감염병관리기관의 장 등에게 설치 및 운영에 관한 자료의 제공을 요청할 수 있는 시설을 모두 짝지은 것은?
   ① 감염병관리시설　② 감염병관리시설, 진료소　③ 감염병관리시설, 격리소 · 요양소
   ④ 감염병관리시설, 격리소 · 요양소 또는 진료소
   ⑤ 감염병관리시설, 격리소 · 요양소 또는 진료소, 접촉자 격리시설

[답] ⑤

> **제75조(청문)** 시 · 도지사 또는 시장 · 군수 · 구청장은 다음 각 호의 어느 하나에 해당하는 처분을 하려면 청문을 실시하여야 한다.
> 1. 제49조 제3항에 따른 장소나 시설의 폐쇄 명령
> 2. 제59조 제1항에 따른 영업소의 폐쇄 명령
>
> [전문개정 2021.3.9.]

【핵심요약】

> **청문**
> 1) 청문 실시권자 : 시 · 도지사 또는 시장 · 군수 · 구청장
> 2) 사유 : 장소나 시설 또는 소독업자의 영업소 폐쇄를 명하고자 하는 경우

【예상문제】

1. 시 · 도지사 또는 시장 · 군수 · 구청장이 소독업소에 대한 처분 시 청문을 하여야 하는 경우는?
   ① 영업정지　② 영업소의 폐쇄　③ 시정명령　④ 자격정지　⑤ 벌금 부과

[답] ②

> **제76조(위임 및 위탁)** ① 이 법에 따른 보건복지부장관의 권한 또는 업무는 대통령령으로 정하는 바에 따라 그 일부를 질병관리청장 또는 시 · 도지사에게 위임하거나 관련 기관 또는 관련 단체에 위탁할 수 있다.
> ② 이 법에 따른 질병관리청장의 권한 또는 업무는 대통령령으로 정하는 바에 따라 그 일부를 시 · 도지사에게 위임하거나 관련 기관 또는 관련 단체에 위탁할 수 있다.
> [전문개정 2020.8.11.]

[시행령] **제32조(권한의 위임 및 업무의 위탁)** ① 보건복지부장관은 법 제76조제1항에 따라 다음 각 호의 권한을 질병관리청장에게 위임한다. <개정 2022. 7. 26.>

1. 법 제8조의2제1항 · 제3항 및 이 영 제1조의3에 따른 중앙감염병병원의 운영 및 지원
2. 법 제8조의3 및 이 영 제1조의5에 따른 내성균 관리대책의 수립 · 추진
3. 법 제8조의4에 따른 의견 청취 및 자료 제출 요청 등 협조 요청

② 보건복지부장관은 법 제76조제1항에 따라 법 제70조에 따른 업무를 다음 각 호의 어느 하나에 해당하는 자에게 위탁할 수 있다. <개정, 2020. 10. 13.>

1. 「고등교육법」 제2조에 따른 학교
2. 「공공기관의 운영에 관한 법률」 제4조에 따른 공공기관
3. 「민법」 또는 다른 법률에 따라 설립된 비영리법인으로서 감염병의 예방 및 관리와 관련된 업무를 수행하는 법인
4. 「정부출연연구기관 등의 설립 · 운영 및 육성에 관한 법률」에 따른 정부출연연구기관
5. 그 밖에 감염병의 예방 및 관리 업무에 전문성이 있다고 보건복지부장관이 인정하는 기관 또는 단체

③ 질병관리청장은 법 제76조제2항에 따라 법 제71조제2항 · 제3항 및 이 영 제31조제3항 · 제4항에 따른 보상(법 제71조제1항제1호 및 이 영 제29조제1호가목에 따라 보상금으로 지급받을 수 있는 진료비가 30만원 미만인 보상으로 한정한다)의 결정 및 지급 권한을 시 · 도지사에게 위임한다. <신설 2022. 1. 25.>

④ 질병관리청장은 법 제76조제2항에 따라 법 제4조제2항제4호부터 제9호까지 · 제14호부터 제17호까지, 제16조의2제2항, 제29조제1호, 제41조제3항, 제41조의2제3항, 제70조의3제1항 · 제2항, 제70조의4제1항 및 제71조제2항 · 제3항에 따른 업무의 전부 또는 일부를 다음 각 호의 어느 하나에 해당하는 자에게 위탁할 수 있다. <개정 2022. 10. 4.>

1. 「고등교육법」 제2조에 따른 학교
2. 「공공기관의 운영에 관한 법률」 제4조에 따른 공공기관
3. 「민법」 또는 다른 법률에 따라 설립된 비영리법인으로서 감염병의 예방 및 관리와 관련된 업무를 수행하는 법인
4. 「정부출연연구기관 등의 설립 · 운영 및 육성에 관한 법률」에 따른 정부출연연구기관
5. 그 밖에 질병관리청장이 감염병의 예방 및 관리 업무에 전문성이 있다고 인정하는 기관 또는 단체

⑤ 보건복지부장관 및 질병관리청장은 제2항 및 제4항에 따라 업무를 위탁하는 경우 위탁받는 기관 및 위탁업무의 내용을 고시해야 한다. <개정 2022. 1. 25.>

[제목개정 2015. 1. 6.]

[시행령] **제32조의2(제공 요청할 수 있는 정보)** ① 법 제76조의2제1항제3호에서 "대통령령으로 정하는 정보"란 다음 각 호의 정보를 말한다. <신설 2023. 9. 26.>

1. 「국민건강보험법」 제5조에 따른 가입자 및 피부양자에 관한 정보 중 장애중증도, 장애유형, 소

득분위 및 사업장 정보

2.「의료급여법」 제3조에 따른 수급권자에 관한 정보 중 장애중증도, 장애유형 및 소득분위 정보

3. 그 밖에 제1호 또는 제2호에 준하는 것으로서 질병관리청장이 감염병 예방·관리 및 감염 전파의 차단을 위하여 필요하다고 정하여 고시하는 정보

② 법 제76조의2제1항제4호에서 "대통령령으로 정하는 정보"란 다음 각 호의 정보를 말한다. <신설 2023. 9. 26.>

1.「국민건강보험법」 제47조에 따른 요양급여비용의 청구와 지급에 관한 정보 중 진료이력, 투약정보, 상병내역 및 요양기관 정보

2.「의료급여법」 제11조에 따른 급여비용의 청구와 지급에 관한 정보 중 진료이력, 투약정보, 상병내역 및 의료급여기관 정보

3. 그 밖에 제1호 또는 제2호에 준하는 것으로서 질병관리청장이 감염병 예방·관리 및 감염 전파의 차단을 위하여 필요하다고 정하여 고시하는 정보

③ 법 제76조의2제1항제6호에서 "대통령령으로 정하는 정보"란 다음 각 호의 정보를 말한다. <개정 2023. 9. 26.>

1.「여신전문금융업법」 제2조제3호·제6호 및 제8호에 따른 신용카드·직불카드·선불카드 사용명세

2.「대중교통의 육성 및 이용촉진에 관한 법률」 제10조의2제1항에 따른 교통카드 사용명세

3.「개인정보 보호법」 제2조제7호에 따른 고정형 영상정보처리기기를 통하여 수집된 영상정보

[본조신설 2016. 1. 6.][종전 제32조의2는 제32조의3으로 이동 <2016. 1. 6.>]

[시행령] **제32조의3(민감정보 및 고유식별정보의 처리)** ① 국가 및 지방자치단체(해당 업무가 위탁된 경우에는 해당 업무를 위탁받은 자를 포함한다)는 다음 각 호의 사무를 수행하기 위하여 불가피한 경우 「개인정보 보호법」 제23조에 따른 건강에 관한 정보, 같은 법 시행령 제19조 제1호, 제2호 또는 제4호에 따른 주민등록번호, 여권번호 또는 외국인등록번호가 포함된 자료를 처리할 수 있다. <개정 2021.8.3.>

1. 법 제4조제2항제2호에 따른 감염병환자등의 진료 및 보호 사업에 관한 사무

2. 법 제4조제2항제8호에 따른 감염병 예방 및 관리 등을 위한 전문인력 양성 사업에 관한 사무

3. 법 제4조제2항제9호에 따른 감염병 관리정보 교류 등을 위한 국제협력 사업에 관한 사무

② 보건복지부장관, 질병관리청장, 시·도지사, 시장·군수·구청장(해당 업무가 위탁된 경우에는 해당 업무를 위탁받은 자를 포함한다), 보건소장 또는 법 제16조 제1항에 따라 지정받은 감염병 표본감시기관은 다음 각 호의 사무를 수행하기 위하여 불가피한 경우 제1항 각 호 외의 부분에 따른 개인정보가 포함된 자료를 처리할 수 있다. <개정 2021. 8. 3.>

1. 법 제11조부터 제13조까지 및 제15조에 따른 감염병환자등의 신고·보고·파악 및 관리에 관한 사무

2. 법 제16조에 따른 감염병 표본감시 등에 관한 사무

3. 법 제17조에 따른 실태조사에 관한 사무

4. 법 제18조에 따른 역학조사에 관한 사무
5. 법 제19조에 따른 건강진단에 관한 사무
6. 법 제20조에 따른 해부명령에 관한 사무
7. 법 제21조부터 제23조까지의 규정에 따른 고위험병원체에 관한 사무
8. 법 제24조, 제25조, 제26조의2, 제27조부터 제32조까지 및 제33조의4에 따른 예방접종에 관한 사무
9. 법 제36조 및 제37조에 따른 감염병관리기관 지정, 감염병관리시설, 격리소, 요양소 및 진료소의 설치 · 운영에 관한 사무

9의2. 법 제40조의5에 따른 감염병관리통합정보시스템의 구축 · 운영에 관한 사무

10. 법 제41조, 제41조의2, 제42조, 제43조, 제45조부터 제47조까지, 제49조, 제50조 및 제76조의2에 따른 감염병환자등 · 감염병의심자의 관리 및 감염병의 방역 · 예방 조치에 관한 사무
11. 법 제52조 및 제53조에 따른 소독업의 신고에 관한 사무
12. 법 제55조에 따른 소독업자 등에 관한 교육에 관한 사무
13. 법 제70조부터 제72조까지의 규정에 따른 손실보상 및 예방접종 등에 따른 피해의 국가보상에 관한 사무

[본조신설 2014.8.6.] [제32조의2에서 이동 <2016.1.6.>]

【핵심요약】

1. 권한의 위임

1) 「감염병예방 및 관리에 관한 법률」에 따른 보건복지부장관의 권한은 그 일부를 질병관리청장 또는 시 · 도지사에게 위임할 수 있음

2) 보건복지부장관이 질병관리청장 또는 시 · 도지사에게 위임하는 권한

(1) 보건복지부에 두는 감염병사업지원기구에 관한 다음의 업무(법 제8조제1항)

① 중앙감염병사업지원기구 구성원의 위촉에 관한 업무(영 제1조의2제2항)

② 중앙감염병사업지원기구의 활동현황 등 보고에 관한 업무(영 제1조의2제4항)

③ 중앙감염병사업지원기구의 비용지원에 관한 업무(영 제1조의2제5항)

(2) 중앙감염병병원의 운영 및 지원에 관한 업무(법 제8조의2제1항 · 제3항 및 영 제1조의3)

(3) 권역별 감염병병원의 지정 · 운영 및 지원에 관한 업무(법 제8조의2제2항 · 제3항, 영 제1조의4)

(4) 감염병관리위원회의 전문위원회의 운영에 관한 업무(법 제10조제3항)

(5) 감염병의 신고에 관한 업무(법 제11조제3항 · 제5항)

(6) 특별자치도지사 · 시장 · 군수 · 구청장의 보고에 관한 업무(법 제13조)

(7) 감염병 표본감시 등에 관한 업무(법 제16조)
(8) 실태조사에 관한 업무(법 제17조)
(9) 역학조사의 요청에 관한 업무(법 제18조의2제1항 · 제2항)
(10) 역학조사인력의 양성 업무(법 제18조의3제1항)
(11) 역학조사에 필요한 자료제출 업무 및 역학조사 실시를 위한 인력 파견 등의 지원요청 업무(법 제18조의4제1항, 제2항)
(12) 감염병환자등 시신의 장사에 관한 업무(법 제20조의2)
(13) 고위험병원체의 분리 및 이동 신고에 관한 업무(법 제21조)
(14) 고위험병원체의 반입 허가 등에 관한 업무(법 제22조)
(15) 고위험병원체 취급시설의 설치 · 운영 허가 또는 신고, 변경허가, 변경신고, 폐쇄신고 및 안전점검에 관한 업무(법 제23조)
(16) 고위험병원체 취급시설의 허가취소, 폐쇄명령 및 운영정지명령에 관한 업무(법 제23조의2)
(17) 생물테러감염병병원체의 보유허가, 변경허가 및 변경신고에 관한 업무(법 제23조의3)
(18) 고위험병원체의 취급 기준에 관한 업무(법 제23조의4)
(19) 고위험병원체 취급 교육에 관한 업무(법 제23조의5)
(20) 임시예방접종의 요청에 관한 업무(법 제25조제1항제1호)
(21) 예방접종 기록의 보고에 관한 업무(법 제28조)
(22) 예방접종의 실시주간 및 실시기준 등에 관한 업무(법 제32조)
(23) 예방접종약품의 계획 생산, 지원 및 비용 지급에 관한 업무(법 제33조)
(24) 필수예방접종약품 등(필수예방접종 및 임시예방접종에 사용되는 의약품)의 비축 및 계약 등에 관한 업무(법 제33조의2)
(25) 필수예방접종약품등의 생산 · 수입 계획 등의 보고에 관한 업무(법 제33조의3)
(26) 통합관리시스템의 구축 · 운영, 자료의 수집 · 관리 · 보유 및 자료제공 요청, 예방접종 내역 제공과 예방접종증명서의 발급, 법원행정처장에 대한 자료 요청 업무(법 제33조의2제1항 · 제2항 · 제4항)
(27) 감염병위기 시 정보공개, 이의신청 및 필요한 조치에 관한 업무(법 제34조의2)
(28) 감염병위기 시 감염병관리기관의 설치 등에 관한 업무(법 제37조)
(29) 감염병관리시설의 평가에 관한 업무(법 제39조의2)
(30) 접촉자 격리시설의 지정에 관한 업무(법 제39조의3제2항)

(31) 생물테러감염병 등에 대비한 의약품 및 장비의 비축, 계약, 생산지시, 역학조사 등에 관한 업무(법 제40조)
(32) 감염병 대비 비축·생산한 의약품의 공급의 우선순위 등 분배기준과 그 밖에 필요한 사항에 관한 업무(법 제40조의2)
(33) 감염병환자 등의 관리에 관한 업무(법 제41조)
(34) 유급휴가를 위한 비용의 지원에 관한 업무(법 제41조의2제3항)
(35) 감염병에 관한 강제처분에 관한 업무(법 제42조)
(36) 감염병환자 등의 입원 통지에 관한 업무(법 제43조)
(37) 건강진단 및 예방접종 등의 조치에 관한 업무(법 제46조)
(38) 감염병 유행 시 감염병 전파를 막기 위한 조치에 관한 업무(법 제47조)
(39) 감염병을 예방하기 위한 조치에 관한 업무(법 제49조)
(40) 감염취약계층의 보호 조치에 관한 업무(법 제49조의2)
(41) 방역관 및 역학조사관에 관한 업무(법 제60조 및 제60조의2)
(42) 방역업무 종사명령, 방역관 및 역학조사관의 임명·관리에 관한 업무(법 제60조의3제1항~제3항)
(43) 재정 지원에 관한 업무(법 제70조의3제1항)
(44) 치료비, 생활지원 및 재정지원에 관한 사무(법 제70조의4제1항)
(45) 예방접종 등에 따른 피해의 국가보상에 관한 업무(법 제71조)
(46) 위치정보 요청, 수집한 정보의 제공, 정보를 제공받은 자의 파기 통보 및 통지에 관한 업무(법 제76조의2제2항~제4항, 제6항·제7항)
(47) 인수장소의 지정(영 제19조)
(48) 고위험병원체 취급시설의 설치·운영의 허가 및 신고수리 기준의 고시(영 제19조의2제2항)
(49) 예방접종업무를 위탁한 경우의 예방접종 비용 산정 및 비용 상환 절차 등에 관한 고시(영 제20조제3항)
(50) 일시보상금의 고시(영 제29조제3호가목3))

2. 업무의 위탁

1) 「감염병의 예방 및 관리에 관한 법률」에 따른 질병관리청장의 업무의 일부를 관련 기관 또는 관련 단체에 위탁할 수 있음
2) 질병관리청장이 위탁할 수 있는 업무 및 위탁자
(1) 위탁 업무(법 제4조제2항제4호~제9호, 제14호~제17호 및 법 제70조)

① 감염병에 관한 교육 및 홍보

② 감염병에 관한 정보의 수집 · 분석 및 제공

③ 감염병에 관한 조사 · 연구

④ 감염병병원체 검사 · 보존 · 관리 및 약제내성 감시

⑤ 감염병 예방을 위한 전문인력의 양성

⑥ 감염병 관리정보 교류 등을 위한 국제협력

⑦ 감염병 예방 및 관리를 위한 정보시스템의 구축 및 운영

⑧ 해외 신종감염병의 국내 유입에 대비한 계획 준비, 교육 및 훈련

⑨ 해외 신종감염병 발생 동향의 지속적 파악, 위험성 평가 및 관리대상 해외 신종감염병의 지정

⑩ 관리대상 해외 신종감염병에 대한 병원체 등 정보 수집, 특성 분석, 연구를 통한 예방과 대응체계 마련, 보고서 발간 및 지침(매뉴얼 포함) 고시

⑪ 감염병 관련 손실을 입은 자에게 손실보상심의 위원회의 심의 · 의결에 따른 손실 보상(법 제70조)

(2) 위탁 기관

① 「정부출연연구기관 등의 설립 · 운영 및 육성에 관한 법률」에 따른 정부출연연구기관

② 「고등교육법」 제2조에 따른 학교

③ 감염병의 예방 및 관리 업무와 관련된 「민법」 또는 다른 법률에 따라 설립된 비영리법인

④ 그 밖에 감염병의 예방 및 관리 업무에 전문성이 있다고 보건복지부장관이 인정하는 기관 또는 단체

※ 보건복지부장관은 업무를 위탁하는 경우에는 위탁받는 기관 및 위탁업무의 내용을 고시하여야 함

3. 민감정보 및 고유식별정보의 처리

1) 국가 및 지방자치단체(해당 권한이 위임 · 위탁된 경우는 해당 권한을 위임 · 위탁받은 자 포함)

(1) 자료 내용

① 건강에 관한 정보(「개인정보 보호법」)

② 주민등록번호 또는 여권번호, 외국인등록번호가 포함된 자료(「개인정보 보호법 시행령」)

(2) 불가피한 사무의 내용

① 감염병환자 등의 진료 및 보호 사업에 관한 사무(법 제4조제2항제2호)

② 감염병 예방을 위한 전문인력 양성 사업에 관한 사무(법 제4조제2항제8호)

③ 감염병 관리정보 교류 등을 위한 국제협력 사업에 관한 사무(법 제4조제2항제9호)

2) 보건복지부장관, 질병관리청장, 시 · 도지사, 시장 · 군수 · 구청장(시장 · 군수 · 구청장으로부터 예방접종업무를 위탁받은 의료기관 포함), 보건소장 또는 지정받은 감염병 표본감시기관

(1) 자료 내용 : 1) 외의 부분에 따른 개인정보가 포함된 자료

(2) 불가피한 사무의 내용

① 감염병환자 등의 신고 · 보고 · 파악 및 관리에 관한 사무(법 제11조~제13조 및 제15조)

② 감염병 표본감시 등에 관한 사무(법 제16조)

③ 실태조사에 관한 사무(법 제17조)

④ 역학조사에 관한 사무(법 제18조)

⑤ 건강진단에 관한 사무(법 제19조)

⑥ 해부명령에 관한 사무(법 제20조)

⑦ 고위험병원체에 관한 사무(법 제21조~제23조)

⑧ 예방접종에 관한 사무(법 제24조, 제25조, 제26조의2, 제27조~제32조 및 제33조의4)

⑨ 감염병관리기관 지정, 감염병관리시설, 격리소, 요양소 및 진료소의 설치 · 운영에 관한 사무(법 제36조 및 제37조)

⑩ 감염병환자 등의 관리 및 감염병의 방역 · 예방 조치에 관한 사무(법 제41조~제43조, 제45조~제47조, 제49조 및 제50조)

⑪ 소독업의 신고에 관한 사무(법 제52조 및 제53조)

⑫ 소독업자 등에 관한 교육에 관한 사무(법 제55조)

⑬ 손실보상 및 예방접종 등에 따른 피해의 국가보상에 관한 사무(법 제70조~제72조)

【예상문제】

1. 「감염병의 예방 및 관리에 관한 법률」에 의한 질병관리청장의 권한의 일부를 위임받을 수 있는 자는?

① 시장 · 군수　② 시 · 도지사　③ 보건소장　④ 경찰서장　⑤ 구청장

[답] ②

2. 보건복지부장관이 권한을 질병관리청장에게 위임한 사항과 거리가 먼 것은?

① 전문위원회의 운영에 관한 업무
② 청문의 실시에 관한 업무
③ 임시예방접종의 요청에 관한 업무
④ 고위험병원체의 분리신고에 관한 업무
⑤ 감염병위기 시 감염병관리기관의 설치 등에 관한 업무

[답] ②

제76조의2(정보 제공 요청 및 정보 확인 등) ① 질병관리청장 또는 시·도지사는 감염병 예방·관리 및 감염 전파의 차단을 위하여 필요한 경우 관계 중앙행정기관(그 소속기관 및 책임운영기관을 포함한다)의 장, 지방자치단체의 장(「지방교육자치에 관한 법률」 제18조에 따른 교육감을 포함한다), 「공공기관의 운영에 관한 법률」 제4조에 따른 공공기관, 의료기관 및 약국, 법인·단체·개인에 대하여 감염병환자등, 감염병의심자 및 예방접종을 받은 자에 관한 다음 각 호의 정보 제공을 요청할 수 있으며, 요청을 받은 자는 이에 따라야 한다. <개정 2023. 3. 28.>

1. 성명, 「주민등록법」 제7조의2제1항에 따른 주민등록번호, 주소 및 전화번호(휴대전화번호를 포함한다) 등 인적사항
2. 「의료법」 제17조에 따른 처방전 및 같은 법 제22조에 따른 진료기록부등
3. 「국민건강보험법」 제5조에 따른 가입자 및 피부양자 또는 「의료급여법」 제3조에 따른 수급권자에 관한 정보 중 장애중증도, 장애유형, 소득분위 등 감염병 예방·관리를 위하여 필요한 정보로서 대통령령으로 정하는 정보
4. 진료이력, 투약정보, 상병내역 등 「국민건강보험법」 제47조에 따른 요양급여비용의 청구와 지급에 관한 정보 및 「의료급여법」 제11조에 따른 급여비용의 청구와 지급에 관한 정보로서 대통령령으로 정하는 정보
5. 질병관리청장이 정하는 기간의 출입국관리기록
6. 그 밖에 이동경로를 파악하기 위하여 대통령령으로 정하는 정보

② 질병관리청장, 시·도지사 또는 시장·군수·구청장은 감염병 예방·관리 및 감염 전파의 차단을 위하여 필요한 경우 감염병환자등 및 감염병의심자의 위치정보를 「국가경찰과 자치경찰의 조직 및 운영에 관한 법률」에 따른 경찰청, 시·도경찰청 및 경찰서(이하 이 조에서 "경찰관서"라 한다)의 장에게 요청할 수 있다. 이 경우 질병관리청장, 시·도지사 또는 시장·군수·구청장의 요청을 받은 경찰관서의 장은 「위치정보의

보호 및 이용 등에 관한 법률」 제15조 및 「통신비밀보호법」 제3조에도 불구하고 「위치정보의 보호 및 이용 등에 관한 법률」 제5조제7항에 따른 개인위치정보사업자, 「전기통신사업법」 제2조제8호에 따른 전기통신사업자에게 감염병환자등 및 감염병의심자의 위치정보를 요청할 수 있고, 요청을 받은 위치정보사업자와 전기통신사업자는 정당한 사유가 없으면 이에 따라야 한다. <개정 2023. 3. 28.>

③ 질병관리청장은 제1항 및 제2항에 따라 수집한 정보를 관련 중앙행정기관의 장, 지방자치단체의 장, 국민건강보험공단 이사장, 건강보험심사평가원 원장, 「보건의료기본법」 제3조제4호의 보건의료기관(이하 "보건의료기관"이라 한다) 및 그 밖의 단체 등에게 제공할 수 있다. 이 경우 보건의료기관 등에 제공하는 정보는 감염병 예방·관리 및 감염 전파의 차단을 위하여 해당 기관의 업무에 관련된 정보로 한정한다. <개정 2023. 3. 28.>

④ 질병관리청장은 감염병 예방·관리 및 감염 전파의 차단을 위하여 필요한 경우 제3항 전단에도 불구하고 다음 각 호의 정보시스템을 활용하여 보건의료기관에 제1항제5호에 따른 정보 및 같은 항 제6호에 따른 이동경로 정보를 제공하여야 한다. 이 경우 보건의료기관에 제공하는 정보는 해당 기관의 업무에 관련된 정보로 한정한다. <개정 2023. 3. 28.>

1. 국민건강보험공단의 정보시스템
2. 건강보험심사평가원의 정보시스템
3. 감염병의 국내 유입 및 확산 방지를 위하여 질병관리청장이 필요하다고 인정하여 지정하는 기관의 정보시스템

⑤ 의료인, 약사 및 보건의료기관의 장은 의료행위를 하거나 의약품을 처방·조제하는 경우 제4항 각 호의 어느 하나에 해당하는 정보시스템을 통하여 같은 항에 따라 제공된 정보를 확인하여야 한다. <신설 2020. 3. 4.>

⑥ 제3항 및 제4항에 따라 정보를 제공받은 자는 이 법에 따른 감염병 관련 업무 이외의 목적으로 정보를 사용할 수 없으며, 업무 종료 시 지체 없이 파기하고 질병관리청장에게 통보하여야 한다. <개정 2020. 8. 11.>

⑦ 질병관리청장, 시·도지사 또는 시장·군수·구청장은 제1항 및 제2항에 따라 수집된 정보의 주체에게 다음 각 호의 사실을 통지하여야 한다. <개정 2023. 3. 28.>

1. 감염병 예방·관리 및 감염 전파의 차단을 위하여 필요한 정보가 수집되었다는 사실
2. 제1호의 정보가 다른 기관에 제공되었을 경우 그 사실
3. 제2호의 경우에도 이 법에 따른 감염병 관련 업무 이외의 목적으로 정보를 사용할 수 없으며, 업무 종료 시 지체 없이 파기된다는 사실

⑧ 제3항 및 제4항에 따라 정보를 제공받은 자가 이 법의 규정을 위반하여 해당 정보를 처리한 경우에는 「개인정보 보호법」에 따른다. <개정 2020. 3. 4.>

⑨ 제3항에 따른 정보 제공의 대상·범위 및 제7항에 따른 통지의 방법 등에 관하여 필요한 사항은 보건복지부령으로 정한다. <개정 2020. 3. 4.>

[본조신설 2015. 7. 6.][제목개정 2020. 3. 4.]

[시행령] **제32조의2(제공 요청할 수 있는 정보)** ① 법 제76조의2제1항제3호에서 "대통령령으로 정하는 정보"란 다음 각 호의 정보를 말한다. <신설 2023. 9. 26.>

1. 「국민건강보험법」 제5조에 따른 가입자 및 피부양자에 관한 정보 중 장애중증도, 장애유형, 소득분위 및 사업장 정보
2. 「의료급여법」 제3조에 따른 수급권자에 관한 정보 중 장애중증도, 장애유형 및 소득분위 정보
3. 그 밖에 제1호 또는 제2호에 준하는 것으로서 질병관리청장이 감염병 예방·관리 및 감염 전파의 차단을 위하여 필요하다고 정하여 고시하는 정보

② 법 제76조의2제1항제4호에서 "대통령령으로 정하는 정보"란 다음 각 호의 정보를 말한다. <신설 2023. 9. 26.>

1. 「국민건강보험법」 제47조에 따른 요양급여비용의 청구와 지급에 관한 정보 중 진료이력, 투약정보, 상병내역 및 요양기관 정보
2. 「의료급여법」 제11조에 따른 급여비용의 청구와 지급에 관한 정보 중 진료이력, 투약정보, 상병내역 및 의료급여기관 정보
3. 그 밖에 제1호 또는 제2호에 준하는 것으로서 질병관리청장이 감염병 예방·관리 및 감염 전파의 차단을 위하여 필요하다고 정하여 고시하는 정보

③ 법 제76조의2제1항제6호에서 "대통령령으로 정하는 정보"란 다음 각 호의 정보를 말한다. <개정 2023. 9. 12., 2023. 9. 26.>

1. 「여신전문금융업법」 제2조제3호·제6호 및 제8호에 따른 신용카드·직불카드·선불카드 사용명세
2. 「대중교통의 육성 및 이용촉진에 관한 법률」 제10조의2제1항에 따른 교통카드 사용명세
3. 「개인정보 보호법」 제2조제7호에 따른 고정형 영상정보처리기기를 통하여 수집된 영상정보

[본조신설 2016. 1. 6.][종전 제32조의2는 제32조의3으로 이동 <2016. 1. 6.>]

[시행규칙] **제47조의2(감염병 차단을 위한 정보 제공 대상 등)** ① 질병관리청장은 법 제76조의2 제3항에 따라 다음 각 호의 대상에게 법 제76조의2 제1항 및 제2항에 따라 수집한 정보를 제공할 수 있다. <개정 2020.9.11.>

1. 중앙행정기관의 장
2. 지방자치단체의 장

3. 국민건강보험공단 이사장
4. 건강보험심사평가원 원장
5. 「보건의료기본법」 제3조 제4호에 따른 보건의료기관
6. 「의료법」 제28조에 따른 의료인 단체 및 「약사법」 제11조에 따른 약사회
7. 「의료법」 제52조에 따른 의료기관 단체

② 질병관리청장은 제1항에 따라 정보를 제공하는 경우에 다음 각 호의 정보시스템을 활용할 수 있다. <신설 2020.9.11.>

1. 국민건강보험공단의 정보시스템
2. 건강보험심사평가원의 정보시스템
3. 그 밖에 감염병 예방 및 감염 전파의 차단을 위하여 질병관리청장이 필요하다고 인정하여 지정하는 기관의 정보시스템

③ 법 제76조의2 제6항에 따른 정보의 파기 결과 통보는 서면으로 해야 한다. <개정 2020.3.4.>

④ 법 제76조의2 제7항에 따른 통지는 전자우편 · 서면 · 팩스 · 전화 또는 이와 유사한 방법 중 어느 하나의 방법으로 해야 한다. <개정 2020.3.4.> [본조신설 2016.1.7.]

【핵심요약】

1. 정보 제공 요청

1) 요청권자 : 질병관리청장 또는 시·도지사
2) 사유 : 감염병 예방 및 감염 전파의 차단을 위하여 필요한 경우
3) 요청 대상
   (1) 관계 중앙행정기관(그 소속기관 및 책임운영기관 포함)의 장
   (2) 지방자치단체의 장(교육감 포함)
   (3) 공공기관
   (4) 의료기관 및 약국
   (5) 법인 · 단체 · 개인
4) 요청 내용 : 감염병환자등, 감염병의심자 및 예방접종을 받은 자에 관한 다음 각 호의 정보 제공을 요청할 수 있으며, 요청을 받은 자는 이에 따라야 함
   (1) 주민등록번호, 주소 및 전화번호(휴대전화번호를 포함) 등 인적사항
   (2) 처방전 및 진료기록부 등
   (3) 건강보험 가입자 및 피부양자 또는 의료급여 수급권자에 관한 정보 중 장애중증도, 장애유형, 소득분위 등 감염병 예방 · 관리를 위하여 필요한 정보
   (4) 진료이력, 투약정보, 상병내역 등 요양급여비용의 청구와 지급에 관한 정보 및 의료급여비용의 청구와 지급에 관한 정보

※ (3), (4)에 관한 정보는 대통령령으로 정하는 정보임

(5) 질병관리청장이 정하는 기간의 출입국관리기록

(6) 그 밖에 이동경로를 파악하기 위하여 대통령령으로 정하는 정보

2. 위치정보 요청

1) 요청권자 : 질병관리청장, 시 · 도지사 또는 시장 · 군수 · 구청장

2) 사유 : 감염병 예방 및 감염 전파의 차단을 위하여 필요한 경우

3) 요청 대상 : 경찰관서(경찰청, 시 · 도경찰청 및 경찰서)의 장

4) 요청 내용 : 감염병환자 등 및 감염병의심자의 위치정보

5) 질병관리청장, 시 · 도지사 또는 시장 · 군수 · 구청장의 요청을 받은 경찰관서의 장의 조치 : 개인위치정보사업자, 전기통신사업자에게 감염병환자 등 및 감염이 우려되는 사람의 위치정보를 요청할 수 있음

※ 요청을 받은 위치정보사업자와 전기통신사업자는 정당한 사유가 없으면 이에 따라야 함

3. 수집한 정보의 제공

1) 제공권자 : 질병관리청장

2) 내용 : 1. 및 2.에 따라 수집한 정보

※ 이 경우 보건의료기관 등에 제공하는 정보는 감염병 예방 및 감염 전파의 차단을 위하여 해당 기관의 업무에 관련된 정보로 한정

3) 제공 대상

(1) 중앙행정기관의 장

(2) 지방자치단체의 장

(3) 국민건강보험공단 이사장

(4) 건강보험심사평가원 원장

(5) 보건의료기관

(6) 의료인 단체 및 약사회

(7) 의료기관 단체

4) 정보제공시 활용 가능한 정보시스템

(1) 국민건강보험공단의 정보시스템

(2) 건강보험심사평가원의 정보시스템

(3) 그 밖에 감염병 예방 및 감염 전파의 차단을 위하여 질병관리청장이 필요하다고 인정하여 지정하는 기관의 정보시스템

5) 정보를 제공받은 자의 의무

(1) 이 법에 따른 감염병 관련 업무 이외의 목적으로 정보를 사용할 수 없음

(2) 업무 종료 시 지체 없이 파기하고 보건복지부장관에게 통보하여야 함
※ 정보의 파기 결과 통보는 서면으로 하여야 함
6) 정보를 제공받은 자가 이 법의 규정을 위반하여 해당 정보를 처리한 경우 : 「개인정보 보호법」에 따름

4. 정보 주체에게 통지

1) 통지권자 : 질병관리청장, 시 · 도지사 또는 시장 · 군수 · 구청장
2) 대상 : 1. 및 2.에 따라 수집된 정보의 주체
3) 통지 사실
(1) 감염병 예방 및 감염 전파의 차단을 위하여 필요한 정보가 수집되었다는 사실
(2) (1)의 정보가 다른 기관에 제공되었을 경우 그 사실
(3) (2)의 경우에도 이 법에 따른 감염병 관련 업무 이외의 목적으로 정보를 사용할 수 없으며, 업무 종료 시 지체 없이 파기된다는 사실
※ 통지는 전자우편 · 서면 · 팩스 · 전화 또는 이와 유사한 방법 중 어느 하나의 방법으로 하여야 함

5. 보건복지부령으로 정하는 사항

- 정보 제공의 대상 · 범위 및 통지의 방법 등에 관하여 필요한 사항

【예상문제】

1. 감염병 예방 및 감염 전파의 차단을 위하여 필요한 경우 감염병환자 등 및 감염이 우려되는 사람의 위치정보를 경찰관서의 장에게 요청할 수 없는 사람은?
① 질병관리청장 ② 시 · 도지사 ③ 시장 · 군수 · 구청장 ④ 보건소장

[답] ④

2. 질병관리청장이 감염병 예방 및 감염 전파의 차단을 위하여 필요한 경우 수집한 정보를 제공할 수 있는 사람이 아닌 것은?
① 중앙행정기관의 장 ② 지방자치단체의 장 ③ 보건소장
④ 국민건강보험공단 이사장 ⑤ 의료인 단체 및 약사회

[답] ③

第76조의3(감염병 정보의 분석 및 연구) ① 질병관리청장은 감염병 예방 · 관리 및 감염 전파의 차단을 위하여 필요한 경우 다음 각 호의 정보를 분석하거나 감염병 관련 연구에 이용할 수 있다.

1. 제11조제5항에 따른 신고 및 제13조에 따른 보고를 통하여 수집한 정보
2. 제18조에 따른 역학조사 정보
3. 제28조의 예방접종 기록 정보
4. 제29조의 예방접종에 관한 역학조사 정보
5. 제76조의2제1항 및 제2항에 따라 제공받은 정보
6. 그 밖에 감염병 예방·관리 및 감염 전파의 차단을 위하여 필요한 정보로서 질병관리청장이 정하는 정보

② 질병관리청장이 제1항에 따라 개인정보를 이용하는 경우에는 「개인정보 보호법」 제2조제1호의2에 따른 가명처리(이하 이 조에서 "가명처리"라 한다)를 하여야 한다. 다만, 다음 각 호의 어느 하나에 해당하는 경우에는 그러하지 아니하다.

1. 병상배정 등 긴급한 조치가 필요하여 가명처리를 할 시간적 여유가 없는 경우
2. 예방접종 후 이상반응 대응, 감염병 후유증 관리, 감염취약계층 지원 등 가명처리한 개인정보로는 원활한 업무 수행이 어려운 경우

③ 제1항에 따라 개인정보를 이용하는 경우에는 그 법적 근거, 목적 및 범위 등에 관하여 필요한 사항을 「개인정보 보호법」 제18조제4항에 따라 관보 또는 인터넷 홈페이지 등에 게재하여야 한다. 다만, 제2항 각 호 외의 부분 본문에 따라 가명처리하여 이용하는 경우에는 그러하지 아니하다.

[본조신설 2023. 3. 28.][종전 제76조의3은 제76조의4로 이동 <2023. 3. 28.>]

제76조의4(준용규정) 제42조제6항은 제41조제1항, 제47조제3호, 제49조제1항제14호에 따른 입원 또는 격리에 관하여도 준용한다. <개정 2020.8.12.> [본조신설 2020.3.4.] [제76조의3에서 이동, 종전 제76조의4는 제76조의5로 이동 <2023. 3. 28.>]

【핵심요약】

준용규정

- 법 제42조제6항은 법 제41조제1항·제2항, 법 제47조제3호, 법 제49조제1항제14호에 따른 입원 또는 격리에 관하여도 준용

1) 법 제42조제6항 : 보건복지부장관, 시·도지사 또는 시장·군수·구청장은 조사·진찰·격리·치료 또는 입원 조치를 위하여 필요한 경우에는 관할 경찰서장에게 협조를 요청할 수 있음. 이 경우 요청을 받은 관할 경찰서장은 정당한 사유가 없으면 이에 따라야 함

2) 법 제41조제1항 : 감염병 중 특히 전파 위험이 높은 감염병으로서 제1급감염병 및 보건복지부장관이 고시한 감염병에 걸린 감염병환자 등은 감염병관리기관에서 입원 치료를 받아야 함
3) 법 제47조제3호 : 감염병의심자를 적당한 장소에 일정한 기간 입원 또는 격리시키는 것
4) 법 제49조제1항제14호 : 감염병의심자를 적당한 장소에 일정한 기간 입원 또는 격리시키는 것

제76조의5(벌칙 적용에서 공무원 의제) 심의위원회 위원 중 공무원이 아닌 사람은 「형법」 제127조 및 제129조부터 제132조까지의 규정을 적용할 때에는 공무원으로 본다.
[본조신설 2020.3.4.] [제76조의4에서 이동 <2023. 3. 28.>]

【핵심요약】

벌칙 적용에서 공무원 의제

- 심의위원회 위원 중 공무원이 아닌 사람은 「형법」 제127조 및 제129조부터 제132조까지의 규정을 적용할 때에는 공무원으로 봄

※ 「형법」 제127조(공무상 비밀의 누설), 제129조(수뢰, 사전수뢰), 제130조(제삼자뇌물제공), 제131조(수뢰후부정처사, 사후수뢰), 제132조(알선수뢰)

제12장 벌칙

제77조(벌칙) 다음 각 호의 어느 하나에 해당하는 자는 5년 이하의 징역 또는 5천만원 이하의 벌금에 처한다. <개정 2020.12.15.>
1. 제22조제1항 또는 제2항을 위반하여 고위험병원체의 반입 허가를 받지 아니하고 반입한 자
2. 제23조의3제1항을 위반하여 보유허가를 받지 아니하고 생물테러감염병병원체를 보유한 자
3. 제40조의3제1항을 위반하여 의료·방역 물품을 수출하거나 국외로 반출한 자

[전문개정 2020.3.4.]

【핵심요약】

5년 이하의 징역 또는 5천만원 이하의 벌금

1) 고위험병원체의 반입 허가를 받지 아니하고 반입한 자(법 제22조제1항 또는 제2항)

2) 보유허가를 받지 아니하고 생물테러감염병병원체를 보유한 자(법 제23조의3제1항)
3) 수출금지 등을 위반하여 의료·방역물품 등을 수출하거나 국외로 반출한 자

【예상문제】

1. 다음 중 5년 이하의 징역 또는 5천만원 이하의 벌금에 처하는 경우는?
   ① 업무상 알게 된 비밀을 누설한 자
   ② 고위험병원체의 분리, 분양 · 이동 신고를 하지 아니하거나 거짓으로 신고한 자
   ③ 고위험병원체에 대한 안전관리 점검을 거부 · 방해 또는 기피한 자
   ④ 정당한 사유 없이 방역관의 조치에 협조하지 않은 자
   ⑤ 고위험병원체의 반입 허가를 받지 아니하고 반입한 자

[답] ⑤

제78조(벌칙) 다음 각 호의 어느 하나에 해당하는 자는 3년 이하의 징역 또는 3천만원 이하의 벌금에 처한다. <개정 2020.9.29.>
1. 제23조제2항에 따른 허가를 받지 아니하거나 같은 조 제3항 본문에 따른 변경허가를 받지 아니하고 고위험병원체 취급시설을 설치 · 운영한 자
2. 제23조의3제3항에 따른 변경허가를 받지 아니한 자
3. 제74조를 위반하여 업무상 알게 된 비밀을 누설하거나 업무목적 외의 용도로 사용한 자

【핵심요약】

3년 이하의 징역 또는 3천만원 이하의 벌금
1) 허가를 받지 아니하거나 변경허가를 받지 아니하고 고위험병원체 취급시설을 설치 · 운영한 자(법 제23조제2항 및 제3항 본문)
2) 생물테러감염병병원체 보유 허가를 받은 자가 허가받은 사항을 변경하고자 하는 경우 변경허가를 받지 아니한 자(법 제23조의3제3항)
3) 감염병 관련 업무에 종사하는 자 또는 종사하였던 자로서 업무상 알게 된 비밀을 누설하거나 업무목적 외의 용도로 사용한 자(법 제74조)

【예상문제】

1. 보건의료기관 또는 단체 등에서 건강진단 등 감염병 관련 업무에 종사하는 자가 업무상 알게 된 타인의 비밀을 누설하거나 업무목적 외의 용도로 사용한 자 경우에 해당하는 벌칙은?
   ① 3년 이하의 징역 또는 3천만원 이하의 벌금 ② 200만원 이하의 벌금
   ③ 5년 이하의 징역 또는 5천만원 이하의 벌금 ④ 300만원 이하의 벌금

⑤ 2년 이하의 징역 또는 2천만원 이하의 벌금

[답] ①

제79조(벌칙) 다음 각 호의 어느 하나에 해당하는 자는 2년 이하의 징역 또는 2천만원 이하의 벌금에 처한다. <개정 2021.3.9.>

1. 제18조제3항을 위반한 자
2. 제21조제1항부터 제3항까지 또는 제22조제3항에 따른 신고를 하지 아니하거나 거짓으로 신고한 자

2의2. 제21조제5항에 따른 현장조사를 정당한 사유 없이 거부·방해 또는 기피한 자

2의3. 제23조제2항에 따른 신고를 하지 아니하고 고위험병원체 취급시설을 설치·운영한 자

3. 제23조제8항에 따른 안전관리 점검을 거부·방해 또는 기피한 자

3의2. 제23조의2에 따른 고위험병원체 취급시설의 폐쇄명령 또는 운영정지명령을 위반한 자

3의3. 제49조제4항을 위반하여 정당한 사유 없이 폐쇄 명령에 따르지 아니한 자

4. 제60조제4항을 위반한 자(다만, 공무원은 제외한다)
5. 제76조의2제6항을 위반한 자

【핵심요약】

2년 이하의 징역 또는 2천만원 이하의 벌금

1) 질병관리청장, 시 · 도지사 또는 시장 · 군수 · 구청장이 실시하는 역학조사에서 다음의 행위를 한 자(법 제18조제3항)
   (1) 정당한 사유 없이 역학조사를 거부 · 방해 또는 회피하는 행위
   (2) 거짓으로 진술하거나 거짓 자료를 제출하는 행위
   (3) 고의적으로 사실을 누락 · 은폐하는 행위
2) 고위험병원체의 분리, 분양 · 이동 신고를 하지 아니하거나 거짓으로 신고한 자(법 제21조제1항~제3항 또는 제22조제3항)
3) 고위험병원체의 분리신고를 받아 이에 따른 현장조사를 정당한 사유 없이 거부 · 방해 또는 기피한 자(법 제21조제5항)
4) 신고를 하지 아니하고 고위험병원체 취급시설을 설치 · 운영한 자(법 제23조제2항)
5) 고위험병원체를 검사, 보존, 관리 및 이동하는 자에 대한 안전관리 점검을 거부 · 방해 또는 기피한 자(법 제23조제8항)
6) 고위험병원체 취급시설의 폐쇄명령 또는 운영정지명령을 위반한 자(법 제23조의2)
7) 정당한 사유 없이 방역관의 조치에 협조하지 않은 자(공무원은 제외, 법 제60조제4항)

8) 감염병 예방 및 감염 전파의 차단을 위하여 정보를 제공받은 자가 감염병 관련 업무 이외의 목적으로 정보를 사용하거나, 업무 종료 시 지체 없이 파기하지 않고 질병관리청장에게 통보하지 않은 자(법 제76조의2제6항)

【예상문제】

1. 다음 중 2년 이하의 징역 또는 2천만원 이하의 벌금에 처하는 경우는?
   ① 고위험병원체 취급 해당자가 아니면서 고위험병원체를 취급한 자
   ② 생물테러감염병병원체 보유 허가를 받은 자가 허가받은 사항을 변경하고자 하는 경우 변경허가를 받지 아니한 자
   ③ 수출금지 등을 위반하여 의료·방역물품 등을 수출하거나 국외로 반출한 자
   ④ 고위험병원체의 반입 허가를 받지 아니하고 반입한 자
   ⑤ 정당한 사유 없이 역학조사를 거부 · 방해 또는 회피하는 행위

[답] ⑤

제79조의2(벌칙) 제79조의2(벌칙) 다음 각 호의 어느 하나에 해당하는 자는 1년 이하의 징역 또는 2천만원 이하의 벌금에 처한다. <개정 2023. 5. 19.>
1. 제18조의4제4항을 위반하여 같은 조 제2항에 따른 질병관리청장 또는 시 · 도지사의 자료제출 요구를 받고 이를 거부 · 방해 · 회피하거나, 거짓자료를 제출하거나 또는 고의적으로 사실을 누락 · 은폐한 자
2. 제23조의4제1항을 위반하여 고위험병원체를 취급한 자
3. 제23조의4제2항을 위반하여 고위험병원체를 취급하게 한 자
4. 제76조의2제1항을 위반하여 질병관리청장 또는 시 · 도지사의 요청을 거부하거나 거짓자료를 제공한 의료기관 및 약국, 법인 · 단체 · 개인
5. 제76조의2제2항 후단을 위반하여 경찰관서의 장의 요청을 거부하거나 거짓자료를 제공한 자

[본조신설 2015. 12. 29.]

【핵심요약】

1년 이하의 징역 또는 2천만원 이하의 벌금

1) 질병관리청장 또는 시 · 도지사의 자료제출 요구를 받고 이를 거부 · 방해 · 회피하거나, 거짓자료를 제출하거나 또는 고의적으로 사실을 누락 · 은폐한 자(법 제18조의4제4항)

2) 고위험병원체 취급 해당자가 아니면서 고위험병원체를 취급한 자(법 제23조의4제1항)
3) 고위험병원체 취급 해당자가 아닌 자에게 고위험병원체를 취급하게 한 자(법 제23조의4제2항)
4) 감염병환자 등 및 감염이 우려되는 사람의 정보 제공 요청을 거부하거나 거짓자료를 제공한 의료기관 및 약국, 법인·단체·개인(제76조의2제1항)
5) 감염병환자 등 및 감염이 우려되는 사람의 위치정보 요청을 받은 위치정보사업자와 전기통신사업자가 정당한 사유 없이 경찰관서의 요청을 거부한 자(제76조의2제2항 후단)

【예상문제】

1. 경찰관서로부터 감염병환자 등의 위치정보 요청을 받은 위치정보사업자와 전기통신사업자가 정당한 사유 없이 요청을 거부한 경우 벌칙은?
   ① 5년 이하의 징역 또는 5천만원 이하의 벌금
   ② 3년 이하의 징역 또는 3천만원 이하의 벌금
   ③ 2년 이하의 징역 또는 2천만원 이하의 벌금
   ④ 1년 이하의 징역 또는 2천만원 이하의 벌금
   ⑤ 300만원 이하의 벌금

[답] ④

제79조의3(벌칙) 다음 각 호의 어느 하나에 해당하는 자는 1년 이하의 징역 또는 1천만원 이하의 벌금에 처한다. <개정 2020.8.12.>
1. 제41조제1항을 위반하여 입원치료를 받지 아니한 자
2. 삭제 <2020.8.12.>
3. 제41조제2항을 위반하여 자가치료 또는 시설치료 및 의료기관 입원치료를 거부한 자
4. 제42조제1항 · 제2항제1호 · 제3항 또는 제7항에 따른 입원 또는 격리 조치를 거부한 자
5. 제47조제3호 또는 제49조제1항제14호에 따른 입원 또는 격리 조치를 위반한 자

[본조신설 2020.3.4.] [종전 제79조의3은 제79조의4로 이동 <2020.3.4.>]

【핵심요약】

1년 이하의 징역 또는 1천만원 이하의 벌금

1) 법 제41조제1항을 위반하여 입원치료를 받지 아니한 자 : 법 제41조제1항 : 감염병 중 특히 전파 위험이 높은 감염병으로서 제1급감염병 및 질병관리청장이 고시한 감염병에 걸린 감염병환자 등은 감염병관리기관에서 입원치료를 받아야 함
2) 법 제41조제2항을 위반하여 자가치료 또는 시설치료 및 의료기관 입원치료를 거부한

자 : 법 제41조제2항 : 질병관리청장, 시 · 도지사 또는 시장 · 군수 · 구청장은 다음의 어느 하나에 해당하는 사람에게 자가치료, 시설치료 또는 의료기관 입원치료를 하게 할 수 있다.

(1) 제1항에도 불구하고 의사가 자가치료 또는 시설치료가 가능하다고 판단하는 사람

(2) 제1항에 따른 입원치료 대상자가 아닌 사람

(3) 감염병의심자

3) 법 제42조제1항 · 제2항제1호 · 제3항 또는 제7항에 따른 입원 또는 격리 조치를 거부한 자

(1) 법 제42조제1항 : 질병관리청장, 시 · 도지사 또는 시장 · 군수 · 구청장은 해당 공무원으로 하여금 해당하는 감염병환자등이 있다고 인정되는 주거시설, 선박 · 항공기 · 열차 등 운송수단 또는 그 밖의 장소에 들어가 필요한 조사나 진찰을 하게 할 수 있으며, 그 진찰 결과 감염병환자등으로 인정될 때에는 동행하여 치료받게 하거나 입원시킬 수 있음

(2) 법 제42조제2항제1호 : 질병관리청장, 시 · 도지사 또는 시장 · 군수 · 구청장은 제1급감염병이 발생한 경우 해당 공무원으로 하여금 감염병의심자에게 자가 또는 시설에 격리 조치를 하게 할 수 있음

(3) 법 제42조제3항 : 질병관리청장, 시 · 도지사 또는 시장 · 군수 · 구청장은 조사나 진찰 결과 감염병환자등으로 인정된 사람에 대해서는 해당 공무원과 동행하여 치료받게 하거나 입원시킬 수 있음

(4) 법 제42조제7항 : 질병관리청장, 시 · 도지사 또는 시장 · 군수 · 구청장은 조사거부자를 자가 또는 감염병관리시설에 격리할 수 있으며, 조사 · 진찰 결과 감염병환자 등으로 인정될 때에는 감염병관리시설에서 치료받게 하거나 입원시켜야 함

4) 법 제47조제3호 또는 법 제49조제1항제14호에 따른 입원 또는 격리 조치를 위반한 자

- 법 제47조제3호 또는 법 제49조제1항제14호 : 감염병의심자를 적당한 장소에 일정한 기간 입원 또는 격리시키는 것

【예상문제】

1. 감염병 중 특히 전파 위험이 높은 감염병으로서 제1급감염병 및 질병관리청장이 고시한 감염병에 걸린 감염병환자 등은 감염병관리기관에서 입원치료를 받아야 하는데 이를 위반하여 입원치료를 받자 아니한 자에 대한 벌칙은?

① 5년 이하의 징역 또는 5천만원 이하의 벌금

② 3년 이하의 징역 또는 3천만원 이하의 벌금
③ 2년 이하의 징역 또는 2천만원 이하의 벌금
④ 1년 이하의 징역 또는 2천만원 이하의 벌금
⑤ 1년 이하의 징역 또는 1천만원 이하의 벌금

[답] ⑤

제79조의4(벌칙) 다음 각 호의 어느 하나에 해당하는 자는 500만원 이하의 벌금에 처한다.

1. 제1급감염병 및 제2급감염병에 대하여 제11조에 따른 보고 또는 신고 의무를 위반하거나 거짓으로 보고 또는 신고한 의사, 치과의사, 한의사, 군의관, 의료기관의 장 또는 감염병병원체 확인기관의 장
2. 제1급감염병 및 제2급감염병에 대하여 제11조에 따른 의사, 치과의사, 한의사, 군 의관, 의료기관의 장 또는 감염병병원체 확인기관의 장의 보고 또는 신고를 방해한 자

[본조 신설 2020.3.4.] [종전 제79조의3에서 이동 <2020.3.4.>]

【핵심요약】

500만원 이하의 벌금

1) 제1급감염병 및 제2급감염병에 대하여 보고 또는 신고 의무를 위반하거나 거짓으로 보고 또는 신고한 의사, 치과의사, 한의사, 군의관, 의료기관의 장 또는 감염병병원체 확인기관의 장(법 제11조)
2) 제1급감염병 및 제2급감염병에 대하여 의사, 치과의사, 한의사, 군의관, 의료기관의 장 또는 감염병병원체 확인기관의 장의 보고 또는 신고를 방해한 자(법 제11조)

【예상문제】

1. 제1급감염병 및 제2급감염병에 대하여「감염병의 예방 및 관리에 관한 법률」제11조에 따른 보고 의무를 위반한 의사에 대한 벌칙은?

① 5년 이하의 징역 또는 5천만원 이하의 벌금
② 3년 이하의 징역 또는 3천만원 이하의 벌금
③ 2년 이하의 징역 또는 2천만원 이하의 벌금
④ 1년 이하의 징역 또는 2천만원 이하의 벌금
⑤ 500만원 이하의 벌금

[답] ⑤

제80조(벌칙) 다음 각 호의 어느 하나에 해당하는 자는 300만원 이하의 벌금에 처한다. <개정 2020.8.12.>

1. 제3급감염병 및 제4급감염병에 대하여 제11조에 따른 보고 또는 신고 의무를 위반하거나 거짓으로 보고 또는 신고한 의사, 치과의사, 한의사, 군의관, 의료기관의 장, 감염병병원체 확인기관의 장 또는 감염병 표본감시기관
2. 제3급감염병 및 제4급감염병에 대하여 제11조에 따른 의사, 치과의사, 한의사, 군의관, 의료기관의 장, 감염병병원체 확인기관의 장 또는 감염병 표본감시기관의 보고 또는 신고를 방해한 자

2의2. 제13조제2항에 따른 감염병병원체 검사를 거부한 자

3. 제37조제4항을 위반하여 감염병관리시설을 설치하지 아니한 자
4. 삭제 <2020.3.4.>
5. 제42조에 따른 강제처분에 따르지 아니한 자(제42조제1항·제2항제1호·제3항 및 제7항에 따른 입원 또는 격리 조치를 거부한 자는 제외한다)
6. 제45조를 위반하여 일반인과 접촉하는 일이 많은 직업에 종사한 자 또는 감염병환자등을 그러한 직업에 고용한 자
7. 제47조(같은 조 제3호는 제외한다) 또는 제49조제1항(같은 항 제2호의2부터 제2호의4까지 및 제3호 중 건강진단에 관한 사항과 같은 항 제14호는 제외한다)에 따른 조치에 위반한 자
8. 제52조제1항에 따른 소독업 신고를 하지 아니하거나 거짓이나 그 밖의 부정한 방법으로 신고하고 소독업을 영위한 자
9. 제54조제1항에 따른 기준과 방법에 따라 소독하지 아니한 자

【핵심요약】

300만원 이하의 벌금

1) 제3급감염병 및 제4급감염병에 대하여 보고 또는 신고 의무를 위반하거나 거짓으로 보고 또는 신고한 의사, 치과의사, 한의사, 군의관, 의료기관의 장, 감염병병원체 확인기관의 장 또는 감염병 표본감시기관(법 제11조)
2) 제3급감염병 및 제4급감염병에 대하여 의사, 치과의사, 한의사, 군의관, 의료기관의 장, 감염병병원체 확인기관의 장 또는 감염병 표본감시기관의 보고 또는 신고를 방해한 자(법 제11조)
3) 감염병병원체 검사를 거부한 자(법 제13조제2항)

4) 감염병관리기관이 아닌 의료기관을 일정 기간 동안 감염병관리기관으로 지정하였으나 이를 위반하여 감염병관리시설을 설치하지 아니한 자(법 제37조제4항)
5) 법 제42조에 따른 강제처분에 따르지 아니한 자(법 제42조제1항 · 제2항제1호 · 제3항 및 제7항에 따른 입원 또는 격리 조치를 거부한 자는 제외)
6) 일반인과 접촉하는 일이 많은 직업에 종사한 자 또는 감염병환자등을 그러한 직업에 고용한 자(법 제45조)
7) 법 제47조(제3호 제외)의 감염병 유행에 대한 방역 조치 또는 법 제49조제1항(같은 항 제2호의2부터 제2호의4까지 및 제3호 중 건강진단에 관한 사항과 제14호는 제외)의 감염병의 예방에 따른 조치에 위반한 자
8) 소독업 신고를 하지 아니하거나 거짓이나 그 밖의 부정한 방법으로 신고하고 소독업을 영위한 자(법 제52조제1항)
9) 보건복지부령으로 정하는 기준과 방법에 따라 소독하지 아니한 자(법 제54조제1항)

【예상문제】

1. 다음 중 300만원 이하의 벌금에 해당되는 경우는?
   ① 감염병환자의 업무의 일시적 제한 규정에 위반한 자
   ② 법정감염병에 대한 허위의 신고를 한 의사 또는 한의사
   ③ 예방접종에 관하여 허위의 증명을 한 자
   ④ 명령에 의한 건강진단을 기피한 자
   ⑤ 성병에 관한 건강진단을 받지 아니한 자를 영업에 종사하게 한 자

[답] ①

제81조(벌칙) 다음 각 호의 어느 하나에 해당하는 자는 200만원 이하의 벌금에 처한다. <개정 2021.3.9.>

1. 삭제 <2018.3.27.>
2. 삭제 <2018.3.27.>
3. 제12조제1항에 따른 신고를 게을리한 자
4. 세대주, 관리인 등으로 하여금 제12조제1항에 따른 신고를 하지 아니하도록 한 자
5. 삭제 <2015.7.6.>
6. 제20조에 따른 해부명령을 거부한 자
7. 제27조에 따른 예방접종증명서를 거짓으로 발급한 자

8. 제29조를 위반하여 역학조사를 거부·방해 또는 기피한 자
8의2. 제32조제2항을 위반하여 거짓이나 그 밖의 부정한 방법으로 예방접종을 받은 사람
9. 제45조제2항을 위반하여 성매개감염병에 관한 건강진단을 받지 아니한 자를 영업에 종사하게 한 자
10. 제46조 또는 제49조제1항제3호에 따른 건강진단을 거부하거나 기피한 자
11. 정당한 사유 없이 제74조의2제1항에 따른 자료 제공 요청에 따르지 아니하거나 거짓 자료를 제공한 자, 검사나 질문을 거부·방해 또는 기피한 자

【핵심요약】

200만원 이하의 벌금

1) 그 밖에 신고의무자로서 신고를 게을리한 자(법 제12조제1항)
2) 세대주, 관리인 등으로 하여금 신고를 하지 아니하도록 한 자(법 제12조제1항)
3) 해부명령을 거부한 자(법 제20조)
4) 예방접종증명서를 거짓으로 발급한 자(법 제27조)
5) 예방접종에 관한 역학조사를 거부·방해 또는 기피한 자(법 제29조)
6) 예방접종을 거짓이나 그 밖의 부정한 방법으로 받은 사람(법 제32조제2항)
7) 성매개감염병에 관한 건강진단을 받지 아니한 자를 영업에 종사하게 한 자(법 제45조제2항)
8) 건강진단을 거부하거나 기피한 자(법 제46조, 제49조제1항제3호)
9) 정당한 사유 없이 자료 제공 요청에 따르지 아니하거나 거짓 자료를 제공한 자, 검사나 질문을 거부·방해 또는 기피한 자(법 제74조의2제1항)

【예상문제】

1. 다음 중 200만원 이하의 벌금에 해당되는 경우는?

① 격리수용소를 탈출한 자
② 세대주 등 그 밖에 신고의무자가 그 신고를 게을리한 경우
③ 감염병환자가 그 격리수용을 거절한 경우
④ 감염병유행 시에 비방을 표방하여 방역진료행위를 방해한 경우
⑤ 허가 없이 소독업을 한 경우

[답] ②

제81조의2(형의 가중처벌) ① 단체나 다중(多衆)의 위력(威力)을 통하여 조직적 · 계획적으로 제79조 제1호의 죄를 범한 경우 그 죄에서 정한 형의 2분의 1까지 가중한다.
② 제79조의3 각 호의 죄를 범하여 고의 또는 중과실로 타인에게 감염병을 전파시킨 경우 그 죄에서 정한 형의 2분의 1까지 가중한다.
[본조신설 2021.3.9.]

제82조(양벌규정) 법인의 대표자나 법인 또는 개인의 대리인, 사용인, 그 밖의 종업원이 그 법인 또는 개인의 업무에 관하여 제77조부터 제81조까지의 어느 하나에 해당하는 위반행위를 하면 그 행위자를 벌하는 외에 그 법인 또는 개인에게도 해당 조문의 벌금형을 과(科)한다. 다만, 법인 또는 개인이 그 위반행위를 방지하기 위하여 해당 업무에 관하여 상당한 주의와 감독을 게을리하지 아니한 경우에는 그러하지 아니하다.

【핵심요약】

양벌규정

1) 법인의 대표자나 법인 또는 개인의 대리인, 사용인, 그 밖의 종업원이 그 법인 또는 개인의 업무에 관하여 벌칙(징역 또는 벌금)에 해당하는 위반행위를 한 경우
   - 그 행위자를 벌하는 외에 그 법인 또는 개인에게도 해당 조문의 벌금형을 과함
2) 법인 또는 개인이 그 위반행위를 방지하기 위하여 해당 업무에 관하여 상당한 주의와 감독을 게을리하지 아니한 경우에는 그러하지 아니함

제83조(과태료) ① 다음 각 호의 어느 하나에 해당하는 자에게는 1천만원 이하의 과태료를 부과한다. <개정 2019.12.3.>
1. 제23조제3항 단서 또는 같은 조 제4항에 따른 변경신고를 하지 아니한 자
2. 제23조제5항에 따른 신고를 하지 아니한 자
3. 제23조의3제3항 단서에 따른 변경신고를 하지 아니한 자
4. 제35조의2를 위반하여 거짓 진술, 거짓 자료를 제출하거나 고의적으로 사실을 누락 · 은폐한 자

② 제49조제1항제2호의2의 조치를 따르지 아니한 관리자·운영자에게는 300만원 이하의 과태료를 부과한다. <신설 2020.8.12.>
③ 다음 각 호의 어느 하나에 해당하는 자에게는 100만원 이하의 과태료를 부과한다. <개정 2020.8.12.>
1. 제28조제2항에 따른 보고를 하지 아니하거나 거짓으로 보고한 자

2. 제33조의3에 따른 보고를 하지 아니하거나 거짓으로 보고한 자
2의2. 제41조제3항에 따른 전원등의 조치를 거부한 자
3. 제51조제3항에 따른 소독을 하지 아니한 자
4. 제53조제1항 및 제2항에 따른 휴업·폐업 또는 재개업 신고를 하지 아니한 자
5. 제54조제2항에 따른 소독에 관한 사항을 기록·보존하지 아니하거나 거짓으로 기록한 자

④ 다음 각 호의 어느 하나에 해당하는 자에게는 10만원 이하의 과태료를 부과한다. <신설 2020.8.12.>
1. 제49조제1항제2호의2 또는 제2호의3의 조치를 따르지 아니한 이용자
2. 제49조제1항제2호의4의 조치를 따르지 아니한 자

⑤ 제1항부터 제4항까지에 따른 과태료는 대통령령으로 정하는 바에 따라 보건복지부장관, 질병관리청장, 관할 시 · 도지사 또는 시장 · 군수 · 구청장이 부과 · 징수한다. <개정 2023. 6. 13.>

[시행령] **제33조(과태료의 부과)** 법 제83조제1항 및 제4항에 따른 과태료의 부과기준은 별표 3과 같다. <개정 2020.10.13.> [전문개정 2016.1.6.]

【핵심요약】

1. 1천만원 이하의 과태료
1) 고위험병원체 취급시설에 대한 변경신고를 하지 아니한 자(법 제23조제3항 단서 또는 제4항)
2) 고위험병원체 취급시설을 폐쇄하는 경우 신고하지 아니한 자(법 제23조제5항)
3) 고위험병원체를 취급하는 사람의 변경 등 대통령령으로 정하는 경미한 사항에 대해 변경신고를 하지 아니한 자(법 제23조의3제3항)
4) 감염병에 관하여 주의 이상의 예보 또는 경보가 발령된 후에 의료인에 대하여 감염 여부 확인에 필요한 사실에 관하여 거짓 진술, 거짓 자료를 제출하거나 고의적으로 사실을 누락 · 은폐한 자(법 제35조의2)

2. 300만원 이하의 과태료
1) 감염병 전파의 위험성이 있는 장소 또는 시설의 관리자 · 운영자 및 이용자등에 대하여 출입자 명단 작성, 마스크 착용 등 방역지침을 준수하지 아니한 자(법 제49조제1항제2호의2)

3. 100만원 이하의 과태료
1) 특별자치도지사나 시장 · 군수 · 구청장이 아닌 자가 이 법에 따른 예방접종을 하여

예방접종에 대한 보고를 하지 아니하거나 거짓으로 보고한 자(법 제28조제2항)

2) 필수예방접종의약품 등을 생산·수입하거나 하려는 자가 보건복지부령으로 정하는 바에 따라 필수예방접종의약품 등의 생산·수입 계획 및 실적을 보고하지 아니하거나 거짓으로 보고한 자

3) 공동주택 등의 시설을 관리·운영하는 자로서 소독을 하지 아니한 자(법 제51조제2항)

4) 소독업자로서 휴업·폐업 또는 재개업 신고를 하지 아니한 자(법 제53조제1항·제2항)

5) 소독업자로서 소독에 관한 사항을 기록·보존하지 아니하거나 거짓으로 기록한 자(법 제54조제2항)

4. 10만원 이하의 과태료

1) 감염병 전파의 위험성이 있는 장소 또는 시설의 관리자·운영자 및 이용자, 버스·열차·선박·항공기등 운송수단의 이용자에 대하여 마스크 착용 등 방역지침을 준수하지 아니한 자(제49조제1항제2호의2·제2호의3)

2) 감염병 전파가 우려되어 지역 및 기간을 정하여 마스크 착용등의 방역지침을 준수하지 아니한 자(제49조제1항제2호의4)

5. 과태료의 부과·징수

1) 부과·징수권자 : 보건복지부장관, 관할 시·도지사 또는 시장·군수·구청장

※ 대통령령으로 정함

2) 과태료의 부과기준 : 영 [별표 3] 과태료의 부과기준 참조

【예상문제】

1. 의료기관에서 예방접종을 시행한 후 시·군·구청장에게 보고를 하지 아니한 때의 처분은?

① 200만원 이하의 벌금 ② 100만원 이하의 과태료 ③ 50만원 이하의 과태료
④ 30만원 이하의 과태료 ⑤ 2년 이하의 징역

[답] ②

2. 1천만원 이하의 과태료에 처하는 경우는?

① 공동주택 등의 시설을 관리·운영하는 자로서 소독을 하지 아니한 자
② 소독업자로서 소독에 관한 사항을 기록·보존하지 아니한 자
③ 해부명령을 거부한 자
④ 고위험병원체 취급시설에 대한 변경신고를 하지 아니한 자
⑤ 강제처분에 따르지 아니한 자

[답] ④

제VI부

국민건강보험법

국민건강보험법 [시행 2023.11.20.] [법률 제19420호, 2023.5.19., 일부개정]

국민건강보험법 시행령 [시행 2024.1.1.] [대통령령 제33844호, 2023.11.7., 일부개정]

국민건강보험법 시행규칙 [시행 2023.11.20.] [보건복지부령 제975호, 2023.11.14., 일부개정]

제1장 총칙

제1조(목적) 이 법은 국민의 질병·부상에 대한 예방·진단·치료·재활과 출산·사망 및 건강증진에 대하여 보험급여를 실시함으로써 국민보건 향상과 사회보장 증진에 이바지함을 목적으로 한다.

[시행령] **제1조(목적)** 이 영은 「국민건강보험법」에서 위임된 사항과 그 시행에 필요한 사항을 규정함을 목적으로 한다.

[시행규칙] **제1조(목적)** 이 규칙은 「국민건강보험법」 및 같은 법 시행령에서 위임된 사항과 그 시행에 필요한 사항을 규정함을 목적으로 한다. <개정 2015. 7. 24.>

【핵심요약】

「국민건강보험법」의 목적

1) 국민의 질병·부상에 대한 예방·진단·치료·재활과 출산·사망 및 건강증진에 대하여 보험급여를 실시함으로써
2) 국민보건 향상과 사회보장 증진에 이바지함

【예상문제】

1. 「국민건강보험법」의 목적은?

① 국민보건의 향상에 이바지 ② 국민건강증진에 이바지
③ 국민건강의 증진 및 유지에 이바지 ④ 국민보건 향상과 사회보장 증진에 이바지
⑤ 국민보건의 향상에 이바지

[답] ④

제2조(관장) 이 법에 따른 건강보험사업은 보건복지부장관이 맡아 주관한다.

【핵심요약】

건강보험사업의 관장

- 보건복지부장관이 맡아 주관

【예상문제】

1. 「국민건강보험법」에 따른 건강보험사업을 맡아 주관하는 자는?

① 대통령 ② 보건복지부장관 ③ 국민건강보험공단 이사장

④ 건강보험심사평가원장　　　　⑤ 보건소장

[답] ②

제3조(정의) 이 법에서 사용하는 용어의 뜻은 다음과 같다.

1. "근로자"란 직업의 종류와 관계없이 근로의 대가로 보수를 받아 생활하는 사람(법인의 이사와 그 밖의 임원을 포함한다)으로서 공무원 및 교직원을 제외한 사람을 말한다.
2. "사용자"란 다음 각 목의 어느 하나에 해당하는 자를 말한다.
   가. 근로자가 소속되어 있는 사업장의 사업주
   나. 공무원이 소속되어 있는 기관의 장으로서 대통령령으로 정하는 사람
   다. 교직원이 소속되어 있는 사립학교(「사립학교교직원 연금법」 제3조에 규정된 사립학교를 말한다. 이하 이 조에서 같다)를 설립·운영하는 자
3. "사업장"이란 사업소나 사무소를 말한다.
4. "공무원"이란 국가나 지방자치단체에서 상시 공무에 종사하는 사람을 말한다.
5. "교직원"이란 사립학교나 사립학교의 경영기관에서 근무하는 교원과 직원을 말한다.

[시행령] **제2조(사용자인 기관장)** 「국민건강보험법」(이하 "법"이라 한다) 제3조제2호나목에서 "대통령령으로 정하는 사람"이란 별표 1에 따른 기관장을 말한다. 다만, 법 제13조에 따른 국민건강보험공단(이하 "공단"이라 한다)은 소관 업무를 능률적으로 처리하기 위하여 필요하다고 인정할 때에는 기관의 소재지, 인원, 그 밖의 사정을 고려하여 별표 1에 따른 기관장에게 소속되어 있는 기관의 장을 사용자인 기관의 장으로 따로 지정할 수 있다.

【핵심요약】

용어의 정의

1) 근로자 : 직업의 종류와 관계없이 근로의 대가로 보수를 받아 생활하는 사람(법인의 이사와 그 밖의 임원을 포함)으로서 공무원 및 교직원을 제외한 사람
2) 사용자
   (1) 근로자가 소속되어 있는 사업장의 사업주
   (2) 공무원이 소속되어 있는 기관의 장으로서 대통령령으로 정하는 사람
   - 영 [별표 1] 사용자인 기관장 참조
   ※ 국민건강보험공단은 소관 업무를 능률적으로 처리하기 위하여 필요하다고 인정할 때에는 기관의 소재지, 인원, 그 밖의 사정을 고려하여 기관장에게 소속되어 있는 기관의 장을 사용자인 기관의 장으로 따로 지정할 수 있음

(3) 교직원이 소속되어 있는 사립학교를 설립·운영하는 자
3) 사업장 : 사업소나 사무소
4) 공무원 : 국가나 지방자치단체에서 상시 공무에 종사하는 사람
5) 교직원 : 사립학교나 사립학교의 경영기관에서 근무하는 교원과 직원

【예상문제】

1. 「국민건강보험법」에 따른 용어의 정의가 올바른 것은?
① 근로자 : 공무원 및 교직원을 포함하여 직업의 종류와 관계없이 근로의 대가로 보수를 받아 생활하는 사람
② 사용자 : 공무원 및 교직원을 제외한 근로자가 소속되어 있는 사업장의 사업주
③ 사업장 : 사업소나 사무소
④ 공무원 : 국가나 지방자치단체에서 상시 또는 일시적으로 공무에 종사하는 사람
⑤ 교직원 : 국공립·사립학교나 국공립·사립학교의 경영기관에서 근무하는 교원과 직원

[답] ③

제3조의2(국민건강보험종합계획의 수립 등) ① 보건복지부장관은 이 법에 따른 건강보험(이하 "건강보험"이라 한다)의 건전한 운영을 위하여 제4조에 따른 건강보험정책심의위원회(이하 이 조에서 "건강보험정책심의위원회"라 한다)의 심의를 거쳐 5년마다 국민건강보험종합계획(이하 "종합계획"이라 한다)을 수립하여야 한다. 수립된 종합계획을 변경할 때도 또한 같다.
② 종합계획에는 다음 각 호의 사항이 포함되어야 한다.
1. 건강보험정책의 기본목표 및 추진방향
2. 건강보험 보장성 강화의 추진계획 및 추진방법
3. 건강보험의 중장기 재정 전망 및 운영
4. 보험료 부과체계에 관한 사항
5. 요양급여비용에 관한 사항
6. 건강증진 사업에 관한 사항
7. 취약계층 지원에 관한 사항
8. 건강보험에 관한 통계 및 정보의 관리에 관한 사항
9. 그 밖에 건강보험의 개선을 위하여 필요한 사항으로 대통령령으로 정하는 사항
③ 보건복지부장관은 종합계획에 따라 매년 연도별 시행계획(이하 "시행계획"이라 한다)을 건강보험정책심의위원회의 심의를 거쳐 수립·시행하여야 한다.

④ 보건복지부장관은 매년 시행계획에 따른 추진실적을 평가하여야 한다.

⑤ 보건복지부장관은 다음 각 호의 사유가 발생한 경우 관련 사항에 대한 보고서를 작성하여 지체 없이 국회 소관 상임위원회에 보고하여야 한다.

1. 제1항에 따른 종합계획의 수립 및 변경
2. 제3항에 따른 시행계획의 수립
3. 제4항에 따른 시행계획에 따른 추진실적의 평가

⑥ 보건복지부장관은 종합계획의 수립, 시행계획의 수립·시행 및 시행계획에 따른 추진실적의 평가를 위하여 필요하다고 인정하는 경우 관계 기관의 장에게 자료의 제출을 요구할 수 있다. 이 경우 자료의 제출을 요구받은 자는 특별한 사유가 없으면 이에 따라야 한다.

⑦ 그 밖에 제1항에 따른 종합계획의 수립 및 변경, 제3항에 따른 시행계획의 수립·시행 및 제4항에 따른 시행계획에 따른 추진실적의 평가 등에 필요한 사항은 대통령령으로 정한다.

[본조신설 2016.2.3.]

[시행령] **제2조의2(국민건강보험종합계획의 수립 등)** ① 보건복지부장관은 법 제3조의2제1항 전단에 따른 국민건강보험종합계획(이하 "종합계획"이라 한다) 및 같은 조 제3항에 따른 연도별 시행계획(이하 "시행계획"이라 한다)을 수립하는 경우에는 다음 각 호의 구분에 따른 시기까지 수립하여야 한다.

1. 종합계획: 시행 연도 전년도의 9월 30일까지
2. 시행계획: 시행 연도 전년도의 12월 31일까지

② 보건복지부장관은 종합계획 및 시행계획을 수립하거나 변경한 경우에는 다음 각 호의 구분에 따른 방법으로 공표하여야 한다.

1. 종합계획: 관보에 고시
2. 시행계획: 보건복지부 인터넷 홈페이지에 게시

③ 보건복지부장관은 종합계획 및 시행계획을 수립하거나 변경한 경우에는 관계 중앙행정기관의 장, 공단의 이사장 및 법 제62조에 따른 건강보험심사평가원(이하 "심사평가원"이라 한다)의 원장에게 그 내용을 알려야 한다.

④ 보건복지부장관은 법 제3조의2제4항에 따라 시행계획에 따른 추진실적을 평가한 경우에는 그 평가결과를 다음에 수립하는 종합계획 및 시행계획에 각각 반영하여야 한다.

⑤ 제1항부터 제4항까지에서 규정한 사항 외에 종합계획 또는 시행계획의 수립·시행·평가 등에 필요한 세부사항은 보건복지부장관이 정하여 고시한다.

[본조신설 2016.8.2.]

[영]**제2조의3(종합계획에 포함될 사항)** 법 제3조의2제2항제9호에서 "대통령령으로 정하는 사항"이란 다

음 각 호의 사항을 말한다.
1. 건강보험의 제도적 기반 조성에 관한 사항
2. 건강보험과 관련된 국제협력에 관한 사항
3. 그 밖에 건강보험의 개선을 위하여 보건복지부장관이 특히 필요하다고 인정하는 사항
[본조신설 2016.8.2.]

【핵심요약】

1. 국민건강보험종합계획의 수립

1) 수립권자 : 보건복지부장관
2) 목적 : 건강보험의 건전한 운영을 위하여
3) 절차 : 건강보험정책심의위원회(법 제4조)의 심의를 거쳐
※ 수립된 종합계획을 변경할 때도 동일
4) 주기 : 5년마다
5) 종합계획에 포함되어야 할 사항
(1) 건강보험정책의 기본목표 및 추진방향
(2) 건강보험 보장성 강화의 추진계획 및 추진방법
(3) 건강보험의 중장기 재정 전망 및 운영
(4) 보험료 부과체계에 관한 사항
(5) 요양급여비용에 관한 사항
(6) 건강증진 사업에 관한 사항
(7) 취약계층 지원에 관한 사항
(8) 건강보험에 관한 통계 및 정보의 관리에 관한 사항
(9) 그 밖에 건강보험의 개선을 위하여 필요한 사항으로 대통령령으로 정하는 사항
① 건강보험의 제도적 기반 조성에 관한 사항
② 건강보험과 관련된 국제협력에 관한 사항
③ 그 밖에 건강보험의 개선을 위하여 보건복지부장관이 특히 필요하다고 인정하는 사항

2. 연도별 시행계획

1) 수립·시행권자 : 보건복지부장관
2) 절차 : 종합계획에 따라 매년 연도별 시행계획을 건강보험정책심의위원회의 심의를 거쳐 수립·시행하여야 함
3) 추진실적 평가 및 반영

(1) 보건복지부장관은 매년 시행계획에 따른 추진실적을 평가하여야 함

(2) 보건복지부장관은 평가결과를 다음에 수립하는 종합계획 및 시행계획에 각각 반영하여야 함

3. 국회 소관 상임위원회 보고

1) 보고자 : 보건복지부장관

2) 보고 사유 : 다음의 사유가 발생한 경우 관련 사항에 대한 보고서를 작성하여 지체 없이 국회 소관 상임위원회에 보고하여야 함

(1) 국민건강보험종합계획의 수립 및 변경

(2) 연도별 시행계획의 수립

(3) 시행계획에 따른 추진실적의 평가

4. 자료의 제출 요구

1) 요구권자 : 보건복지부장관

2) 사유 : 국민건강보험종합계획의 수립, 연도별 시행계획의 수립·시행 및 시행계획에 따른 추진실적의 평가를 위하여 필요하다고 인정하는 경우 관계 기관의 장에게 자료의 제출을 요구할 수 있음

※ 이 경우 자료의 제출을 요구받은 자는 특별한 사유가 없으면 이에 따라야 함

5. 국민건강보험종합계획 및 연도별 시행계획의 수립 시기

1) 종합계획 : 시행 연도 전년도의 9월 30일까지

2) 시행계획 : 시행 연도 전년도의 12월 31일까지

6. 공표

1) 공표 의무자 : 보건복지부장관

2) 사유 : 보건복지부장관이 종합계획 및 시행계획을 수립하거나 변경한 경우

3) 공표 방법

(1) 종합계획 : 관보에 고시

(2) 시행계획 : 보건복지부 인터넷 홈페이지에 게시

7. 내용 통보

1) 통보 의무자 : 보건복지부장관

2) 사유 : 종합계획 및 시행계획을 수립하거나 변경한 경우

3) 통보 대상 : 관계 중앙행정기관의 장, 공단의 이사장 및 건강보험심사평가원의 원장

8. 대통령령으로 정하는 사항

- 종합계획의 수립 및 변경, 시행계획의 수립·시행 및 시행계획에 따른 추진실적의 평

가 등에 필요한 사항

9. 보건복지부장관이 정하여 고시하는 사항

- 종합계획 또는 시행계획의 수립 · 시행 · 평가 등에 필요한 세부사항

【예상문제】

1. 건강보험의 건전한 운영을 위하여 국민건강보험종합계획을 수립하여야 하는 사람은?

① 보건복지부장관 ② 질병관리청장 ③ 국민건강보험공단 이사장
④ 건강보험심사평가원장 ⑤ 건강보험정책심의위원회

[답] ①

2. 국민건강보험종합계획은 몇 년마다 수립하여야 하는가?

① 1년 ② 3년 ③ 5년 ④ 7년 ⑤ 10년

[답] ③

3. 국민건강보험종합계획에 포함되는 사항이 아닌 것은?

① 건강보험정책의 기본목표 및 추진방향 ② 건강증진 사업에 관한 사항
③ 보험료 부과체계에 관한 사항 ④ 요양급여의 기준에 관한 사항
⑤ 취약계층 지원에 관한 사항

[답] ④

제4조(건강보험정책심의위원회) ① 건강보험정책에 관한 다음 각 호의 사항을 심의 · 의결하기 위하여 보건복지부장관 소속으로 건강보험정책 심의위원회(이하 "심의위원회"라 한다)를 둔다. <개정 2016.2.3.>

1. 제3조의2제1항 및 제3항에 따른 종합계획 및 시행계획에 관한 사항(심의에 한정한다)
2. 제41조제2항에 따른 요양급여의 기준
3. 제45조제3항 및 제46조에 따른 요양급여비용에 관한 사항
4. 제73조제1항에 따른 직장가입자의 보험료율
5. 제73조제3항에 따른 지역가입자의 보험료부과점수당 금액
6. 그 밖에 건강보험에 관한 주요 사항으로서 대통령령으로 정하는 사항

② 심의위원회는 위원장 1명과 부위원장 1명을 포함하여 25명의 위원으로 구성한다.

③ 심의위원회의 위원장은 보건복지부차관이 되고, 부위원장은 제4항제4호의 위원 중에서 위원장이 지명하는 사람이 된다.

④ 심의위원회의 위원은 다음 각 호에 해당하는 사람을 보건복지부장관이 임명 또는 위촉한다.
1. 근로자단체 및 사용자단체가 추천하는 각 2명
2. 시민단체(「비영리민간단체지원법」 제2조에 따른 비영리민간단체를 말한다. 이하 같다), 소비자단체, 농어업인단체 및 자영업자단체가 추천하는 각1명
3. 의료계를 대표하는 단체 및 약업계를 대표하는 단체가 추천하는 8명
4. 다음 각 목에 해당하는 8명
가. 대통령령으로 정하는 중앙행정기관 소속 공무원 2명
나. 국민건강보험공단의 이사장 및 건강보험심사평가원의 원장이 추천하는 각 1명
다. 건강보험에 관한 학식과 경험이 풍부한 4명

⑤ 심의위원회 위원(제4항제4호가목에 따른 위원은 제외한다)의 임기는 3년으로 한다. 다만, 위원의 사임 등으로 새로 위촉된 위원의 임기는 전임위원 임기의 남은 기간으로 한다.

⑥ 심의위원회의 운영 등에 필요한 사항은 대통령령으로 정한다.

[시행령] **제3조(심의위원회의 심의 · 의결사항)** 법 제4조제1항제6호에서 “대통령령으로 정하는 사항”이란 다음 각 호의 사항을 말한다. <개정 2016.8.2.>
1. 제21조제2항에 따른 요양급여 각 항목에 대한 상대가치점수
2. 제22조에 따른 약제 · 치료재료별 요양급여비용의 상한
3. 그 밖에 제23조에 따른 부가급여에 관한 사항 등 법 제5조제1항에 따른 건강보험에 관한 주요사항으로서 법 제4조에 따른 건강보험정책심의위원회(이하 “심의위원회”라 한다)의 위원장이 회의에 부치는 사항

[시행령] **제4조(공무원인 위원)** 법 제4조제4항제4호가목에서 “대통령령으로 정하는 중앙행정기관 소속 공무원”이란 기획재정부와 보건복지부 소속의 3급 공무원 또는 고위공무원단에 속하는 일반직공무원 중에서 그 소속 기관의 장이 1명씩 지명하는 사람을 말한다.

[시행령] **제4조의2(심의위원회 위원의 해임 및 해촉)** 보건복지부장관은 법 제4조제4항 각 호에 따른 심의위원회 위원이 다음 각 호의 어느 하나에 해당하는 경우에는 해당 심의위원회 위원을 해임하거나 해촉(解囑)할 수 있다.
1. 심신장애로 인하여 직무를 수행할 수 없게 된 경우
2. 직무와 관련된 비위사실이 있는 경우
3. 직무태만, 품위손상이나 그 밖의 사유로 인하여 위원으로 적합하지 아니하다고 인정되는 경우
4. 위원 스스로 직무를 수행하는 것이 곤란하다고 의사를 밝히는 경우

[본조신설 2015.12.31.]

[시행령] **제5조(심의위원회의 위원장 등)** ① 심의위원회의 위원장은 심의위원회를 대표하며, 그 업무를 총괄한다.

② 심의위원회의 부위원장은 위원장을 보좌하며, 위원장이 부득이한 사유로 직무를 수행할 수 없을

때에는 그 직무를 대행한다.

[시행령] **제6조(심의위원회의 회의)** ① 심의위원회의 위원장은 심의위원회의 회의를 소집하고, 그 의장이 된다.

② 심의위원회의 회의는 재적위원 3분의 1 이상이 요구할 때 또는 위원장이 필요하다고 인정할 때에 소집한다.

③ 심의위원회의 회의는 재적위원 과반수의 출석으로 개의(開議)하고, 출석위원 과반수의 찬성으로 의결한다.

④ 심의위원회의 위원장은 제3항에 따른 의결에 참여하지 아니한다. 다만, 가부동수(可否同數)일 때에는 위원장이 정한다.

⑤ 심의위원회는 효율적인 심의를 위하여 필요한 경우에는 분야별로 소위원회를 구성할 수 있다.

⑥ 제1항부터 제5항까지에서 규정한 사항 외에 심의위원회와 소위원회의 운영 등에 필요한 사항은 심의위원회의 의결을 거쳐 위원장이 정한다.

[시행령] **제7조(심의위원회의 간사)** ① 심의위원회의 사무를 처리하기 위하여 심의위원회에 간사 1명을 둔다.

② 간사는 보건복지부 소속 4급 이상 공무원 또는 고위공무원단에 속하는 일반직공무원 중에서 위원장이 지명한다.

[시행령] **제8조(심의위원회 위원의 수당 등)** 심의위원회의 회의에 출석한 위원에 게는 예산의 범위에서 수당·여비, 그 밖에 필요한 경비를 지급할 수 있다. 다만, 공무원인 위원이 소관 업무와 직접 관련하여 출석하는 경우에는 그러하지 아니하다.

【핵심요약】

1. 건강보험정책심의위원회
   1) 소속 : 보건복지부장관
   2) 심의·의결 사항
      (1) 국민건강보험종합계획 및 연도별 시행계획에 관한 사항(심의에 한정)(법 제3조의2 제1항·제3항)
      (2) 요양급여의 기준(법 제41조제2항)
      (3) 요양급여비용에 관한 사항(법 제45조제3항 및 제46조)
      (4) 직장가입자의 보험료율(법 제73조제1항)
      (5) 지역가입자의 보험료부과점수당 금액(법 제73조제3항)
      (6) 그 밖에 건강보험에 관한 주요 사항으로서 대통령령으로 정하는 사항
         ① 요양급여 각 항목에 대한 상대가치점수(영 제21조제2항)
         ② 약제·치료재료별 요양급여비용의 상한(영 제22조)

③ 그 밖에 부가급여에 관한 사항 등(영 제23조) 건강보험에 관한 주요사항(법 제5조제1항)으로서 건강보험정책심의위원회의 위원장이 회의에 부치는 사항

3) 구성

(1) 위원 : 위원장 1명과 부위원장 1명을 포함하여 25명의 위원

(2) 위원장 및 부위원장

- 위원장 : 보건복지부차관
- 부위원장 : 다음 위원 중에서 위원장이 지명하는 사람

① 대통령령으로 정하는 중앙행정기관 소속 공무원 2명

- 기획재정부와 보건복지부 소속의 3급 공무원 또는 고위공무원단에 속하는 일반직공무원 중에서 그 소속 기관의 장이 1명씩 지명하는 사람

② 국민건강보험공단의 이사장 및 건강보험심사평가원의 원장이 추천하는 각 1명

③ 건강보험에 관한 학식과 경험이 풍부한 4명

4) 위원의 임명 또는 위촉 : 다음에 해당하는 사람을 보건복지부장관이 임명 또는 위촉

(1) 근로자단체 및 사용자단체가 추천하는 각 2명

(2) 시민단체(비영리민간단체), 소비자단체, 농어업인단체 및 자영업자단체가 추천하는 각 1명

(3) 의료계를 대표하는 단체 및 약업계를 대표하는 단체가 추천하는 8명

(4) 다음에 해당하는 8명

① 대통령령으로 정하는 중앙행정기관 소속 공무원 2명

② 국민건강보험공단의 이사장 및 건강보험심사평가원의 원장이 추천하는 각 1명

③ 건강보험에 관한 학식과 경험이 풍부한 4명

5) 위원의 임기 : 3년(공무원 제외)

※ 위원의 사임 등으로 새로 위촉된 위원의 임기는 전임위원 임기의 남은 기간

6) 건강보험정책심의위원회 위원의 해임 및 해촉

(1) 해임 및 해촉권자 : 보건복지부장관

(2) 다음의 어느 하나에 해당하는 경우에는 해당 심의위원회 위원을 해임하거나 해촉할 수 있음

① 심신장애로 인하여 직무를 수행할 수 없게 된 경우

② 직무와 관련된 비위사실이 있는 경우

③ 직무태만, 품위손상이나 그 밖의 사유로 인하여 위원으로 적합하지 아니하다고 인정되는 경우

④ 위원 스스로 직무를 수행하는 것이 곤란하다고 의사를 밝히는 경우

2. 건강보험정책심의위원회의 위원장 등의 업무

1) 위원장 : 심의위원회를 대표하며, 그 업무를 총괄

2) 부위원장 : 위원장을 보좌하며, 위원장이 부득이한 사유로 직무를 수행할 수 없을 때에는 그 직무를 대행

3. 건강보험정책심의위원회의 회의

1) 위원장 : 심의위원회의 회의를 소집하고, 그 의장이 됨

2) 회의 소집

(1) 재적위원 3분의 1 이상이 요구할 때

(2) 위원장이 필요하다고 인정할 때

3) 개의 및 의결

(1) 개의 : 심의위원회의 회의는 재적위원 과반수의 출석으로 개의

(2) 의결

① 출석위원 과반수의 찬성으로 의결

② 심의위원회의 위원장은 의결에 참여하지 아니하며 다만, 가부동수일 때에는 위원장이 정함

4) 분야별 소위원회 : 효율적인 심의를 위하여 필요한 경우 구성 가능

5) 심의위원회의 의결을 거쳐 위원장이 정하는 사항 : 심의위원회와 소위원회의 운영 등에 필요한 사항

4. 건강보험정책심의위원회의 간사

1) 처리 업무 : 심의위원회의 사무를 처리

2) 인원 : 1명

3) 자격

(1) 보건복지부 소속 4급 이상 공무원

(2) 고위공무원단에 속하는 일반직공무원

※ 위원장이 지명

5. 건강보험정책심의위원회 위원의 수당 등

1) 심의위원회의 회의에 출석한 위원에게는 예산의 범위에서 수당·여비, 그 밖에 필요한 경비 지급 가능

2) 공무원인 위원이 소관 업무와 직접 관련하여 출석하는 경우에는 그러하지 아니함

【예상문제】

1. 건강보험정책심의위원회의 소속은?
   ① 대통령　② 보건복지부장관　③ 질병관리청장　④ 국민건강보험공단 이사장
   ⑤ 건강보험심사평가원장

[답] ②

2. 건강보험정책심위원회의 심의 · 의결 사항은?
   ① 가입자 및 피부양자의 자격 관리　② 보험급여 비용의 지급　③ 보험급여의 관리
   ④ 직장가입자의 보험료율　⑤ 보험료와 그 밖에 이 법에 따른 징수금의 부과 · 징수

[답] ④

3. 다음은 건강보험정책심의위원회의 위원에 대한 사항이다. 올바른 것은?
   ① 위원장 1명과 부위원장 1명을 포함하여 20명의 위원으로 구성한다.
   ② 위원장은 보건복지부차관이 된다.
   ③ 위원은 보건복지부차관이 임명 또는 위촉한다.
   ④ 위원 중에는 근로자단체 및 사용자단체가 추천하는 각 3명이 있다.
   ⑤ 위원의 임기는 3년이며, 위원의 사임 등으로 새로 위촉된 위원의 임기는 새로 3년으로 한다.

[답] ②

제2장　가입자

제5조(적용 대상 등) ① 국내에 거주하는 국민은 건강보험의 가입자(이하 "가입자"라 한다) 또는 피부양자가 된다. 다만, 다음 각 호의 어느 하나에 해당하는 사람은 제외한다. <개정 2016.2.3.>

1. 「의료급여법」에 따라 의료급여를 받는 사람(이하 "수급권자"라 한다)
2. 「독립유공자예우에 관한 법률」 및 「국가유공자 등 예우 및 지원에 관한 법률」에 따라 의료보호를 받는 사람(이하 "유공자등 의료보호대상자"라 한다). 다만, 다음 각 목의 어느 하나에 해당하는 사람은 가입자 또는 피부양자가 된다.
   가. 유공자등 의료보호대상자 중 건강보험의 적용을 보험자에게 신청한 사람
   나. 건강보험을 적용받고 있던 사람이 유공자등 의료보호대상자로 되었으나 건강보험의 적용배제신청을 보험자에게 하지 아니한 사람

② 제1항의 피부양자는 다음 각 호의 어느 하나에 해당하는 사람 중 직장가입자에게 주로 생계를 의존하는 사람으로서 소득 및 재산이 보건복지부령으로 정하는 기준 이하에 해당하는 사람을 말한다. <개정 2017.4.18.>

1. 직장가입자의 배우자
2. 직장가입자의 직계존속(배우자의 직계존속을 포함한다)
3. 직장가입자의 직계비속(배우자의 직계비속을 포함한다)과 그 배우자
4. 직장가입자의 형제·자매

③ 제2항에 따른 피부양자 자격의 인정 기준, 취득·상실시기 및 그 밖에 필요한 사항은 보건복지부령으로 정한다.

[시행규칙] **제2조(피부양자 자격의 인정기준 등)** ①「국민건강보험법」(이하 "법"이라 한다) 제5조제2항에 따른 피부양자 자격의 인정기준은 다음 각 호의 요건을 모두 충족하는 것으로 한다. <개정 2018. 3. 6.>

1. 별표 1에 따른 부양요건에 해당할 것
2. 별표 1의2에 따른 소득 및 재산요건에 해당할 것

② 피부양자는 다음 각 호의 어느 하나에 해당하는 날에 그 자격을 취득한다.

1. 신생아의 경우: 출생한 날
2. 직장가입자의 자격 취득일 또는 가입자의 자격 변동일부터 90일 이내에 피부양자의 자격취득 신고를 한 경우: 직장가입자의 자격 취득일 또는 해당 가입자의 자격 변동일
3. 직장가입자의 자격 취득일 또는 가입자의 자격 변동일부터 90일을 넘겨 피부양자 자격취득 신고를 한 경우: 법 제13조에 따른 국민건강보험공단(이하 "공단"이라 한다)에 별지 제1호서식의 피부양자 자격(취득·상실) 신고서를 제출한 날. 다만, 천재지변, 질병·사고 등 공단이 정하는 본인의 책임이 없는 부득이한 사유로 90일을 넘겨 피부양자 자격취득 신고를 한 경우에는 직장가입자의 자격 취득일 또는 가입자의 자격 변동일로 한다.

③ 피부양자는 다음 각 호의 어느 하나에 해당하게 된 날에 그 자격을 상실한다. <개정 2023. 9. 11.>

1. 사망한 날의 다음 날
2. 대한민국의 국적을 잃은 날의 다음 날
3. 국내에 거주하지 아니하게 된 날의 다음 날
4. 직장가입자가 자격을 상실한 날
5. 법 제5조제1항제1호에 따른 수급권자가 된 날
6. 법 제5조제1항제2호에 따른 유공자등 의료보호대상자인 피부양자가 공단에 건강보험의 적용배제 신청을 한 날의 다음 날
7. 직장가입자 또는 다른 직장가입자의 피부양자 자격을 취득한 경우에는 그 자격을 취득한 날

8. 피부양자 자격을 취득한 사람이 본인의 신고에 따라 피부양자 자격 상실 신고를 한 경우에는 신고한 날의 다음 날
9. 제1항에 따른 요건을 충족하지 아니하는 경우에는 공단이 그 요건을 충족하지 아니한다고 확인한 날의 다음 날
10. 제9호에도 불구하고 「국민건강보험법 시행령」(이하 "영"이라 한다) 제41조의2제3항 또는 제42조제2항에 따라 영 제41조제1항제3호 및 제4호의 소득(이하 "사업소득등"이라 한다)의 발생 사실과 그 금액을 신고하여 공단이 제1항제2호에 따른 소득요건을 충족하지 않는다고 확인한 경우에는 그 사업소득등이 발생한 날이 속하는 달의 다음 달 말일
11. 제9호에도 불구하고 영 제41조의2제3항 또는 제42조제2항에 따라 사업소득등의 발생 사실과 그 금액을 신고하지 않았으나 공단이 제1항제2호에 따른 소득요건을 충족하지 않음을 확인한 경우에는 그 사업소득등이 발생한 날이 속하는 달의 말일
12. 제9호부터 제11호까지의 규정에도 불구하고 거짓이나 그 밖의 부정한 방법으로 영 제41조의2제1항에 따른 소득월액의 조정 신청, 영 제42조제2항에 따른 보험료부과점수의 조정 신청 또는 이 규칙에 따른 피부양자 자격 취득 신고를 하여 피부양자 자격을 취득한 것을 공단이 확인한 경우에는 그 자격을 취득한 날

④ 직장가입자가 피부양자 자격 취득 또는 상실 신고를 하거나 피부양자가 제3항제8호에 따른 자격 상실 신고를 하려면 별지 제1호서식의 피부양자 자격(취득·상실) 신고서에 다음 각 호의 서류(자격 취득 신고의 경우만 해당한다)를 첨부하여 공단에 제출하여야 한다. 다만, 공단이 법 제96조에 따라 국가 등으로부터 제공받은 자료로 피부양자 자격 취득 또는 상실 대상자를 확인할 수 있는 경우에는 신고서를 제출하지 아니한다. <개정 2013. 6. 28., 2018. 3. 6., 2018. 6. 29., 2023. 9. 11.>

1. 가족관계등록부의 증명서 1부(주민등록표 등본으로 제1항 각 호의 요건 충족 여부를 확인할 수 없는 경우만 해당한다)
2. 「장애인복지법」 제32조에 따라 등록된 장애인, 「국가유공자 등 예우 및 지원에 관한 법률」 제4조·제73조 및 제74조에 따른 국가유공자 등(법률 제11041호로 개정되기 전의 「국가유공자 등 예우 및 지원에 관한 법률」 제73조의2에 따른 국가유공자 등을 포함한다)으로서 같은 법 제6조의4에 따른 상이등급 판정을 받은 사람과 「보훈보상대상자 지원에 관한 법률」 제2조에 따른 보훈보상대상자로서 같은 법 제6조에 따른 상이등급 판정을 받은 사람임을 증명할 수 있는 서류 1부(장애인, 국가유공자 등 또는 보훈보상대상자의 경우만 해당한다)
3. 「도시 및 주거환경정비법」에 따른 주택재건축사업의 사업자등록증 사본 등 별표 1의2 제1호다목에 해당하는 사실을 확인하기 위하여 공단이 요구하는 서류(피부양자가 되려는 사람이 별표 1의2 제1호다목에 따른 인정을 받으려는 경우만 해당한다)

⑤ 삭제 <2013. 6. 28.>

[시행규칙] **제66조(규제의 재검토)** ① 삭제 <2022. 12. 30.>

② 보건복지부장관은 제5조에 따른 건강보험증 발급(기재사항 변경) 신청서의 내용에 대하여 2015년 1월 1일을 기준으로 2년마다(매 2년이 되는 해의 기준일과 같은 날 전까지를 말한다) 그 타당성

을 검토하여 개선 등의 조치를 해야 한다. <개정 2019. 6. 12.>

[본조신설 2013.12.31.]

【핵심요약】

1. 건강보험 가입자 또는 피부양자

1) 적용 대상 : 국내에 거주하는 국민

2) 제외 대상

(1) 수급권자(「의료급여법」에 따라 의료급여를 받는 사람)

(2) 유공자 등 의료보호대상자(「독립유공자예우에 관한 법률」 및 「국가유공자 등 예우 및 지원에 관한 법률」에 따라 의료보호를 받는 사람)

3) 제외 대상자 중 가입자 또는 피부양자가 되는 사람

(1) 유공자 등 의료보호대상자 중 건강보험의 적용을 보험자에게 신청한 사람

(2) 건강보험을 적용받고 있던 사람이 유공자 등 의료보호대상자로 되었으나 건강보험의 적용배제신청을 보험자에게 하지 아니한 사람

4) 피부양자 : 다음 어느 하나에 해당하는 사람 중 직장가입자에게 주로 생계를 의존하는 사람으로서 소득 및 재산이 보건복지부령으로 정하는 기준 이하에 해당하는 사람

(1) 직장가입자의 배우자

(2) 직장가입자의 직계존속(배우자의 직계존속 포함)

(3) 직장가입자의 직계비속(배우자의 직계비속 포함)과 그 배우자

(4) 직장가입자의 형제·자매

5) 보건복지부령으로 정하는 사항 : 피부양자 자격의 인정 기준, 취득·상실시기 및 그 밖에 필요한 사항

2. 피부양자 자격의 인정기준 등

1) 피부양자 자격의 인정기준 : 다음 요건을 모두 충족할 것

(1) 부양요건(시행규칙 [별표 1] 피부양자 자격의 인정기준 중 부양요건 참조)

가입자와의 관계	부양요건	
	동거 시	비동거 시
1. 배우자	○ 부양인정	○ 부양인정
2. 부모인 직계존속 가. 부모(아버지 또는 어머니와 재혼한 배우자 포함) 나. 법률상의 부모가 아닌 친	 ○ 부양인정 ○ 부양인정	 ○ 부모(아버지 또는 어머니와 재혼한 배우자 포함)와 동거하고 있는 형제자매가 없거나, 있어도 보수 또는 소득이

생부모(이하 "친생부모"라 한다)		없는 경우 부양 인정 ○ 친생부모의 배우자 또는 동거 하고 있는 직계비속이 없거나, 있어도 보수 또는 소득이 없는 경우 부양 인정
3. 자녀(법률상의 자녀가 아닌 친생자녀 포함)인 직계비속	○ 부양인정	○ 미혼(이혼·사별한 경우 포함)인 경우 부양 인정. 다만, 이혼·사별한 경우 자녀인 직계비속이 없거나, 있어도 보수 또는 소득이 없는 경우 부양 인정
4. 조부모·외조부모 이상인 직계존속	○ 부양인정	○ 조부모·외조부모 이상인 직계존속과 동거하고 있는 직계 비속이 없거나, 있어도 보수 또는 소득이 없는 경우 부양 인정
5. 손·외손 이하인 직계비속	○ 부모가 없거나, 아버지 또는 어머니가 있어도 보수 또는 소득이 없는 경우 부양 인정	○ 미혼(이혼·사별한 경우 포함)으로서 부모가 없는 경우 부양 인정. 다만, 이혼·사별한 경우 자녀인 직계비속이 없거나, 있어도 보수 또는 소득이 없는 경우 부양 인정
6. 직계비속의 배우자	○ 부양인정	○ 부양 불인정
7. 배우자의 부모인 직계존속(배우자의 아버지 또는 어머니와 재혼한 배우자 포함)	○ 부양인정	○ 배우자의 부모(아버지 또는 어머니와 재혼한 배우자 포함)와 동거하고 있는 배우자의 형제자매가 없거나, 있어도 보수 또는 소득이 없는 경우 부양 인정
8. 배우자의 조부모·외조부모 이상인 직계존속	○ 부양인정	○ 배우자의 조부모·외조부모 이상인 직계존속과 동거하고 있는 직계비속이 없거나, 있어도 보수 또는 소득이 없는 경우 부양 인정
9. 배우자의 직계비속	○ 미혼(이혼·사별한 경우 포함)인 경우 부양 인정. 다만, 이혼·사별한 경우 자녀인 직계비속이 없거나, 있어도 보수 또는 소득이 없는 경우 부양 인정	○ 부양 불인정
10. 다음 각 목의 어느 하나에 해당하는 형제·자매 가. 30세 미만 나. 65세 이상 다. 「장애인복지법」 제32조에	○ 미혼(이혼·사별한 경우 포함)으로 부모가 없거나, 있어도 부모가 보수 또는 소득이 없는	○ 미혼(이혼·사별한 경우 포함)으로 부모 및 직장가입자 외의 다른 형제·자매가 없거나, 있어도 부모 및 동거하고 있는 형제·자매가 보수 또는 소득이 없는 경우 부양 인정. 다만, 이

따라 등록한 장애인 라. 「국가유공자 등 예우 및 지원에 관한 법률」 제4조·제73조 및 제74조에 따른 국가유공자 등(법률 제11041호로 개정되기 전의 「국가유공자 등 예우 및 지원에 관한 법률」 제73조의2에 따른 국가유공자 등을 포함한다)으로서 같은 법 제6조의4에 따른 상이등급 판정을 받은 사람 마. 「보훈보상대상자 지원에 관한 법률」 제2조에 따른 보훈보상대상자로서 같은 법 제6조에 따른 상이등급 판정을 받은 사람	경우 부양 인정. 다만, 이혼·사별한 경우 자녀인 직계비속이 없거나, 있어도 보수 또는 소득이 없는 경우 부양 인정	혼·사별한 경우 자녀인 직계비속이 없거나, 있어도 보수 또는 소득이 없는 경우 부양 인정

(2) 소득 및 재산요건(시행규칙 제2조 [별표 1의2] 피부양자 자격의 인정기준 중 소득 및 재산요건 참조)

① 직장가입자의 피부양자가 되려는 사람은 다음에서 정하는 소득요건을 모두 충족하여야 함

㉮ 영 제41조제1항 각 호에 따른 소득(이자소득, 배당소득, 사업소득, 근로소득, 연금소득, 기타소득)의 합계액이 연간 2,000만원 이하일 것

㉯ 영 제41조제1항제3호의 사업소득(사업소득)이 없을 것. 다만, 피부양자가 되려는 사람이 다음의 어느 하나에 해당하고, 사업소득의 합계액이 연간 500만원 이하인 경우에는 사업소득이 없는 것으로 봄

- 사업자등록이 되어 있지 않은 경우(주택임대소득 있는 경우 제외)
- 장애인으로 등록한 사람, 국가유공자 등으로서 같은 상이등급 판정을 받은 사람과 보훈보상대상자로서 상이등급 판정을 받은 사람인 경우

㉰ 피부양자가 되려는 사람이 폐업 등에 따른 사업중단 등의 사유로 소득이 발생하지 않게 된 경우, 주택재건축사업으로 발생한 사업소득을 제외하면 ㉮ 및 ㉯의 요건을 충족하는 경우 등 관계 자료에 의하여 공단이 인정한 경우에는 ㉮ 및 ㉯의 요건을 충족하는 것으로 봄

㉱ 피부양자가 되려는 사람이 기혼자인 경우에는 부부 모두 ㉮~㉰의 요건을 충

족하여야 함

② 직장가입자의 피부양자가 되려는 사람은 다음에서 정하는 재산요건 중 어느 하나에 해당하여야 함

㉮ 별표 1의 제1호부터 제9호까지에 해당하는 경우(배우자, 부모인 직계존속, 자녀인 지계비속, 조부모·외조부모 이상인 직계존속, 손·외손 이하인 직계비속, 직계비속의 배우자, 배우자의 부모인 직계존손, 배우자의 조부모·외조부모 이상인 직계존속, 배우자의 직계비속) : 다음의 어느 하나에 해당할 것

- 영 제42조제3항제1호에 따른 재산(재산세의 과세대상이 되는 토지, 건축물, 주택, 선박 및 항공기)에 대한 재산세 과세표준의 합이 5억 4천만원을 초과하면서 9억원 이하이고, 영 제41조제1항 각 호(소득, 재산)에 따른 소득의 합계액이 연간 1천만원 이하일 것
- 영 제42조제3항제1호에 따른 재산에 대한 재산세 과세표준의 합이 5억4천만원 이하일 것

㉯ 별표 1의 제10호에 해당하는 경우(30세 미만 또는 65세 이상에 해당하는 형제·자매, 장애인) : 영 제42조제3항제1호에 따른 재산에 대한 재산세 과세표준의 합이 1억8천만원 이하일 것

2) 피부양자의 자격 취득일

(1) 신생아의 경우 : 출생한 날

(2) 직장가입자의 자격 취득일 또는 가입자의 자격 변동일부터 90일 이내에 피부양자의 자격취득 신고를 한 경우 : 직장가입자의 자격 취득일 또는 해당 가입자의 자격 변동일

(3) 직장가입자의 자격 취득일 또는 가입자의 자격 변동일부터 90일을 넘겨 피부양자 자격 취득 신고를 한 경우 : 국민건강보험공단에 피부양자 자격(취득·상실) 신고서를 제출한 날

※ 천재지변, 질병·사고 등 공단이 정하는 본인의 책임이 없는 부득이한 사유로 90일을 넘겨 피부양자 자격취득 신고를 한 경우에는 직장가입자의 자격 취득일 또는 가입자의 자격 변동일

3) 피부양자의 자격 상실일

(1) 사망한 날의 다음 날

(2) 대한민국의 국적을 잃은 날의 다음 날

(3) 국내에 거주하지 아니하게 된 날의 다음 날

(4) 직장가입자가 자격을 상실한 날

(5) 의료급여 수급권자가 된 날 (법 제5조제1항제1호)

(6) 유공자 등 의료보호대상자인 피부양자가 공단에 건강보험의 적용배제 신청을 한 날의 다음 날 (법 제5조제1항제2호)

(7) 직장가입자 또는 다른 직장가입자의 피부양자 자격을 취득한 경우에는 그 자격을 취득 한 날

(8) 피부양자 자격을 취득한 사람이 본인의 신고에 따라 피부양자 자격 상실 신고를 한 경우에는 신고한 날의 다음 날

(9) 요건(부양요건과 소득 및 재산요건)을 충족하지 아니하는 경우에는 공단이 그 요건을 충족하지 아니한다고 확인한 날의 다음 날

(10) 제9호에도 불구하고 사업소득 등의 발생 사실과 그 금액을 신고하여 공단이 소득요건을 충족하지 않는다고 확인한 경우에는 그 사업소득 등이 발생한 날이 속하는 달의 다음 달 말일

(11) 제9호에도 불구하고 사업소득 등의 발생 사실과 그 금액을 신고하지 않았으나 공단이 소득요건을 충족하지 않음을 확인한 경우에는 그 사업소득 등이 발생한 날이 속하는 달의 말일

(12) 제9호부터 제11호까지의 규정에도 불구하고 거짓이나 그 밖의 부정한 방법으로 소득월액의 조정 신청, 보험료부과점수의 조정 신청 또는 이 규칙에 따른 피부양자 자격 취득 신고를 하여 피부양자 자격을 취득한 것을 공단이 확인한 경우에는 그 자격을 취득한 날

4) 직장가입자가 피부양자 자격 취득 또는 상실 신고를 하거나 피부양자가 자격 상실 신고를 하려는 경우 : 피부양자 자격(취득·상실) 신고서에 다음 서류(자격 취득 신고의 경우만 해당)를 첨부하여 공단에 제출

※ 공단이 국가 등으로부터 제공받은 자료로 피부양자 자격 취득 또는 상실 대상자를 확인 할 수 있는 경우에는 신고서를 제출하지 아니함

(1) 가족관계등록부의 증명서 1부(주민등록표 등본으로 부양요건과 소득 및 재산요건 충족 여부를 확인 할 수 없는 경우만 해당)

(2) 장애인, 국가유공자 등으로서 상이등급 판정을 받은 사람과 보훈보상대상자로서 상이 등급 판정을 받은 사람임을 증명할 수 있는 서류 1부(장애인, 국가유공자 등 또는 보훈보상대상자의 경우만 해당)

(3) 폐업 사실을 입증할 수 있는 서류, 주택재건축사업의 사업자등록증 사본 등 사실을 확인하기 위하여 공단이 요구하는 서류(피부양자가 인정을 받으려는 경우만 해당)

3. 규제의 재검토

1) 조치권자 : 보건복지부장관 2) 2015년 1월 1일을 기준으로 2년마다(매 2년이 되는 해의 기준일과 같은 날 전까지를 말함) : 제5조에 따른 건강보험증 발급(기재사항 변경) 신청서의 내용에 대하여 그 타당성을 검토하여 개선 등의 조치를 해야 함

【예상문제】

1. 국민건강보험 가입자 적용대상은?
   ① 유공자 등 의료급여대상자 중 건강보험의 적용을 보험자에게 신청한 자
   ② 국가유공자로 국민건강보험 적용배제를 신청한 자
   ③ 독립유공자로 의료급여를 받는 자 ④ 국외에 거주하는 국가유공자
   ⑤ 의료급여수급권자

[답] ①

2. 다음은 건강보험 가입자 또는 피부양자에 대한 설명이다. 올바른 것은?
   ① 국내에 거주하는 국민은 「국민건강보험법」의 가입자 또는 피부양자가 된다.
   ② 「의료급여법」에 따라 의료급여를 받는 사람은 가입자 또는 피부양자가 된다.
   ③ 유공자 등 의료보호대상자도 가입자 또는 피부양자가 된다.
   ④ 유공자 등 의료보호대상자는 건강보험의 적용을 신청할 수 없다.
   ⑤ 직장가입자의 배우자는 보수나 소득이 있더라도 피부양자가 될 수 있다

[답] ①

3. 다음은 직장가입자의 피부양자 자격의 인증기준 중 소득요건에 대한 설명이다. 올바른 것은?
   ① 이자소득과 배당소득의 합계액이 3,400만원 이하일 것
   ② 사업자등록이 되어 있는 경우 사업소득의 연간 합계액이 500만원 이하일 것
   ③ 장애인으로 등록한 사람, 국가유공자 등으로서 상이등급 판정을 받은 사람과 보훈보상대상자 로서 상이등급 판정을 받은 사람인 경우 사업소득의 연간 합계액이 500만원 이하일 것
   ④ 사업자 등록이 되어 있지 않을 경우 사업소득의 합계액이 500만원 이하일 것
   ⑤ 연금소득의 100분의 50에 해당하는 금액이 3천만원 이하일 것

[답] ④

4. 다음은 피부양자의 자격 상실일을 설명한 것이다. 올바른 것은?
   ① 사망한 날
   ② 직장가입자가 자격을 상실한 날
   ③ 의료급여 수급권자가 된 다음 날

④ 유공자 등 의료보호대상자인 피부양자가 공단에 건강보험의 적용배제 신청을 한 날
⑤ 직장가입자 또는 다른 직장가입자의 피부양자 자격을 취득한 경우에는 그 자격을 취득한 다음 날

[답] ②

제6조(가입자의 종류) ① 가입자는 직장가입자와 지역가입자로 구분한다.
② 모든 사업장의 근로자 및 사용자와 공무원 및 교직원은 직장가입자가 된다. 다만, 다음 각 호의 어느 하나에 해당하는 사람은 제외한다. <개정 2016.5.29.>
  1. 고용 기간이 1개월 미만인 일용근로자
  2. 「병역법」에 따른 현역병(지원에 의하지 아니하고 임용된 하사를 포함한다), 전환복무된 사람 및 군간부후보생
  3. 선거에 당선되어 취임하는 공무원으로서 매월 보수 또는 보수에 준하는 급료를 받지 아니하는 사람
  4. 그 밖에 사업장의 특성, 고용 형태 및 사업의 종류 등을 고려하여 대통령령으로 정하는 사업장의 근로자 및 사용자와 공무원 및 교직원
③ 지역가입자는 직장가입자와 그 피부양자를 제외한 가입자를 말한다.
④ 삭제 <2018.12.11.>

[시행령] **제9조(직장가입자에서 제외되는 사람)** 법 제6조제2항제4호에서 "대통령령으로 정하는 사업장의 근로자 및 사용자와 공무원 및 교직원"이란 다음 각 호의 어느 하나에 해당하는 사람을 말한다.
  1. 비상근 근로자 또는 1개월 동안의 소정(所定)근로시간이 60시간 미만인 단시간근로자
  2. 비상근 교직원 또는 1개월 동안의 소정근로시간이 60시간 미만인 시간제공무원 및 교직원
  3. 소재지가 일정하지 아니한 사업장의 근로자 및 사용자
  4. 근로자가 없거나 제1호에 해당하는 근로자만을 고용하고 있는 사업장의 사업주

[시행규칙] **제3조(사업장의 적용 · 변경 · 탈퇴 신고)** ①제3조(사업장의 적용 · 변경 · 탈퇴 신고) ① 사용자는 해당 사업장이 법 제6조제2항에 따라 직장가입자가 되는 근로자 · 공무원 및 교직원을 사용하는 사업장이 된 경우에는 그 때부터 14일 이내에 별지 제2호서식의 사업장(기관) 적용신고서에 통장 사본 1부(자동이체를 신청하는 경우만 해당한다)를 첨부하여 공단에 제출하여야 한다. 이 경우 공단은 「전자정부법」 제36조제2항에 따른 행정정보의 공동이용을 통하여 사업자등록증 및 법인 등기사항증명서를 확인하여야 하며, 신고인이 사업자등록증을 확인하는 것에 동의하지 아니하는 경우에는 그 사본을 첨부하도록 하여야 한다.
② 사용자는 제1항에 따라 공단에 신고한 내용이 변경된 경우에는 변경된 날부터 14일 이내에 별지 제3호서식의 사업장(기관)변경신고서를 공단에 제출하여야 한다. 이 경우 공단은 「전자정부법」 제36조제2항에 따른 행정정보의 공동이용을 통하여 사업자등록증 및 법인 등기사항증명서를 확

인하여야 하며, 신고인이 사업자등록증을 확인하는 것에 동의하지 아니하는 경우에는 그 사본을 첨부하도록 하여야 한다.

③ 사용자는 사업장이 다음 각 호의 어느 하나에 해당하게 된 경우에는 그 날부터 14일 이내에 별지 제4호서식의 사업장 탈퇴신고서에 사업장 탈퇴 사실을 증명할 수 있는 서류를 첨부하여 공단에 제출하여야 한다. 이 경우 공단은 「전자정부법」 제36조제2항에 따른 행정정보의 공동이용을 통하여 휴업·폐업 사실 증명원(사업장이 휴업·폐업한 경우만 해당한다) 및 법인 등기사항증명서를 확인하여야 하며, 신고인이 휴업·폐업 사실 증명원을 확인하는 것에 동의하지 아니하는 경우에는 이를 첨부하도록 하여야 한다. <개정 2023. 9. 11.>

1. 사업장이 휴업·폐업되는 경우
2. 사업장이 합병되는 경우
3. 사업장이 폐쇄되는 경우
4. 사업장에 근로자가 없게 되거나 영 제9조제1호에 따른 근로자만을 고용하게 되는 경우

【핵심요약】

1. 가입자의 종류

1) 직장가입자

(1) 직장가입 대상 : 모든 사업장의 근로자 및 사용자와 공무원 및 교직원

(2) 직장가입 제외자

① 고용 기간이 1개월 미만인 일용근로자

② 현역병(지원에 의하지 아니하고 임용된 하사 포함), 전환복무된 사람 및 군간부후보생

③ 선거에 당선되어 취임하는 공무원으로서 매월 보수 또는 보수에 준하는 급료를 받지 아니하는 사람

④ 그 밖에 사업장의 특성, 고용 형태 및 사업의 종류 등을 고려하여 대통령령으로 정하는 사업장의 근로자 및 사용자와 공무원 및 교직원

㉮ 비상근 근로자 또는 1개월 동안의 소정근로시간이 60시간 미만인 단시간근로자

㉯ 비상근 교직원 또는 1개월 동안의 소정근로시간이 60시간 미만인 시간제공무원 및 교직원

㉰ 소재지가 일정하지 아니한 사업장의 근로자 및 사용자

㉱ 근로자가 없거나 ㉮에 해당하는 근로자만을 고용하고 있는 사업장의 사업주

2) 지역가입자 : 직장가입자와 그 피부양자를 제외한 가입자

2. 사업장의 적용·변경·탈퇴 신고

1) 적용 신고

- 사용자는 해당 사업장이 직장가입자가 되는 근로자·공무원 및 교직원을 사용하는 사업장이 된 경우에는 그 때부터 14일 이내에 사업장(기관) 적용신고서에 통장 사본 1부(자동이체를 신청하는 경우만 해당)를 첨부하여 공단에 제출

2) 변경 신고

- 사용자는 공단에 신고한 내용이 변경된 경우에는 변경된 날부터 14일 이내에 사업장(기관)변경신고서를 공단에 제출

3) 탈퇴 신고

- 사용자는 사업장이 다음 어느 하나에 해당하게 된 경우에는 그 날부터 14일 이내에 사업장 탈퇴신고서에 사업장 탈퇴 사실을 증명할 수 있는 서류를 첨부하여 공단에 제출

(1) 사업장이 휴업·폐업되는 경우

(2) 사업장이 합병되는 경우

(3) 사업장이 폐쇄되는 경우

(4) 사업장에 근로자가 없게 되거나 비상근 근로자 또는 1개월 동안의 소정근로시간이 60시간 미만인 단시간근로자만을 고용하게 되는 경우

【예상문제】

1. 다음 중 직장가입자에서 제외되는 사람으로 올바른 것은?

① 고용 기간이 3개월 미만인 일용근로자

② 선거에 당선되어 취임하는 공무원으로서 매월 보수 또는 보수에 준하는 급료를 받는 사람

③ 비상근 근로자 또는 1개월 동안의 소정근로시간이 40시간 미만인 단시간근로자

④ 비상근 교직원 또는 1개월 동안의 소정근로시간이 40시간 미만인 시간제공무원 및 교직원

⑤ 소재지가 일정하지 아니한 사업장의 근로자 및 사용자

[답] ⑤

제7조(사업장의 신고) 사업장의 사용자는 다음 각 호의 어느 하나에 해당하게 되면 그 때부터 14일 이내에 보건복지부령으로 정하는 바에 따라 보험자에게 신고하여야 한다. 제1호에 해당되어 보험자에게 신고한 내용이 변경된 경우에도 또한 같다.

1. 제6조제2항에 따라 직장가입자가 되는 근로자·공무원 및 교직원을 사용하는 사업장(이하 "적용대상사업장"이라 한다)이 된 경우
2. 휴업·폐업 등 보건복지부령으로 정하는 사유가 발생한 경우

【핵심요약】

사업장의 신고

1) 신고의무자 : 사업장의 사용자

2) 사유 : 다음 어느 하나에 해당하게 되면 그 때부터 14일 이내에 보건복지부령으로 정하는 바에 따라 보험자에게 신고하여야 함

(1) 직장가입자가 되는 근로자 · 공무원 및 교직원을 사용하는 사업장(적용대상사업장)이 된 경우(법 제6조제2항)

※ (1)에 해당되어 보험자에게 신고한 내용이 변경된 경우에도 동일

(2) 휴업 · 폐업 등 보건복지부령으로 정하는 사유가 발생한 경우

【예상문제】

1. 사업장의 사용자가 건강보험 적용대상사업장이 된 경우 며칠 이내에 보험자에게 신고해야 하는가?

① 3일　② 5일　③ 7일　④ 14일　⑤ 30일

[답] ④

제8조(자격의 취득 시기 등) ① 가입자는 국내에 거주하게 된 날에 직장가입자 또는 지역가입자의 자격을 얻는다. 다만, 다음 각 호의 어느 하나에 해당하는 사람은 그 해당되는 날에 각각 자격을 얻는다.

1. 수급권자이었던 사람은 그 대상자에서 제외된 날
2. 직장가입자의 피부양자이었던 사람은 그 자격을 잃은 날
3. 유공자등 의료보호대상자이었던 사람은 그 대상자에서 제외된 날
4. 제5조제1항제2호가목에 따라 보험자에게 건강보험의 적용을 신청한 유공자 등 의료보호대상자는 그 신청한 날

② 제1항에 따라 자격을 얻은 경우 그 직장가입자의 사용자 및 지역가입자의 세대주는 그 명세를 보건복지부령으로 정하는 바에 따라 자격을 취득한 날부터14일 이내에 보험자에게 신고하여야 한다.

【핵심요약】

1. 자격의 취득 시기

1) 가입자 : 국내에 거주하게 된 날에 직장가입자 또는 지역가입자의 자격을 얻음

2) 해당되는 날에 각각 자격을 얻는 사람
(1) 수급권자이었던 사람은 그 대상자에서 제외된 날
(2) 직장가입자의 피부양자이었던 사람은 그 자격을 잃은 날
(3) 유공자 등 의료보호대상자이었던 사람은 그 대상자에서 제외된 날
(4) 보험자에게 건강보험의 적용을 신청한 유공자 등 의료보호대상자는 그 신청한 날 (법 제5조제1항제2호가목)

2. 자격을 얻은 경우 신고 절차

- 직장가입자의 사용자 및 지역가입자의 세대주는 그 명세를 보건복지부령으로 정하는 바에 따라 자격을 취득한 날부터 14일 이내에 보험자에게 신고

【예상문제】

1. 건강보험 직장가입자 또는 지역가입자의 자격을 얻게 되는 해당일로 올바른 것은?
① 가입자가 국내에 거주하게 된 날
② 수급권자이었던 사람은 그 대상자에서 제외된 다음 날
③ 직장가입자의 피부양자이었던 사람은 그 자격을 잃은 다음 날
④ 유공자 등 의료보호대상자이었던 사람은 그 대상자에서 제외된 다음 날
⑤ 보험자에게 건강보험의 적용을 신청한 유공자 등 의료보호대상자는 그 신청한 다음 날

[답] ①

제9조(자격의 변동 시기 등) ① 가입자는 다음 각 호의 어느 하나에 해당하게 된 날에 그 자격이 변동된다.
1. 지역가입자가 적용대상사업장의 사용자로 되거나, 근로자 · 공무원 또는 교직원(이하 "근로자등"이라 한다)으로 사용된 날
2. 직장가입자가 다른 적용대상사업장의 사용자로 되거나 근로자등으로 사용된 날
3. 직장가입자인 근로자등이 그 사용관계가 끝난 날의 다음 날
4. 적용대상사업장에 제7조제2호에 따른 사유가 발생한 날의 다음 날
5. 지역가입자가 다른 세대로 전입한 날

② 제1항에 따라 자격이 변동된 경우 직장가입자의 사용자와 지역가입자의 세대주는 다음 각 호의 구분에 따라 그 명세를 보건복지부령으로 정하는 바에 따라 자격이 변동된 날부터 14일 이내에 보험자에게 신고하여야 한다.
1. 제1항제1호 및 제2호에 따라 자격이 변동된 경우: 직장가입자의 사용자
2. 제1항제3호부터 제5호까지의 규정에 따라 자격이 변동된 경우: 지역가입자의 세대주

> ③ 법무부장관 및 국방부장관은 직장가입자나 지역가입자가 제54조제3호 또는 제4호에 해당하면 보건복지부령으로 정하는 바에 따라 그 사유에 해당된 날부터 1개월 이내에 보험자에게 알려야 한다.

[시행규칙] **제4조(가입자 자격의 취득 · 변동 · 상실의 신고)** ① 세대주는 그 세대의 구성원이 법 제6조제3항 · 제8조제1항 및 제9조제1항에 따라 지역가입자의 자격을 취득한 경우 또는 지역가입자로 자격이 변동된 경우에는 별지 제5호서식의 지역가입자 자격 취득 · 변동 신고서에 보험료 감면 증명자료를 첨부(법 제74조 및 제75조에 따라 보험료가 면제되거나 일부를 경감받는 사람만 해당하며, 공단이 법 제96조에 따라 국가 등으로부터 제공받은 자료로 보험료 감면 대상자임을 확인할 수 있는 경우에는 첨부하지 아니한다)해 공단에 제출해야 한다. 다만, 제4항제2호에 따라 사용자가 별지 제8호서식의 직장가입자 자격상실 신고서를 공단에 제출한 경우에는 별지 제5호서식의 지역가입자자격취득 · 변동신고서를 제출한 것으로 본다. <개정 2018.12.18.>

② 사용자는 법 제6조제2항 · 제4항, 제8조제1항 및 제9조제1항에 따라 근로자 · 공무원 및 교직원이 다음 각 호의 어느 하나에 해당하는 경우에는 별지 제6호서식의 직장가입자 자격취득 신고서를 공단에 제출해야 한다. 이 경우 제2조제1항 각 호의 요건을 갖추었는지 여부를 주민등록표 등본으로 확인할 수 없을 때에는 가족관계등록부의 증명서 1부를 첨부해야 한다. <개정 2018.12.18.>

1. 직장가입자가 아닌 사람이 직장가입자인 근로자 · 사용자 · 공무원 및 교직원이 된 경우
2. 직장가입자인 근로자 · 사용자가 다른 사업장의 직장가입자가 되거나 직장가입자인 공무원 · 교직원이 된 경우
3. 직장가입자인 공무원 · 교직원이 직장가입자인 근로자 · 사용자가 되거나 소속 기관장을 달리하는 기관으로 전출된 경우

③ 법 제9조제3항에 따라 국방부장관 또는 법무부장관이 공단에 통지해야 할 사항은 다음 각 호와 같다. <개정 2018.12.18.>

1. 국방부장관: 법 제54조제3호에 해당하는 사람의 성명 · 주민등록번호 · 입대일 · 전역일 및 전환복무일
2. 법무부장관: 법 제54조제4호에 해당하는 사람의 성명 · 주민등록번호 · 입소일 · 출소일 · 수용기관명칭 · 코드 및 신분 구분

④ 법 제10조제2항에 따른 자격상실의 신고는 다음 각 호의 구분에 따라 해야 한다. <개정 2018. 12.18.>

1. 지역가입자: 세대주가 별지 제7호서식의 지역가입자 자격상실 신고서를 공단에 제출
2. 직장가입자: 사용자가 별지 제8호서식의 직장가입자 자격상실 신고서를 공단에 제출

⑤ 사용자는 제2항에 따라 공단에 신고한 직장가입자의 내용이 변경된 경우에는 변경된 날부터 14일 이내에 별지 제9호서식의 직장가입자 내용변경 신고서를 공단에 제출해야 한다. <개정 2018. 12.18.>

【핵심요약】

1. 자격의 변동 시기

1) 지역가입자가 적용대상사업장의 사용자로 되거나, 근로자 등(근로자·공무원 또는 교직원)으로 사용된 날
2) 직장가입자가 다른 적용대상사업장의 사용자로 되거나 근로자 등으로 사용된 날
3) 직장가입자인 근로자 등이 그 사용관계가 끝난 날의 다음 날
4) 적용대상사업장에 휴업·폐업 등 보건복지부령으로 정하는 사유가 발생한 날의 다음 날(법 제7조제2호)
5) 지역가입자가 다른 세대로 전입한 날

※ 1)과 2)에 따라 자격이 변동된 경우 : 직장가입자의 사용자가 신고
※ 3)~5)에 따라 자격이 변동된 경우 : 지역가입자의 세대주가 신고

2. 자격이 변동된 경우 신고 절차

1) 직장가입자의 사용자와 지역가입자의 세대주는 그 명세를 보건복지부령으로 정하는 바에 따라 자격이 변동된 날부터 14일 이내에 보험자에게 신고
2) 법무부장관 및 국방부장관은 직장가입자나 지역가입자가 다음에 해당하면 보건복지부령으로 정하는 바에 따라 그 사유에 해당된 날부터 1개월 이내에 보험자에게 알릴 것
   (1) 현역병(지원에 의하지 아니하고 임용된 하사를 포함), 전환복무된 사람 및 군간부후보생
   (2) 교도소, 그 밖에 이에 준하는 시설에 수용되어 있는 경우

3. 가입자 자격의 취득·변동·상실의 신고

1) 세대주 : 세대의 구성원이 지역가입자의 자격을 취득한 경우 또는 지역가입자로 자격이 변동된 경우에는 지역가입자 자격 취득·변동 신고서에 보험료 감면 증명자료를 첨부(보험료가 면제되거나 일부를 경감받는 사람만 해당하며, 공단이 국가 등으로부터 제공받은 자료로 보험료 감면 대상자임을 확인할 수 있는 경우에는 첨부하지 아니함)해 공단에 제출
   ※ 사용자가 직장가입자 자격상실 신고서를 공단에 제출한 경우에는 지역가입자자격 취득·변동신고서를 제출한 것으로 봄
2) 사용자 : 근로자·공무원 및 교직원이 다음 어느 하나에 해당하는 경우에는 직장가입자 자격취득 신고서를 공단에 제출
   (1) 직장가입자가 아닌 사람이 직장가입자인 근로자·사용자·공무원 및 교직원이 된 경우

(2) 직장가입자인 근로자 · 사용자가 다른 사업장의 직장가입자가 되거나 직장가입자인 공무원 · 교직원이 된 경우

(3) 직장가입자인 공무원 · 교직원이 직장가입자인 근로자 · 사용자가 되거나 소속 기관장을 달리하는 기관으로 전출된 경우

※ 사용자는 공단에 신고한 직장가입자의 내용이 변경된 경우에는 변경된 날부터 14일 이내에 직장가입자 내용변경 신고서를 공단에 제출

3) 국방부장관 또는 법무부장관이 공단에 통지해야 할 사항

(1) 국방부장관 : 현역병(지원에 의하지 아니하고 임용된 하사를 포함), 전환복무된 사람 및 군간부후보생에 해당하는 사람의 성명 · 주민등록번호 · 입대일 · 전역일 및 전환복무일

(2) 법무부장관 : 교도소, 그 밖에 이에 준하는 시설에 수용되어 있는 사람의 성명 · 주민등록번호 · 입소일 · 출소일 · 수용기관명칭 · 코드 및 신분 구분

4) 자격상실의 신고

(1) 지역가입자 : 세대주가 지역가입자 자격상실 신고서를 공단에 제출

(2) 직장가입자 : 사용자가 직장가입자 자격상실 신고서를 공단에 제출

【예상문제】

1. 건강보험의 자격이 변동된 경우 직장가입자의 사용자가 보험자에게 신고하는 경우는?

① 직장가입자가 다른 적용대상사업장의 사용자로 되거나 근로자 등으로 사용된 날

② 직장가입자인 근로자 등이 그 사용관계가 끝난 날의 다음 날

③ 적용대상사업장에 휴업이 발생한 날의 다음 날

④ 적용대상사업장에 폐업이 발생한 날의 다음 날

⑤ 지역가입자가 다른 세대로 전입한 날

[답] ①

제9조의2(자격 취득 · 변동 사항의 고지) 공단은 제96조제1항에 따라 제공받은 자료를 통하여 가입자 자격의 취득 또는 변동 여부를 확인하는 경우에는 자격 취득 또는 변동 후 최초로 제79조에 따른 납부의무자에게 보험료 납입 고지를 할 때 보건복지부령으로 정하는 바에 따라 자격 취득 또는 변동에 관한 사항을 알려야 한다.
[본조신설 2019.1.15.]

[시행규칙] **제4조의2(가입자 자격의 취득 · 변동의 고지사항)** 공단은 법 제9조의2에 따라 자격 취득 또는 변동에 관한 사항을 알리는 경우에는 제48조에 따른 납입고지서에 다음 각 호의 사항을 명시해

야 한다.

1. 가입자 자격의 취득 또는 변동이 발생한 가입자의 성명

2. 취득 또는 변동이 발생한 자격

[본조신설 2019.6.12.]

【핵심요약】

자격 취득 · 변동 사항의 고지

1) 사유 : 공단이 법 제96조제1항에 따라 제공받은 자료를 통하여 가입자 자격의 취득 또는 변동 여부를 확인하는 경우

※ 법 제96조제1항 : 공단은 국가, 지방자치단체, 요양기관, 보험회사 및 보험료율 산출 기관, 공공기관, 그 밖의 공공단체 등에 대하여 업무를 수행하기 위하여 주민등록 · 가족관계등록 · 국세 · 지방세 · 토지 · 건물 · 출입국관리 등의 자료로서 대통령령으로 정하는 자료를 제공하도록 요청하는 사항

2) 고지 시기 : 자격 취득 또는 변동 후 최초로 법 제79조에 따른 납부의무자에게 보험료 납입 고지를 할 때 보건복지부령으로 정하는 바에 따라 자격 취득 또는 변동에 관한 사항을 알려야 함

※ 법 제79조 : 보험료 등의 납입 고지

3) 고지사항 : 공단은 자격 취득 또는 변동에 관한 사항을 알리는 경우에는 납입고지서에 다음의 사항을 명시해야 함

(1) 가입자 자격의 취득 또는 변동이 발생한 가입자의 성명

(2) 취득 또는 변동이 발생한 자격

【예상문제】

1. 국민건강보험공단은 보험료 또는 징수금의 납입고지를 할 때 납부의무자에게 납부기한 며칠 전까지 납입고지서를 발급해야 하는가?

① 10일 ② 30일 ③ 60일 ④ 90일 ⑤ 100일

[답] ①

제10조(자격의 상실 시기 등) ① 가입자는 다음 각 호의 어느 하나에 해당하게 된 날에 그 자격을 잃는다.

1. 사망한 날의 다음 날

2. 국적을 잃은 날의 다음 날

3. 국내에 거주하지 아니하게 된 날의 다음 날
4. 직장가입자의 피부양자가 된 날
5. 수급권자가 된 날
6. 건강보험을 적용받고 있던 사람이 유공자등 의료보호대상자가 되어 건강보험의 적용배제신청을 한 날

② 제1항에 따라 자격을 잃은 경우 직장가입자의 사용자와 지역가입자의 세대주는 그 명세를 보건복지부령으로 정하는 바에 따라 자격을 잃은 날부터 14일 이내에 보험자에게 신고하여야 한다.

【핵심요약】

1. 자격의 상실 시기

- 가입자는 다음 어느 하나에 해당하게 된 날에 자격 상실

1) 사망한 날의 다음 날
2) 국적을 잃은 날의 다음 날
3) 국내에 거주하지 아니하게 된 날의 다음 날
4) 직장가입자의 피부양자가 된 날
5) 수급권자가 된 날
6) 건강보험을 적용받고 있던 사람이 유공자 등 의료보호대상자가 되어 건강보험의 적용배제 신청을 한 날

2. 자격 상실의 신고

- 직장가입자의 사용자와 지역가입자의 세대주는 그 명세를 보건복지부령으로 정하는 바에 따라 자격을 잃은 날부터 14일 이내에 보험자에게 신고

【예상문제】

1. 국민건강보험 가입자의 자격 상실 시기가 올바른 것은?

① 사망한 날 ② 국적을 잃은 날
③ 직장가입자의 피부양자가 된 다음 날 ④ 수급권자가 된 다음 날
⑤ 국내에 거주하지 아니하게 된 날의 다음 날

[답] ⑤

제11조(자격취득 등의 확인) ① 가입자 자격의 취득·변동 및 상실은 제8조부터 제10조까지의 규정에 따른 자격의 취득·변동 및 상실의 시기로 소급하여 효력을 발생한다. 이 경우 보험자는 그 사실을 확인할 수 있다.

② 가입자나 가입자이었던 사람 또는 피부양자나 피부양자이었던 사람은 제1항에 따른 확인을 청구할 수 있다.

【핵심요약】

자격취득 등의 확인

1) 가입자 자격의 취득·변동 및 상실은 자격의 취득·변동 및 상실의 시기로 소급하여 효력을 발생하며 이 경우 보험자는 그 사실을 확인할 수 있음
2) 가입자나 가입자이었던 사람 또는 피부양자나 피부양자이었던 사람은 1)에 따른 확인을 청구할 수 있음

【예상문제】

1. 국민건강보험 가입자 자격의 취득·변동 및 상실의 효력은 언제부터 발생하는가?
   ① 자격의 취득·변동 및 상실을 신고한 시기부터 발생한다.
   ② 자격의 취득·변동 및 상실의 시기로 소급하여 발생한다.
   ③ 자격의 취득·변동 및 상실에 관련된 서류처리가 완료된 시기부터 발생한다.
   ④ 자격의 취득·변동 및 상실에 대해 가입자에게 통보한 시점부터 발생한다.
   ⑤ 자격의 취득·변동 및 상실을 가입자가 확인한 시점부터 발생한다.

[답] ②

제12조(건강보험증) ① 국민건강보험공단은 가입자 또는 피부양자가 신청하는 경우 건강보험증을 발급하여야 한다. <개정 2018. 12. 11.>

② 가입자 또는 피부양자가 요양급여를 받을 때에는 제1항의 건강보험증을 제42조제1항에 따른 요양기관(이하 "요양기관"이라 한다)에 제출하여야 한다. 다만, 천재지변이나 그 밖의 부득이한 사유가 있으면 그러하지 아니하다.

③ 가입자 또는 피부양자는 제2항 본문에도 불구하고 주민등록증, 운전면허증, 여권, 그 밖에 보건복지부령으로 정하는 본인 여부를 확인할 수 있는 신분증명서(이하 "신분증명서"라 한다)로 요양기관이 그 자격을 확인할 수 있으면 건강보험증을 제출하지 아니할 수 있다.

④ 요양기관은 가입자 또는 피부양자에게 요양급여를 실시하는 경우 보건복지부령으로 정하는 바에 따라 건강보험증이나 신분증명서로 본인 여부 및 그 자격을 확인하여야 한다. 다만, 요양기관이 가입자 또는 피부양자의 본인 여부 및 그 자격을 확인하기 곤란

한 경우로서 보건복지부령으로 정하는 정당한 사유가 있을 때에는 그러하지 아니하다. <신설 2023. 5. 19.>

⑤ 가입자 · 피부양자는 제10조제1항에 따라 자격을 잃은 후 자격을 증명하던 서류를 사용하여 보험급여를 받아서는 아니 된다. <개정 2023. 5. 19.>

⑥ 누구든지 건강보험증이나 신분증명서를 다른 사람에게 양도(讓渡)하거나 대여하여 보험급여를 받게 하여서는 아니 된다. <개정 2023. 5. 19.>

⑦ 누구든지 건강보험증이나 신분증명서를 양도 또는 대여를 받거나 그 밖에 이를 부정하게 사용하여 보험급여를 받아서는 아니 된다. <개정 2023. 5. 19.>

⑧ 제1항에 따른 건강보험증의 신청 절차와 방법, 서식과 그 교부 및 사용 등에 필요한 사항은 보건복지부령으로 정한다. <개정 2023. 5. 19.>

[시행일: 2024. 5. 20.] 제12조

[시행규칙] **제5조(건강보험증의 발급 신청 등)** ① 가입자 또는 피부양자는 법 제12조제1항에 따른 건강보험증을 발급받으려면 별지 제10호서식의 건강보험증 발급 신청서를 공단에 제출해야 한다. 이 경우 「정보통신망 이용촉진 및 정보보호 등에 관한 법률」 제2조제1항제1호에 따른 정보통신망(이하 "정보통신망"이라 한다)을 통하여 해당 서류를 제출할 수 있다.

② 공단은 제1항에 따른 신청을 받으면 지체 없이 별지 제11호서식 또는 별지 제11호의2서식의 건강보험증을 신청인에게 발급해야 한다. <개정 2020. 10. 30.>

③ 공단은 법 제96조에 따라 제공받은 자료를 이용하여 가입자 또는 피부양자의 자격 취득 · 변동 사실을 확인한 경우에는 제2항에도 불구하고 가입자 또는 피부양자의 신청 없이 별지 제11호서식의 건강보험증을 발급할 수 있다.

④ 제2항 또는 제3항에 따라 건강보험증을 발급받은 가입자 또는 피부양자는 건강보험증에 기재된 내용이 변경된 경우에는 변경된 날부터 30일 이내에 별지 제10호서식의 건강보험증 기재사항 변경 신청서를 공단에 제출해야 한다.

[전문개정 2019. 6. 12.]

[시행규칙] **제7조(건강보험증을 대체하는 신분증명서)** 법 제12조제3항에서 "보건복지부령으로 정하는 본인 여부를 확인할 수 있는 신분증명서"란 다음 각 호의 증명서 또는 서류를 말한다. 이 경우 그 증명서 또는 서류에 유효기간이 적혀 있는 경우에는 그 유효기간이 지나지 않아야 한다. <개정 2023. 11. 14.>

1. 행정기관이나 공공기관이 발행한 증명서로서 사진이 붙어 있고, 주민등록번호 또는 외국인등록번호가 포함되어 본인임을 확인할 수 있는 국가보훈등록증(모바일 국가보훈등록증을 포함한다), 장애인 등록증, 외국인 등록증, 그 밖에 신분을 확인할 수 있는 증명서
2. 행정기관이나 공공기관이 기록 · 관리하는 것으로서 사진이 붙어 있고, 주민등록번호 또는 외국인등록번호가 포함되어 본인임을 확인할 수 있는 서류

【핵심요약】

1. 건강보험증

1) 건강보험증 발급의무자 : 국민건강보험공단

2) 건강보험증 제출의무 : 가입자 또는 피부양자가 요양급여를 받을 때에는 건강보험증을 요양기관에 제출

※ 다만, 천재지변이나 그 밖의 부득이한 사유가 있으면 그러하지 아니함

3) 건강보험증을 대체할 수 있는 신분증

(1) 주민등록증

(2) 운전면허증

(3) 여권

(4) 그 밖에 보건복지부령으로 정하는 본인 여부를 확인할 수 있는 신분증명서

(이 경우 그 증명서 또는 서류에 유효기간이 적혀 있는 경우에는 그 유효기간이 지나지 않아야 함)

① 행정기관이나 공공기관이 발행한 증명서로서 사진이 붙어 있고, 주민등록번호 또는 외국인등록번호가 포함되어 본인임을 확인할 수 있는 국가보훈등록증(모바일 국가보훈등록증을 포함), 장애인 등록증, 외국인 등록증, 그 밖에 신분을 확인할 수 있는 증명서

② 행정기관이나 공공기관이 기록·관리하는 것으로서 사진이 붙어 있고, 주민등록번호 또는 외국인등록번호가 포함되어 본인임을 확인할 수 있는 서류

4) 요양기관은 가입자 또는 피부양자에게 요양급여를 실시하는 경우 보건복지부령으로 정하는 바에 따라 건강보험증이나 신분증명서로 본인 여부 및 그 자격을 확인해야 함 (다만, 가입자 또는 피부양자의 본인 여부 및 그 자격을 확인하기 곤란한 경우로서 보건복지부령으로 정하는 정당한 사유가 있을 때에는 그러하지 아니함.)

5) 가입자·피부양자는 자격을 잃은 후 자격을 증명하던 서류를 사용하여 보험급여를 받아서는 아니 됨

6) 양도 및 대여금지

(1) 누구든지 건강보험증이나 신분증명서를 다른 사람에게 양도하거나 대여하여 보험급여를 받게 하여서는 아니 됨

(2) 누구든지 건강보험증이나 신분증명서를 양도 또는 대여를 받거나 그 밖에 이를 부정하게 사용하여 보험급여를 받아서는 아니 됨

7) 건강보험증의 신청 절차와 방법, 서식과 그 교부 및 사용 등에 필요한 사항은 보건

복지부령으로 정한다.

2. 건강보험증의 발급 신청 등

1) 신청 : 가입자 또는 피부양자는 건강보험증을 발급받으려면 건강보험증 발급 신청서를 공단에 제출해야 함

※ 이 경우 정보통신망을 통하여 해당 서류를 제출할 수 있음

2) 발급

(1) 공단은 신청을 받으면 지체 없이 건강보험증을 신청인에게 발급해야 함

(2) 공단은 제공받은 자료를 이용하여 가입자 또는 피부양자의 자격 취득·변동 사실을 확인한 경우에는 가입자 또는 피부양자의 신청 없이 건강보험증을 발급할 수 있음

3) 변경 신청 : 건강보험증을 발급받은 가입자 또는 피부양자는 건강보험증에 기재된 내용이 변경된 경우에는 변경된 날부터 30일 이내에 건강보험증 기재사항 변경 신청서를 공단에 제출해야 함

【예상문제】

1. 다음은 건강보험증에 대한 설명이다, 올바른 것은?

① 가입자 또는 피부양자는 건강보험증 없이 신분증명서만 본인 여부를 확인할 수 없다.

② 건강보험증에 기재된 내용이 변경된 경우 가입자나 피부양자는 변경된 날부터 14일 이내에 건강보험증 기재사항 변경 신청서를 국민건강보험공단에 제출하여야 한다.

③ 건강보험공단은 가입자·피부양자의 자격 취득 또는 변경 신고를 접수한 경우에는 30일 이내에 건강보험증을 가입자·사용자 또는 세대주에게 발급하여야 한다.

④ 누구든지 건강보험증이나 신분증명서를 다른 사람에게 양도하거나 대여하여 보험급여를 받게 하여서는 아니 된다.

⑤ 보건복지부장관은 가입자에게 건강보험증을 발급하여야 한다.

[답] ④

제3장 국민건강보험공단

제13조(보험자) 건강보험의 보험자는 국민건강보험공단(이하 “공단”이라 한다)으로 한다.

【핵심요약】

건강보험의 보험자 - 국민건강보험공단

【예상문제】

1. 국민건강보험의 보험자는?
① 국가 ② 보건복지부 ③ 국민건강보험공단
④ 가입자 ⑤ 사용자

[답] ③

제14조(업무 등) ① 공단은 다음 각 호의 업무를 관장한다. <개정 2017.2.8.>
1. 가입자 및 피부양자의 자격 관리
2. 보험료와 그 밖에 이 법에 따른 징수금의 부과·징수
3. 보험급여의 관리
4. 가입자 및 피부양자의 질병의 조기발견·예방 및 건강관리를 위하여 요양급여 실시 현황과 건강검진 결과 등을 활용하여 실시하는 예방사업으로서 대통령령으로 정하는 사업
5. 보험급여 비용의 지급
6. 자산의 관리·운영 및 증식사업
7. 의료시설의 운영
8. 건강보험에 관한 교육훈련 및 홍보
9. 건강보험에 관한 조사연구 및 국제협력
10. 이 법에서 공단의 업무로 정하고 있는 사항
11. 「국민연금법」, 「고용보험 및 산업재해보상보험의 보험료징수 등에 관한법률」, 「임금채권보장법」 및 「석면피해구제법」(이하 "징수위탁근거법"이라 한다)에 따라 위탁받은 업무
12. 그 밖에 이 법 또는 다른 법령에 따라 위탁받은 업무
13. 그 밖에 건강보험과 관련하여 보건복지부장관이 필요하다고 인정한 업무

② 제1항제6호에 따른 자산의 관리·운영 및 증식사업은 안정성과 수익성을 고려하여 다음 각 호의 방법에 따라야 한다.
1. 체신관서 또는 「은행법」에 따른 은행에의 예입 또는 신탁
2. 국가·지방자치단체 또는 「은행법」에 따른 은행이 직접 발행하거나 채무이행을 보

증하는 유가증권의 매입
3. 특별법에 따라 설립된 법인이 발행하는 유가증권의 매입
4. 「자본시장과 금융투자업에 관한 법률」에 따른 신탁업자가 발행하거나 같은 법에 따른 집합투자업자가 발행하는 수익증권의 매입
5. 공단의 업무에 사용되는 부동산의 취득 및 일부 임대
6. 그 밖에 공단 자산의 증식을 위하여 대통령령으로 정하는 사업

③ 공단은 특정인을 위하여 업무를 제공하거나 공단 시설을 이용하게 할 경우 공단의 정관으로 정하는 바에 따라 그 업무의 제공 또는 시설의 이용에 대한 수수료와 사용료를 징수할 수 있다.

④ 공단은 「공공기관의 정보공개에 관한 법률」에 따라 건강보험과 관련하여 보유·관리하고 있는 정보를 공개한다.

[시행령] **제9조의2(공단의 업무)** 법 제14조제1항제4호에서 "대통령령으로 정하는 사업"이란 다음 각 호의 사업을 말한다.
1. 가입자 및 피부양자의 건강관리를 위한 전자적 건강정보시스템의 구축·운영
2. 생애주기별·사업장별·직능별 건강관리 프로그램 또는 서비스의 개발 및 제공
3. 연령별·성별·직업별 주요 질환에 대한 정보 수집, 분석·연구 및 관리방안 제공
4. 고혈압·당뇨 등 주요 만성질환에 대한 정보 제공 및 건강관리 지원
5. 「지역보건법」 제2조제1호에 따른 지역보건의료기관과의 연계·협력을 통한 지역별 건강관리 사업 지원
6. 그 밖에 제1호부터 제5호까지에 준하는 사업으로서 가입자 및 피부양자의 건강관리를 위하여 보건복지부장관이 특히 필요하다고 인정하는 사업

[본조신설 2017.8.1.]

【핵심요약】

1. 국민건강보험공단의 관장 업무
1) 가입자 및 피부양자의 자격 관리
2) 보험료와 그 밖에 이 법에 따른 징수금의 부과·징수
3) 보험급여의 관리
4) 가입자 및 피부양자의 질병의 조기발견·예방 및 건강관리를 위하여 요양급여 실시 현황과 건강검진 결과 등을 활용하여 실시하는 예방사업으로서 대통령령으로 정하는 사업
(1) 가입자 및 피부양자의 건강관리를 위한 전자적 건강정보시스템의 구축·운영
(2) 생애주기별·사업장별·직능별 건강관리 프로그램 또는 서비스의 개발 및 제공

(3) 연령별 · 성별 · 직업별 주요 질환에 대한 정보 수집, 분석 · 연구 및 관리방안 제공
(4) 고혈압 · 당뇨 등 주요 만성질환에 대한 정보 제공 및 건강관리 지원
(5) 「지역보건법」 제2조제1호에 따른 지역보건의료기관과의 연계 · 협력을 통한 지역별 건강관리 사업 지원
(6) 그 밖에 (1)~(5)에 준하는 사업으로서 가입자 및 피부양자의 건강관리를 위하여 보건복지부장관이 특히 필요하다고 인정하는 사업

5) 보험급여 비용의 지급
6) 자산의 관리 · 운영 및 증식사업(안정성과 수익성 고려)
(1) 체신관서 또는 은행에의 예입 또는 신탁
(2) 국가 · 지방자치단체 또는 은행이 직접 발행하거나 채무이행을 보증하는 유가증권의 매입
(3) 특별법에 따라 설립된 법인이 발행하는 유가증권의 매입
(4) 신탁업자가 발행하거나 집합투자업자가 발행하는 수익증권의 매입
(5) 공단의 업무에 사용되는 부동산의 취득 및 일부 임대
(6) 그 밖에 공단 자산의 증식을 위하여 대통령령으로 정하는 사업

7) 의료시설의 운영
8) 건강보험에 관한 교육훈련 및 홍보
9) 건강보험에 관한 조사연구 및 국제협력
10) 「국민건강보험법」에서 공단의 업무로 정하고 있는 사항
11) 징수위탁근거법에 따라 위탁받은 업무
※ 징수위탁근거법 : 「국민연금법」, 「고용보험 및 산업재해보상보험의 보험료징수 등에 관한 법률」, 「임금채권보장법」 및 「석면피해구제법」
12) 그 밖에 「국민건강보험법」 또는 다른 법령에 따라 위탁받은 업무
13) 그 밖에 건강보험과 관련하여 보건복지부장관이 필요하다고 인정한 업무

2. 수수료와 사용료 징수

- 공단은 특정인을 위하여 업무를 제공하거나 공단 시설을 이용하게 할 경우 공단의 정관으로 정하는 바에 따라 그 업무의 제공 또는 시설의 이용에 대한 수수료와 사용료를 징수할 수 있음

3. 정보 공개

- 공단은 「공공기관의 정보공개에 관한 법률」에 따라 건강보험과 관련하여 보유 · 관리하고 있는 정보를 공개 함

【예상문제】

1. 국민건강보험공단의 관장 업무 중 자산의 관리·운영 및 증식사업에 해당하는 것은?
   ① 보험료와 그 밖에 이 법에 따른 징수금의 부과·징수
   ② 국민건강보험공단의 업무에 사용되는 부동산의 취득 및 일부 임대
   ③ 보험급여 비용의 지급
   ④ 의료시설의 운영
   ⑤ 건강보험에 관한 교육훈련 및 홍보

[답] ②

2. 다음 중 국민건강보험공단의 관장 업무로 올바른 것은?
   ① 요양급여비용의 심사
   ② 요양급여의 적정성 평가
   ③ 심사기준 및 평가기준의 개발
   ④ 의료시설의 운영
   ⑤ 건강보험에 관한 조사연구 및 국제협력

[답] ④

3. 가입자 및 피부양자의 질병의 조기발견·예방 및 건강관리를 위하여 요양급여 실시 현황과 건강검진 결과 등을 활용하여 실시하는 예방사업으로서 대통령령으로 정하는 사업에 해당하는 것은?
   ① 생애주기별·사업장별·직능별 건강관리 프로그램 또는 서비스의 개발 및 제공
   ② 의료시설의 운영
   ③ 건강보험에 관한 조사연구 및 국제협력
   ④ 가입자 및 피부양자의 자격 관리
   ⑤ 보험급여의 관리

[답] ①

제15조(법인격 등) ① 공단은 법인으로 한다.
② 공단은 주된 사무소의 소재지에서 설립등기를 함으로써 성립한다.

【핵심요약】

국민건강보험공단의 법인격 등

1) 법인
2) 공단은 주된 사무소의 소재지에서 설립등기를 함으로써 성립

【예상문제】

1. 국민건강보험공단이 성립하기 위해서 어디에 설립등기를 하는가?
   ① 서울 ② 모든 사무소 ③ 주된 사무소의 소재지
   ④ 설립등기는 하지 않음 ⑤ 정부청사

[답] ③

제16조(사무소) ① 공단의 주된 사무소의 소재지는 정관으로 정한다.
② 공단은 필요하면 정관으로 정하는 바에 따라 분사무소를 둘 수 있다.

【핵심요약】

국민건강보험공단의 사무소
1) 공단의 주된 사무소의 소재지 : 정관으로 정함
2) 분사무소 : 공단이 필요하면 정관으로 정하는 바에 따라 설치

【예상문제】

1. 국민건강보험공단의 주된 사무소의 소재지는 무엇으로 정하는가?
   ① 법률 ② 대통령령 ③ 보건복지부령
   ④ 국민건강보험공단 규정 ⑤ 정관

[답] ⑤

제17조(정관) ① 공단의 정관에는 다음 각 호의 사항을 적어야 한다.
1. 목적
2. 명칭
3. 사무소의 소재지
4. 임직원에 관한 사항
5. 이사회의 운영
6. 재정운영위원회에 관한 사항
7. 보험료 및 보험급여에 관한 사항
8. 예산 및 결산에 관한 사항
9. 자산 및 회계에 관한 사항
10. 업무와 그 집행
11. 정관의 변경에 관한 사항

12. 공고에 관한 사항
② 공단은 정관을 변경하려면 보건복지부장관의 인가를 받아야 한다.

【핵심요약】

국민건강보험공단의 정관에 적어야 할 사항

1) 목적 2) 명칭 3) 사무소의 소재지 4) 임직원에 관한 사항
5) 이사회의 운영 6) 재정운영위원회에 관한 사항
7) 보험료 및 보험급여에 관한 사항
8) 예산 및 결산에 관한 사항
9) 자산 및 회계에 관한 사항
10) 업무와 그 집행
11) 정관의 변경에 관한 사항
12) 공고에 관한 사항
※ 정관을 변경하려면 보건복지부장관의 인가 필요

【예상문제】

1. 국민건강보험법에 따라 국민건강보험공단이 정관을 변경하고자 한다면 어떤 절차를 밟아야 하는가?
① 대통령의 허가 ② 대통령의 인가 ③ 보건복지부장관의 허가
④ 보건복지부장관의 인가 ⑤ 이사장의 허가

[답] ④

제18조(등기) 공단의 설립등기에는 다음 각 호의 사항을 포함하여야 한다.
1. 목적
2. 명칭
3. 주된 사무소 및 분사무소의 소재지
4. 이사장의 성명 · 주소 및 주민등록번호

【핵심요약】

국민건강보험공단의 설립등기에 포함하여야 할 사항

1) 목적
2) 명칭

> 3) 주된 사무소 및 분사무소의 소재지
> 4) 이사장의 성명 · 주소 및 주민등록번호

【예상문제】

1. 국민건강보험공단의 설립등기에 포함하여야 하는 사항이 아닌 것은?
   ① 목적 ② 명칭 ③ 업무와 그 집행 ④ 주된 사무소 및 분사무소의 소재지
   ⑤ 이사장의 성명 · 주소 및 주민등록번호

[답] ③

> **제19조(해산)** 공단의 해산에 관하여는 법률로 정한다.

【핵심요약】

> **국민건강보험공단의 해산**
> - 법률로 정함

【예상문제】

1. 다음은 국민건강보험공단의 성격과 설립 등과 관련된 내용들이다. 올바른 것은?
   ① 국민건강보험공단은 주된 사무소의 소재지에서 허가를 받음으로써 성립한다.
   ② 국민건강보험공단의 주된 사무소의 소재지는 법률로써 정한다.
   ③ 국민건강보험공단은 필요하면 법률로 정하는 바에 따라 분사무소를 둘 수 있다.
   ④ 국민건강보험공단의 설립등기에는 목적, 명칭, 주된 사무소 및 분사무소의 소재지, 이사장의 성명 · 주소 및 주민등록번호를 포함하여야 한다.
   ⑤ 국민건강보험공단의 해산에 관하여는 정관으로 정한다.

[답] ④

> **제20조(임원)** ① 공단은 임원으로서 이사장 1명, 이사 14명 및 감사 1명을 둔다. 이 경우 이사장, 이사 중 5명 및 감사는 상임으로 한다.
> ② 이사장은 「공공기관의 운영에 관한 법률」 제29조에 따른 임원추천위원회(이하 “임원추천위원회”라 한다)가 복수로 추천한 사람 중에서 보건복지부장관의 제청으로 대통령이 임명한다.
> ③ 상임이사는 보건복지부령으로 정하는 추천 절차를 거쳐 이사장이 임명한다.
> ④ 비상임이사는 다음 각 호의 사람을 보건복지부장관이 임명한다.

1. 노동조합 · 사용자단체 · 시민단체 · 소비자단체 · 농어업인단체 및 노인단체가 추천하는 각 1명
2. 대통령령으로 정하는 바에 따라 추천하는 관계 공무원 3명

⑤ 감사는 임원추천위원회가 복수로 추천한 사람 중에서 기획재정부장관의 제청으로 대통령이 임명한다.

⑥ 제4항에 따른 비상임이사는 정관으로 정하는 바에 따라 실비변상(實費辨償)을 받을 수 있다.

⑦ 이사장의 임기는 3년, 이사(공무원인 이사는 제외한다)와 감사의 임기는 각각 2년으로 한다.

[시행령] **제10조(공무원인 임원)** 법 제20조제4항제2호에 따라 기획재정부장관, 보건복지부장관 및 인사혁신처장은 해당 기관 소속의 3급 공무원 또는 고위공무원단에 속하는 일반직공무원 중에서 각 1명씩을 지명하는 방법으로 공단의 비상임이사를 추천한다. <개정 2015.6.30.>

[시행규칙] **제8조(상임이사 후보 추천 절차 등)** ① 법 제20조제3항에 따른 상임이사 후보를 추천하기 위하여 공단에 상임이사추천위원회(이하 "상임이사추천위원회"라 한다)를 둔다.

② 상임이사추천위원회는 위원장을 포함한 5명의 위원으로 구성한다. 이 경우 위원장은 공단의 인사업무를 담당하는 상임이사(인사업무를 담당하는 상임이사 후보를 추천하는 경우에는 이사장이 지명하는 이사)로 하고, 위원은 이사장이 위촉하는 다음 각 호의 사람으로 한다.
1. 공단의 비상임이사 2명
2. 공단의 업무에 관한 전문지식과 경험이 풍부한 사람으로서 공단의 임직원이 아닌 사람 2명

③ 제1항과 제2항에서 규정한 사항 외에 후보자 심사 및 추천 방법, 위원의 제척(除斥) · 기피 · 회피 등 상임이사추천위원회 운영 등에 필요한 사항은 공단의 정관 또는 내규(內規)로 정한다.

【핵심요약】

1. 국민건강보험공단의 임원

1) 구성 : 이사장 1명, 이사 14명 및 감사 1명 (※ 이사장, 이사 중 5명 및 감사는 상임)
2) 이사장의 임명 : 임원추천위원회가 복수로 추천한 사람 중에서 보건복지부장관의 제청으로 대통령이 임명
3) 상임이사의 임명 : 보건복지부령으로 정하는 추천 절차를 거쳐 이사장이 임명
4) 비상임이사의 임명 : 다음의 사람을 보건복지부장관이 임명
(1) 노동조합 · 사용자단체 · 시민단체 · 소비자단체 · 농어업인단체 및 노인단체가 추천하는 각 1명
(2) 대통령령으로 정하는 바에 따라 추천하는 관계 공무원 3명
- 기획재정부장관, 보건복지부장관 및 인사혁신처장이 해당 기관 소속의 3급 공무

원 또는 고위공무원단에 속하는 일반직공무원 중에서 각 1명씩 지명
※ 비상임이사는 정관으로 정하는 바에 따라 실비변상을 받을 수 있음

5) 감사의 임명 : 임원추천위원회가 복수로 추천한 사람 중에서 기획재정부장관의 제청으로 대통령이 임명

6) 임기
  (1) 이사장 : 3년
  (2) 이사(공무원인 이사는 제외)와 감사 : 각각 2년

2. 상임이사 후보 추천 절차 등

1) 상임이사 후보를 추천하기 위하여 공단에 상임이사추천위원회를 설치

2) 상임이사추천위원회의 구성
  (1) 위원 : 위원장을 포함한 5명
  (2) 위원장 : 공단의 인사업무를 담당하는 상임이사(인사업무를 담당하는 상임이사 후보를 추천하는 경우에는 이사장이 지명하는 이사)
  (3) 위원의 위촉 : 다음의 사람으로 이사장이 위촉
    ① 공단의 비상임이사 2명
    ② 공단의 업무에 관한 전문지식과 경험이 풍부한 사람으로서 공단의 임직원이 아닌 사람 2명

3) 공단의 정관 또는 내규로 정하는 사항
  - 후보자 심사 및 추천 방법, 위원의 제척 · 기피 · 회피 등 상임이사추천위원회 운영 등에 필요한 사항

【예상문제】

1. 국민건강보험공단의 임원의 구성인원으로 올바른 것은?
① 이사장 1명, 이사 12명, 감사 1명　　② 이사장 1명, 이사 12명, 감사 2명
③ 이사장 1명, 이사 14명, 감사 1명　　④ 이사장 1명, 이사 14명, 감사 2명
⑤ 이사장 1명, 이사 12명, 감사 2명

[답] ③

2. 다음은 국민건강보험공단의 임원과 이를 임명하는 사람을 짝지은 것이다. 올바른 것은?
① 이사장 - 대통령　② 상임이사 - 보건복지부장관　③ 비상임이사 - 이사장
④ 감사 - 보건복지부장관　⑤ 상임이사 - 대통령

[답] ①

제21조(징수이사) ① 상임이사 중 제14조제1항제2호 및 제11호의 업무를 담당하는 이사(이하 "징수이사"라 한다)는 경영, 경제 및 사회보험에 관한 학식과 경험이 풍부한 사람으로서 보건복지부령으로 정하는 자격을 갖춘 사람 중에서 선임한다.

② 징수이사 후보를 추천하기 위하여 공단에 이사를 위원으로 하는 징수이사추천위원회(이하 "추천위원회"라 한다)를 둔다. 이 경우 추천위원회의 위원장은 이사장이 지명하는 이사로 한다.

③ 추천위원회는 주요 일간신문에 징수이사 후보의 모집 공고를 하여야 하며, 이와 별도로 적임자로 판단되는 징수이사 후보를 조사하거나 전문단체에 조사를 의뢰할 수 있다.

④ 추천위원회는 제3항에 따라 모집한 사람을 보건복지부령으로 정하는 징수이사 후보 심사기준에 따라 심사하여야 하며, 징수이사 후보로 추천될 사람과 계약 조건에 관하여 협의하여야 한다.

⑤ 이사장은 제4항에 따른 심사와 협의 결과에 따라 징수이사 후보와 계약을 체결하여야 하며, 이 경우 제20조제3항에 따른 상임이사의 임명으로 본다.

⑥ 제4항에 따른 계약 조건에 관한 협의, 제5항에 따른 계약 체결 등에 필요한 사항은 보건복지부령으로 정한다.

[시행규칙] **제9조(징수이사 후보의 자격기준 및 심사기준 등)** ① 법 제21조제1항에서 "보건복지부령으로 정하는 자격을 갖춘 사람"이란 법 제21조제2항에 따른 징수이사추천위원회(이하 "징수이사추천위원회"라 한다)가 정하는 단위 부서장 이상의 경력이 있는 사람으로서 법 제14조제1항제2호 및 제11호에 따른 업무에 관한 전문지식 및 경험을 갖추고 경영혁신을 추진할 수 있는 사람을 말한다.

② 법 제21조제4항에 따른 심사는 징수이사추천위원회가 징수이사 후보가 다음 각 호의 요소를 갖추고 있는지를 평가하여 이를 점수로 환산하는 방법으로 한다. 이 경우 각 호의 요소별 배점이나 그 밖에 심사에 필요한 사항은 징수이사추천위원회가 정한다.

1. 경영, 경제 및 사회보험에 관한 학식
2. 문제에 대한 예측 및 예방조치 능력
3. 조직관리 능력
4. 그 밖에 징수이사로서의 자질과 능력을 평가할 수 있는 것으로서 징수이사추천위원회가 정하는 요소

③ 징수이사추천위원회는 법 제21조제4항에 따라 징수이사 후보로 추천될 사람과 다음 각 호의 계약 조건에 대하여 협의하여야 한다.

1. 법에 따라 징수하는 보험료, 「국민연금법」, 「고용보험 및 산업재해보상보험의 보험료징수 등에 관한 법률」, 「임금채권보장법」, 「석면피해구제법」의 위탁에 따라 징수하는 연금보험료, 고용보험료, 산업재해보상보험료, 부담금 및 분담금 등의 징수 목표 및 민원관리에 관한 사항
2. 보수와 상벌 등 근로 조건에 관한 사항

3. 해임 사유에 관한 사항
4. 그 밖에 고용관계의 성립·소멸 등에 필요한 사항

④ 징수이사추천위원회의 회의는 재적위원 과반수의 출석으로 개의(開議)하고, 출석위원 과반수의 찬성으로 의결한다.

【핵심요약】

1. 징수이사

1) 징수이사의 업무 : 상임이사 중 다음 업무를 담당하는 이사
  (1) 보험료와 징수금의 부과·징수(법 제14조제1항제2호)
  (2) 징수위탁근거법에 따라 위탁받은 업무(법 제14조제1항제11호)

2) 징수이사의 선임 : 경영, 경제 및 사회보험에 관한 학식과 경험이 풍부한 사람으로서 보건복지부령으로 정하는 자격을 갖춘 사람 중에서 선임

3) 징수이사 후보 추천 절차
  (1) 공단에 이사를 위원으로 하는 징수이사추천위원회를 설치
    ※ 추천위원회의 위원장은 이사장이 지명하는 이사
  (2) 추천위원회는 주요 일간신문에 징수이사 후보의 모집 공고를 하여야 하며, 이와 별도로 적임자로 판단되는 징수이사 후보를 조사하거나 전문단체에 조사 의뢰 가능
  (3) 추천위원회는 모집한 사람을 보건복지부령으로 정하는 징수이사 후보 심사기준에 따라 심사하여야 하며, 징수이사 후보로 추천될 사람과 계약 조건에 관하여 협의하여야 함
  (4) 이사장은 심사와 협의 결과에 따라 징수이사 후보와 계약을 체결하여야 하며, 이 경우 상임이사의 임명으로 봄
    ※ 계약 조건에 관한 협의, 계약 체결 등에 필요한 사항은 보건복지부령으로 정함

2. 징수이사 후보의 자격기준 및 심사기준 등

1) 징수이사 후보에 대한 평가 요소
  (1) 경영, 경제 및 사회보험에 관한 학식
  (2) 문제에 대한 예측 및 예방조치 능력
  (3) 조직관리 능력
  (4) 그 밖에 징수이사로서의 자질과 능력을 평가할 수 있는 것으로서 징수이사추천위원회가 정하는 요소

2) 징수이사 후보로 추천될 사람과 협의하여야 할 계약 조건
  (1) 법에 따라 징수하는 보험료, 「국민연금법」, 「고용보험 및 산업재해보상보험의 보

험료징수 등에 관한 법률」, 「임금채권보장법」, 「석면피해구제법」의 위탁에 따라 징수하는 연금보험료, 고용보험료, 산업재해보상보험료, 부담금 및 분담금 등의 징수 목표 및 민원관리에 관한 사항

(2) 보수와 상벌 등 근로 조건에 관한 사항

(3) 해임 사유에 관한 사항

(4) 그 밖에 고용관계의 성립 · 소멸 등에 필요한 사항

3) 징수이사추천위원회의 회의

(1) 개의 : 재적위원 과반수의 출석

(2) 의결 : 출석위원 과반수의 찬성

【예상문제】

1. 국민건강보험공단의 징수이사를 선임하는 자격기준으로 가장 중요한 것은?

① 문제에 대한 예측 및 예방조치 능력

② 경영, 경제 및 사회보험에 관한 학식과 경험이 풍부한 사람

③ 조직관리 능력　④ 재정의 결산능력　⑤ 자금의 운영능력

[답] ②

2. 징수이사의 지위는?

① 상임이사　② 비상임이사　③ 감사　④ 이사장　⑤ 국장

[답] ①

제22조(임원의 직무) ① 이사장은 공단을 대표하고 업무를 총괄하며, 임기 중 공단의 경영성과에 대하여 책임을 진다.

② 상임이사는 이사장의 명을 받아 공단의 업무를 집행한다.

③ 이사장이 부득이한 사유로 그 직무를 수행할 수 없을 때에는 정관으로 정하는 바에 따라 상임이사 중 1명이 그 직무를 대행하고, 상임이사가 없거나 그 직무를 대행할 수 없을 때에는 정관으로 정하는 임원이 그 직무를 대행한다.

④ 감사는 공단의 업무, 회계 및 재산 상황을 감사한다.

【핵심요약】

임원의 직무

1) 이사장 : 공단을 대표하고 업무를 총괄하며, 임기 중 공단의 경영성과에 대하여 책임

을 짐

2) 상임이사 : 이사장의 명을 받아 공단의 업무를 집행

3) 이사장이 부득이한 사유로 그 직무를 수행할 수 없을 때 : 정관으로 정하는 바에 따라 상임이사 중 1명이 그 직무를 대행하고, 상임이사가 없거나 그 직무를 대행할 수 없을 때에는 정관으로 정하는 임원이 그 직무를 대행

4) 감사 : 공단의 업무, 회계 및 재산 상황을 감사

【예상문제】

1. 국민건강보험공단을 대표하고 업무를 총괄하며, 임기 중 공단의 경영성과에 대하여 책임을 지는 사람은?

① 보건복지부장관 ② 이사장 ③ 상임이사 ④ 감사 ⑤ 본부장

[답] ②

제23조(임원 결격사유) 다음 각 호의 어느 하나에 해당하는 사람은 공단의 임원이 될 수 없다.

1. 대한민국 국민이 아닌 사람
2. 「공공기관의 운영에 관한 법률」 제34조제1항 각 호의 어느 하나에 해당하는 사람

「공공기관의 운영에 관한 법률」

제34조(결격사유) ① 다음 각 호의 어느 하나에 해당하는 사람은 공기업·준정부기관의 임원이 될 수 없다. <개정 2018.3.27.>

1. 「국가공무원법」 제33조(결격사유) 각 호의 어느 하나에 해당하는 사람

   1) 피성년후견인, 2) 파산선고를 받고 복권되지 아니한 자, 3) 금고 이상의 실형을 선고받고 그 집행이 끝나거나 집행이 면제된 날부터 5년이 지나지 아니한 자, 4) 금고 이상의 형의 집행유예를 선고받고 그 유예기간이 끝난 날부터 2년이 지나지 아니한 자, 5) 금고 이상의 형의 선고유예를 받은 경우에 그 선고유예 기간 중에 있는 자 등

2. 제22조제1항, 제31조제7항, 제35조제2항·제3항, 제36조제2항, 제48조제4항·제8항 및 제52조의3제3항에 따라 해임된 날부터 3년이 지나지 아니한 사람

【핵심요약】

공단임원 결격사유

1) 대한민국 국민이 아닌 사람

2) 「공공기관의 운영에 관한 법률」 제34조제1항 각 호의 어느 하나에 해당하는 사람
(1) 공무원 결격사유에 해당하는 사람
(2) 공무원 결격사유로 인해 해임된 날부터 3년이 지나지 아니한 사람

【예상문제】

1. 다음 중 국민건강보험공단의 임원이 될 수 있는 사람은?
① 피성년후견인 또는 피한정후견인
② 파산선고를 받고 복권되지 아니한 자
③ 금고 이상의 실형을 선고받고 그 집행이 종료되거나 집행을 받지 아니하기로 확정된 후 5년이 지나지 아니한 자
④ 공무원 결격사유로 인해 해임된 날부터 3년이 지난 사람
⑤ 금고 이상의 형의 선고유예를 받은 경우에 그 선고유예 기간 중에 있는 자

[답] ④

제24조(임원의 당연퇴임 및 해임) ① 임원이 제23조 각 호의 어느 하나에 해당하게 되거나 임명 당시 그에 해당하는 사람으로 확인되면 그 임원은 당연퇴임한다.
② 임명권자는 임원이 다음 각 호의 어느 하나에 해당하면 그 임원을 해임 할 수 있다.
1. 신체장애나 정신장애로 직무를 수행할 수 없다고 인정되는 경우
2. 직무상 의무를 위반한 경우
3. 고의나 중대한 과실로 공단에 손실이 생기게 한 경우
4. 직무 여부와 관계없이 품위를 손상하는 행위를 한 경우
5. 이 법에 따른 보건복지부장관의 명령을 위반한 경우

【핵심요약】

1. 임원의 당연퇴임
- 임원이 다음 어느 하나에 해당하게 되거나 임명 당시 그에 해당하는 사람으로 확인되면 그 임원은 당연퇴임함(법 제23조)
1) 대한민국 국민이 아닌 사람
2) 「공공기관의 운영에 관한 법률」 제34조제1항 각 호의 어느 하나에 해당하는 사람

2. 임원의 해임
- 임명권자는 임원이 다음 어느 하나에 해당하면 그 임원을 해임 가능

> 1) 신체장애나 정신장애로 직무를 수행할 수 없다고 인정되는 경우
> 2) 직무상 의무를 위반한 경우
> 3) 고의나 중대한 과실로 공단에 손실이 생기게 한 경우
> 4) 직무 여부와 관계없이 품위를 손상하는 행위를 한 경우
> 5) 「국민건강보험법」에 따른 보건복지부장관의 명령을 위반한 경우

【예상문제】

1. 국민건강보험공단의 임원에서 당연퇴임해야 하는 사람은?
   ① 신체장애나 정신장애로 직무를 수행할 수 없다고 인정되는 경우
   ② 직무상 의무를 위반한 경우
   ③ 법원의 판결 또는 다른 법률에 따라 자격이 상실되거나 정지된 자
   ④ 직무 여부와 관계없이 품위를 손상하는 행위를 한 경우
   ⑤ 「국민건강보험법」에 따른 보건복지부장관의 명령을 위반한 경우

[답] ③

> **제25조(임원의 겸직 금지 등)** ① 공단의 상임임원과 직원은 그 직무 외에 영리를 목적으로 하는 사업에 종사하지 못한다.
> ② 공단의 상임임원이 임명권자 또는 제청권자의 허가를 받거나 공단의 직원이 이사장의 허가를 받은 경우에는 비영리 목적의 업무를 겸할 수 있다.

【핵심요약】

> **1. 임원의 겸직 금지**
> - 공단의 상임임원과 직원은 그 직무 외에 영리를 목적으로 하는 사업에 종사하지 못함
>
> **2. 겸직이 가능한 경우**
> - 공단의 상임임원이 임명권자 또는 제청권자의 허가를 받거나 공단의 직원이 이사장의 허가를 받은 경우에는 비영리 목적의 업무를 겸할 수 있음

【예상문제】

1. 다음은 국민건강보험공단 임원의 겸직에 대한 설명이다. 올바른 것은?
   ① 공단의 상임임원과 직원은 그 직무 외에 영리를 목적으로 하는 사업에 종사할 수 없다.
   ② 공단의 상임임원이 임명권자 또는 제청권자의 허가를 받은 경우에는 영리 목적의 업무를 겸할 수 있다.
   ③ 공단의 직원이 이사장의 허가를 받은 경우에는 영리 목적의 업무를 겸할 수 있다.

④ 공단의 상임임원은 비영리 목적의 업무를 겸할 수 있다.

⑤ 공단의 직원은 영리 목적의 업무를 겸할 수 있다.

[답] ①

제26조(이사회) ① 공단의 주요 사항(「공공기관의 운영에 관한 법률」 제17조제1항 각 호의 사항을 말한다)을 심의·의결하기 위하여 공단에 이사회를 둔다.

② 이사회는 이사장과 이사로 구성한다.

③ 감사는 이사회에 출석하여 발언할 수 있다.

④ 이사회의 의결 사항 및 운영 등에 필요한 사항은 대통령령으로 정한다.

[시행령] **제11조(이사회의 심의·의결사항)** 법 제26조제4항에 따라 다음 각 호의 사항은 공단의 이사회(이하 "이사회"라 한다)의 심의·의결을 거쳐야 한다. 다만, 법 제4조제1항에 따른 심의위원회의 심의·의결사항 및 법 제33조에 따른 재정운영위원회(이하"재정운영위원회"라 한다)의 심의·의결사항은 제외한다.

1. 사업운영계획 등 공단 운영의 기본방침에 관한 사항
2. 예산 및 결산에 관한 사항
3. 정관 변경에 관한 사항
4. 규정의 제정·개정 및 폐지에 관한 사항
5. 보험료와 그 밖의 법에 따른 징수금(이하 "보험료등"이라 한다) 및 보험급여에 관한 사항
6. 법 제37조에 따른 차입금에 관한 사항
7. 법 제38조에 따른 준비금, 그 밖에 중요재산의 취득·관리 및 처분에 관한 사항
8. 그 밖에 공단 운영에 관한 중요 사항

[시행령] **제12조(이사회의 회의)** ① 이사회의 회의는 정기회의와 임시회의로 구분한다.

② 정기회의는 매년 2회 정관으로 정하는 시기에 이사회의 의장이 소집한다.

③ 임시회의는 재적이사(이사장을 포함한다. 이하 같다) 3분의 1 이상이 요구할 때 또는 이사장이 필요하다고 인정할 때에 이사회의 의장이 소집한다.

④ 이사회의 회의는 재적이사 과반수의 출석으로 개의하고, 재적이사 과반수의 찬성으로 의결한다.

⑤ 이사회의 의장은 이사장이 된다.

⑥ 이사회의 회의 소집 절차 등 이사회 운영에 필요한 그 밖의 사항은 공단의 정관으로 정한다.

【핵심요약】

1. 이사회

1) 설치 목적 : 공단의 주요 사항을 심의·의결하기 위하여(「공공기관의 운영에 관한 법률」 제17조제1항)

2) 구성 : 이사장과 이사
3) 감사 : 이사회에 출석하여 발언할 수 있음
4) 대통령령으로 정하는 사항
- 이사회의 의결 사항 및 운영 등에 필요한 사항

2. 이사회의 심의 · 의결사항(대통령령)

1) 사업운영계획 등 공단 운영의 기본방침에 관한 사항
2) 예산 및 결산에 관한 사항
3) 정관 변경에 관한 사항
4) 규정의 제정 · 개정 및 폐지에 관한 사항
5) 보험료 등(보험료와 그 밖의 법에 따른 징수금) 및 보험급여에 관한 사항
6) 차입금에 관한 사항(법 제37조)
7) 준비금(법 제38조), 그 밖에 중요재산의 취득 · 관리 및 처분에 관한 사항
8) 그 밖에 공단 운영에 관한 중요 사항
※ 건강보험정책심의위원회의 심의 · 의결사항(법 제4조제1항) 및 재정운영위원회(법 제33조)의 심의 · 의결사항은 제외

3. 이사회의 회의

1) 회의의 구분 : 이사회의 회의는 정기회의와 임시회의로 구분
2) 정기회의와 임시회의
(1) 정기회의 : 매년 2회 정관으로 정하는 시기에 이사회의 의장이 소집
(2) 임시회의 : 재적이사(이사장 포함) 3분의 1 이상이 요구할 때 또는 이사장이 필요하다고 인정할 때에 이사회의 의장이 소집
3) 개의 및 의결
(1) 개의 : 재적이사 과반수의 출석으로 개의
(2) 의결 : 재적이사 과반수의 찬성으로 의결
4) 이사회의 의장 : 이사장
5) 공단의 정관으로 정하는 사항 : 이사회의 회의 소집 절차 등 이사회 운영에 필요한 그 밖의 사항

【예상문제】

1. 국민건강보험공단 이사회의 정기회의 소집에 대한 설명으로 올바른 것은?
① 매년 1회 정관으로 정하는 시기에 이사회의 의장이 소집한다.

② 매년 2회 정관으로 정하는 시기에 이사회의 의장이 소집한다.
③ 이사장이 필요하다고 인정할 때에 이사회의 의장이 소집한다.
④ 재적이사 3분의 1 이상이 요구할 때 의사회의 의장이 소집한다.
⑤ 재적이사 2분의 1 이상이 요구할 때 의사회의 의장이 소집한다.

[답] ②

2. 다음 중 국민건강보험공단 이사회의 심의·의결을 거쳐야 되는 사항은?
① 직장가입자의 보험료율 ② 요양급여의 기준에 관한 사항 ③ 요양급여비용의 계약
④ 결손처분 ⑤ 보험급여에 관한 사항

[답] ⑤

제27조(직원의 임면) 이사장은 정관으로 정하는 바에 따라 직원을 임면(任免)한다.

【핵심요약】

직원의 임면
- 이사장은 정관으로 정하는 바에 따라 직원을 임면

【예상문제】

1. 국민건강보험공단 직원의 임면에 대한 설명으로 올바른 것은?
① 보건복지부장관이 법률에 따라 ② 이사장이 설립 인재 상에 따라
③ 보건복지부장관이 보건복지부령에 따라 ④ 이사장이 정관으로 정하는 바에 따라
⑤ 보건복지부장관이 공무원 임면 규정에 따라

[답] ④

제28조(벌칙 적용 시 공무원 의제) 공단의 임직원은 「형법」 제129조부터 제132조까지의 규정을 적용할 때 공무원으로 본다.

「형법」 제129조~제132조

제129조(수뢰, 사전수뢰), 제130조(제삼자뇌물제공), 제131조(수뢰후부정처사, 사후수뢰), 제132조(알선수뢰)

【핵심요약】

벌칙 적용 시 공무원 의제
- 공단의 임직원은 「형법」 제129조부터 제132조까지의 규정을 적용할 때 공무원으로 봄

제29조(규정 등) 공단의 조직 · 인사 · 보수 및 회계에 관한 규정은 이사회의 의결을 거쳐 보건복지부장관의 승인을 받아 정한다.

【핵심요약】

공단의 조직 · 인사 · 보수 및 회계에 관한 규정
- 이사회의 의결을 거쳐 보건복지부장관의 승인을 받아 정함

【예상문제】

1. 국민건강보험공단의 조직 · 인사 · 보수 및 회계에 관한 규정을 정하는 방법은?
   ① 이사회의 의결로써 정한다.
   ② 이사회의 의결을 거쳐 보건복지부장관의 승인을 받아 정한다.
   ③ 보건복지부령으로 정한다.
   ④ 대통령령으로 정한다.
   ⑤ 이사회의 의결을 거쳐 보건복지부장관과 행정안전부장관의 승인을 받아 정한다.

[답] ②

제30조(대리인의 선임) 이사장은 공단 업무에 관한 모든 재판상의 행위 또는 재판외의 행위를 대행하게 하기 위하여 공단의 이사 또는 직원 중에서 대리인을 선임할 수 있다.

【핵심요약】

대리인의 선임
- 이사장은 공단 업무에 관한 모든 재판상의 행위 또는 재판 외의 행위를 대행하게 하기 위하여 공단의 이사 또는 직원 중에서 대리인을 선임할 수 있음

【예상문제】

1. 이사장이 공단 업무에 관한 모든 재판상의 행위를 대행하기 위하여 대리인을 누구 중에서 선임하는가?
   ① 이사　② 직원　③ 이사 또는 직원　④ 공무원　⑤ 변호사

[답] ③

제31조(대표권의 제한) ① 이사장은 공단의 이익과 자기의 이익이 상반되는 사항에 대하여는 공단을 대표하지 못한다. 이 경우 감사가 공단을 대표한다.
② 공단과 이사장 사이의 소송은 제1항을 준용한다.

【핵심요약】

대표권의 제한

1) 이사장은 공단의 이익과 자기의 이익이 상반되는 사항에 대하여는 공단을 대표하지 못함
2) 공단과 이사장 사이의 소송은 1)을 준용
※ 이 경우 감사가 공단을 대표

【예상문제】

1. 국민건강보험공단의 이사장은 공단의 이익과 자기의 이익이 상반되는 사항에 대하여는 공단을 대표하지 못한다. 이 경우 누가 공단을 대표하는가?
① 이사 ② 상임이사 ③ 감사
④ 분사무소의 장 ⑤ 보건복지부장관

[답] ③

제32조(이사장 권한의 위임) 이 법에 규정된 이사장의 권한 중 급여의 제한, 보험료의 납입고지 등 대통령령으로 정하는 사항은 정관으로 정하는 바에 따라 분사무소의 장에게 위임할 수 있다.

[시행령] **제13조(이사장 권한의 위임)** 법 제32조에서 "대통령령으로 정하는 사항"이란 다음 각 호의 권한을 말한다.

1. 법 제5조 및 제8조부터 제10조까지의 규정에 따른 자격 관리에 관한 권한
2. 법 제7조에 따른 사업장 관리에 관한 권한
3. 법 제53조에 따른 보험급여의 제한에 관한 권한
4. 법 제57조 · 제69조 · 제79조 및 제81조에 따른 보험료 등의 부과 · 징수, 납입 고지, 독촉 및 국세체납 처분의 예에 따른 징수에 관한 권한
5. 법 제58조에 따른 손해배상을 청구할 권리의 행사에 관한 권한
6. 법 제75조에 따른 보험료의 경감에 관한 권한
7. 법 제82조에 따른 분할납부 승인 및 승인취소에 관한 권한
8. 법 제109조 및 제110조에 따른 가입자 및 피부양자의 자격관리, 보험급여 제한 및 보험료의

부과 · 징수에 관한 권한

9. 「국민연금법」, 「고용보험 및 산업재해보상보험의 보험료징수 등에 관한 법률」, 「임금채권보장법」 및 「석면피해구제법」(이하 "징수위탁근거법"이라 한다)에 따라 위탁받은 연금보험료, 고용보험료, 산업재해보상보험료, 부담금 및 분담금 등(이하 "징수위탁보험료등"이라 한다)의 납입고지 및 독촉 · 체납처분 등 징수에 관한 권한

10. 그 밖에 법에 따른 공단 업무의 효율적인 수행을 위하여 공단의 정관으로 정하는 권한

【핵심요약】

이사장 권한의 위임

1) 위임 내용 : 급여의 제한, 보험료의 납입고지 등 대통령령으로 정하는 사항
 (1) 자격 관리에 관한 권한(법 제5조 및 제8조~제10조)
 (2) 사업장 관리에 관한 권한(법 제7조)
 (3) 보험급여의 제한에 관한 권한(법 제53조)
 (4) 보험료 등의 부과 · 징수, 납입 고지, 독촉 및 국세체납 처분의 예에 따른 징수에 관한 권한(법 제57조 · 제69조 · 제79조 및 제81조)
 (5) 손해배상을 청구할 권리의 행사에 관한 권한(법 제58조)
 (6) 보험료의 경감에 관한 권한(법 제75조)
 (7) 분할납부 승인 및 승인취소에 관한 권한(법 제82조)
 (8) 가입자 및 피부양자의 자격관리, 보험급여 제한 및 보험료의 부과 · 징수에 관한 권한(법 제109조 · 제110조)
 (9) 징수위탁근거법에 따라 위탁받은 징수위탁보험료 등(연금보험료, 고용보험료, 산업재해보상보험료, 부담금 및 분담금 등)의 납입 고지 및 독촉 · 체납처분 등 징수에 관한 권한
 (10) 그 밖에 법에 따른 공단 업무의 효율적인 수행을 위하여 공단의 정관으로 정하는 권한

2) 위임 대상 : 정관으로 정하는 바에 따라 분사무소의 장에게 위임 가능

【예상문제】

1. 「국민건강보험법」에 규정된 이사장의 권한 중 급여의 제한, 보험료의 납입고지 등 대통령령으로 정하는 사항은 정관으로 정하는 바에 따라 누구에게 위임할 수 있는가?

① 이사 ② 상임이사 ③ 감사 ④ 분사무소의 장 ⑤ 보건복지부차관

[답] ④

제33조(재정운영위원회) ① 제45조제1항에 따른 요양급여비용의 계약 및 제84조에 따른 결손처분 등 보험재정에 관련된 사항을 심의 · 의결하기 위하여 공단에 재정운영위원회를 둔다.
② 재정운영위원회의 위원장은 제34조제1항제3호에 따른 위원 중에서 호선(互選)한다.

【핵심요약】

재정운영위원회

1) 설치 목적 : 요양급여비용의 계약(법 제45조제1항) 및 결손처분 등(법 제84조) 보험재정에 관련된 사항을 심의 · 의결하기 위하여 공단에 설치
2) 재정운영위원회의 위원장 : 위원 중에서 호선

【예상문제】

1. 요양급여비용의 계약 및 결손처분 등을 심의 · 의결하기 위하여 국민건강보험공단에 두는 것은?
   ① 재정운영위원회 ② 이사회 ③ 건강보험정책심의위원회
   ④ 보험심사평가원 ⑤ 진료심사평가위원회

[답] ①

제34조(재정운영위원회의 구성 등) ① 재정운영위원회는 다음 각 호의 위원으로 구성한다.
1. 직장가입자를 대표하는 위원 10명
2. 지역가입자를 대표하는 위원 10명
3. 공익을 대표하는 위원 10명

② 제1항에 따른 위원은 다음 각 호의 사람을 보건복지부장관이 임명하거나 위촉한다.
1. 제1항제1호의 위원은 노동조합과 사용자단체에서 추천하는 각 5명
2. 제1항제2호의 위원은 대통령령으로 정하는 바에 따라 농어업인 단체 · 도시자영업자단체 및 시민단체에서 추천하는 사람
3. 제1항제3호의 위원은 대통령령으로 정하는 관계 공무원 및 건강보험에 관한 학식과 경험이 풍부한 사람

③ 재정운영위원회 위원(공무원인 위원은 제외한다)의 임기는 2년으로 한다. 다만, 위원의 사임 등으로 새로 위촉된 위원의 임기는 전임위원 임기의 남은 기간으로 한다.
④ 재정운영위원회의 운영 등에 필요한 사항은 대통령령으로 정한다.

[시행령] **제14조(재정운영위원회의 구성)** ① 법 제34조제2항제2호에 따라 농어업인 단체, 도시자영업자 단체 및 시민단체는 다음 각 호의 구분에 따라 같은 조 제1항제2호에 따른 위원을 추천한다.

1. 농어업인 단체 및 도시자영업자단체: 각각 3명씩 추천
2. 시민단체: 4명 추천

② 법 제34조제2항제3호에서 "대통령령으로 정하는 관계 공무원"이란 기획재정부장관 및 보건복지부장관이 해당 기관 소속의 4급 이상 공무원 또는 고위공무원단에 속하는 일반직공무원 중에서 각각 1명씩 지명하는 사람을 말한다.

[시행령] **제15조(재정운영위원회의 운영)** ① 재정운영위원회의 회의는 정기회의와 임시회의로 구분한다.

② 정기회의는 매년 1회 정관으로 정하는 시기에 재정운영위원회의 위원장이 소집한다.

③ 임시회의는 공단 이사장 또는 재적위원 3분의 1 이상이 요구할 때 또는 재정운영위원회의 위원장이 필요하다고 인정할 때에 위원장이 소집한다.

④ 재정운영위원회의 위원장은 재정운영위원회 회의의 의장이 되며, 회의는 재적위원 과반수의 출석으로 개의하고, 출석위원 과반수의 찬성으로 의결한다.

⑤ 재정운영위원회의 회의 소집 절차 등 재정운영위원회 운영에 필요한 그 밖의 사항은 공단의 정관으로 정한다.

[시행령] **제16조(재정운영위원회의 간사)** ① 재정운영위원회의 사무를 처리하기 위하여 재정운영위원회에 간사 1명을 둔다.

② 간사는 공단 소속 직원 중에서 위원장이 지명한다.

[시행령] **제17조(재정운영위원회의 회의록)** ① 위원장은 재정운영위원회의 회의록을 작성하여 보관하여야 한다.

② 제1항에 따른 회의록에는 회의 경과, 심의사항 및 의결사항을 기록하고 위원장과 출석한 위원이 서명하거나 날인하여야 한다.

【핵심요약】

1. 재정운영위원회의 구성

1) 위원의 구성
   (1) 직장가입자를 대표하는 위원 10명
   (2) 지역가입자를 대표하는 위원 10명
   (3) 공익을 대표하는 위원 10명

2) 위원의 임명 또는 위촉 : 다음의 사람을 보건복지부장관이 임명하거나 위촉
   (1) 직장가입자를 대표하는 위원 10명
      - 노동조합과 사용자단체에서 추천하는 각 5명
   (2) 지역가입자를 대표하는 위원 10명

- 대통령령으로 정하는 바에 따라 농어업인 단체·도시자영업자단체 및 시민단체에서 추천하는 사람
  ① 농어업인 단체 및 도시자영업자단체 : 각각 3명씩 추천
  ② 시민단체 : 4명 추천

(3) 공익을 대표하는 위원 10명
- 대통령령으로 정하는 관계 공무원 및 건강보험에 관한 학식과 경험이 풍부한 사람
- ※ 대통령령으로 정하는 관계 공무원 : 기획재정부장관 및 보건복지부장관이 해당 기관 소속의 4급 이상 공무원 또는 고위공무원단에 속하는 일반직공무원 중에서 각각 1명씩 지명하는 사람

3) 위원의 임기 : 2년(위원의 사임 등으로 새로 위촉된 위원의 임기는 전임위원 임기의 남은 기간) ※ 공무원인 위원은 제외

4) 대통령령으로 정하는 사항 : 재정운영위원회의 운영 등에 필요한 사항

2. 재정운영위원회의 운영

1) 회의의 구분
(1) 정기회의 : 매년 1회 정관으로 정하는 시기에 재정운영위원회의 위원장이 소집
(2) 임시회의 : 공단 이사장 또는 재적위원 3분의 1 이상이 요구할 때 또는 재정운영위원회의 위원장이 필요하다고 인정할 때에 위원장이 소집

2) 개의 및 의결
(1) 재정운영위원회 회의의 의장 : 재정운영위원회의 위원장
(2) 개의 : 재적위원 과반수의 출석으로 개의
(3) 의결 : 출석위원 과반수의 찬성으로 의결

4) 공단의 정관으로 정하는 사항 : 재정운영위원회의 회의 소집 절차 등 재정운영위원회 운영에 필요한 그 밖의 사항

3. 재정운영위원회의 간사

1) 인원 : 1명
2) 처리 업무 : 재정운영위원회의 사무 처리
3) 간사의 지명 : 공단 소속 직원 중에서 위원장이 지명

4. 재정운영위원회의 회의록

1) 위원장은 재정운영위원회의 회의록을 작성하여 보관하여야 함
2) 회의록에는 회의 경과, 심의사항 및 의결사항을 기록하고 위원장과 출석한 위원이 서명하거나 날인하여야 함

【예상문제】

1. 재정운영위원회를 구성할 때 직장가입자를 대표하는 위원 중 노동조합에서 추천하는 사람 수와 직장가입자를 대표하는 위원 중 시민단체에서 추천하는 사람 수로 각각 올바른 것은?
① 5명, 4명 ② 4명, 5명 ③ 4명, 4명 ④ 5명, 5명 ⑤ 10명, 1명

[답] ①

2. 재정운영위원회 위원의 임기와 위원의 사임 등으로 새로 위촉된 위원의 임기에 대해 순서대로 올바로 적은 것은?
① 2년, 2년 ② 2년, 전임위원 임기의 남은 기간
③ 3년, 3년 ④ 3년, 전임위원 임기의 남은 기간
⑤ 4년, 전임위원 임기의 남은 기간

[답] ②

제35조(회계) ① 공단의 회계연도는 정부의 회계연도에 따른다.
② 공단은 직장가입자와 지역가입자의 재정을 통합하여 운영한다.
③ 공단은 건강보험사업 및 징수위탁근거법의 위탁에 따른 국민연금사업·고용보험사업·산업재해보상보험사업·임금채권보장사업에 관한 회계를 공단의 다른 회계와 구분하여 각각 회계처리하여야 한다. <개정 2018.1.16.>

【핵심요약】

회계

1) 공단의 회계연도 : 정부의 회계연도에 따름
2) 통합 운영 : 공단은 직장가입자와 지역가입자의 재정을 통합하여 운영
3) 회계의 구분 : 공단은 건강보험사업 및 징수위탁근거법의 위탁에 따른 국민연금사업·고용보험사업·산업재해보상보험사업·임금채권보장사업에 관한 회계를 공단의 다른 회계와 구분하여 각각 회계처리하여야 함

제36조(예산) 공단은 회계연도마다 예산안을 편성하여 이사회의 의결을 거친 후 보건복지부장관의 승인을 받아야 한다. 예산을 변경할 때에도 또한 같다. <개정 2016.3.22.>

【핵심요약】

국민건강보험공단의 예산
- 공단은 회계연도마다 예산안을 편성하여 이사회의 의결을 거친 후 보건복지부장관의 승인을 받아야 함
※ 예산을 변경할 때에도 동일

【예상문제】

1. 다음은 국민건강보험공단의 회계연도와 예산에 대한 설명이다. 올바른 것은?
   ① 정부의 회계연도와 동일할 필요는 없다.
   ② 직장가입자와 지역가입자의 재정을 분리하여 운영한다.
   ③ 건강보험사업 및 징수위탁근거법의 위탁에 따른 국민연금사업·고용보험사업 등에 관한 회계를 공단의 다른 회계와 구분하여 각각 회계 처리할 수 없다.
   ④ 건강보험사업 및 징수위탁근거법의 위탁에 따른 국민연금사업·고용보험사업 등에 관한 회계를 통합하여 운영하여야 한다.
   ⑤ 회계연도마다 예산안을 편성하여 이사회의 의결을 거친 후 보건복지부장관의 승인을 받아야 한다.

[답] ⑤

제37조(차입금) 공단은 지출할 현금이 부족한 경우에는 차입할 수 있다. 다만, 1년 이상 장기로 차입하려면 보건복지부장관의 승인을 받아야 한다.

【핵심요약】

국민건강보험공단의 차입금
- 공단은 지출할 현금이 부족한 경우에는 차입할 수 있음
※ 1년 이상 장기로 차입하려면 보건복지부장관의 승인을 받을 것

【예상문제】

1. 국민건강보험공단은 지출할 현금이 부족하여 1년 이상 장기로 차입하고자 한다. 이때의 절차로 올바른 것은?
   ① 대통령의 명을 받아야 한다. ② 국회의 동의를 받아야 한다.
   ③ 보건복지부장관의 승인을 받아야 한다. ④ 이사장의 승인을 받아야 한다.

⑤ 1년 이상 장기로 차입은 할 수 없다.

[답] ③

제38조(준비금) ① 공단은 회계연도마다 결산상의 잉여금 중에서 그 연도의 보험급여에 든 비용의 100분의 5 이상에 상당하는 금액을 그 연도에 든 비용의 100분의 50에 이를 때까지 준비금으로 적립하여야 한다. ② 제1항에 따른 준비금은 부족한 보험급여 비용에 충당하거나 지출할 현금이 부족할 때 외에는 사용할 수 없으며, 현금 지출에 준비금을 사용한 경우에는 해당 회계연도 중에 이를 보전(補塡)하여야 한다. ③ 제1항에 따른 준비금의 관리 및 운영 방법 등에 필요한 사항은 보건복지부장관이 정한다.

【핵심요약】

국민건강보험공단의 준비금

1) 준비금 적립
 - 공단은 회계연도마다 결산상의 잉여금 중에서 그 연도의 보험급여에 든 비용의 100분의 5 이상에 상당하는 금액을 그 연도에 든 비용의 100분의 50에 이를 때까지 준비금으로 적립하여야 함

2) 준비금의 사용
 (1) 준비금은 부족한 보험급여 비용에 충당하거나 지출할 현금이 부족할 때 외에는 사용할 수 없음
 (2) 현금 지출에 준비금을 사용한 경우에는 해당 회계연도 중에 이를 보전하여야 함

3) 보건복지부장관이 정하는 사항
 - 준비금의 관리 및 운영 방법 등에 필요한 사항

【예상문제】

1. 다음은 국민건강보험공단의 준비금 적립에 대한 설명이다. ( ) 안의 비율이 맞은 것은?

공단은 회계연도마다 결산상의 잉여금 중에서 그 연도의 보험급여에 든 비용의 ( )에 상당하는 금액을 그 연도에 든 비용의 ( )에 이를 때까지 준비금으로 적립하여야 한다.

① 100분의 10 이상, 100분의 10
② 100분의 10 이하, 100분의 10
③ 100분의 5 이상, 100분의 50
④ 100분의 5 이하, 100분의 50
⑤ 100분의 10 이상, 100분의 50

[답] ③

제39조(결산) ① 공단은 회계연도마다 결산보고서와 사업보고서를 작성하여 다음해 2월 말일까지 보건복지부장관에게 보고하여야 한다.
② 공단은 제1항에 따라 결산보고서와 사업보고서를 보건복지부장관에게 보고하였을 때에는 보건복지부령으로 정하는 바에 따라 그 내용을 공고하여야 한다.

[시행규칙] **제10조(결산보고서 등의 공고)** 공단은 법 제39조제2항에 따라 결산보고서 및 사업보고서를 작성하여 보건복지부장관에게 보고한 경우에는 그 개요를 「신문 등의 진흥에 관한 법률」 제9조제1항에 따라 전국을 보급지역으로 등록한 일반일간신문, 인터넷 홈페이지나 그 밖의 효과적인 방법으로 공고해야 한다. <개정 2021. 1. 7.>

【핵심요약】

국민건강보험공단의 결산

1) 결산 보고
- 공단은 회계연도마다 결산보고서와 사업보고서를 작성하여 다음해 2월 말일까지 보건복지부장관에게 보고하여야 함

2) 결산 공고
- 공단은 결산보고서와 사업보고서를 보건복지부장관에게 보고하였을 때에는 보건복지부령으로 정하는 바에 따라 그 내용을 공고

※ 전국을 보급지역으로 등록한 일반일간신문, 인터넷 홈페이지나 그 밖의 효과적인 방법으로 공고

【예상문제】

1. 국민건강보험공단이 회계연도마다 다음해 2월 말일까지 결산보고서와 함께 보건복지부장관에게 보고하는 보고서는?

① 사업보고서 ② 기획보고서 ③ 사업보고서 ④ 예산보고서 ⑤ 준비금보고서

[답] ①

제39조의2(재난적의료비 지원사업에 대한 출연) 공단은 「재난적의료비 지원에 관한 법률」에 따른 재난적의료비 지원사업에 사용되는 비용에 충당하기 위하여 매년 예산의 범위에서 출연할 수 있다. 이 경우 출연 금액의 상한 등에 필요한 사항은 대통령령으로 정한다. [본조신설 2018.1.16.]

[시행령] **제17조의2(재난적의료비 지원사업에 대한 출연 금액의 상한)** 법 제39조의2에 따라 공단이 「재난적의료비 지원에 관한 법률」에 따른 재난적의료비 지원사업에 출연하는 금액의 상한은 전전년도 보험료 수입액의 1천분의 1로 한다.
[본조신설 2021. 10. 14.]

【핵심요약】

재난적 의료비 지원사업에 대한 출연

1) 목적
- 공단은 「재난적의료비 지원에 관한 법률」에 따른 재난적 의료비 지원사업에 사용되는 비용에 충당하기 위하여 매년 예산의 범위에서 출연할 수 있음

2) 대통령령으로 정하는 사항
- 출연 금액의 상한 등에 필요한 사항

3) 재난적의료비 지원사업에 출연하는 금액의 상한 : 전전년도 보험료 수입액의 1천분의 1

【예상문제】

1. 국민건강보험공단이 「재난적의료비 지원에 관한 법률」에 따른 재난적 의료비 지원사업에 출연하는 금액의 상한선은?

① 전전년도 보험료 수입액의 1천분의 1 ② 전전년도 보험료 수입액의 2천분의 1
③ 전전년도 보험료 수입액의 3천분의 1 ④ 전전년도 보험료 수입액의 4천분의 1
⑤ 전전년도 보험료 수입액의 5천분의 1

[답] ①

제40조(「민법」의 준용) 공단에 관하여 이 법과 「공공기관의 운영에 관한 법률」에서 정한 사항 외에는 「민법」 중 재단법인에 관한 규정을 준용한다.

【핵심요약】

「민법」의 준용

- 공단에 관하여 「국민건강보험법」과 「공공기관의 운영에 관한 법률」에서 정한 사항 외에는 「민법」 중 재단법인에 관한 규정을 준용

【예상문제】

1. 국민건강보험공단에 관하여 「국민건강보험법」과 「공공기관의 운영에 관한 법률」에서 정한 사항 외에는 어떤 규정을 준용하는가?

   ① 「상법」 중 사단법인 ② 「상법」 중 재단법인 ③ 「민법」 중 사단법인
   ④ 「민법」 중 재단법인 ⑤ 「정부조직법」 중 사단법인

[답] ④

제4장 보험급여

제41조(요양급여) ① 가입자와 피부양자의 질병, 부상, 출산 등에 대하여 다음 각 호의 요양급여를 실시한다.

1. 진찰 · 검사
2. 약제(藥劑) · 치료재료의 지급
3. 처치 · 수술 및 그 밖의 치료
4. 예방 · 재활
5. 입원
6. 간호
7. 이송(移送)

② 제1항에 따른 요양급여(이하 "요양급여"라 한다)의 범위(이하 "요양급여대상"이라 한다)는 다음 각 호와 같다. <신설 2016.2.3.>

1. 제1항 각 호의 요양급여(제1항제2호의 약제는 제외한다): 제4항에 따라 보건복지부장관이 비급여대상으로 정한 것을 제외한 일체의 것
2. 제1항제2호의 약제: 제41조의3에 따라 요양급여대상으로 보건복지부장관이 결정하여 고시한 것

③ 요양급여의 방법 · 절차 · 범위 · 상한 등의 기준은 보건복지부령으로 정한다. <개정 2016.2.3.>

④ 보건복지부장관은 제3항에 따라 요양급여의 기준을 정할 때 업무나 일상생활에 지장이 없는 질환에 대한 치료 등 보건복지부령으로 정하는 사항은 요양급여대상에서 제외되는 사항(이하 "비급여대상"이라 한다)으로 정할 수 있다. <개정 2016.2.3.>

【핵심요약】

1. 요양급여

- 가입자와 피부양자의 질병, 부상, 출산 등에 대하여 다음의 요양급여를 실시

1) 진찰 · 검사

2) 약제 · 치료재료의 지급

3) 처치 · 수술 및 그 밖의 치료

4) 예방 · 재활

5) 입원

6) 간호

7) 이송

2. 요양급여의 범위(요양급여대상)

1) 법 제41조제1항 각 호의 요양급여(제1항제2호의 약제 제외)

- 보건복지부장관이 비급여대상으로 정한 것(법 제41조제4항)을 제외한 일체의 것

2) 법 제41조제1항제2호의 약제

- 요양급여대상으로 보건복지부장관이 결정하여 고시한 것(법 제41조의3)

3. 보건복지부령으로 정하는 사항

- 요양급여의 방법 · 절차 · 범위 · 상한 등의 기준

※ 보건복지부장관은 요양급여의 기준을 정할 때 업무나 일상생활에 지장이 없는 질환에 대한 치료 등 보건복지부령으로 정하는 사항은 비급여대상(요양급여대상에서 제외되는 사항)으로 정할 수 있음

【예상문제】

1. 다음 중 요양급여 실시 사항이 아닌 것은?

① 진찰 · 검사　② 예방 · 재활　③ 건강검진　④ 간호　⑤ 이송

[답] ③

제41조의2(약제에 대한 요양급여비용 상한금액의 감액 등) ① 보건복지부장관은 「약사법」 제47조제2항의 위반과 관련된 제41조제1항제2호의 약제에 대하여는 요양급여비용 상한금액(제41조제3항에 따라 약제별 요양급여비용의 상한으로 정한 금액을 말한다. 이하 같다)의 100분의 20을 넘지 아니하는 범위에서 그 금액의 일부를 감액할 수 있다. <신설 2018.3.27.>

② 보건복지부장관은 제1항에 따라 요양급여비용의 상한금액이 감액된 약제가 감액된 날부터 5년의 범위에서 대통령령으로 정하는 기간 내에 다시 제1항에 따른 감액의 대상이 된 경우에는 요양급여비용 상한금액의 100분의 40을 넘지 아니하는 범위에서 요양급여비용 상한금액의 일부를 감액할 수 있다. <신설 2018.3.27.>

③ 보건복지부장관은 제2항에 따라 요양급여비용의 상한금액이 감액된 약제가 감액된 날부터 5년의 범위에서 대통령령으로 정하는 기간 내에 다시 「약사법」 제47조제2항의 위반과 관련된 경우에는 해당 약제에 대하여 1년의 범위에서 기간을 정하여 요양급여의 적용을 정지할 수 있다. <개정 2018.3.27.>

④ 제1항부터 제3항까지의 규정에 따른 요양급여비용 상한금액의 감액 및 요양급여 적용 정지의 기준, 절차, 그 밖에 필요한 사항은 대통령령으로 정한다. <개정 2018.3.27.>

[본조신설 2014.1.1.] [제목개정 2018.3.27.]

[시행령] **제18조의2(약제에 대한 요양급여비용 상한금액의 감액 및 요양급여의 적용 정지 기준 등)** ① 보건복지부장관은 법 제41조의2에 따라 약제에 대한 요양급여비용의 상한금액(법 제41조제3항에 따라 약제별 요양급여비용의 상한으로 정한 금액을 말한다. 이하 "상한금액"이라 한다)을 감액하거나 요양급여의 적용을 정지한 경우에는 그 사실을 공단과 심사평가원에 통보하여 상한금액 감액 및 요양급여의 적용 정지 내역을 기록 · 관리하도록 하여야 한다.

② 법 제41조의2제2항 및 제3항에서 "대통령령으로 정하는 기간"이란 각각 5년을 말한다. <개정 2019.6.11>

③ 보건복지부장관은 법 제41조의2제1항 또는 제2항에 따른 상한금액 감액의 대상이 되는 약제 중 다음 각 호의 어느 하나에 해당하는 약제에 대해서는 상한금액을 감액하지 아니할 수 있다.

1. 퇴장방지의약품(환자의 진료에 반드시 필요하나 경제성이 없어 「약사법」에 따른 제조업자 · 위탁제조판매업자 · 수입자가 생산 또는 수입을 기피하는 약제로서 보건복지부장관이 지정 · 고시하는 의약품을 말한다. 이하 같다)
2. 희귀의약품(적절한 대체의약품이 없어 긴급히 생산 또는 수입하여야 하는 약제로서 식품의약품안전처장이 정하는 의약품을 말한다. 이하 같다)
3. 저가의약품(상한금액이 보건복지부장관이 정하여 고시하는 기준금액 이하인 약제로서 보건복지부장관이 정하여 고시하는 의약품을 말한다)

④ 법 제41조의2제1항부터 제3항까지의 규정에 따른 약제에 대한 상한금액의 감액 및 요양급여의 적용 정지 기준은 별표 4의2와 같다.

[전문개정 2018.9.28.]

「약사법」

제47조(의약품의 판매 질서) ② 의약품공급자(법인의 대표자나 이사, 그 밖에 이에 종사하는 자를 포함하고, 법인이 아닌 경우 그 종사자를 포함한다. 이하 이 조에서 같다)는 의약품 채택·처방유도·거래유지 등 판매촉진을 목적으로 약사·한약사(해당 약국 종사자를 포함한다. 이하 이 조에서 같다)·의료인·의료기관 개설자(법인의 대표자나 이사, 그 밖에 이에 종사하는 자를 포함한다. 이하 이 조에서 같다) 또는 의료기관 종사자에게 금전, 물품, 편익, 노무, 향응, 그 밖의 경제적 이익(이하 "경제적 이익등"이라 한다)을 제공하거나 약사·한약사·의료인·의료기관 개설자 또는 의료기관 종사자로 하여금 약국 또는 의료기관이 경제적 이익등을 취득하게 하여서는 아니 된다. 다만, 견본품 제공, 학술대회 지원, 임상시험 지원, 제품설명회, 대금결제조건에 따른 비용할인, 시판 후 조사 등의 행위(이하 "견본품 제공등의 행위"라 한다)로서 식품의약품안전처장과 협의하여 보건복지부령으로 정하는 범위 안의 경제적 이익등인 경우에는 그러하지 아니하다. <개정 2015.12.29.>

【핵심요약】

1. 약제에 대한 요양급여비용 상한금액의 감액

1) 조치권자 : 보건복지부장관

2) 조치 내용

(1) 「약사법」 제47조제2항(의약품 등의 판매 질서)의 위반과 관련된 제41조제1항제2호의 약제에 대하여는 요양급여비용 상한금액(제41조제3항에 따라 약제별 요양급여비용의 상한으로 정한 금액)의 100분의 20을 넘지 아니하는 범위에서 그 금액의 일부를 감액할 수 있음

(2) (1)에 따라 요양급여비용의 상한금액이 감액된 약제가 감액된 날부터 5년의 범위에서 대통령령으로 정하는 기간 내에 다시 (1)에 따른 감액의 대상이 된 경우에는 요양급여비용 상한금액의 100분의 40을 넘지 아니하는 범위에서 요양급여비용 상한금액의 일부를 감액할 수 있음

(3) (2)에 따라 요양급여비용의 상한금액이 감액된 약제가 감액된 날부터 5년의 범위에서 대통령령으로 정하는 기간 내에 다시 「약사법」 제47조제2항의 위반과 관련된 경우에는 해당 약제에 대하여 1년의 범위에서 기간을 정하여 요양급여의 적용을 정지할 수 있음

※ (2)와 (3)에서 대통령령으로 정하는 기간 : 각각 5년

3) 대통령령으로 정하는 사항 : 요양급여비용 상한금액의 감액 및 요양급여 적용 정지의 기준, 절차, 그 밖에 필요한 사항

2. 약제에 대한 요양급여비용 상한금액의 감액 및 요양급여의 적용 정지 기준 등

1) 통보

(1) 통보권자 : 보건복지부장관

(2) 사유 : 약제에 대한 요양급여비용의 상한금액(법 제41조제3항에 따라 약제별 요양급여비용의 상한으로 정한 금액)을 감액하거나 요양급여의 적용을 정지한 경우

(3) 조치 : 그 사실을 공단과 심사평가원에 통보하여 상한금액 감액 및 요양급여의 적용 정지 내역을 기록·관리하도록 하여야 함

2) 약제에 대한 상한금액을 감액하지 아니할 수 있는 대상 : 보건복지부장관은 상한금액 감액의 대상이 되는 약제 중 다음의 어느 하나에 해당하는 약제에 대해서는 상한금액을 감액하지 아니할 수 있음

(1) 퇴장방지의약품(환자의 진료에 반드시 필요하나 경제성이 없어 「약사법」에 따른 제조업자·위탁제조판매업자·수입자가 생산 또는 수입을 기피하는 약제로서 보건복지부장관이 지정·고시하는 의약품)

(2) 희귀의약품(적절한 대체의약품이 없어 긴급히 생산 또는 수입하여야 하는 약제로서 식품의약품안전처장이 정하는 의약품)

(3) 저가의약품(상한금액이 보건복지부장관이 정하여 고시하는 기준금액 이하인 약제로서 보건복지부장관이 정하여 고시하는 의약품)

3) 약제에 대한 상한금액의 감액 및 요양급여의 적용 정지 기준 : 영 [별표 4의2] 약제의 상한금액의 감액, 요양급여의 적용 정지 및 과징금 부과 기준 참조

【예상문제】

1. 의약품 등의 판매 질서를 위반하여 요양급여비용 상한금액의 100분의 40을 넘지 아니하는 범위에서 요양급여비용 상한금액이 감액된 약제가 5년 이내에 다시 동일한 위반과 관련된 경우에 해당 약제에 대하여 요양급여를 정지할 수 있는 기간 범위는?

① 3개월 ② 6개월 ③ 1년 ④ 1년 6개월 ⑤ 2년

[답] ③

2. 보건복지부장관이 상한금액 감액의 대상이 되는 약제 중 상한금액을 감액하지 아니할 수 있는 약제로 짝지어진 것은?

① 퇴장의약품, 희귀의약품, 고가의약품 ② 퇴장의약품, 상용의약품, 저가의약품
③ 퇴장방지의약품, 희귀의약품, 고가의약품 ④ 퇴장방지의약품, 희귀의약품, 저가의약품
⑤ 퇴장방지의약품, 상용의약품, 저가의약품

[답] ④

제41조의3(행위 · 치료재료 및 약제에 대한 요양급여대상 여부의 결정 및 조정) ① 제42조에 따른 요양기관, 치료재료의 제조업자 · 수입업자 등 보건복지부령으로 정하는 자는 요양급여대상 또는 비급여대상으로 결정되지 아니한 제41조제1항제1호 · 제3호 · 제4호의 요양급여에 관한 행위 및 제41조제1항제2호의 치료재료(이하 "행위 · 치료재료"라 한다)에 대하여 요양급여대상 여부의 결정을 보건복지부장관에게 신청하여야 한다.

② 「약사법」에 따른 약제의 제조업자 · 수입업자 등 보건복지부령으로 정하는 자(이하 "약제의 제조업자등"이라 한다)는 요양급여대상에 포함되지 아니한 제41조제1항제2호의 약제(이하 이 조에서 "약제"라 한다)에 대하여 보건복지부장관에게 요양급여대상 여부의 결정을 신청할 수 있다. <개정 2023. 5. 19.>

③ 제1항 및 제2항에 따른 신청을 받은 보건복지부장관은 정당한 사유가 없으면 보건복지부령으로 정하는 기간 이내에 요양급여대상 또는 비급여대상의 여부를 결정하여 신청인에게 통보하여야 한다.

④ 보건복지부장관은 제1항 및 제2항에 따른 신청이 없는 경우에도 환자의 진료상 반드시 필요하다고 보건복지부령으로 정하는 경우에는 직권으로 행위 · 치료재료 및 약제의 요양급여대상의 여부를 결정할 수 있다.

⑤ 보건복지부장관은 제41조제2항제2호에 따라 요양급여대상으로 결정하여 고시한 약제에 대하여 보건복지부령으로 정하는 바에 따라 요양급여대상 여부, 범위, 요양급여비용 상한금액 등을 직권으로 조정할 수 있다. <신설 2023. 5. 19.>

⑥ 제1항 및 제2항에 따른 요양급여대상 여부의 결정 신청의 시기, 절차, 방법 및 업무의 위탁 등에 필요한 사항, 제3항과 제4항에 따른 요양급여대상 여부의 결정 절차 및 방법, 제5항에 따른 직권 조정 사유 · 절차 및 방법 등에 관한 사항은 보건복지부령으로 정한다. <개정 2023. 5. 19.>

[본조신설 2016. 2. 3.] [제목개정 2023. 5. 19.]

【핵심요약】

1. 행위 · 치료재료 및 약제에 대한 요양급여대상 여부의 결정 신청

1) 요양기관, 치료재료의 제조업자 · 수입업자 등 보건복지부령으로 정하는 자

- 요양급여대상 또는 비급여대상으로 결정되지 아니한 요양급여에 관한 행위(법 제41조제1항제1호 · 제3호 · 제4호) 및 치료재료(법 제41조제1항제2호)

※ 요양급여대상 여부의 결정을 보건복지부장관에게 신청하여야 함

2) 약제의 제조업자 · 수입업자 등 보건복지부령으로 정하는 자

- 요양급여대상에 포함되지 아니한 약제(법 제41조제1항제2호)

※ 요양급여대상 여부의 결정을 보건복지부장관에게 신청할 수 있음

2. 요양급여대상 여부의 결정 및 통보

- 1의 1) 및 2)에 따른 신청을 받은 보건복지부장관은 정당한 사유가 없으면 보건복지부령으로 정하는 기간 이내에 요양급여대상 또는 비급여대상의 여부를 결정하여 신청인에게 통보하여야 함

3. 직권으로 요양급여대상 여부의 결정

- 보건복지부장관은 신청이 없는 경우에도 환자의 진료상 반드시 필요하다고 보건복지부령으로 정하는 경우에는 직권으로 행위·치료재료 및 약제의 요양급여대상의 여부를 결정할 수 있음
- 보건복지부장관은 요양급여대상으로 결정하여 고시한 약제에 대하여 보건복지부령으로 정하는 바에 따라 요양급여대상 여부, 범위, 요양급여비용 상한금액 등을 직권으로 조정할 수 있음

4. 보건복지부령으로 정하는 사항

1) 요양급여대상 여부의 결정 신청의 시기, 절차, 방법 및 업무의 위탁 등에 필요한 사항
2) 요양급여대상 여부의 결정 절차 및 방법 등에 관한 사항

【예상문제】

1. 다음은 행위·치료재료 및 약제에 대한 요양급여대상 여부의 결정에 대한 설명이다. 올바른 것은?

① 요양기관 등은 요양급여대상 또는 비급여대상으로 결정되지 아니한 요양급여에 관한 행위에 대하여 요양급여대상 여부의 결정을 보건복지부장관에게 신청할 수 있다.

② 요양기관 등은 요양급여대상 또는 비급여대상으로 결정되지 아니한 치료재료에 대하여 요양급여대상 여부의 결정을 보건복지부장관에게 신청할 수 있다.

③ 약제의 제조업자 등은 요양급여대상에 포함되지 아니한 약제에 대하여 보건복지부장관에게 요양급여대상 여부의 결정을 신청할 수 없다.

④ 신청을 받은 보건복지부장관은 정당한 사유가 없으면 보건복지부령으로 정하는 기간 이내에 요양급여대상 또는 비급여대상의 여부를 결정하여 신청인에게 통보하여야 한다.

⑤ 보건복지부장관은 신청이 없는 경우에는 직권으로 행위·치료재료 및 약제의 요양급여대상의 여부를 결정할 수 없다.

[답] ④

제41조의4(선별급여) ① 요양급여를 결정함에 있어 경제성 또는 치료효과성 등이 불확실하여 그 검증을 위하여 추가적인 근거가 필요하거나, 경제성이 낮아도 가입자와 피부양자의 건강회복에 잠재적 이득이 있는 등 대통령령으로 정하는 경우에는 예비적인 요양급여인 선별급여로 지정하여 실시할 수 있다.

② 보건복지부장관은 대통령령으로 정하는 절차와 방법에 따라 제1항에 따른 선별급여(이하 "선별급여"라 한다)에 대하여 주기적으로 요양급여의 적합성을 평가하여 요양급여 여부를 다시 결정하고, 제41조제3항에 따른 요양급여의 기준을 조정하여야 한다.

[본조신설 2016.3.22.]

[시행령] **제18조의4(선별급여)** ① 법 제41조의4제1항에 따른 선별급여(이하 "선별급여"라 한다)를 실시할 수 있는 경우는 다음 각 호와 같다.

1. 경제성 또는 치료효과성 등이 불확실하여 그 검증을 위하여 추가적인 근거가 필요한 경우
2. 경제성이 낮아도 가입자와 피부양자의 건강회복에 잠재적 이득이 있는 경우
3. 제1호 또는 제2호에 준하는 경우로서 요양급여에 대한 사회적 요구가 있거나 국민건강 증진의 강화를 위하여 보건복지부장관이 특히 필요하다고 인정하는 경우

② 법 제41조의4제2항에 따른 선별급여의 적합성평가(이하 "적합성평가"라 한다)는 다음 각 호의 구분에 따른다.

1. 평가주기: 선별급여를 실시한 날부터 5년마다 평가할 것. 다만, 보건복지부장관은 해당 선별급여의 내용·성격 또는 효과 등을 고려하여 신속한 평가가 필요하다고 인정하는 경우에는 그 평가주기를 달리 정할 수 있다.
2. 평가항목: 다음 각 목의 사항을 평가할 것
   가. 치료 효과 및 치료 과정의 개선에 관한 사항
   나. 비용 효과에 관한 사항
   다. 다른 요양급여와의 대체가능성에 관한 사항
   라. 국민건강에 대한 잠재적 이득에 관한 사항
   마. 그 밖에 가목부터 라목까지의 규정에 준하는 사항으로서 보건복지부장관이 적합성평가를 위하여 특히 필요하다고 인정하는 사항
3. 평가방법: 서면평가의 방법으로 실시할 것. 다만, 보건복지부장관이 필요하다고 인정하는 경우에는 현장조사·문헌조사 또는 설문조사 등의 방법을 추가하여 실시할 수 있다.

③ 보건복지부장관은 적합성평가와 관련하여 전문적·심층적 검토가 필요하다고 인정하는 경우에는 보건의료 관련 연구기관·단체 또는 전문가 등에게 그 평가를 의뢰하여 실시할 수 있다.

④ 보건복지부장관은 적합성평가를 위하여 필요하다고 인정하는 경우에는 관계 중앙행정기관, 지방자치단체, 「공공기관의 운영에 관한 법률」에 따른 공공기관 또는 보건의료 관련 법인·단체·전문가 등에게 필요한 자료 또는 의견의 제출을 요청할 수 있다.

⑤ 제2항부터 제4항까지에서 규정한 사항 외에 적합성평가의 절차 및 방법 등에 필요한 사항은 보건복지부장관이 정하여 고시한다. [본조신설 2017.3.20.]

【핵심요약】

1. 선별급여를 실시할 수 있는 경우

1) 경제성 또는 치료효과성 등이 불확실하여 그 검증을 위하여 추가적인 근거가 필요한 경우

2) 경제성이 낮아도 가입자와 피부양자의 건강회복에 잠재적 이득이 있는 경우

3) 1) 또는 2)에 준하는 경우로서 요양급여에 대한 사회적 요구가 있거나 국민건강 증진의 강화를 위하여 보건복지부장관이 특히 필요하다고 인정하는 경우

2. 선별급여의 조치

- 예비적인 요양급여인 선별급여로 지정하여 실시할 수 있음

3. 요양급여의 기준 조정

- 보건복지부장관은 대통령령으로 정하는 절차와 방법에 따라 선별급여에 대하여 주기적으로 요양급여의 적합성을 평가하여 요양급여 여부를 다시 결정하고, 요양급여의 기준을 조정하여야 함

4. 선별급여의 적합성평가

1) 평가주기 : 선별급여를 실시한 날부터 5년마다 평가할 것

※ 다만, 보건복지부장관은 해당 선별급여의 내용 · 성격 또는 효과 등을 고려하여 신속한 평가가 필요하다고 인정하는 경우에는 그 평가주기를 달리 정할 수 있음

2) 평가항목

(1) 치료 효과 및 치료 과정의 개선에 관한 사항

(2) 비용 효과에 관한 사항

(3) 다른 요양급여와의 대체가능성에 관한 사항

(4) 국민건강에 대한 잠재적 이득에 관한 사항

(5) 그 밖에 (1)~(4)의 규정에 준하는 사항으로서 보건복지부장관이 적합성평가를 위하여 특히 필요하다고 인정하는 사항

3) 평가방법 : 서면평가의 방법으로 실시할 것

※ 다만, 보건복지부장관이 필요하다고 인정하는 경우에는 현장조사 · 문헌조사 또는 설문조사 등의 방법을 추가하여 실시할 수 있음

4) 평가의뢰

(1) 의뢰권자 : 보건복지부장관

(2) 사유 : 적합성평가와 관련하여 전문적 · 심층적 검토가 필요하다고 인정하는 경우

(3) 대상 : 보건의료 관련 연구기관·단체 또는 전문가 등

5) 자료 또는 의견의 제출 요청

(1) 요청권자 : 보건복지부장관

(2) 사유 : 적합성평가를 위하여 필요하다고 인정하는 경우

(3) 대상 : 관계 중앙행정기관, 지방자치단체, 공공기관 또는 보건의료 관련 법인·단체·전문가 등

6) 보건복지부장관이 정하여 고시하는 사항 : 적합성평가의 절차 및 방법 등에 필요한 사항

【예상문제】

1. 요양급여를 결정함에 있어 경제성 또는 치료효과성 등이 불확실하여 그 검증을 위하여 추가적인 근거가 필요하거나, 경제성이 낮아도 예비적으로 요양급여를 실시하는 것은?

① 선별급여 ② 요양급여 적용 ③ 요양급여 적용 정지 ④ 요양급여 제외
⑤ 요양급여 추가

[답] ①

2. 선별급여의 적합성평가는 선별급여를 실시한 날부터 몇 년마다 평가하는가?

① 1년 ② 2년 ③ 3년 ④ 4년 ⑤ 5년

[답] ⑤

3. 선별급여의 적합성평가에서 주로 실시하는 평가방법은?

① 현장조사 ② 서면평가 ③ 문헌조사 ④ 설문조사 ⑤ 여론조사

[답] ②

제41조의5(방문요양급여) 가입자 또는 피부양자가 질병이나 부상으로 거동이 불편한 경우 등 보건복지부령으로 정하는 사유에 해당하는 경우에는 가입자 또는 피부양자를 직접 방문하여 제41조에 따른 요양급여를 실시할 수 있다.
[본조신설 2018.12.11.]

【핵심요약】

방문요양급여

1) 사유 : 가입자 또는 피부양자가 질병이나 부상으로 거동이 불편한 경우 등 보건복지

부령으로 정하는 사유에 해당하는 경우
2) 내용 : 가입자 또는 피부양자를 직접 방문하여 요양급여를 실시할 수 있음

제42조(요양기관) ① 요양급여(간호와 이송은 제외한다)는 다음 각 호의 요양기관에서 실시한다. 이 경우 보건복지부장관은 공익이나 국가정책에 비추어 요양기관으로 적합하지 아니한 대통령령으로 정하는 의료기관 등은 요양기관에서 제외할 수 있다. <개정 2018.3.27.>

1. 「의료법」에 따라 개설된 의료기관
2. 「약사법」에 따라 등록된 약국
3. 「약사법」 제91조에 따라 설립된 한국희귀·필수의약품센터
4. 「지역보건법」에 따른 보건소·보건의료원 및 보건지소
5. 「농어촌 등 보건의료를 위한 특별조치법」에 따라 설치된 보건진료소

② 보건복지부장관은 효율적인 요양급여를 위하여 필요하면 보건복지부령으로 정하는 바에 따라 시설·장비·인력 및 진료과목 등 보건복지부령으로 정하는 기준에 해당하는 요양기관을 전문요양기관으로 인정할 수 있다. 이 경우 해당 전문요양기관에 인정서를 발급하여야 한다.

③ 보건복지부장관은 제2항에 따라 인정받은 요양기관이 다음 각 호의 어느 하나에 해당하는 경우에는 그 인정을 취소한다.

1. 제2항 전단에 따른 인정기준에 미달하게 된 경우
2. 제2항 후단에 따라 발급받은 인정서를 반납한 경우

④ 제2항에 따라 전문요양기관으로 인정된 요양기관 또는 「의료법」 제3조의4에 따른 상급종합병원에 대하여는 제41조제3항에 따른 요양급여의 절차 및 제45조에 따른 요양급여비용을 다른 요양기관과 달리 할 수 있다. <개정 2016.2.3.>

⑤ 제1항·제2항 및 제4항에 따른 요양기관은 정당한 이유 없이 요양급여를 거부하지 못한다.

[시행령] **제18조(요양기관에서 제외되는 의료기관 등)** ① 법 제42조제1항 각 호 외의 부분 후단에서 "대통령령으로 정하는 의료기관 등"이란 다음 각 호의 의료기관 또는 약국을 말한다. <개정 2017.3.20.>

1. 「의료법」 제35조에 따라 개설된 부속 의료기관
2. 「사회복지사업법」 제34조에 따른 사회복지시설에 수용된 사람의 진료를 주된 목적으로 개설된 의료기관

3. 제19조제1항에 따른 본인일부부담금을 받지 아니하거나 경감하여 받는 등의 방법으로 가입자나 피부양자를 유인(誘引)하는 행위 또는 이와 관련하여 과잉 진료행위를 하거나 부당하게 많은 진료비를 요구하는 행위를 하여 다음 각 목의 어느 하나에 해당하는 업무정지 처분 등을 받은 의료기관

가. 법 제98조에 따른 업무정지 또는 법 제99조에 따른 과징금 처분을 5년 동안 2회 이상 받은 의료기관

나. 「의료법」 제66조에 따른 면허자격정지 처분을 5년 동안 2회 이상 받은 의료인이 개설·운영하는 의료기관

4. 법 제98조에 따른 업무정지 처분 절차가 진행 중이거나 업무정지 처분을 받은 요양기관의 개설자가 개설한 의료기관 또는 약국

② 제1항제1호 및 제2호에 따른 의료기관은 요양기관에서 제외되려면 보건복지부장관이 정하는 바에 따라 요양기관 제외신청을 하여야 한다.

③ 의료기관 등이 요양기관에서 제외되는 기간은 제1항제3호의 경우에는 1년 이하로 하고, 제1항제4호의 경우에는 해당 업무정지기간이 끝나는 날까지로 한다.

[시행규칙] **제11조(요양기관의 인정 등)** ① 법 제42조제2항에 따른 전문요양기관의 인정기준은 별표 2와 같다.

② 법 제42조제2항에 따라 전문요양기관으로 인정받으려는 요양기관은 별지 제12호서식의 전문요양기관 인정신청서에 다음 각 호의 서류를 첨부하여 보건복지부장관에게 제출하여야 한다.

1. 시설, 장비 및 진료과목별 인력 현황 1부
2. 최근 6개월 동안의 입원환자 진료실적 1부

③ 보건복지부장관은 요양기관을 전문요양기관으로 인정한 경우에는 별지 제13호서식의 전문요양기관 인정서를 발급하여야 한다.

④ 제1항부터 제3항까지의 규정에 따른 인정기준의 세부 내용, 그 밖에 전문요양기관의 인정에 필요한 사항은 보건복지부장관이 정하여 고시한다.

【핵심요약】

1. 요양기관

- 요양급여(간호와 이송은 제외)는 다음의 요양기관에서 실시

1) 의료기관
2) 약국
3) 한국희귀·필수의약품센터
4) 보건소·보건의료원 및 보건지소
5) 보건진료소

※ 이 경우 보건복지부장관은 공익이나 국가정책에 비추어 요양기관으로 적합하지 아니한 대통령령으로 정하는 의료기관 등은 요양기관에서 제외할 수 있음

2. 전문요양기관의 인정

1) 인정권자 : 보건복지부장관

2) 목적 : 효율적인 요양급여를 위하여 필요할 경우

3) 인정 대상 : 보건복지부령으로 정하는 바에 따라 시설·장비·인력 및 진료과목 등 보건복지부령으로 정하는 기준에 해당하는 요양기관

※ 해당 전문요양기관에 인정서를 발급

※ 규칙 [별표 2] 전문요양기관의 인정기준 참조

3. 전문요양기관의 인정 취소

1) 인정 취소권자 : 보건복지부장관

2) 취소 사유

(1) 인정기준에 미달하게 된 경우

(2) 발급받은 인정서를 반납한 경우

4. 요양급여의 절차 및 요양급여비용의 차별

- 전문요양기관으로 인정된 요양기관 또는 상급종합병원에 대하여는 요양급여의 절차 및 요양급여비용을 다른 요양기관과 달리 할 수 있음

5. 요양급여 거부금지

- 요양기관은 정당한 이유 없이 요양급여를 거부하지 못함

6. 요양기관에서 제외되는 의료기관

1) 부속 의료기관

2) 사회복지시설에 수용된 사람의 진료를 주된 목적으로 개설된 의료기관

3) 본인일부부담금을 받지 아니하거나 경감하여 받는 등의 방법으로 가입자나 피부양자를 유인하는 행위 또는 이와 관련하여 과잉 진료행위를 하거나 부당하게 많은 진료비를 요구하는 행위를 하여 다음 어느 하나에 해당하는 업무정지 처분 등을 받은 의료기관

(1) 업무정지 또는 과징금 처분을 5년 동안 2회 이상 받은 의료기관

(2) 면허자격정지 처분을 5년 동안 2회 이상 받은 의료인이 개설·운영하는 의료기관

※ 3) 경우 요양기관에서 제외되는 기간은 1년 이하

4) 업무정지 처분 절차가 진행 중이거나 업무정지 처분을 받은 요양기관의 개설자가 개설한 의료기관 또는 약국

※ 4) 경우 요양기관에서 제외되는 기간은 해당 업무정지기간이 끝나는 날

7. 요양기관 제외신청

- 요양기관에서 제외되려면 보건복지부장관이 정하는 바에 따라 요양기관 제외신청을 하여야 하는 의료기관

1) 부속 의료기관

2) 사회복지시설에 수용된 사람의 진료를 주된 목적으로 개설된 의료기관

【예상문제】

1. 요양급여를 실시할 수 있는 요양기관이 아닌 것은?

① 조산원　② 약국　③ 보건지소　④ 보건진료소　⑤ 안마시술소

[답] ⑤

2. 다음 중 요양기관에서 제외할 수 있는 기관은?

① 약국　② 한국희귀·필수의약품센터　③ 보건소·보건의료원 및 보건지소

④ 보건진료소　⑤ 부속 의료기관

[답] ⑤

제42조의2(요양기관의 선별급여 실시에 대한 관리) ① 제42조제1항에도 불구하고, 선별급여 중 자료의 축적 또는 의료 이용의 관리가 필요한 경우에는 보건복지부장관이 해당 선별급여의 실시 조건을 사전에 정하여 이를 충족하는 요양기관만이 해당 선별급여를 실시할 수 있다.

② 제1항에 따라 선별급여를 실시하는 요양기관은 제41조의4제2항에 따른 해당 선별급여의 평가를 위하여 필요한 자료를 제출하여야 한다.

③ 보건복지부장관은 요양기관이 제1항에 따른 선별급여의 실시 조건을 충족하지 못하거나 제2항에 따른 자료를 제출하지 아니할 경우에는 해당 선별급여의 실시를 제한할 수 있다.

④ 제1항에 따른 선별급여의 실시 조건, 제2항에 따른 자료의 제출, 제3항에 따른 선별급여의 실시 제한 등에 필요한 사항은 보건복지부령으로 정한다.

[본조신설 2016.3.22.]

【핵심요약】

요양기관의 선별급여 실시에 대한 관리

1) 목적 : 선별급여 중 자료의 축적 또는 의료 이용의 관리가 필요한 경우
2) 조치 : 보건복지부장관이 해당 선별급여의 실시 조건을 사전에 정하여 이를 충족하는 요양기관만이 해당 선별급여를 실시할 수 있음
3) 자료 제출 : 선별급여를 실시하는 요양기관은 해당 선별급여의 평가를 위하여 필요한 자료를 제출하여야 함
4) 제한 : 보건복지부장관은 요양기관이 선별급여의 실시 조건을 충족하지 못하거나 자료를 제출하지 아니할 경우에는 해당 선별급여의 실시를 제한할 수 있음
5) 보건복지부령으로 정하는 사항
- 선별급여의 실시 조건, 자료의 제출, 선별급여의 실시 제한 등에 필요한 사항

【예상문제】

1. 보건복지부장관이 요양기관에서 선별급여의 실시 조건을 사전에 정하여 이를 충족하는 요양기관만이 해당 선별급여를 실시할 수 있는 경우?
① 요양급여를 결정함에 있어 경제성 또는 치료효과성 등이 불확실할 경우
② 경제성은 낮지만 가입자와 피부양자의 건강보험에 잠재적 이득이 있는 경우
③ 국민건강보험공단의 경제적 상태를 고려할 필요가 있는 경우
④ 요양기관의 시설 및 인력의 충족을 평가할 필요가 있는 경우
⑤ 선별급여 중 자료의 축적 또는 의료 이용의 관리가 필요한 경우

[답] ⑤

제43조(요양기관 현황에 대한 신고) ① 요양기관은 제47조에 따라 요양급여 비용을 최초로 청구하는 때에 요양기관의 시설·장비 및 인력 등에 대한 현황을 제62조에 따른 건강보험심사평가원(이하 "심사평가원"이라 한다)에 신고하여야 한다.
② 요양기관은 제1항에 따라 신고한 내용(제45조에 따른 요양급여비용의 증감에 관련된 사항만 해당한다)이 변경된 경우에는 그 변경된 날부터 15일 이내에 보건복지부령으로 정하는 바에 따라 심사평가원에 신고하여야 한다.
③ 제1항 및 제2항에 따른 신고의 범위, 대상, 방법 및 절차 등에 필요한 사항은 보건복지부령으로 정한다.

[시행규칙] **제12조(요양기관 현황 신고 등)** ① 요양기관은 법 제43조제1항에 따라 시설·장비 및 인력 등에 대한 현황을 신고하려면 별지 제14호서식의 요양기관 현황신고서[약국 및 「약사법」 제91조제1항에 따라 설립된 한국희귀·필수의약품센터(이하 "한국희귀·필수의약품센터"라 한다)의 경우

에는 별지 제15호서식의 요양기관 현황 신고서(약국 및 한국희귀·필수의약품센터용)를 말한다] 및 별지 제16호서식의 의료장비 현황(변경) 신고서에 다음 각 호의 구분에 따른 서류를 첨부하여 건강보험심사평가원(이하 “심사평가원”이라 한다)에 제출하여야 한다. 다만, 법 제42조제1항제4호 및 제5호에 따른 요양기관은 다음 각 호의 구분에 따른 서류를 첨부하지 아니한다.<개정 2018.6.29.>

1. 요양기관 현황 신고서의 경우에는 다음 각 목의 서류
   가. 의료기관 개설신고증, 의료기관 개설허가증, 약국 개설등록증 또는 한국희귀·필수의약품센터 설립허가증 사본 1부
   나. 삭제 <2018.9.28.>
   다. 요양기관의 인력에 관한 면허나 자격을 확인할 수 있는 서류
   라. 통장 사본 1부
2. 의료장비 현황 신고서의 경우에는 다음 각 목의 서류
   가. 장비의 허가·신고·등록을 확인할 수 있는 서류
   나. 장비의 검사나 검사면제에 관한 사항을 확인할 수 있는 서류
   다. 장비를 구입하였거나 임차한 사실을 확인할 수 있는 서류

② 요양기관은 법 제43조제2항에 따라 요양기관의 인력·시설·장비 등의 내용이 변경된 경우에는 별지 16호서식의 의료장비 현황(변경) 신고서 및 별지 제17호서식의 요양기관 현황 변경신고서에 변경된 사항을 증명하는 서류를 첨부하여 심사평가원에 제출하여야 한다. 다만, 요양급여비용 수령 계좌를 변경하려는 경우에는 개설자나 대표자의 인감증명서(법인인 경우에는 법인 인감증명서를 말한다) 또는 「본인서명사실 확인 등에 관한 법률」 제2조제3호에 따른 본인서명사실확인서를 첨부하여야 하며, 별지 제17호서식의 요양기관 현황 변경신고서에 그 등록된 인감을 날인하거나 본인서명사실확인서와 동일한 서명을 하여야 한다. <개정 2018.6.29.>

③ 제1항 및 제2항에 따른 신고서를 제출받은 심사평가원은 「전자정부법」 제36조제2항에 따른 행정정보의 공동이용을 통하여 사업자등록증(신고인이 법 제42조제1항제4호 및 제5호에 따른 요양기관인 경우는 제외한다) 및 법인 등기사항증명서(법인인 경우만 해당한다)를 확인하여야 하며, 신고인이 사업자등록증을 확인하는 것에 동의하지 아니하는 경우에는 그 사본을 첨부하도록 하여야 한다. <신설 2018.9.28.>

④ 제1항 및 제2항에도 불구하고 심사평가원은 특별시장·광역시장·특별자치시장·도지사·특별자치도지사(이하 “시·도지사”라 한다) 또는 시장·군수·구청장(자치구의 구청장을 말한다. 이하 같다)으로부터 다음 각 호의 사항을 통보받은 경우에는 요양기관이 별표 2의2 각 호의 구분에 따라 요양기관 현황(변경) 신고서 또는 의료장비 현황(변경) 신고서 및 첨부 서류를 심사평가원에 제출한 것으로 본다. <개정 2020. 10. 30.>

1. 「의료법 시행규칙」 제30조의2제2항에 따라 처리한 사항
2. 「약사법 시행규칙」 제9조의2제2항에 따라 처리한 사항
3. 「진단용 방사선 발생장치의 안전관리에 관한 규칙」 제3조의2제2항에 따라 처리한 사항

4. 「특수의료장비의 설치 및 운영에 관한 규칙」 제4조의2제2항에 따라 처리한 사항
5. 「약사법」 제23조제5항에 따라 보건복지부장관이 정하는 의료기관이 없는 지역 또는 약국이 없는 지역에 해당한다는 사실

⑤ 심사평가원은 제2항에 따라 제출받은 요양기관 현황 변경 신고사항 중 다음 각 호의 사항을 소관 시·도지사 또는 시장·군수·구청장에게 통보하여야 한다. <개정 2018.9.28.>

1. 「의료법」 제33조제5항 및 같은 법 시행규칙 제26조제1항제2호에 따른 의료기관 개설자가 입원, 해외 출장 등으로 다른 의사·치과의사·한의사 또는 조산사에게 진료하게 할 경우 그 기간 및 해당 의사 등의 인적 사항
2. 「의료법」 제33조제5항 및 같은 법 시행규칙 제26조제1항제6호에 따른 의료기관의 의료인 수
3. 「의료법」 제33조제5항 및 같은 법 시행규칙 제28조제1항제5호에 따른 의료기관의 의료인 수

⑥ 심사평가원은 제1항과 제2항에 따라 신고받은 사항 중 요양급여비용 지급을 위하여 필요한 다음 각 호의 사항을 공단에 통보하여야 한다. <개정 2018.9.28.>

1. 요양기관의 명칭, 기호 및 소재지
2. 대표자의 성명 및 주민등록번호
3. 개설 신고(허가·등록)일, 폐업일
4. 사업자등록번호
5. 금융기관의 계좌명세 등

⑦ 요양기관이 제1항 및 제2항에 따라 심사평가원에 신고하여야 하는 장비 등 요양기관의 현황을 관리하는 데에 필요한 사항은 보건복지부장관이 정하여 고시한다. <개정 2018.9.28.>

[시행규칙] **제12조의2(보건의료자원 통합신고포털의 설치·운영)** ① 심사평가원은 제12조에 따른 요양기관 현황신고 등과 관련된 업무를 처리하기 위하여 「전자정부법」 제9조제2항에 따른 전자민원창구(이하 "보건의료자원 통합신고포털"이라 한다)를 설치하여 운영할 수 있다.

② 요양기관은 보건의료자원 통합신고포털을 통하여 제12조제1항부터 제4항까지의 규정에 따른 요양기관 현황 등에 대하여 신고하거나 그 내역 등을 확인할 수 있다. <개정 2020. 9. 8.>

③ 보건복지부장관, 시·도지사, 시장·군수·구청장 및 심사평가원은 보건의료자원 통합신고포털과 보건복지부장관 및 각 지방자치단체가 운영하는 정보시스템을 연계하여 다음 각 호의 업무를 처리할 수 있다. <개정 2020. 9. 8.>

1. 시·도지사 및 시장·군수·구청장이 제12조제4항에 따라 심사평가원에 하는 통보
2. 심사평가원이 제12조제5항에 따라 시·도지사 및 시장·군수·구청장에 하는 통보
3. 심사평가원이 법 제96조제2항 및 영 제69조의2에 따라 요청하는 영 별표 4의3 제2호마목·카목 및 타목에 해당하는 자료의 제공
4. 그 밖에 요양기관의 시설·장비 및 인력 등 보건의료자원의 통합신고를 위하여 필요하다고 심사평가원이 보건복지부장관의 승인을 받아 정한 사항

④ 보건복지부장관, 시·도지사, 시장·군수·구청장 및 심사평가원은 제3항 각 호의 업무를 위하여 불가피한 경우 「개인정보 보호법 시행령」 제19조제1호 또는 제4호에 따른 주민등록번호 또는 외

국인등록번호가 포함된 자료를 처리할 수 있다.

⑤ 보건의료자원 통합신고포털의 설치 · 운영 방법, 정보시스템의 연계 운영 방법, 그 밖에 보건의료자원 통합신고포털을 관리하는 데에 필요한 사항은 보건복지부장관이 정하여 고시한다.

[본조신설 2015. 7. 24.]

【핵심요약】

1. 요양기관 현황에 대한 신고

1) 신고 시기 : 요양급여비용을 최초로 청구하는 때

2) 신고 내용 : 요양기관의 시설 · 장비 및 인력 등에 대한 현황

3) 신고 기관 : 건강보험심사평가원

4) 신고 내용의 변경 신고 : 신고한 내용(요양급여비용의 증감에 관련된 사항만 해당)이 변경된 경우에는 그 변경된 날부터 15일 이내에 보건복지부령으로 정하는 바에 따라 심사평가원에 신고

5) 보건복지부령으로 정하는 사항 : 신고의 범위, 대상, 방법 및 절차 등에 필요한 사항

2. 요양기관 현황 신고 시 첨부 서류

1) 요양기관 현황(변경) 신고서 등을 제출한 것으로 인정하는 경우

(1) 의료기관 개설신고증, 의료기관 개설허가증, 약국 개설등록증 또는 한국희귀 · 필수의약품센터 설립허가증 사본 1부

(2) 사업자등록증 사본 1부

(3) 요양기관의 인력에 관한 면허나 자격을 확인할 수 있는 서류

(4) 통장 사본 1부

2) 의료장비 현황 신고서의 경우에 첨부 서류

(1) 장비의 허가 · 신고 · 등록을 확인할 수 있는 서류

(2) 장비의 검사나 검사면제에 관한 사항을 확인할 수 있는 서류

(3) 장비를 구입하였거나 임차한 사실을 확인할 수 있는 서류

※ 보건소 · 보건의료원, 보건지소 및 보건진료소는 서류를 첨부하지 아니함

3. 요양기관 현황(변경) 신고서 등을 제출한 것으로 인정하는 경우

1) 사유 : 심사평가원은 시 · 도지사 또는 시장 · 군수 · 구청장으로부터 2)의 사항을 통보받은 경우에는 요양기관이 요양기관 현황(변경) 신고서 또는 의료장비 현황(변경) 신고서 및 첨부 서류를 심사평가원에 제출한 것으로 봄

2) 통보 사항

(1) 「의료법 시행규칙」 제30조의2제2항에 따라 처리한 사항

(2) 「약사법 시행규칙」 제9조의2제2항에 따라 처리한 사항

(3) 「진단용 방사선 발생장치의 안전관리에 관한 규칙」 제3조의2제2항에 따라 처리한 사항

(4) 「특수의료장비의 설치 및 운영에 관한 규칙」 제4조의2제2항에 따라 처리한 사항

※ (1)~(4)는 보건의료자원 통합신고포털을 통한 신청 등에 대한 사항임

(5) 「약사법」 제23조제5항에 따라 보건복지부장관이 정하는 의료기관이 없는 지역 또는 약국이 없는 지역에 해당한다는 사실

※ 규칙 [별표 2의2] 요양기관 및 의료장비 현황(변경) 신고 관련 신고서 및 서류를 제출한 것으로 보는 기준 참조

4. 건강보험심사평가원의 지방자치단체 통보 사항

- 심사평가원은 시 · 도지사 또는 시장 · 군수 · 구청장으로부터 2)의 사항을 통보받은 경우에는 요양기관이 요양기관 현황(변경) 신고서 또는 의료장비 현황(변경) 신고서 및 첨부 서류를 심사평가원에 제출한 것으로 봄

1) 의료기관 개설자(의원 · 치과의원 · 한의원 또는 조산원 개설자)가 입원, 해외 출장 등으로 다른 의사 · 치과의사 · 한의사 또는 조산사에게 진료하게 할 경우 그 기간 및 해당 의사 등의 인적 사항(「의료법」 제33조제5항 및 같은 법 시행규칙 제26조제1항제2호)

2) 개설신고사항의 변경신고에 따른 의료기관의 의료인 수(「의료법」 제33조제5항 및 같은 법 시행규칙 제26조제1항제6호)

3) 개설허가 사항의 변경허가에 따른 의료기관의 의료인 수(「의료법」 제33조제5항 및 같은 법 시행규칙 제28조제1항제5호)

5. 건강보험심사평가원의 공단 통보 사항

- 심사평가원은 신고받은 사항 중 요양급여비용 지급을 위하여 필요한 다음의 사항을 공단에 통보하여야 함

1) 요양기관의 명칭, 기호 및 소재지

2) 대표자의 성명 및 주민등록번호

3) 개설 신고(허가 · 등록)일, 폐업일

4) 사업자등록번호

5) 금융기관의 계좌명세 등

6. 보건복지부장관이 정하여 고시하는 사항

- 요양기관이 심사평가원에 신고하여야 하는 장비 등 요양기관의 현황을 관리하는 데에 필요한 사항

7. 보건의료자원 통합신고포털의 설치 · 운영

1) 설치 · 운영권자 : 건강보험심사평가원
2) 목적 : 요양기관 현황신고 등과 관련된 업무를 처리하기 위하여
※ 요양기관은 보건의료자원 통합신고포털을 통하여 요양기관 현황 등에 대하여 신고하거나 그 내역 등을 확인할 수 있음
3) 보건의료자원 통합신고포털과 각 정보시스템 연계 : 보건복지부장관, 시 · 도지사, 시장 · 군수 · 구청장 및 심사평가원은 보건의료자원 통합신고포털과 보건복지부장관 및 각 지방자치단체가 운영하는 정보시스템을 연계하여 다음의 업무를 처리할 수 있음
(1) 시 · 도지사 및 시장 · 군수 · 구청장이 심사평가원에 하는 통보(규칙 제12조제3항)
(2) 심사평가원이 시 · 도지사 및 시장 · 군수 · 구청장에 하는 통보(규칙 제12조제4항)
(3) 심사평가원이 요청하는 영 별표 4의3 제2호마목 · 카목 및 타목에 해당하는 자료의 제공(법 제96조제2항 및 영 제69조의2)
(4) 그 밖에 요양기관의 시설 · 장비 및 인력 등 보건의료자원의 통합신고를 위하여 필요하다고 심사평가원이 보건복지부장관의 승인을 받아 정한 사항
※ 보건복지부장관, 시 · 도지사, 시장 · 군수 · 구청장 및 심사평가원은 (1)~(4)의 업무를 위하여 불가피한 경우 주민등록번호 또는 외국인등록번호가 포함된 자료를 처리할 수 있음
4) 보건복지부장관이 정하여 고시하는 사항 : 보건의료자원 통합신고포털의 설치 · 운영 방법, 정보시스템의 연계 운영 방법, 그 밖에 보건의료자원 통합신고포털을 관리하는 데에 필요한 사항

【예상문제】

1. 요양기관은 요양급여비용을 최초로 청구하는 때에 요양기관의 시설 · 장비 및 인력 등에 대한 현황을 신고하여야 한다. 이 때 신고하는 기관은?
① 국민건강보험공단 ② 건강보험심사평가원 ③ 보건복지부 ④ 시 · 도
⑤ 시 · 군 · 구

[답] ②

2. 건강보험심사평가원이 신고 받은 사항 중 요양급여비용 지급을 위하여 필요한 사항을 공단에 통보하여야 한다. 이 때 통보 사항과 거리가 먼 것은?
① 요양기관의 명칭, 기호 및 소재지 ② 대표자의 성명 및 주민등록번호
③ 의료인 명단 ④ 개설 신고일, 폐업일
⑤ 금융기관의 계좌명세

[답] ③

제44조(비용의 일부부담) ① 요양급여를 받는 자는 대통령령으로 정하는 바에 따라 비용의 일부(이하 "본인일부부담금"이라 한다)를 본인이 부담한다. 이 경우 선별급여에 대해서는 다른 요양급여에 비하여 본인일부부담금을 상향 조정할 수 있다. <개정 2016. 3.22.>

② 제1항에 따라 본인이 연간 부담하는 본인일부부담금의 총액이 대통령령으로 정하는 금액(이하 이 조에서 "본인부담상한액"이라 한다)을 초과한 경우에는 공단이 그 초과 금액을 부담하여야 한다. 이 경우 공단은 당사자에게 그 초과 금액을 통보하고, 이를 지급하여야 한다. <개정 2023. 5. 19.>

③ 제2항에 따른 본인부담상한액은 가입자의 소득수준 등에 따라 정한다. <신설 2016.3. 22.>

④ 제2항에 따른 본인일부부담금 총액 산정 방법, 본인부담상한액을 넘는 금액의 지급 방법 및 제3항에 따른 가입자의 소득수준 등에 따른 본인부담상한액 설정 등에 필요한 사항은 대통령령으로 정한다. <신설 2016.3.22.>

[시행령] **제19조(비용의 본인부담)** ① 법 제44조제1항에 따른 본인일부부담금(이하 "본인일부부담금"이라 한다)의 부담률 및 부담액은 별표 2와 같다.

② 본인일부부담금은 요양기관의 청구에 따라 요양급여를 받는 사람이 요양기관에 납부한다. 이 경우 요양기관은 법 제41조제3항 및 제4항에 따라 보건복지부령으로 정하는 요양급여사항 또는 비급여사항 외에 입원보증금 등 다른 명목으로 비용을 청구해서는 아니 된다.

③ 법 제44조제2항 전단에 따른 본인일부부담금의 총액은 요양급여를 받는 사람이 연간 부담하는 본인일부부담금을 모두 더한 금액으로 한다. 다만, 다음 각 호의 어느 하나에 해당하는 본인일부부담금은 더하지 않는다. <개정 11. 7.>

1. 별표 2 제1호가목1)에 따라 상급종합병원 · 종합병원 · 병원 · 한방병원 · 요양병원(「장애인복지법」 제58조제1항제4호에 따른 장애인 의료재활시설로서 「의료법」 제3조의2의 요건을 갖춘 의료기관인 요양병원으로 한정한다) · 정신병원 일반입원실의 2인실 · 3인실 및 정신과 입원실의 2인실 · 3인실을 이용한 경우 그 입원료로 부담한 금액

1의2. 별표 2 제1호다목3)에 따라 보건복지부장관이 정하여 고시하는 질병을 주 질병 · 부상으로 상급종합병원에서 받은 외래진료에 대해 같은 표 제1호나목 또는 제3호너목에 따라 부담한 금액. 다만, 다음 각 목의 어느 하나에 해당하는 사람이 부담한 금액은 제외한다.

가. 임신부

나. 6세 미만의 사람

다. 별표 2 제1호 나목에 따른 의약분업 예외환자

라. 별표 2 제3호카목에 따라 보건복지부장관이 정하여 고시하는 난임진료를 받은 사람

마. 다음 법률 규정에 따라 의료지원을 받는 의료지원 대상자

1) 「5 · 18민주유공자예우 및 단체설립에 관한 법률」 제33조

2) 「고엽제후유의증 등 환자지원 및 단체설립에 관한 법률」 제6조제2항

3) 「국가유공자 등 예우 및 지원에 관한 법률」 제41조

4) 「독립유공자예우에 관한 법률」 제17조

5) 「보훈보상대상자 지원에 관한 법률」 제50조

6) 「제대군인지원에 관한 법률」 제20조

7) 「참전유공자 예우 및 단체설립에 관한 법률」 제7조

8) 「특수임무유공자 예우 및 단체설립에 관한 법률」 제32조

2. 별표 2 제3호라목5) · 6) · 9) 및 10)에 따라 부담한 금액

3. 별표 2 제3호사목 및 거목에 따라 부담한 금액

4. 별표 2 제4호에 따라 부담한 금액

5. 별표 2 제6호에 따라 부담한 금액

④ 법 제44조제2항 전단에 따른 본인부담상한액(이하 "본인부담상한액"이라 한다)은 별표 3의 산정방법에 따라 산정된 금액을 말한다. <개정 2023. 11. 7.>

⑤ 법 제44조제2항 후단에 따라 공단이 본인부담상한액을 넘는 금액을 지급하는 경우에는 요양급여를 받은 사람이 지정하는 예금계좌(「우체국예금 · 보험에 관한 법률」에 따른 체신관서 및 「은행법」에 따른 은행에서 개설된 예금계좌 등 보건복지부장관이 정하는 예금계좌를 말한다)로 지급해야 한다. 다만, 해당 예금계좌로 입금할 수 없는 불가피한 사유가 있는 경우에는 보건복지부장관이 정하는 방법으로 지급할 수 있다. <개정 2019. 6. 11., 2023. 11. 7.>

⑥ 제2항 및 제5항에서 정한 사항 외에 본인일부부담금의 납부방법이나 본인부담상한액을 넘는 금액의 지급방법 등에 필요한 사항은 보건복지부장관이 정하여 고시한다.

[전문개정 2017. 3. 20.]

[시행규칙] **제13조(외래진료 등의 경우 요양급여비용 총액에 관한 조건 등)** ① 외래진료 및 고가(高價)의 특수 의료장비를 이용한 진료의 경우에 영 별표 2 제1호나목 및 제3호파목에 따른 요양급여비용 총액에 관한 조건 및 본인부담액은 별표 3과 같다. <개정 2018.6.29.>

② 약국 또는 한국희귀 · 필수의약품센터를 이용한 경우에 영 별표 2 제1호다목에 따른 요양급여비용 총액에 관한 조건 및 본인부담액은 별표 4와 같다. <개정 2018.6.29.>

[시행규칙] **제14조(본인부담액 경감 인정)** ① 영 별표 2 제3호라목에 따라 본인부담액을 경감받을 수 있는 요건을 갖춘 희귀난치성질환자등은 본인부담액 경감 인정을 받으려면 경감 인정 신청서(전자문서를 포함한다)에 다음 각 호의 서류(전자문서를 포함한다)를 첨부하여 특별자치도지사 · 시장 · 군수 · 구청장에게 제출하여야 한다. <개정 2015.12.31.>

1. 영 별표 2 제3호라목에 따른 부양의무자와의 관계를 확인할 수 있는 가족관계등록부의 증명서(세대별 주민등록표 등본으로 부양의무자와의 관계를 확인할 수 없는 경우만 해당한다)

2. 임대차계약서(주택을 임대하거나 임차하고 있는 사람만 해당한다)
3. 요양기관이 발급한 진단서 1부(18세 미만 아동에 해당하는 경우는 제외한다)

② 제1항에 따른 신청인의 가족, 친족, 이해관계인 또는 「사회보장급여의 이용·제공 및 수급권자 발굴에 관한 법률」 제43조에 따른 사회복지전담공무원은 신청인이 신체적·정신적인 이유로 신청을 할 수 없는 경우에는 신청인을 대신하여 제1항에 따른 신청을 할 수 있다. 이 경우 다음 각 호의 구분에 따른 서류를 제시하거나 제출해야 한다. <개정 2023. 11. 14.>
1. 신청인의 가족·친족 또는 이해관계인: 신청인과의 관계를 증명하는 서류
2. 사회복지 전담공무원: 공무원임을 증명하는 신분증

③ 제1항과 제2항에 따른 신청을 받은 특별자치도지사·시장·군수·구청장은 신청인이 제15조에 따른 기준에 해당하는지를 확인하여 부득이한 사유가 없으면 그 결과를 신청일부터 30일 이내에 공단에 통보하여야 한다. 다만, 다음 각 호의 어느 하나에 해당하는 경우에는 신청일부터 60일 이내에 통보할 수 있다. <개정 2015.12.31.>
1. 부양의무자의 소득 조사에 시간이 걸리는 특별한 사유가 있는 경우
2. 제1항에 따른 경감 인정 신청서를 제출한 희귀난치성질환자등 또는 부양의무자가 같은 항 또는 관계 법령에 따른 조사나 자료제출 요구를 거부·방해 또는 기피하는 경우

④ 공단은 제3항에 따른 확인 결과를 통보받았을 때에는 부득이한 사유가 없으면 통보를 받은 날부터 7일 이내에 영 별표 2 제3호라목에 따른 인정 여부를 결정하여 그 결과를 신청인에게 통보하여야 한다. <개정 2015.12.31.>

⑤ 제1항부터 제4항까지에서 규정한 사항 외에 본인부담액의 경감 인정 절차 등에 관하여 필요한 사항은 보건복지부장관이 정한다.

[시행규칙] **제15조(본인부담액 경감 대상자의 기준)** 영 별표 2 제3호라목에 따른 소득인정액 산정의 기준이 되는 세대의 범위, 소득 및 재산의 범위, 소득인정액 산정방법 및 부양의무자가 부양능력이 없거나 부양을 받을 수 없는 경우의 구체적인 기준은 별표 5와 같다.

[시행규칙] **제16조(요양급여비용의 본인부담)** 영 별표 2 제6호에 따라 본인이 요양급여비용을 부담하는 항목 및 부담률은 별표 6과 같다. <개정 2016.12.30.>

[시행규칙] **제17조(본인부담액 경감 적용 시기)** 공단은 제14조제4항에 따라 본인부담액 경감 인정결정을 한 사람에 대해서는 경감 인정 결정을 한 날부터 발생하는 본인부담액부터 경감한다.

【핵심요약】

1. 비용의 일부부담

1) 본인일부부담금의 정의 : 요양급여를 받는 자가 대통령령으로 정하는 바에 따라 비용의 일부를 본인이 부담하는 것

※ 이 경우 선별급여에 대해서는 다른 요양급여에 비하여 본인일부부담금을 상향 조정할 수 있음

2) 본인부담상한액의 정의

(1) 본인이 연간 부담하는 본인일부부담금의 총액이 대통령령으로 정하는 금액을 초과하는 것

※ 이 경우 공단은 당사자에게 그 초과 금액을 통보하고, 이를 지급하여야 함.

(2) 본인부담상한액은 가입자의 소득수준 등에 따라 정함

3) 대통령령으로 정하는 사항 : 본인일부부담금 총액 산정 방법, 본인부담상한액을 넘는 금액의 지급 방법 및 가입자의 소득수준 등에 따른 본인부담상한액 설정 등에 필요한 사항

2. 본인일부부담금의 부담률 및 부담액

1) 입원진료(보건복지부장관이 정하는 의료장비를 이용한 진료의 경우는 제외) 및 보건복지부장관이 정하는 요양급여를 받은 경우(약국 또는 한국희귀·필수의약품센터인 요양기관에서 처방전에 따라 의약품을 조제받는 경우 포함)

(1) 요양급여비용 총액(보건복지부장관이 정하여 고시하는 식대와 장애인 치과진료에 대한 가산금액은 제외)의 100분의 20에 입원기간 중 식대(식대가산금액 포함)의 100분의 50을 더한 금액. 다만, 상급종합병원에서 신고한 입원병실 중 일반입원실의 2인실·3인실·4인실 및 정신과 폐쇄병실의 2인실·3인실·4인실을 이용한 경우에는 그 입원료에 한정하여 각각 100분의 50·100분의 40·100분의 30으로 하고, 종합병원·병원·한방병원·요양병원(정신병원인 요양병원 및 의료재활시설로서 요양병원으로 한정)에서 신고한 입원병실 중 일반입원실의 2인실·3인실 및 정신과 폐쇄병실의 2인실·3인실을 이용한 경우에는 그 입원료에 한정하여 각각 100분의 40·100분의 30으로 하며, 보건복지부장관이 정하여 고시하는 격리 입원에 대해서는 그 입원료에 한정하여 100분의 10으로 함

※ 식대가산금액 : 입원환자의 식사의 질과 서비스에 영향을 미치는 부가적 요소에 드는 비용에 해당하는 가산금액

(2) 요양병원에서 입원진료를 받는 사람 중 입원치료보다는 요양시설이나 외래진료를 받는 것이 적합한 환자로서 보건복지부장관이 정하여 고시하는 환자군에 해당하는 경우에는 요양급여비용 총액의 100분의 40에 입원기간 중 식대의 100분의 50을 더한 금액

2) 외래진료의 경우 및 보건복지부장관이 정하는 의료장비·치료재료를 이용한 진료의 경우

기관종류	소재지	환자구분	본인일부부담금
상급종합병원	모든 지역	일반환자	진찰료 총액 + (요양급여비용 총액 - 진찰료총액) × 60/100. 다만, 임신부 외래진료의 경우에는 요양급여비용 총액의 40/100, 1세 미만 영유아 외래진료의 경우에는 요양급여비용 총액의 20/100으로 한다.
		의약분업 예외환자	진찰료 총액 + (요양급여비용 총액 - 약값 총액 - 진찰료 총액) × 60/100 + 약값 총액 × 30/100. 다만, 임신부 외래진료의 경우에는 (요양급여비용 총액 - 약값 총액) × 40/100 + 약값 총액 × 30/100, 1세 미만 영유아 외래진료의 경우에는 (요양급여비용 총액 - 약값 총액) × 20/100 + 약값 총액 × 21/100로 한다.
종합병원	동 지역	일반환자	요양급여비용 총액 × 50/100(임신부 외래진료의 경우에는 30/100, 1세 미만 영유아 외래진료의 경우에는 15/100)
		의약분업 예외환자	(요양급여비용 총액 - 약값 총액) × 50/100(임신부 외래진료의 경우에는 30/100, 1세 미만 영유아 외래진료의 경우에는 15/100) + 약값 총액 × 30/100(1세 미만 영유아의 경우에는 21/100)
	읍 · 면 지역	일반환자	요양급여비용 총액 × 45/100(임신부 외래진료의 경우에는 30/100, 1세 미만 영유아 외래진료의 경우에는 15/100)
		의약분업 예외환자	(요양급여비용 총액 - 약값 총액) × 45/100(임신부 외래진료의 경우에는 30/100, 1세 미만 영유아 외래진료의 경우에는 15/100) + 약값 총액 × 30/100(1세 미만 영유아의 경우에는 21/100)
병원, 치과병원, 한방병원, 요양병원	동 지역	일반환자	요양급여비용 총액 × 40/100(임신부 외래진료의 경우에는 20/100, 1세 미만 영유아 외래진료의 경우에는 10/100)
		의약분업 예외환자	(요양급여비용 총액 - 약값 총액) × 40/100(임신부 외래진료의 경우에는 20/100, 1세 미만 영유아 외래진료의 경우에는 10/100) + 약값 총액 × 30/100(1세 미만 영유아의 경우에는 21/100)
	읍 · 면 지역	일반환자	요양급여비용 총액 × 35/100(임신부 외래진료의 경우에는 20/100, 1세 미만 영유아 외래진료의 경우에는 10/100)
		의약분업 예외환자	(요양급여비용 총액 - 약값 총액) × 35/100(임신부 외래진료의 경우에는 20/100, 1세 미만 영유아 외래진료의 경우에는

			10/100) + 약값 총액 × 30/100(1세 미만 영유아의 경우에는 21/100)
의원, 치과의원, 한의원, 보건의료원	모든 지역	일반환자	요양급여비용 총액 × 30/100(임신부 외래진료의 경우에는 10/100, 1세 미만 영유아 외래진료의 경우에는 5/100). 다만, 요양급여를 받는 사람이 65세 이상이면서 해당 요양급여비용 총액이 보건복지부령으로 정하는 금액을 넘지 않으면 보건복지부령으로 정하는 금액을 본인일부부담금으로 한다.
		의약분업 예외환자	(요양급여비용 총액 - 약값 총액) × 30/100(임신부 외래진료의 경우에는 10/100, 1세 미만 영유아 외래진료의 경우에는 5/100) + 약값 총액 × 30/100(1세 미만 영유아의 경우에는 21/100). 다만, 요양급여를 받는 사람이 65세 이상이면서 해당 요양급여비용 총액이 보건복지부령으로 정하는 금액을 넘지 않으면 보건복지부령으로 정하는 금액을 본인일부부담금으로 한다.
보건소, 보건지소, 보건진료소	모든 지역		요양급여비용 총액 × 30/100. 다만, 요양급여비용 총액이 보건복지부령으로 정하는 금액을 넘지 않으면 보건복지부령으로 정하는 금액을 본인일부부담금으로 한다.

3) 약국 또는 한국희귀·필수의약품센터의 경우

(1) 진료를 담당한 의사 또는 치과의사가 발행한 처방전에 따라 의약품을 조제받은 경우에는 요양급여비용 총액의 100분의 30(요양급여를 받는 사람이 65세 이상인 경우 요양급여비용 총액이 보건복지부령으로 정하는 금액을 넘지 않으면 보건복지부령으로 정하는 금액). 다만, 보건복지부장관이 정하는 요양급여를 받은 경우(약국 또는 한국희귀·필수의약품센터인 요양기관에서 처방전에 따라 의약품을 조제받는 경우 포함)는 제외

(2) 의료기관이 없는 지역에서 조제하는 경우로서 진료를 담당한 의사 또는 치과의사가 발행한 처방전에 따르지 않고 의약품을 조제받은 경우에는 다음의 구분에 따라 산정한 금액

① 요양급여비용 총액이 보건복지부령으로 정하는 금액을 넘는 경우에는 요양급여비용 총액의 100분의 40

② 요양급여비용 총액이 보건복지부령으로 정하는 금액을 넘지 않는 경우에는 보건복지부령으로 정하는 금액

(3) (1)에도 불구하고 상급종합병원 또는 종합병원의 의사가 발행한 처방전에 따라 질

병의 중증도를 고려하여 보건복지부장관이 정하여 고시하는 질병에 대한 의약품을 조제받은 경우(읍·면 지역 소재 종합병원의 의사가 발행한 처방전에 따라 의약품을 조제받거나 「한국보훈복지의료공단법」에 따른 보훈병원의 의사나 「독립유공자예우에 관한 법률」, 「국가유공자 등 예우 및 지원에 관한 법률」, 「보훈보상대상자 지원에 관한 법률」, 「5·18민주유공자예우에 관한 법률」, 「참전유공자예우 및 단체설립에 관한 법률」, 「고엽제후유의증 등 환자지원 및 단체설립에 관한 법률」, 「특수임무유공자 예우 및 단체설립에 관한 법률」 및 「제대군인지원에 관한 법률」에 따라 국가보훈처장이 진료를 위탁한 상급종합병원 또는 종합병원의 의사가 해당 법률에서 정한 의료지원대상자에게 발행한 처방전에 따라 의약품을 조제받은 경우는 제외한다)에는 다음의 금액

① 상급종합병원의 의사가 발행한 처방전에 따라 의약품을 조제받은 경우 : 요양급여비용 총액의 100분의 50

② 종합병원의 의사가 발행한 처방전에 따라 의약품을 조제받은 경우 : 요양급여비용 총액의 100분의 40

※ 영 [별표 2] 본인일부부담금의 부담률 및 부담액 참조

3. 본인일부부담금의 납부

1) 본인일부부담금은 요양기관의 청구에 따라 요양급여를 받는 사람이 요양기관에 납부

2) 이 경우 요양기관은 보건복지부령으로 정하는 요양급여사항 또는 비급여사항 외에 입원보증금 등 다른 명목으로 비용을 청구해서는 아니 됨

4. 본인부담상한액

1) 본인일부부담금의 총액

(1) 요양급여를 받는 사람이 연간 부담하는 본인일부부담금을 모두 더한 금액

(2) 본인부담액의 연간 총액이 일정 금액을 넘는 경우에는 공단이 그 넘는 금액을 부담

2) 본인부담상한액 산정방법

(1) 계산식

- 해당 연도 본인부담상한액 = 전년도 본인부담상한액 × (1 + 전국소비자물가변동률)

(2) 전국소비자물가변동률

- 통계청장이 매년 고시하는 전전년도와 대비한 전년도 전국소비자물가변동률을 적용하되, 그 전국소비자물가변동률이 100분의 5를 넘는 경우에는 100분의 5를 적용

※ 영 [별표 3] 본인부담상한액의 산정방법 참조

3) 본인부담액의 연간 총액에서 제외되는 금액

(1) 영 별표 2 제1호가목1)에 따라 상급종합병원 · 종합병원 · 병원 · 한방병원 · 요양병원(정신병원인 요양병원 및 의료재활시설로서 요양병원으로 한정) 일반입원실의 2인실 · 3인실 및 정신과 폐쇄병실의 2인실 · 3인실을 이용한 경우 그 입원료로 부담한 금액

(2) 영 별표 2 제3호라목5) · 6) · 9) 및 10)에 따라 부담한 금액

① 희귀난치성질환 등을 가진 사람 중 65세 이상인 사람이 치과임플란트 요양급여를 받는 경우

② 희귀난치성질환 등 외의 질환으로 6개월 이상 치료를 받고 있거나 6개월 이상 치료가 필요한 사람 중 65세 이상인 사람이 치과임플란트 요양급여를 받는 경우

③ 희귀난치성질환 등을 가진 사람이 보건복지부장관이 정하여 고시하는 추나요법에 대하여 보건복지부장관이 정하는 요양급여를 받는 경우

④ 희귀난치성질환 등 외의 질환으로 6개월 이상 치료를 받고 있거나 6개월 이상 치료가 필요한 사람 또는 18세 미만 아동이 보건복지부장관이 정하여 고시하는 추나요법에 대하여 보건복지부장관이 정하는 요양급여를 받는 경우

(3) 영 별표 2 제3호사목 및 거목에 따라 부담한 금액

① 65세 이상인 사람이 치과임플란트 요양급여를 받는 경우

② 보건복지부장관이 정하여 고시하는 추나요법에 대하여 보건복지부장관이 정하는 요양급여를 받는 경우

(4) 영 별표 2 제4호에 따라 부담한 금액

- 요양급여의 경제성이 낮거나 경제성 유무가 불확실하지만 요양급여의 필요성이 인정되어 보건복지부장관이 정하여 고시하는 요양급여의 항목의 경우

(5) 별표 2 제6호에 따라 부담한 금액

- 보건복지부령으로 정하는 항목의 요양급여비용의 100분의 100범위에서 보건복지부령으로 정하는 금액을 부담하는 경우

5. 외래진료 등의 경우 요양급여비용 총액에 관한 조건 등

1) 외래진료 및 고가의 특수 의료장비를 이용한 진료의 경우

- 영 [별표 2] 제1호나목에 따른 요양급여비용 총액에 관한 조건 및 본인부담액은 별표 3과 같음

2) 약국 또는 한국희귀의약품센터를 이용한 경우

- 영 [별표 2] 제1호다목에 따른 요양급여비용 총액에 관한 조건 및 본인부담액은 규

칙 [별표 4]와 같음

※ 규칙 [별표 4] 약국 또는 한국희귀의약품센터를 이용한 경우의 요양급여비용 총액에 관한 조건 및 본인부담액 참조

6. 본인부담액 경감 인정

1) 본인부담액을 경감받을 수 있는 요건을 갖춘 희귀난치성질환자 등은 본인부담액 경감인정을 받으려면 경감 인정 신청서에 다음 서류를 첨부하여 특별자치도지사 · 시장 · 군수 · 구청장에게 제출할 것

(1) 부양의무자와의 관계를 확인할 수 있는 가족관계등록부의 증명서(세대별 주민등록표등본으로 부양의무자와의 관계를 확인할 수 없는 경우만 해당)

(2) 임대차계약서(주택을 임대하거나 임차하고 있는 사람만 해당)

(3) 요양기관이 발급한 진단서 1부(18세 미만 아동에 해당하는 경우는 제외)

2) 신청인이 신체적 · 정신적인 이유로 신청을 할 수 없는 경우

- 신청인의 가족, 친족, 이해관계인 또는 사회복지 전담공무원이 신청인을 대신하여 신청을 할 수 있으며 다음의 구분에 따른 서류를 제시하거나 제출할 것

(1) 신청인의 가족 · 친족 또는 이해관계인 : 신청인과의 관계를 증명하는 서류

(2) 사회복지 전담공무원 : 공무원임을 증명하는 신분증

3) 신청을 받은 특별자치도지사 · 시장 · 군수 · 구청장

(1) 신청인이 기준에 해당하는지를 확인하여 부득이한 사유가 없으면 그 결과를 신청일부터 30일 이내에 공단에 통보하여야 함

(2) 다음의 어느 하나에 해당하는 경우에는 신청일부터 60일 이내에 통보할 수 있음

① 부양의무자의 소득 조사에 시간이 걸리는 특별한 사유가 있는 경우

② 경감 인정 신청서를 제출한 희귀난치성질환자등 또는 부양의무자가 조사나 자료제출 요구를 거부 · 방해 또는 기피하는 경우

4) 공단이 확인 결과를 통보받았을 때

- 부득이한 사유가 없으면 통보를 받은 날부터 7일 이내에 인정 여부를 결정하여 그 결과를 신청인에게 통보

7. 본인부담액 경감 대상자의 기준

- 소득인정액 산정의 기준이 되는 세대의 범위, 소득 및 재산의 범위, 소득인정액 산정방법 및 부양의무자가 부양능력이 없거나 부양을 받을 수 없는 경우의 구체적인 기준은 규칙 [별표 5]와 같음

※ 규칙 [별표 5] 본인부담액 경감 대상자 기준 참조

8. 요양급여비용의 본인부담

- 본인이 요양급여비용을 부담하는 항목 및 부담률은 규칙 [별표 6]과 같음

※ 규칙 [별표 6] 요양급여비용의 본인부담 항목 및 부담률 참조

9. 본인부담액 경감 적용 시기

- 공단은 본인부담액 경감 인정 결정을 한 사람에 대해서는 경감 인정 결정을 한 날부터 발생하는 본인부담액부터 경감

【예상문제】

1\. 다음은 요양급여비용 중 본인이 부담할 비용에 대한 설명이다. ( ) 안에 순서대로 알맞은 말은?

> 입원진료 및 보건복지부장관이 정하는 요양급여를 받은 경우 요양급여 총액의 ( )에 입원기간 중 식대의 ( )를(을) 더한 금액이다.

① 100분의 20, 100분의 50　② 100분의 30, 100분의 50
③ 100분의 20, 100분의 20　④ 100분의 30, 100분의 40
⑤ 100분의 40, 100분의 40

[답] ①

2\. 상급종합병원에서 신고한 입원병실 중 일반입원실의 3인실을 이용한 경우 그 입원료에 대한 본인일부담금의 부담률은?

① 100분의 10　② 100분의 20　③ 100분의 30　④ 100분의 40　⑤ 100분의 50

[답] ④

3\. 임산부가 아닌 외래진료의 경우 및 보건복지부장관이 정하는 의료장비·치료재료를 이용한 진료의 경우 동지역 종합병원에서 일반환자의 본인부담액은?

① 진찰료 총액 + (요양급여비용 총액 . 진찰료 총액) ×60/100
② 요양급여비용 총액 × 50/100　③ 요양급여비용 총액 × 45/100
④ 요양급여비용 총액 × 40/100　⑤ 요양급여비용 총액 × 35/100

[답] ②

4\. 보건복지부령으로 정하는 항목의 요양급여비용의 100분의 100의 범위에서 보건복지부령으로 정하는 금액을 부담하는 경우가 아닌 것은?

① 가입자가 보험료를 체납하여 급여가 제한되는 경우
② 현역병, 전환복무된 사람 및 군간부후보생에 해당하게 된 경우 및 교도소, 그 밖에 이에 준하는 시설에 수용됨에 따라 급여가 정지되는 경우
③ 희귀난치성질환 등 외의 질환으로 6개월 이상 치료를 받는 경우
④ 학교폭력 중 학생 간의 폭행에 의한 경우
⑤ 보험재정에 상당한 부담을 준다고 인정되는 경우

[답] ③

제45조(요양급여비용의 산정 등) ① 요양급여비용은 공단의 이사장과 대통령령으로 정하는 의약계를 대표하는 사람들의 계약으로 정한다. 이 경우 계약기간은 1년으로 한다.
② 제1항에 따라 계약이 체결되면 그 계약은 공단과 각 요양기관 사이에 체결된 것으로 본다.
③ 제1항에 따른 계약은 그 직전 계약기간 만료일이 속하는 연도의 5월 3일까지 체결하여야 하며, 그 기한까지 계약이 체결되지 아니하는 경우 보건복지부장관이 그 직전 계약기간 만료일이 속하는 연도의 6월 30일까지 심의위원회의 의결을 거쳐 요양급여비용을 정한다. 이 경우 보건복지부장관이 정하는 요양급여비용은 제1항 및 제2항에 따라 계약으로 정한 요양급여비용으로 본다. <개정 2013.5.22.>
④ 제1항 또는 제3항에 따라 요양급여비용이 정해지면 보건복지부장관은 그 요양급여비용의 명세를 지체 없이 고시하여야 한다.
⑤ 공단의 이사장은 제33조에 따른 재정운영위원회의 심의·의결을 거쳐 제1항에 따른 계약을 체결하여야 한다.
⑥ 심사평가원은 공단의 이사장이 제1항에 따른 계약을 체결하기 위하여 필요한 자료를 요청하면 그 요청에 성실히 따라야 한다.
⑦ 제1항에 따른 계약의 내용과 그 밖에 필요한 사항은 대통령령으로 정한다.

[시행령] **제20조(요양급여비용계약의 당사자)** 법 제45조제1항에 따른 요양급여비용의 계약 당사자인 의약계를 대표하는 사람은 다음 각 호와 같다. <개정 2021. 6. 29.>

1. 「의료법」 제3조제2항제1호가목에 따른 의원에 대한 요양급여비용: 같은 법 제28조제1항에 따른 의사회의 장
2. 「의료법」 제3조제2항제1호나목 및 제3호나목에 따른 치과의원 및 치과병원에 대한 요양급여비용: 같은 법 제28조제1항에 따른 치과의사회의 장
3. 「의료법」 제3조제2항제1호다목 및 제3호다목에 따른 한의원 및 한방병원에 대한 요양급여비용: 같은 법 제28조제1항에 따른 한의사회의 장

4. 「의료법」 제3조제2항제2호에 따른 조산원에 대한 요양급여비용: 같은 법 제28조제1항에 따른 조산사회 또는 간호사회의 장 중 1명
5. 「의료법」 제3조제2항제3호가목 및 라목부터 바목까지의 규정에 따른 병원 · 요양병원 · 정신병원 및 종합병원에 대한 요양급여비용: 같은 법 제52조에 따른 단체의 장
6. 「약사법」 제2조제3호에 따른 약국 및 같은 법 제91조에 따른 한국희귀 · 필수의약품센터에 대한 요양급여비용: 같은 법 제11조제1항에 따른 대한약사회의 장
7. 「지역보건법」에 따른 보건소 · 보건의료원 및 보건지소와 「농어촌 등 보건의료를 위한 특별조치법」에 따라 설치된 보건진료소에 대한 요양급여비용: 보건복지부장관이 지정하는 사람

[시행령] **제21조(계약의 내용 등)** ① 법 제45조제1항에 따른 계약은 공단의 이사장과 제20조 각호에 따른 사람이 유형별 요양기관을 대표하여 체결하며, 계약의 내용은 요양급여의 각 항목에 대한 상대가치점수의 점수당 단가를 정하는 것으로 한다.

② 제1항에 따른 요양급여 각 항목에 대한 상대가치점수는 요양급여에 드는 시간 · 노력 등 업무량, 인력 · 시설 · 장비 등 자원의 양 및 요양급여의 위험도 및 요양급여에 따른 사회적 편익 등을 고려하여 산정한 요양급여의 가치를 각 항목 사이에 상대적인 점수로 나타낸 것으로 하며, 보건복지부장관이 심의위원회의 심의 · 의결을 거쳐 보건복지부령으로 정하는 바에 따라 고시한다. <개정 2017.3.20.>

③ 제2항에도 불구하고 다음 각 호의 경우에는 다음 각 호의 구분에 따른 방법으로 요양급여의 상대가치점수를 산정할 수 있다. <개정 2021. 6. 29.>

1. 「의료법」 제3조제2항제3호라목에 따른 요양병원(「장애인복지법」 제58조제1항제4호에 따른 장애인 의료재활시설로서 「의료법」 제3조의2의 요건을 갖춘 의료기관인 요양병원은 제외한다)에서 입원진료를 받는 경우: 해당 진료에 필요한 요양급여 각 항목의 점수와 약제 · 치료재료의 비용을 합산하여 증세의 경중도(輕重度)의 구분에 따른 1일당 상대가치점수로 산정
2. 「의료법」 제3조제2항제1호가목에 따른 의원, 같은 항 제3호가목 및 라목부터 바목까지의 규정에 따른 병원 · 요양병원 · 정신병원 · 종합병원, 같은 법 제3조의4에 따른 상급종합병원 또는 「지역보건법」 제12조에 따른 보건의료원에서 보건복지부장관이 정하여 고시하는 질병군[진단명, 시술명, 중증도(重症度), 나이 등을 기준으로 분류한 환자집단을 말한다]에 대하여 입원진료를 받는 경우: 해당 진료에 필요한 요양급여 각 항목의 점수와 약제 · 치료재료의 비용을 포괄하여 입원 건당 하나의 상대가치점수로 산정
3. 「호스피스 · 완화의료 및 임종과정에 있는 환자의 연명의료결정에 관한 법률」 제28조에 따라 호스피스 · 완화의료를 받는 경우: 해당 진료에 필요한 요양급여 각 항목의 점수와 약제 · 치료재료의 비용을 합산하여 1일당 상대가치점수로 산정

④ 제1항에 따라 계약을 체결할 때 상대가치점수가 고시되지 아니한 새로운 요양급여 항목의 비용에 대한 계약은 제2항에 따라 보건복지부장관이 같은 항목의 상대가치점수를 고시하는 날에 체결된 것으로 본다. 이 경우 그 계약은 그 고시일 이후 최초로 실시된 해당 항목의 요양급여부터 적용한다.

【핵심요약】

1. 요양급여비용의 산정

1) 요양급여비용의 산정 방법 : 요양급여비용은 공단의 이사장과 대통령령으로 정하는 의약계를 대표하는 사람들의 계약으로 정함

※ 계약기간 : 1년

2) 계약의 효력 : 계약이 체결되면 그 계약은 공단과 각 요양기관 사이에 체결된 것으로 봄

3) 계약 체결 기한 및 요양급여비용 결정

(1) 계약은 그 직전 계약기간 만료일이 속하는 연도의 5월 31일까지 체결하여야 함

(2) 기한까지 계약이 체결되지 아니하는 경우 보건복지부장관이 그 직전 계약기간 만료일이 속하는 연도의 6월 30일까지 심의위원회의 의결을 거쳐 요양급여비용을 정함

(3) 보건복지부장관이 정하는 요양급여비용은 계약으로 정한 요양급여비용으로 봄

4) 요양급여비용의 명세 고시 : 요양급여비용이 정해지면 보건복지부장관은 그 요양급여비용의 명세를 지체 없이 고시

5) 재정운영위원회의 심의 · 의결 : 공단의 이사장은 재정운영위원회의 심의 · 의결을 거쳐 계약을 체결하여야 함

6) 심사평가원에 대한 자료 요청 : 심사평가원은 공단의 이사장이 계약을 체결하기 위하여 필요한 자료를 요청하면 그 요청에 성실히 따라야 함

2. 요양급여비용계약의 당사자

- 요양급여비용의 계약 당사자인 의약계를 대표하는 사람

1) 의원에 대한 요양급여비용 : 의사회의 장

2) 치과의원 및 치과병원에 대한 요양급여비용 : 치과의사회의 장

3) 한의원 및 한방병원에 대한 요양급여비용 : 한의사회의 장

4) 조산원에 대한 요양급여비용 : 조산사회 또는 간호사회의 장 중 1명

5) 병원 · 요양병원 · 정신병원 및 종합병원에 대한 요양급여비용 : 의료기관단체의 장

6) 약국 및 한국희귀 · 필수의약품센터에 대한 요양급여비용 : 대한약사회의 장

7) 보건소 · 보건의료원 및 보건지소와 보건진료소에 대한 요양급여비용 : 보건복지부장관이 지정하는 사람

3. 요양급여비용계약의 내용 등

1) 계약의 방법 : 계약은 공단의 이사장과 의약계를 대표하는 사람이 유형별 요양기관을 대표하여 체결

2) 계약의 내용 : 요양급여의 각 항목에 대한 상대가치점수의 점수당 단가를 정하는 것
3) 요양급여 각 항목에 대한 상대가치점수
(1) 요양급여에 드는 시간·노력 등 업무량, 인력·시설·장비 등 자원의 양 및 요양급여의 위험도 및 요양급여에 따른 사회적 편익 등을 고려하여 산정한 요양급여의 가치를 각 항목 사이에 상대적인 점수로 나타낸 것
(2) 보건복지부장관이 심의위원회의 심의·의결을 거쳐 보건복지부령으로 정하는 바에 따라 고시
4) 별도의 구분에 따른 방법으로 요양급여의 상대가치점수를 산정할 수 있는 경우
(1) 요양병원에서 입원진료를 받는 경우(장애인 의료재활시설로서 요양병원은 제외)
- 해당 진료에 필요한 요양급여 각 항목의 점수와 약제·치료재료의 비용을 합산하여 증세의 경중도의 구분에 따른 1일당 상대가치점수로 산정
(2) 의원, 병원, 요양병원, 정신병원, 종합병원, 상급종합병원 또는 보건의료원에서 보건복지부장관이 정하여 고시하는 질병군(진단명, 시술명, 중증도, 나이 등을 기준으로 분류한 환자집단)에 대하여 입원진료를 받는 경우
- 해당 진료에 필요한 요양급여 각 항목의 점수와 약제·치료재료의 비용을 포괄하여 입원 건당 하나의 상대가치점수로 산정
(3) 호스피스·완화의료를 받는 경우 : 해당 진료에 필요한 요양급여 각 항목의 점수와 약제·치료재료의 비용을 합산하여 1일당 상대가치점수로 산정
5) 상대가치점수가 고시되지 아니한 새로운 요양급여 항목의 비용에 대한 계약
- 보건복지부장관이 같은 항목의 상대가치점수를 고시하는 날에 체결된 것으로 봄
※ 이 경우 그 계약은 그 고시일 이후 최초로 실시된 해당 항목의 요양급여부터 적용함

【예상문제】

1. 요양급여비용의 계약체결에 대해 가장 올바른 설명은?

① 국민건강보험공단의 이사장과 의약계를 대표하는 사람의 계약으로 이루어진다.

② 국민건강보험공단의 이사장은 재정운영위원회의 심의·의결을 거쳐 의약계를 대표하는 사람과 계약한다.

③ 보건복지부장관과 의약계를 대표하는 사람의 계약으로 이루어진다.

④ 보건복지부장관은 재정위원회의 심의·의결을 거쳐 의약계를 대표하는 사람과 계약한다.

⑤ 건강보험심사평가원장과 의약계를 대표하는 사람의 계약으로 이루어진다.

[답] ②

2. 다음은 요양급여비용 계약체결 기한에 대한 설명이다. ( ) 안에 순서대로 올바른 것은?

요양급여비용에 대한 계약은 그 직전 계약기간 만료일이 속하는 연도의 ( ) 일까지 체결하여야 하며, 그 기한까지 계약이 체결되지 아니하는 경우 보건복지부장관이 그 직전 계약기간 만료일이 속하는 연도의 ( )일까지 심의위원회의 의결을 거쳐 요양급여비용을 정한다.

① 10월 31일, 11월 30일 ② 11월 30일, 12월 31일 ③ 6월 30일, 7월 31일
④ 5월 31일, 6월 30일 ⑤ 4월 30일, 5월 31일

[답] ④

제46조(약제 · 치료재료에 대한 요양급여비용의 산정) 제41조제1항제2호의 약제 · 치료재료(이하 "약제 · 치료재료"라 한다)에 대한 요양급여비용은 제45조에도 불구하고 요양기관의 약제 · 치료재료 구입금액 등을 고려하여 대통령령으로 정하는 바에 따라 달리 산정할 수 있다.

[시행령] **제22조(약제 · 치료재료의 요양급여비용)** ① 법 제46조에 따라 법 제41조제1항제2호의 약제 · 치료재료(제21조제2항 및 제3항에 따른 상대가치점수가 적용되는 약제 · 치료재료는 제외한다. 이하 이 조에서 같다)에 대한 요양급여비용은 다음 각 호의 구분에 따라 결정한다. 이 경우 구입금액(요양기관이 해당 약제 및 치료재료를 구입한 금액을 말한다. 이하 같다)이 상한금액(보건복지부장관이 심의위원회의 심의를 거쳐 해당 약제 및 치료재료별 요양급여비용의 상한으로 고시하는 금액을 말한다. 이하 같다)보다 많을 때에는 구입금액은 상한금액과 같은 금액으로 한다. <개정 2014.8.29.>

1. 한약제: 상한금액
2. 한약제 외의 약제: 구입금액
3. 삭제 <개정 2014.8.29.>
4. 치료재료: 구입금액

② 제1항에 따른 약제 및 치료재료에 대한 요양급여비용의 결정 기준 · 절차, 그 밖에 필요한 사항은 보건복지부장관이 정하여 고시한다.

【핵심요약】

약제 · 치료재료에 대한 요양급여비용의 산정

1) 약제 · 치료재료에 대한 요양급여비용
- 요양기관의 약제 · 치료재료 구입금액 등을 고려하여 대통령령으로 정하는 바에 따

라 달리 산정할 수 있음

2) 약제 · 치료재료(상대가치점수가 적용되는 약제 · 치료재료는 제외)에 대한 요양급여비용의 결정

- 구입금액이 상한금액보다 많을 때에는 구입금액은 상한금액과 같은 금액으로 함

※ 구입금액 : 요양기관이 해당 약제 및 치료재료를 구입한 금액

상한금액 : 보건복지부장관이 심의위원회의 심의를 거쳐 해당 약제 및 치료재료별 요양급여비용의 상한으로 고시하는 금액

(1) 한약제 : 상한금액

(2) 한약제 외의 약제 : 구입금액

(3) 치료재료 : 구입금액

3) 보건복지부장관이 정하여 고시하는 사항

- 약제 및 치료재료에 대한 요양급여비용의 결정 기준 · 절차, 그 밖에 필요한 사항

【예상문제】

1. 약제 · 치료재료에 대한 요양급여비용의 산정 시 상한금액으로 결정되는 것은?

① 한약제 외의 약제 ② 희귀의약품 ③ 마약 ④ 치료재료 ⑤ 한약제

[답] ⑤

제47조(요양급여비용의 청구와 지급 등) ① 요양기관은 공단에 요양급여비용의 지급을 청구할 수 있다. 이 경우 제2항에 따른 요양급여비용에 대한 심사청구는 공단에 대한 요양급여비용의 청구로 본다.

② 제1항에 따라 요양급여비용을 청구하려는 요양기관은 심사평가원에 요양급여비용의 심사청구를 하여야 하며, 심사청구를 받은 심사평가원은 이를 심사한 후 지체 없이 그 내용을 공단과 요양기관에 알려야 한다.

③ 제2항에 따라 심사 내용을 통보받은 공단은 지체 없이 그 내용에 따라 요양급여비용을 요양기관에 지급한다. 이 경우 이미 낸 본인일부부담금이 제2항에 따라 통보된 금액보다 더 많으면 요양기관에 지급할 금액에서 더 많이 낸 금액을 공제하여 해당 가입자에게 지급하여야 한다.

④ 공단은 제3항 전단에 따라 요양급여비용을 요양기관에 지급하는 경우 해당 요양기관이 제77조제1항제1호에 따라 공단에 납부하여야 하는 보험료 또는 그 밖에 이 법에 따른 징수금을 체납한 때에는 요양급여비용에서 이를 공제하고 지급할 수 있다. <신설

2022. 12. 27.>

⑤ 공단은 제3항 후단에 따라 가입자에게 지급하여야 하는 금액을 그 가입자가 내야 하는 보험료와 그 밖에 이 법에 따른 징수금(이하 "보험료등"이라 한다)과 상계(相計)할 수 있다. <개정 2022. 12. 27.>

⑥ 공단은 심사평가원이 제47조의4에 따라 요양급여의 적정성을 평가하여 공단에 통보하면 그 평가 결과에 따라 요양급여비용을 가산하거나 감액 조정하여 지급한다. 이 경우 평가 결과에 따라 요양급여비용을 가산하거나 감액하여 지급하는 기준은 보건복지부령으로 정한다. <개정 2022. 6. 10., 2022. 12. 27.>

⑦ 요양기관은 제2항에 따른 심사청구를 다음 각 호의 단체가 대행하게 할 수 있다. <개정 2022. 12. 27.>

1. 「의료법」 제28조제1항에 따른 의사회 · 치과의사회 · 한의사회 · 조산사회 또는 같은 조 제6항에 따라 신고한 각각의 지부 및 분회
2. 「의료법」 제52조에 따른 의료기관 단체
3. 「약사법」 제11조에 따른 약사회 또는 같은 법 제14조에 따라 신고한 지부 및 분회

⑧ 제1항부터 제7항까지의 규정에 따른 요양급여비용의 청구 · 심사 · 지급 등의 방법과 절차에 필요한 사항은 보건복지부령으로 정한다. <개정 2022. 12. 27.>

[시행규칙] **제18조(요양급여비용의 가감지급 기준)** 법 제47조제5항 후단에 따라 요양급여의 적정성 평가 결과에 따라 요양급여비용을 가산하거나 감액하여 지급하는 금액은 평가대상 요양기관의 평가대상기간에 대한 심사결정 공단부담액의 100분의 10 범위에서 보건복지부장관이 정하여 고시한 기준에 따라 산정한 금액으로 한다. <개정 2022. 12. 9.>

[시행규칙] **제19조(요양급여비용의 청구)** ① 법 제47조제1항에 따라 요양기관 또는 같은 조 제6항에 따른 대행청구단체가 요양급여비용을 청구하려면 요양급여비용 심사청구서에 급여를 받은 사람에 대한 요양급여비용 명세서를 첨부하여 심사평가원에 제출하여야 한다.

② 요양기관 또는 대행청구단체는 제1항에 따른 요양급여비용 명세서에 다음 각 호의 사항을 적어야 한다.

1. 가입자(지역가입자의 경우에는 세대주를 말한다)의 성명 및 건강보험증 번호
2. 요양급여를 받은 사람의 성명 및 주민등록번호
3. 질병명 또는 부상명
4. 요양 개시 연월일 및 요양 일수
5. 요양급여비용의 내용
6. 본인부담금 및 비용청구액
7. 처방전 내용 등

③ 요양급여비용의 청구방법, 요양급여비용 심사청구서 및 요양급여비용 명세서의 서식 · 작성요령,

그 밖에 요양급여비용의 청구에 필요한 사항은 보건복지부장관이 정하여 고시한다.

[시행규칙] **제20조(요양급여비용의 심사·지급)** ① 심사평가원은 요양급여비용에 대한 심사청구를 받으면 그 심사청구 내용이 법 제41조제2항부터 제4항에 따른 요양급여의 기준 및 법 제45조제4항에 따라 보건복지부장관이 고시한 요양급여비용의 명세에 적합한지를 보건복지부장관이 정하여 고시한 바에 따라 심사한다. 이 경우 심사평가원의 원장은 제12조, 제19조 및 법 제96조에 따라 제공받은 자료의 사실 여부를 확인할 필요가 있으면 소속 직원으로 하여금 현장 조사를 통하여 해당 사항을 확인하게 할 수 있다. <개정 2019.10.24.>

② 심사평가원의 원장은 제1항에 따라 심사를 하는 경우에는 요양급여비용에 대한 심사청구를 받은 날부터 40일(정보통신망을 통하여 통보하는 경우에는 15일) 이내에 심사하여 그 내용이 기재된 요양급여비용 심사결과통보서를 공단 및 해당 요양기관에 각각 송부하여야 하며, 요양급여비용 심사결과통보서를 받은 공단은 지체 없이 요양급여비용 지급명세가 기재된 요양급여비용 지급통보서에 따른 요양급여비용을 해당 요양기관에 지급해야 한다. 이 경우 심사기간을 산정할 때 심사평가원의 원장이 요양급여비용에 대한 심사를 청구한 요양기관에 심사에 필요한 자료를 요청한 경우 등 특별한 사유가 있는 경우에는 그에 걸리는 기간은 제외한다. <개정 2019.6.12.>

③ 공단은 법 제47조제3항에 따라 요양기관에 지급할 요양급여비용에서 과다하게 납부된 본인부담액을 공제한 경우에는 그 공제 내용을 요양기관에 통보하여야 한다.

④ 요양급여비용 심사결과통보서 및 요양급여비용 지급통보서의 서식과 요양급여비용의 심사·지급에 필요한 사항은 보건복지부장관이 정하여 고시한다.

[시행규칙] **제21조(요양급여비용 지급 등의 특례)** ① 보건복지부장관은 제19조제1항에 따른 요양기관 또는 대행청구단체의 요양급여비용 청구가 있음에도 불구하고 천재지변·파업 등 특별한 사유로 심사평가원이 제20조제2항에 따른 기간 내에 요양급여비용 심사를 하는 것이 불가능하거나 현저히 곤란하다고 판단하는 경우에는 공단으로 하여금 요양급여비용의 전부 또는 일부를 요양기관에 우선 지급하게 할 수 있다.

② 심사평가원은 공단이 제1항에 따라 요양급여비용을 요양기관에 우선 지급한 후 그 요양급여비용에 대하여 심사한 경우에는 요양급여비용 심사결과통보서를 공단 및 해당 요양기관에 각각 송부하여야 한다. 이 경우 공단은 심사평가원의 심사결과에 따라 제1항에 따라 요양기관에 지급한 요양급여비용을 정산하여야 한다.

③ 제1항과 제2항에 따른 요양급여비용의 청구, 지급 및 정산의 방법·절차 등에 관하여 필요한 사항은 보건복지부장관이 정하여 고시한다.

[시행규칙] **제22조(정보통신망 등에 의한 통보)** ① 요양기관은 요양급여비용 심사청구서 및 명세서 등의 서류를 전산매체 또는 정보통신망을 통하여 공단 또는 심사평가원에 제출할 수 있다. 이 경우 영 제28조제2항에 따라 전산 관리에 관하여 보건복지부장관이 고시한 기준에 따라 적정하다고 결정된 소프트웨어를 사용해야 한다. <개정 2019.6.12.>

② 심사평가원은 요양급여비용 심사결과통보서 등을, 공단은 요양급여비용 지급통보서 등을 전산매체 또는 정보통신망을 이용하여 요양기관에 송부할 수 있다.

[시행규칙] **제22조의2(요양급여의 적정성 평가 기준 등)** ① 법 제47조의4에 따른 요양급여의 적정성 평가(이하 "적정성평가"라 한다)는 의료의 안전성·효과성·효율성·환자중심성 등을 기준으로 하며, 세부적인 기준은 의약학적 타당성 및 계량화 가능성 등을 고려하여 심사평가원이 정하여 인터넷 홈페이지에 공개한다.

② 심사평가원은 요양기관별, 진료과목별, 지역별 및 질병·부상별로 구분하여 적정성평가를 실시한다.

③ 심사평가원은 매년 법 제66조제1항에 따른 진료심사평가위원회(이하 "심사위원회"라 한다)의 심의를 거쳐 다음 해의 적정성평가 계획을 수립해야 한다.

④ 제1항부터 제3항까지에서 규정한 사항 외에 적정성평가에 필요한 세부적인 사항은 보건복지부장관이 정하여 고시한다.

[본조신설 2022. 12. 9.]

【핵심요약】

1. 요양급여비용의 청구와 지급 등

1) 요양급여비용의 지급청구

(1) 요양기관은 공단에 요양급여비용의 지급을 청구할 수 있음

(2) 요양급여비용에 대한 심사청구는 공단에 대한 요양급여비용의 청구로 봄

2) 요양급여비용의 심사청구

(1) 요양급여비용을 청구하려는 요양기관은 심사평가원에 요양급여비용의 심사청구를 하여야 함

(2) 심사청구를 받은 심사평가원은 이를 심사한 후 지체 없이 그 내용을 공단과 요양기관에 알려야 함

3) 요양급여비용의 지급

(1) 심사 내용을 통보받은 공단은 지체 없이 그 내용에 따라 요양급여비용을 요양기관에 지급

(2) 이미 낸 본인일부부담금이 통보된 금액보다 더 많으면 요양기관에 지급할 금액에서 더 많이 낸 금액을 공제하여 해당 가입자에게 지급

4) 요양급여비용 공제 : 요양급여비용을 요양기관에 지급하는 경우 해당 요양기관이 공단에 납부하여야 하는 보험료 또는 징수금을 체납한 때에는 요양급여비용에서 이를 공제하고 지급

5) 보험료 등과 상계 : 공단은 가입자에게 지급하여야 하는 금액을 그 가입자가 내야 하는 보험료와 징수금과 상계 가능

6) 요양급여비용의 가산 또는 감액 조정

(1) 공단은 심사평가원이 요양급여의 적정성을 평가하여 공단에 통보하면 그 평가 결과에 따라 요양급여비용을 가산하거나 감액 조정하여 지급

(2) 보건복지부령으로 정하는 사항 : 평가 결과에 따라 요양급여비용을 가산하거나 감액하여 지급하는 기준

7) 요양급여비용 심사청구의 대행 : 요양기관은 심사청구를 다음 단체가 대행하게 할 수 있음

(1) 의사회 · 치과의사회 · 한의사회 · 조산사회 또는 신고한 각각의 지부 및 분회

(2) 의료기관 단체

(3) 약사회 또는 신고한 지부 및 분회

7) 보건복지부령으로 정하는 사항 : 요양급여비용의 청구 · 심사 · 지급 등의 방법과 절차에 필요한 사항

2. 요양급여비용의 가감지급 기준

- 요양급여의 적정성 평가 결과에 따라 요양급여비용을 가산하거나 감액하여 지급하는 금액은 평가대상 요양기관의 평가대상기간에 대한 심사결정 공단부담액의 100분의 10 범위에서 보건복지부장관이 정하여 고시한 기준에 따라 산정한 금액

3. 요양급여비용의 청구

1) 요양기관 또는 대행청구단체가 요양급여비용을 청구하려면 요양급여비용 심사청구서에 급여를 받은 사람에 대한 요양급여비용 명세서를 첨부하여 심사평가원에 제출

2) 요양급여비용 명세서에 적어야 할 사항

(1) 가입자(지역가입자의 경우에는 세대주)의 성명 및 건강보험증 번호

(2) 요양급여를 받은 사람의 성명 및 주민등록번호

(3) 질병명 또는 부상명

(4) 요양 개시 연월일 및 요양 일수

(5) 요양급여비용의 내용

(6) 본인부담금 및 비용청구액

(7) 처방전 내용 등

3) 보건복지부장관이 정하여 고시하는 사항

- 요양급여비용의 청구방법, 요양급여비용 심사청구서 및 요양급여비용 명세서의 서식 · 작성요령, 그 밖에 요양급여비용의 청구에 필요한 사항

4. 요양급여비용의 심사 · 지급

1) 심사평가원의 심사

(1) 심사평가원은 요양급여비용에 대한 심사청구를 받으면 그 심사청구 내용이 요양급여의 기준 및 보건복지부장관이 고시한 요양급여비용의 명세에 적합한지를 보건복지부장관이 정하여 고시한 바에 따라 심사

(2) 심사평가원의 원장은 제공받은 자료의 사실 여부를 확인할 필요가 있으면 소속 직원으로 하여금 현장 조사를 통하여 해당 사항을 확인하게 할 수 있음

2) 심사결과통보서의 송부 및 지급

(1) 심사평가원의 원장은 심사를 하는 경우에는 요양급여비용에 대한 심사청구를 받은 날부터 40일(정보통신망을 통하여 통보하는 경우에는 15일) 이내에 심사하여 그 내용이 기재된 요양급여비용 심사결과통보서를 공단 및 해당 요양기관에 각각 송부

(2) 요양급여비용 심사결과통보서를 받은 공단은 지체 없이 요양급여비용 지급명세가 기재된 요양급여비용 지급통보서에 따른 요양급여비용을 해당 요양기관에 지급

(3) 이 경우 심사기간을 산정할 때 심사평가원의 원장이 요양급여비용에 대한 심사를 청구한 요양기관에 심사에 필요한 자료를 요청한 경우 등 특별한 사유가 있는 경우에는 그에 걸리는 기간은 제외

3) 본인부담액의 공제에 대한 요양기관 통보 : 공단은 요양기관에 지급할 요양급여비용에서 과다하게 납부된 본인부담액을 공제한 경우에는 그 공제 내용을 요양기관에 통보

4) 보건복지부장관이 정하여 고시하는 사항 : 요양급여비용 심사결과통보서 및 요양급여비용 지급통보서의 서식과 요양급여비용의 심사·지급에 필요한 사항

5. 요양급여비용 지급 등의 특례

1) 요양급여비용의 우선 지급

(1) 시행권자 : 보건복지부장관

(2) 사유 : 천재지변·파업 등 특별한 사유로 심사평가원이 기간 내에 요양급여비용 심사를 하는 것이 불가능하거나 현저히 곤란하다고 판단하는 경우

(3) 지급 조치 : 공단으로 하여금 요양급여비용의 전부 또는 일부를 요양기관에 우선 지급하게 할 수 있음

2) 요양급여비용 정산

(1) 심사평가원은 공단이 요양급여비용을 요양기관에 우선 지급한 후 그 요양급여비용에 대하여 심사한 경우에는 요양급여비용 심사결과통보서를 공단 및 해당 요양기관에 각각 송부

(2) 공단은 심사평가원의 심사결과에 따라 요양기관에 지급한 요양급여비용을 정산

3) 보건복지부장관이 정하여 고시하는 사항 : 요양급여비용의 청구, 지급 및 정산의 방

법 · 절차 등에 관하여 필요한 사항

6. 정보통신망 등에 의한 통보

1) 요양기관은 요양급여비용 심사청구서 및 명세서 등의 서류를 전산매체 또는 정보통신망을 통하여 공단 또는 심사평가원에 제출할 수 있음

※ 전산 관리에 관하여 보건복지부장관이 고시한 기준에 따라 적정하다고 결정된 소프트웨어를 사용해야 함

2) 심사평가원은 요양급여비용 심사결과통보서 등을, 공단은 요양급여비용 지급통보서 등을 전산매체 또는 정보통신망을 이용하여 요양기관에 송부할 수 있음

【예상문제】

1. 다음은 요양급여비용의 청구와 지급에 대한 설명이다. 가장 올바른 것은?

① 요양급여비용에 대한 심사청구는 공단에 대한 요양급여비용의 청구와 별개이다.
② 요양급여비용을 청구하려는 요양기관은 건강보험공단에 요양급여비용의 심사청구를 하여야 한다.
③ 심사청구를 받은 건강보험심사평가원은 심사결과를 요양기관에 알릴 필요는 없다.
④ 심사 내용을 통보받은 공단은 지체 없이 그 내용에 따라 요양급여비용을 요양기관에 지급한다.
⑤ 국민건강보험공단은 이미 낸 본인일부부담금이 통보된 금액보다 더 많으면 요양기관에 지급할 금액에서 더 많이 낸 금액을 공제하여 해당 가입자에게 지급할 의무는 없다.

[답] ④

2. 다음은 요양급여비용의 심사결과 통보에 대한 내용이다. ( ) 안에 순서대로 알맞은 기간은?

> 건강보험심사평가원의 원장은 일반적으로 요양급여비용을 심사하는 경우에 요양급여비용에 대한 심사청구를 받은 날부터 ( )일 이내에, 정보통신망을 통하여 통보하는 경우에는 ( )일 이내에 심사하여 그 내용이 기재된 요양급여비용 심사결과통보서를 건강보험공단 및 해당 요양기관에 각각 송부하여야 한다.

① 60, 30 ② 50, 20 ③ 40, 15 ④ 40, 10 ⑤ 30, 15

[답] ③

제47조의2(요양급여비용의 지급 보류) ① 제47조제3항에도 불구하고 공단은 요양급여비용의 지급을 청구한 요양기관이 「의료법」 제4조제2항, 제33조제2항 · 제8항 또는 「약사법」 제20조제1항, 제21조제1항을 위반하였거나, 「의료법」 제33조제10항 또는 「약사법」 제6조제3항 · 제4항을 위반하여 개설 · 운영되었다는 사실을 수사기관의 수사 결과로 확인한 경우에는 해당 요양기관이 청구한 요양급여비용의 지급을 보류할 수 있다. 이 경우 요양급여비용 지급 보류 처분의 효력은 해당 요양기관이 그 처분 이후 청구하는 요양급여비용에 대해서도 미친다. <개정 2023. 7. 11.>

② 공단은 제1항에 따라 요양급여비용의 지급을 보류하기 전에 해당 요양기관에 의견 제출의 기회를 주어야 한다.

③ 법원의 무죄 판결이 확정되는 등 대통령령으로 정하는 사유로 제1항에 따른 요양기관이 「의료법」 제4조제2항, 제33조제2항 · 제8항 또는 「약사법」 제20조제1항, 제21조제1항을 위반한 혐의나 「의료법」 제33조제10항 또는 「약사법」 제6조제3항 · 제4항을 위반하여 개설 · 운영된 혐의가 입증되지 아니한 경우에는 공단은 지급 보류된 요양급여비용에 지급 보류된 기간 동안의 이자를 가산하여 해당 요양기관에 지급하여야 한다. <개정 2023. 7. 11.>

④ 제1항 및 제2항에 따른 지급 보류 절차 및 의견 제출의 절차 등에 필요한 사항, 제3항에 따른 지급 보류된 요양급여비용 및 이자의 지급 절차와 이자의 산정 등에 필요한 사항은 대통령령으로 정한다.

[본조신설 2014. 5. 20.]

[헌법불합치, 2018헌바433, 2023.3.23, 1. 구 국민건강보험법(2014. 5. 20. 법률 제12615호로 개정되고, 2020. 12. 29. 법률 제17772호로 개정되기 전의 것) 제47조의2 제1항 중 '의료법 제33조 제2항'에 관한 부분은 헌법에 합치되지 아니한다. 법원 기타 국가기관 및 지방자치단체는 위 법률조항의 적용을 중지하여야 한다. 2. 국민건강보험법(2020. 12. 29. 법률 제17772호로 개정된 것) 제47조의2 제1항 전문 중 '의료법 제33조 제2항'에 관한 부분은 헌법에 합치되지 아니한다. 위 법률조항은 2024. 12. 31. 을 시한으로 개정될 때까지 계속 적용된다.]

[시행일: 2024. 1. 12.] 제47조의2

[시행령] **제22조의2(요양급여비용의 지급 보류 등)** ① 공단은 법 제47조의2제1항 전단에 따라 요양급여비용의 지급을 보류하려는 경우에는 해당 요양기관에 미리 다음 각 호의 사항을 적은 문서로 통지해야 한다. <개정 2021. 6. 29.>

1. 해당 요양기관의 명칭, 대표자 및 주소

2. 지급 보류의 원인이 되는 사실과 지급 보류의 대상이 되는 요양급여비용 및 법적 근거
3. 제2호의 사항에 대하여 의견을 제출할 수 있다는 뜻과 의견을 제출하지 아니하는 경우의 처리 방법

② 제1항에 따라 통지를 받은 요양기관은 지급 보류에 이의가 있는 경우에는 통지를 받은 날부터 7일 이내에 요양급여비용의 지급 보류에 대한 의견서에 이의 신청의 취지와 이유를 적고 필요한 자료를 첨부하여 공단에 제출하여야 한다.

③ 공단은 제2항에 따라 요양기관이 제출한 의견서를 검토한 후 그 결과를 문서로 통보하여야 한다.

④ 법 제47조의2제3항에서 "법원의 무죄 판결이 확정되는 등 대통령령으로 정하는 사유"란 다음 각 호의 어느 하나에 해당하는 사유를 말한다. 다만, 제2호 또는 제3호의 경우 불송치 또는 불기소를 받은 이후 해당 사건이 다시 수사 및 기소되어 법원의 판결에 따라 유죄가 확정된 경우는 제외한다. <개정 2020. 12. 29.>

1. 무죄 판결의 확정
2. 불송치(혐의없음 또는 죄가 안됨으로 한정한다. 이하 같다)
3. 불기소(혐의없음 또는 죄가 안됨으로 한정한다. 이하 같다)

⑤ 법 제47조의2제1항 전단에 따라 요양급여비용의 지급 보류 결정을 받은 요양기관은 무죄 판결이나 불송치 또는 불기소를 받은 경우 그 사실을 공단에 통지해야 한다. <개정 2020. 12. 29., 2021. 6. 29.>

⑥ 제5항에 따라 통지를 받은 공단은 지체 없이 지급 보류된 요양급여비용과 지급 보류된 기간 동안의 이자를 지급하여야 한다. 이 경우 이자는 지급 보류된 요양급여비용에 지급 보류한 날부터 지급하는 날까지의 기간에 대한 「국세기본법 시행령」 제43조의3제2항에 따른 국세환급가산금의 이자율을 곱하여 산정한 금액으로 한다.

⑦ 제1항부터 제6항까지에서 규정한 사항 외에 요양급여비용의 지급 보류 등에 필요한 해당 요양기관에 통지할 의견서 서식과 의견이 제출된 경우의 처리방법 등 세부사항은 공단이 정한다.

[본조신설 2014. 11. 20.]

【참고】「약사법」

제20조(약국 개설등록) ① 약사 또는 한약사가 아니면 약국을 개설할 수 없다.

【핵심요약】

1. 요양급여비용의 지급 보류

1) 사유 : 제47조제3항에도 불구하고 공단은 요양급여비용의 지급을 청구한 요양기관이 「의료법」 제4조제2항, 제33조제2항·제8항 또는 「약사법」 제20조제1항, 제21조제1항을 위반하였거나, 「의료법」 제33조제10항 또는 「약사법」 제6조제3항·제4항을 위반하여 개설·운영되었다는 사실을 수사기관의 수사 결과로 확인한 경우

※ 이 경우 요양급여비용 지급 보류 처분의 효력은 해당 요양기관이 그 처분 이후

청구하는 요양급여비용에 대해서도 미침

(1) 「의료법」 제4조제2항, 제33조제2항 · 제8항 위반 : 의료기관 개설 · 운영 위반

(2) 「약사법」 제20조제1항, 제21조제1항 위반 : 약국 개설등록 위반

2) 조치 : 공단은 해당 요양기관이 청구한 요양급여비용의 지급 보류 가능

3) 의견 제출 기회 : 공단은 요양급여비용의 지급을 보류하기 전에 해당 요양기관에 의견 제출의 기회를 주어야 함

4) 절차 [시행령 제22조의2]

(1) 공단은 요양급여비용의 지급을 보류하려는 경우에는 해당 요양기관에 미리 다음의 사항을 적은 문서로 통지해야 함

① 해당 요양기관의 명칭, 대표자 및 주소

② 지급 보류의 원인이 되는 사실과 지급 보류의 대상이 되는 요양급여비용 및 법적 근거

③ ②의 사항에 대하여 의견을 제출할 수 있다는 뜻과 의견을 제출하지 아니하는 경우의 처리방법

(2) 통지를 받은 요양기관은 지급 보류에 이의가 있는 경우에는 통지를 받은 날부터 7일 이내에 요양급여비용의 지급 보류에 대한 의견서에 이의 신청의 취지와 이유를 적고 필요한 자료를 첨부하여 공단에 제출

(3) 공단은 요양기관이 제출한 의견서를 검토한 후 그 결과를 문서로 통보

2. 요양급여비용의 지급 보류 해제

1) 사유 : 법원의 무죄 판결이 확정되는 등 대통령령으로 정하는 사유로 위반 혐의가 입증되지 아니한 경우

(1) 무죄 판결의 확정

(2) 불기소처분(혐의없음 또는 죄가 안됨 처분에 한정)

2) 조치 : 공단은 지급 보류된 요양급여비용에 지급 보류된 기간 동안의 이자를 가산하여 해당 요양기관에 지급 의무

3) 절차

(1) 요양급여비용의 지급 보류 결정을 받은 요양기관은 무죄판결 또는 불기소처분을 받은 경우 그 사실을 공단에 통지

(2) 통지를 받은 공단은 지체 없이 지급 보류된 요양급여비용과 지급 보류된 기간 동안의 이자를 지급

※ 이자 : 지급 보류된 요양급여비용에 지급 보류한 날부터 지급하는 날까지의 기

간에 대한 국세환급가산금의 이자율을 곱하여 산정한 금액)

3. 대통령령으로 정하는 사항

1) 지급 보류 절차 및 의견 제출의 절차 등에 필요한 사항

2) 지급 보류된 요양급여비용 및 이자의 지급 절차와 이자의 산정 등에 필요한 사항

4. 국민건강보험공단이 정하는 사항

- 요양급여비용의 지급 보류 등에 필요한 해당 요양기관에 통지할 의견서 서식과 의견이 제출된 경우의 처리방법 등 세부사항

【예상문제】

1. 요양기관이 청구한 요양급여비용의 지급을 공단이 보류할 수 있는 경우는?

① 요양급여비용을 부당 청구한 경우

② 약사 또는 한약사가 아니면서 약국을 개설한 사실을 수사기관의 수사 결과로 확인한 경우

③ 천재지변 · 파업 등 특별한 사유로 심사평가원이 기간 내에 요양급여비용 심사를 하는 것이 불가능한 경우

④ 요양기관 이용자의 이의신청이 있는 경우

⑤ 요양기관 개설자가 금고 이상의 형에 처해진 경우

[답] ②

제47조의3(요양급여비용의 차등 지급) 지역별 의료자원의 불균형 및 의료서비스 격차의 해소 등을 위하여 지역별로 요양급여비용을 달리 정하여 지급할 수 있다.
[본조신설 2020. 12. 29.]

제47조의4(요양급여의 적정성 평가) ① 심사평가원은 요양급여에 대한 의료의 질을 향상시키기 위하여 요양급여의 적정성 평가(이하 이 조에서 "평가"라 한다)를 실시할 수 있다.

② 심사평가원은 요양기관의 인력 · 시설 · 장비, 환자안전 등 요양급여와 관련된 사항을 포함하여 평가할 수 있다.

③ 심사평가원은 평가 결과를 평가대상 요양기관에 통보하여야 하며, 평가 결과에 따라 요양급여비용을 가산 또는 감산할 경우에는 그 결정사항이 포함된 평가 결과를 가감대상 요양기관 및 공단에 통보하여야 한다.

④ 제1항부터 제3항까지에 따른 평가의 기준·범위·절차·방법 등에 필요한 사항은 보건복지부령으로 정한다.
[본조신설 2022. 6. 10.]

제48조(요양급여 대상 여부의 확인 등) ① 가입자나 피부양자는 본인일부부담금 외에 자신이 부담한 비용이 제41조제4항에 따라 요양급여 대상에서 제외되는 비용인지 여부에 대하여 심사평가원에 확인을 요청할 수 있다. <개정 2016. 2. 3.>
② 제1항에 따른 확인 요청을 받은 심사평가원은 그 결과를 요청한 사람에게 알려야 한다. 이 경우 확인을 요청한 비용이 요양급여 대상에 해당되는 비용으로 확인되면 그 내용을 공단 및 관련 요양기관에 알려야 한다.
③ 제2항 후단에 따라 통보받은 요양기관은 받아야 할 금액보다 더 많이 징수한 금액(이하 "과다본인부담금"이라 한다)을 지체 없이 확인을 요청한 사람에게 지급하여야 한다. 다만, 공단은 해당 요양기관이 과다본인부담금을 지급하지 아니하면 해당 요양기관에 지급할 요양급여비용에서 과다본인부담금을 공제하여 확인을 요청한 사람에게 지급할 수 있다.
④ 제1항부터 제3항까지에 따른 확인 요청의 범위, 방법, 절차, 처리기간 등 필요한 사항은 보건복지부령으로 정한다. <신설 2022. 6. 10.>

【핵심요약】

1. 요양급여비용의 차등 지급
1) 차등지급 이유 : 지역별 의료자원의 불균형 및 의료서비스 격차의 해소 등을 위하여
2) 지급 : 지역별로 요양급여비용을 달리 정하여 지급할 수 있음

2. 요양급여의 적정성 평가
1) 건강보험심사평가원
2) 평가이유 : 요양급여에 대한 의료의 질을 향상시키기 위하여
3) 평가방법 : 요양기관의 인력·시설·장비, 환자안전 등 요양급여와 관련된 사항을 포함하여 평가
4) 통보 : ① 심사평가원은 평가 결과를 평가대상 요양기관에 통보
② 평가 결과에 따라 요양급여비용을 가산 또는 감산할 경우, 가감대상 요양기관 및 공단에 통보

5) 2)부터 4)까지에 따른 평가의 기준·범위·절차·방법 등에 필요한 사항은 보건복지부령으로 정함

3. 요양급여 대상 여부의 확인 등

1) 가입자나 피부양자는 본인일부부담금 외에 자신이 부담한 비용이 요양급여 대상에서 제외되는 비용인지 여부에 대하여 심사평가원에 확인을 요청할 수 있음

2) 확인 요청을 받은 심사평가원은 그 결과를 요청한 사람에게 알려야 함

※ 확인을 요청한 비용이 요양급여 대상에 해당되는 비용으로 확인되면 그 내용을 공단 및 관련 요양기관에 알려야 함

3) 통보받은 요양기관은 받아야 할 금액보다 더 많이 징수한 금액(과다본인부담금)을 지체 없이 확인을 요청한 사람에게 지급할 것

※ 공단은 해당 요양기관이 과다본인부담금을 지급하지 아니하면 해당 요양기관에 지급할 요양급여비용에서 과다본인부담금을 공제해 확인을 요청한 사람에게 지급 가능

4) 1)부터 3)까지에 따른 확인 요청의 범위, 방법, 절차, 처리기간 등 필요한 사항은 보건복지부령으로 정함

【예상문제】

1. 가입자나 피부양자는 본인일부부담금 외에 자신이 부담한 비용이 요양급여 대상에서 제외되는 비용인지 여부에 대하여 확인 요청을 어디에 할 수 있는가?

① 건강보험심사평가원 ② 국민건강보험공단 ③ 보건복지부 ④ 시·도 ⑤ 보건소

[답] ①

제49조(요양비) ① 공단은 가입자나 피부양자가 보건복지부령으로 정하는 긴급하거나 그 밖의 부득이한 사유로 요양기관과 비슷한 기능을 하는 기관으로서 보건복지부령으로 정하는 기관(제98조제1항에 따라 업무정지기간 중인 요양기관을 포함한다. 이하 "준요양기관"이라 한다)에서 질병·부상·출산 등에 대하여 요양을 받거나 요양기관이 아닌 장소에서 출산한 경우에는 그 요양급여에 상당하는 금액을 보건복지부령으로 정하는 바에 따라 가입자나 피부양자에게 요양비로 지급한다. <개정 2020. 12. 29.>

② 준요양기관은 보건복지부장관이 정하는 요양비 명세서나 요양 명세를 적은 영수증을 요양을 받은 사람에게 내주어야 하며, 요양을 받은 사람은 그 명세서나 영수증을 공단에 제출하여야 한다. <개정 2020. 12. 29.>

③ 제1항 및 제2항에도 불구하고 준요양기관은 요양을 받은 가입자나 피부양자의 위임이

있는 경우 공단에 요양비의 지급을 직접 청구할 수 있다. 이 경우 공단은 지급이 청구된 내용의 적정성을 심사하여 준요양기관에 요양비를 지급할 수 있다. <신설 2020. 12. 29.>
④ 제3항에 따른 준요양기관의 요양비 지급 청구, 공단의 적정성 심사 등에 필요한 사항은 보건복지부령으로 정한다. <신설 2020. 12. 29.>

[규]**제23조(요양비)** 제23조(요양비) ① 법 제49조제1항에서 "보건복지부령으로 정하는 긴급하거나 그 밖의 부득이한 사유"란 다음 각 호의 어느 하나에 해당하는 경우를 말한다. <개정 2022. 10. 26.>

1. 요양기관을 이용할 수 없거나 요양기관이 없는 경우
2. 만성신부전증 환자가 의사의 요양비처방전(의사의 소견이나 처방기간 등을 적은 서류로서 보건복지부장관이 정하여 고시하는 서류를 말한다. 이하 같다)에 따라 복막관류액 또는 자동복막투석에 사용되는 소모성 재료를 요양기관 외의 의약품판매업소에서 구입·사용한 경우
3. 산소치료를 필요로 하는 환자가 의사의 산소치료 요양비처방전에 따라 보건복지부장관이 정하여 고시하는 방법으로 산소치료를 받는 경우
4. 당뇨병 환자가 의사의 요양비처방전에 따라 혈당검사 또는 인슐린주사에 사용되는 소모성 재료나 당뇨병 관리기기를 요양기관 외의 의료기기판매업소에서 구입·사용한 경우
5. 신경인성 방광환자가 의사의 요양비처방전에 따라 자가도뇨에 사용되는 소모성 재료를 요양기관 외의 의료기기판매업소에서 구입·사용한 경우
6. 보건복지부장관이 정하여 고시하는 질환이 있는 사람으로서 인공호흡기 또는 기침유발기를 필요로 하는 환자가 의사의 요양비처방전에 따라 인공호흡기 또는 기침유발기를 대여받아 사용하는 경우
7. 수면무호흡증 환자가 의사의 요양비처방전에 따라 양압기(수면 중 좁아진 기도에 지속적으로 공기를 불어 넣어 기도를 확보해 주는 기구를 말한다)를 대여받아 사용하는 경우

② 법 제49조제1항에서 "보건복지부령으로 정하는 기관"(이하 "준요양기관"이라 한다)이란 다음 각 호의 어느 하나에 해당하는 기관을 말한다. <개정 2021. 6. 30.>

1. 법 제42조제1항 후단에 따라 요양기관에서 제외된 의료기관 등
2. 만성신부전증 환자 중 복막투석으로 요양급여를 받고 있는 사람에게 다음 각 목의 물품을 판매하는 요양기관 외의 의약품판매업소(나목의 경우 공단에 등록한 의약품판매업소만 해당한다)
   가. 복막관류액
   나. 자동복막투석에 사용되는 소모성 재료
3. 산소치료를 필요로 하는 환자에게 의료용 산소발생기 등으로 산소치료 서비스를 제공하는 요양기관 외의 기관으로서 공단에 등록한 기관(해당 환자가 제공받는 경우만 해당한다)
4. 당뇨병 환자에게 혈당검사 또는 인슐린주사에 사용되는 소모성 재료나 당뇨병 관리기기를 판매하는 요양기관 외의 의료기기판매업소로서 공단에 등록한 업소
5. 신경인성 방광환자에게 자가도뇨에 사용되는 소모성 재료를 판매하는 요양기관 외의 의료기기판

매업소로서 공단에 등록한 업소
6. 인공호흡기 또는 기침유발기를 필요로 하는 환자에게 이를 대여하는 요양기관 외의 기관으로서 공단에 등록한 기관
7. 양압기를 필요로 하는 환자에게 이를 대여하는 요양기관 외의 기관으로서 공단에 등록한 기관

③ 가입자나 피부양자가 법 제49조제1항에 따른 요양비를 지급받으려면 다음 각 호의 서류를 공단에 제출해야 한다. <개정 2023. 11. 14.>
1. 제1항제1호에 해당하는 사유로 질병 · 부상 · 출산[사산(死産)의 경우에는 임신 16주 이상인 경우를 말한다]에 대하여 요양을 받은 경우에는 별지 제18호서식의 요양비 지급청구서와 다음 각 목의 서류
 가. 요양비 명세서(약국의 경우에는 요양비처방전을 말한다) 또는 세금계산서[「부가가치세법」 제32조제2항에 따른 전자세금계산서(이하 "전자세금계산서"라 한다)를 포함한다. 이하 같다] 사본 1부
 나. 요양기관에서 요양을 받을 수 없었던 사유를 증명할 수 있는 서류 1부
2. 제1항제2호 또는 제5호에 해당하는 경우에는 별지 제18호서식의 요양비 지급청구서와 다음 각 목의 서류
 가. 의사의 요양비처방전 1부
 나. 세금계산서, 현금영수증 등 가입자나 피부양자가 지출한 금액 명세를 확인할 수 있는 서류 각 1부
3. 제1항제3호에 해당하는 경우에는 별지 제19호서식의 요양비 지급청구서와 다음 각 목의 서류
 가. 의사의 요양비처방전 1부
 나. 산소치료를 하였음을 증명할 수 있는 서류 1부
 다. 세금계산서, 현금영수증 등 가입자나 피부양자가 지출한 금액 명세를 확인할 수 있는 서류 각 1부
4. 제1항제4호에 해당하는 경우에는 별지 제19호의2서식 또는 별지 제19호의3서식의 요양비 지급청구서와 다음 각 목의 서류
 가. 의사의 요양비처방전 1부
 나. 세금계산서, 현금영수증 등 가입자나 피부양자가 지출한 금액 명세를 확인할 수 있는 서류 각 1부
 다. 연속혈당측정용 전극을 구입한 경우에는 해당 전극의 고유식별번호를 확인할 수 있는 서류 1부
5. 제1항제6호에 해당하는 경우에는 별지 제19호의4서식의 요양비지급청구서와 다음 각 목의 서류
 가. 의사의 요양비처방전 1부
 나. 인공호흡기 또는 기침유발기를 대여하였음을 증명할 수 있는 서류 1부
 다. 세금계산서, 현금영수증 등 가입자나 피부양자가 지출한 금액 명세를 확인할 수 있는 서류 각 1부
6. 제1항제7호에 해당하는 경우에는 별지 제19호의5서식의 요양비 지급청구서와 다음 각 목의 서류
 가. 의사의 요양비처방전 1부
 나. 양압기를 대여하였음을 증명할 수 있는 서류 1부
 다. 세금계산서, 현금영수증 등 가입자나 피부양자가 지출한 금액 명세를 확인할 수 있는 서류 각 1부
7. 요양기관 외의 장소에서 출산한 경우에는 별지 제18호서식의 요양비 지급청구서와 출산 사실을 증명할 수 있는 서류 1부

④ 준요양기관이 법 제49조제3항에 따라 공단에 요양비의 지급을 직접 청구하는 경우에는 다음 각 호의 서류를 공단에 제출해야 한다. <개정2022. 10. 26.>

1. 제3항 각 호의 구분에 따른 서류
2. 별지 제19호의6서식의 요양비 지급청구 위임장 1부
3. 가입자나 피부양자의 신분증 사본 1부
4. 삭제 <2022. 10. 26.>

⑤ 제3항 및 제4항에도 불구하고 다음 각 호의 어느 하나에 해당하는 경우에는 해당 서류의 제출을 생략한다. <개정 2023. 11. 14.>

1. 다음 각 목의 어느 하나에 해당하는 경우: 요양비처방전
   가. 요양비처방전을 발행한 의사가 그 요양비처방전을 요양비 관련 정보통신망(요양비 지급 청구 업무를 수행하기 위하여 공단이 관리·운영하는 정보통신망을 말한다. 이하 같다)을 통해 전송한 경우. 다만, 제1항제1호 및 제2호에 해당하는 경우는 제외한다.
   나. 제1항제3호, 제6호 또는 제7호에 해당하여 요양비를 지급받은 가입자나 피부양자가 같은 종류의 요양비를 지급받으려는 경우로서 이미 제출한 요양비처방전의 처방기간이 지나지 않은 경우
2. 별지 제18호서식, 별지 제19호서식 및 별지 제19호의2서식부터 별지 제19호의5서식까지의 요양비 지급청구서에 전자세금계산서 또는 현금영수증의 승인번호, 작성·거래일 및 합계금액을 모두 기재하여 공단에 제출한 경우: 요양비 지급청구서에 기재된 승인번호에 해당하는 전자세금계산서 및 현금영수증

⑥ 공단은 제3항 또는 제4항에 따라 요양비의 지급청구를 받은 경우에는 청구를 받은 날부터 40일(요양비 관련 정보통신망을 통하여 제출받은 경우에는 15일) 이내에 그 내용의 적정성을 확인한 후 요양비를 지급해야 한다. 다만, 부득이한 사유가 있는 경우에는 30일의 범위에서 그 기한을 연장할 수 있다. <개정 2022. 10. 26.>

⑦ 제6항에도 불구하고 공단은 제2항제1호에 해당하는 요양기관 등 또는 법 제98조제1항에 따라 업무정지 중인 요양기관에서 요양을 받은 경우의 요양비 지급청구에 대해서는 심사평가원의 심사를 거쳐 요양비를 지급해야 한다. <신설 2022. 10. 26.>

⑧ 요양비의 지급금액은 보건복지부장관이 정하여 고시하는 금액으로 한다. <개정 2022. 10. 26.>

⑨ 제1항부터 제8항까지에서 규정한 사항 외에 요양비의 지급 기준·절차·방법 및 의약품판매업소 등의 등록 기준·절차·취소와 그 밖에 요양비 지급청구 등에 관하여 필요한 사항은 보건복지부장관이 정하여 고시한다. <개정 2022. 10. 26.>

【핵심요약】

1. 요양비

1) 가입자나 피부양자에게 직접 요양비를 지급하는 경우

(1) 사유

- 가입자나 피부양자가 보건복지부령으로 정하는 긴급하거나 그 밖의 부득이한 사유로 요양기관과 비슷한 기능을 하는 기관(준요양기관)으로서 보건복지부령으로 정하는 기관(업무정지기간 중인 요양기관을 포함)에서 질병·부상·출산 등에 대하여 요양을 받거나 요양기관이 아닌 장소에서 출산한 경우

(2) 조치

- 요양급여에 상당하는 금액을 보건복지부령으로 정하는 바에 따라 가입자나 피부양자에게 요양비로 지급

2) 준요양기관

(1) 보건복지부장관이 정하는 요양비 명세서나 요양 명세를 적은 영수증을 요양을 받은 사람에게 내줄 것

(2) 요양을 받은 사람은 그 명세서나 영수증을 공단에 제출할 것

2. 보건복지부령으로 정하는 긴급하거나 그 밖의 부득이한 사유(시행규칙 제23조))

1) 요양기관을 이용할 수 없거나 요양기관이 없는 경우

2) 만성신부전증 환자가 의사의 처방전에 따라 복막관류액 또는 자동복막투석에 사용되는 소모성 재료를 요양기관 외의 의약품판매업소에서 구입·사용한 경우

3) 산소치료를 필요로 하는 환자가 의사의 산소치료 처방전에 따라 보건복지부장관이 정하여 고시하는 방법으로 산소치료를 받는 경우

4) 당뇨병 환자가 의사의 처방전에 따라 혈당검사 또는 인슐린주사에 사용되는 소모성 재료나 당뇨병 관리기기를 요양기관 외의 의료기기판매업소에서 구입·사용한 경우

5) 신경인성 방광환자가 의사의 처방전에 따라 자가도뇨에 사용되는 소모성 재료를 요양기관 외의 의료기기판매업소에서 구입·사용한 경우

6) 보건복지부장관이 정하여 고시하는 질환이 있는 사람으로서 인공호흡기 또는 기침유발기를 필요로 하는 환자가 의사의 처방전에 따라 인공호흡기 또는 기침유발기를 대여받아 사용하는 경우

7) 수면무호흡증 환자가 의사의 처방전에 따라 양압기(수면 중 좁아진 기도에 지속적으로 공기를 불어 넣어 기도를 확보해 주는 기구)를 대여 받아 사용하는 경우

3. 보건복지부령으로 정하는 기관(준요양기관)

1) 요양기관에서 제외된 의료기관 등

2) 만성신부전증 환자 중 복막투석으로 요양급여를 받고 있는 사람에게 다음의 물품을 판매하는 요양기관 외의 의약품판매업소((1)의 경우 공단에 등록한 의약품판매업소만 해당)

(1) 복막관류액
(2) 자동복막투석에 사용되는 소모성 재료

3) 산소치료를 필요로 하는 환자에게 의료용 산소발생기 등으로 산소치료 서비스를 제공하는 요양기관 외의 기관으로서 공단에 등록한 기관(해당 환자가 제공받는 경우만 해당)
4) 당뇨병 환자에게 혈당검사 또는 인슐린주사에 사용되는 소모성 재료나 당뇨병 관리기기를 판매하는 요양기관 외의 의료기기판매업소로서 공단에 등록한 업소
5) 신경인성 방광환자에게 자가도뇨에 사용되는 소모성 재료를 판매하는 요양기관 외의 의료기기판매업소로서 공단에 등록한 업소
6) 인공호흡기 또는 기침유발기를 필요로 하는 환자에게 이를 대여하는 요양기관 외의 기관으로서 공단에 등록한 기관
7) 양압기를 필요로 하는 환자에게 이를 대여하는 요양기관 외의 기관으로서 공단에 등록한 기관

4. 요양비의 지급

1) 보건복지부장관이 정하여 고시하는 금액
2) 공단은 요양비의 지급청구를 받으면 사유에 해당하는지 등을 지체 없이 확인한 후 요양비를 지급하여야 함
※ 다만, 공단은 업무정지 중인 요양기관에서 요양을 받은 경우의 요양비에 대해서는 심사평가원의 심사를 거쳐 지급하여야 함
3) 준요양기관은 요양을 받은 가입자나 피부양자의 위임이 있는 경우 공단에 요양비의 지급을 직접 청구할 수 있고, 이 경우 공단은 지급이 청구된 내용의 적정성을 심사하여 준요양기관에 요양비를 지급할 수 있음
4) 보건복지부장관이 정하여 고시하는 사항 : 요양비의 지급 기준, 절차, 방법, 의약품 판매업소 등의 등록기준, 등록절차, 등록취소, 그 밖에 필요한 사항
5) 요양비의 지급청구를 받은 경우에는 청구를 받은 날부터 40일, 요양비 관련 정보통신망을 통하여 제출받은 경우에는 15일 이내에 요양비를 지급 (다만, 부득이한 사유가 있는 경우에는 30일의 범위에서 그 기한을 연장)

【예상문제】

1. 국민건강보험공단은 가입자나 피부양자가 보건복지부령으로 정하는 긴급하거나 그 밖의 부득이한 사유가 있는 경우 요양기관과 비슷한 기능을 하는 기관(준요양기관)에서 요양을 받을 수 있다. 이 때 "보건복지부령으로 정하는 긴급하거나 그 밖의 부득이한 사유"가 아

닌 것은?

① 요양기관을 이용할 수 없거나 요양기관이 없는 경우
② 만성신부전증 환자가 의사의 처방전에 따라 복막관류액 또는 자동복막투석에 사용되는 소모성 재료를 요양기관 외의 의약품판매업소에서 구입 · 사용한 경우
③ 산소치료를 필요로 하는 환자가 의사의 산소치료 처방전에 따라 보건복지부장관이 정하여 고시하는 방법으로 산소치료를 받는 경우
④ 당뇨병 환자가 의사의 처방전 없이 혈당검사에 사용되는 소모성 재료나 당뇨병 관리기기를 요양기관 외의 의료기기판매업소에서 구입 · 사용한 경우
⑤ 신경인성 방광환자가 의사의 처방전에 따라 자가도뇨에 사용되는 소모성 재료를 요양기관 외의 의료기기판매업소에서 구입 · 사용한 경우

[답] ④

제50조(부가급여) 공단은 이 법에서 정한 요양급여 외에 대통령령으로 정하는 바에 따라 임신 · 출산 진료비, 장제비, 상병수당, 그 밖의 급여를 실시할 수 있다. <개정 2013.5.22.>

[시행령] **제23조(부가급여)** 제23조(부가급여) ① 법 제50조에 따른 부가급여는 임신 · 출산(유산 및 사산을 포함한다. 이하 같다) 진료비로 한다. <개정 2017. 9. 19.>

② 제1항에 따른 임신 · 출산 진료비 지원 대상은 다음 각 호와 같다. <개정 2021. 6. 29.>

1. 임신 · 출산한 가입자 또는 피부양자
2. 2세 미만인 가입자 또는 피부양자(이하 "2세 미만 영유아"라 한다)의 법정대리인(출산한 가입자 또는 피부양자가 사망한 경우에 한정한다)

③ 공단은 제2항 각 호의 어느 하나에 해당하는 사람에게 다음 각 호의 구분에 따른 비용을 결제할 수 있는 임신 · 출산 진료비 이용권(이하 "이용권"이라 한다)을 발급할 수 있다. <개정 2021. 6. 29.>

1. 임신 · 출산한 가입자 또는 피부양자의 진료에 드는 비용
2. 임신 · 출산한 가입자 또는 피부양자의 약제 · 치료재료의 구입에 드는 비용
3. 2세 미만 영유아의 진료에 드는 비용
4. 2세 미만 영유아에게 처방된 약제 · 치료재료의 구입에 드는 비용

④ 이용권을 발급받으려는 사람(이하 이 조에서 "신청인"이라 한다)은 보건복지부령으로 정하는 발급신청서에 제2항 각 호의 어느 하나에 해당한다는 사실을 확인할 수 있는 증명서를 첨부해 공단에 제출해야 한다. <개정 2018. 12. 24.>

⑤ 제4항에 따라 이용권 발급 신청을 받은 공단은 신청인이 제2항 각 호의 어느 하나에 해당하는지를 확인한 후 신청인에게 이용권을 발급해야 한다. <개정 2018. 12. 24.>

⑥ 이용권을 사용할 수 있는 기간은 제5항에 따라 이용권을 발급받은 날부터 다음 각 호의 구분에

따른 날까지로 한다. <개정 2021. 6. 29.>

1. 임신·출산한 가입자 또는 피부양자: 출산일(유산 및 사산의 경우 그 해당일)부터 2년이 되는 날
2. 2세 미만 영유아의 법정대리인: 2세 미만 영유아의 출생일부터 2년이 되는 날

⑦ 이용권으로 결제할 수 있는 금액의 상한은 다음 각 호의 구분에 따른다. 다만, 보건복지부장관이 필요하다고 인정하여 고시하는 경우에는 다음 각 호의 상한을 초과하여 결제할 수 있다. <개정 2021. 6. 29.>

1. 하나의 태아를 임신·출산한 경우: 100만원
2. 둘 이상의 태아를 임신·출산한 경우: 140만원

⑧ 제2항부터 제7항까지에서 규정한 사항 외에 임신·출산 진료비의 지급 절차와 방법, 이용권의 발급과 사용 등에 필요한 사항은 보건복지부령으로 정한다. <개정 2016. 6. 30.>

[시행규칙] **제24조(임신·출산 진료비 이용권의 신청 및 발급 등)** ① 영 제23조제4항에 따라 임신·출산 진료비 이용권(이하 "이용권"이라 한다)의 발급을 신청하려는 사람은 산부인과전문의 또는 「의료법」 제6조에 따른 조산사가 임신·출산 사실을 확인한 신청서를 공단에 제출해야 한다. 이 경우 임신 사실은 산부인과전문의만 확인할 수 있다.

② 영 제23조제5항에 따라 이용권을 발급받은 사람은 영 제23조제3항 각 호의 비용을 결제하려는 경우 요양기관에 이용권을 제시해야 한다.

③ 공단은 임신·출산과 관련된 진료 등의 사실을 확인한 후 지체 없이 요양기관에게 제2항에 따라 결제된 비용을 지급해야 한다.

④ 제1항부터 제3항까지에서 규정한 사항 외에 이용권의 신청 및 발급 등에 필요한 세부적인 사항은 보건복지부장관이 정하여 고시한다.

[전문개정 2018.12.31.]

【핵심요약】

1. 부가급여 [시행령 제23조]

1) 정의(법) : 공단이 「국민건강보험법」에서 정한 요양급여 외에 대통령령으로 정하는 바에 따라 임신·출산 진료비, 장제비, 상병수당, 그 밖의 급여를 실시하는 것

2) 부가급여의 종류(영) : 임신·출산(유산 및 사산 포함) 진료비

3) 임신·출산 진료비

(1) 지원대상

① 임신·출산한 가입자 또는 피부양자

② 2세 미만 영유아(2세 미만인 가입자 또는 피부양자)의 법정대리인(출산한 가입자 또는 피부양자가 사망한 경우에 한정)

(2) 임신·출산 진료비 이용권 발급 : 공단은 (1)의 어느 하나에 해당하는 사람에게 다음의 구분에 따른 비용을 결제할 수 있는 임신·출산 진료비 이용권을 발급할

수 있음

① 임신 · 출산한 가입자 또는 피부양자의 진료에 드는 비용

② 임신 · 출산한 가입자 또는 피부양자의 약제 · 치료재료의 구입에 드는 비용

③ 2세 미만 영유아의 진료에 드는 비용

④ 2세 미만 영유아에게 처방된 약제 · 치료재료의 구입에 드는 비용

(3) 이용권을 사용할 수 있는 기간 : 이용권을 발급받은 날부터 다음의 구분에 따른 날까지

① 임신 · 출산한 가입자 또는 피부양자 : 출산일(유산 및 사산의 경우 그 해당일)부터 2년이 되는 날

② 2세 미만 영유아의 법정대리인 : 2세 미만 영유아의 출생일부터 2년이 되는 날

(4) 이용권으로 결제할 수 있는 금액의 상한

① 하나의 태아를 임신 · 출산한 경우 : 100만원

② 둘 이상의 태아를 임신 · 출산한 경우 : 140만원

※ 보건복지부장관이 필요하다고 인정하여 고시하는 경우에는 상한을 초과하여 결제할 수 있음

(5) 보건복지부령으로 정하는 사항 : 임신 · 출산 진료비의 지급 절차와 방법, 이용권의 발급과 사용 등에 필요한 사항

2. 임신 · 출산 진료비 이용권의 신청 및 발급 등 [시행규칙 제24조]

1) 이용권의 발급을 신청하려는 사람 : 산부인과전문의 또는 조산사가 임신 · 출산 사실을 확인한 신청서를 공단에 제출해야 함

※ 이 경우 임신 사실은 산부인과전문의만 확인할 수 있음

2) 이용권을 발급받은 사람 : 비용을 결제하려는 경우 요양기관에 이용권을 제시해야 함

3) 공단 : 임신 · 출산과 관련된 진료 등의 사실을 확인한 후 지체 없이 요양기관에게 결제된 비용을 지급해야 함

4) 보건복지부장관이 정하여 고시하는 사항 : 이용권의 신청 및 발급 등에 필요한 세부적인 사항

【예상문제】

1. 국민건강보험공단이 「국민건강보험법」에서 정한 요양급여 외에 부가급여로 대통령령으로 정한 것이 아닌것은?

① 장제비 ② 상병수당 ③ 출산 진료비 ④ 간병비 ⑤ 임신 진료비

[답] ④

2. 임신과 출산에 관련된 진료에 드는 비용에 대한 지급액으로 둘 이상의 태아를 임신한 경우 상한액은?

① 40만원 ② 100만원 ③ 140만원 ④ 200만원 ⑤ 240만원

[답] ③

제51조(장애인에 대한 특례) ① 공단은 「장애인복지법」에 따라 등록한 장애인인 가입자 및 피부양자에게는 「장애인·노인 등을 위한 보조기기 지원 및 활용촉진에 관한 법률」 제3조제2호에 따른 보조기기(이하 이 조에서 "보조기기"라 한다)에 대하여 보험급여를 할 수 있다. <개정 2019. 4. 23.>

② 장애인인 가입자 또는 피부양자에게 보조기기를 판매한 자는 가입자나 피부양자의 위임이 있는 경우 공단에 보험급여를 직접 청구할 수 있다. 이 경우 공단은 지급이 청구된 내용의 적정성을 심사하여 보조기기를 판매한 자에게 보조기기에 대한 보험급여를 지급할 수 있다. <신설 2020. 12. 29.>

③ 제1항에 따른 보조기기에 대한 보험급여의 범위·방법·절차, 제2항에 따른 보조기기 판매업자의 보험급여 청구, 공단의 적정성 심사 및 그 밖에 필요한 사항은 보건복지부령으로 정한다. <개정 2020. 12. 29.>

[시행규칙] **제26조(장애인보조기기에 대한 보험급여기준 등)** ① 법 제51조제2항에 따른 보조기기(소모품을 포함하며, 이하 "보조기기"라 한다)에 대한 보험급여의 범위 및 공단의 부담금액 등은 별표 7과 같다. <개정 2019. 10. 24.>

② 보조기기[제3항에 따른 활동형 수동휠체어, 틸팅형 수동휠체어(등받이 및 좌석 경사 조절형 수동휠체어를 말한다), 리클라이닝형 수동휠체어(등받이 경사 조절형 수동휠체어를 말한다), 전동휠체어, 의료용 스쿠터, 자세보조용구 및 이동식전동리프트는 제외한다]에 대한 보험급여를 받으려는 사람은 별지 제21호서식의 보조기기 급여 지급청구서에 다음 각 호의 서류를 첨부하여 공단에 제출해야 한다. <개정 2023. 11. 14.>

1. 「의료법」 제77조제4항 및 「전문의의 수련 및 자격 인정 등에 관한 규정」 제3조에 따른 전문과목 중 보조기기 유형별로 보건복지부장관이 정하여 고시하는 과목의 전문의가 발행한 별지 제22호서식 및 별지 제22호의2서식부터 별지 제22호의4서식까지에 따른 보조기기 처방전과 해당 검사 결과 관련 서류 1부. 다만, 지팡이·목발·흰지팡이 또는 보조기기의 소모품[전동휠체어 및 의료용 스쿠터용 전지(電池)로 한정한다]에 대한 보험급여를 받으려는 경우에는 제외한다.

1의2. 별지 제23호서식의 보조기기 검수확인서 1부. 다만, 지팡이·목발·흰지팡이 또는 보조기기의 소모품(전동휠체어 및 의료용 스쿠터용 전지로 한정한다), 일반형 수동휠체어, 욕창예방방석,

욕창예방매트리스, 전·후방보행차, 돋보기 또는 망원경에 대한 보험급여를 받으려는 경우에는 제외한다.

2. 요양기관 또는 보조기기 제조·판매자가 발행한 세금계산서, 현금영수증 등 가입자나 피부양자가 지출한 금액 명세를 확인할 수 있는 서류 각 1부
3. 별표 7 제1호나목 전단에 따른 보조기기에 대한 보험급여를 받으려는 경우에는 표준코드와 바코드를 확인할 수 있는 보조기기 사진 1장

③ 보조기기 중 활동형 수동휠체어, 틸팅형 수동휠체어, 리클라이닝형 수동휠체어, 전동휠체어, 의료용 스쿠터, 자세보조용구 및 이동식전동리프트에 대한 보험급여를 받으려는 사람은 별지 제24호서식의 보조기기 급여 사전 승인 신청서에 별지 제22호서식 및 별지 제22호의2서식부터 별지 제22호의4서식까지에 따른 보조기기 처방전과 해당 검사 결과 관련 서류를 첨부하여 공단에 보조기기 급여 사전 승인을 신청해야 한다. <개정 2023. 11. 14.>

④ 공단은 제3항에 따른 신청을 받으면 해당 처방전에 적힌 장애상태 등을 확인하여 신청인이 급여 대상에 해당하는지를 결정·통보해야 하고, 급여 대상으로 통보받은 신청인은 별지 제21호서식의 보조기기 급여비 지급청구서에 다음 각 호의 서류를 첨부하여 공단에 제출해야 한다. <개정 2021. 2. 26.>

1. 별지 제23호서식의 보조기기 검수확인서(자세보조용구만 해당한다)
2. 별표 7 제1호나목 전단에 따른 보조기기에 대한 보험급여를 받으려는 경우에는 표준코드와 바코드를 확인할 수 있는 보조기기 사진 1장
3. 별표 7 제1호다목에 따라 공단에 등록한 보조기기 업소에서 발행한 세금계산서, 현금영수증 등 가입자나 피부양자가 지출한 금액 명세를 확인할 수 있는 서류 각 1부

⑤ 보조기기 판매업자가 법 제51조제2항 전단에 따라 공단에 보조기기 보험급여의 지급을 직접 청구하는 경우에는 다음 각 호의 서류를 공단에 제출해야 한다. <개정 22023. 11. 14.>

1. 제2항 각 호의 서류 또는 제4항 각 호의 서류 1부
2. 별지 제21호의2서식의 보조기기 급여 지급청구 위임장 1부
3. 가입자나 피부양자의 신분증 사본 1부
4. 삭제 <2022. 12. 9.>
5. 「장애인복지법」에 따라 개설된 의지(義肢)·보조기 제조·수리업자이거나 「의료기기법」에 따라 허가받은 수입·제조·판매업자(보조기기 소모품 중 전동휠체어 및 의료용 스쿠터용 전지의 경우는 「의료기기법」에 따라 신고한 수리업자를 말한다)임을 증명하는 서류 1부. 다만, 다음 각 목의 어느 하나에 해당하는 경우에는 제외한다.

가. 별표 7 제1호다목에 따라 공단에 등록한 보조기기 판매업자
나. 지팡이, 목발 또는 흰지팡이를 판매한 경우
다. 보조기기를 제조·수입한 자로서 해당 보조기기의 소모품 중 전동휠체어 및 의료용 스쿠터용 전지를 판매한 경우

⑥ 공단은 제2항, 제4항 및 제5항에 따른 지급청구를 받으면 청구된 내용의 적정성을 지체 없이 확인한 후 지급청구를 한 사람 또는 보조기기 판매업자에게 제1항에 따른 공단의 부담금액을 지급

해야 한다. <개정 2021. 6. 30.>

⑦ 제1항부터 제6항까지에서 규정한 사항 외에 보조기기의 급여 기준 및 방법에 관한 세부적인 사항은 보건복지부장관이 정하여 고시한다. <개정 2019. 10. 24.>

[제목개정 2019. 10. 24.]

【핵심요약】

장애인에 대한 특례

1) 특례 대상 : 「장애인복지법」에 따라 등록한 장애인인 가입자 및 피부양자
2) 특례 내용 : 공단은 보조기기(「장애인·노인 등을 위한 보조기기 지원 및 활용촉진에 관한 법률」 제3조제2호에 따른 보조기기)에 대하여 보험급여를 할 수 있음
3) 장애인인 가입자 또는 피부양자에게 보조기기를 판매한 자는 가입자나 피부양자의 위임이 있는 경우 공단에 보험급여를 직접 청구할 수 있음(이 경우 공단은 보조기기를 판매한 자에게 보조기기에 대한 보험급여를 지급할 수 있음)
3) 보건복지부령으로 정하는 사항 : 보조기기에 대한 보험급여의 범위·방법·절차, 보조기기 판매업자의 보험급여 청구, 공단의 적정성 심사 및 그 밖에 필요한 사항

【예상문제】

1. 국민건강보험공단이 「장애인복지법」에 따라 등록한 장애인인 가입자 및 피부양자에게 하는 보험급여는?

① 장제비 ② 상병수당 ③ 임신·출산 진료비 ④ 간병비 ⑤ 보조기기

[답] ⑤

제52조(건강검진) ① 공단은 가입자와 피부양자에 대하여 질병의 조기 발견과 그에 따른 요양급여를 하기 위하여 건강검진을 실시한다.

② 제1항에 따른 건강검진의 종류 및 대상은 다음 각 호와 같다. <신설 2018.12.11.>

1. 일반건강검진: 직장가입자, 세대주인 지역가입자, 20세 이상인 지역가입자 및 20세 이상인 피부양자
2. 암검진: 「암관리법」 제11조제2항에 따른 암의 종류별 검진주기와 연령 기준 등에 해당하는 사람
3. 영유아건강검진: 6세 미만의 가입자 및 피부양자

③ 제1항에 따른 건강검진의 검진항목은 성별, 연령 등의 특성 및 생애 주기에 맞게 설계되어야 한다. <신설 2018.12.11.>

> ④ 제1항에 따른 건강검진의 횟수·절차와 그 밖에 필요한 사항은 대통령령으로 정한다. <개정 2018.12.11.>

[시행령] **제25조(건강검진)** ① 법 제52조에 따른 건강검진(이하 "건강검진"이라 한다)은 2년마다 1회 이상 실시하되, 사무직에 종사하지 않는 직장가입자에 대해서는 1년에 1회 실시한다. 다만, 암검진은 「암관리법 시행령」에서 정한 바에 따르며, 영유아건강검진은 영유아의 나이 등을 고려하여 보건복지부장관이 정하여 고시하는 바에 따라 검진주기와 검진횟수를 다르게 할 수 있다.

② 건강검진은 「건강검진기본법」 제14조에 따라 지정된 건강검진기관(이하 "검진기관"이라 한다)에서 실시해야 한다.

③ 공단은 건강검진을 실시하려면 건강검진의 실시에 관한 사항을 다음 각 호의 구분에 따라 통보해야 한다.

1. 일반건강검진 및 암검진: 직장가입자에게 실시하는 건강검진의 경우에는 해당 사용자에게, 직장가입자의 피부양자 및 지역가입자에게 실시하는 건강검진의 경우에는 검진을 받는 사람에게 통보
2. 영유아건강검진: 직장가입자의 피부양자인 영유아에게 실시하는 건강검진의 경우에는 그 직장가입자에게, 지역가입자인 영유아에게 실시하는 건강검진의 경우에는 해당 세대주에게 통보

④ 건강검진을 실시한 검진기관은 공단에 건강검진의 결과를 통보해야 하며, 공단은 이를 건강검진을 받은 사람에게 통보해야 한다. 다만, 검진기관이 건강검진을 받은 사람에게 직접 통보한 경우에는 공단은 그 통보를 생략할 수 있다.

⑤ 건강검진의 검사항목, 방법, 그에 드는 비용, 건강검진 결과 등의 통보 절차, 그 밖에 건강검진을 실시하는 데 필요한 사항은 보건복지부장관이 정하여 고시한다.

[전문개정 2018.12.24.]

【핵심요약】

1. 건강검진

1) 건강검진 실시 목적 : 공단이 가입자와 피부양자에 대하여 질병의 조기 발견과 그에 따른 요양급여를 하기 위하여

2) 건강검진의 종류 및 대상

(1) 일반건강검진 : 직장가입자, 세대주인 지역가입자, 20세 이상인 지역가입자 및 20세 이상인 피부양자

(2) 암검진 : 암의 종류별 검진주기와 연령 기준 등에 해당하는 사람(「암관리법」 제11조제2항)

(3) 영유아건강검진 : 6세 미만의 가입자 및 피부양자

3) 건강검진의 검진항목 : 성별, 연령 등의 특성 및 생애 주기에 맞게 설계되어야 함
4) 대통령령으로 정하는 사항 : 건강검진의 횟수 · 절차와 그 밖에 필요한 사항

2. 건강점진의 주기

1) 2년마다 1회 이상 실시
2) 사무직에 종사하지 않는 직장가입자 : 1년에 1회 실시
3) 암검진 : 「암관리법 시행령」에서 정한 바에 따름
4) 영유아건강검진 : 영유아의 나이 등을 고려하여 보건복지부장관이 정하여 고시하는 바에 따라 검진주기와 검진횟수를 다르게 할 수 있음

3. 건강검진기관

- 「건강검진기본법」에 따라 지정된 건강검진기관에서 실시해야 함

4. 건강검진의 실시 통보

- 공단은 건강검진을 실시하려면 건강검진의 실시에 관한 사항을 다음의 구분에 따라 통보해야 함

1) 일반건강검진 및 암검진 : 직장가입자에게 실시하는 건강검진의 경우에는 해당 사용자에게, 직장가입자의 피부양자 및 지역가입자에게 실시하는 건강검진의 경우에는 검진을 받는 사람에게 통보
2) 영유아건강검진 : 직장가입자의 피부양자인 영유아에게 실시하는 건강검진의 경우에는 그 직장가입자에게, 지역가입자인 영유아에게 실시하는 건강검진의 경우에는 해당 세대주에게 통보

5. 건강검진의 결과 통보

1) 건강검진을 실시한 검진기관 : 공단에 건강검진의 결과를 통보해야 함
2) 공단 : 이를 건강검진을 받은 사람에게 통보해야 함
   ※ 다만, 검진기관이 건강검진을 받은 사람에게 직접 통보한 경우에는 공단은 그 통보를 생략할 수 있음

6. 보건복지부장관이 정하여 고시하는 사항

- 건강검진의 검사항목, 방법, 그에 드는 비용, 건강검진 결과 등의 통보 절차, 그 밖에 건강검진을 실시하는 데 필요한 사항

【예상문제】

1. 국민건강보험공단이 가입자와 피부양자에 대하여 질병의 조기 발견을 위해 건강검진을 실시할 때 건강검진을 받을 수 있는 사람을 올바르게 설명한 것은?

① 일반건강검진 : 직장가입자, 세대주인 지역가입자, 45세 이상인 지역가입자 및 45세 이상인 피부양자

② 암검진 : 암의 종류별 특성을 고려하여 검진이 필요하다고 국민건강보험공단 이사장이 정하여 고시하는 사람

③ 암검진 : 암의 종류별 검진주기와 연령 기준 등에 해당하는 사람

④ 영유아건강검진 : 5세 미만의 가입자 및 피부양자

⑤ 건강검진의 검진항목은 성별, 연령 등에 맞게 설계되어야 하나, 생애 주기와는 관련이 없게 설계되어도 된다.

[답] ③

2. 사무직에 종사하지 아니하는 직장가입자에 대해 규정된 건강검진 횟수는?

① 1년 1회 ② 2년 1회 ③ 3년 1회 ④ 4년 1회 ⑤ 특별한 규정이 없음

[답] ①

제53조(급여의 제한) ① 공단은 보험급여를 받을 수 있는 사람이 다음 각 호의 어느 하나에 해당하면 보험급여를 하지 아니한다.

1. 고의 또는 중대한 과실로 인한 범죄행위에 그 원인이 있거나 고의로 사고를 일으킨 경우
2. 고의 또는 중대한 과실로 공단이나 요양기관의 요양에 관한 지시에 따르지 아니한 경우
3. 고의 또는 중대한 과실로 제55조에 따른 문서와 그 밖의 물건의 제출을 거부하거나 질문 또는 진단을 기피한 경우
4. 업무 또는 공무로 생긴 질병·부상·재해로 다른 법령에 따른 보험급여나 보상(報償) 또는 보상(補償)을 받게 되는 경우

② 공단은 보험급여를 받을 수 있는 사람이 다른 법령에 따라 국가나 지방 자치단체로부터 보험급여에 상당하는 급여를 받거나 보험급여에 상당하는 비용을 지급받게 되는 경우에는 그 한도에서 보험급여를 하지 아니한다.

③ 공단은 가입자가 대통령령으로 정하는 기간 이상 다음 각 호의 보험료를 체납한 경우 그 체납한 보험료를 완납할 때까지 그 가입자 및 피부양자에 대하여 보험급여를 실시하지 아니할 수 있다. 다만, 월별 보험료의 총체납횟수(이미 납부된 체납보험료는 총체납횟수에서 제외하며, 보험료의 체납기간은 고려하지 아니한다)가 대통령령으로 정하는 횟수 미만이거나 가입자 및 피부양자의 소득·재산 등이 대통령령으로 정하는 기준

미만인 경우에는 그러하지 아니하다. <개정 2018.12.11.>
1. 제69조제4항제2호에 따른 소득월액보험료
2. 제69조제5항에 따른 세대단위의 보험료

④ 공단은 제77조제1항제1호에 따라 납부의무를 부담하는 사용자가 제69조제4항제1호에 따른 보수월액보험료를 체납한 경우에는 그 체납에 대하여 직장가입자 본인에게 귀책사유가 있는 경우에 한하여 제3항의 규정을 적용한다. 이 경우 해당 직장가입자의 피부양자에게도 제3항의 규정을 적용한다. <개정 2019.4.23.>

⑤ 제3항 및 제4항에도 불구하고 제82조에 따라 공단으로부터 분할납부 승인을 받고 그 승인된 보험료를 1회 이상 낸 경우에는 보험급여를 할 수 있다. 다만, 제82조에 따른 분할납부 승인을 받은 사람이 정당한 사유 없이 5회(같은 조 제1항에 따라 승인받은 분할납부 횟수가 5회 미만인 경우에는 해당 분할납부 횟수를 말한다. 이하 이 조에서 같다) 이상 그 승인된 보험료를 내지 아니한 경우에는 그러하지 아니하다. <개정 2019.4.23.>

⑥ 제3항 및 제4항에 따라 보험급여를 하지 아니하는 기간(이하 이 항에서 "급여제한기간"이라 한다)에 받은 보험급여는 다음 각 호의 어느 하나에 해당하는 경우에만 보험급여로 인정한다. <개정 2019.4.23.>
1. 공단이 급여제한기간에 보험급여를 받은 사실이 있음을 가입자에게 통지한 날부터 2개월이 지난 날이 속한 달의 납부기한 이내에 체납된 보험료를 완납한 경우
2. 공단이 급여제한기간에 보험급여를 받은 사실이 있음을 가입자에게 통지한 날부터 2개월이 지난 날이 속한 달의 납부기한 이내에 제82조에 따라 분할납부 승인을 받은 체납보험료를 1회 이상 낸 경우. 다만, 제82조에 따른 분할납부 승인을 받은 사람이 정당한 사유 없이 5회 이상 그 승인된 보험료를 내지 아니한 경우에는 그러하지 아니하다.

[시행령] **제26조(급여의 제한)** ① 법 제53조제3항 각 호 외의 부분 본문에서 "대통령령으로 정하는 기간"이란 1개월을 말한다.

② 법 제53조제3항 각 호 외의 부분 단서에서 "대통령령으로 정하는 횟수"란 6회를 말한다.

③ 법 제53조제3항 각 호 외의 부분 단서에서 "대통령령으로 정하는 기준 미만인 경우"란 다음 각 호의 요건을 모두 충족한 경우를 말한다. 이 경우 소득은 제41조제1항에 따른 소득을 말하고, 재산은 제42조제3항제1호에 따른 재산을 말한다. <개정 2021. 12. 31.>
1. 법 제53조제3항제2호의 보험료를 체납한 가입자가 속한 세대의 소득이 100만원 미만이고, 그 세대의 재산에 대한 「지방세법」 제10조의2부터 제10조의6까지의 규정에 따른 과세표준(이하 "과세표준"이라 한다)이 100만원 미만일 것. 다만, 가입자가 미성년자, 65세 이상인 사람 또는

「장애인복지법」에 따라 등록한 장애인인 경우에는 그 소득 및 재산에 대한 과세표준이 각각 공단이 정하는 금액 미만일 것

2. 법 제53조제3항제2호의 보험료를 체납한 가입자가 「소득세법」 제168조제1항에 따른 사업자등록을 한 사업에서 발생하는 소득이 없을 것

④ 제3항에 따른 소득 및 재산의 확인 절차, 방법 및 시기 등에 관한 구체적인 사항은 공단이 정한다. <신설 2019.6.11.> [제목개정 2019.6.11.]

[시행규칙] **제27조(급여 제한에 관한 통지)** ① 공단은 법 제53조에 따라 보험급여를 제한하는 경우에는 문서로 그 내용과 사유를 가입자에게 알려야 한다.

② 공단은 법 제79조에 따라 보험료의 납입고지를 할 때에는 법 제53조제3항에 따른 급여 제한의 내용을 안내하여야 한다.

【핵심요약】

1. 급여의 제한

1) 공단은 보험급여를 받을 수 있는 사람이 다음의 어느 하나에 해당하면 보험급여를 하지 아니함

(1) 고의 또는 중대한 과실로 인한 범죄행위에 그 원인이 있거나 고의로 사고를 일으킨 경우

(2) 고의 또는 중대한 과실로 공단이나 요양기관의 요양에 관한 지시에 따르지 아니한 경우

(3) 고의 또는 중대한 과실로 문서와 그 밖의 물건의 제출을 거부하거나 질문 또는 진단을 기피한 경우(법 제55조)

(4) 업무 또는 공무로 생긴 질병·부상·재해로 다른 법령에 따른 보험급여나 보상(報償) 또는 보상(補償)을 받게 되는 경우

2) 공단은 보험급여를 받을 수 있는 사람이 다른 법령에 따라 국가나 지방자치단체로부터 보험급여에 상당하는 급여를 받거나 보험급여에 상당하는 비용을 지급받게 되는 경우에는 그 한도에서 보험급여를 하지 아니함

3) 공단은 가입자가 대통령령으로 정하는 기간 이상 다음의 보험료를 체납한 경우 그 체납한 보험료를 완납할 때까지 그 가입자 및 피부양자에 대하여 보험급여를 실시하지 아니할 수 있음

(1) 소득월액보험료(법 제69조제4항제2호)

(2) 세대단위의 보험료(법 제69조제5항)

※ 월별 보험료의 총체납횟수(이미 납부된 체납보험료는 총체납횟수에서 제외하며, 보

험료의 체납기간은 고려하지 아니함)가 대통령령으로 정하는 횟수 미만이거나 가입자 및 피부양자의 소득·재산 등이 대통령령으로 정하는 기준 미만인 경우에는 그러하지 아니함

① 대통령령으로 정하는 기간 : 1개월

② 대령령으로 정하는 횟수 : 6회

③ 대통령령으로 정하는 기준 미만인 경우 : 다음의 요건을 모두 충족한 경우(이 경우 소득은 영 제41조제1항에 따른 소득을 말하고, 재산은 제42조제3항제1호에 따른 재산을 말함)

㉮ 법 제71조제1항에 따른 소득월액 산정에 포함되는 소득은 다음 각 호와 같음(이 경우 「소득세법」에 따른 비과세소득은 제외)

- 이자소득, 배당소득, 사업소득, 근로소득, 연금소득, 기타소득
- 소득월액보험료를 체납한 가입자가 속한 세대의 소득이 100만원 미만이고, 그 세대의 재산에 대한 「지방세법」 제10조에 따른 과세표준이 100만원 미만일 것.(다만, 가입자가 미성년자, 65세 이상인 사람 또는 등록한 장애인인 경우에는 그 소득 및 재산에 대한 과세표준이 각각 공단이 정하는 금액 미만일 것)

㉯ 세대단위의 보험료를 체납한 가입자가 「소득세법」 제168조제1항에 따른 사업자등록을 한 사업에서 발생하는 소득이 없을 것

㉰ ③에 따른 소득 및 재산의 확인 절차, 방법 및 시기 등에 관한 구체적인 사항은 공단이 정함

4) 공단은 납부의무를 부담하는 사용자가 보수월액보험료를 체납한 경우에는 그 체납에 대하여 직장가입자 본인에게 귀책사유가 있는 경우에 한하여 3)의 규정을 적용

※ 이 경우 해당 직장가입자의 피부양자에게도 3)의 규정을 적용

5) 3) 및 4)에도 불구하고 공단으로부터 분할납부 승인을 받고 그 승인된 보험료를 1회 이상 낸 경우에는 보험급여를 할 수 있음

※ 분할납부 승인을 받은 사람이 정당한 사유 없이 5회(승인된 분할납부 횟수가 5회 미만인 경우에는 해당 분할납부 횟수) 이상 그 승인된 보험료를 내지 아니한 경우에는 그러하지 아니함

6) 3) 및 4)에 따라 보험급여를 하지 아니하는 기간(급여제한기간)에 받은 보험급여는 다음의 어느 하나에 해당하는 경우에만 보험급여로 인정

(1) 공단이 급여제한기간에 보험급여를 받은 사실이 있음을 가입자에게 통지한 날부터 2개월이 지난 날이 속한 달의 납부기한 이내에 체납된 보험료를 완납한 경우

(2) 공단이 급여제한기간에 보험급여를 받은 사실이 있음을 가입자에게 통지한 날부터 2개월이 지난 날이 속한 달의 납부기한 이내에 분할납부 승인을 받은 체납보험료를 1회 이상 낸 경우

※ 분할납부 승인을 받은 사람이 정당한 사유 없이 5회 이상 그 승인된 보험료를 내지 아니한 경우에는 그러하지 아니함

2. 급여 제한에 관한 통지 [시행규칙 제27조]

1) 공단은 보험급여를 제한하는 경우에는 문서로 그 내용과 사유를 가입자에게 알려야 함

2) 공단은 보험료의 납입고지를 할 때에는 급여 제한의 내용을 안내하여야 함

【예상문제】

1. 국민건강보험공단이 보험급여를 받을 수 있는 사람에게 보험급여를 하지 아니하는 경우는?

① 다른 법령에 따라 국가나 지방자치단체로부터 보험급여에 상당하는 급여를 받거나 보험급여에 상당하는 비용을 지급받게 되는 경우 그 한도를 벗어난 경우

② 고의 또는 중대한 과실로 공단이나 요양기관의 요양에 관한 지시에 따르지 아니한 경우

③ 가입자가 일정 기간 이상 보험료를 체납한 후 그 체납한 보험료를 완납한 경우

④ 보험료를 체납한 경우 가입자 및 피부양자의 소득·재산 등이 대통령령으로 정하는 기준 미만인 경우

⑤ 고의가 아니라 실수로 사고를 일으킨 경우

[답] ②

제54조(급여의 정지) 보험급여를 받을 수 있는 사람이 다음 각 호의 어느 하나에 해당하면 그 기간에는 보험급여를 하지 아니한다. 다만, 제3호 및 제 4호의 경우에는 제60조에 따른 요양급여를 실시한다. <개정 2020.4.7>

1. 삭제 <2020.4.7>
2. 국외에 체류하는 경우
3. 제6조제2항제2호에 해당하게 된 경우
4. 교도소, 그 밖에 이에 준하는 시설에 수용되어 있는 경우

【핵심요약】

급여의 정지

- 보험급여를 받을 수 있는 사람이 다음의 어느 하나에 해당하면 그 기간에는 보험급

여를 하지 아니함

1) ~~국외에서 체류하는 경우~~ 삭제 <2020.4.7>
2) 현역병(지원에 의하지 아니하고 임용된 하사를 포함), 전환복무된 사람 및 군간부후보생(법 제6조제2항제2호)
3) 교도소, 그 밖에 이에 준하는 시설에 수용되어 있는 경우

※ 2) 및 3)의 경우에는 법 제60조(현역병 등에 대한 요양급여비용의 지급)에 따른 요양급여를 실시

【예상문제】

1. 국민건강보험공단이 보험급여를 받을 수 있는 사람에 대해 그 기간에는 보험급여를 할 수 있는 경우는?
   ① 현역병
   ② 전환복무된 사람
   ③ 교도소, 그 밖에 이에 준하는 시설에 수용되어 있는 경우
   ④ 국외에서 업무에 종사하고 있는 경우
   ⑤ 군간부후보생

[답] ④

제55조(급여의 확인) 공단은 보험급여를 할 때 필요하다고 인정되면 보험급여를 받는 사람에게 문서와 그 밖의 물건을 제출하도록 요구하거나 관계인을 시켜 질문 또는 진단하게 할 수 있다.

【핵심요약】

급여의 확인

1) 확인 사유 : 공단이 보험급여를 할 때 필요하다고 인정될 경우
2) 조치 : 보험급여를 받는 사람에게 문서와 그 밖의 물건을 제출하도록 요구하거나 관계인을 시켜 질문 또는 진단하게 할 수 있음

【예상문제】

1. 보험급여를 할 때 필요하다고 인정하면 보험급여를 받는 사람에게 문서와 그 밖의 물건을 제출하도록 요구할 수 있는 곳은?
   ① 법원 ② 판사 ③ 건강보험심사평가원 ④ 국민건강보험공단 ⑤ 보건복지부

[답] ④

제56조(요양비 등의 지급) 공단은 이 법에 따라 지급의무가 있는 요양비 또는 부가급여의 청구를 받으면 지체 없이 이를 지급하여야 한다.

【핵심요약】

요양비 등의 지급

- 공단은 「국민건강보험법」에 따라 지급의무가 있는 요양비 또는 부가급여의 청구를 받으면 지체 없이 이를 지급하여야 함

【예상문제】

1. 「국민건강보험법」에 따라 지급의무가 있는 요양비 또는 부가급여의 청구를 받으면 지체 없이 이를 지급하여야 하는 곳은?

① 법원 ② 판사 ③ 건강보험심사평가원 ④ 국민건강보험공단 ⑤ 보건복지부

[답] ④

제56조의2(요양비등수급계좌) ① 공단은 이 법에 따른 보험급여로 지급되는 현금(이하 "요양비등"이라 한다)을 받는 수급자의 신청이 있는 경우에는 요양비등을 수급자 명의의 지정된 계좌(이하 "요양비등수급계좌"라 한다)로 입금하여야 한다. 다만, 정보통신장애나 그 밖에 대통령령으로 정하는 불가피한 사유로 요양비등수급계좌로 이체할 수 없을 때에는 직접 현금으로 지급하는 등 대통령령으로 정하는 바에 따라 요양비등을 지급할 수 있다.

② 요양비등수급계좌가 개설된 금융기관은 요양비등수급계좌에 요양비등만이 입금되도록 하고, 이를 관리하여야 한다.

③ 제1항 및 제2항에 따른 요양비등수급계좌의 신청 방법·절차와 관리에 필요한 사항은 대통령령으로 정한다.

[본조신설 2014.5.20.]

[시행령] **제26조의2(요양비등수급계좌의 신청 방법 및 절차 등)** ① 법 제56조의2제1항 본문에 따라 요양비등을 수급자 명의의 지정된 계좌(이하 "요양비등수급계좌"라 한다)로 받으려는 사람은 요양비 지급청구서와 보조기기 급여 지급청구서 등에 요양비등수급계좌의 계좌번호를 기재하고, 예금통장(계좌번호가 기록되어 있는 면을 말한다) 사본을 첨부하여 공단에 제출해야 한다. 요양비등수급계좌를 변경하는 경우에도 또한 같다. <개정 2022. 8. 31.>

② 공단은 법 제56조의2제1항 단서에 따라 수급자가 요양비등수급계좌를 개설한 금융기관이 폐업

또는 업무정지나 정보통신장애 등으로 정상영업이 불가능하거나 이에 준하는 불가피한 사유로 이체할 수 없을 때에는 직접 현금으로 지급한다. [본조신설 2014.11.20.]

【핵심요약】

1. 요양비 등 수급계좌

1) 요양비 등의 입금

(1) 공단은 요양비 등을 받는 수급자의 신청이 있는 경우에는 요양비 등을 요양비 등 수급계좌로 입금하여야 함

※ 요양비 등 : 공단이 「국민건강보험법」에 따른 보험급여로 지급되는 현금

※ 요양비 등 수급계좌 : 수급자 명의의 지정된 계좌

(2) 정보통신장애나 그 밖에 대통령령으로 정하는 불가피한 사유로 요양비 등 수급계좌로 이체할 수 없을 때에는 직접 현금으로 지급하는 등 대통령령으로 정하는 바에 따라 요양비 등을 지급할 수 있음

2) 요양비 등 수급계좌의 관리 : 요양비 등 수급계좌가 개설된 금융기관은 요양비 등 수급계좌에 요양비 등만이 입금되도록 하고, 이를 관리하여야 함

3) 대통령령으로 정하는 사항 : 요양비 등 수급계좌의 신청 방법·절차와 관리에 필요한 사항

2. 요양비 등 수급계좌의 신청 방법 및 절차

1) 요양비 등을 요양비 등 수급계좌로 받으려는 사람은 요양비 지급청구서와 보조기기 급여비 지급청구서 등에 요양비 등 수급계좌의 계좌번호를 기재하고, 예금통장(계좌번호가 기록되어 있는 면) 사본을 첨부하여 공단에 제출(요양비 등 수급계좌를 변경하는 경우에도 동일)

2) 공단은 수급자가 요양비 등 수급계좌를 개설한 금융기관이 폐업 또는 업무정지나 정보통신장애 등으로 정상영업이 불가능하거나 이에 준하는 불가피한 사유로 이체할 수 없을 때에는 직접 현금으로 지급

【예상문제】

1. 다음은 요양비 등 수급계좌에 대한 설명이다. 올바른 것은?

① 국민건강보험공단은 요양비 등을 받는 수급자에게 현금으로 지급하는 것을 원칙으로 한다.

② 요양비 등 수급계좌는 수급자 명의일 필요는 없다.

③ 정보통신장애 등 수급계좌로 이체할 수 없을 때에도 현금으로 지급하면 안되며 장애가

사라질 때까지 지급을 연기한다.

④ 금융기관이 폐업하여 정상영업이 불가능할 때에는 직접 현금으로 지급한다.

⑤ 요양비 등 수급계좌의 신청 방법·절차와 관리에 필요한 사항은 보건복지부령으로 정한다.

[답] ④

제57조(부당이득의 징수) ① 공단은 속임수나 그 밖의 부당한 방법으로 보험급여를 받은 사람·준요양기관 및 보조기기 판매업자나 보험급여 비용을 받은 요양기관에 대하여 그 보험급여나 보험급여 비용에 상당하는 금액을 징수한다. <개정 2023. 5. 19.>

② 공단은 제1항에 따라 속임수나 그 밖의 부당한 방법으로 보험급여 비용을 받은 요양기관이 다음 각 호의 어느 하나에 해당하는 경우에는 해당 요양기관을 개설한 자에게 그 요양기관과 연대하여 같은 항에 따른 징수금을 납부하게 할 수 있다. <개정 2023. 7. 11.>

1. 「의료법」 제33조제2항을 위반하여 의료기관을 개설할 수 없는 자가 의료인의 면허나 의료법인 등의 명의를 대여받아 개설·운영하는 의료기관
2. 「약사법」 제20조제1항을 위반하여 약국을 개설할 수 없는 자가 약사 등의 면허를 대여받아 개설·운영하는 약국
3. 「의료법」 제4조제2항 또는 제33조제8항·제10항을 위반하여 개설·운영하는 의료기관
4. 「약사법」 제21조제1항을 위반하여 개설·운영하는 약국
5. 「약사법」 제6조제3항·제4항을 위반하여 면허를 대여받아 개설·운영하는 약국

③ 사용자나 가입자의 거짓 보고나 거짓 증명(제12조제5항을 위반하여 건강보험증이나 신분증명서를 양도·대여하여 다른 사람이 보험급여를 받게 하는 것을 포함한다), 요양기관의 거짓 진단 또는 준요양기관이나 보조기기를 판매한 자의 속임수 및 그 밖의 부당한 방법으로 보험급여가 실시된 경우 공단은 이들에게 보험급여를 받은 사람과 연대하여 제1항에 따른 징수금을 내게 할 수 있다. <개정 020. 12. 29.>

④ 공단은 속임수나 그 밖의 부당한 방법으로 보험급여를 받은 사람과 같은 세대에 속한 가입자(속임수나 그 밖의 부당한 방법으로 보험급여를 받은 사람이 피부양자인 경우에는 그 직장가입자를 말한다)에게 속임수나 그 밖의 부당한 방법으로 보험급여를 받은 사람과 연대하여 제1항에 따른 징수금을 내게 할 수 있다. <개정 2013. 5. 22.>

⑤ 요양기관이 가입자나 피부양자로부터 속임수나 그 밖의 부당한 방법으로 요양급여비용을 받은 경우 공단은 해당 요양기관으로부터 이를 징수하여 가입자나 피부양자에게 지체 없이 지급하여야 한다. 이 경우 공단은 가입자나 피부양자에게 지급하여야 하는 금액을 그

가입자 및 피부양자가 내야 하는 보험료등과 상계할 수 있다. <개정 2013. 5. 22.>
[시행일: 2024. 1. 12.] 제57조

【핵심요약】

부당이득의 징수

1) 공단은 속임수나 그 밖의 부당한 방법으로 보험급여를 받은 사람이나 준요양기관 및 보조기기 판매업자, 보험급여 비용을 받은 요양기관에 대하여 그 보험급여나 보험급여 비용에 상당하는 금액을 징수

2) 공단은 속임수나 그 밖의 부당한 방법으로 보험급여 비용을 받은 요양기관이 다음의 어느 하나에 해당하는 경우에는 해당 요양기관을 개설한 자에게 그 요양기관과 연대하여 1)에 따른 징수금을 납부하게 할 수 있음

(1) 의료기관을 개설할 수 없는 자가 의료인의 면허나 의료법인 등의 명의를 대여받아 개설·운영하는 의료기관

(2) 약국을 개설할 수 없는 자가 약사 등의 면허를 대여받아 개설·운영하는 약국

(3) 「의료법」 제4조제2항 또는 제33조제8항·제10항을 위반하여 개설·운영하는 의료기관

① 다른 의료인 또는 의료법인 등의 명의로 의료기관을 개설하거나 운영할 수 없음(의료법 제4조제2항)

② 어떠한 명목으로도 둘 이상의 의료기관을 개설·운영할 수 없음(다만, 2 이상의 의료인 면허를 소지한 자가 의원급 의료기관을 개설하려는 경우에는 하나의 장소에 한하여 면허 종별에 따른 의료기관을 함께 개설할 수 있음)(의료법 제33조제8항)

③ 의료기관을 개설·운영하는 의료법인 등은 다른 자에게 그 법인의 명의를 빌려주어서는 아니 됨((의료법 제33조제10항)

(4) 「약사법」 제21조제1항을 위반하여 개설·운영하는 약국

(5) 「약사법」 제6조제3항·제4항을 위반하여 면허를 대여받아 개설·운영하는 약국

3) 사용자나 가입자의 거짓 보고나 거짓 증명(건강보험증이나 신분증명서를 양도·대여하여 다른 사람이 보험급여를 받게 하는 것을 포함) 또는 요양기관의 거짓 진단 또는 준요양기관이나 보조기기를 판매한 자의 속임수 및 그 밖의 부당한 방법으로 보험급여가 실시된 경우 공단은 이들에게 보험급여를 받은 사람과 연대하여 1)에 따른 징수금을 내게 할 수 있음

4) 공단은 속임수나 그 밖의 부당한 방법으로 보험급여를 받은 사람과 같은 세대에 속한 가입자(속임수나 그 밖의 부당한 방법으로 보험급여를 받은 사람이 피부양자인 경우에는 그 직장가입자)에게 속임수나 그 밖의 부당한 방법으로 보험급여를 받은 사람과 연대하여 1)에 따른 징수금을 내게 할 수 있음
5) 요양기관이 가입자나 피부양자로부터 속임수나 그 밖의 부당한 방법으로 요양급여비용을 받은 경우 공단은 해당 요양기관으로부터 이를 징수하여 가입자나 피부양자에게 지체 없이 지급하여야 함
※ 이 경우 공단은 가입자나 피부양자에게 지급하여야 하는 금액을 그 가입자 및 피부양자가 내야 하는 보험료 등과 상계할 수 있음

제57조의2(부당이득 징수금 체납자의 인적사항등 공개) ① 공단은 제57조제2항 각 호의 어느 하나에 해당하여 같은 조 제1항 및 제2항에 따라 징수금을 납부할 의무가 있는 요양기관 또는 요양기관을 개설한 자가 제79조제1항에 따라 납입 고지 문서에 기재된 납부기한의 다음 날부터 1년이 경과한 징수금을 1억원 이상 체납한 경우 징수금 발생의 원인이 되는 위반행위, 체납자의 인적사항 및 체납액 등 대통령령으로 정하는 사항(이하 이 조에서 "인적사항등"이라 한다)을 공개할 수 있다. 다만, 체납된 징수금과 관련하여 제87조에 따른 이의신청, 제88조에 따른 심판청구가 제기되거나 행정소송이 계류 중인 경우 또는 그 밖에 체납된 금액의 일부 납부 등 대통령령으로 정하는 사유가 있는 경우에는 그러하지 아니하다.

② 제1항에 따른 인적사항등의 공개 여부를 심의하기 위하여 공단에 부당이득징수금체납정보공개심의위원회를 둔다.

③ 공단은 부당이득징수금체납정보공개심의위원회의 심의를 거친 인적사항등의 공개대상자에게 공개대상자임을 서면으로 통지하여 소명의 기회를 부여하여야 하며, 통지일부터 6개월이 경과한 후 체납자의 납부이행 등을 고려하여 공개대상자를 선정한다.

④ 제1항에 따른 인적사항등의 공개는 관보에 게재하거나 공단 인터넷 홈페이지에 게시하는 방법으로 한다.

⑤ 제1항부터 제4항까지에서 규정한 사항 외에 인적사항등의 공개 절차 및 부당이득징수금체납정보공개심의위원회의 구성·운영 등에 필요한 사항은 대통령령으로 정한다.

[본조신설 2019.12.3.]

[시행령] **제26조의3(부당이득 징수금 체납자의 인적사항 공개 및 공개 제외 사유 등)** ① 법 제57조의2 제1항 본문에서 "대통령령으로 정하는 사항"이란 징수금 발생의 원인이 되는 위반행위, 체납자

의 성명(법인의 대표자 성명을 포함한다), 상호(법인의 명칭을 포함한다), 나이, 주소, 체납액(체납된 징수금, 연체금 및 체납처분비를 말한다. 이하 이 조에서 같다)의 종류·납부기한·금액 및 체납요지 등을 말한다.

② 법 제57조의2제1항 단서에서 “체납된 금액의 일부 납부 등 대통령령으로 정하는 사유가 있는 경우”란 다음 각 호의 어느 하나에 해당하는 경우를 말한다.

1. 법 제57조의2제3항에 따른 통지 당시 체납액의 100분의 10 이상을 그 통지일부터 6개월 이내에 납부한 경우
2. 「채무자 회생 및 파산에 관한 법률」 제243조에 따른 회생계획인가의 결정에 따라 체납액의 징수를 유예받고 그 유예기간 중에 있거나 체납액을 회생계획의 납부일정에 따라 납부하고 있는 경우
3. 징수금 발생의 원인이 되는 위반행위로 인하여 수사가 진행 중이거나 형사재판이 계속 중인 경우
4. 재해 등으로 재산에 심한 손실을 입은 경우 등으로서 법 제57조의2제2항에 따른 부당이득징수금체납정보공개심의위원회(이하 “부당이득징수금체납정보공개심의위원회”라 한다)가 같은 조 제1항에 따른 인적사항등을 공개할 실익이 없다고 인정하는 경우

③ 공단은 법 제57조의2제3항에 따른 통지를 할 때에는 체납액의 납부를 촉구하고, 같은 조 제1항 단서에 따른 경우에 해당하면 그에 관한 소명자료를 제출하도록 안내해야 한다.

[본조신설 2020.6.2.]

[시행령] **제26조의4(부당이득징수금체납정보공개심의위원회의 구성 및 운영)** ① 부당이득징수금체납정보공개심의위원회는 위원장 1명을 포함한 9명의 위원으로 구성한다.

② 부당이득징수금체납정보공개심의위원회의 위원장은 공단의 임원 중 해당 업무를 담당하는 상임이사가 되고, 위원은 공단의 이사장이 임명하거나 위촉하는 다음 각 호의 사람으로 한다.

1. 공단 소속 직원 3명
2. 보험급여 비용의 부당이득 징수에 관한 사무를 담당하는 보건복지부 소속 4급 또는 5급 공무원 1명
3. 법률, 회계 또는 사회보험에 관한 학식과 경험이 풍부한 사람 4명

③ 제2항제3호에 따른 위원의 임기는 2년으로 하며, 한 차례만 연임할 수 있다.

④ 부당이득징수금체납정보공개심의위원회의 회의는 위원장을 포함한 재적위원 과반수의 출석으로 개의하고, 출석위원 과반수의 찬성으로 의결한다.

⑤ 제1항부터 제4항까지에서 규정한 사항 외에 부당이득징수금체납정보공개심의위원회의 구성 및 운영에 필요한 사항은 공단이 정한다. [본조신설 2020.6.2.]

【핵심요약】

1. 부당이득 징수금 체납자의 인적사항 등 공개

1) 공개권자 : 국민건강보험공단

2) 사유 : 징수금을 납부할 의무가 있는 요양기관 또는 요양기관을 개설한 자가 보험료 등의 납입 고지 문서에 기재된 납부기한의 다음 날부터 1년이 경과한 징수금을 1억 원 이상 체납한 경우

3) 공개 내용 : 인적사항 등(징수금 발생의 원인이 되는 위반행위, 체납자의 인적사항 및 체납액 등 대통령령으로 정하는 사항)을 공개할 수 있음

※ 다만, 체납된 징수금과 관련하여 이의신청, 심판청구가 제기되거나 행정소송이 계류 중인 경우 또는 그 밖에 체납된 금액의 일부 납부 등 대통령령으로 정하는 사유가 있는 경우에는 그러하지 아니함

4) 부당이득징수금체납정보공개심의위원회

(1) 설치 : 국민건강보험공단

(2) 목적 : 인적사항 등의 공개 여부를 심의하기 위하여

(3) 소명기회 : 공단은 부당이득징수금체납정보공개심의위원회의 심의를 거친 인적사항 등의 공개대상자에게 공개대상자임을 서면으로 통지하여 소명의 기회를 부여하여야 함

※ 공단은 통지를 할 때에는 체납액의 납부를 촉구하고, 다만, 체납된 징수금과 관련하여 이의신청, 심판청구가 제기되거나 행정소송이 계류 중인 경우 또는 체납된 금액의 일부 납부에 따른 경우에 해당하면 그에 관한 소명자료를 제출하도록 안내해야 함

(4) 공개대상자 선정 : 통지일부터 6개월이 경과한 후 체납자의 납부이행 등을 고려하여 선정

5) 공개방법 : 관보에 게재하거나 공단 인터넷 홈페이지에 게시

6) 대통령령으로 정하는 사항 : 인적사항 등의 공개 절차 및 부당이득징수금체납정보공개심의위원회의 구성·운영 등에 필요한 사항

2. 부당이득 징수금 체납자의 인적사항 공개 및 공개 제외 사유 등

1) 인적사항 공개 내용 : 법 제57조의2제1항 본문에서 "대통령령으로 정하는 사항"

(1) 징수금 발생의 원인이 되는 위반행위

(2) 체납자의 성명(법인의 대표자 성명 포함)

(3) 상호(법인의 명칭 포함)

(4) 나이

(5) 주소

(6) 체납액(체납된 징수금, 연체금 및 체납처분비)의 종류·납부기한·금액 및 체납요지 등

2) 공개 제외 사유 : 법 제57조의2제1항 단서에서 “체납된 금액의 일부 납부 등 대통령령으로 정하는 사유가 있는 경우”

(1) 통지 당시 체납액의 100분의 10 이상을 그 통지일부터 6개월 이내에 납부한 경우(법 제57조의2제3항)

(2) 회생계획인가의 결정에 따라 체납액의 징수를 유예받고 그 유예기간 중에 있거나 체납액을 회생계획의 납부일정에 따라 납부하고 있는 경우(「채무자 회생 및 파산에 관한 법률」 제243조)

(3) 징수금 발생의 원인이 되는 위반행위로 인하여 수사가 진행 중이거나 형사재판이 계속 중인 경우

(4) 재해 등으로 재산에 심한 손실을 입은 경우 등으로서 “부당이득징수금체납정보공개심의위원회”가 같은 인적사항 등을 공개할 실익이 없다고 인정하는 경우

3. 부당이득징수금체납정보공개심의위원회의 구성 및 운영

1) 구성 : 위원장 1명을 포함한 9명의 위원

2) 자격

(1) 위원장 : 공단의 임원 중 해당 업무를 담당하는 상임이사

(2) 위원 : 공단의 이사장이 임명하거나 위촉하는 다음의 사람

① 공단 소속 직원 3명

② 보험급여 비용의 부당이득 징수에 관한 사무를 담당하는 보건복지부 소속 4급 또는 5급 공무원 1명

③ 법률, 회계 또는 사회보험에 관한 학식과 경험이 풍부한 사람 4명

3) 위원의 임기 : 2년, 한 차례만 연임 가능

4) 개의 및 의결

(1) 개의 : 위원회의 회의는 위원장을 포함한 재적위원 과반수의 출석으로 개의

(2) 의결 : 출석위원 과반수의 찬성으로 의결

5) 공단이 정하는 사항 : 부당이득징수금체납정보공개심의위원회의 구성 및 운영에 필요한 사항은 공단이 정함

【예상문제】

1. 국민건강보험공단은 속임수나 그 밖의 부당한 방법으로 보험급여 비용을 받은 요양기관에 보험급여 비용에 상당하는 금액을 징수한다. 이 징수금을 납부할 의무가 있는 요양기관 또는 요양기관을 개설한 자에 대한 인적사항 등을 공개할 수 있는 조건은?

① 납부기한의 다음 날부터 6개월이 경과한 징수금을 5천만원 이상 체납한 경우
② 납부기한의 다음 날부터 1년이 경과한 징수금을 1억원 이상 체납한 경우
③ 납부기한의 다음 날부터 6개월이 경과한 징수금을 1억원 이상 체납한 경우
④ 납부기한의 다음 날부터 1년이 경과한 징수금을 5천만원 이상 체납한 경우
⑤ 납부기한의 다음 날부터 2년이 경과한 징수금을 1억원 이상 체납한 경우

[답] ②

2. 징수금을 납부할 의무가 있는 요양기관 또는 요양기관을 개설한 자가 보험료 등의 징수금을 체납한 경우 인적사항 등을 공개할 때 공개 여부를 심의하기 위한 조직은?
① 건강보험정책심의위원회 ② 재정운영위원회
③ 보험료부과제도개선위원회 ④ 진료심사평가위원회
⑤ 부당이득징수금체납정보공개심의위원회

[답] ⑤

제58조(구상권) ① 공단은 제3자의 행위로 보험급여사유가 생겨 가입자 또는 피부양자에게 보험급여를 한 경우에는 그 급여에 들어간 비용 한도에서 그 제3자에게 손해배상을 청구할 권리를 얻는다.
② 제1항에 따라 보험급여를 받은 사람이 제3자로부터 이미 손해배상을 받은 경우에는 공단은 그 배상액 한도에서 보험급여를 하지 아니한다.

[시행규칙] **제28조(제3자의 행위로 인한 급여 통보)** 법 제58조에 따라 가입자(지역가입자의 경우에는 세대주를 포함한다)는 자신이나 피부양자에 대한 보험급여 사유가 제3자의행위로 인한 것인 경우에는 별지 제25호서식의 제3자의 행위로 인한 급여 통보서를 지체 없이 공단에 제출하여야 한다.

【핵심요약】

1. 구상권

1) 공단은 제3자의 행위로 보험급여사유가 생겨 가입자 또는 피부양자에게 보험급여를 한 경우에는 그 급여에 들어간 비용 한도에서 그 제3자에게 손해배상을 청구할 권리를 얻음
2) 1)에 따라 보험급여를 받은 사람이 제3자로부터 이미 손해배상을 받은 경우에는 공단은 그 배상액 한도에서 보험급여를 하지 아니함

2. 제3자의 행위로 인한 급여 통보

- 가입자(지역가입자의 경우에는 세대주 포함)는 자신이나 피부양자에 대한 보험급여

사유가 제3자의 행위로 인한 것인 경우에는 제3자의 행위로 인한 급여 통보서를 지체 없이 공단에 제출

【예상문제】

1. 국민건강보험공단이 제3자의 행위로 보험급여사유가 생겨 가입자 또는 피부양자에게 보험급여를 한 경우에는 그 급여에 들어간 비용 한도에서 그 제3자에게 손해배상을 청구할 권리를 일컫는 용어는?

① 청구권 ② 배상권 ③ 심사권 ④ 구상권 ⑤ 청원권

[답] ④

第59條(수급권 보호) ① 보험급여를 받을 권리는 양도하거나 압류할 수 없다. <개정 2014.5.20.>

② 제56조의2제1항에 따라 요양비등수급계좌에 입금된 요양비등은 압류할 수 없다. <신설 2014.5.20.>

【핵심요약】

수급권 보호

1) 보험급여를 받을 권리는 양도하거나 압류할 수 없음

2) 요양비등수급계좌에 입금된 요양비 등은 압류할 수 없음

【예상문제】

1. 다음은 건강보험 가입자의 수급권 보호에 대한 설명이다. 올바른 것은?

① 요양비등수급계좌에 입금된 요양비 등은 압류할 수 없다.

② 요양비등수급계좌에 입금된 요양비 등은 일정한 범위에서만 압류할 수 있다.

③ 보험급여를 받을 권리는 양도할 수 있다.

④ 보험급여를 받을 권리는 압류할 수 있다.

⑤ 보험급여를 받을 권리는 양도할 수 없지만 보험급여를 받을 권리는 압류할 수 있다.

[답] ①

第60條(현역병 등에 대한 요양급여비용 등의 지급) ① 공단은 제54조제3호 및 제4호에 해당하는 사람이 요양기관에서 대통령령으로 정하는 치료 등(이하 이 조에서 "요양급여"라 한다)을 받은 경우 그에 따라 공단이 부담하는 비용(이하 이 조에서 "요양급여비

용"이라 한다)과 제49조에 따른 요양비를 법무부장관·국방부장관·경찰청장·소방청장 또는 해양경찰청장으로부터 예탁 받아 지급할 수 있다. 이 경우 법무부장관·국방부장관·경찰청장·소방청장 또는 해양경찰청장은 예산상 불가피한 경우 외에는 연간(年間) 들어갈 것으로 예상되는 요양급여비용과 요양비를 대통령령으로 정하는 바에 따라 미리 공단에 예탁하여야 한다. <개정 2018.12.11.>

② 요양급여와 요양급여비용 및 요양비 등에 관한 사항은 제41조, 제41조의4, 제42조, 제42조의2, 제44조부터 제47조까지, 제47조의2, 제48조, 제49조, 제55조, 제56조, 제56조의2 및 제59조제2항을 준용한다. <개정 2018.12.11.> [제목개정 2018.12.11.]

[시행령] **제27조(현역병 등에 대한 요양급여비용 등의 지급)** ① 법 제60조제1항 전단에서 "대통령령으로 정하는 치료 등"이란 법 제41조제1항제1호부터 제3호까지 및 제5호에 따른 요양급여를 말한다.

② 법 제60조제1항 후단에 따라 법무부장관·국방부장관·경찰청장·소방청장 또는 해양경찰청장(이하 이 조에서 "기관장"이라 한다)은 해당 기관에서 연간 들어갈 것으로 예상되는 요양급여비용과 법 제49조에 따른 요양비(이하 "요양비"라 한다)를 공단이 지정한 계좌에 예탁해야 한다. <개정 2019.6.11.>

③ 공단은 예탁금 집행 현황을 분기별로 보건복지부장관 및 해당 기관장에게 통보하여야 한다.

④ 공단은 제2항에 따라 기관장이 예탁한 요양급여비용과 요양비가 공단이 부담해야 할 요양급여비용과 요양비에 미치지 못할 때에는 기관장에게 이를 즉시 청구하고, 기관장은 공단의 청구에 따라 요양급여비용과 요양비를 공단에 지급해야 한다. <개정 2019.6.11.>

⑤ 공단은 제2항에 따라 기관장이 예탁한 요양급여비용과 요양비에서 발생한 이자를 공단이부담하여야 할 요양급여비용에 사용할 수 있다. <개정 2019.6.11.> [제목개정 2019.6.11.]

【핵심요약】

현역병 등에 대한 요양급여비용 등의 지급

1) 대상(법 제54조제3호 및 제4호)
   (1) 현역병, 전환복무된 사람 및 군간부후보생에 해당하게 된 경우(법 제6조제2항제2호)
   (2) 교도소, 그 밖에 이에 준하는 시설에 수용되어 있는 경우

2) 조치
   (1) 공단은 대상자가 요양기관에서 대통령령으로 정하는 치료 등(요양급여)을 받은 경우 그에 따라 공단이 부담하는 비용(요양급여비용)과 요양비를 법무부장관·국방부장관·경찰청장·소방청장 또는 해양경찰청장으로부터 예탁 받아 지급 가능

- 대통령령으로 정하는 치료 등 : 요양급여 중 진찰 · 검사, 약제 · 치료재료의 지급, 처치 · 수술 및 그 밖의 치료, 입원

(2) 법무부장관 · 국방부장관 · 경찰청장 · 소방청장 또는 해양경찰청장은 예산상 불가피한 경우 외에는 연간 들어갈 것으로 예상되는 요양급여비용과 요양비를 대통령령으로 정하는 바에 따라 미리 공단에 예탁하여야 함

(3) 공단은 예탁금 집행 현황을 분기별로 보건복지부장관 및 해당 기관장에게 통보하여야 함

(4) 공단은 기관장이 예탁한 요양급여비용과 요양비가 공단이 부담해야 할 요양급여비용과 요양비에 미치지 못할 때에는 기관장에게 이를 즉시 청구하고, 기관장은 공단의 청구에 따라 요양급여비용과 요양비를 공단에 지급해야 함

(5) 공단은 기관장이 예탁한 요양급여비용과 요양비에서 발생한 이자를 공단이 부담해야 할 요양급여비용에 사용할 수 있음

3) 요양급여와 요양급여비용 및 요양비 등에 관한 사항

- 법 제41조, 제41조의4, 제42조, 제42조의2, 제44조부터 제47조까지, 제47조의2, 제48조, 제49조, 제55조, 제56조, 제56조의2 및 제59조제2항을 준용

【예상문제】

1. 대상자에게 연간 들어갈 것으로 예상되는 요양급여비용으로 대통령령으로 정하는 바에 따라 미리 공단에 예탁하여야 하는 자를 모두 올바르게 적은 것은?

① 법무부장관, 국방부장관, 소방방제청장, 경찰청장 또는 해양경찰청장
② 법무부장관, 국방부장관, 소방방제청장 또는 경찰청장
③ 법무부장관, 국방부장관 또는 경찰청장
④ 법무부장관, 국방부장관, 경찰청장 또는 해양경찰청장
⑤ 법무부장관, 국방부장관, 경찰청장, 소방청장 또는 해양경찰청장

[답] ⑤

제61조(요양급여비용의 정산) 공단은 「산업재해보상보험법」 제10조에 따른 근로복지공단이 이 법에 따라 요양급여를 받을 수 있는 사람에게 「산업재해보상보험법」 제40조에 따른 요양급여를 지급한 후 그 지급결정이 취소되어 해당 요양급여의 비용을 청구하는 경우에는 그 요양급여가 이 법에 따라 실시할 수 있는 요양급여에 상당한 것으로 인정되면 그 요양급여에 해당하는 금액을 지급할 수 있다.

【핵심요약】

> **요양급여비용의 정산**
> 1) 대상
> - 근로복지공단이 「국민건강보험법」에 따라 요양급여를 받을 수 있는 사람에게 요양급여를 지급한 후 그 지급결정이 취소되어 해당 요양급여의 비용을 청구하는 경우
>
> 2) 조치
> - 그 요양급여가 「국민건강보험법」에 따라 실시할 수 있는 요양급여에 상당한 것으로 인정되면 그 요양급여에 해당하는 금액을 지급할 수 있음

제5장 건강보험심사평가원

> **제62조(설립)** 요양급여비용을 심사하고 요양급여의 적정성을 평가하기 위하여 건강보험심사평가원을 설립한다.

【핵심요약】

> **건강보험심사평가원의 설립 목적**
> - 요양급여비용을 심사하고 요양급여의 적정성을 평가하기 위하여

【예상문제】

1. 요양급여비용을 심사하고 요양급여의 적정성을 평가하기 위하여 설립한 기관은?

   ① 국민건강보험공단 ② 건강보험심사평가원 ③ 보건복지부 ④ 보건소 ⑤ 요양기관

[답] ②

> **제63조(업무 등)** ① 심사평가원은 다음 각 호의 업무를 관장한다. <개정 2022. 6. 10.>
> 1. 요양급여비용의 심사
> 2. 요양급여의 적정성 평가
> 3. 심사기준 및 평가기준의 개발
> 4. 제1호부터 제3호까지의 규정에 따른 업무와 관련된 조사연구 및 국제협력
> 5. 다른 법률에 따라 지급되는 급여비용의 심사 또는 의료의 적정성 평가에 관하여 위탁받은 업무

6. 그 밖에 이 법 또는 다른 법령에 따라 위탁받은 업무
7. 건강보험과 관련하여 보건복지부장관이 필요하다고 인정한 업무
8. 그 밖에 보험급여 비용의 심사와 보험급여의 적정성 평가와 관련하여 대통령령으로 정하는 업무

② 제제1항제8호에 따른 보험급여의 적정성 평가의 기준·절차·방법 등에 필요한 사항은 보건복지부장관이 정하여 고시한다. <개정 2022. 6. 10.>

[시행령] **제28조(업무)** ① 법 제63조제1항제8호에서 "대통령령으로 정하는 업무"란 다음 각 호의 업무를 말한다. <개정 2022. 12. 27.>

1. 법 제47조에 따른 요양급여비용의 심사청구와 관련된 소프트웨어의 개발·공급·검사 등 전산 관리
2. 법 제47조의4에 따른 요양급여의 적정성 평가 결과의 공개
3. 법 제49조제1항에 따라 지급되는 요양비 중 보건복지부령으로 정하는 기관에서 받은 요양비에 대한 심사
4. 법 제63조제1항제1호부터 제6호까지 및 이 항 제1호부터 제3호까지의 업무를 수행하기 위한 환자 분류체계의 개발·관리
5. 법 제63조제1항제1호부터 제6호까지 및 이 항 제1호부터 제4호까지의 업무와 관련된 교육·홍보

② 제1항제1호·제2호·제4호에 따른 전산 관리, 적정성 평가 결과의 공개, 환자 분류체계 및 요양급여 관련 질병·부상 분류체계의 개발·관리의 절차·기준·방법과 그 밖에 필요한 사항은 보건복지부장관이 정하여 고시한다. <개정 2022. 12. 27.>

[시행규칙] **제29조(요양급여 등의 적정성 평가)** 삭제 <2022. 12. 9.>

[시행규칙] **제30조(요양비의 심사 대상)** 영 제28조제1항제2호에서 "보건복지부령으로 정하는 기관"이란 법 제98조제1항에 따라 업무정지 중인 요양기관 및 영 제18조제1항에 따라 요양기관에서 제외된 의료기관을 말한다.

【핵심요약】

1. 건강보험심사평가원의 관장 업무

1) 요양급여비용의 심사
2) 요양급여의 적정성 평가
3) 심사기준 및 평가기준의 개발
4) 1)부터 3)까지의 규정에 따른 업무와 관련된 조사연구 및 국제협력
5) 다른 법률에 따라 지급되는 급여비용의 심사 또는 의료의 적정성 평가에 관하여 위탁받은 업무

6) 그 밖에 이 법 또는 다른 법령에 따라 위탁받은 업무

7) 건강보험과 관련하여 보건복지부장관이 필요하다고 인정한 업무

7) 그 밖에 보험급여 비용의 심사와 보험급여의 적정성 평가와 관련하여 대통령령으로 정하는 업무

(1) 요양급여비용의 심사청구와 관련된 소프트웨어의 개발 · 공급 · 검사 등 전산 관리 (법 제47조)

(2) 요양급여의 적정성 평가 결과의 공개(법 법 제47조의4)

(3) 지급되는 요양비 중 보건복지부령으로 정하는 기관에서 받은 요양비에 대한 심사 (법 제49조제1항)

① 업무정지 중인 요양기관(법 제98조제1항)

② 요양기관에서 제외된 의료기관(영 제18조제1항)

(4) 업무를 수행하기 위한 환자 분류체계의 개발 · 관리(법 제63조제1항제1호~제6호 및 시행령 제28조제1항 제1호~제3호)

(5) 업무와 관련된 교육 · 홍보(법 제63조제1항제1호~제6호 및 시행령 제28조제1항제1호~제4호)

2. 보건복지부장관이 정하여 고시하는 사항

1) 보험급여의 적정성 평가의 기준 · 절차 · 방법 등에 필요한 사항

【예상문제】

1. 건강보험심사평가원의 관장 업무 중 그 밖에 보험급여 비용의 심사와 보험급여의 적정성 평가와 관련하여 대통령령으로 정하는 업무는?

① 요양급여비용의 심사

② 심사기준 및 평가기준의 개발

③ 업무를 수행하기 위한 환자 분류체계의 개발 · 관리

④ 조사연구 및 국제협력

⑤ 다른 법률에 따라 지급되는 급여비용의 심사 또는 의료의 적정성 평가에 관하여 위탁받은 업무

[답] ③

제64조(법인격 등) ① 심사평가원은 법인으로 한다.

② 심사평가원은 주된 사무소의 소재지에서 설립등기를 함으로써 성립한다.

【핵심요약】

건강보험심사평가원의 법인격 등
1) 법인
2) 주된 사무소의 소재지에서 설립등기를 함으로써 성립

【예상문제】

1. 건강보험심사평가원이 성립하기 위해서 어디에 설립등기를 하는가?

① 서울 ② 모든 사무소 ③ 주된 사무소의 소재지
④ 설립등기는 하지 않음 ⑤ 정부청사

[답] ③

제65조(임원) ① 심사평가원에 임원으로서 원장, 이사 15명 및 감사 1명을 둔다. 이 경우 원장, 이사 중 4명 및 감사는 상임으로 한다. <개정 2016.2.3.>

② 원장은 임원추천위원회가 복수로 추천한 사람 중에서 보건복지부장관의 제청으로 대통령이 임명한다.

③ 상임이사는 보건복지부령으로 정하는 추천 절차를 거쳐 원장이 임명한다.

④ 비상임이사는 다음 각 호의 사람 중에서 10명과 대통령령으로 정하는 바에 따라 추천한 관계 공무원 1명을 보건복지부장관이 임명한다.

1. 공단이 추천하는 1명
2. 의약관계단체가 추천하는 5명
3. 노동조합 · 사용자단체 · 소비자단체 및 농어업인단체가 추천하는 각 1명

⑤ 감사는 임원추천위원회가 복수로 추천한 사람 중에서 기획재정부장관의 제청으로 대통령이 임명한다.

⑥ 제4항에 따른 비상임이사는 정관으로 정하는 바에 따라 실비변상을 받을 수 있다.

⑦ 원장의 임기는 3년, 이사(공무원인 이사는 제외한다)와 감사의 임기는 각각 2년으로 한다.

[시행령] **제29조(공무원인 임원)** 법 제65조제4항에 따라 보건복지부장관은 보건복지부의 3급 공무원 또는 고위공무원단에 속하는 공무원 중에서 1명을 지명하는 방법으로 심사평가원의 비상임이사를 추천한다. <개정 2016.8.2.>

[시행규칙] **제31조(상임이사 후보의 추천 절차 등)** 법 제65조제3항에 따른 심사평가원의 상임이사추천 등에 관하여는 제8조를 준용한다. 이 경우 "공단"은 "심사평가원"으로, "이사장"은 "원장"으로 본다.

【핵심요약】

1. 심사평가원의 임원

1) 임원 구성

(1) 원장, 이사 15명 및 감사 1명

(2) 원장, 이사 중 4명 및 감사는 상임

2) 임원의 임명

(1) 원장 : 임원추천위원회가 복수로 추천한 사람 중에서 보건복지부장관의 제청으로 대통령이 임명

(2) 상임이사 : 보건복지부령으로 정하는 추천 절차를 거쳐 원장이 임명

(3) 비상임이사 : 보건복지부장관이 임명(①~③ 중에서 10명)

① 공단이 추천하는 1명

② 의약관계단체가 추천하는 5명

③ 노동조합·사용자단체·소비자단체 및 농어업인단체가 추천하는 각 1명

④ 대통령령으로 정하는 바에 따라 추천한 관계 공무원 1명 : 보건복지부의 3급 공무원 또는 고위공무원단에 속하는 공무원 중에서 1명

(4) 감사 : 임원추천위원회가 복수로 추천한 사람 중에서 기획재정부장관의 제청으로 대통령이 임명

3) 실비변상 : 비상임이사는 정관으로 정하는 바에 따라 실비변상을 받을 수 있음

4) 임기

(1) 원장 : 3년

(2) 이사(공무원인 이사는 제외)와 감사 : 각각 2년

2. 상임이사 후보의 추천 절차 등

- 심사평가원의 상임이사 추천 등에 관하여는 건강보험공단의 상임이사 추천 절차 등에 대한 규정(규칙 제8조(상임이사 후보 추천 절차 등))을 준용

【예상문제】

1. 다음은 건강보험심사평가원의 임원에 관한 설명이다. 올바른 것은?

① 임원으로서 원장, 이사 14명 및 감사 1명을 둔다.

② 원장, 이사 중 5명 및 감사는 상임으로 한다.

③ 원장은 임원추천위원회가 복수로 추천한 사람 중에서 국민건강보험공단 이사장의 제청으로 대통령이 임명한다.

④ 상임이사는 보건복지부령으로 정하는 추천 절차를 거쳐 원장이 임명한다.
⑤ 비상임이사는 원장이 임명한다.

[답] ④

2. 건강보험심사평가원 원장, 이사와 감사의 임기 순으로 올바른 것은?
① 모두 2년　② 모두 3년　③ 3년, 2년, 2년　④ 2년, 3년, 3년　⑤ 3년, 3년, 2년

[답] ③

第66조(진료심사평가위원회) ① 심사평가원의 업무를 효율적으로 수행하기 위하여 심사평가원에 진료심사평가위원회(이하 "심사위원회"라 한다)를 둔다.
② 심사위원회는 위원장을 포함하여 90명 이내의 상근 심사위원과 1천명 이내의 비상근 심사위원으로 구성하며, 진료과목별 분과위원회를 둘 수 있다. <개정 2016.2.3.>
③ 제2항에 따른 상근 심사위원은 심사평가원의 원장이 보건복지부령으로 정하는 사람 중에서 임명한다.
④ 제2항에 따른 비상근 심사위원은 심사평가원의 원장이 보건복지부령으로 정하는 사람 중에서 위촉한다.
⑤ 심사평가원의 원장은 심사위원이 다음 각 호의 어느 하나에 해당하면 그 심사위원을 해임 또는 해촉할 수 있다.
1. 신체장애나 정신장애로 직무를 수행할 수 없다고 인정되는 경우
2. 직무상 의무를 위반하거나 직무를 게을리한 경우
3. 고의나 중대한 과실로 심사평가원에 손실이 생기게 한 경우
4. 직무 여부와 관계없이 품위를 손상하는 행위를 한 경우
⑥ 제1항부터 제5항까지에서 규정한 사항 외에 심사위원회 위원의 자격·임기 및 심사위원회의 구성·운영 등에 필요한 사항은 보건복지부령으로 정한다.

[시행규칙] **제32조(심사위원회 위원의 자격)** 심사위원회의 위원은 다음 각 호의 어느 하나에 해당하는 사람이어야 한다. 다만, 법 제23조에 따른 결격사유에 해당하는 사람은 제외한다. <개정 2022. 12. 9.>
1. 의사 면허를 취득한 후 10년이 지난 사람으로서 의과대학 또는 의료기관에서 종사한 사람
2. 치과의사 면허를 취득한 후 10년이 지난 사람으로서 치과대학 또는 의료기관에서 종사한 사람
3. 한의사 면허를 취득한 후 10년이 지난 사람으로서 한의과대학 또는 의료기관에서 종사한 사람
4. 약사 면허를 취득한 후 10년이 지난 사람으로서 약학대학·의료기관·약국 또는 한국희귀·필수의약품센터에서 종사한 사람

5. 「고등교육법」 제2조제1호부터 제3호까지의 학교에서 전임강사 이상의 경력을 가진 사람으로서 보건의약관련 분야에 10년 이상 종사한 사람
6. 보건의약 또는 건강보험과 관련된 분야에 10년 이상 종사한 사람 중 보건복지부장관이 심사위원 자격이 있다고 인정하는 사람

[시행규칙] **제33조(심사위원의 임명 및 위촉)** ① 법 제66조제3항에서 "보건복지부령으로 정하는 사람"이란 다음 각 호의 사람을 말한다.

1. 심사평가원 원장이 공개경쟁의 방법으로 선발한 사람
2. 공단 또는 의약계단체가 추천한 사람

② 법 제66조제4항에서 "보건복지부령으로 정하는 사람"이란 관련 의약분야별 전문학회 또는 의약계단체, 공단, 소비자단체 및 심사평가원 이사회가 추천하는 사람을 말한다.

③ 제1항제1호에 따라 공개경쟁의 방법으로 상근 심사위원을 임명하는 절차·방법 등은 심사평가원의 정관으로 정한다.

[시행규칙] **제34조(심사위원의 임기)** 법 제66조제6항에 따라 심사위원의 임기는 2년으로 한다.

[시행규칙] **제35조(심사위원회의 위원장)** ① 심사위원회에는 위원장 1명을 둔다.

② 심사위원회의 위원장은 심사평가원의 원장이 임명한다.

③ 심사위원회의 위원장이 부득이한 사유로 그 직무를 수행할 수 없을 때에는 심사평가원의 원장이 지명하는 위원이 그 직무를 대행한다.

④ 심사위원회 위원장의 임기는 2년으로 한다. <신설 2017.4.10.>

[시행규칙] **제36조(심사위원회의 회의 등)** ① 심사위원회와 법 제66조제2항에 따른 진료과목별 분과위원회의 회의는 재적위원 3분의 1 이상이 요구할 때 또는 심사평가원 원장이나 심사위원회 위원장이 요구할 때에 소집한다.

② 위원장 및 분과위원회의 위원장은 제1항에 따른 각 회의의 의장이 되며, 각 회의는 재적위원 과반수의 출석으로 개의하고, 출석위원 과반수의 찬성으로 의결한다.

③ 제1항과 제2항에서 규정한 사항 외에 심사위원회와 분과위원회의 구성·운영 등에 필요한 사항은 심사평가원의 정관으로 정한다.

[시행규칙] **제37조(심사위원의 보수 등)** 심사위원에게는 예산의 범위에서 보수·수당·여비, 그 밖에 필요한 경비를 지급할 수 있다.

【핵심요약】

1. 진료심사평가위원회

1) 설치 목적 : 심사평가원의 업무를 효율적으로 수행하기 위하여 심사평가원에 설치

2) 구성

(1) 위원장을 포함하여 90명 이내의 상근 심사위원

(2) 1천명 이내의 비상근 심사위원

(3) 진료과목별 분과위원회

3) 심사위원의 임명 및 위촉 [시행규칙 제33조]

(1) 상근 심사위원 : 보건복지부령으로 정하는 추천 절차를 거쳐 원장이 임명

① 심사평가원 원장이 공개경쟁의 방법으로 선발한 사람

② 공단 또는 의약계단체가 추천한 사람

(2) 비상근 심사위원 : 다음 각 호의 사람 중에서 10명과 대통령령으로 정하는 바에 따라 추천한 관계 공무원 1명을 보건복지부장관이 임명

① 공단이 추천하는 1명

② 의약관계단체가 추천하는 5명

③ 노동조합 · 사용자단체 · 소비자단체 및 농어업인단체가 추천하는 각 1명

(3) 감사 : 임원추천위원회가 복수로 추천한 사람 중에서 기획재정부장관의 제청으로 대통령이 임명

(4) ⑥ 비상임이사는 정관으로 정하는 바에 따라 실비변상을 받을 수 있음

(5) 원장의 임기는 3년, 이사(공무원인 이사는 제외)와 감사의 임기는 각각 2년

4) 심사위원의 해임 또는 해촉

- 심사평가원의 원장은 심사위원이 다음의 어느 하나에 해당하면 그 심사위원을 해임 또는 해촉할 수 있음

(1) 신체장애나 정신장애로 직무를 수행할 수 없다고 인정되는 경우

(2) 직무상 의무를 위반하거나 직무를 게을리한 경우

(3) 고의나 중대한 과실로 심사평가원에 손실이 생기게 한 경우

(4) 직무 여부와 관계없이 품위를 손상하는 행위를 한 경우

5) 보건복지부령으로 정하는 사항

- 심사위원회 위원의 자격 · 임기 및 심사위원회의 구성 · 운영 등에 필요한 사항

2. 진료심사평가위원회 위원의 자격

- 심사위원회의 위원은 다음 각 호의 어느 하나에 해당하는 사람이어야 한함(다만, 법 제23조에 따른 결격사유에 해당하는 사람은 제외)

1) 의사 면허를 취득한 후 10년이 지난 사람으로서 의과대학 또는 의료기관에서 종사한 사

2) 치과의사 면허를 취득한 후 10년이 지난 사람으로서 치과대학 또는 의료기관에서 종사한 사람

3) 한의사 면허를 취득한 후 10년이 지난 사람으로서 한의과대학 또는 의료기관에서 종

사한 사람

4) 약사 면허를 취득한 후 10년이 지난 사람으로서 약학대학 · 의료기관 · 약국 또는 한국희귀 · 필수의약품센터에서 종사한 사람

5) 학교에서 전임강사 이상의 경력을 가진 사람으로서 보건의약관련 분야에 10년 이상 종사한 사람

6) 보건의약 또는 건강보험과 관련된 분야에 10년 이상 종사한 사람 중 보건복지부장관이 심사위원 자격이 있다고 인정하는 사람

3. 진료심사평가위원회 위원의 임기

- 심사위원의 임기는 2년

4. 진료심사평가위원회의 위원장

1) 심사위원회에는 위원장 1명을 둠

2) 심사위원회의 위원장은 심사평가원의 원장이 임명

3) 심사위원회의 위원장이 부득이한 사유로 그 직무를 수행할 수 없을 때에는 심사평가원의 원장이 지명하는 위원이 그 직무를 대행

4) 임기 : 2년

5. 진료심사평가위원회의 회의 등

1) 심사위원회와 진료과목별 분과위원회의 회의의 소집

(1) 재적위원 3분의 1 이상이 요구할 때

(2) 심사평가원 원장이나 심사위원회 위원장이 요구할 때

2) 회의의 의장 : 위원장 및 분과위원회의 위원장

3) 개의 및 의결

(1) 개의 : 재적위원 과반수의 출석

(2) 의결 : 출석위원 과반수의 찬성

(3) 심사평가원의 정관으로 정하는 사항

- 심사위원회와 분과위원회의 구성 · 운영 등에 필요한 사항

6. 진료심사평가위원회 위원의 보수 등

- 심사위원에게는 예산의 범위에서 보수 · 수당 · 여비, 그 밖에 필요한 경비 지급 가능

【예상문제】

1. 다음은 건강보험심사평가원에 두는 진료심사평가위원회 위원의 구성에 대한 설명이다. 올바른 것은?

① 위원장을 포함 50명 이내의 상근 심사위원과 500명 이내의 비상근 심사위원으로 구성한다.
② 심사분야별 분과위원회를 둘 수 있다.
③ 상근 심사위원은 국민건강보험공단 이사장이 보건복지부령으로 정하는 사람 중에서 임명한다.
④ 비상근 심사위원은 건강보험심사평가의 원장이 보건복지부령으로 정하는 사람 중에서 위촉한다.
⑤ 보건복지부장관은 심사위원이 신체장애나 정신장애로 직무를 수행할 수 없다고 인정되는 경우 해임할 수 있다.

[답] ④

2. 진료심사평가위원회 위원의 자격으로 올바른 것은?
① 의사 면허를 취득한 후 15년이 지난 사람으로서 의과대학 또는 의료기관에서 종사한 사람
② 치과의사 면허를 취득한 후 15년이 지난 사람으로서 치과대학 또는 의료기관에서 종사한 사람
③ 한의사 면허를 취득한 후 15년이 지난 사람으로서 한의과대학 또는 의료기관에서 종사한 사람
④ 약사 면허를 취득한 후 15년이 지난 사람으로서 약학대학·의료기관·약국 또는 한국희귀·필수의약품센터에서 종사한 사람
⑤ 전임강사 이상의 경력을 가진 사람으로서 보건의약관련 분야에 10년 이상 종사한 사람

[답] ⑤

第66조의2(진료심사평가위원회 위원의 겸직) ①「고등교육법」 제14조제2항에 따른 교원 중 교수·부교수 및 조교수는「국가공무원법」 제64조 및「사립학교법」 제55조제1항에도 불구하고 소속대학 총장의 허가를 받아 진료심사평가위원회 위원의 직무를 겸할 수 있다.
② 제1항에 따라 대학의 교원이 진료심사평가위원회 위원을 겸하는 경우 필요한 사항은 대통령령으로 정한다. [본조신설 2023. 5. 19.]

【핵심요약】

1. 진료심사평가위원회 위원의 겸직
 1)「고등교육법」 제14조제2항에 따른 교원 중 교수·부교수 및 조교수는「국가공무원

법」 제64조 및 「사립학교법」 제55조제1항에도 불구하고 소속대학 총장의 허가를 받아 진료심사평가위원회 위원의 직무를 겸할 수 있음

2) 진료심사평가위원회 위원을 겸하는 경우 필요한 사항은 대통령령으로 정함

第67조(자금의 조달 등) ① 심사평가원은 제63조제1항에 따른 업무(같은 항 제5호에 따른 업무는 제외한다)를 하기 위하여 공단으로부터 부담금을 징수할 수 있다.

② 심사평가원은 제63조제1항제5호에 따라 급여비용의 심사 또는 의료의 적정성 평가에 관한 업무를 위탁받은 경우에는 위탁자로부터 수수료를 받을 수 있다.

③ 제1항과 제2항에 따른 부담금 및 수수료의 금액·징수 방법 등에 필요한 사항은 보건복지부령으로 정한다.

[시행규칙] **제38조(부담금 등)** ① 법 제67조제1항에 따른 부담금(이하 이 조에서 "부담금"이라 한다)은 법 제36조 및 제68조에 따라 보건복지부장관이 승인한 심사평가원의 예산에 계상(計上)된 금액으로 하되, 공단의 전전년도 보험료 수입의 1천분의 30을 넘을 수 없다.

② 법 제67조제2항에 따른 수수료는 심사평가원 원장이 업무를 위탁한 자와 계약으로 정하는 금액으로 하되, 의료급여비용 심사에 관한 비용은 보건복지부장관이 정하는 바에 따른다.

③ 심사평가원은 부담금이 회계연도가 시작되기 전까지 확정되지 아니한 경우에는 전년도 부담금에 준하여 해당 연도 부담금을 징수하고 부담금 확정 후 정산한다.

④ 심사평가원은 부담금을 분기별로 징수하고, 제2항에 따른 수수료는 월별로 징수한다.

⑤ 부담금 및 수수료의 징수·납부 절차 및 방법 등에 관하여 필요한 사항은 보건복지부장관이 정하는 바에 따른다.

【핵심요약】

1. 자금의 조달 등

1) 부담금 징수 : 심사평가원은 업무를 하기 위하여 공단으로부터 부담금을 징수할 수 있음(법 제63조제1항(제5호에 따른 업무는 제외))

2) 수수료 수납 : 심사평가원은 급여비용의 심사 또는 의료의 적정성 평가에 관한 업무를 위탁받은 경우에는 위탁자로부터 수수료를 받을 수 있음(법 제63조제1항제5호)

3) 보건복지부령으로 정하는 사항 : 부담금 및 수수료의 금액·징수 방법 등에 필요한 사항

2. 부담금 등

1) 부담금의 금액 : 보건복지부장관이 승인한 심사평가원의 예산에 계상된 금액으로 하되, 공단의 전전년도 보험료 수입의 1천분의 30을 넘을 수 없음

2) 수수료의 금액 : 심사평가원 원장이 업무를 위탁한 자와 계약으로 정하는 금액으로 하되, 의료급여비용 심사에 관한 비용은 보건복지부장관이 정하는 바에 따름
3) 부담금의 정산 : 심사평가원은 부담금이 회계연도가 시작되기 전까지 확정되지 아니한 경우에는 전년도 부담금에 준하여 해당 연도 부담금을 징수하고 부담금 확정 후 정산
4) 징수 방법
  (1) 부담금 : 분기별로 징수
  (2) 수수료 : 월별로 징수
5) 보건복지부장관이 정하는 사항 : 부담금 및 수수료의 징수·납부 절차 및 방법 등에 관하여 필요한 사항

【예상문제】

1. 건강보험심사평가원이 부담금과 수수료를 징수하는 주기를 순서대로 적은 것은?
   ① 분기별, 월별 ② 월별, 분기별 ③ 분기별, 분기별
   ④ 월별, 월별 ⑤ 반기별, 월별

[답] ①

第68조(준용 규정) 심사평가원에 관하여 제14조제3항·제4항, 제16조, 제17조(같은 조 제1항제6호 및 제7호는 제외한다), 제18조, 제19조, 제22조부터 제32조까지, 제35조제1항, 제36조, 제37조, 제39조 및 제40조를 준용한다. 이 경우 "공단"은 "심사평가원"으로, "이사장"은 "원장"으로 본다. <개정 2013.5.22.>

[시행령] **제30조(원장 권한의 위임)** 법 제68조에 따라 준용되는 법 제32조에 따라 심사평가원의 원장이 분사무소의 장에게 위임할 수 있는 사항은 다음 각 호의 요양기관을 제외한 요양기관의 법 제47조제2항에 따른 요양급여비용에 대한 심사 권한과 법 제87조제2항에 따른 이의신청에 대한 결정 권한으로 한다.
1. 「의료법」 제3조의4에 따른 상급종합병원
2. 그 밖에 심사평가원의 정관으로 정하는 요양기관

[시행령] **제31조(준용 규정)** 심사평가원 이사회의 심의·의결사항 및 회의에 관하여는 제11조(제5호는 제외한다) 및 제12조를 준용한다. 이 경우 "공단"은 "심사평가원"으로, "이사장"은 "원장"으로 본다.

[시행규칙] **제39조(준용 규정)** 심사평가원의 결산보고서 등의 공고에 관하여는 제10조를 준용한다. 이 경우 "공단"은 "심사평가원"으로 본다.

【핵심요약】

1. 심사평가원에 대한 준용 규정

1) 법 제14조(업무 등)제3항 · 제4항
2) 법 제16조(사무소)
3) 법 제17조(정관) ; 같은 조 제1항제6호 및 제7호는 제외
4) 법 제18조(등기)
5) 법 제19조(해산)
6) 법 제22조(임원의 직무)
7) 법 제23조(임원 결격사유)
8) 법 제24조(임원의 당연퇴임 및 해임)
9) 법 제25조(임원의 겸직 금지 등)
10) 법 제26조(이사회)
11) 법 제27조(직원의 임면)
12) 법 제28조(벌칙 적용 시 공무원 의제)
13) 법 제29조(규정 등)
14) 법 제30조(대리인의 선임)
15) 법 제31조(대표권의 제한)
16) 법 제32조(이사장 권한의 위임)
17) 법 제35조(회계)제1항
18) 법 제36조(예산)
19) 법 제37조(차입금)
20) 법 제39조(결산)
21) 법 제40조(「민법」의 준용)

※ 공단 → 심사평가원, 이사장 → 원장

2. 원장 권한의 위임

- 준용되는 법 제32조(이사장 권한의 위임)에 따라 심사평가원의 원장이 분사무소의 장에게 위임할 수 있는 사항은 다음의 요양기관을 제외한 요양기관의 요양급여비용에 대한 심사 권한과 이의신청에 대한 결정 권한으로 함

1) 상급종합병원
2) 그 밖에 심사평가원의 정관으로 정하는 요양기관

3. 시행령에서의 준용 규정

- 심사평가원 이사회의 심의·의결사항 및 회의에 관하여 다음을 준용
1) 영 제11조(이사회의 심의·의결사항) : 제5호는 제외
2) 영 제12조(이사회의 회의)
※ 공단 → 심사평가원, 이사장 → 원장

4. 시행규칙에서의 준용 규정

- 심사평가원의 결산보고서 등의 공고에 관하여는 규칙 제10조(결산보고서 등의 공고) 준용
※ 공단 → 심사평가원, 이사장 → 원장

【예상문제】

1. 건강보험심사평가원의 원장이 분사무소의 장에게 위임할 수 있는 사항은?
   ① 국민건강보험공단으로부터 부담금을 징수할 권한
   ② 요양기관의 요양급여비용에 대한 심사 권한과 이의신청에 대한 결정 권한
   ③ 진료심사평가위원회의 운영 권한
   ④ 상임이사를 임명할 권한
   ⑤ 비상임이사를 임명할 권한

[답] ②

제6장 보험료

제69조(보험료) ① 공단은 건강보험사업에 드는 비용에 충당하기 위하여 제77조에 따른 보험료의 납부의무자로부터 보험료를 징수한다.
② 제1항에 따른 보험료는 가입자의 자격을 취득한 날이 속하는 달의 다음 달부터 가입자의 자격을 잃은 날의 전날이 속하는 달까지 징수한다. 다만, 가입자의 자격을 매월 1일에 취득한 경우 또는 제5조제1항제2호가목에 따른 건강보험 적용 신청으로 가입자의 자격을 취득하는 경우에는 그 달부터 징수한다. <개정 2019.12.3.>
③ 제1항 및 제2항에 따라 보험료를 징수할 때 가입자의 자격이 변동된 경우에는 변동된 날이 속하는 달의 보험료는 변동되기 전의 자격을 기준으로 징수한다. 다만, 가입자의 자격이 매월 1일에 변동된 경우에는 변동된 자격을 기준으로 징수한다.
④ 직장가입자의 월별 보험료액은 다음 각 호에 따라 산정한 금액으로 한다. <개정 2017. 4.18.>

> 1. 보수월액보험료: 제70조에 따라 산정한 보수월액에 제73조제1항 또는 제2항에 따른 보험료율을 곱하여 얻은 금액
> 2. 소득월액보험료: 제71조에 따라 산정한 소득월액에 제73조제1항 또는 제2항에 따른 보험료율을 곱하여 얻은 금액
>
> ⑤ 지역가입자의 월별 보험료액은 세대 단위로 산정하되, 지역가입자가 속한 세대의 월별 보험료액은 제72조에 따라 산정한 보험료부과점수에 제73조제3항에 따른 보험료부과점수당 금액을 곱한 금액으로 한다.
>
> ⑥ 제4항 및 제5항에 따른 월별 보험료액은 가입자의 보험료 평균액의 일정비율에 해당하는 금액을 고려하여 대통령령으로 정하는 기준에 따라 상한 및 하한을 정한다. <신설 2017.4.18.>

[시행령] **제32조(월별 보험료액의 상한과 하한)** 법 제69조제6항에 따른 월별 보험료액의 상한 및 하한은 다음 각 호의 구분에 따른다. <개정 2024. 1. 2.>

1. 월별 보험료액의 상한은 다음 각 목과 같다
   가. 직장가입자의 보수월액보험료: 보험료가 부과되는 연도의 전전년도 직장가입자 평균 보수월액보험료(이하 이 조에서 "전전년도 평균 보수월액보험료"라 한다)의 30배에 해당하는 금액을 고려하여 보건복지부장관이 정하여 고시하는 금액
   나. 직장가입자의 소득월액보험료 및 지역가입자의 월별 보험료액: 보험료가 부과되는 연도의 전전년도 평균 보수월액보험료의 15배에 해당하는 금액을 고려하여 보건복지부장관이 정하여 고시하는 금액
2. 월별 보험료액의 하한은 다음 각 목과 같다.
   가. 직장가입자의 보수월액보험료: 보험료가 부과되는 연도의 전전년도 평균 보수월액보험료의 1천분의 50 이상 1천분의 85 미만의 범위에서 보건복지부장관이 정하여 고시하는 금액
   나. 지역가입자의 월별 보험료액: 가목에 따른 보수월액보험료의 100분의 90 이상 100분의 100 이하의 범위에서 보건복지부장관이 정하여 고시하는 금액

[전문개정 2018.3.6.] [시행일: 2024. 1. 12.] 제32조

【핵심요약】

1. 보험료

1) 보험료 징수
   (1) 목적 : 공단이 건강보험사업에 드는 비용에 충당하기 위하여
   (2) 조치 : 보험료의 납부의무자로부터 보험료를 징수(법 제77조)

2) 보험료 징수 기한

(1) 가입자의 자격을 취득한 날이 속하는 달의 다음 달부터 가입자의 자격을 잃은 날의 전날이 속하는 달

(2) 가입자의 자격을 매월 1일에 취득한 경우에는 그 달부터 징수

(3) 법 제5조제1항제2호가목에 따른 건강보험 적용 신청으로 가입자의 자격을 취득하는 경우에는 그 달부터 징수

※ 법 제5조제1항제2호가목 : 유공자 등 의료보호대상자 중 건강보험의 적용을 보험자에게 신청한 사람

(4) 보험료를 징수할 때 가입자의 자격이 변동된 경우에는 변동된 날이 속하는 달의 보험료는 변동되기 전의 자격을 기준으로 징수

(5) 가입자의 자격이 매월 1일에 변동된 경우에는 변동된 자격을 기준으로 징수

3) 월별 보험료액

(1) 직장가입자

① 보수월액보험료 : 보수월액(법 제70조)에 보험료율(법 제73조제1항 또는 제2항)을 곱하여 얻은 금액

② 소득월액보험료 : 소득월액(법 제71조)에 보험료율(법 제73조제1항 또는 제2항)을 곱하여 얻은 금액

(2) 지역가입자 : 보험료부과점수(법 제72조)에 보험료부과점수당 금액(법 제73조제3항)을 곱한 금액

※ 월별 보험료액은 세대 단위로 산정

2. 월별 보험료액의 상한과 하한

- 월별 보험료액은 가입자의 보험료 평균액의 일정비율에 해당하는 금액을 고려하여 대통령령으로 정하는 기준에 따라 상한 및 하한을 정함

1) 월별 보험료액의 상한

(1) 직장가입자의 보수월액보험료 : 보험료가 부과되는 연도의 전전년도 직장가입자 평균 보수월액보험료(전전년도 평균 보수월액보험료)의 30배에 해당하는 금액을 고려하여 보건복지부장관이 정하여 고시하는 금액

(2) 직장가입자의 소득월액보험료 및 지역가입자의 월별 보험료액 : 보험료가 부과되는 연도의 전전년도 평균 보수월액보험료의 15배에 해당하는 금액을 고려하여 보건복지부장관이 정하여 고시하는 금액

2) 월별 보험료액의 하한

(1) 직장가입자의 보수월액보험료 : 보험료가 부과되는 연도의 전전년도 평균 보수월

액보험료의 1천분의 50 이상 1천분의 85 미만의 범위에서 보건복지부장관이 정하여 고시하는 금액

(2) 지역가입자의 월별 보험료액 : (1)에 따른 보수월액보험료의 100분의 90 이상 100분의 100 이하의 범위에서 보건복지부장관이 정하여 고시하는 금액

【예상문제】

1. 다음은 보험료의 납부의무자로부터 보험료 징수에 대한 설명이다. 올바른 것은?

① 가입자의 자격을 취득한 날이 속하는 달부터 가입자의 자격을 잃은 날의 전날이 속하는 달까지 징수한다.

② 가입자의 자격을 매월 1일에 취득한 경우에도 그 다음 달부터 징수한다.

③ 직장가입자의 보수월액보험료는 보수월액에 보험료율의 100분의 50을 곱하여 얻은 금액으로 한다.

④ 직장가입자의 소득월액보험료는 소득월액에 보험료율을 곱하여 얻은 금액으로 한다.

⑤ 지역가입자의 월별 보험료액은 보험료부과점수에 보험료부과점수당 금액의 100분의 50을 곱한 금액으로 한다.

[답] ④

2. 직장가입자의 보수월액 보험료에 대한 월별 보험료액의 하한은 어떻게 되는가?

① 보험료가 부과되는 연도의 전전년도 평균 보수월액보험료의 1천분의 50 이상 1천분의 85 미만의 범위에서 보건복지부장관이 정하여 고시하는 금액

② 보험료가 부과되는 연도의 전전년도 평균 보수월액보험료의 1천분의 60 이상 1천분의 65 미만의 범위에서 보건복지부장관이 정하여 고시하는 금액

③ 보험료가 부과되는 연도의 전전년도 평균 보수월액보험료의 30배에 해당하는 금액을 고려하여 보건복지부장관이 정하여 고시하는 금액

④ 보험료가 부과되는 연도의 전전년도 평균 보수월액보험료의 15배에 해당하는 금액을 고려하여 보건복지부장관이 정하여 고시하는 금액

⑤ 보험료가 부과되는 연도의 전전년도 평균 보수월액보험료의 1천분의 80 이상 1천분의 90 미만의 범위에서 보건복지부장관이 정하여 고시하는 금액

[답] ①

제70조(보수월액) ① 제69조제4항제1호에 따른 직장가입자의 보수월액은 직장가입자가 지급받는 보수를 기준으로 하여 산정한다. <개정 2017.4.18.>

② 휴직이나 그 밖의 사유로 보수의 전부 또는 일부가 지급되지 아니하는 가입자(이하 "휴직자등"이라 한다)의 보수월액보험료는 해당 사유가 생기기 전 달의 보수월액을 기준으로 산정한다.

③ 제1항에 따른 보수는 근로자등이 근로를 제공하고 사용자·국가 또는 지방자치단체로부터 지급받는 금품(실비변상적인 성격을 갖는 금품은 제외한다)으로서 대통령령으로 정하는 것을 말한다. 이 경우 보수 관련 자료가 없거나 불명확한 경우 등 대통령령으로 정하는 사유에 해당하면 보건복지부장관이 정하여 고시하는 금액을 보수로 본다.

④ 제1항에 따른 보수월액의 산정 및 보수가 지급되지 아니하는 사용자의 보수월액의 산정 등에 필요한 사항은 대통령령으로 정한다.

[시행령] **제33조(보수에 포함되는 금품 등)** ① 법 제70조제3항 전단에서 "대통령령으로 정하는 것"이란 근로의 대가로 받은 봉급, 급료, 보수, 세비(歲費), 임금, 상여, 수당, 그밖에 이와 유사한 성질의 금품으로서 다음 각 호의 것을 제외한 것을 말한다. <개정 2015.6.30.>

1. 퇴직금
2. 현상금, 번역료 및 원고료
3. 「소득세법」에 따른 비과세근로소득. 다만, 「소득세법」 제12조제3호차목·파목 및 거목에 따라 비과세되는 소득은 제외한다.

② 법 제70조제3항 후단에서 "보수 관련 자료가 없거나 불명확한 경우 등 대통령령으로 정하는 사유"란 다음 각 호의 어느 하나에 해당하는 경우를 말한다.

1. 보수 관련 자료가 없거나 불명확한 경우
2. 「최저임금법」 제5조에 따른 최저임금액 등을 고려할 때 보수 관련 자료의 신뢰성이 없다고 공단이 인정하는 경우

③ 보수의 전부 또는 일부가 현물(現物)로 지급되는 경우에는 그 지역의 시가(時價)를 기준으로 공단이 정하는 가액(價額)을 그에 해당하는 보수로 본다.

④ 법 제70조제3항 후단에 따라 보건복지부장관이 고시하는 금액이 적용되는 기간 중에 사업장 근로자의 보수가 확인되는 경우에는 공단이 확인한 날이 속하는 달의 다음 달부터 그 고시 금액을 적용하지 아니한다.

[시행령] **제34조(직장가입자에 대한 보수월액보험료 부과의 원칙)** ① 법 제70조제1항에 따라 직장가입자에 대한 보수월액보험료는 매년 다음 각 호의 구분에 따라 산정된 보수월액을 기준으로 하여 부과하고, 다음 해에 확정되는 해당 연도의 보수 총액을 기준으로 제39조에 따라 보수월액을 다시 산정하여 정산한다. 다만, 법 제70조제3항 후단에 따라 보건복지부장관이 고시하는 금액이 적용되는 직장가입자에 대해서는 그 고시하는 금액이 적용되는 기간 동안 부과한 보수월액보험료의 정산을 생략할 수 있다.

1. 직장가입자의 자격을 취득하거나, 다른 직장가입자로 자격이 변동되거나, 지역가입자에서 직장가입자로 자격이 변동된 사람: 제37조에 따른 자격 취득 또는 변동 시의 보수월액
2. 제1호에 해당하지 아니하는 직장가입자: 전년도에 받은 보수의 총액을 기준으로 제36조에 따라 산정한 보수월액

② 제1항 각 호에 따른 보수월액의 적용기간은 다음 각 호와 같다. <개정 2013.9.26.>

1. 제1항제1호의 가입자: 자격 취득 또는 변동일이 속하는 달(매월 2일 이후에 자격이 변동된 경우에는 그 자격 변동일이 속한 달의 다음 달을 말한다)부터 다음 해 3월까지
2. 제1항제2호의 가입자: 매년 4월부터 다음 해 3월까지

[시행령] **제35조(보수월액 산정을 위한 보수 등의 통보)** ① 사용자는 법 제70조제1항에 따른 보수월액의 산정을 위하여 매년 3월 10일까지 전년도 직장가입자에게 지급한 보수의 총액(법 제70조 및 이 영 제33조에 따라 산정된 금액으로서 가입자별로 1월부터 12월까지 지급한 보수의 총액을 말한다. 이하 같다)과 직장가입자가 해당사업장 · 국가 · 지방자치단체 · 사립학교 또는 그 학교경영기관(이하 "사업장등"이라 한다)에 종사한 기간 등 보수월액 산정에 필요한 사항을 공단에 통보하여야 한다. 이 경우 법 제70조제3항 후단의 적용을 받는 직장가입자에 대해서는 통보를 생략할 수 있다. <개정 2013.9.26.>

② 사용자는 법 제70조제1항에 따른 보수월액 산정을 위하여 그 사업장이 다음 각 호의 어느 하나에 해당하면 그때까지 사용 · 임용 또는 채용한 모든 직장가입자(제3호의 경우에는 해당 직장가입자를 말한다)에게 지급한 보수의 총액 등 보수월액 산정에 필요한 사항을 공단에 통보하여야 한다.

1. 사업장이 폐업 · 도산하거나 이에 준하는 사유가 발생한 경우
2. 사립학교가 폐교된 경우
3. 일부 직장가입자가 퇴직한 경우

[시행령] **제36조(보수월액의 결정 등)** ① 공단은 제35조에 따라 통보받은 보수의 총액을 전년도 중 직장가입자가 그 사업장등에 종사한 기간의 개월수로 나눈 금액을 매년 보수월액으로 결정한다. 다만, 사용자가 그 사업장등의 해당 연도 보수의 평균 인상률 또는 인하율을 공단에 통보한 경우에는 본문에 따라 계산한 금액에 그 평균 인상률 또는 인하율을 반영하여 산정한 금액을 매년 보수월액으로 결정한다.

② 사용자는 해당 직장가입자의 보수가 인상되거나 인하되었을 때에는 공단에 보수월액의 변경을 신청할 수 있다. 다만, 상시 100명 이상의 근로자가 소속되어 있는 사업장의 사용자는 다음 각 호에 따라 공단에 그 보수월액의 변경을 신청하여야 한다. <개정 2015.12.22.>

1. 해당 월의 보수가 14일 이전에 변경된 경우: 해당 월의 15일까지
2. 해당 월의 보수가 15일 이후에 변경된 경우: 해당 월의 다음 달 15일까지

③ 공단은 사용자가 제35조에 따른 통보를 하지 아니하거나 통보 내용이 사실과 다른 경우에는 법 제94조에 따라 그 사실을 조사하여 보수월액을 산정 · 변경할 수 있으며, 제2항에 따른 보수월액의 변경신청을 받은 경우에는 보수가 인상된 달 또는 인하된 달부터 보수월액을 변경할 수 있다.

④ 직장가입자가 둘 이상의 건강보험 적용 사업장에서 보수를 받고 있는 경우에는 각 사업장에서 받

고 있는 보수를 기준으로 각각 보수월액을 결정한다.

⑤ 직장가입자의 보수월액을 제33조부터 제38조까지의 규정에 따라 산정하기 곤란하거나 보수를 확인할 수 있는 자료가 없는 경우 보수월액의 산정방법과 보수의 인상·인하 시 보수월액의 변경신청 등 필요한 사항은 재정운영위원회의 의결을 거쳐 공단의 정관으로 정한다.

[시행령] **제37조(직장가입자의 자격 취득·변동 시 보수월액의 결정)** 공단은 직장가입자의 자격을 취득하거나, 다른 직장가입자로 자격이 변동되거나, 지역가입자에서 직장가입자로 자격이 변동된 사람이 있을 때에는 다음 각 호의 구분에 따른 금액을 해당 직장가입자의 보수월액으로 결정한다.

1. 연·분기·월·주 또는 그 밖의 일정기간으로 보수가 정해지는 경우: 그 보수액을 그 기간의 총 일수로 나눈 금액의 30배에 상당하는 금액
2. 일(日)·시간·생산량 또는 도급(都給)으로 보수가 정해지는 경우: 직장가입자의 자격을 취득하거나 자격이 변동된 달의 전 1개월 동안에 그 사업장에서 해당 직장가입자와 같은 업무에 종사하고 같은 보수를 받는 사람의 보수액을 평균한 금액
3. 제1호 및 제2호에 따라 보수월액을 산정하기 곤란한 경우: 직장가입자의 자격을 취득하거나 자격이 변동된 달의 전 1개월 동안 같은 업무에 종사하고 있는 사람이 받는 보수액을 평균한 금액

[시행령] **제38조(보수가 지급되지 않는 사용자의 보수월액 결정)** ① 법 제70조제4항에 따른 보수가 지급되지 아니하는 사용자의 보수월액은 다음 각 호의 방법으로 산정한다. 이 경우 사용자는 매년 5월 31일까지[「소득세법」 제70조의2에 따라 세무서장에게 성실신고확인서를 제출한 사용자(이하 이 항에서 "성실신고사용자"라 한다)인 경우에는 6월 30일까지] 수입을 증명할 수 있는 자료를 제출하거나 수입금액을 공단에 통보하여야 하며, 산정된 보수월액은 매년 6월부터 다음 해 5월까지(성실신고사용자의 경우에는 매년 7월부터 다음 해 6월까지) 적용한다. <개정 2013. 9. 26.>

1. 해당 연도 중 해당 사업장에서 발생한 보건복지부령으로 정하는 수입으로서 객관적인 자료를 통하여 확인된 금액
2. 수입을 확인할 수 있는 객관적인 자료가 없는 경우에는 사용자의 신고금액

② 보수가 지급되지 아니하는 사용자의 보수월액을 결정하거나 변경하는 절차 등에 관하여는 제34조제1항, 제35조제2항 및 제36조를 준용한다. <신설 2013.9.26.>

③ 제1항 및 제2항에도 불구하고 다음 각 호의 어느 하나에 해당하는 경우 사용자의 보수월액은 그 각 호에서 정하는 금액으로 한다. <개정 2020. 12. 29.>

1. 제1항제1호 및 제2호에 따른 확인금액 또는 신고금액을 기준으로 산정한 보수월액이 해당 사업장에서 가장 높은 보수월액을 적용받는 근로자의 보수월액보다 낮은 경우(제2호나목에 해당하는 경우는 제외한다): 해당 사업장에서 가장 높은 보수월액을 적용받는 근로자의 보수월액
2. 다음 각 목의 어느 하나에 해당하는 경우: 해당 사업장 근로자의 보수월액을 평균한 금액
   가. 사용자가 제1항 각 호 외의 부분 후단에 따른 자료 제출과 수입금액 통보를 하지 않고, 같은 항 제1호에 따른 수입을 확인할 수 있는 객관적인 자료도 없는 경우
   나. 제1항제1호에 따른 확인금액이 0원 이하인 경우

[제목개정 2020. 12. 29.]

[시행령] **제39조(보수월액보험료의 정산 및 분할납부)** ① 공단은 원래 산정·징수한 보수월액보험료의 금액이 제34조부터 제38조까지의 규정에 따라 다시 산정한 보수월액보험료의 금액을 초과하는 경우에는 그 초과액을 사용자에게 반환하여야 하며, 부족한 경우에는 그 부족액을 사용자로부터 추가로 징수하여야 한다.

② 사용자는 직장가입자의 사용·임용·채용 관계가 끝난 경우에는 해당 직장가입자가 납부한 보수월액보험료를 다시 산정하여 근로자와 정산한 후 공단과 정산절차를 거쳐야 한다. 다만, 법 제70조제3항 후단에 따라 보건복지부장관이 고시하는 금액이 적용되는 직장가입자에 대해서는 그 고시하는 금액이 적용되는 기간에 부과한 보수월액보험료의 정산을 생략할 수 있다.

③ 사용자는 제1항에 따라 반환받은 금액 또는 추가 납부한 금액 중 직장가입자가 반환받을 금액 및 부담하여야 할 금액에 대해서는 해당 직장가입자와 정산하여야 한다.

④ 공단은 제1항에 따라 추가로 징수해야 할 금액(이하 "추가징수금액"이라 한다) 중 직장가입자가 부담하는 금액이 해당 직장가입자가 부담하는 보수월액보험료(추가징수금액을 고지하는 날이 속하는 달의 보수월액보험료를 말한다) 이상인 경우에는 다음 각 호의 구분에 따라 납부하게 할 수 있다. 다만,「재난 및 안전관리 기본법」제38조 제2항에 따른 주의 이상의 위기경보가 발령된 경우 등 보건복지부장관이 정하여 고시하는 경우에는 추가징수금액을 10회로 분할하여 납부하게 할 수 있다. <개정 2021.10.14.>

1. 제34조제1항 본문에 따라 다음 해에 확정되는 해당 연도의 보수 총액을 기준으로 한 정산(이하 "연말정산"이라 한다)에 따른 추가징수금액: 5회로 분할하여 납부. 다만, 사용자의 신청에 따라 1회에 전액 납부하거나 10회 이내의 범위에서 분할하여 납부할 수 있다.
2. 연말정산을 제외한 정산에 따른 추가징수금액: 1회에 전액 납부. 다만, 사용자의 신청에 따라 10회 이내의 범위에서 분할하여 납부할 수 있다.

⑤ 제1항부터 제4항까지에서 규정한 사항 외에 보수월액보험료의 정산 및 분할납부에 필요한 세부사항은 공단의 정관으로 정한다. <신설 2018.3.20.>

[시행령] **제40조(공무원의 전출 시의 보수월액보험료 납부)** 공무원인 직장가입자가 다른 기관으로 전출된 경우 전출된 날이 속하는 달의 보수월액보험료는 전출 전 기관의 장이 전출된 공무원에게 지급할 보수에서 이를 공제하여 납부한다. 다만, 전출한 기관의 장이 전출한 날이 속하는 달의 보수를 지급하지 아니한 경우에는 전입받은 기관의 장이 보수에서 공제하여 납부한다.

[시행규칙] **제40조(보수 총액 등의 통보)** 사용자는 영 제35조에 따라 직장가입자의 보수 총액 및 종사기간 등을 공단에 통보할 때에는 다음 각 호의 구분에 따른 서류를 공단에 제출하여야 한다.

1. 사용관계가 계속되는 경우: 별지 제26호서식의 직장가입자 보수 총액 통보서
2. 연도 중 영 제35조제2항 각 호의 어느 하나에 해당하게 된 경우: 별지 제8호서식의 직장가입자 자격상실 신고서

[시행규칙] **제41조(보수월액의 변경신청)** 사용자는 영 제36조에 따라 직장가입자의 보수월액 변경을 신청하려면 별지 제27호서식의 직장가입자 보수월액 변경신청서를 공단에 제출하여야 한다.

[시행규칙] **제42조(보수월액의 결정·변경 등의 통지)** 공단은 영 제36조부터 제40조까지의 규정에 따라 가입자의 보수월액을 결정·변경한 경우 또는 보수월액보험료의 초과액을 반환하거나 보수월액보험료의 부족액을 추가 징수하는 경우에는 지체 없이 그 사실을 문서로 사용자에게 알려야 하며, 통지를 받은 사용자는 지체 없이 직장가입자에게 알려야 한다.

[시행규칙] **제43조(보수가 지급되지 아니하는 사용자의 소득)** 영 제38조제1항제1호에서 "보건복지부령으로 정하는 수입"이란 「소득세법」 제19조에 따른 사업소득을 말한다.

【참고】 「소득세법」 제12조(비과세소득)

【핵심요약】

1. 보수월액

1) 직장가입자의 보수월액 : 직장가입자가 지급받는 보수를 기준으로 하여 산정

2) 휴직자 등(휴직이나 그 밖의 사유로 보수의 전부 또는 일부가 지급되지 아니하는 가입자)의 보수월액보험료 : 해당 사유가 생기기 전 달의 보수월액을 기준으로 산정

3) 보수의 정의

(1) 근로자 등이 근로를 제공하고 사용자·국가 또는 지방자치단체로부터 지급받는 금품(실비변상적인 성격을 갖는 금품은 제외)으로서 대통령령으로 정하는 것

(2) 이 경우 보수 관련 자료가 없거나 불명확한 경우 등 대통령령으로 정하는 사유에 해당하면 보건복지부장관이 정하여 고시하는 금액을 보수로 봄

4) 대통령령으로 정하는 사항 : 보수월액의 산정 및 보수가 지급되지 아니하는 사용자의 보수월액의 산정 등에 필요한 사항

2. 보수에 포함되는 금품 등

1) 보수에 포함되는 금품 : 근로의 대가로 받은 봉급, 급료, 보수, 세비, 임금, 상여, 수당, 그 밖에 이와 유사한 성질의 금품으로서 다음의 것을 제외한 것

(1) 퇴직금

(2) 현상금, 번역료 및 원고료

(3) 「소득세법」에 따른 비과세근로소득(「소득세법」 제12조제3호차목·파목 및 거목에 따라 비과세되는 소득 제외)

2) 보수 관련 자료가 없거나 불명확한 경우 등 대통령령으로 정하는 사유

(1) 보수 관련 자료가 없거나 불명확한 경우

(2) 최저임금액 등을 고려할 때 보수 관련 자료의 신뢰성이 없다고 공단이 인정하는 경우

3) 보수의 전부 또는 일부가 현물로 지급되는 경우 : 그 지역의 시가를 기준으로 공단

이 정하는 가액을 그에 해당하는 보수로 봄

4) 보건복지부장관이 고시하는 금액이 적용되는 기간 중에 사업장 근로자의 보수가 확인되는 경우 : 공단이 확인한 날이 속하는 달의 다음 달부터 그 고시 금액을 적용하지 아니함

3. 직장가입자에 대한 보수월액보험료 부과의 원칙

1) 직장가입자에 대한 보수월액보험료

(1) 매년 다음의 구분에 따라 산정된 보수월액을 기준으로 하여 부과하고, 다음 해에 확정되는 해당 연도의 보수 총액을 기준으로 보수월액을 다시 산정하여 정산

① 직장가입자의 자격을 취득하거나, 다른 직장가입자로 자격이 변동되거나, 지역가입자에서 직장가입자로 자격이 변동된 사람 : 자격 취득 또는 변동 시의 보수월액

② ①에 해당하지 아니하는 직장가입자 : 전년도에 받은 보수의 총액을 기준으로 산정한 보수월액

(2) 보건복지부장관이 고시하는 금액이 적용되는 직장가입자에 대해서는 그 고시하는 금액이 적용되는 기간 동안 부과한 보수월액보험료의 정산을 생략할 수 있음

2) 1)에 따른 보수월액의 적용기간

(1) 직장가입자의 자격을 취득하거나, 다른 직장가입자로 자격이 변동되거나, 지역가입자에서 직장가입자로 자격이 변동된 가입자 : 자격 취득 또는 변동일이 속하는 달(매월 2일 이후에 자격이 변동된 경우에는 그 자격 변동일이 속한 달의 다음 달)부터 다음 해 3월까지

(2) (1)에 해당하지 아니하는 직장가입자 : 매년 4월부터 다음 해 3월까지

4. 보수월액 산정을 위한 보수 등의 통보

1) 사용자는 보수월액의 산정을 위하여 매년 3월 10일까지 전년도 직장가입자에게 지급한 보수의 총액(가입자별로 1월부터 12월까지 지급한 보수의 총액)과 직장가입자가 해당 사업장 · 국가 · 지방자치단체 · 사립학교 또는 그 학교경영기관(사업장 등)에 종사한 기간 등 보수월액 산정에 필요한 사항을 공단에 통보하여야 함

2) 사용자는 보수월액 산정을 위하여 그 사업장이 다음의 어느 하나에 해당하면 그때까지 사용 · 임용 또는 채용한 모든 직장가입자에게 지급한 보수의 총액 등 보수월액 산정에 필요한 사항을 공단에 통보하여야 함

(1) 사업장이 폐업 · 도산하거나 이에 준하는 사유가 발생한 경우

(2) 사립학교가 폐교된 경우

(3) 일부 직장가입자가 퇴직한 경우

5. 보수월액의 결정 등

1) 공단은 통보받은 보수의 총액을 전년도 중 직장가입자가 그 사업장 등에 종사한 기간의 개월수로 나눈 금액을 매년 보수월액으로 결정

※ 사용자가 그 사업장 등의 해당 연도 보수의 평균 인상률 또는 인하율을 공단에 통보한 경우에는 본문에 따라 계산한 금액에 그 평균 인상률 또는 인하율을 반영하여 산정한 금액을 매년 보수월액으로 결정

2) 사용자는 해당 직장가입자의 보수가 인상되거나 인하되었을 때에는 공단에 보수월액의 변경을 신청할 수 있음

※ 다만, 상시 100명 이상의 근로자가 소속되어 있는 사업장의 사용자는 다음에 따라 공단에 그 보수월액의 변경을 신청하여야 함

(1) 해당 월의 보수가 14일 이전에 변경된 경우 : 해당 월의 15일까지

(2) 해당 월의 보수가 15일 이후에 변경된 경우 : 해당 월의 다음 달 15일까지

3) 공단은 사용자가 통보를 하지 아니하거나 통보 내용이 사실과 다른 경우에는 그 사실을 조사하여 보수월액을 산정·변경할 수 있으며, 보수월액의 변경신청을 받은 경우에는 보수가 인상된 달 또는 인하된 달부터 보수월액을 변경할 수 있음

4) 직장가입자가 둘 이상의 건강보험 적용 사업장에서 보수를 받고 있는 경우에는 각 사업장에서 받고 있는 보수를 기준으로 각각 보수월액을 결정

5) 직장가입자의 보수월액을 산정하기 곤란하거나 보수를 확인할 수 있는 자료가 없는 경우 보수월액의 산정방법과 보수의 인상·인하 시 보수월액의 변경신청 등 필요한 사항은 재정운영위원회의 의결을 거쳐 공단의 정관으로 정함

6. 직장가입자의 자격 취득·변동 시 보수월액의 결정

- 공단은 직장가입자의 자격을 취득하거나, 다른 직장가입자로 자격이 변동되거나, 지역가입자에서 직장가입자로 자격이 변동된 사람이 있을 때에는 다음의 구분에 따른 금액을 해당 직장가입자의 보수월액으로 결정

1) 연·분기·월·주 또는 그 밖의 일정기간으로 보수가 정해지는 경우 : 그 보수액을 그 기간의 총 일수로 나눈 금액의 30배에 상당하는 금액

2) 일·시간·생산량 또는 도급으로 보수가 정해지는 경우 : 직장가입자의 자격을 취득하거나 자격이 변동된 달의 전 1개월 동안에 그 사업장에서 해당 직장가입자와 같은 업무에 종사하고 같은 보수를 받는 사람의 보수액을 평균한 금액

3) 1) 및 2)에 따라 보수월액을 산정하기 곤란한 경우 : 직장가입자의 자격을 취득하거

나 자격이 변동된 달의 전 1개월 동안 같은 업무에 종사하고 있는 사람이 받는 보수액을 평균한 금액

7. 보수가 지급되지 아니하는 사용자의 보수월액 결정

1) 보수가 지급되지 아니하는 사용자의 보수월액 산정 방법

(1) 해당 연도 중 해당 사업장에서 발생한 보건복지부령으로 정하는 수입으로서 객관적인 자료를 통하여 확인된 금액

(2) 수입을 확인할 수 있는 객관적인 자료가 없는 경우에는 사용자의 신고금액

※ 사용자는 매년 5월 31일까지(성실신고사용자인 경우에는 6월 30일까지) 수입을 증명할 수 있는 자료를 제출하거나 수입금액을 공단에 통보하여야 하며, 산정된 보수월액은 매년 6월부터 다음 해 5월까지(성실신고사용자의 경우에는 매년 7월부터 다음 해 6월까지) 적용

2) 보수가 지급되지 아니하는 사용자의 보수월액을 결정하거나 변경하는 절차 등에 관한 준용

(1) 영 제34조(직장가입자에 대한 보수월액보험료 부과의 원칙)제1항

(2) 영 제35조(보수월액 산정을 위한 보수 등의 통보)제2항

(3) 영 제36조(보수월액의 결정 등)

3) 1) 및 2)에도 불구하고 확인금액 또는 신고금액이 해당 사업장에서 가장 높은 보수월액을 적용받는 근로자의 보수월액보다 낮은 경우에는 그 근로자의 보수월액을 해당 사용자의 보수월액으로 함

8. 보수월액보험료의 정산 및 분할납부

1) 반환 및 추가 징수 : 공단은 원래 산정 · 징수한 보수월액보험료의 금액이 다시 산정한 보수월액보험료의 금액을 초과하는 경우에는 그 초과액을 사용자에게 반환하여야 하며, 부족한 경우에는 그 부족액을 사용자로부터 추가로 징수하여야 함

2) 사용자의 근로자와 정산 및 공단과 정산 : 사용자는 직장가입자의 사용 · 임용 · 채용 관계가 끝난 경우에는 해당 직장가입자가 납부한 보수월액보험료를 다시 산정하여 근로자와 정산한 후 공단과 정산 절차를 거쳐야 함

※ 보건복지부장관이 고시하는 금액이 적용되는 직장가입자에 대해서는 그 고시하는 금액이 적용되는 기간에 부과한 보수월액보험료의 정산을 생략할 수 있음

3) 반환 및 추가 금액에 대한 정산 : 사용자는 반환받은 금액 또는 추가 납부한 금액 중 직장가입자가 반환받을 금액 및 부담하여야 할 금액에 대해서는 해당 직장가입자와 정산하여야 함

4) 분할 납부 : 공단은 추가징수금액 중 직장가입자가 부담하는 금액이 해당 직장가입자가 부담하는 보수월액보험료(추가징수금액을 고지하는 날이 속하는 달의 보수월액보험료를 말함) 이상인 경우에는 다음 각 호의 구분에 따라 납부하게 할 수 있음

※ 다만, 「재난 및 안전관리 기본법」 제38조제2항에 따른 주의 이상의 위기경보가 발령된 경우 등 보건복지부장관이 정하여 고시하는 경우에는 추가징수금액을 10회로 분할하여 납부하게 할 수 있음

(1) 연말정산(다음 해에 확정되는 해당 연도의 보수 총액을 기준으로 한 정산)에 따른 추가징수금액 : 5회로 분할하여 납부. 다만, 사용자의 신청에 따라 1회에 전액 납부하거나 10회 이내의 범위에서 분할하여 납부할 수 있음

(2) 연말정산을 제외한 정산에 따른 추가징수금액 : 1회에 전액 납부. 다만, 사용자의 신청에 따라 10회 이내의 범위에서 분할하여 납부할 수 있음

5) 공단의 정관으로 정하는 사항 : 1)부터 4)까지에서 규정한 사항 외에 보수월액보험료의 정산 및 분할납부에 필요한 세부 사항

9. 공무원의 전출 시의 보수월액보험료 납부

1) 공무원인 직장가입자가 다른 기관으로 전출된 경우 전출된 날이 속하는 달의 보수월액보험료 : 전출 전 기관의 장이 전출된 공무원에게 지급할 보수에서 이를 공제하여 납부

2) 전출한 기관의 장이 전출한 날이 속하는 달의 보수를 지급하지 아니한 경우 : 전입받은 기관의 장이 보수에서 공제하여 납부

10. 보수 총액 등의 통보

- 사용자는 직장가입자의 보수 총액 및 종사기간 등을 공단에 통보할 때에는 다음의 구분에 따른 서류를 공단에 제출

1) 사용관계가 계속되는 경우 : 직장가입자 보수 총액 통보서

2) 사용관계가 계속되지 않은 경우(연도 중 영 제35조제2항 각 호의 어느 하나에 해당하게 된 경우) : 직장가입자 자격상실 신고서

11. 보수월액의 변경신청

- 사용자는 직장가입자의 보수월액 변경을 신청하려면 직장가입자 보수월액 변경신청서를 공단에 제출

12. 보수월액의 결정·변경 등의 통지

- 공단은 가입자의 보수월액을 결정·변경한 경우 또는 보수월액보험료의 초과액을 반환하거나 보수월액보험료의 부족액을 추가 징수하는 경우에는 지체 없이 그 사실을

문서로 사용자에게 알려야 하며, 통지를 받은 사용자는 지체 없이 직장가입자에게 알려야 함

【예상문제】

1. 보수가 지급되지 아니하는 사용자의 보수월액 결정 방법으로 올바른 것은?
   ① 해당 연도 중 해당 사업장에서 발생한 보건복지부령으로 정하는 수입으로서 객관적인 자료를 통하여 확인된 금액
   ② 수입을 확인할 수 있는 객관적인 자료가 없는 경우에는 해당 사용자의 평균 신고금액
   ③ 사용자는 매년 6월 30일까지 수입을 증명할 수 있는 자료를 제출하거나 수입금액을 국민건강보험공단에 통보하여야 한다.
   ④ 성실신고사용자인 경우에는 7월 31일까지 수입을 증명할 수 있는 자료를 제출하거나 수입금액을 국민건강보험공단에 통보하여야 한다.
   ⑤ 산정된 보수월액은 매년 7월부터 다음 해 6월까지 적용한다.

[답] ①

2. 근로자 등의 보수월액을 결정할 때 보수로 제외되는 것은?
   ① 봉급 ② 세비 ③ 상여 ④ 현상금 ⑤ 수당

[답] ④

제71조(소득월액) ① 소득월액은 제70조에 따른 보수월액의 산정에 포함된 보수를 제외한 직장가입자의 소득(이하 "보수외소득"이라 한다)이 대통령령으로 정하는 금액을 초과하는 경우 다음의 계산식에 따라 산정한다. <개정 2017.4.18.>

(연간 보수외소득 - 대통령령으로 정하는 금액) × 1/12

② 소득월액을 산정하는 기준, 방법 등 소득월액의 산정에 필요한 사항은 대통령령으로 정한다.

[시행령] **제41조(소득월액)** ① 법 제71조제1항에 따른 소득월액(이하 "소득월액"이라 한다) 산정에 포함되는 소득은 다음 각 호와 같다. 이 경우 「소득세법」에 따른 비과세소득은 제외한다. <개정 2022. 6. 30.>

1. 이자소득: 「소득세법」 제16조에 따른 소득
2. 배당소득: 「소득세법」 제17조에 따른 소득
3. 사업소득: 「소득세법」 제19조에 따른 소득
4. 근로소득: 「소득세법」 제20조에 따른 소득.

5. 연금소득: 「소득세법」 제20조의3에 따른 소득. 다만, 같은 조 제1항제1호의 공적연금소득의 경우에는 같은 조 제2항을 적용하지 않고 해당 과세기간에 발생한 연금소득 전부를 연금소득으로 한다.
6. 기타소득: 「소득세법」 제21조에 따른 소득

② 제1항 각 호의 소득의 구체적인 산정방법은 보건복지부령으로 정한다. <신설 2020.10.7.>

③ 제1항 각 호의 소득 자료의 반영시기는 다음 각 호의 구분에 따른다. 다만, 천재지변 등 부득이한 사유가 발생한 경우에는 공단의 정관으로 정하는 바에 따라 반영시기를 조정할 수 있다. <신설 2022. 8. 31.>

1. 매년 1월부터 10월까지의 소득월액 산정 시: 소득월액보험료가 부과되는 연도의 전전년도 자료. 다만, 제1항제5호의 연금소득 자료는 소득월액보험료가 부과되는 연도의 전년도 자료로 한다.
2. 매년 11월 및 12월의 소득월액 산정 시: 소득월액보험료가 부과되는 연도의 전년도 자료제1항 각 호의 소득의 구체적인 산정방법은 보건복지부령으로 정한다. <신설 2020.10.7.>

④ 법 제71조제1항 계산식 외의 부분 및 같은 항의 계산식에서 "대통령령으로 정하는 금액"이란 각각 연간 2천만원을 말한다. <개정 2022. 8. 31.>

⑤ 소득월액은 법 제71조제1항의 계산식을 적용하여 산출한 금액을 보건복지부령으로 정하는 방법에 따라 평가하여 산정한다. <개정 2022. 8. 31.>

⑥ 제1항부터 제5항까지에서 규정한 사항 외에 소득 자료의 구체적인 종류 등 소득월액의 산정에 필요한 세부 사항은 공단의 정관으로 정한다. <신설 2022. 8. 31.>

[시행규칙] **제44조(소득 산정방법 및 평가기준)** ① 영 제41조제2항에 따라 법 제71조제1항에 따른 소득월액(이하 "소득월액"이라 한다) 산정에 포함되는 소득은 다음 각 호의 구분에 따른 금액을 합산한 금액으로 한다. 다만, 제1호 및 제2호에도 불구하고 「소득세법」 제14조제3항제6호에 따른 소득이 1천만원 이하인 경우에는 해당 이자소득과 배당소득은 합산하지 않는다. <개정 2022. 7. 1.>

1. 영 제41조제1항제1호의 이자소득: 「소득세법」 제16조 제2항에 따라 산정한 이자소득금액
2. 영 제41조제1항제2호의 배당소득: 「소득세법」 제17조 제3항에 따라 산정한 배당소득금액
3. 영 제41조제1항제3호의 사업소득: 「소득세법」 제19조제2항에 따라 산정한 사업소득금액. 다만, 「소득세법」 제64조의2제1항제2호의 세액이 적용되는 같은 법 제14조제3항제7호에 따른 분리과세 주택임대소득에 대한 사업소득금액은 같은 법 제64조의2제2항에 따라 산정한다.
4. 영 제41조제1항제4호의 근로소득: 「소득세법」 제20조제1항 각 호에 따른 소득의 금액의 합계액
5. 영 제41조제1항제5호의 연금소득: 「소득세법」 제20조의3제1항 각 호에 따른 소득의 금액의 합계액
6. 영 제41조제1항제6호의 기타소득: 「소득세법」 제21조제3항에 따라 산정한 기타소득금액

② 영 제41조제4항에 따라 소득월액은 다음 각 호의 구분에 따라 평가한 금액을 합산한 금액으로 한다. 이 경우 각 호의 구분에 따른 소득은 법 제71조제1항의 계산식을 적용하여 산출한 금액에 법 제71조제1항에 따른 연간 보수외소득에서 각 호의 구분에 따른 소득이 차지하는 비율을 곱하여 산

출한 금액으로 한다. <개정 2022. 9. 1.>

1. 영 제41조제1항제1호부터 제3호까지 및 제6호의 소득: 해당 소득 전액

2. 영 제41조제1항제4호 및 제5호의 소득: 해당 소득의 100분의 50

③ 영 별표 4 제1호가목에 따라 영 제42조제2항에 따른 소득을 평가하는 방법에 관하여는 제2항 전단을 준용한다. <개정 2020. 10. 30.> [제목개정 2020. 10. 30.]

[시행규칙] **제45조(보증금 및 월세금액의 평가방법)** 영 별표 4 제1호나목2)에서 "보건복지부령으로 정하는 기준"이란 별표 8에 따른 보증금 및 월세금액의 평가방법을 말한다.

【핵심요약】

1. 소득월액

1) 소득월액의 산정 : 소득월액은 보수월액의 산정에 포함된 보수를 제외한 직장가입자의 소득(보수외 소득)이 대통령령으로 정하는 금액을 초과하는 경우 다음의 계산식에 따라 산정[법 제71조제1항]

(연간 보수외소득 - 대통령령으로 정하는 금액) × 1/12

(1) 1)의 계산식 외의 부분 및 같은 항의 계산식에서 대통령령으로 정하는 금액 : 2천만원

(2) 소득월액은 위 계산식을 적용하여 산출한 금액을 보건복지부령으로 정하는 방법에 따라 평가하여 산정

(3) 소득 자료의 반영시기는 다음 각 호의 구분에 따름.

(다만, 천재지변 등 부득이한 사유가 발생한 경우에는 공단의 정관으로 정하는 바에 따라 반영시기를 조정할 수 있음)

① 매년 1월부터 10월까지의 소득월액 산정 시 : 소득월액보험료가 부과되는 연도의 전전년도 자료.

(다만, 연금소득 자료는 소득월액보험료가 부과되는 연도의 전년도 자료로 함)

② 매년 11월 및 12월의 소득월액 산정 시 : 소득월액보험료가 부과되는 연도의 전년도 자료

2) 대통령령으로 정하는 사항 : 소득월액을 산정하는 기준, 방법 등 소득월액의 산정에 필요한 사항

2. 소득월액 산정에 포함되는 소득

1) 이자소득(「소득세법」 제16조제2항)

2) 배당소득(「소득세법」 제17조제3항)

3) 사업소득(「소득세법」 제19조제2항)
(다만, 「소득세법」 제64조의2제1항제2호의 세액이 적용되는 같은 법 제14조제3항제7호에 따른 분리과세 주택임대소득에 대한 사업소득금액은 같은 법 제64조의2제2항에 따라 산정)
4) 근로소득(「소득세법」 제20조제1항)
5) 연금소득(「소득세법」 제20조의3제1항)
6) 기타소득(「소득세법」 제21조제3항)
※ 1)~6)의 경우 「소득세법」에 따른 비과세소득은 제외

3. 소득 평가기준

- 소득월액은 다음 각 호의 구분에 따라 평가한 금액을 합산한 금액으로 함. 이 경우 각 호의 구분에 따른 소득은 법 제71조제1항의 계산식을 적용하여 산출한 금액에 법 제71조제1항에 따른 연간 보수외소득에서 각 호의 구분에 따른 소득이 차지하는 비율을 곱하여 산출한 금액으로 함

1) 이자소득, 배당소득, 사업소득 및 기타소득 : 해당 소득 전액
2) 근로소득, 연금소득 : 해당 소득의 100분의 50

【예상문제】

1. 직장가입자의 소득월액 산정에 포함되지 않는 소득은?
① 이자소득 ② 배당소득 ③ 사업소득 ④ 비과세소득 ⑤ 연금소득

[답] ④

2. 소득월액은 보수월액의 산정에 포함된 보수를 제외한 직장가입자의 소득이 대통령령으로 정하는 금액을 초과하는 경우 별도의 계산식에 따라 산정한다. 이 때 대통령령으로 정하는 금액은?
① 연간 2,000만원 ② 연간 3,000만원 ③ 연간 3,200만원
④ 연간 3,400만원 ⑤ 연간 3,600만원

[답] ①

제72조(보험료부과점수) ① 제69조제5항에 따른 보험료부과점수는 지역가입자의 소득 및 재산을 기준으로 산정한다. 다만, 대통령령으로 정하는 지역가입자가 실제 거주를 목적으로 대통령령으로 정하는 기준 이하의 주택을 구입 또는 임차하기 위하여 「금융실명거래 및 비밀보장에 관한 법률」 제2조제1호에 따른 금융회사등(이하 "금융회사등"이라 한다)으로부터 대출을 받고 그 사실을 공단에 통보하는 경우에는 해당 대출금액을 대통령령

으로 정하는 바에 따라 평가하여 보험료부과점수 산정 시 제외한다. <개정 2019.12.3.>
② 제1항에 따라 보험료부과점수의 산정방법과 산정기준을 정할 때 법령에 따라 재산권의 행사가 제한되는 재산에 대하여는 다른 재산과 달리 정할 수 있다.
③ 지역가입자는 제1항 단서에 따라 공단에 통보할 때 「신용정보의 이용 및 보호에 관한 법률」 제2조제1호에 따른 신용정보, 「금융실명거래 및 비밀보장에 관한 법률」 제2조제2호에 따른 금융자산, 같은 조 제3호에 따른 금융거래의 내용에 대한 자료 · 정보 중 대출금액 등 대통령령으로 정하는 자료 · 정보(이하 "금융정보등"이라 한다)를 공단에 제출하여야 하며, 제1항 단서에 따른 보험료부과점수 산정을 위하여 필요한 금융정보등을 공단에 제공하는 것에 대하여 동의한다는 서면을 함께 제출하여야 한다. <개정 2022. 6. 10.>
④ 제1항 및 제2항에 따른 보험료부과점수의 산정방법 · 산정기준 등에 필요한 사항은 대통령령으로 정한다. <개정 2019. 12. 3.>

[시행령] **제42조(보험료부과점수의 산정기준)** ① 법 제72조제1항에 따른 보험료부과점수는 다음 각 호의 사항을 고려하여 산정하되, 구체적인 산정방법은 별표 4와 같다.

1. 소득
2. 재산
3. 삭제 <2018.3.6.>

② 제1항제1호에 따른 소득의 구체적인 종류 · 범위 · 산정방법 · 반영시기 및 소득 조정 등에 관하여는 제41조제1항부터 제3항까지 및 제41조의2를 준용한다. 이 경우 "소득월액"은 "보험료부과점수"로, "소득월액보험료"는 "월별 보험료액"으로, "직장가입자"는 "지역가입자"로 본다. <개정 2022. 8. 31.>

③ 제1항제2호에 따른 재산은 다음 각 호와 같다. <개정 2022. 8. 31.>

1. 「지방세법」 제105조에 따른 재산세의 과세대상이 되는 토지, 건축물, 주택, 선박 및 항공기. 다만, 종중재산(宗中財産), 마을 공동재산, 그 밖에 이에 준하는 공동의 목적으로 사용하는 건축물 및 토지는 제외한다.
2. 주택을 소유하지 아니한 지역가입자의 경우에는 임차주택에 대한 보증금 및 월세금액
3. 「지방세법 시행령」 제123조제1호에 따른 승용자동차 및 같은 조 제2호에 따른 그 밖의 승용자동차. 다만, 다음 각 목의 어느 하나에 해당하는 경우에는 제외한다.
   가. 사용연수가 9년 이상인 경우
   나. 과세표준에 「지방세법 시행령」 제4조제1항제3호에 따른 차량의 경과연수별 잔존가치율을 고려하여 보건복지부장관이 고시하는 비율을 적용하여 산정된 차량의 가액이 4천만원 미만인 경우
   다. 「국가유공자 등 예우 및 지원에 관한 법률」 제4조 · 제73조 및 제74조에 따른 국가유공자

등(법률 제11041호로 개정되기 전의 「국가유공자 등 예우 및 지원에 관한 법률」 제73조의2에 따른 국가유공자 등을 포함한다)으로서 같은 법 제6조의4에 따른 상이등급 판정을 받은 사람과 「보훈보상대상자 지원에 관한 법률」 제2조에 따른 보훈보상대상자로서 같은 법 제6조에 따른 상이등급 판정을 받은 사람이 소유한 자동차

라. 「장애인복지법」에 따라 등록한 장애인이 소유한 자동차

마. 「지방세특례제한법」 제4조에 따라 과세하지 아니하는 자동차

바. 지방세법 시행령」 제122조에 따른 영업용 자동차

④ 제1항부터 제3항까지에서 규정한 사항 외에 소득 자료의 구체적인 종류 등 보험료부과점수의 산정에 필요한 세부 사항은 공단의 정관으로 정한다. <개정 2022. 8. 31.>

[시행령] **제42조의2(주택 관련 대출금액의 보험료부과점수 제외)** ① 법 제72조제1항 단서에서 "대통령령으로 정하는 지역가입자"란 다음 각 호의 어느 하나에 해당하는 지역가입자를 말한다. <개정 2022. 12. 27., 2023. 11. 7.>

1. 보건복지부장관이 정하여 고시하는 1세대 1주택 세대에 속하는 지역가입자로서 다음 각 목의 요건을 모두 갖춘 지역가입자(이하 "1세대1주택자"라 한다)

가. 해당 세대가 소유한 주택에 거주하기 위하여 소유자(소유자와 주민등록상 동일 세대를 구성하는 배우자나 직계존비속을 포함한다)가 「금융실명거래 및 비밀보장에 관한 법률」에 따른 금융회사등(이하 "금융회사등"이라 한다)으로부터 주택을 담보로 하는 대출 등 보건복지부장관이 정하여 고시하는 대출[대출 이자율을 낮추거나 대출 기간을 연장하기 위하여 해당 주택을 담보로 새로 대출을 받아 대출일과 같은 날 종전의 대출을 상환한 경우 새로 받은 대출(이하 이 조에서 "주택담보전환대출"이라 한다)을 포함한다. 이하 이 조에서 "주택담보대출등"이라 한다]을 받을 것

나. 해당 세대가 주택에 대하여 최초로 주택담보대출등(주택담보전환대출은 제외한다)을 받은 날이 주택 소유권을 취득한 날의 전후 3개월 이내일 것

2. 보건복지부장관이 정하여 고시하는 1세대 무주택 세대에 속하는 지역가입자로서 다음 각 목의 요건을 모두 갖춘 지역가입자(이하 "1세대무주택자"라 한다)

가. 해당 세대가 임차한 주택에 거주하기 위하여 임차인(임차인과 주민등록상 동일 세대를 구성하는 배우자나 직계존비속을 포함한다)이 금융회사등으로부터 임차주택의 보증금을 담보로 하는 대출 등 보건복지부장관이 정하여 고시하는 대출[대출 이자율을 낮추거나 대출 기간을 연장하기 위하여 해당 임차주택의 보증금을 담보로 새로 대출을 받아 대출일과 같은 날 종전의 대출을 상환한 경우 새로 받은 대출(이하 이 조에서 "보증금담보전환대출"이라 한다)을 포함한다. 이하 이 조에서 "보증금담보대출등"이라 한다]을 받을 것

나. 해당 세대가 주택에 대하여 최초로 보증금담보대출등(보증금담보전환대출은 제외한다)을 받은 날이 「주택임대차보호법」 제3조의2제2항에 따른 임대차계약증서의 입주일과 전입일(외국인의 경우에는 「출입국관리법」에 따른 외국인등록표의 체류지 등록일 또는 변경신고일, 「재외동포의 출입국과 법적 지위에 관한 법률」에 따른 국내거소신고일 또는 이전신고일을 말한다) 중 빠른 날부

터 전후 3개월(임대차계약을 변경·연장 또는 갱신하면서 대출받는 경우에는 임대차계약 변경일, 연장일 또는 갱신일부터 전후 3개월을 말한다) 이내일 것

② 법 제72조제1항 단서에서 "대통령령으로 정하는 기준 이하의 주택"이란 다음 각 호의 구분에 따른 요건을 충족하는 주택을 말한다. <개정 2022. 8. 31.>

1. 1세대1주택자의 경우: 주택담보대출등을 받아 구입한 주택의 재산세 과세표준금액이 「소득세법」 제52조제5항 본문에 따른 주택 기준시가에 「지방세법 시행령」 제109조의 공정시장가액비율을 곱한 금액 이하일 것
2. 1세대무주택자의 경우: 보증금담보대출등을 받아 임차한 임차주택의 보증금 및 월세금액을 보건복지부령으로 정하는 기준에 따라 평가한 금액이 「소득세법」 제52조제5항 본문에 따른 주택 기준시가의 30퍼센트 이하인 주택일 것

③ 법 제72조제1항 단서에 따라 대출금액을 평가한 금액은 다음 각 호의 구분에 따른 금액으로 한다. 이 경우 주택담보전환대출 금액이나 보증금담보전환대출 금액이 종전의 대출금액보다 큰 경우에는 그 차액을 제외한 대출금액을 기준으로 평가한다. <개정 2022. 8. 31., 2022. 12. 27.>

1. 1세대1주택자의 경우: 주택담보대출등 금액의 합산액(상환한 금액은 제외한다)에 「지방세법 시행령」 제109조의 공정시장가액비율을 곱한 금액. 이 경우 그 금액이 해당 주택의 재산세 과세표준금액보다 큰 경우에는 재산세 과세표준금액으로 하며, 그 금액이 5천만원을 넘는 경우에는 5천만원으로 한다.
2. 1세대무주택자의 경우: 보증금담보대출등 금액의 합산액(상환한 금액은 제외한다)의 30퍼센트. 이 경우 그 금액이 보증금의 30퍼센트에 해당하는 금액보다 큰 경우에는 보증금의 30퍼센트로 한다.

④ 법 제72조제3항에서 "대출금액 등 대통령령으로 정하는 자료·정보"란 다음 각 호의 자료·정보를 말한다.

1. 주택담보대출등 또는 보증금담보대출등을 받은 사람의 성명과 주민등록번호
2. 주택담보대출등 또는 보증금담보대출등의 종류, 기간, 금액, 담보 등 현황에 관한 정보
3. 그 밖에 보험료부과점수 산정에 필요한 자료·정보로서 보건복지부장관이 정하여 고시하는 자료·정보

⑤ 제1항부터 제4항까지에서 규정한 사항 외에 법 제72조제1항 단서에 따른 대출금액 평가에 필요한 세부 사항은 보건복지부장관이 정하여 고시한다.

[본조신설 2022. 6. 30.][종전 제42조의2는 제42조의3으로 이동 <2022. 6. 30.>]

[시행령] **제43조(지역가입자의 세대 분리)** 공단은 지역가입자가 다음 각 호의 어느 하나의 사람에 해당하는 경우에는 그 가입자를 해당 세대에서 분리하여 별도 세대로 구성할 수 있다. <개정 2020.10.7.>

1. 해당 세대와 가계단위 및 생계를 달리하여 공단에 세대 분리를 신청한 사람
2. 별표 2 제3호라목에 따른 희귀난치성질환자등으로서 본인부담액을 경감받는 사람
3. 「병역법」 제21조 또는 제26조에 따라 소집되어 상근예비역 또는 사회복무요원으로 복무하는 사람
4. 「대체역의 편입 및 복무 등에 관한 법률」 제17조에 따라 소집되어 대체복무요원으로 복무하는 사람

【핵심요약】

1. 보험료부과점수

1) 산정 기준 : 보험료부과점수는 지역가입자의 소득 및 재산을 기준으로 산정
(다만, 지역가입자가 실제 거주를 목적으로 대통령령으로 정하는 기준이하의 주택을 구입 또는 임차하기 위하여 금융회사 등으로부터 대출을 받고 그 사실을 공단에 통보하는 경우에는 해당 대출금액을 평가하여 보험료부과점수 산정 시 제외)

2) 다른 재산과 달리 정할 수 있는 경우 : 보험료부과점수의 산정방법과 산정기준을 정할 때 법령에 따라 재산권의 행사가 제한되는 재산에 대하여는 다른 재산과 달리 정할 수 있음

3) 대통령령으로 정하는 사항 : 보험료부과점수의 산정방법·산정기준 등에 필요한 사항

2. 보험료부과점수의 산정기준

1) 보험료부과점수는 다음 사항을 고려하여 산정
(1) 소득
(2) 재산
※ 영 [별표 4] 보험료부과점수의 산정방법 참조

2) 소득의 구체적인 종류 및 범위 : 제41조제1항부터 제3항까지 및 제41조의2를 준용 (이자소득, 배당소득, 사업소득, 근로소득, 연금소득, 기타소득)

3) 재산
(1) 재산세의 과세대상이 되는 토지, 건축물, 주택, 선박 및 항공기(다만, 종중재산, 마을 공동재산, 그 밖에 이에 준하는 공동의 목적으로 사용하는 건축물 및 토지 제외)
(2) 주택을 소유하지 아니한 지역가입자의 경우에는 임차주택에 대한 보증금 및 월세 금액
(3) 승용자동차 및 그 밖의 승용자동차(다음의 자동차 제외)
① 사용연수가 9년 이상인 경우
② 과세표준에 차량의 경과연수별 잔존가치율을 고려하여 보건복지부장관이 고시하는 비율을 적용하여 산정된 차량의 가액이 4천만원 미만인 경우
③ 국가유공자 등으로서 상이등급 판정을 받은 사람과 보훈보상대상자로서 상이등급 판정을 받은 사람이 소유한 자동차
④ 장애인이 소유한 자동차
⑤ 과세하지 아니하는 자동차

⑥ 영업용 자동차

4) 공단의 정관으로 정하는 사항 : 보험료부과점수의 산정에 포함되는 영 제42조제1항 각 호의 사항에 관한 자료의 반영 시기 등 보험료부과점수의 산정에 필요한 세부 사항

3. 지역가입자의 세대 분리

- 공공단은 지역가입자가 다음 각 호의 어느 하나의 사람에 해당하는 경우에는 그 가입자를 해당 세대에서 분리하여 별도 세대로 구성할 수 있음

1) 해당 세대와 가계단위 및 생계를 달리하여 공단에 세대 분리를 신청한 사람

2) 희귀난치성질환자등으로서 본인부담액을 경감받는 사람(영 별표 2 제3호라목)

3) 「병역법」에 따라 소집되어 상근예비역 또는 사회복무요원으로 복무하는 사람

4) 「대체역의 편입 및 복무 등에 관한 법률」에 따라 소집되어 대체복무요원으로 복무하는 사람

【예상문제】

1\. 지역가입자의 보험료부과점수를 산정할 때 고려되는 재산은?

① 종중재산 ② 재산세의 과세대상이 되는 항공기

③ 장애인이 소유한 자동차 ④ 과세하지 아니하는 자동차

⑤ 영업용 자동차

[답] ②

제72조의2(보험료부과제도개선위원회) ① 보험료부과와 관련된 제도 개선을 위하여 보건복지부장관 소속으로 관계 중앙행정기관 소속 공무원 및 민간전문가로 구성된 보험료부과제도개선위원회(이하 “제도개선위원회”라 한다)를 둔다.

② 제도개선위원회는 다음 각 호의 사항을 심의한다.

1\. 가입자의 소득 파악 실태에 관한 조사 및 연구에 관한 사항

2\. 가입자의 소득 파악 및 소득에 대한 보험료 부과 강화를 위한 개선 방안에 관한 사항

3\. 그 밖에 보험료부과와 관련된 제도 개선 사항으로서 위원장이 회의에 부치는 사항

③ 보건복지부장관은 제1항에 따른 제도개선위원회 운영 결과를 국회에 보고하여야 한다.

④ 제도개선위원회의 구성·운영 등에 관하여 필요한 사항은 대통령령으로 정한다.

[본조신설 2017.4.18.]

[시행령] **제42조의3(보험료부과제도개선위원회의 구성 등)** ① 법 제72조의2에 따른 보험료부과제도개선위원회(이하 “제도개선위원회”라 한다)는 성별을 고려하여 위원장 1명과 부위원장 1명을 포함하

여 19명 이내의 위원으로 구성한다.

② 제도개선위원회 위원장은 보건복지부차관이 되고, 부위원장은 위원 중에서 위원장이 지명하는 사람이 된다.

③ 제도개선위원회 위원장은 제도개선위원회를 대표하며, 그 업무를 총괄한다.

④ 제도개선위원회 부위원장은 위원장을 보좌하며, 위원장이 부득이한 사유로 직무를 수행할 수 없을 때에는 그 직무를 대행한다.

⑤ 제도개선위원회 위원은 다음 각 호의 구분에 따라 보건복지부장관이 임명 또는 위촉한다.

1. 기획재정부, 보건복지부, 고용노동부, 국토교통부, 국무조정실, 인사혁신처, 금융위원회 및 국세청 소속의 3급 공무원 또는 고위공무원단에 속하는 일반직공무원 중에서 그 소속 기관의 장이 1명씩 지명하는 사람
2. 보험료 부과체계, 조세, 주택, 금융 또는 연금제도 등에 관한 학식과 경험이 풍부한 사람 9명 이내
3. 공단의 이사장이 추천하는 사람 1명

⑥ 제도개선위원회 위원(제5항제1호에 따른 위원은 제외한다)의 임기는 2년으로 하며, 두 차례만 연임할 수 있다.

⑦ 제도개선위원회 위원(제5항제1호에 따른 위원은 제외한다)의 사임 등으로 새로 위촉된 제도개선위원회 위원의 임기는 전임위원 임기의 남은 기간으로 한다.

[본조신설 2018.3.6.] [제42조의2에서 이동, 종전 제42조의3은 제42조의4로 이동<2022. 6. 30.>]

[시행령] **제42조의4(제도개선위원회 위원의 해임 및 해촉)** 보건복지부장관은 제도개선위원회 위원이 다음 각 호의 어느 하나에 해당하는 경우에는 해당 위원을 해임하거나 해촉할 수 있다.

1. 의심신장애로 인하여 직무를 수행할 수 없게 된 경우
2. 직무와 관련된 비위사실이 있는 경우
3. 직무태만, 품위손상이나 그 밖의 사유로 인하여 위원으로 적합하지 아니하다고 인정되는 경우
4. 위원 스스로 직무를 수행하는 것이 곤란하다고 의사를 밝히는 경우

[본조신설 2018.3.6.] [제42조의3에서 이동, 종전 제42조의4는 제42조의5로 이동<2022.6. 30.>]

[시행령] **제42조의5(제도개선위원회의 회의)** ① 제도개선위원회 위원장은 제도개선위원회의 회의를 소집하고, 그 의장이 된다.

② 제도개선위원회의 회의는 재적위원 3분의 1 이상이 요구할 때 또는 위원장이 필요하다고 인정할 때에 소집한다.

③ 제도개선위원회의 회의는 재적위원 과반수의 출석으로 개의(開議)하고 출석위원 과반수의 찬성으로 의결한다.

④ 제도개선위원회의 효율적인 심의를 위하여 필요한 경우에는 전문위원회를 구성·운영할 수 있다.

⑤ 제1항부터 제4항까지에서 규정한 사항 외에 제도개선위원회와 전문위원회의 구성·운영 등에 필요한 사항은 제도개선위원회의 의결을 거쳐 위원장이 정한다. [본조신설 2018.3.6.]

[시행령] **제42조의6(간사)** ① 제도개선위원회 위원장은 제도개선위원회의 회의를 소집하고, 그 의장이

된다.

② 간사는 보건복지부 소속 3급 또는 4급 공무원 중에서 보건복지부장관이 임명한다.

[본조신설 2018.3.6.] [제42조의4에서 이동, 종전 제42조의5는 제42조의6으로 이동<2022.6.30.>]

【핵심요약】

1. 보험료부과제도개선위원회

1) 설치 : 보험료부과와 관련된 제도 개선을 위하여 보건복지부장관 소속으로 관계 중앙행정기관 소속 공무원 및 민간전문가로 구성된 보험료부과제도개선위원회를 둠

2) 심의 사항

(1) 가입자의 소득 파악 실태에 관한 조사 및 연구에 관한 사항

(2) 가입자의 소득 파악 및 소득에 대한 보험료 부과 강화를 위한 개선 방안에 관한 사항

(3) 그 밖에 보험료부과와 관련된 제도 개선 사항으로서 위원장이 회의에 부치는 사항

3) 국회 보고 : 보건복지부장관은 제도개선위원회 운영 결과를 국회에 보고하여야 함

4) 대통령령으로 정하는 사항 : 제도개선위원회의 구성·운영 등에 관하여 필요한 사항

2. 보험료부과제도개선위원회 구성 등

1) 구성

(1) 위원장 1명과 부위원장 1명을 포함하여 19명 이내의 위원

(2) 위원장과 부위원장

① 위원장 : 보건복지부차관(제도개선위원회를 대표하며, 그 업무를 총괄)

② 부위원장 : 위원 중에서 위원장이 지명하는 사람(위원장을 보좌하며, 위원장이 부득이한 사유로 직무를 수행할 수 없을 때에는 그 직무를 대행)

2) 위원의 임명 또는 위촉 : 위원은 다음의 구분에 따라 보건복지부장관이 임명 또는 위촉

(1) 기획재정부, 보건복지부, 고용노동부, 국토교통부, 국무조정실, 인사혁신처, 금융위원회 및 국세청 소속의 3급 공무원 또는 고위공무원단에 속하는 일반직공무원 중에서 그 소속 기관의 장이 1명씩 지명하는 사람

(2) 보험료 부과체계, 조세, 주택, 금융 또는 연금제도 등에 관한 학식과 경험이 풍부한 사람 9명 이내

(3) 공단의 이사장이 추천하는 사람 1명

3) 위원의 임기

(1) 2년(공무원인 위원 제외), 두 차례만 연임 가능

(2) 위원(공무원인 위원 제외)의 사임 등으로 새로 위촉된 제도개선위원회 위원의 임기는 전임위원 임기의 남은 기간

3. 보험료부과제도개선위원회 위원의 해임 및 해촉

- 보건복지부장관은 제도개선위원회 위원이 다음의 어느 하나에 해당하는 경우에는 해당 위원을 해임하거나 해촉할 수 있음

1) 심신장애로 인하여 직무를 수행할 수 없게 된 경우

2) 직무와 관련된 비위사실이 있는 경우

3) 직무태만, 품위손상이나 그 밖의 사유로 인하여 위원으로 적합하지 아니하다고 인정되는 경우

4) 위원 스스로 직무를 수행하는 것이 곤란하다고 의사를 밝히는 경우

4. 보험료부과제도개선위원회의 회의

1) 회의 소집 및 의장

(1) 위원장은 제도개선위원회의 회의를 소집하고, 그 의장이 됨

(2) 위원회의 회의는 재적위원 3분의 1 이상이 요구할 때 또는 위원장이 필요하다고 인정할 때에 소집

2) 개의 및 의결 : 위원회의 회의는 재적위원 과반수의 출석으로 개의하고 출석위원 과반수의 찬성으로 의결

3) 전문위원회 : 위원회의 효율적인 심의를 위하여 필요한 경우에는 전문위원회를 구성·운영할 수 있음

4) 보험료부과제도개선위원회의 의결을 거쳐 위원장이 정하는 사항 : 제도개선위원회와 전문위원회의 구성·운영 등에 필요한 사항

5. 간사

1) 제도개선위원회의 사무를 처리하기 위하여 제도개선위원회에 간사 1명을 둠

2) 간사는 보건복지부 소속 3급 또는 4급 공무원 중에서 보건복지부장관이 임명

【예상문제】

1. 보험료부과제도개선위원회의 소속은?

① 질병관리청장 ② 보건복지부장관 ③ 국민건강보험공단이사장
④ 건강보험심사평가원장 ⑤ 대통령

[답] ②

2. 보험료부과제도개선위원회의 심의사항에 해당하는 것은?

① 건강보험정책의 기본목표 및 추진방향 ② 요양급여비용에 관한 사항
③ 요양급여의 적정성 평가 ④ 고액 · 상습체납자에 대한 공개 여부
⑤ 가입자의 소득 파악 실태에 관한 조사 및 연구에 관한 사항

[답] ⑤

제72조의3(보험료 부과제도에 대한 적정성 평가) ① 보건복지부장관은 제5조에 따른 피부양자 인정기준(이하 이 조에서 "인정기준"이라 한다)과 제69조부터 제72조까지의 규정에 따른 보험료, 보수월액, 소득월액 및 보험료부과점수의 산정 기준 및 방법 등(이하 이 조에서 "산정기준"이라 한다)에 대하여 적정성을 평가하고, 이 법 시행일로부터 4년이 경과한 때 이를 조정하여야 한다.

② 보건복지부장관은 제1항에 따른 적정성 평가를 하는 경우에는 다음 각 호를 종합적으로 고려하여야 한다.

1. 제72조의2제2항제2호에 따라 제도개선위원회가 심의한 가입자의 소득 파악 현황 및 개선방안
2. 공단의 소득 관련 자료 보유 현황
3. 「소득세법」 제4조에 따른 종합소득(종합과세되는 종합소득과 분리과세되는 종합소득을 포함한다) 과세 현황
4. 직장가입자에게 부과되는 보험료와 지역가입자에게 부과되는 보험료 간 형평성
5. 제1항에 따른 인정기준 및 산정기준의 조정으로 인한 보험료 변동
6. 그 밖에 적정성 평가 대상이 될 수 있는 사항으로서 보건복지부장관이 정하는 사항

③ 제1항에 따른 적정성 평가의 절차, 방법 및 그 밖에 적정성 평가를 위하여 필요한 사항은 대통령령으로 정한다.

[본조신설 2017.4.18.]

[시행령] **제42조의7(보험료 부과제도에 대한 적정성 평가)** ① 보건복지부장관은 법 제72조의3제1항에 따른 적정성 평가(이하 "적정성 평가"라 한다)를 위한 조사 및 연구를 실시할 수 있다.

② 보건복지부장관은 제1항에 따라 실시하는 조사 및 연구를 보험료 부과제도에 관한 전문성을 갖춘 연구기관, 대학, 비영리법인 또는 단체 등에 의뢰하여 실시할 수 있다.

③ 보건복지부장관은 관계 중앙행정기관, 지방자치단체 및 「공공기관의 운영에 관한 법률」에 따른 공공기관 등에 대하여 적정성 평가에 관한 의견 또는 자료의 제출을 요청할 수 있다.

④ 보건복지부장관은 제1항에 따른 적정성 평가를 실시한 경우 그 결과를 제도개선위원회에 알려야 한다. [본조신설 2018.3.6.] [제42조의6에서 이동 <2022. 6. 30.>]

【핵심요약】

보험료 부과제도에 대한 적정성 평가

1) 평가권자 : 보건복지부장관
2) 적정성 평가 대상
   (1) 피부양자 인정기준(법 제5조)
   (2) 보험료, 보수월액, 소득월액 및 보험료부과점수의 산정 기준 및 방법 등(법 제69조~제72조)
3) 조정 주기 : 이 법 시행일(2018.9.28.)로부터 4년이 경과한 때 이를 조정하여야 함
4) 적정성 평가를 하는 경우 종합적으로 고려하여야 할 사항
   (1) 제도개선위원회가 심의한 가입자의 소득 파악 현황 및 개선방안(법 제72조의2제2항제2호)
   (2) 공단의 소득 관련 자료 보유 현황
   (3) 「소득세법」 제4조에 따른 종합소득(종합과세되는 종합소득과 분리과세되는 종합소득 포함) 과세 현황
   (4) 직장가입자에게 부과되는 보험료와 지역가입자에게 부과되는 보험료 간 형평성
   (5) 피부양자의 인정기준 및 산정기준의 조정으로 인한 보험료 변동
   (6) 그 밖에 적정성 평가 대상이 될 수 있는 사항으로서 보건복지부장관이 정하는 사항
5) 대통령령으로 정하는 사항
   - 적정성 평가의 절차, 방법 및 그 밖에 적정성 평가를 위하여 필요한 사항
6) 적정성 평가를 위한 조사 및 연구
   (1) 보건복지부장관은 적정성 평가를 위한 조사 및 연구를 실시할 수 있음
   (2) 보건복지부장관은 적성성 평가를 위한 조사 및 연구를 보험료 부과제도에 관한 전문성을 갖춘 연구기관, 대학, 비영리법인 또는 단체 등에 의뢰하여 실시할 수 있음
7) 적정성 평가에 관한 의견 또는 자료의 제출 요청 : 보건복지부장관은 관계 중앙행정기관, 지방자치단체 및 공공기관 등에 대하여 적정성 평가에 관한 의견 또는 자료의 제출을 요청할 수 있음
8) 결과 통보 : 보건복지부장관은 제1항에 따른 적정성 평가를 실시한 경우 그 결과를 제도개선위원회에 알려야 함

【예상문제】

1. 보건복지부장관이 실시하는 보험료 부과제도에 대한 적정성 평가 대상이 아닌 것은?

① 건강보험가입자 선정기준 ② 보험료부과점수 ③ 보험료 산정기준
④ 보수월액 산정기준 ⑤ 소득월액 산정기준

[답] ①

2. 보험료 부과제도에 대한 적정성 평가를 하는 경우 종합적으로 고려하여야 할 사항이 아닌 것은?

① 제도개선위원회가 심의한 가입자의 소득 파악 현황 및 개선방안
② 공단의 소득 관련 자료 보유 현황
③「소득세법」제4조에 따른 종합소득 과세 현황
④ 직장가입자에게 부과되는 보험료와 지역가입자에게 부과되는 보험료 간 형평성
⑤ 지역 간 부가되는 보험료의 편차

[답] ⑤

제73조(보험료율 등) ① 직장가입자의 보험료율은 1천분의 80의 범위에서 심의위원회의 의결을 거쳐 대통령령으로 정한다.
② 국외에서 업무에 종사하고 있는 직장가입자에 대한 보험료율은 제1항에 따라 정해진 보험료율의 100분의 50으로 한다.
③ 지역가입자의 보험료부과점수당 금액은 심의위원회의 의결을 거쳐 대통령령으로 정한다.

[시행령] **제44조(보험료율 및 보험료부과점수당 금액)** ① 법 제73조제1항에 따른 직장가입자의 보험료율은 1만분의 709로 한다. <개정 2022. 12. 27.>
② 법 제73조제3항에 따른 지역가입자의 보험료부과점수당 금액은 208.4원으로 한다. <개정 2022. 12. 27.>

【핵심요약】

1. 보험료율 등
1) 직장가입자의 보험료율 : 1천분의 80의 범위에서 심의위원회의 의결을 거쳐 대통령령으로 정함
2) 국외에서 업무에 종사하고 있는 직장가입자에 대한 보험료율 : 1)에 따라 정해진 보험료율의 100분의 50
3) 대통령령으로 정하는 사항 : 지역가입자의 보험료부과점수당 금액은 심의위원회의 의결을 거쳐 대통령령으로 정함

2. 보험료율 및 보험료부과점수당 금액

1) 직장가입자의 보험료율 : 1만분의 709
2) 지역가입자의 보험료부과점수당 금액 : 208.4원

【예상문제】

1. 대통령령으로 정한 직장가입자의 보험료율과 지역가입자의 보험료부과점수당 금액을 순서대로 적은 것은?
   ① 1만분의 1000, 212.5원
   ② 1만분의 765, 197.9원
   ③ 1만분의 709, 208.4원
   ④ 1만분의 522, 192.6원
   ⑤ 1만분의 511, 190.1원

[답] ③

제74조(보험료의 면제) ① 공단은 직장가입자가 제54조제2호부터 제4호까지의 어느 하나에 해당하는 경우(같은 조 제2호에 해당하는 경우에는 1개월 이상의 기간으로서 대통령령으로 정하는 기간 이상 국외에 체류하는 경우에 한정한다. 이하 이 조에서 같다) 그 가입자의 보험료를 면제한다. 다만, 제54조제2호에 해당하는 직장가입자의 경우에는 국내에 거주하는 피부양자가 없을 때에만 보험료를 면제한다. <개정 2020.4.7>

② 지역가입자가 제54조제2호부터 제4호까지의 어느 하나에 해당하면 그 가입자가 속한 세대의 보험료를 산정할 때 그 가입자의 제72조에 따른 보험료부과점수를 제외한다.

③ 제1항에 따른 보험료의 면제나 제2항에 따라 보험료의 산정에서 제외되는 보험료부과점수에 대하여는 제54조제2호부터 제4호까지의 어느 하나에 해당하는 급여정지 사유가 생긴 날이 속하는 달의 다음 달부터 사유가 없어진 날이 속하는 달까지 적용한다. 다만, 다음 각 호의 어느 하나에 해당하는 경우에는 그 달의 보험료를 면제하지 아니하거나 보험료의 산정에서 보험료부과점수를 제외하지 아니한다. <개정 2020.4.7.>

1. 급여정지 사유가 매월 1일에 없어진 경우
2. 제54조제2호에 해당하는 가입자 또는 그 피부양자가 국내에 입국하여 입국일이 속하는 달에 보험급여를 받고 그 달에 출국하는 경우

[시행령] **제44조의2(보험료가 면제되는 국외 체류기간)** 법 제74조 제1항 본문에서 "대통령령으로 정하는 기간"이란 3개월을 말한다. 다만, 업무에 종사하기 위해 국외에 체류하는 경우라고 공단이 인정하는 경우에는 1개월을 말한다. <개정 2021.10.14.>

[본조신설 2020. 7. 7.]

【핵심요약】

보험료의 면제

1) 보험료 면제 대상 : 직장가입자가 법 제54조제2호부터 제4호까지의 어느 하나에 해당한 경우

(1) 국외에 체류하는 경우 (1개월 이상의 기간으로서 대통령령으로 정하는 기간 이상 국외에 체류하는 경우에 한정)

(2) 법 제6조제2항제2호에 해당하게 된 경우 : 현역병, 전환복무된 사람 및 군간부후보생

(3) 교도소, 그 밖에 이에 준하는 시설에 수용되어 있는 경우

※ (1)에 해당하는 직장가입자의 경우에는 국내에 거주하는 피부양자가 없을 때에만 보험료 면제

2) 보험료부과점수 제외 : 지역가입자가 법 제54조제2호~제4호의 어느 하나에 해당하면 그 가입자가 속한 세대의 보험료를 산정할 때 그 가입자의 보험료부과점수를 제외

3) 적용 시기

(1) 1)에 따른 보험료의 면제나 2)에 따라 보험료의 산정에서 제외되는 보험료부과점수에 대하여는 법 제54조제2호~제4호의 어느 하나에 해당하는 급여정지 사유가 생긴 날이 속하는 달의 다음 달부터 사유가 없어진 날이 속하는 달까지 적용

(2) 다음의 어느 하나에 해당하는 경우에는 그 달의 보험료를 면제하지 아니하거나 보험료의 산정에서 보험료부과점수를 제외하지 아니함

① 급여정지 사유가 매월 1일에 없어진 경우

② 제54조제2호에 해당하는 가입자 또는 그 피부양자가 국내에 입국하여 입국일이 속하는 달에 보험급여를 받고 그 달에 출국하는 경우

【예상문제】

1. 직장가입자로서 국내에 거주하는 피부양자가 없을 때에만 보험료 면제 대상이 되는 경우는?

① 현역병인 경우 ② 전환복무된 사람인 경우 ③ 군간부후보생인 경우

④ 교도소에 수용되어 있는 경우 ⑤ 국외에 체류하는 경우

[답] ⑤

제75조(보험료의 경감 등) ① 다음 각 호의 어느 하나에 해당하는 가입자 중 보건복지부령으로 정하는 가입자에 대하여는 그 가입자 또는 그 가입자가 속한 세대의 보험료의 일부를 경감할 수 있다.

1. 섬 · 벽지(僻地) · 농어촌 등 대통령령으로 정하는 지역에 거주하는 사람
2. 65세 이상인 사람
3. 「장애인복지법」에 따라 등록한 장애인
4. 「국가유공자 등 예우 및 지원에 관한 법률」 제4조제1항제4호, 제6호, 제12호, 제15호 및 제17호에 따른 국가유공자
5. 휴직자
6. 그 밖에 생활이 어렵거나 천재지변 등의 사유로 보험료를 경감할 필요가 있다고 보건복지부장관이 정하여 고시하는 사람

② 제77조에 따른 보험료 납부의무자가 다음 각 호의 어느 하나에 해당하는 경우에는 대통령령으로 정하는 바에 따라 보험료를 감액하는 등 재산상의 이익을 제공할 수 있다. <개정 2023. 5. 19.>

1. 제81조의6제1항에 따라 보험료의 납입 고지 또는 독촉을 전자문서로 받는 경우
2. 보험료를 계좌 또는 신용카드 자동이체의 방법으로 내는 경우

③ 제1항에 따른 보험료 경감의 방법 · 절차 등에 필요한 사항은 보건복지부장관이 정하여 고시한다. <개정 2013.5.22.>

[제목개정 2013.5.22.]

[시행령] **제45조(보험료 경감 대상지역)** 법 제75조제1항제1호에서 "섬 · 벽지(僻地) · 농어촌 등 대통령령으로 정하는 지역"이란 다음 각 호의 어느 하나에 해당하는 지역을 말한다. <개정 2015.6.30.>

1. 요양기관까지의 거리가 멀거나 대중교통으로 이동하는 시간이 오래 걸리는 지역으로서 보건복지부장관이 정하여 고시하는 섬 · 벽지 지역
2. 다음 각 목의 어느 하나에 해당하는 농어촌지역
   가. 군 및 도농복합 형태 시의 읍 · 면 지역
   나. 「지방자치법」 제2조제1항제2호에 따른 시와 군의 지역 중 동(洞) 지역으로서 「국토의 계획 및 이용에 관한 법률」 제36조제1항제1호에 따라 지정된 주거지역 · 상업지역 및 공업지역을 제외한 지역
   다. 「농어촌주민의 보건복지 증진을 위한 특별법」 제33조에 해당하는 지역
3. 요양기관의 이용이 제한되는 근무지의 특성을 고려하여 보건복지부장관이 인정하는 지역

[시행령] **제45조의2(계좌이체자 등에 대한 보험료 감액 등)** 공단은 법 제75조제2항에 따라 전자문서로 납입 고지를 받거나 계좌 또는 신용카드 자동이체의 방법으로 보험료를 내는 납부의무자에 대해서는 그에 따라 절감되는 우편요금 등 행정비용의 범위에서 공단의 정관으로 정하는 바에 따라 보험료를 감액하거나 감액하는 금액에 상당하는 금품을 제공할 수 있다. <개정 2019.10.22.>

[제47조에서 이동 <2013.9.26.>]

[시행규칙] **제46조(보험료 경감 대상자)** 법 제75조제1항 각 호 외의 부분에서 “보건복지부령으로 정하는 가입자”란 다음 각 호의 어느 하나에 해당하는 사람을 말한다. <개정 2015.6.30.>

1. 영 제45조제1호에 해당하는 지역에 거주하는 가입자
2. 영 제45조제2호에 해당하는 지역에 거주하는 지역가입자로서 다음 각 목의 어느 하나에 해당하는 사람. 다만, 영 제45조제2호나목 및 다목에 해당하는 지역의 경우 라목에 해당하는 사람은 제외한다.
   가. 「농어업 · 농어촌 및 식품산업 기본법」 제3조제2호에 따른 농어업인
   나. 「수산업법」 제2조제12호에 따른 어업인
   다. 「광업법」 제3조제2호에 따른 광업에 종사하는 사람
   라. 「소득세법」 제19조에 따른 사업소득이 연간 500만원 이하인 사람
3. 영 제45조제3호에 해당하는 지역에 거주하는 직장가입자로서 보건복지부장관이정하여 고시하는 사람
4. 법 제75조제1항제2호부터 제4호까지에 해당하는 지역가입자
5. 법 제75조제1항제5호에 해당하는 직장가입자 중 휴직기간이 1개월 이상인 사람
6. 법 제75조제1항제6호에 해당하는 가입자

【참고】 「지방자치법」

제2조(지방자치단체의 종류) ① 지방자치단체는 다음의 두 가지 종류로 구분한다. <개정 2011.5.30.>

1. 특별시, 광역시, 특별자치시, 도, 특별자치도
2. 시, 군, 구

「국토의 계획 및 이용에 관한 법률」

제36조(용도지역의 지정) ① 국토교통부장관, 시 · 도지사 또는 대도시 시장은 다음 각 호의 어느 하나에 해당하는 용도지역의 지정 또는 변경을 도시 · 군관리계획으로 결정한다. <개정 2013.3.23.>

1. 도시지역: 다음 각 목의 어느 하나로 구분하여 지정한다.
   가. 주거지역: 거주의 안녕과 건전한 생활환경의 보호를 위하여 필요한 지역
   나. 상업지역: 상업이나 그 밖의 업무의 편익을 증진하기 위하여 필요한 지역
   다. 공업지역: 공업의 편익을 증진하기 위하여 필요한 지역
   라. 녹지지역: 자연환경 · 농지 및 산림의 보호, 보건위생, 보안과 도시의 무질서한 확산을 방지하기 위하여 녹지의 보전이 필요한 지역

「농어촌주민의 보건복지 증진을 위한 특별법」

제33조(준농어촌에 대한 특례) 농어촌 외의 지역으로서 다음 각 호의 어느 하나에 해당하는 지역은 농어촌으로 보아 그 지역에 거주하는 주민에게는 대통령령으로 정하는 바에 따라 필요한 지원을 할 수 있다. 다만, 제2호의2 및 제3호 단서의 특별관리지역에 대한 지원은 제27조에 따른 보험료의 지원에 한정한다.<개정 2016.2.3.>

1. 「농지법」 제28조에 따라 지정된 농업진흥지역

2. 「개발제한구역의 지정 및 관리에 관한 특별조치법」 제3조에 따라 지정된 개발제한구역
2의2. 「공공주택 특별법」 제6조의2제1항에 따른 특별관리지역
3. 「개발제한구역의 지정 및 관리에 관한 특별조치법」 제3조에 따라 개발제한구역에서 해제된 지역으로서 대통령령으로 정하는 지역. 다만, 그 지역 주변에 있는 농경지가 개발제한구역 또는 「공공주택 특별법」 제6조의2제1항에 따른 특별관리지역으로 남아 있는 지역만 해당한다.

[전문개정 2015.1.28.]

【핵심요약】

1. 보험료의 경감 등

1) 다음의 어느 하나에 해당하는 가입자 중 보건복지부령으로 정하는 가입자에 대하여는 그 가입자 또는 그 가입자가 속한 세대의 보험료의 일부를 경감할 수 있음
(1) 섬 · 벽지 · 농어촌 등 대통령령으로 정하는 지역에 거주하는 사람
(2) 65세 이상인 사람
(3) 장애인
(4) 국가유공자
(5) 휴직자
(6) 그 밖에 생활이 어렵거나 천재지변 등의 사유로 보험료를 경감할 필요가 있다고 보건복지부장관이 정하여 고시하는 사람

2) 보험료 납부의무자가 다음 각 호의 어느 하나에 해당하는 경우에는 대통령령으로 정하는 바에 따라 보험료를 감액하는 등 재산상의 이익을 제공할 수 있음
(1) 보험료의 납입 고지 또는 독촉을 전자문서로 받는 경우
(2) 보험료를 계좌 또는 신용카드 자동이체의 방법으로 내는 경우

3) 보건복지부장관이 정하여 고시하는 사항 : 보험료 경감의 방법 · 절차 등에 필요한 사항

2. 보험료 경감 대상지역

1) 요양기관까지의 거리가 멀거나 대중교통으로 이동하는 시간이 오래 걸리는 지역으로서 보건복지부장관이 정하여 고시하는 섬 · 벽지 지역

2) 다음의 어느 하나에 해당하는 농어촌지역
(1) 군 및 도농복합 형태 시의 읍 · 면 지역
(2) 「지방자치법」 제2조제1항제2호에 따른 시와 군의 지역 중 동 지역으로서 「국토의 계획 및 이용에 관한 법률」 제36조제1항제1호에 따라 지정된 주거지역 · 상업지역 및 공업지역을 제외한 지역

(3)「농어촌주민의 보건복지증진을 위한 특별법」 제33조에 해당하는 지역

3) 요양기관의 이용이 제한되는 근무지의 특성을 고려하여 보건복지부장관이 인정하는 지역

3. 계좌이체자 등에 대한 보험료 감액 등

1) 대상 : 전자문서로 납입 고지를 받거나 계좌 또는 신용카드 자동이체의 방법으로 보험료를 내는 납부의무자

2) 보험료 감액 : 절감되는 우편요금 등 행정비용의 범위에서 공단의 정관으로 정하는 바에 따라 보험료를 감액하거나 감액하는 금액에 상당하는 금품을 제공 가능

4. 보험료 경감 대상자

- 보건복지부령으로 정하는 가입자

1) 요양기관까지의 거리가 멀거나 대중교통으로 이동하는 시간이 오래 걸리는 지역으로서 보건복지부장관이 정하여 고시하는 섬·벽지 지역에 거주하는 가입자(영 제45조제1호)

2) 농어촌지역(영 제45조제2호에 해당하는 지역)에 거주하는 지역가입자로서 다음의 어느 하나에 해당하는 사람

(1) 농어업인

(2) 어업인

(3) 광업에 종사하는 사람

(4) 사업소득이 연간 500만원 이하인 사람

3) 요양기관의 이용이 제한되는 근무지의 특성을 고려하여 보건복지부장관이 인정하는 지역(영 제45조제3호에 해당하는 지역)에 거주하는 직장가입자로서 보건복지부장관이 정하여 고시하는 사람

4) 법 제75조제1항제2호~제4호에 해당하는 지역가입자

(1) 65세 이상인 사람

(2) 장애인

(3) 국가유공자

5) 휴직자(법 제75조제1항제5호)에 해당하는 직장가입자 중 휴직기간이 1개월 이상인 사람

6) 그 밖에 생활이 어렵거나 천재지변 등의 사유로 보험료를 경감할 필요가 있다고 보건복지부장관이 정하여 고시하는 사람(법 제75조제1항제6호)에 해당하는 가입자

【예상문제】

1. 국민건강보험 가입자 또는 그 가입자가 속한 세대의 보험료의 일부를 경감할 수 있는 사람이 아닌 경우는?
   ① 60세 이상인 사람 ② 장애인 ③ 국가유공자
   ④ 휴직자 ⑤ 섬 · 벽지 · 농어촌 등 대통령령으로 정하는 지역에 거주하는 사람

[답] ①

2. 다음 중 보험료를 감액하는 등 재산상의 이익을 제공하는 대상은?
   ① 보험료의 납입 고지 또는 독촉을 전자문서로 받는 경우
   ② 섬 · 벽지 · 농어촌 등 대통령령으로 정하는 지역에 거주하는 사람인 경우
   ③ 65세 이상인 사람인 경우 ④ 장애인인 경우 ⑤ 휴직자인 경우

[답] ①

제76조(보험료의 부담) ① 직장가입자의 보수월액보험료는 직장가입자와 다음 각 호의 구분에 따른 자가 각각 보험료액의 100분의 50씩 부담한다. 다만, 직장가입자가 교직원으로서 사립학교에 근무하는 교원이면 보험료액은 그 직장가입자가 100분의 50을, 제3조제2호다목에 해당하는 사용자가 100분의 30을, 국가가 100분의 20을 각각 부담한다. <개정 2014.1.1.>

1. 직장가입자가 근로자인 경우에는 제3조제2호가목에 해당하는 사업주
2. 직장가입자가 공무원인 경우에는 그 공무원이 소속되어 있는 국가 또는 지방자치단체
3. 직장가입자가 교직원(사립학교에 근무하는 교원은 제외한다)인 경우에는 제3조제2호다목에 해당하는 사용자

② 직장가입자의 소득월액보험료는 직장가입자가 부담한다.

③ 지역가입자의 보험료는 그 가입자가 속한 세대의 지역가입자 전원이 연대하여 부담한다.

④ 직장가입자가 교직원인 경우 제3조제2호다목에 해당하는 사용자가 부담액 전부를 부담할 수 없으면 그 부족액을 학교에 속하는 회계에서 부담하게 할 수 있다. <신설 2014.1.1.>

【핵심요약】

보험료의 부담

1) 직장가입자의 보수월액보험료
   (1) 직장가입자와 다음의 구분에 따른 자가 각각 보험료액의 100분의 50씩 부담

① 직장가입자가 근로자인 경우에는 근로자가 소속되어 있는 사업장의 사업주(법 제3조제2호가목)

② 직장가입자가 공무원인 경우에는 그 공무원이 소속되어 있는 국가 또는 지방자치단체

③ 직장가입자가 교직원(사립학교에 근무하는 교원 제외)인 경우에는 교직원이 소속되어 있는 사립학교를 설립 · 운영하는 사용자(법 제3조제2호다목)

※ 교직원이 소속되어 있는 사립학교를 설립 · 운영하는 사용자가 그 부담액 전부를 부담할 수 없으면 그 부족액을 학교에 속하는 회계에서 부담하게 할 수 있음

(2) 직장가입자가 교직원으로서 사립학교에 근무하는 교원인 경우 보험료액

- 직장가입자가 100분의 50을, 교직원이 소속되어 있는 사립학교를 설립 · 운영하는 사용자(법 제3조제2호다목)가 100분의 30을, 국가가 100분의 20을 각각 부담

2) 직장가입자의 소득월액보험료 : 직장가입자가 부담

3) 지역가입자의 보험료 : 가입자가 속한 세대의 지역가입자 전원이 연대하여 부담

【예상문제】

1. 다음은 교직원의 보험료 부담을 설명한 것이다. ( ) 안에 순서대로 올바른 것은?

> 직장가입자가 교직원으로서 사립학교에 근무하는 교원이면 그 직장가입자가 ( )를(을), 사용자가 ( )를(을), 국가가 ( )를(을) 각각 부담한다.

① 100분의 50, 100분의 25, 100분의 25
② 100분의 60, 100분의 20, 100분의 20
③ 100분의 40, 100분의 30, 100분의 30
④ 100분의 50, 100분의 30, 100분의 20
⑤ 100분의 55, 100분의 25, 100분의 20

[답] ④

2. 직장가입자의 소득월액보험료는 부담은 누가하는가?

① 사용자
② 직장가입자
③ 직장가입자와 사업주가 100분의 50씩
④ 직장가입자가 100분의 50, 사용자가 100분의 30, 국가가 100분의 20
⑤ 직장가입자에게 소득월액보험료는 부과대상이 아니다.

[답] ②

제77조(보험료 납부의무) ① 직장가입자의 보험료는 다음 각 호의 구분에 따라 그 각 호에서 정한 자가 납부한다.

1. 보수월액보험료: 사용자. 이 경우 사업장의 사용자가 2명 이상인 때에는 그 사업장의 사용자는 해당 직장가입자의 보험료를 연대하여 납부한다.
2. 소득월액보험료: 직장가입자

② 지역가입자의 보험료는 그 가입자가 속한 세대의 지역가입자 전원이 연대하여 납부한다. 다만, 소득 및 재산이 없는 미성년자와 소득 및 재산 등을 고려하여 대통령령으로 정하는 기준에 해당하는 미성년자는 납부의무를 부담하지 아니한다. <개정 2017.4.18.>

③ 사용자는 보수월액보험료 중 직장가입자가 부담하여야 하는 그 달의 보험료액을 그 보수에서 공제하여 납부하여야 한다. 이 경우 직장가입자에게 공제액을 알려야 한다.

[시행령] **제46조(지역가입자의 보험료 연대납부의무 면제 대상 미성년자)** 법 제77조제2항 단서에서 "대통령령으로 정하는 기준에 해당하는 미성년자"란 다음 각 호의 어느 하나에 해당하는 미성년자를 말한다. 다만, 제41조제1항제2호의 배당소득 또는 같은 항 제3호의 사업소득으로서 「소득세법」 제168조제1항에 따른 사업자등록을 한 사업에서 발생하는 소득이 있는 미성년자는 제외한다. <개정 2018.12.24.>

1. 다음 각 목의 요건을 모두 갖춘 미성년자
   가. 제42조제1항제1호에 따른 소득의 합이 연간 100만원 이하일 것
   나. 제42조제1항제2호에 따른 재산 중 같은 조 제3항제1호 및 제3호에 해당하는 재산이 없을 것
2. 부모가 모두 사망한 미성년자로서 제1호가목의 요건을 갖춘 미성년자

【핵심요약】

1. 보험료 납부의무

1) 직장가입자의 보험료 : 다음의 구분에 따라 정한 자가 납부
   (1) 보수월액보험료 : 사용자. 이 경우 사업장의 사용자가 2명 이상인 때에는 그 사업장의 사용자는 해당 직장가입자의 보험료를 연대하여 납부
   (2) 소득월액보험료 : 직장가입자

2) 지역가입자의 보험료 : 그 가입자가 속한 세대의 지역가입자 전원이 연대하여 납부
   ※ 다만, 소득 및 재산이 없는 미성년자와 소득 및 재산 등을 고려하여 대통령령으로 정하는 기준에 해당하는 미성년자는 납부의무를 부담하지 아니함

3) 사용자의 공제 납부 : 사용자는 보수월액보험료 중 직장가입자가 부담하여야 하는 그 달의 보험료액을 그 보수에서 공제하여 납부
   ※ 이 경우 직장가입자에게 공제액을 알려야 함

2. 지역가입자의 보험료 연대납부의무 면제 대상 미성년자

- 대통령령으로 정하는 기준에 해당하는 미성년자
  1) 다음의 요건을 모두 갖춘 미성년자
     (1) 영 제42조제1항제1호에 따른 소득의 합이 연간 100만원 이하일 것
       ※ 소득 : 이자소득, 배당소득, 사업소득, 근로소득, 연금소득, 기타소득
     (2) 영 제42조제1항제2호에 따른 재산 중 같은 조 제3항제1호 및 제3호에 해당하는 재산이 없을 것
       ※ 재산 : 재산세의 과세대상이 되는 토지, 건축물, 주택, 선박 및 항공기, 승용자동차 및 그 밖의 승용자동차
  2) 부모가 모두 사망한 미성년자로서 1)의 (1)의 요건을 갖춘 미성년자
  ※ 다만, 제41조제1항제2호의 배당소득 또는 같은 항 제3호의 사업소득으로서 「소득세법」 제168조제1항에 따른 사업자등록을 한 사업에서 발생하는 소득이 있는 미성년자는 제외함

【예상문제】

1. 직장가입자의 보수월액보험료와 소득월액보험료의 납부의무자를 순서대로 적은 것은?
   ① 사용자, 사용자 ② 직장가입자, 직장가입자 ③ 사용자, 직장가입자
   ④ 직장가입자, 사용자 ⑤ 국가, 직장가입자

[답] ③

제77조의2(제2차 납부의무) ① 법인의 재산으로 그 법인이 납부하여야 하는 보험료, 연체금 및 체납처분비를 충당하여도 부족한 경우에는 해당 법인에게 보험료의 납부의무가 부과된 날 현재의 무한책임사원 또는 과점주주(「국세기본법」 제39조 각 호의 어느 하나에 해당하는 자를 말한다)가 그 부족한 금액에 대하여 제2차 납부의무를 진다. 다만, 과점주주의 경우에는 그 부족한 금액을 그 법인의 발행주식 총수(의결권이 없는 주식은 제외한다) 또는 출자총액으로 나눈 금액에 해당 과점주주가 실질적으로 권리를 행사하는 주식 수(의결권이 없는 주식은 제외한다) 또는 출자액을 곱하여 산출한 금액을 한도로 한다.

② 사업이 양도·양수된 경우에 양도일 이전에 양도인에게 납부의무가 부과된 보험료, 연체금 및 체납처분비를 양도인의 재산으로 충당하여도 부족한 경우에는 사업의 양수인이 그 부족한 금액에 대하여 양수한 재산의 가액을 한도로 제2차 납부의무를 진다. 이 경우 양수인의 범위 및 양수한 재산의 가액은 대통령령으로 정한다.

[본조신설 2016.2.3.]

[시행령] **제46조의2(사업의 양도·양수에 따른 제2차 납부의무)** ① 법 제77조의2제2항 후단에 따라 제2차 납부의무를 지는 사업의 양수인은 사업장별로 그 사업에 관한 모든 권리(미수금에 관한 것은 제외한다)와 모든 의무(미지급금에 관한 것은 제외한다)를 포괄적으로 승계한 자로 한다.

② 법 제77조의2제2항 후단에 따라 제2차 납부의무의 한도가 되는 사업양수 재산의 가액은 다음 각 호의 금액으로 한다. 다만, 제2호에 따른 금액은 제1호에 따른 금액이 없거나 불분명한 경우에 한정하여 적용한다.

1. 양수인이 양도인에게 지급하였거나 지급하여야 할 금액이 있는 경우에는 그 금액
2. 양수한 자산 및 부채를 공단이 「상속세 및 증여세법」 제60조부터 제66조까지의 규정을 준용하여 평가한 후 그 자산총액에서 부채총액을 뺀 가액

③ 제2항에도 불구하고 다음 각 호의 어느 하나에 해당하는 경우에 사업양수 재산의 가액은 같은 항 제1호의 방법에 따라 산정한 금액과 제2호의 방법에 따라 산정한 금액 중 큰 금액으로 한다.

1. 제2항제1호에 따른 금액과 「상속세 및 증여세법」 제60조에 따른 시가의 차액이 3억원 이상인 경우
2. 제2항제1호에 따른 금액과 「상속세 및 증여세법」 제60조에 따른 시가의 차액이 그 시가의 100분의 30에 상당하는 금액 이상인 경우

[본조신설 2016.8.2.] [종전 제46조의2는 제46조의3으로 이동 <2016.8.2.>]

【핵심요약】

1. 법인의 재산이 부족한 경우 제2차 납부의무

1) 사유 : 법인의 재산으로 그 법인이 납부하여야 하는 보험료, 연체금 및 체납처분비를 충당하여도 부족한 경우

2) 제2차 납부의무자 : 해당 법인에게 보험료의 납부의무가 부과된 날 현재의 무한책임사원 또는 과점주주가 그 부족한 금액에 대하여 제2차 납부의무를 짐

3) 과점주주의 경우 제2차 납부의무 한도 : 그 부족한 금액을 그 법인의 발행주식 총수(의결권이 없는 주식 제외) 또는 출자총액으로 나눈 금액에 해당 과점주주가 실질적으로 권리를 행사하는 주식 수(의결권이 없는 주식 제외) 또는 출자액을 곱하여 산출한 금액

2. 사업의 양도·양수에 따른 제2차 납부의무

1) 사유 : 사업이 양도·양수된 경우에 양도일 이전에 양도인에게 납부의무가 부과된 보험료, 연체금 및 체납처분비를 양도인의 재산으로 충당하여도 부족한 경우

2) 제2차 납부의무자

(1) 사업의 양수인이 그 부족한 금액에 대하여 양수한 재산의 가액을 한도로 제2차 납부의무를 짐

(2) 대통령령으로 정하는 사항 : 양수인의 범위 및 양수한 재산의 가액

3) 제2차 납부의무를 지는 사업의 양수인 : 사업장별로 그 사업에 관한 모든 권리(미수금에 관한 것은 제외)와 모든 의무(미지급금에 관한 것은 제외)를 포괄적으로 승계한 자
4) 제2차 납부의무의 한도가 되는 사업양수 재산의 가액
(1) 양수인이 양도인에게 지급하였거나 지급하여야 할 금액이 있는 경우에는 그 금액
(2) 양수한 자산 및 부채를 공단이 「상속세 및 증여세법」 제60조부터 제66조까지의 규정을 준용하여 평가한 후 그 자산총액에서 부채총액을 뺀 가액
※ (2)에 따른 금액은 (1)에 따른 금액이 없거나 불분명한 경우에 한정하여 적용
5) 사업양수 재산의 가액 산정 예외 사항 : 4)에도 불구하고 다음의 어느 하나에 해당하는 경우에 사업양수 재산의 가액은 (1)의 방법에 따라 산정한 금액과 (2)의 방법에 따라 산정한 금액 중 큰 금액으로 함
(1) 4)의 (1)에 따른 금액과 「상속세 및 증여세법」 제60조에 따른 시가의 차액이 3억원 이상인 경우
(2) 4)의 (1)에 따른 금액과 「상속세 및 증여세법」 제60조에 따른 시가의 차액이 그 시가의 100분의 30에 상당하는 금액 이상인 경우

【예상문제】

1. 법인의 재산으로 그 법인이 납부하여야 하는 보험료, 연체금 및 체납처분비를 충당하여도 부족한 경우 제2차 납부의무를 진 사람은?

① 무한책임사원 또는 과점주주 ② 유한책임사원 ③ 대표이사
④ 재직 중인 임직원 ⑤ 주주 연대책임

[답] ①

제78조(보험료의 납부기한) ① 제77조제1항 및 제2항에 따라 보험료 납부 의무가 있는 자는 가입자에 대한 그 달의 보험료를 그 다음 달 10일까지 납부하여야 한다. 다만, 직장가입자의 소득월액보험료 및 지역가입자의 보험료는 보건복지부령으로 정하는 바에 따라 분기별로 납부할 수 있다. <개정 2013.5.22.>

② 공단은 제1항에도 불구하고 납입 고지의 송달 지연 등 보건복지부령으로 정하는 사유가 있는 경우 납부의무자의 신청에 따라 제1항에 따른 납부기한부터 1개월의 범위에서 납부기한을 연장할 수 있다. 이 경우 납부기한 연장을 신청하는 방법, 절차 등에 필요한 사항은 보건복지부령으로 정한다. <신설 2013.5.22.>

[시행규칙] **제47조(보험료의 분기별 납부)** ① 법 제78조제1항 단서에 따라 보험료(직장가입자의 경우에

는 소득월액보험료를 말한다. 이하 이 조에서 같다)를 분기별로 납부하려는 직장가입자 및 지역가입자는 분기가 시작되는 달의 전달 말일까지 별지 제28호서식의 건강보험료 분기납부 신청서를 공단에 제출하여야 한다. <개정 2013.9.30.>

② 법 제78조제1항 단서에 따라 분기별로 납부하는 보험료의 납부기한은 해당 분기가 끝나는 달의 다음 달 10일로 한다. <개정 2013.9.30.>

③ 공단은 분기별로 납부하는 보험료의 납부의무자가 제2항에 따른 납부기한까지 보험료를 내지 아니하면 공단의 정관으로 정하는 절차에 따라 납부 의사를 확인한 후 분기별 납부를 제한할 수 있다.

[시행규칙] **제48조(보험료등의 납입고지 기한)** 공단은 법 제79조에 따라 보험료와 그 밖에 법에 따른 징수금(이하 "보험료등"이라 한다)의 납입고지를 할 때에는 납부의무자에게 보험료등의 납부기한 10일 전까지 납입고지서를 발급하여야 한다.

[시행규칙] **제48조의2(납부기한의 연장)** ① 법 제78조제2항 전단에서 "납입 고지의 송달 지연 등 보건복지부령으로 정하는 사유가 있는 경우"란 다음 각 호의 어느 하나에 해당하는 경우를 말한다.

1. 납부의무자의 책임 없는 사유로 납입고지서가 납부기한이 지나서 송달된 경우
2. 자동 계좌이체의 방법으로 보험료를 내는 경우로서 정보통신망의 장애 등 납부의무자의 책임 없는 사유로 납부기한까지 이체되지 아니한 경우
3. 그 밖에 보건복지부장관이 인정하는 부득이한 사유가 있는 경우

② 제1항 각 호의 사유로 납부기한의 연장을 신청하려는 사람은 해당 보험료의 납부기한으로부터 1개월 이내에 별지 제28호의2서식의 보험료 납부기한 연장신청서를 공단에 제출하여야 한다.

③ 공단은 제2항에 따른 납부기한 연장 신청을 받으면 그 연장 여부를 결정하여 지체 없이 납부의무자에게 문서 등으로 통지하여야 한다.

[본조신설 2013.9.30.]

【핵심요약】

1. 보험료의 납부기한

1) 보험료 납부의무가 있는 자

(1) 가입자에 대한 그 달의 보험료를 그 다음 달 10일까지 납부할 것

(2) 직장가입자의 소득월액보험료 및 지역가입자의 보험료는 보건복지부령으로 정하는 바에 따라 분기별로 납부할 수 있음

2) 납부기한 연장

(1) 사유 : 납입 고지의 송달 지연 등 보건복지부령으로 정하는 사유가 있는 경우

① 납부의무자의 책임 없는 사유로 납입고지서가 납부기한이 지나서 송달된 경우

② 자동 계좌이체의 방법으로 보험료를 내는 경우로서 정보통신망의 장애 등 납부의무자의 책임 없는 사유로 납부기한까지 이체되지 아니한 경우

③ 그 밖에 보건복지부장관이 인정하는 부득이한 사유가 있는 경우

(2) 조치 : 납부의무자의 신청에 따라 납부기한부터 1개월의 범위에서 납부기한 연장 가능

(3) 보건복지부령으로 정하는 사항 : 납부기한 연장을 신청하는 방법, 절차 등에 필요한 사항

2. 보험료의 분기별 납부

1) 건강보험료 분기납부 신청서 제출

(1) 대상 : 보험료(직장가입자의 경우에는 소득월액보험료)를 분기별로 납부하려는 직장가입자 및 지역가입자

(2) 제출 기한 : 분기가 시작되는 달의 전달 말일까지 건강보험료 분기납부 신청서를 공단에 제출

2) 분기별로 납부하는 보험료의 납부기한 : 해당 분기가 끝나는 달의 다음 달 10일

3) 분기별 납부 제한 : 공단은 분기별로 납부하는 보험료의 납부의무자가 납부기한까지 보험료를 내지 아니하면 공단의 정관으로 정하는 절차에 따라 납부 의사를 확인한 후 분기별 납부를 제한할 수 있음

3. 납부기한의 연장

1) 납부기한 연장신청서 제출 : 납부기한의 연장을 신청하려는 사람은 해당 보험료의 납부기한으로부터 1개월 이내에 납부기한 연장신청서를 공단에 제출

2) 공단은 납부기한 연장 신청을 받으면 그 연장 여부를 결정하여 지체 없이 납부의무자에게 문서 등으로 통지

【예상문제】

1. 보험료 납부의무가 있는 자는 가입자에 대한 그 달의 보험료를 언제까지 납부하여야 하는가?

① 그 달 25일까지 ② 그 달 30일까지 ③ 다음 달 10일까지
④ 다음 달 15일까지 ⑤ 다음 달 30일까지

[답] ③

제78조의2(가산금) ① 사업장의 사용자가 대통령령으로 정하는 사유에 해당되어 직장가입자가 될 수 없는 자를 제8조제2항 또는 제9조제2항을 위반하여 거짓으로 보험자에게 직장가입자로 신고한 경우 공단은 제1호의 금액에서 제2호의 금액을 뺀 금액의 100분의 10에 상당하는 가산금을 그 사용자에게 부과하여 징수한다.

1. 사용자가 직장가입자로 신고한 사람이 직장가입자로 처리된 기간 동안 그 가입자가

제69조제5항에 따라 부담하여야 하는 보험료의 총액
2. 제1호의 기간 동안 공단이 해당 가입자에 대하여 제69조제4항에 따라 산정하여 부과한 보험료의 총액

② 제1항에도 불구하고, 공단은 가산금이 소액이거나 그 밖에 가산금을 징수하는 것이 적절하지 아니하다고 인정되는 등 대통령령으로 정하는 경우에는 징수하지 아니할 수 있다. [본조신설 2016.3.22.]

[시행령] **제46조의3(가산금)** ① 법 제78조의2제1항 각 호 외의 부분에서 "대통령령으로 정하는 사유"란 다음 각 호의 어느 하나에 해당하는 경우를 말한다.
1. 근로자, 공무원 또는 교직원이 아닌 경우
2. 법 제6조제2항 각 호의 어느 하나에 해당하는 경우

② 법 제78조의2제2항에서 "가산금이 소액이거나 그 밖에 가산금을 징수하는 것이 적절하지 아니하다고 인정되는 등 대통령령으로 정하는 경우"란 다음 각 호의 어느 하나에 해당하는 경우를 말한다.
1. 가산금(법 제78조의2제1항에 따른 가산금을 말한다. 이하 같다)이 3천원 미만인 경우
2. 가산금을 징수하는 것이 적절하지 아니하다고 공단이 인정하는 부득이한 사유가 있는 경우

[본조신설 2016.9.22.] [종전 제46조의3은 제46조의4로 이동 <2016.9.22.>]

【핵심요약】

가산금

1) 사유 : 사업장의 사용자가 대통령령으로 정하는 사유에 해당되어 직장가입자가 될 수 없는 자를 거짓으로 보험자에게 직장가입자로 신고한 경우
   (1) 근로자, 공무원 또는 교직원이 아닌 경우
   (2) 다음의 어느 하나에 해당하는 경우(법 제6조제2항)
      ① 고용 기간이 1개월 미만인 일용근로자
      ② 현역병(지원에 의하지 아니하고 임용된 하사 포함), 전환복무된 사람 및 군간부후보생
      ③ 선거에 당선되어 취임하는 공무원으로서 매월 보수 또는 보수에 준하는 급료를 받지 아니하는 사람
      ④ 그 밖에 사업장의 특성, 고용 형태 및 사업의 종류 등을 고려하여 대통령령으로 정하는 사업장의 근로자 및 사용자와 공무원 및 교직원
2) 부과 징수권자 : 공단
3) 부과 징수대상 : 사용자
4) 가산금 금액 : (1)의 금액에서 (2)의 금액을 뺀 금액의 100분의 10에 상당하는 가산금

(1) 사용자가 직장가입자로 신고한 사람이 직장가입자로 처리된 기간 동안 그 가입자가 제69조제5항(지역가입자의 보험료)에 따라 부담하여야 하는 보험료의 총액

(2) (1)의 기간 동안 공단이 해당 가입자에 대하여 제69조제4항(직장가입자의 보험료)에 따라 산정하여 부과한 보험료의 총액

5) 공단이 가산금을 징수하지 아니할 수 있는 경우

- 가산금이 소액이거나 그 밖에 가산금을 징수하는 것이 적절하지 아니하다고 인정되는 등 대통령령으로 정하는 경우

(1) 가산금이 3천원 미만인 경우

(2) 가산금을 징수하는 것이 적절하지 아니하다고 공단이 인정하는 부득이한 사유가 있는 경우

【예상문제】

1. 사업장의 사용자가 직장가입자가 될 수 없는 자를 거짓으로 보험자에게 직장가입자로 신고한 경우 국민건강보험공단이 그 사용자에게 원래 내야할 금액의 차액에 어느 정도 부과하여 가산금을 적용하는가?

① 100분의 3 ② 100분의 5 ③ 100분의 6 ④ 100분의 10 ⑤ 100분의 12

[답] ④

제79조(보험료등의 납입 고지) ① 공단은 보험료등을 징수하려면 그 금액을 결정하여 납부의무자에게 다음 각 호의 사항을 적은 문서로 납입 고지를 하여야 한다.

1. 징수하려는 보험료등의 종류
2. 납부해야 하는 금액
3. 납부기한 및 장소

② 삭제 <2023. 5. 19.> ③ 삭제 <2023. 5. 19.>.

④ 직장가입자의 사용자가 2명 이상인 경우 또는 지역가입자의 세대가 2명 이상으로 구성된 경우 그 중 1명에게 한 고지는 해당 사업장의 다른 사용자 또는 세대 구성원인 다른 지역가입자 모두에게 효력이 있는 것으로 본다.

⑤ 휴직자등의 보험료는 휴직 등의 사유가 끝날 때까지 보건복지부령으로 정하는 바에 따라 납입 고지를 유예할 수 있다.

⑥ 공단은 제77조의2에 따른 제2차 납부의무자에게 납입의 고지를 한 경우에는 해당 법인인 사용자 및 사업 양도인에게 그 사실을 통지하여야 한다. <개정 2016.2.3.>

[시행규칙] **제48조(보험료등의 납입고지 기한)** 공단은 법 제79조에 따라 보험료와 그 밖에 법에 따른 징수금(이하 "보험료등"이라 한다)의 납입고지를 할 때에는 납부의무자에게 보험료등의 납부기한 10일 전까지 납입고지서를 발급하여야 한다.

[시행규칙] **제48조의2(납부기한의 연장)** ① 법 제78조제2항 전단에서 "납입 고지의 송달 지연 등 보건복지부령으로 정하는 사유가 있는 경우"란 다음 각 호의 어느 하나에 해당하는 경우를 말한다.

1. 납부의무자의 책임 없는 사유로 납입고지서가 납부기한이 지나서 송달된 경우
2. 자동 계좌이체의 방법으로 보험료를 내는 경우로서 정보통신망의 장애 등 납부의무자의 책임 없는 사유로 납부기한까지 이체되지 아니한 경우
3. 그 밖에 보건복지부장관이 인정하는 부득이한 사유가 있는 경우

② 제1항 각 호의 사유로 납부기한의 연장을 신청하려는 사람은 해당 보험료의 납부기한으로부터 1개월 이내에 별지 제28호의2서식의 보험료 납부기한 연장신청서를 공단에 제출하여야 한다.

③ 공단은 제2항에 따른 납부기한 연장 신청을 받으면 그 연장 여부를 결정하여 지체 없이 납부의무자에게 문서 등으로 통지하여야 한다. [본조신설 2013. 9. 30.]

[시행규칙] **제50조(보수월액보험료 납입고지 유예와 그 해지 신청 등)** ① 사용자는 법 제79조제5항에 따라 휴직이나 그 밖의 사유로 보수의 전부 또는 일부가 지급되지 아니하는 직장가입자(이하 "휴직자등"이라 한다)의 보수월액보험료에 대한 납입고지를 유예받으려면 휴직 등의 사유가 발생한 날부터 14일 이내에 별지 제30호서식의 휴직자등 직장가입자 보험료 납입고지 유예(유예 해지) 신청서를 공단에 제출하여야 한다.

② 사용자는 제1항에 따른 신청서가 제출된 후 납입 고지 유예 사유가 없어진 경우에는 그 사유가 없어진 날부터 14일 이내에 별지 제30호서식의 휴직자등 직장가입자 보험료 납입고지 유예(유예 해지) 신청서를 공단에 제출하여야 한다.

③ 제1항의 신청에 따라 납입고지가 유예되는 보수월액보험료는 그 사유가 발생한날이 속하는 달의 다음 달(사유가 발생한 날이 매월 1일인 경우에는 그 사유가 발생한 날이 속하는 달을 말한다)부터 그 사유가 없어진 날이 속하는 달(사유가 없어진 날이 매월 1일인 경우에는 그 사유가 없어진 날이 속하는 달의 직전 달을 말한다)까지에 해당하는 보수월액보험료 및 그 기간 중 영 제39조제1항에 따른 추가 징수 보수월액보험료로 한다.

④ 공단은 제3항에 따라 납입고지가 유예된 보수월액보험료를 법 제70조제2항에 따른 보수월액과 납입고지 유예기간 중의 보험료율을 적용하여 산정한다.

⑤ 사용자는 제3항에 따라 납입고지가 유예된 보수월액보험료를 그 사유가 없어진 후 보수가 지급되는 최초의 달의 보수에서 공제하여 납부하여야 한다. 다만, 납입고지가 유예된 보수월액보험료가 해당 직장가입자의 월 보수월액보험료의 3배 이상이고 해당 직장가입자가 원하는 경우에는 제2항에 따른 납입 고지 유예 해지신청을 할 때에 해당 보수월액보험료의 분할납부를 함께 신청하여야 한다.

⑥ 사용자가 제5항 단서에 따라 분할납부를 신청한 경우에는 10회의 범위에서 해당보수월액보험료

를 균등하게 분할하여 납부할 수 있다. 이 경우 매월 분할납부하는 금액은 해당 직장가입자의 월 보수월액보험료 이상이어야 한다.

【핵심요약】

1. 보험료 등의 납입 고지

1) 보험료 등을 징수하기 위한 납입 고지 : 공단은 보험료 등을 징수하려면 그 금액을 결정하여 납부의무자에게 다음의 사항을 적은 문서로 납입 고지를 하여야 함

(1) 징수하려는 보험료 등의 종류

(2) 납부해야 하는 금액

(3) 납부기한 및 장소

2) 납입 고지의 효력 : 직장가입자의 사용자가 2명 이상인 경우 또는 지역가입자의 세대가 2명 이상으로 구성된 경우 그 중 1명에게 한 고지는 해당 사업장의 다른 사용자 또는 세대 구성원인 다른 지역가입자 모두에게 효력이 있는 것으로 봄

3) 납입 고지 유예 : 휴직자 등의 보험료는 휴직 등의 사유가 끝날 때까지 보건복지부령으로 정하는 바에 따라 납입 고지 유예 가능

4) 제2차 납부의무자에게 납입의 고지를 한 경우 : 해당 법인인 사용자 및 사업 양도인에게 그 사실을 통지하여야 함

2. 보험료 등의 납입고지 기한

- 공단은 보험료 등의 납입고지를 할 때에는 납부의무자에게 보험료 등의 납부기한 10일 전까지 납입고지서를 발급

3. 납부기한의 연장

1) "납입 고지의 송달 지연 등 보건복지부령으로 정하는 사유가 있는 경우"란 다음 각 호의 어느 하나에 해당하는 경우를 말함

(1) 납부의무자의 책임 없는 사유로 납입고지서가 납부기한이 지나서 송달된 경우

(2) 자동 계좌이체의 방법으로 보험료를 내는 경우로서 정보통신망의 장애 등 납부의무자의 책임 없는 사유로 납부기한까지 이체되지 아니한 경우

(3) 그 밖에 보건복지부장관이 인정하는 부득이한 사유가 있는 경우

2) 납부기한의 연장을 신청하려는 사람은 해당 보험료의 납부기한으로부터 1개월 이내에 보험료 납부기한 연장신청서를 공단에 제출

3) 공단은 납부기한 연장 신청을 받으면 그 연장 여부를 결정하여 지체 없이 납부의무자에게 문서 등으로 통지

4. 보수월액보험료 납입고지 유예와 그 해지 신청 등

1) 휴직자 등 직장가입자 보험료 납입고지 유예(유예 해지) 신청서 제출
   (1) 사유 : 사용자는 휴직이나 그 밖의 사유로 보수의 전부 또는 일부가 지급되지 아니하는 직장가입자(휴직자 등)의 보수월액보험료에 대한 납입고지를 유예받으려면
   (2) 신청 기한 : 휴직 등의 사유가 발생한 날부터 14일 이내에 휴직자 등 직장가입자 보험료 납입고지 유예(유예 해지) 신청서를 공단에 제출
2) 신청서가 제출된 후 납입 고지 유예 사유가 없어진 경우 : 그 사유가 없어진 날부터 14일 이내에 휴직자 등 직장가입자 보험료 납입고지 유예(유예 해지) 신청서를 공단에 제출
3) 납입고지가 유예되는 보수월액보험료 : 그 사유가 발생한 날이 속하는 달의 다음 달(사유가 발생한 날이 매월 1일인 경우에는 그 사유가 발생한 날이 속하는 달)부터 그 사유가 없어진 날이 속하는 달(사유가 없어진 날이 매월 1일인 경우에는 그 사유가 없어진 날이 속하는 달의 직전 달)까지에 해당하는 보수월액보험료 및 그 기간 중 추가 징수 보수월액보험료로 함
4) 납입고지가 유예된 보수월액보험료 산정 : 보수월액과 납입고지 유예기간 중의 보험료율을 적용하여 산정
5) 납입고지가 유예된 보수월액보험료 납부
   (1) 사용자는 납입고지가 유예된 보수월액보험료를 그 사유가 없어진 후 보수가 지급되는 최초의 달의 보수에서 공제하여 납부
   (2) 납입고지가 유예된 보수월액보험료가 해당 직장가입자의 월 보수월액보험료의 3배 이상이고 해당 직장가입자가 원하는 경우에는 납입 고지 유예 해지 신청을 할 때에 해당 보수월액보험료의 분할납부를 함께 신청
6) 납입고지가 유예된 보수월액보험료의 분할납부
   (1) 사용자가 분할납부를 신청한 경우에는 10회의 범위에서 해당 보수월액보험료를 균등하게 분할하여 납부 가능
   (2) 이 경우 매월 분할납부하는 금액은 해당 직장가입자의 월 보수월액보험료 이상이어야 함

【예상문제】

1. 다음은 보험료 등의 납입 고지에 대한 설명이다. 올바른 것은?
   ① 국민건강보험공단은 보험료 등을 징수하려면 납부 장소는 적을 필요는 없다.
   ② 국민건강보험공단이 전자문서로 고지하는 경우에는 전자문서를 납부의무자가 수신하여

읽었을 때에는 납입 고지가 그 납부의무자에게 도달된 것으로 본다.

③ 직장가입자의 사용자가 2명 이상인 경우 또는 지역가입자의 세대가 2명 이상으로 구성된 경우 2명에게 다 고지하여야 효력이 있는 것으로 본다.

④ 휴직자 등의 보험료는 휴직 등의 사유가 끝날 때까지 보건복지부령으로 정하는 바에 따라 납입 고지를 유예할 수 있다.

⑤ 국민건강보험공단은 보험료 등의 납입고지를 할 때에는 납부의무자에게 보험료 등의 납부기한 15일 전까지 납입고지서를 발급하여야 한다.

[답] ④

제79조의2(신용카드등으로 하는 보험료등의 납부) ① 공단이 납입 고지한 보험료등을 납부하는 자는 보험료등의 납부를 대행할 수 있도록 대통령령으로 정하는 기관 등(이하 이 조에서 "보험료등납부대행기관"이라 한다)을 통하여 신용카드, 직불카드 등(이하 이 조에서 "신용카드등"이라 한다)으로 납부할 수 있다. <개정 2017.2.8.>

② 제1항에 따라 신용카드등으로 보험료등을 납부하는 경우에는 보험료등 납부대행기관의 승인일을 납부일로 본다.

③ 보험료등납부대행기관은 보험료등의 납부자로부터 보험료등의 납부를 대행하는 대가로 수수료를 받을 수 있다.

④ 보험료등납부대행기관의 지정 및 운영, 수수료 등에 필요한 사항은 대통령령으로 정한다.
[본조신설 2014.5.20.]

[시행령] **제46조의4(신용카드등에 의한 보험료등의 납부)** ① 삭제 <2017.3.20.>

② 법 제79조의2제1항에서 "대통령령으로 정하는 기관 등"이란 다음 각 호의 기관을 말한다.

1. 「민법」 제32조에 따라 금융위원회의 허가를 받아 설립된 금융결제원
2. 정보통신망을 이용하여 신용카드, 직불카드 등(이하 이 조에서 "신용카드등"이라 한다)에 의한 결제를 수행하는 기관 중 시설, 업무수행능력 및 자본금 규모 등을 고려하여 공단이 지정하는 기관

③ 법 제79조의2제3항에 따른 납부대행 수수료는 공단이 납부대행기관의 운영경비 등을 종합적으로 고려하여 승인한다. 이 경우 납부대행 수수료는 해당 보험료등 납부금액의 1천분의 10을 초과할 수 없다.

④ 공단은 신용카드등에 의한 보험료등의 납부에 필요한 사항을 정할 수 있다.
[본조신설 2014.8.29.] [제46조의3에서 이동 <2016.9.22.>]

【핵심요약】

신용카드 등으로 하는 보험료 등의 납부
1) 신용카드 등으로 납부가 가능한 자 : 공단이 납입 고지한 보험료 등을 납부하는 자 2) 납부 방법 : 보험료 등 납부대행기관을 통하여 신용카드 등으로 납부할 수 있음 ※ 신용카드 등 : 신용카드, 직불카드 등 3) 보험료 등 납부대행기관 : 보험료 등의 납부를 대행할 수 있도록 대통령령으로 정하는 기관 등 (1) 금융위원회의 허가를 받아 설립된 금융결제원 (2) 정보통신망을 이용하여 신용카드 등에 의한 결제를 수행하는 기관 중 시설, 업무수행능력 및 자본금 규모 등을 고려하여 공단이 지정하는 기관 4) 신용카드 등으로 보험료 등을 납부하는 경우 납부일 : 보험료 등 납부대행기관의 승인일 5) 수수료 (1) 보험료 등 납부대행기관은 보험료 등의 납부자로부터 보험료 등의 납부를 대행하는 대가로 수수료를 받을 수 있음 (2) 납부대행 수수료는 공단이 납부대행기관의 운영경비 등을 종합적으로 고려하여 승인 : 납부대행 수수료는 해당 보험료 등 납부금액의 1천분의 10을 초과할 수 없음 6) 대통령령으로 정하는 사항 : 보험료 등 납부대행기관의 지정 및 운영, 수수료 등에 필요한 사항 7) 공단이 정하는 사항 : 신용카드 등에 의한 보험료 등의 납부에 필요한 사항

【예상문제】

1. 신용카드 등으로 보험료 등을 납부하는 경우에는 납부일을 언제로 보는가?
   ① 보험료 등 납부대행기관의 승인일　② 납부대행기관의 보험료 송금일
   ③ 납부의무자의 납입 고지 수신일　④ 납부의무자의 납부대행기관 방문일
   ⑤ 보험료에 대한 국민건강보험공단의 승인일

[답] ①

제80조(연체금) ① 공단은 보험료등의 납부의무자가 납부기한까지 보험료등을 내지 아니하면 그 납부기한이 지난 날부터 매 1일이 경과할 때마다 다음 각 호에 해당하는 연

체금을 징수한다. <개정 2019.1.15.>

1. 제69조에 따른 보험료 또는 제53조제3항에 따른 보험급여 제한 기간 중 받은 보험급여에 대한 징수금을 체납한 경우: 해당 체납금액의 1천500분의 1에 해당하는 금액. 이 경우 연체금은 해당 체납금액의 1천분의 20을 넘지 못한다.
2. 제1호 외에 이 법에 따른 징수금을 체납한 경우: 해당 체납금액의 1천분의 1에 해당하는 금액. 이 경우 연체금은 해당 체납금액의 1천분의 30을 넘지 못한다.

② 공단은 보험료등의 납부의무자가 체납된 보험료등을 내지 아니하면 납부기한 후 30일이 지난 날부터 매 1일이 경과할 때마다 다음 각 호에 해당하는 연체금을 제1항에 따른 연체금에 더하여 징수한다. <개정 2019.1.15.>

1. 제69조에 따른 보험료 또는 제53조제3항에 따른 보험급여 제한 기간 중 받은 보험급여에 대한 징수금을 체납한 경우: 해당 체납금액의 6천분의 1에 해당하는 금액. 이 경우 연체금은 해당 체납금액의 1천분의 50을 넘지 못한다.
2. 제1호 외에 이 법에 따른 징수금을 체납한 경우: 해당 체납금액의 3천분의 1에 해당하는 금액. 이 경우 연체금은 해당 체납금액의 1천분의 90을 넘지 못한다.

③ 공단은 제1항 및 제2항에도 불구하고 천재지변이나 그 밖에 보건복지부령으로 정하는 부득이한 사유가 있으면 제1항 및 제2항에 따른 연체금을 징수하지 아니할 수 있다.

[시행규칙] **제51조(연체금 징수의 예외)** 법 제80조제3항에서 "보건복지부령으로 정하는 부득이한 사유"란 다음 각 호의 어느 하나에 해당하는 경우를 말한다. <개정 2018.12.18.>

1. 전쟁 또는 사변으로 인하여 체납한 경우
2. 연체금의 금액이 공단의 정관으로 정하는 금액 이하인 경우
3. 사업장 또는 사립학교의 폐업·폐쇄 또는 폐교로 체납액을 징수할 수 없는 경우
4. 화재로 피해가 발생해 체납한 경우
5. 그 밖에 보건복지부장관이 연체금을 징수하기 곤란한 부득이한 사유가 있다고 인정하는 경우

【핵심요약】

1. 연체금 징수

1) 공단은 보험료 등의 납부의무자가 납부기한까지 보험료 등을 내지 아니하면 그 납부기한이 지난 날부터 매 1일이 경과할 때마다 다음에 해당하는 연체금을 징수

(1) 보험료(법 제69조) 또는 보험급여 제한 기간 중 받은 보험급여에 대한 징수금(법 제53조제3항)을 체납한 경우 : 해당 체납금액의 1천500분의 1에 해당하는 금액. 이 경우 연체금은 해당 체납금액의 1천분의 20을 넘지 못함

(2) (1) 외에 이 법에 따른 징수금을 체납한 경우 : 해당 체납금액의 1천분의 1에 해당하는 금액. 이 경우 연체금은 해당 체납금액의 1천분의 30을 넘지 못함

2) 공단은 보험료 등의 납부의무자가 체납된 보험료 등을 내지 아니하면 납부기한 후 30일이 지난 날부터 매 1일이 경과할 때마다 다음에 해당하는 연체금을 1)에 따른 연체금에 더하여 징수

(1) 보험료(법 제69조) 또는 보험급여 제한 기간 중 받은 보험급여에 대한 징수금(법 제53조제3항)을 체납한 경우 : 해당 체납금액의 6천분의 1에 해당하는 금액. 이 경우 연체금은 해당 체납금액의 1천분의 50을 넘지 못함

(2) (1) 외에 이 법에 따른 징수금을 체납한 경우 : 해당 체납금액의 3천분의 1에 해당하는 금액. 이 경우 연체금은 해당 체납금액의 1천분의 90을 넘지 못함

2. 연체금 징수의 예외

- 보건복지부령으로 정하는 부득이한 사유

1) 전쟁 또는 사변으로 인하여 체납한 경우

2) 연체금의 금액이 공단의 정관으로 정하는 금액 이하인 경우

3) 사업장 또는 사립학교의 폐업 · 폐쇄 또는 폐교로 체납액을 징수할 수 없는 경우

4) 화재로 피해가 발생해 체납한 경우

5) 그 밖에 보건복지부장관이 연체금을 징수하기 곤란한 부득이한 사유가 있다고 인정하는 경우

【예상문제】

1. 국민건강보험공단은 보험료 등의 납부의무자가 납부기한까지 보험료 또는 보험급여 제한 기간 중 받은 보험급여에 대한 징수금을 체납한 경우 그 납부기한이 지난 날부터 매 1일이 경과할 때마다 해당 체납금액의 얼마에 해당하는 금액을 가산한 연체금을 징수하는가?

① 1천분의 1 ② 1천500분의 1 ③ 1천분의 2 ④ 1천500분의 2 ⑤ 1천분의 3

[답] ②

2. 국민건강보험공단이 체납된 보험료 등에 대해 연체금을 징수하지 아니하는 보건복지부령으로 정하는 부득이한 사유가 아닌 것은?

① 전쟁 또는 사변으로 인하여 체납한 경우

② 화재로 피해가 발생해 체납한 경우

③ 연체금의 금액이 공단의 정관으로 정하는 금액 이상인 경우

④ 사업장 또는 사립학교의 폐업 · 폐쇄 또는 폐교로 체납액을 징수할 수 없는 경우

⑤ 보건복지부장관이 연체금을 징수하기 곤란한 부득이한 사유가 있다고 인정하는 경우

[답] ③

제81조(보험료등의 독촉 및 체납처분) ① 공단은 제57조, 제77조, 제77조의2, 제78조의2, 제101조 및 제101조의2에 따라 보험료등을 내야 하는 자가 보험료등을 내지 아니하면 기한을 정하여 독촉할 수 있다. 이 경우 직장가입자의 사용자가 2명 이상인 경우 또는 지역가입자의 세대가 2명 이상으로 구성된 경우에는 그 중 1명에게 한 독촉은 해당 사업장의 다른 사용자 또는 세대 구성원인 다른 지역가입자 모두에게 효력이 있는 것으로 본다. <개정 2023. 5. 19.>

② 제1항에 따라 독촉할 때에는 10일 이상 15일 이내의 납부기한을 정하여 독촉장을 발부하여야 한다.

③ 공단은 제1항에 따른 독촉을 받은 자가 그 납부기한까지 보험료등을 내지 아니하면 보건복지부장관의 승인을 받아 국세 체납처분의 예에 따라 이를 징수할 수 있다.

④ 공단은 제3항에 따라 체납처분을 하기 전에 보험료등의 체납 내역, 압류 가능한 재산의 종류, 압류 예정 사실 및 「국세징수법」 제41조제18호에 따른 소액금융재산에 대한 압류금지 사실 등이 포함된 통보서를 발송하여야 한다. 다만, 법인 해산 등 긴급히 체납처분을 할 필요가 있는 경우로서 대통령령으로 정하는 경우에는 그러하지 아니하다. <개정 2020. 12. 29.>

⑤ 공단은 제3항에 따른 국세 체납처분의 예에 따라 압류하거나 제81조의2제1항에 따라 압류한 재산의 공매에 대하여 전문지식이 필요하거나 그 밖에 특수한 사정으로 직접 공매하는 것이 적당하지 아니하다고 인정하는 경우에는 「한국자산관리공사 설립 등에 관한 법률」에 따라 설립된 한국자산관리공사(이하 "한국자산관리공사"라 한다)에 공매를 대행하게 할 수 있다. 이 경우 공매는 공단이 한 것으로 본다. <개정 2022. 12. 27.>

⑥ 공단은 제5항에 따라 한국자산관리공사가 공매를 대행하면 보건복지부령으로 정하는 바에 따라 수수료를 지급할 수 있다. <개정 2018. 3. 27.>

[시행령] **제46조의5(보험료등의 체납처분 전 통보 예외)** 법 제81조제4항 단서에서 "대통령령으로 정하는 경우"란 보험료등을 체납한 자가 다음 각 호의 어느 하나에 해당하는 경우를 말한다. <개정 2023. 6. 20.>

1. 국세의 체납으로 체납처분을 받는 경우
2. 지방세 또는 공과금(「국세기본법」 제2조제8호 또는 「지방세기본법」 제2조제1항제26호에 따른 공과금을 말한다. 이하 같다)의 체납으로 체납처분을 받는 경우
3. 강제집행을 받는 경우

4. 「어음법」 및 「수표법」에 따른 어음교환소에서 거래정지처분을 받는 경우
5. 경매가 시작된 경우
6. 법인이 해산한 경우
7. 재산의 은닉 · 탈루, 거짓 계약이나 그 밖의 부정한 방법으로 체납처분의 집행을 면하려는 행위가 있다고 인정되는 경우

[본조신설 2018.9.28.]

[시행규칙] **제52조(체납자에 대한 공매대행의 통지 등)** ① 공단은 법 제81조제4항에 따라 압류재산의 공매를 대행하게 하는 경우에는 다음 각 호의 사항을 적어 「금융회사부실자산등의 효율적 처리 및 한국자산관리공사의 설립에 관한 법률」에 따라 설립된 한국자산관리공사(이하 "한국자산관리공사"라 한다)에 공매대행을 의뢰하여야 한다. <개정 2018.9.28.>

1. 체납자의 성명, 주소 또는 거소
2. 공매할 재산의 종류 · 수량 · 품질 및 소재지
3. 압류에 관계되는 보험료등의 납부 연도 · 금액 및 납부기한
4. 그 밖에 공매대행에 필요한 사항

② 공단은 제1항에 따라 공매대행을 의뢰한 경우에는 그 사실을 체납자, 담보물 소유자 및 그 재산에 전세권 · 질권 · 저당권 또는 그 밖의 권리를 가진 자와 압류한 재산을 보관하고 있는 자에게 알려야 한다.

③ 공단이 점유하고 있거나 제3자로 하여금 보관하게 한 압류재산은 한국자산관리공사에 인도할 수 있으며, 이를 인수한 한국자산관리공사는 인계 · 인수서를 작성하여야 한다. 다만, 제3자로 하여금 보관하게 한 재산에 대해서는 그 제3자가 발행하는 그 재산의 보관증을 인도함으로써 압류재산의 인도를 갈음할 수 있다.

[시행규칙] **제53조(공매대행 수수료)** 법 제81조제6항에 따른 수수료 산정에 관하여는 「국세징수법 시행규칙」 제41조의5를 준용한다. <개정 2018.9.28.>

[시행규칙] **제54조(공매대행의 세부 사항)** 이 규칙에서 규정한 사항 외에 한국자산관리공사가 공매를 대행하는 데에 필요한 사항은 공단이 한국자산관리공사와 협의하여 정한다.

【핵심요약】

1. 보험료 등의 독촉 및 체납처분

1) 보험료 등의 독촉

(1) 공단은 보험료 등을 내야 하는 자(법 제57조, 제77조, 제77조의2, 제78조의2 및 제101조 및 제101조의2)가 보험료 등을 내지 아니하면 기한을 정하여 독촉할 수 있음

(2) 독촉의 효력 : 직장가입자의 사용자가 2명 이상인 경우 또는 지역가입자의 세대

가 2명 이상으로 구성된 경우 그 중 1명에게 한 독촉은 해당 사업장의 다른 사용자 또는 세대 구성원인 다른 지역가입자 모두에게 효력이 있는 것으로 봄

2) 독촉의 납부기한 : 독촉할 때에는 10일 이상 15일 이내의 납부기한을 정하여 독촉장을 발부

3) 국세 체납처분의 예에 따른 징수 : 공단은 독촉을 받은 자가 그 납부기한까지 보험료 등을 내지 아니하면 보건복지부장관의 승인을 받아 국세 체납처분의 예에 따라 이를 징수 가능

4) 체납처분 전 통보서 발송 : 공단은 체납처분을 하기 전에 보험료등의 체납 내역, 압류 가능한 재산의 종류, 압류 예정 사실 및 소액금융재산에 대한 압류금지 사실 등이 포함된 통보서를 발송하여야 함

5) 보험료 등의 체납처분 전 통보 예외 : 법인 해산 등 긴급히 체납처분을 할 필요가 있는 경우로서 대통령령으로 정하는 경우

(1) 국세의 체납으로 체납처분을 받는 경우

(2) 지방세 또는 공과금의 체납으로 체납처분을 받는 경우

(3) 강제집행을 받는 경우

(4) 「어음법」 및 「수표법」에 따른 어음교환소에서 거래정지처분을 받는 경우

(5) 경매가 시작된 경우

(6) 법인이 해산한 경우

(7) 재산의 은닉·탈루, 거짓 계약이나 그 밖의 부정한 방법으로 체납처분의 집행을 면하려는 행위가 있다고 인정되는 경우

6) 한국자산관리공사에 공매 대행

(1) 사유

- 공단이 국세 체납처분의 예에 따라 압류한 재산의 공매에 대하여 전문지식이 필요하거나 그 밖에 특수한 사정으로 직접 공매하는 것이 적당하지 아니하다고 인정하는 경우

(2) 한국자산관리공사에 공매를 대행하게 할 수 있으며, 이 경우 공매는 공단이 한 것으로 봄

7) 공매 대행에 따른 수수료 지급 : 공단은 한국자산관리공사가 공매를 대행하면 보건복지부령으로 정하는 바에 따라 수수료 지급 가능

2. 체납자에 대한 공매대행의 통지 등

1) 공매대행을 의뢰 : 공단은 압류재산의 공매를 대행하게 하는 경우에는 다음의 사항

을 적어 한국자산관리공사에 공매대행을 의뢰
(1) 체납자의 성명, 주소 또는 거소
(2) 공매할 재산의 종류·수량·품질 및 소재지
(3) 압류에 관계되는 보험료 등의 납부 연도·금액 및 납부기한
(4) 그 밖에 공매대행에 필요한 사항

2) 공매대행을 의뢰한 경우 그 사실에 대한 통보 대상 : 체납자, 담보물 소유자 및 그 재산에 전세권·질권·저당권 또는 그 밖의 권리를 가진 자와 압류한 재산을 보관하고 있는 자

3) 한국자산관리공사에 압류재산 인도
(1) 대상 : 공단이 점유하고 있거나 제3자로 하여금 보관하게 한 압류재산
(2) 조치
① 한국자산관리공사에 인도할 수 있으며, 이를 인수한 한국자산관리공사는 인계·인수서를 작성하여야 함
② 제3자로 하여금 보관하게 한 재산에 대해서는 그 제3자가 발행하는 그 재산의 보관증을 인도함으로써 압류재산의 인도를 갈음할 수 있음

3. 공매대행 수수료

- 수수료 산정에 관하여는 「국세징수법 시행규칙」 준용

4. 공매대행의 세부 사항

- 「국민건강보험법 시행규칙」에서 규정한 사항 외에 한국자산관리공사가 공매를 대행하는 데에 필요한 사항은 공단이 한국자산관리공사와 협의하여 정함

【예상문제】

1. 국민건강보험공단은 보험료 등을 내야 하는 자가 보험료 등을 내지 아니하면 기한을 정하여 독촉할 수 있는데 이 때 납부기한은 어느 정도로 정하여 독촉장을 발부하여야 하는가?
① 5일 이상 10일 이내 ② 10일 이상 15일 이내 ③ 15일 이상 20일 이내
④ 20일 이상 25일 이내 ⑤ 25일 이상 30일 이내

[답] ②

제81조의2(체납 또는 결손처분 자료의 제공) ① 공단은 보험료 징수 및 제57조에 따른 징수금(같은 조 제2항 각 호의 어느 하나에 해당하여 같은 조 제1항 및 제2항에 따라 징수하는 금액에 한정한다. 이하 이 조에서 "부당이득금"이라 한다)의 징수 또는 공익

목적을 위하여 필요한 경우에 「신용정보의 이용 및 보호에 관한 법률」 제25조제2항제1호의 종합신용정보집중기관에 다음 각 호의 어느 하나에 해당하는 체납자 또는 결손처분자의 인적사항·체납액 또는 결손처분액에 관한 자료(이하 이 조에서 "체납등 자료"라 한다)를 제공할 수 있다. 다만, 체납된 보험료나 부당이득금과 관련하여 행정심판 또는 행정소송이 계류 중인 경우, 제82조제1항에 따라 분할납부를 승인받은 경우 중 대통령령으로 정하는 경우, 그 밖에 대통령령으로 정하는 사유가 있을 때에는 그러하지 아니하다. <개정 2023. 7. 11.>

1. 이 법에 따른 납부기한의 다음 날부터 1년이 지난 보험료 및 그에 따른 연체금과 체납처분비의 총액이 500만원 이상인 자
2. 이 법에 따른 납부기한의 다음 날부터 1년이 지난 부당이득금 및 그에 따른 연체금과 체납처분비의 총액이 1억원 이상인 자
3. 제84조에 따라 결손처분한 금액의 총액이 500만원 이상인 자

② 공단은 제1항에 따라 종합신용정보집중기관에 체납등 자료를 제공하기 전에 해당 체납자 또는 결손처분자에게 그 사실을 서면으로 통지하여야 한다. 이 경우 통지를 받은 체납자가 체납액을 납부하거나 체납액 납부계획서를 제출하는 경우 공단은 종합신용정보집중기관에 체납등 자료를 제공하지 아니하거나 체납등 자료의 제공을 유예할 수 있다. <신설 2023. 5. 19.>

④ 제1항에 따라 체납등 자료를 제공받은 자는 이를 업무 외의 목적으로 누설하거나 이용하여서는 아니 된다. <개정 2023. 5. 19.>

[본조신설 2013. 5. 22.] [제81조의2에서 이동, 종전 제81조의3은 제81조의4로 이동 <2022. 12. 27.>] [시행일: 2024. 1. 12.] 제81조의3

[시행령] **제47조(체납 또는 결손처분 자료 제공의 제외 사유)** ① 법 제81조의3제1항 각 호 외의 부분 단서에서 "대통령령으로 정하는 경우"란 법 제82조제1항에 따라 공단의 분할납부 승인을 받고 1회 이상 승인된 보험료를 납부하는 경우를 말한다. 다만, 법 제82조제3항에 따라 분할납부의 승인이 취소된 경우는 제외한다. <신설 2024. 1. 2.>

② 법 제81조의3제1항 각 호 외의 부분 단서에서 "대통령령으로 정하는 사유가 있을 때"란 다음 각 호의 어느 하나에 해당하는 때를 말한다. <개정 2023. 6. 20., 2024. 1. 2.>

1. 체납자가 「채무자 회생 및 파산에 관한 법률」 제243조에 따른 회생계획인가의 결정에 따라 체납액의 징수를 유예받고 그 유예기간 중에 있거나 체납액을 회생계획의 납부일정에 따라 내고 있는 때
2. 체납자가 다음 각 목의 어느 하나에 해당하는 사유로 체납액을 낼 수 없다고 공단이 인정하는 때

가. 재해 또는 도난으로 재산이 심하게 손실되었을 때

나. 사업이 현저하게 손실을 입거나 중대한 위기에 처하였을 때

[본조신설 2013. 9. 26.] [종전 제47조는 제45조의2로 이동 <2013. 9. 26.>]

[시행일: 2024. 1. 12.] 제47조

[시행령] **제47조의2(체납 또는 결손처분 자료의 제공절차)** ① 삭제 <2023. 11. 7.>

② 공단은 법 제81조의3제1항에 따라 「신용정보의 이용 및 보호에 관한 법률」 제25조제2항제1호의 종합신용정보집중기관(이하 "신용정보집중기관"이라 한다)에 체납등 자료(법 제81조의3제1항 각 호 외의 부분 본문에 따른 체납등 자료를 말한다. 이하 이 조에서 같다)를 제공할 때에는 문서로 제공하거나 정보통신망을 이용하여 전자적인 형태의 파일(자기테이프, 자기디스크, 그 밖에 이와 유사한 매체에 체납등 자료가 기록·보관된 것을 말한다)로 제공할 수 있다. <개정 2023. 11. 7.>

③ 공단은 제2항에 따라 체납등 자료를 제공한 후 체납액의 납부, 결손처분의 취소 등의 사유가 발생한 경우에는 해당 사실을 그 사유가 발생한 날부터 15일 이내에 해당 체납등 자료를 제공한 신용정보집중기관에 알려야 한다.

④ 제2항 및 제3항에서 규정한 사항 외에 체납등 자료의 제공에 필요한 사항은 공단이 정한다. <개정 2023. 11. 7.> [본조신설 2013. 9. 26.]

【핵심요약】

1. 체납 또는 결손처분 자료의 제공

1) 목적 : 보험료 징수 및 부당이득금의 징수 또는 공익목적을 위하여 필요한 경우

2) 사유 : 종합신용정보집중기관에 다음 각 호의 어느 하나에 해당하는 체납자 또는 결손처분자의 인적사항·체납액 또는 결손처분액에 관한 자료를 제공할 수 있음.

(1) 납부기한의 다음 날부터 1년이 지난 보험료 및 그에 따른 연체금과 체납처분비의 총액이 500만원 이상인 자

(2) 납부기한의 다음 날부터 1년이 지난 부당이득금 및 그에 따른 연체금과 체납처분비의 총액이 1억원 이상인 자

(3) 결손처분한 금액의 총액이 500만원 이상인 자

※ 체납된 보험료나 부당이득금과 관련하여 행정심판 또는 행정소송이 계류 중인 경우, 분할납부를 승인받은 경우 중 대통령령으로 정하는 경우, 그 밖에 대통령령으로 정하는 사유가 있을 때에는 그러하지 아니함

3) 공단은 종합신용정보집중기관에 체납등 자료를 제공하기 전에 해당 체납자 또는 결손처분자에게 그 사실을 서면으로 통지하여야 함.

(이 경우 통지를 받은 체납자가 체납액을 납부하거나 체납액 납부계획서를 제출하는 경우 공단은 종합신용정보집중기관에 체납등 자료를 제공하지 아니하거나 체납등 자

료의 제공을 유예할 수 있음)

3) 대통령령으로 정하는 사항 : 체납 등 자료의 제공절차에 필요한 사항

4) 비밀누설의 금지 : 체납 등 자료를 제공받은 자는 이를 업무 외의 목적으로 누설하거나 이용하여서는 아니 됨

2. 체납 또는 결손처분 자료 제공의 제외 사유

- 대통령령으로 정하는 사유가 있을 때

1) 체납자가 회생계획인가의 결정에 따라 체납액의 징수를 유예받고 그 유예기간 중에 있거나 체납액을 회생계획의 납부일정에 따라 내고 있는 때

2) 체납자가 다음의 어느 하나에 해당하는 사유로 체납액을 낼 수 없다고 공단이 인정하는 때

(1) 재해 또는 도난으로 재산이 심하게 손실되었을 때

(2) 사업이 현저하게 손실을 입거나 중대한 위기에 처하였을 때

3. 체납 또는 결손처분 자료의 제공절차

1) 신용정보집중기관에 체납 등 자료 제공 형태 : 공단은 신용정보집중기관에 체납 등 자료를 제공할 때에는 문서로 제공하거나 정보통신망을 이용하여 전자적인 형태의 파일(자기테이프, 자기디스크, 그 밖에 이와 유사한 매체에 체납 등 자료가 기록·보관된 것)로 제공 가능

2) 공단이 체납 등 자료를 제공한 신용정보집중기관에 알려야 할 사항 : 체납 등 자료를 제공한 후 체납액의 납부, 결손처분의 취소 등의 사유가 발생한 경우에는 해당 사실을 그 사유가 발생한 날부터 15일 이내에 해당 체납 등 자료를 제공한 신용 정보집중기관에 알려야 함

3) 공단이 정하는 사항 : 체납 등 자료의 제공에 필요한 사항

【예상문제】

1. 종합신용정보집중기관이 체납자 또는 결손처분자의 인적사항·체납액 등 자료를 요구할 때 그 자료를 제공할 수 있다. 어떤 경우에 한정해서 제공할 수 있나?

① 체납액 징수가 어려운 경우
② 체납자가 행방불명인 경우
③ 체납액이 500만원 이하인 경우
④ 결손처분이 어려운 경우
⑤ 공익목적을 위하여 필요한 경우

[답] ⑤

제81조의4(보험료의 납부증명) ① 제77조에 따른 보험료의 납부의무자(이하 이 조에서 "납부의무자"라 한다)는 국가, 지방자치단체 또는 「공공기관의 운영에 관한 법률」 제4조에 따른 공공기관(이하 이 조에서 "공공기관"이라 한다)으로부터 공사·제조·구매·용역 등 대통령령으로 정하는 계약의 대가를 지급받는 경우에는 보험료와 그에 따른 연체금 및 체납처분비의 납부사실을 증명하여야 한다. 다만, 납부의무자가 계약대금의 전부 또는 일부를 체납한 보험료로 납부하려는 경우 등 대통령령으로 정하는 경우에는 그러하지 아니하다.

② 납부의무자가 제1항에 따라 납부사실을 증명하여야 할 경우 제1항의 계약을 담당하는 주무관서 또는 공공기관은 납부의무자의 동의를 받아 공단에 조회하여 보험료와 그에 따른 연체금 및 체납처분비의 납부여부를 확인하는 것으로 제1항에 따른 납부증명을 갈음할 수 있다.

[본조신설 2016.2.3.] [제81조의3에서 이동, 종전 제81조의4는 제81조의5로 이동 <2022. 12. 27.>]

[시행령] **제47조의3(보험료의 납부증명 등)** ① 제47조의3(보험료의 납부증명 등) ① 법 제81조의4제1항 본문에서 "공사·제조·구매·용역 등 대통령령으로 정하는 계약"이란 다음 각 호의 어느 하나에 해당하는 계약을 말한다. <개정 2016. 11. 29., 2023. 6. 20.>

1. 「국가를 당사자로 하는 계약에 관한 법률」 제2조에 따른 계약. 다만, 「국고금 관리법 시행령」 제31조에 따른 관서운영경비로 그 대가를 지급받는 계약은 제외한다.
2. 「지방자치단체를 당사자로 하는 계약에 관한 법률」 제2조에 따른 계약. 다만, 「지방회계법 시행령」 제38조에 따른 일상경비로 그 대가를 지급받는 계약은 제외한다.
3. 「공공기관의 운영에 관한 법률」에 따른 공공기관이 체결하는 계약. 다만, 일상경비적 성격의 자금으로서 보건복지부장관이 정하여 고시하는 자금으로 그 대가를 지급받는 계약은 제외한다.

② 법 제81조의4제1항 단서에서 "납부의무자가 계약대금의 전부 또는 일부를 체납한 보험료로 납부하려는 경우 등 대통령령으로 정하는 경우"란 다음 각 호의 어느 하나에 해당하는 경우를 말한다. <개정 2023. 6. 20.>

1. 납부의무자가 지급받는 대가의 전부를 보험료와 그에 따른 연체금 및 체납처분비로 납부하거나 그 대가의 일부를 보험료와 그에 따른 연체금 및 체납처분비 전액으로 납부하려는 경우
2. 법 제81조에 따른 체납처분에 따라 공단이 그 계약 대가를 지급받는 경우
3. 「채무자 회생 및 파산에 관한 법률」에 따른 파산관재인이 납부증명을 하지 못하여 관할법원이 파산절차를 원활하게 진행하기 곤란하다고 인정하는 경우로서 파산관재인이 공단에 납부증명의 예외를 요청하는 경우
4. 「채무자 회생 및 파산에 관한 법률」에 따른 회생계획에서 보험료와 그에 따른 연체금 및 체납처

분비의 징수를 유예하거나 체납처분에 의한 재산의 환가를 유예하는 내용을 정한 경우. 이 경우 납부사실을 증명하지 아니하여도 되는 보험료와 그에 따른 연체금 및 체납처분비는 해당 징수유예 또는 환가유예된 금액만 해당한다.

③ 법 제77조에 따른 보험료 납부의무자가 법 제81조의4제1항 본문에 따라 보험료와 그에 따른 연체금 및 체납처분비 납부사실의 증명을 받으려는 경우에는 보건복지부장관이 정하여 고시하는 바에 따라 공단에 그 증명을 요청해야 한다. 다만, 계약 대가를 지급받는 자가 원래의 계약자가 아닌 경우에는 다음 각 호의 구분에 따른 자가 납부사실의 증명을 요청해야 한다. <개정 2023. 6. 20.>

1. 채권양도로 인한 경우: 양도인과 양수인
2. 법원의 전부명령(轉付命令)에 따르는 경우: 압류채권자
3. 「하도급거래 공정화에 관한 법률」 제14조제1항제1호 및 제2호에 따라 건설공사의 하도급대금을 직접 지급받는 경우: 수급사업자 [본조신설 2016. 8. 2.]

【핵심요약】

보험료의 납부증명

1) 사유

(1) 보험료의 납부의무자가 국가, 지방자치단체 또는 공공기관으로부터 공사·제조·구매·용역 등 대통령령으로 정하는 계약의 대가를 지급받는 경우
(다만, 납부의무자가 계약대금의 전부 또는 일부를 체납한 보험료로 납부하려는 경우 등 대통령령으로 정하는 경우에는 그러하지 아니함)

(2) 공사·제조·구매·용역 등 대통령령으로 정하는 계약

① 「국가를 당사자로 하는 계약에 관한 법률」 제2조에 따른 계약
- 다만, 「국고금 관리법 시행령」 제31조에 따른 관서운영경비로 그 대가를 지급받는 계약은 제외

② 「지방자치단체를 당사자로 하는 계약에 관한 법률」 제2조에 따른 계약
- 다만, 「지방회계법 시행령」 제38조에 따른 일상경비로 그 대가를 지급받는 계약은 제외

③ 「공공기관의 운영에 관한 법률」에 따른 공공기관이 체결하는 계약
- 다만, 일상경비적 성격의 자금으로서 보건복지부장관이 정하여 고시하는 자금으로 그 대가를 지급받는 계약은 제외

2) 증명 내용

(1) 보험료와 그에 따른 연체금 및 체납처분비의 납부사실을 증명하여야 함

(2) 보험료 납부의무자가 보험료와 그에 따른 연체금 및 체납처분비 납부사실의 증명을 받으려는 경우에는 보건복지부장관이 정하여 고시하는 바에 따라 공단에 그

증명을 요청하여야 함
(다만, 계약 대가를 지급받는 자가 원래의 계약자가 아닌 경우에는 다음의 구분에 따른 자가 납부사실의 증명을 요청하여야 함)
① 채권양도로 인한 경우 : 양도인과 양수인
② 법원의 전부명령에 따르는 경우 : 압류채권자
③ 건설공사의 하도급대금을 직접 지급받는 경우 : 수급사업자
(3) 납부의무자가 계약대금의 전부 또는 일부를 체납한 보험료로 납부하려는 경우 등 대통령령으로 정하는 경우에는 증명하지 아니함
① 납부의무자가 지급받는 대가의 전부를 보험료와 그에 따른 연체금 및 체납처분비로 납부하거나 그 대가의 일부를 보험료와 그에 따른 연체금 및 체납처분비 전액으로 납부하려는 경우
② 법 제81조에 따른 체납처분에 따라 공단이 그 계약 대가를 지급받는 경우
③ 「채무자 회생 및 파산에 관한 법률」에 따른 파산관재인이 납부증명을 하지 못하여 관할법원이 파산절차를 원활하게 진행하기 곤란하다고 인정하는 경우로서 파산관재인이 공단에 납부증명의 예외를 요청하는 경우
④ 「채무자 회생 및 파산에 관한 법률」에 따른 회생계획에서 보험료와 그에 따른 연체금 및 체납처분비의 징수를 유예하거나 체납처분에 의한 재산의 환가를 유예하는 내용을 정한 경우. 이 경우 납부사실을 증명하지 아니하여도 되는 보험료와 그에 따른 연체금 및 체납처분비는 해당 징수유예 또는 환가유예된 금액만 해당

3) 납부증명의 갈음
- 납부의무자가 납부사실을 증명하여야 할 경우 계약을 담당하는 주무관서 또는 공공기관은 납부의무자의 동의를 받아 공단에 조회하여 보험료와 그에 따른 연체금 및 체납처분비의 납부여부를 확인하는 것으로 납부증명을 갈음할 수 있음

【예상문제】

1. 보험료의 납부의무자가 보험료와 그에 따른 연체금 및 체납처분비의 납부사실을 증명하여야 하는 경우는?
① 국가, 지방자치단체로부터 공사 · 제조 · 구매 · 용역 등 계약의 대가를 지급받는 경우
② 국가, 지방자치단체로부터 공사 · 제조 · 구매 · 용역 등 입찰에 참가하는 경우
③ 공공기관으로부터 공사 · 제조 · 구매 · 용역 등 입찰에 참가하는 경우
④ 공공기관으로부터 공사 · 제조 · 구매 · 용역 등의 정보를 제공받기 위한 경우
⑤ 납부의무자가 국가, 지방자치단체로부터 공사 · 제조 · 구매 · 용역 등의 계약대금의 전부

또는 일부를 체납한 보험료로 납부하려는 경우

[답] ①

제81조의4(서류의 송달) 제79조 및 제81조에 관한 서류의 송달에 관한 사항과 전자문서에 의한 납입 고지 등에 관하여 제81조의6에서 정하지 아니한 사항에 관하여는 「국세기본법」 제8조(같은 조 제2항 단서는 제외한다)부터 제12조까지의 규정을 준용한다. 다만, 우편송달에 의하는 경우 그 방법은 대통령령으로 정하는 바에 따른다. <개정 2023. 5. 19.>

[본조신설 2019. 4. 23.] [제81조의4에서 이동 <2022. 12. 27.>]

[시행령] **제47조의4(우편송달)** 공공단이 법 제81조의5 단서에 따라 법 제79조 및 제81조에 따른 서류를 우편으로 송달할 때에는 일반우편으로 송달할 수 있다. <개정 2023. 6. 20.>

[본조신설 2019.10.22.]

【핵심요약】

서류의 송달

1) 대상 : 법 제79조 및 제81조에 관한 서류의 송달
  (1) 법 제79조(보험료등의 납입 고지)
  (2) 법 81조(보험료등의 독촉 및 체납처분)

2) 준용
  (1) 「국세기본법」 제8조(같은 조 제2항 단서는 제외) ~ 제12조까지의 규정 준용
    ① 「국세기본법」 제8조(서류의 송달)
    ② 「국세기본법」 제9조(송달받을 장소의 신고)
    ③ 「국세기본법」 제10조(서류 송달의 방법)
    ④ 「국세기본법」 제11조(공시송달)
    ⑤ 「국세기본법」 제12조(송달의 효력 발생)
  (2) 다만, 우편송달에 의하는 경우 그 방법은 대통령령으로 정하는 바에 따름
    ※ 대통령령 : 일반우편으로 송달

제82조(체납보험료의 분할납부) ① 공단은 보험료를 3회 이상 체납한 자가 신청하는 경우 보건복지부령으로 정하는 바에 따라 분할납부를 승인할 수 있다. <개정 2018.3.27.>
② 공단은 보험료를 3회 이상 체납한 자에 대하여 제81조제3항에 따른 체납처분을 하기 전

에 제1항에 따른 분할납부를 신청할 수 있음을 알리고, 보건복지부령으로 정하는 바에 따라 분할납부 신청의 절차·방법 등에 관한 사항을 안내하여야 한다. <신설 2018. 3.27.>

③ 공단은 제1항에 따라 분할납부 승인을 받은 자가 정당한 사유 없이 5회(제1항에 따라 승인받은 분할납부 횟수가 5회 미만인 경우에는 해당 분할납부 횟수를 말한다) 이상 그 승인된 보험료를 납부하지 아니하면 그 분할납부의 승인을 취소한다. <개정 2019. 4.23.>

④ 분할납부의 승인과 취소에 관한 절차·방법·기준 등에 필요한 사항은 보건복지부령으로 정한다. <개정 2018.3.27.>

[시행규칙] **제55조(체납보험료 분할납부의 승인 등)** ① 법 제82조에 따라 보험료를 3회 이상 체납한 자가 보험료 분할납부의 승인을 받으려는 경우에는 별지 제31호서식의 건강보험 체납보험료 분할납부 신청서를 공단에 제출하여야 한다.

② 공단은 법 제82조제2항에 따라 체납 보험료 분할납부 신청의 절차·방법 등에 관한 사항을 법 제79조에 따라 보험료등을 징수할 때 납입 고지하는 문서와 법 제81조제4항에 따라 체납처분을 하기 전에 발송하는 통보서에 적어 안내하여야 하며, 필요한 경우에는 별도의 문서에 적거나 전화 통화, 휴대전화 문자전송 등의 방법으로 추가 안내할 수 있다. <신설 2018.9.28.>

③ 공단은 제1항에 따라 분할납부를 신청한 자가 법 제82조제3항에 따라 승인이 취소된 적이 있으면 분할납부의 승인을 하지 아니할 수 있다. <개정 2018.9.28.>

④ 공단은 제1항에 따라 분할납부를 신청한 자가 제3항에 해당하지 아니하는 경우에는 특별한 사유가 없으면 분할납부를 승인하여야 한다. 이 경우 분할납부하는 횟수는 24회 이내로 정하고, 매월 납부할 금액(이하 "분할보험료"라 한다)은 해당 월별로 고지된 보험료(연체금을 포함한다) 이상으로 정하여 신청인에게 통보하여야 한다. <개정 2018.9.28.>

⑤ 공단은 제4항에 따라 분할납부 승인을 받은 자(이하 "분할납부자"라 한다)에게 매회 납부기일 10일 전까지 분할보험료 납입고지서를 발급하여야 한다. 다만, 분할납부자가 분할납부 승인을 신청할 때에 분할횟수에 해당하는 납입고지서를 모두 발급해 줄 것을 요청하면 이를 한꺼번에 발급할 수 있다. <개정 2018.9.28.>

⑥ 공단은 법 제82조제3항에 따라 분할납부의 승인을 취소한 경우에는 지체 없이 그 사실을 해당 분할납부자에게 통보하여야 한다. <개정 2018.9.28.>

【핵심요약】

1. 체납보험료의 분할납부

1) 분할납부 승인 대상 : 공단은 보험료를 3회 이상 체납한 자가 신청하는 경우 보건복지부령으로 정하는 바에 따라 분할납부를 승인할 수 있음

2) 체납처분 전 분할납부 신청 안내 : 공단은 보험료를 3회 이상 체납한 자에 대하여

체납처분을 하기 전에 분할납부를 신청할 수 있음을 알리고, 보건복지부령으로 정하는 바에 따라 분할납부 신청의 절차·방법 등에 관한 사항을 안내하여야 함

3) 분할납부 승인 취소 : 공단은 분할납부 승인을 받은 자가 정당한 사유 없이 5회(1)에 따라 승인받은 분할납부 횟수가 5회 미만인 경우에는 해당 분할납부 횟수) 이상 그 승인된 보험료를 납부하지 아니하면 그 분할납부의 승인을 취소

4) 보건복지부령으로 정하는 사항 : 분할납부의 승인과 취소에 관한 절차·방법·기준 등에 필요한 사항

2. 체납보험료 분할납부의 승인 등

1) 건강보험 체납보험료 분할납부 신청서 제출 : 보험료를 3회 이상 체납한 자가 보험료 분할납부의 승인을 받으려는 경우 공단에 제출

2) 체납 보험료 분할납부 신청의 절차·방법 등에 관한 사항 안내

(1) 공단은 체납 보험료 분할납부 신청의 절차·방법 등에 관한 사항을 보험료 등을 징수할 때 납입 고지하는 문서와 체납처분을 하기 전에 발송하는 통보서에 적어 안내하여야 함

(2) 필요한 경우에는 별도의 문서에 적거나 전화 통화, 휴대전화 문자전송 등의 방법으로 추가 안내할 수 있음

3) 분할납부 승인 불가 사유 : 공단은 분할납부를 신청한 자가 승인이 취소된 적이 있으면 분할납부의 승인을 하지 아니할 수 있음

4) 분할납부 승인

(1) 공단은 분할납부를 신청한 자가 2)에 해당하지 아니하는 경우에는 특별한 사유가 없으면 분할납부를 승인

(2) 분할납부 횟수 및 분할보험료

① 분할납부하는 횟수 : 24회 이내

② 분할보험료(매월 납부할 금액) : 해당 월별로 고지된 보험료(연체금 포함) 이상으로 정하여 신청인에게 통보

5) 분할보험료 납입고지서 발급

(1) 공단은 분할납부자에게 매회 납부기일 10일 전까지 분할보험료 납입고지서를 발급

(2) 분할납부자가 분할납부 승인을 신청할 때에 분할횟수에 해당하는 납입고지서를 모두 발급해 줄 것을 요청하면 이를 한꺼번에 발급 가능

6) 분할납부 승인 취소의 통보 : 공단은 분할납부의 승인을 취소한 경우에는 지체 없이 그 사실을 해당 분할납부자에게 통보

【예상문제】

1. 다음은 체납보험료의 분할납부에 대한 설명이다. ( ) 안에 알맞은 회수를 순서대로 적은 것은?

> 건강보험공단은 보험료를 ( )회 이상 체납한 자가 신청하는 경우 보건복지부령으로 정하는 바에 따라 분할납부를 승인할 수 있다. 그러나 분할납부 승인을 받은 자가 정당한 사유 없이 ( )회 이상 그 승인된 보험료를 납부하지 아니하면 그 분할 납부의 승인을 취소한다.

① 2, 2　② 2, 3　③ 3, 3　④ 3, 5　⑤ 4, 5

[답] ④

제83조(고액 · 상습체납자의 인적사항 공개) ① 공단은 이 법에 따른 납부기한의 다음 날부터 1년이 경과한 보험료, 연체금과 체납처분비(제84조에 따라 결손처분한 보험료, 연체금과 체납처분비로서 징수권 소멸시효가 완성되지 아니한 것을 포함한다)의 총액이 1천만원 이상인 체납자가 납부능력이 있음에도 불구하고 체납한 경우 그 인적사항 · 체납액 등(이하 이 조에서 "인적사항등"이라 한다)을 공개할 수 있다. 다만, 체납된 보험료, 연체금과 체납처분비와 관련하여 제87조에 따른 이의신청, 제88조에 따른 심판청구가 제기되거나 행정소송이 계류 중인 경우 또는 그 밖에 체납된 금액의 일부 납부 등 대통령령으로 정하는 사유가 있는 경우에는 그러하지 아니하다. <개정 2019. 4.23.>

② 제1항에 따른 체납자의 인적사항등에 대한 공개 여부를 심의하기 위하여 공단에 보험료정보공개심의위원회를 둔다.

③ 공단은 보험료정보공개심의위원회의 심의를 거친 인적사항등의 공개대상자에게 공개대상자임을 서면으로 통지하여 소명의 기회를 부여하여야 하며, 통지일부터 6개월이 경과한 후 체납액의 납부이행 등을 감안하여 공개대상자를 선정한다.

④ 제1항에 따른 체납자 인적사항등의 공개는 관보에 게재하거나 공단 인터넷 홈페이지에 게시하는 방법에 따른다.

⑤ 제1항부터 제4항까지의 규정에 따른 체납자 인적사항등의 공개와 관련한 납부능력의 기준, 공개절차 및 위원회의 구성 · 운영 등에 필요한 사항은 대통령령으로 정한다.

[시행령] **제48조(고액 · 상습체납자의 인적사항 공개 및 공개 제외 사유 등)** ① 법 제83조제1항 단서에서 "체납된 금액의 일부 납부 등 대통령령으로 정하는 사유가 있는 경우"란 다음 각 호의 어느 하나에 해당하는 경우를 말한다. <개정 2020.6.2.>

1. 법 제83조제3항에 따른 통지 당시 체납된 보험료, 연체금 및 체납처분비(이하 이 조에서 "체납액"이라 한다))의 100분의 30 이상을 그 통지일부터 6개월 이내에 납부한 경우
2. 「채무자 회생 및 파산에 관한 법률」 제243조에 따른 회생계획인가의 결정에 따라 체납액의 징수를 유예받고 그 유예기간 중에 있거나 체납액을 회생계획의 납부일정에 따라 내고 있는 경우
3. 재해 등으로 재산에 심한 손실을 입었거나 사업이 중대한 위기에 처한 경우 등으로서 법 제83조제2항에 따른 보험료정보공개심의위원회(이하 "보험료정보공개심의위원회"라 한다)가 체납자의 인적사항·체납액 등(이하 "인적사항등"이라 한다)을 공개할 실익이 없다고 인정하는 경우

② 공단과 보험료정보공개심의위원회는 법 제83조제3항에 따른 인적사항등의 공개 대상자를 선정할 때에는 체납자의 재산상태, 소득수준, 미성년자 여부, 그 밖의 사정을 종합적으로 고려하여 납부능력이 있는지를 판단하여야 한다.

③ 공단은 법 제83조제3항에 따라 인적사항등 공개대상자임을 통지할 때에는 체납액의 납부를 촉구하고, 같은 조 제1항 단서에 따른 인적사항등의 공개 제외 사유에 해당하면 그에 관한 소명자료를 제출하도록 안내하여야 한다.

④ 공단은 법 제83조제4항에 따라 인적사항등을 공개할 때에는 체납자의 성명, 상호(법인의 명칭을 포함한다), 나이, 업종·직종, 주소, 체납액의 종류·납부기한·금액, 체납요지 등을 공개해야 하고, 체납자가 법인인 경우에는 법인의 대표자를 함께 공개해야 한다. <개정 2023. 6. 20.>

[시행령] **제49조(보험료정보공개심의위원회의 구성 및 운영)** ① 위원회는 위원장 1명을 포함한 11명의 위원으로 구성한다.

② 보험료정보공개심의위원회의 위원장은 공단의 임원 중 해당 업무를 담당하는 상임이사가 되고, 위원은 공단의 이사장이 임명하거나 위촉하는 다음 각 호의 사람으로 한다.

1. 공단 소속 직원 4명
2. 보험료 징수에 관한 사무를 담당하는 보건복지부 소속 3급 또는 4급 공무원 1명
3. 국세청의 3급 또는 4급 공무원 1명
4. 법률, 회계 또는 사회보험에 관한 학식과 경험이 풍부한 사람 4명

③ 제2항제4호에 따른 위원의 임기는 2년으로 한다.

④ 보험료정보공개심의위원회의 회의는 재적위원 과반수의 출석으로 개의하고, 출석위원 과반수의 찬성으로 의결한다.

⑤ 제1항부터 제4항까지에서 규정한 사항 외에 보험료정보공개심의위원회의 구성 및 운영에 필요한 사항은 공단이 정한다.

【핵심요약】

1. 고액·상습체납자의 인적사항 공개

1) 사유 : 다음의 총액이 1천만원 이상인 체납자가 납부능력이 있음에도 불구하고 체납한 경우

(1) 납부기한의 다음 날부터 1년이 경과한 보험료

(2) 연체금과 체납처분비(결손처분한 보험료, 연체금과 체납처분비로서 징수권 소멸시효가 완성되지 아니한 것을 포함)

2) 조치 : 인적사항 등(인적사항 · 체납액 등)을 공개할 수 있음

※ 체납된 보험료, 연체금과 체납처분비와 관련하여 이의신청(법 제87조), 심판청구(법 제88조)가 제기되거나 행정소송이 계류 중인 경우 또는 그 밖에 체납된 금액의 일부 납부 등 대통령령으로 정하는 사유가 있는 경우에는 그러하지 아니함

3) 보험료정보공개심의위원회

(1) 설치 : 국민건강보험공단

(2) 목적 : 체납자의 인적사항 등에 대한 공개 여부를 심의

4) 소명의 기회 부여

(1) 공단은 보험료정보공개심의위원회의 심의를 거친 인적사항 등의 공개대상자에게 공개 대상자임을 서면으로 통지하여 소명의 기회를 부여하여야 함

(2) 통지일부터 6개월이 경과한 후 체납액의 납부이행 등을 감안하여 공개대상자를 선정

5) 체납자 인적사항 등의 공개 방법 : 관보에 게재하거나 공단 인터넷 홈페이지에 게시

6) 대통령령으로 정하는 사항 : 체납자 인적사항 등의 공개와 관련한 납부능력의 기준, 공개절차 및 위원회의 구성 · 운영 등에 필요한 사항

2. 고액 · 상습체납자의 인적사항 공개 및 공개 제외 사유 등

1) 공개 제외 사유 : 체납된 금액의 일부 납부 등 대통령령으로 정하는 사유가 있는 경우

(1) 통지 당시 체납액(체납된 보험료, 연체금 및 체납처분비)의 100분의 30 이상을 그 통지일부터 6개월 이내에 납부한 경우

(2) 회생계획인가의 결정에 따라 체납액의 징수를 유예받고 그 유예기간 중에 있거나 체납액을 회생계획의 납부일정에 따라 내고 있는 경우

(3) 재해 등으로 재산에 심한 손실을 입었거나 사업이 중대한 위기에 처한 경우 등으로서 보험료정보공개심의위원회가 체납자의 인적사항 등(인적사항 · 체납액 등)을 공개할 실익이 없다고 인정하는 경우

2) 인적사항 등의 공개대상자 선정 기준 : 공단과 보험료정보공개심의위원회는 인적사항 등의 공개대상자를 선정할 때에는 체납자의 재산상태, 소득수준, 미성년자 여부, 그 밖의 사정을 종합적으로 고려하여 납부능력이 있는지를 판단하여야 함

3) 인적사항 등 공개대상자임을 통지할 때 안내 사항

(1) 체납액의 납부를 촉구

(2) 인적사항 등의 공개 제외 사유에 해당하면 그에 관한 소명자료를 제출하도록 안내

4) 인적사항 등을 공개할 때 공개 내용

(1) 체납자의 성명, 상호(법인의 명칭 포함), 나이, 업종 · 직종, 주소, 체납액의 종류 · 납부기한 · 금액, 체납요지 등

(2) 체납자가 법인인 경우에는 법인의 대표자를 함께 공개

3. 보험료정보공개심의위원회의 구성 및 운영

1) 위원회의 구성 : 위원장 1명을 포함한 11명의 위원

2) 위원장 : 보험료정보공개심의위원회의 위원장은 공단의 임원 중 해당 업무를 담당하는 상임이사가 됨

3) 위원의 임명 또는 위촉 : 공단의 이사장이 다음의 사람으로 임명하거나 위촉

(1) 공단 소속 직원 4명

(2) 보험료 징수에 관한 사무를 담당하는 보건복지부 소속 3급 또는 4급 공무원 1명

(3) 국세청의 3급 또는 4급 공무원 1명

(4) 법률, 회계 또는 사회보험에 관한 학식과 경험이 풍부한 사람 4명

4) 위원의 임기 : 2년

5) 개의 및 의결

(1) 개의 : 재적위원 과반수의 출석

(2) 의결 : 출석위원 과반수의 찬성

6) 공단이 정하는 사항 : 보험료정보공개심의위원회의 구성 및 운영에 필요한 사항

【예상문제】

1. 체납자의 인적사항 등에 대한 공개 여부를 심의하기 위하여 국민건강보험공단에 두는 것은?

① 보험료정보공개심의위원회　② 건강보험정책심의위원회　③ 징수이사

④ 재정운영위원회　⑤ 진료심사평가위원회

[답] ①

2. 다음은 보험료정보공개심의위원회의 구성 및 위원의 임명 또는 위촉에 대한 설명이다. 올바른 것은?

① 위원회는 위원장 1명을 포함한 10명의 위원으로 구성한다.

② 위원회의 위원장은 공단의 임원 중 해당 업무를 담당하는 비상임이사가 된다.

③ 위원은 국민건강보험공단의 이사장이 임명 또는 위촉한다.

④ 국민건강보험공단 소속 직원은 3명을 위원으로 임명할 수 있다.

⑤ 보험료 징수에 관한 사무를 담당하는 보건복지부 소속 3급 또는 4급 공무원 2명을 위원으로 임명할 수 있다.

[답] ③

第84조(결손처분) ① 공단은 다음 각 호의 어느 하나에 해당하는 사유가 있으면 재정운영위원회의 의결을 받아 보험료등을 결손처분할 수 있다.

1. 체납처분이 끝나고 체납액에 충당될 배분금액이 그 체납액에 미치지 못하는 경우
2. 해당 권리에 대한 소멸시효가 완성된 경우
3. 그 밖에 징수할 가능성이 없다고 인정되는 경우로서 대통령령으로 정하는 경우

② 공단은 제1항제3호에 따라 결손처분을 한 후 압류할 수 있는 다른 재산이 있는 것을 발견한 때에는 지체 없이 그 처분을 취소하고 체납처분을 하여야 한다.

[시행령] **제50조(결손처분)** 법 제84조제1항제3호에서 "대통령령으로 정하는 경우"란 다음 각 호의 경우를 말한다.

1. 체납자의 재산이 없거나 체납처분의 목적물인 총재산의 견적가격이 체납처분비에 충당하고 나면 남을 여지가 없음이 확인된 경우
2. 체납처분의 목적물인 총재산이 보험료등보다 우선하는 국세, 지방세, 전세권·질권·저당권 또는 「동산·채권 등의 담보에 관한 법률」에 따른 담보권에 따라 담보된 채권 등의 변제에 충당하고 나면 남을 여지가 없음이 확인된 경우
3. 그 밖에 징수할 가능성이 없다고 재정운영위원회에서 의결한 경우

【핵심요약】

결손처분

1) 보험료 등의 결손처분 사유

(1) 체납처분이 끝나고 체납액에 충당될 배분금액이 그 체납액에 미치지 못하는 경우

(2) 해당 권리에 대한 소멸시효가 완성된 경우

(3) 그 밖에 징수할 가능성이 없다고 인정되는 경우로서 대통령령으로 정하는 경우

① 체납자의 재산이 없거나 체납처분의 목적물인 총재산의 견적가격이 체납처분비에 충당하고 나면 남을 여지가 없음이 확인된 경우

② 체납처분의 목적물인 총재산이 보험료 등보다 우선하는 국세, 지방세, 전세권·질권·저당권 또는 담보권에 따라 담보된 채권 등의 변제에 충당하고 나면 남

을 여지가 없음이 확인된 경우
③ 그 밖에 징수할 가능성이 없다고 재정운영위원회에서 의결한 경우
2) 조치 : 재정운영위원회의 의결을 받아 보험료 등을 결손처분할 수 있음
3) 결손처분 취소 : 공단은 결손처분을 한 후 압류할 수 있는 다른 재산이 있는 것을 발견한 때에는 지체 없이 그 처분을 취소하고 체납처분을 하여야 함

【예상문제】

1. 다음은 보험료 등을 재정운영위원회의 의결을 받아 결손처분할 수 있는 경우이다. 잘못된 것은?

① 체납처분이 끝나고 체납액에 충당될 배분금액이 그 체납액에 미치지 못하는 경우
② 해당 권리에 대한 소멸시효가 완성된 경우
③ 체납자의 재산이 없거나 체납처분의 목적물인 총재산의 견적가격이 체납처분비에 충당하고 나면 남을 여지가 없음이 확인된 경우
④ 체납처분의 목적물인 총재산이 보험료 등보다 우선하는 국세, 지방세, 전세권·질권·저당권 또는 담보권에 따라 담보된 채권 등의 변제에 충당하고 나면 남을 여지가 없음이 확인된 경우
⑤ 공단은 결손처분을 한 후 압류할 수 있는 다른 재산이 있는 것을 발견하였더라도 결손처분을 취소할 수 없다.

[답] ⑤

제85조(보험료등의 징수 순위) 보험료등은 국세와 지방세를 제외한 다른 채권에 우선하여 징수한다. 다만, 보험료등의 납부기한 전에 전세권·질권·저당권 또는 「동산·채권 등의 담보에 관한 법률」에 따른 담보권의 설정을 등기 또는 등록한 사실이 증명되는 재산을 매각할 때에 그 매각대금 중에서 보험료등을 징수하는 경우 그 전세권·질권·저당권 또는 「동산·채권 등의 담보에 관한 법률」에 따른 담보권으로 담보된 채권에 대하여는 그러하지 아니하다.

【핵심요약】

보험료 등의 징수 순위
1) 보험료 등은 국세와 지방세를 제외한 다른 채권에 우선하여 징수
2) 보험료 등의 납부기한 전에 전세권·질권·저당권 또는 담보권의 설정을 등기 또는 등록한 사실이 증명되는 재산을 매각할 때에 그 매각대금 중에서 보험료 등을 징수

하는 경우 그 전세권 · 질권 · 저당권 또는 담보권으로 담보된 채권에 대하여는 그러하지 아니함

【예상문제】

1. 국세와 지방세 및 다른 채권에 대한 보험료의 징수순위는?
   ① 국세에 우선하고 지방세 및 다른 채권 다음에 징수한다.
   ② 국세, 지방세 및 다른 채권에 다음에 징수한다.
   ③ 국세를 제외한 지방세 및 다른 채권에 우선하여 징수한다.
   ④ 국세, 지방세 및 다른 채권에 우선하여 징수한다.
   ⑤ 국세와 지방세를 제외한 다른 채권에 우선하여 징수한다.

[답] ⑤

제86조(보험료등의 충당과 환급) ① 공단은 납부의무자가 보험료등 · 연체금 또는 체납처분비로 낸 금액 중 과오납부(過誤納付)한 금액이 있으면 대통령령으로 정하는 바에 따라 그 과오납금을 보험료등 · 연체금 또는 체납처분비에 우선 충당하여야 한다. <개정 2019.12.3.>

② 공단은 제1항에 따라 충당하고 남은 금액이 있는 경우 대통령령으로 정하는 바에 따라 납부의무자에게 환급하여야 한다. <개정 2019.12.3.>

③ 제1항 및 제2항의 경우 과오납금에 대통령령으로 정하는 이자를 가산하여야 한다. <신설 2019.12.3.>

[시행령] **제51조(과오납금의 충당 순서)** ① 공단은 법 제86조제1항에 따라 같은 항에 따른 과오납금(이하 "과오납금"이라 한다)을 다음 각 호의 구분에 따라 각 목의 순서대로 충당해야 한다. <개정 2020.6.2.>

1. 보험료와 그에 따른 연체금을 과오납부(過誤納付)한 경우
   가. 체납처분비
   나. 체납된 보험료와 그에 따른 연체금
   다. 앞으로 내야 할 1개월분의 보험료(납부의무자가 동의한 경우만 해당한다)
2. 법 제57조에 따른 징수금(이하 이 호에서 "징수금"이라 한다)과 그에 따른 연체금을 과오납부한 경우
   가. 체납처분비
   나. 체납된 징수금과 그에 따른 연체금
3. 가산금과 그에 따른 연체금을 과오납부한 경우
   가. 체납처분비
   나. 체납된 가산금과 그에 따른 연체금

② 공단은 제1항제1호부터 제3호까지의 규정에 따라 충당한 후 남은 금액이 있는 경우에는 다음 각 호의 구분에 따라 충당할 수 있다. <개정 2016.9.22.>

1. 제1항제1호에 따라 충당하고 남은 금액이 있는 경우: 같은 항 제2호 각 목의 순서에 따라 충당하고, 그 다음에 같은 항 제3호 각 목의 순서에 따라 충당할 것
2. 제1항제2호에 따라 충당하고 남은 금액이 있는 경우: 같은 항 제1호 각 목의 순서에 따라 충당하고, 그 다음에 같은 항 제3호 각 목의 순서에 따라 충당할 것
3. 제1항제3호에 따라 충당하고 남은 금액이 있는 경우: 같은 항 제1호 각 목의 순서에 따라 충당하고, 그 다음에 같은 항 제2호 각 목의 순서에 따라 충당할 것 [제목개정 2020.6.2.]

[시행령] **제52조(과오납금의 충당 · 지급 시 가산 이자 등)** ① 공단은 법 제86조제1항에 따라 과오납금을 보험료등 · 연체금 또는 체납처분비에 충당하거나 같은 조 제2항에 따라 충당하고 남은 금액을 환급하려는 경우에는 그 사실을 문서로 납부의무자에게 알려야 한다. <신설 2020.6.2.>

② 법 제86조제3항에서 "대통령령으로 정하는 이자"란 다음 각 호의 구분에 따른 날부터 과오납금을 보험료등 · 연체금 또는 체납처분비에 충당하는 날(환급의 경우에는 환급통지서를 발송한 날을 말한다)까지의 기간에 대하여 과오납금에 「국세기본법 시행령」 제43조의3제2항 본문에 따른 국세환급가산금의 이자율을 곱하여 산정한 금액을 말한다. <개정 2020.6.2.>

1. 보험료등, 연체금 또는 체납처분비가 2회 이상 분할 납부된 경우에는 다음 각 목의 구분에 따른 분할납부일의 다음 날
   가. 해당 환급금이 최종 분할납부된 금액보다 적거나 같은 경우: 최종 분할납부일
   나. 해당 환급금이 최종 분할납부된 금액보다 많은 경우: 해당 환급금이 가목의 경우에 해당될 때까지 최근 분할납부일의 순서로 소급하여 산정한 각 분할납부일
2. 공단이 제39조제1항에 따라 그 초과액을 사용자에게 반환하는 경우에는 다음 각 목의 구분에 따른 날
   가. 사용자가 제35조 및 제38조에 따라 직장가입자에게 지급한 보수의 총액 등을 그 통보기한까지 공단에 통보한 경우 그 통보기한일부터 7일이 지난 날. 다만, 그 통보기한을 지나서 통보한 경우에는 통보일부터 7일이 지난 날
   나. 사용자가 제36조제2항(제38조제2항에서 준용하는 경우를 포함한다)에 따라 공단에 보수월액 변경을 신청한 경우 그 신청일부터 7일이 지난 날
3. 제38조제2항에서 준용하는 제35조제2항 각 호의 사유로 사용자의 보수월액보험료를 정산하는 경우나 직장가입자의 사용 · 임용 · 채용 관계가 끝나 공단이 제39조제2항에 따라 사용자와 보수월액보험료를 다시 정산하여 반환하는 경우에는 다음 각 목의 구분에 따른 날
   가. 법 제9조제1항에 따른 자격 변동이 있는 경우: 자격 변동 신고를 한 날부터 7일이 지난 날
   나. 법 제10조제1항에 따른 자격 상실이 있는 경우: 자격 상실 신고를 한 날부터 7일이 지난 날
4. 제1호부터 제3호까지의 규정 외의 경우에는 과오납부한 날의 다음 날

[제목개정 2020.6.2.]

【참고】「국세기본법 시행령」

제43조의3(국세환급가산금) ② 법 제52조 제1항에서 "대통령령으로 정하는 이자율"이란 시중은행의 1년 만기 정기예금 평균 수신금리를 고려하여 기획재정부령으로 정하는 이자율(이하 이 항에서 "기본이자율"이라 한다)을 말한다. 다만, 납세자가 법 제7장에 따른 이의신청, 심사청구, 심판청구,「감사원법」에 따른 심사청구 또는「행정소송법」에 따른 소송을 제기하여 그 결정 또는 판결에 따라 세무서장이 국세환급금을 지급하는 경우로서 그 결정 또는 판결이 확정된 날부터 40일 이후에 납세자에게 국세환급금을 지급하는 경우에는 기본이자율의 1.5배에 해당하는 이자율을 적용한다. <개정 2020.2.11.>
[본조신설 2012.2.2.]

【핵심요약】

1. 보험료 등의 충당과 환급

1) 보험료 등의 충당 : 공단은 납부의무자가 보험료 등·연체금 또는 체납처분비로 낸 금액 중 과오납부한 금액이 있으면 대통령령으로 정하는 바에 따라 그 과오납금을 보험료등·연체금 또는 체납처분비에 우선 충당하여야 함

2) 보험료 등의 환급 : 공단은 1)에 따라 충당하고 남은 금액이 있는 경우 대통령령으로 정하는 바에 따라 납부의무자에게 환급하여야 함

3) 이자 가산 : 1) 및 2)의 경우 과오납금에 대통령령으로 정하는 이자를 가산하여야 함

2. 과오납금의 충당 순서

1) 공단은 환급금을 다음의 구분에 순서대로 충당

(1) 보험료와 그에 따른 연체금을 과오납부한 경우

① 체납처분비

② 체납된 보험료와 그에 따른 연체금

③ 앞으로 내야 할 1개월분의 보험료(납부의무자가 동의한 경우만 해당)

(2) 징수금과 그에 따른 연체금을 과오납부한 경우(법 제57조)

① 체납처분비

② 체납된 징수금과 그에 따른 연체금

(3) 가산금과 그에 따른 연체금을 과오납부한 경우

① 체납처분비

② 체납된 가산금과 그에 따른 연체금

2) 충당한 후 남은 금액이 있는 경우 : 다음의 구분에 따라 충당할 수 있음

(1) 1)의 (1)에 따라 충당하고 남은 금액이 있는 경우 : 1)의 (2)의 순서에 따라 충당하고, 그 다음에 1)의 (3)의 순서에 따라 충당할 것

(2) 1)의 (2)에 따라 충당하고 남은 금액이 있는 경우 : 1)의 (1)의 순서에 따라 충당하고, 그 다음에 1)의 (3)의 순서에 따라 충당할 것

(3) 1)의 (3)에 따라 충당하고 남은 금액이 있는 경우 : 1)의 (1)의 순서에 따라 충당하고, 그 다음에 1)의 (2)의 순서에 따라 충당할 것

3. 과오납금의 충당·지급 시 가산 이자 등

1) 납부자에 대한 통보

(1) 통보 의무자 : 공단

(2) 사유 : 과오납금을 보험료 등·연체금 또는 체납처분비에 충당하거나 충당하고 남은 금액을 환급하려는 경우

(3) 통보 방법 : 그 사실을 문서로 납부의무자에게 알려야 함

2) 대통령령으로 정하는 이자 : 다음의 구분에 따른 날부터 과오납금을 보험료 등·연체금 또는 체납처분비에 충당하는 날(환급의 경우에는 환급통지서를 발송한 날)까지의 기간에 대하여 과오납금에 국세환급가산금의 이자율을 곱하여 산정한 금액

(1) 보험료 등, 연체금 또는 체납처분비가 2회 이상 분할 납부된 경우에는 다음의 구분에 따른 분할납부일의 다음 날

① 해당 환급금이 최종 분할납부된 금액보다 적거나 같은 경우 : 최종 분할납부일

② 해당 환급금이 최종 분할납부된 금액보다 많은 경우 : 해당 환급금이 ①의 경우에 해당될 때까지 최근 분할납부일의 순서로 소급하여 산정한 각 분할납부일

(2) 공단이 그 초과액을 사용자에게 반환하는 경우에는 다음의 구분에 따른 날

① 사용자가 직장가입자에게 지급한 보수의 총액 등을 그 통보기한까지 공단에 통보한 경우 그 통보기한일부터 7일이 지난 날. 다만, 그 통보기한을 지나서 통보한 경우에는 통보일부터 7일이 지난 날

② 사용자가 영 제36조제2항(시행령 제38조제2항에서 준용하는 경우 포함)에 따라 공단에 보수월액 변경을 신청한 경우 그 신청일부터 7일이 지난 날

(3) 사용자의 보수월액보험료를 정산하는 경우나 직장가입자의 사용·임용·채용 관계가 끝나 공단이 사용자와 보수월액보험료를 다시 정산하여 반환하는 경우에는 다음의 구분에 따른 날

① 자격 변동이 있는 경우(법 제9조제1항) : 자격 변동 신고를 한 날부터 7일이 지난 날

② 자격 상실이 있는 경우(법 제10조제1항) : 자격 상실 신고를 한 날부터 7일이 지난 날

(4) (1)부터 (3)까지의 규정 외의 경우에는 과오납부한 날의 다음 날

【예상문제】

1. 국민건강보험공단은 납부의무자가 보험료와 그에 따른 연체금을 과오납부한 경우 환급금을 충당하는 순서는?
   ① 체납처분비→앞으로 내야 할 1개월분의 보험료→체납된 보험료와 그에 따른 연체금
   ② 체납처분비→체납된 보험료와 그에 따른 연체금→앞으로 내야 할 1개월분의 보험료
   ③ 체납된 보험료와 그에 따른 연체금→앞으로 내야 할 1개월분의 보험료→체납처분비
   ④ 체납된 보험료와 그에 따른 연체금→체납처분비→앞으로 내야 할 1개월분의 보험료
   ⑤ 앞으로 내야 할 1개월분의 보험료→체납처분비→체납된 보험료와 그에 따른 연체금

[답] ②

제7장 이의신청 및 심판청구 등

제87조(이의신청) ① 가입자 및 피부양자의 자격, 보험료등, 보험급여, 보험급여 비용에 관한 공단의 처분에 이의가 있는 자는 공단에 이의신청을 할 수 있다.

② 요양급여비용 및 요양급여의 적정성 평가 등에 관한 심사평가원의 처분에 이의가 있는 공단, 요양기관 또는 그 밖의 자는 심사평가원에 이의신청을 할 수 있다.

③ 제1항 및 제2항에 따른 이의신청(이하 "이의신청"이라 한다)은 처분이 있음을 안 날부터 90일 이내에 문서(전자문서를 포함한다)로 하여야 하며 처분이 있은 날부터 180일을 지나면 제기하지 못한다. 다만, 정당한 사유로 그 기간에 이의신청을 할 수 없었음을 소명한 경우에는 그러하지 아니하다.

④ 제3항 본문에도 불구하고 요양기관이 제48조에 따른 심사평가원의 확인에 대하여 이의신청을 하려면 같은 조 제2항에 따라 통보받은 날부터 30일 이내에 하여야 한다.

⑤ 제1항부터 제4항까지에서 규정한 사항 외에 이의신청의 방법·결정 및 그 결정의 통지 등에 필요한 사항은 대통령령령으로 정한다.

[시행령] **제53조(이의신청위원회)** 법 제87조제1항 및 제2항에 따른 이의신청을 효율적으로 처리하기 위하여 공단 및 심사평가원에 각각 이의신청위원회를 설치한다.

[시행령] **제54조(이의신청위원회의 구성 등)** ① 제53조에 따른 이의신청위원회(이하 "이의신청위원회"라 한다)는 각각 위원장 1명을 포함한 25명의 위원으로 구성한다.

② 공단에 설치하는 이의신청위원회의 위원장은 공단의 이사장이 지명하는 공단의상임이사가 되고, 위원은 공단의 이사장이 임명하거나 위촉하는 다음 각 호의 사람으로 한다.

1. 공단의 임직원 1명
2. 사용자단체 및 근로자단체가 각각 4명씩 추천하는 8명
3. 시민단체, 소비자단체, 농어업인단체 및 자영업자단체가 각각 2명씩 추천하는 8명
4. 변호사, 사회보험 및 의료에 관한 학식과 경험이 풍부한 사람 7명

③ 심사평가원에 설치하는 이의신청위원회의 위원장은 심사평가원의 원장이 지명하는 심사평가원의 상임이사가 되고, 위원은 심사평가원의 원장이 임명하거나 위촉하는 다음 각 호의 사람으로 한다.

1. 심사평가원의 임직원 1명
2. 가입자를 대표하는 단체(시민단체를 포함한다)가 추천하는 사람 5명
3. 변호사, 사회보험에 관한 학식과 경험이 풍부한 사람 4명
4. 의약 관련 단체가 추천하는 사람 14명

④ 제2항과 제3항에 따라 위촉된 위원의 임기는 3년으로 한다.

[시행령] **제55조(이의신청위원회의 운영)** ① 이의신청위원회의 위원장은 이의신청위원회 회의를 소집하고, 그 의장이 된다. 이 경우 위원장이 부득이한 사유로 직무를 수행할 수 없을 때에는 위원장이 지명하는 위원이 그 직무를 대행한다.

② 이의신청위원회의 회의는 위원장과 위원장이 회의마다 지명하는 6명의 위원으로 구성한다.

③ 이의신청위원회의 회의는 제2항에 따른 구성원 과반수의 출석으로 개의하고, 출석위원 과반수의 찬성으로 의결한다.

④ 이의신청위원회의 회의에 출석한 위원장 및 소속 임직원을 제외한 나머지 위원에게는 예산의 범위에서 수당과 여비, 그 밖에 필요한 경비를 지급할 수 있다.

⑤ 이의신청위원회의 회의에 부치는 안건의 범위, 그 밖에 이의신청위원회의 운영에 필요한 사항은 이의신청위원회의 의결을 거쳐 위원장이 정한다.

[시행령] **제56조(이의신청 등의 방식)** 법 제87조제1항 및 제2항에 따른 이의신청 및 그에 대한 결정은 보건복지부령으로 정하는 서식에 따른다.

[시행령] **제57조(이의신청 결정의 통지)** 공단과 심사평가원은 이의신청에 대한 결정을 하였을 때에는 지체 없이 신청인에게 결정서의 정본(正本)을 보내고, 이해관계인에게는 그 사본을 보내야 한다.

[시행령] **제58조(이의신청 결정기간)** ① 공단과 심사평가원은 이의신청을 받은 날부터 60일 이내에 결정을 하여야 한다. 다만, 부득이한 사정이 있는 경우에는 30일의 범위에서 그 기간을 연장할 수 있다.

② 공단과 심사평가원은 제1항 단서에 따라 결정기간을 연장하려면 결정기간이 끝나기 7일 전까지 이의신청을 한 자에게 그 사실을 알려야 한다.

[시행규칙] **제56조(이의신청의 서식 등)** 법 제87조제1항·제2항 및 영 제56조에 따라 공단의 처분에 대한 이의신청과 그 결정은 별지 제32호서식 및 별지 제33호서식에 따르고, 심사평가원의 처분 중 요양급여비용의 심사에 대한 이의신청과 그 결정은 별지 제34호서식 및 별지 제35호서식, 적정성평가에 대한 이의신청과 그 결정은 별지 제36호서식 및 별지 제37호서식에 따른다. <개정 2022. 12. 9.>

【핵심요약】

1. 이의신청

1) 이의신청 대상

(1) 가입자 및 피부양자의 자격, 보험료등, 보험급여, 보험급여 비용에 관한 공단의 처분에 이의가 있는 자는 공단에 이의신청 가능

(2) 요양급여비용 및 요양급여의 적정성 평가 등에 관한 심사평가원의 처분에 이의가 있는 공단, 요양기관 또는 그 밖의 자는 심사평가원에 이의신청 가능

2) 이의신청 기한

(1) 이의신청은 처분이 있음을 안 날부터 90일 이내에 문서(전자문서 포함)로 하여야 함

(2) 처분이 있은 날부터 180일을 지나면 제기하지 못함

(3) 정당한 사유로 그 기간에 이의신청을 할 수 없었음을 소명한 경우에는 그러하지 아니함

3) 요양기관이 요양급여 대상 여부의 확인 등에 따른 심사평가원의 확인에 대하여 이의신청을 하려면 통보받은 날부터 30일 이내에 하여야 함(법 제48조)

4) 대통령령으로 정하는 사항 : 이의신청의 방법 · 결정 및 그 결정의 통지 등에 필요한 사항

2. 이의신청위원회

1) 설치 목적 : 이의신청을 효율적으로 처리하기 위하여

2) 설치 기관 : 공단 및 심사평가원에 각각 설치

3. 이의신청위원회의 구성 등

1) 위원회의 구성 : 각각 위원장 1명을 포함한 25명의 위원

2) 공단에 설치하는 이의신청위원회의 위원장 및 위원

(1) 위원장 : 공단의 이사장이 지명하는 공단의 상임이사가 됨

(2) 위원 : 공단의 이사장이 임명하거나 위촉하는 다음의 사람

① 공단의 임직원 1명

② 사용자단체 및 근로자단체가 각각 4명씩 추천하는 8명

③ 시민단체, 소비자단체, 농어업인단체 및 자영업자단체가 각각 2명씩 추천하는 8명

④ 변호사, 사회보험 및 의료에 관한 학식과 경험이 풍부한 사람 7명

3) 심사평가원에 설치하는 이의신청위원회의 위원장 및 위원

(1) 위원장 : 심사평가원의 원장이 지명하는 심사평가원의 상임이사가 됨

(2) 위원 : 심사평가원의 원장이 임명하거나 위촉하는 다음의 사람

① 심사평가원의 임직원 1명

② 가입자를 대표하는 단체(시민단체 포함)가 추천하는 사람 5명

③ 변호사, 사회보험에 관한 학식과 경험이 풍부한 사람 4명

④ 의약 관련 단체가 추천하는 사람 14명

4) 위촉된 위원의 임기 : 3년

4. 이의신청위원회의 운영

1) 이의신청위원회의 위원장

(1) 이의신청위원회 회의를 소집하고, 그 의장이 됨

(2) 위원장이 부득이한 사유로 직무를 수행할 수 없을 때에는 위원장이 지명하는 위원이 그 직무를 대행

2) 이의신청위원회의 회의의 구성 : 위원장과 위원장이 회의마다 지명하는 6명의 위원으로 구성

3) 이의신청위원회의 회의의 개의 및 의결 : 2)에 따른 구성원 과반수의 출석으로 개의하고, 출석위원 과반수의 찬성으로 의결

4) 수당과 여비 및 경비 지급 : 이의신청위원회의 회의에 출석한 위원장 및 소속 임직원을 제외한 나머지 위원에게는 예산의 범위에서 수당과 여비, 그 밖에 필요한 경비 지급 가능

5) 이의신청위원회의 의결을 거쳐 위원장이 정하는 사항 : 이의신청위원회의 회의에 부치는 안건의 범위, 그 밖에 이의신청위원회의 운영에 필요한 사항

5. 이의신청 등의 방식

- 이의신청 및 그에 대한 결정은 보건복지부령으로 정하는 서식에 따름

6. 이의신청 결정의 통지

- 공단과 심사평가원은 이의신청에 대한 결정을 하였을 때에는 지체 없이 신청인에게 결정서의 정본을 보내고, 이해관계인에게는 그 사본을 보내야 함

7. 이의신청 결정기간

1) 공단과 심사평가원은 이의신청을 받은 날부터 60일 이내에 결정을 하여야 함

※ 부득이한 사정이 있는 경우에는 30일의 범위에서 그 기간을 연장할 수 있음

2) 공단과 심사평가원은 결정기간을 연장하려면 결정기간이 끝나기 7일 전까지 이의신청을 한 자에게 그 사실을 알려야 함

【예상문제】

1. 다음은 국민건강보험공단에 제기하는 이의신청에 대한 설명이다. (　) 안에 올바른 기간을 순서대로 적은 것은?

가입자 및 피부양자의 자격, 보험료 등, 보험급여, 보험급여 비용에 관한 공단의 처분에 이의가 있는 자가 국민건강보험공단에 이의신청을 할 경우 처분이 있음을 안 날부터 (　)일 이내에 문서로 하여야 하며, 처분이 있은 날부터 (　)일을 지나면 제기하지 못한다.

① 30, 60　② 60, 120　③ 80, 150　④ 90, 180　⑤ 100, 200

[답] ④

2. 건강보험심사평가원에 설치하는 이의신청위원회의 위원장 및 위원에 대한 설명으로 올바른 것은?
① 위원회의 위원장은 건강보험심사평가원의 원장이 지명하는 심사평가원의 비상임이사가 된다.
② 건강보험심사평가원의 임직원 2명이 위원이 된다.
③ 가입자를 대표하는 단체(시민단체 포함)가 추천하는 사람 5명이 위원이 된다.
④ 변호사, 사회보험에 관한 학식과 경험이 풍부한 사람 3명이 위원이 된다.
⑤ 의약 관련 단체가 추천하는 사람 15명이 위원이 된다.

[답] ③

제88조(심판청구) ① 이의신청에 대한 결정에 불복하는 자는 제89조에 따른 건강보험분쟁조정위원회에 심판청구를 할 수 있다. 이 경우 심판청구의 제기기간 및 제기방법에 관하여는 제87조제3항을 준용한다.
② 제1항에 따라 심판청구를 하려는 자는 대통령령으로 정하는 심판청구서를 제87조제1항 또는 제2항에 따른 처분을 한 공단 또는 심사평가원에 제출하거나 제89조에 따른 건강보험분쟁조정위원회에 제출하여야 한다.
③ 제1항 및 제2항에서 규정한 사항 외에 심판청구의 절차·방법·결정 및 그 결정의 통지 등에 필요한 사항은 대통령령으로 정한다.

[시행령] **제59조(심판청구서의 제출 등)** ① 법 제88조제1항에 따라 심판청구를 하려는 자는 다음 각 호의 사항을 적은 심판청구서를 공단, 심사평가원 또는 법 제89조에 따른 건강보험분쟁조정위원회(이하 "분쟁조정위원회"라 한다)에 제출하여야 한다. 이 경우 정당한 권한이 없는 자에게 심판청구서가

제출되었을 때에는 심판청구서를 받은 자는 그 심판청구서를 정당한 권한이 있는 자에게 보내야 한다.

1. 청구인과 처분을 받은 자의 성명 · 주민등록번호 및 주소(법인인 경우에는 법인의 명칭, 법인등록번호 및 주사무소의 소재지를 말한다. 이하 제60조제1호에서 같다)
2. 처분을 한 자(공단 이사장 또는 심사평가원 원장의 위임을 받아 분사무소의 장이처분을 한 경우에는 그 분사무소의 장을 말한다. 이하 같다)
3. 처분의 요지 및 처분이 있음을 안 날
4. 심판청구의 취지 및 이유
5. 청구인이 처분을 받은 자가 아닌 경우에는 처분을 받은 자와의 관계
6. 첨부서류의 표시
7. 심판청구에 관한 고지의 유무 및 그 내용

② 공단과 심사평가원은 제1항에 따라 심판청구서를 받으면 그 심판청구서를 받은 날부터 10일 이내에 그 심판청구서에 처분을 한 자의 답변서 및 이의신청 결정서 사본을 첨부하여 분쟁조정위원회에 제출하여야 한다.

③ 분쟁조정위원회는 제1항에 따라 심판청구서를 받으면 지체 없이 그 사본 또는 부본(副本)을 공단 또는 심사평가원 및 이해관계인에게 보내고, 공단 또는 심사평가원은 그 사본 또는 부본을 받은 날부터 10일 이내에 처분을 한 자의 답변서 및 이의신청 결정서 사본을 분쟁조정위원회에 제출하여야 한다.

④ 제1항 후단에 따라 심판청구서를 정당한 권한이 있는 자에게 보냈을 때에는 지체 없이 그 사실을 청구인에게 알려야 한다.

⑤ 법 제88조제1항 후단에 따른 심판청구 제기기간을 계산할 때에는 제1항에 따라 공단, 심사평가원, 분쟁조정위원회 또는 정당한 권한이 없는 자에게 심판청구서가 제출된 때에 심판청구가 제기된 것으로 본다.

[시행령] **제60조(심판청구 결정의 통지)** 분쟁조정위원회의 위원장은 심판청구에 대하여 결정을 하였을 때에는 다음 각 호의 사항을 적은 결정서에 서명 또는 기명날인하여 지체 없이 청구인에게는 결정서의 정본을 보내고, 처분을 한 자 및 이해관계인에게는 그 사본을 보내야 한다.

1. 청구인의 성명 · 주민등록번호 및 주소
2. 처분을 한 자
3. 결정의 주문(主文)
4. 심판청구의 취지
5. 결정 이유
6. 결정 연월일

[시행령] **제61조(심판청구 결정기간)** ① 분쟁조정위원회는 제59조제1항에 따라 심판청구서가 제출된 날부터 60일 이내에 결정을 하여야 한다. 다만, 부득이한 사정이 있는 경우에는 30일의 범위에서 그 기간을 연장할 수 있다.

② 제1항 단서에 따라 결정기간을 연장하려면 결정기간이 끝나기 7일 전까지 청구인에게 그 사실을 알려야 한다.

【핵심요약】

1. 심판청구

1) 이의신청에 대한 결정에 불복하는 자는 건강보험분쟁조정위원회에 심판청구를 할 수 있음
※ 심판청구의 제기기간 및 제기방법에 관하여는 법 제87조제3항을 준용

2) 심판청구서 제출 : 심판청구를 하려는 자는 대통령령으로 정하는 심판청구서를 처분을 한 공단 또는 심사평가원에 제출하거나 건강보험분쟁조정위원회에 제출

3) 대통령령으로 정하는 사항 : 심판청구의 절차 · 방법 · 결정 및 그 결정의 통지 등에 필요한 사항

2. 심판청구서의 제출 등

1) 심판청구서의 내용
(1) 청구인과 처분을 받은 자의 성명 · 주민등록번호 및 주소(법인인 경우에는 법인의 명칭, 법인등록번호 및 주사무소의 소재지)
(2) 처분을 한 자(공단 이사장 또는 심사평가원 원장의 위임을 받아 분사무소의 장이 처분을 한 경우에는 그 분사무소의 장)
(3) 처분의 요지 및 처분이 있음을 안 날
(4) 심판청구의 취지 및 이유
(5) 청구인이 처분을 받은 자가 아닌 경우에는 처분을 받은 자와의 관계
(6) 첨부서류의 표시
(7) 심판청구에 관한 고지의 유무 및 그 내용

2) 공단과 심사평가원은 심판청구서를 받으면 그 심판청구서를 받은 날부터 10일 이내에 그 심판청구서에 처분을 한 자의 답변서 및 이의신청 결정서 사본을 첨부하여 분쟁조정위원회에 제출

3) 분쟁조정위원회는 심판청구서를 받으면 지체 없이 그 사본 또는 부본을 공단 또는 심사평가원 및 이해관계인에게 보내고, 공단 또는 심사평가원은 그 사본 또는 부본을 받은 날부터 10일 이내에 처분을 한 자의 답변서 및 이의신청 결정서 사본을 분쟁조정위원회에 제출

4) 심판청구서를 정당한 권한이 있는 자에게 보냈을 때에는 지체 없이 그 사실을 청구인에게 알려야 함

5) 심판청구 제기기간을 계산할 때에는 공단, 심사평가원, 분쟁조정위원회 또는 정당한

권한이 없는 자에게 심판청구서가 제출된 때에 심판청구가 제기된 것으로 봄

3. 심판청구 결정의 통지

1) 분쟁조정위원회의 위원장은 심판청구에 대하여 결정을 하였을 때에는 2)의 사항을 적은 결정서에 서명 또는 기명날인하여 지체 없이 청구인에게는 결정서의 정본을 보내고, 처분을 한 자 및 이해관계인에게는 그 사본을 보내야 함

2) 결정서 내용

(1) 청구인의 성명·주민등록번호 및 주소

(2) 처분을 한 자

(3) 결정의 주문

(4) 심판청구의 취지

(5) 결정 이유

(6) 결정 연월일

4. 심판청구 결정기간

1) 분쟁조정위원회는 심판청구서가 제출된 날부터 60일 이내에 결정을 하여야 함

※ 부득이한 사정이 있는 경우에는 30일의 범위에서 그 기간을 연장할 수 있음

2) 결정기간을 연장하려면 결정기간이 끝나기 7일 전까지 청구인에게 그 사실을 알려야 함

【예상문제】

1. 이의신청에 대한 결정에 불복하는 자는 어디에 심판청구를 할 수 있는가?

① 건강보험분쟁조정위원회　② 법원　③ 보건복지부　④ 행정안전부　⑤ 정부

[답] ①

제89조(건강보험분쟁조정위원회) ① 제88조에 따른 심판청구를 심리·의결하기 위하여 보건복지부에 건강보험분쟁조정위원회(이하 "분쟁조정위원회"라 한다)를 둔다.

② 분쟁조정위원회는 위원장을 포함하여 60명 이내의 위원으로 구성하고, 위원장을 제외한 위원 중 1명은 당연직위원으로 한다. 이 경우 공무원이 아닌 위원이 전체 위원의 과반수가 되도록 하여야 한다. <개정 2018.12.11.>

③ 분쟁조정위원회의 회의는 위원장, 당연직위원 및 위원장이 매 회의마다 지정하는 7명의 위원을 포함하여 총 9명으로 구성하되 공무원이 아닌 위원이 과반수가 되도록 하여야 한다. <개정 2018.12.11>

④ 분쟁조정위원회는 제3항에 따른 구성원 과반수의 출석과 출석위원 과반수의 찬성으로

의결한다.

⑤ 분쟁조정위원회 및 사무국를 실무적으로 지원하기 위하여 분쟁조정위원회에 사무국을 둔다. <신설 2014.1.1.>

⑥ 제1항부터 제5항까지에서 규정한 사항 외에 분쟁조정위원회 및 사무국의 구성 및 운영 등에 필요한 사항은 대통령령으로 정한다. <개정 2014.1.1.>

⑦ 분쟁조정위원회의 위원 중 공무원이 아닌 사람은「형법」제129조부터 제132조까지의 규정을 적용할 때 공무원으로 본다. <신설 2016.2.3.>

[시행령] **제62조(분쟁조정위원회의 구성 등)** ① 분쟁조정위원회의 위원장은 보건복지부장관의 제청으로 대통령이 임명하고, 위원은 다음 각 호의 사람 중에서 보건복지부장관이 임명하거나 위촉한다. <개정 2014.6.30.>

1. 4급 이상 공무원 또는 고위공무원단에 속하는 일반직공무원으로 재직 중이거나 재직하였던 사람
2. 판사 · 검사 또는 변호사 자격이 있는 사람
3. 「고등교육법」 제2조제1호부터 제3호까지의 규정에 따른 학교에서 사회보험 또는 의료와 관련된 분야에 부교수 이상으로 재직하고 있는 사람
4. 사회보험 또는 의료에 관한 학식과 경험이 풍부한 사람

② 법 제89조제2항에 따른 당연직위원은 제1항제1호의 위원 중 법 제88조에 따른 심판청구에 관한 업무를 담당하는 공무원으로 한다.

[시행령] **제62조의2(분쟁조정위원회 위원의 해임 및 해촉)** 보건복지부장관은 제62조제1항 각 호에 따른 분쟁조정위원회 위원이 다음 각 호의 어느 하나에 해당하는 경우에는 해당 분쟁조정위원회 위원을 해임하거나 해촉할 수 있다.

1. 심신장애로 인하여 직무를 수행할 수 없게 된 경우
2. 직무와 관련된 비위사실이 있는 경우
3. 직무태만, 품위손상이나 그 밖의 사유로 인하여 위원으로 적합하지 아니하다고 인정되는 경우
4. 제65조의2제1항 각 호의 어느 하나에 해당하는 데에도 불구하고 회피하지 아니한 경우
5. 위원 스스로 직무를 수행하는 것이 곤란하다고 의사를 밝히는 경우

[본조신설 2015.12.31.]

[시행령] **제63조(분쟁조정위원회 위원장의 직무)** ① 분쟁조정위원회의 위원장은 분쟁조정위원회를 대표하고, 분쟁조정위원회의 사무를 총괄한다.

② 분쟁조정위원회의 위원장이 부득이한 사유로 직무를 수행할 수 없을 때에는 위원장이 지명하는 위원이 그 직무를 대행한다.

[시행령] **제64조(분쟁조정위원회 위원의 임기)** 분쟁조정위원회 위원의 임기는 3년으로 한다. 다만, 제62조제1항제1호에 따른 위원 중 공무원인 위원의 임기는 그 직위에 재임하는 기간으로 한다.

[시행령] **제65조(분쟁조정위원회의 회의)** ① 분쟁조정위원회의 위원장은 분쟁조정위원회의 회의를 소집하고, 그 의장이 된다.

② 이 영에서 규정한 사항 외에 분쟁조정위원회 운영에 필요한 사항은 분쟁조정위원회의 의결을 거쳐 위원장이 정한다.

[시행령] **제65조의2(분쟁조정위원회 위원의 제척ㆍ기피ㆍ회피)** ① 분쟁조정위원회의 위원(이하 이 조에서 "위원"이라 한다)이 다음 각 호의 어느 하나에 해당하는 경우에는 분쟁조정위원회의 심리ㆍ의결에서 제척(除斥)된다.

1. 위원 또는 그 배우자나 배우자였던 사람이 해당 안건의 당사자가 되거나 그 안건의 당사자와 공동권리자 또는 공동의무자인 경우
2. 위원이 해당 안건의 당사자와 친족이거나 친족이었던 경우
3. 위원이 해당 안건에 대하여 증언ㆍ진술ㆍ자문ㆍ연구 또는 용역을 한 경우
4. 위원이나 위원이 속한 법인이 해당 안건의 당사자의 대리인이거나 대리인이었던 경우
5. 위원이 해당 안건의 원인이 된 처분이나 부작위에 관여하거나 관여하였던 경우

② 당사자는 위원에게 공정한 심리ㆍ의결을 기대하기 어려운 사정이 있는 경우에는 분쟁조정위원회에 기피(忌避) 신청을 할 수 있고, 분쟁조정위원회는 의결로 이를 결정한다. 이 경우 기피 신청의 대상인 위원은 그 의결에 참여하지 못한다.

③ 위원은 제1항 각 호에 따른 제척 사유에 해당하는 경우에는 스스로 해당 안건의 심리ㆍ의결에서 회피(回避)하여야 한다.

[본조신설 2014.6.30.]

[시행령] **제66조(분쟁조정위원회의 간사)** ① 분쟁조정위원회의 사무를 처리하기 위하여 분쟁조정위원회에 간사 1명을 둔다.

② 간사는 보건복지부 소속 공무원 중에서 보건복지부장관이 지명한다.

[시행령] **제67조(분쟁조정위원회 위원의 수당)** 분쟁조정위원회에 출석한 위원에게는 예산의 범위에서 수당과 여비, 그 밖에 필요한 경비를 지급할 수 있다. 다만, 공무원인 위원이 소관 업무와 직접 관련하여 출석하는 경우에는 그러하지 아니하다.

【핵심요약】

1. 건강보험분쟁조정위원회

1) 설치 : 보건복지부

2) 설치 목적 : 심판청구를 심리ㆍ의결하기 위하여

3) 구성

(1) 위원장을 포함하여 60명 이내의 위원

(2) 위원장을 제외한 위원 중 1명은 당연직위원

※ 이 경우 공무원이 아닌 위원이 전체 위원의 과반수가 되도록 하여야 함

4) 분쟁조정위원회의 회의 : 위원장, 당연직위원 및 위원장이 매 회의마다 지정하는 7명의 위원을 포함하여 총 9명으로 구성하되, 공무원이 아닌 위원이 과반수가 되도록 하여야 함

5) 분쟁조정위원회의 의결 : 4)에 따른 구성원 과반수의 출석과 출석위원 과반수의 찬성으로 의결

6) 대통령령으로 정하는 사항 : 분쟁조정위원회 및 사무국의 구성 및 운영 등에 필요한 사항

7) 공무원 간주 : 분쟁조정위원회의 위원 중 공무원이 아닌 사람은 「형법」 제129조~제132조 규정을 적용할 때 공무원으로 봄

※ 「형법」 제129조(수뢰, 사전수뢰), 제130조(제삼자뇌물제공), 제131조(수뢰후부정처사, 사후수뢰), 제132조(알선수뢰)

2. 건강보험분쟁조정위원회의 구성 등

1) 위원장과 위원

(1) 위원장 : 보건복지부장관의 재청으로 대통령이 임명

(2) 위원 : 다음의 사람 중에서 보건복지부장관이 임명하거나 위촉

① 4급 이상 공무원 또는 고위공무원단에 속하는 일반직공무원으로 재직 중이거나 재직하였던 사람

② 판사·검사 또는 변호사 자격이 있는 사람

③ 학교에서 사회보험 또는 의료와 관련된 분야에 부교수 이상으로 재직하고 있는 사람

④ 사회보험 또는 의료에 관한 학식과 경험이 풍부한 사람

2) 당연직위원 : 심판청구에 관한 업무를 담당하는 공무원

3. 건강보험분쟁조정위원회 위원의 해임 및 해촉

1) 해임 및 해촉권자 : 보건복지부장관

2) 사유

(1) 심신장애로 인하여 직무를 수행할 수 없게 된 경우

(2) 직무와 관련된 비위사실이 있는 경우

(3) 직무태만, 품위손상이나 그 밖의 사유로 인하여 위원으로 적합하지 아니하다고 인정되는 경우

(4) 분쟁조정위원회의 심리·의결에서 제척 사유에 해당하는 데에도 불구하고 회피하지 아니한 경우(제65조의2제1항 각 호)

(5) 위원 스스로 직무를 수행하는 것이 곤란하다고 의사를 밝히는 경우

4. 건강보험분쟁조정위원회 위원장의 직무

1) 분쟁조정위원회를 대표하고, 분쟁조정위원회의 사무를 총괄

2) 위원장이 부득이한 사유로 직무를 수행할 수 없을 때에는 위원장이 지명하는 위원이 그 직무를 대행

5. 건강보험분쟁조정위원회 위원의 임기

1) 3년

2) 공무원인 위원의 임기는 그 직위에 재임하는 기간

6. 건강보험분쟁조정위원회의 회의

1) 분쟁조정위원회의 위원장은 분쟁조정위원회의 회의를 소집하고, 그 의장이 됨

2) 분쟁조정위원회의 의결을 거쳐 위원장이 정하는 사항 : 분쟁조정위원회 운영에 필요한 사항

7. 건강보험분쟁조정위원회 위원의 제척 · 기피 · 회피

1) 위원이 분쟁조정위원회의 심리 · 의결에서 제척되는 경우

(1) 위원 또는 그 배우자나 배우자였던 사람이 해당 안건의 당사자가 되거나 그 안건의 당사자와 공동권리자 또는 공동의무자인 경우

(2) 위원이 해당 안건의 당사자와 친족이거나 친족이었던 경우

(3) 위원이 해당 안건에 대하여 증언 · 진술 · 자문 · 연구 또는 용역을 한 경우

(4) 위원이나 위원이 속한 법인이 해당 안건의 당사자의 대리인이거나 대리인이었던 경우

(5) 위원이 해당 안건의 원인이 된 처분이나 부작위에 관여하거나 관여하였던 경우

2) 당사자의 기피 신청

(1) 당사자는 위원에게 공정한 심리 · 의결을 기대하기 어려운 사정이 있는 경우에는 분쟁조정위원회에 기피 신청을 할 수 있고, 분쟁조정위원회는 의결로 이를 결정

(2) 기피 신청의 대상인 위원은 그 의결에 참여하지 못함

3) 위원의 회피 : 위원은 제척 사유에 해당하는 경우에는 스스로 해당 안건의 심리 · 의결에서 회피하여야 함

8. 사무국

- 분쟁조정위원회 및 사무국를 실무적으로 지원하기 위하여 분쟁조정위원회에 사무국을 둠

9. 건강보험분쟁조정위원회의 간사

1) 분쟁조정위원회의 사무를 처리하기 위하여 분쟁조정위원회에 간사 1명을 둠

2) 간사는 보건복지부 소속 공무원 중에서 보건복지부장관이 지명

10. 건강보험분쟁조정위원회 위원의 수당

1) 분쟁조정위원회에 출석한 위원에게는 예산의 범위에서 수당과 여비, 그 밖에 필요한 경비 지급 가능
2) 공무원인 위원이 소관 업무와 직접 관련하여 출석하는 경우에는 그러하지 아니함

【예상문제】

1. 다음은 건강보험분쟁조정위원회의 구성에 대한 설명이다. 올바른 것은?
   ① 위원장은 보건복지부장관의 제청으로 대통령이 임명한다.
   ② 위원은 국민건강보험공단의 이사장이 임명하거나 위촉한다.
   ③ 5급 이상 공무원 또는 고위공무원단에 속하는 일반직공무원으로 재직 중이거나 재직하였던 사람은 위원이 될 수 있다.
   ④ 의사 · 간호사 또는 변호사 자격이 있는 사람은 위원이 될 수 있다.
   ⑤ 학교에서 사회보험 또는 의료와 관련된 분야에 조교수 이상으로 재직하고 있는 사람은 위원이 될 수 있다.

[답] ①

2. 건강보험분쟁조정위원회 위원의 임기는?
   ① 1년 ② 2년 ③ 3년 ④ 4년 ⑤ 5년

[답] ③

3. 건강보험분쟁조정위원회 회의에서 당사자가 위원에게 공정한 심리 · 의결을 기대하기 어려운 사정이 있는 경우에는 분쟁조정위원회에 신청 할 수 있는 것은?
   ① 제척 ② 기피 ③ 회피 ④ 심리 ⑤ 의결

[답] ②

제90조(행정소송) 공단 또는 심사평가원의 처분에 이의가 있는 자와 제87조에 따른 이의신청 또는 제88조에 따른 심판청구에 대한 결정에 불복하는 자는 「행정소송법」에서 정하는 바에 따라 행정소송을 제기할 수 있다.

【핵심요약】

행정소송

- 공단 또는 심사평가원의 처분에 이의가 있는 자와 이의신청 또는 심판청구에 대한 결정에 불복하는 자는 「행정소송법」에서 정하는 바에 따라 행정소송을 제기할 수 있음

제8장 보칙

제91조(시효) ① 다음 각 호의 권리는 3년 동안 행사하지 아니하면 소멸시효가 완성된다. <개정 2016.3.22.>

1. 보험료, 연체금 및 가산금을 징수할 권리
2. 보험료, 연체금 및 가산금으로 과오납부한 금액을 환급받을 권리
3. 보험급여를 받을 권리
4. 보험급여 비용을 받을 권리
5. 제47조제3항 후단에 따라 과다납부된 본인일부부담금을 돌려받을 권리
6. 제61조에 따른 근로복지공단의 권리

② 제1항에 따른 시효는 다음 각 호의 어느 하나의 사유로 중단된다.

1. 보험료의 고지 또는 독촉
2. 보험급여 또는 보험급여 비용의 청구

③ 휴직자등의 보수월액보험료를 징수할 권리의 소멸시효는 제79조제5항에 따라 고지가 유예된 경우 휴직 등의 사유가 끝날 때까지 진행하지 아니한다.

④ 제1항에 따른 소멸시효기간, 제2항에 따른 시효 중단 및 제3항에 따른 시효 정지에 관하여 이 법에서 정한 사항 외에는 「민법」에 따른다.

【핵심요약】

1. 소멸시효기간

- 다음의 권리는 3년 동안 행사하지 아니하면 소멸시효가 완성

1) 보험료, 연체금 및 가산금을 징수할 권리
2) 보험료, 연체금 및 가산금으로 과오납부한 금액을 환급받을 권리
3) 보험급여를 받을 권리
4) 보험급여 비용을 받을 권리
5) 과다납부된 본인일부부담금을 돌려받을 권리(법 제47조제3항)
6) 근로복지공단의 권리(법 제61조)

2. 소멸시효 중단 사유

1) 보험료의 고지 또는 독촉
2) 보험급여 또는 보험급여 비용의 청구

3. 휴직자 등의 보수월액보험료를 징수할 권리의 소멸시효

- 고지가 유예된 경우 휴직 등의 사유가 끝날 때까지 진행하지 아니함(법 제79조제5항)

4. 「국민건강보험법」에서 정한 사항 외에 「민법」에 따르는 사항

- 소멸시효기간, 시효 중단 및 시효 정지에 관하여 이 법에서 정한 사항 외

【예상문제】

1. 다음은 소멸시효에 대한 설명이다. 올바른 것은?

① 보험료, 연체금 및 가산금을 징수할 권리는 2년 동안 행사하지 아니하면 소멸시효가 완성된다.

② 보험료의 고지 또는 독촉을 하여도 소멸시효는 중단되지 않는다.

③ 휴직자 등의 보수월액보험료를 징수할 권리의 소멸시효는 고지가 유예된 경우 휴직 등의 사유가 끝날 때까지 진행하지 아니한다.

④ 소멸시효기간, 시효 중단 및 시효 정지에 관하여 「국민건강보험법」에서 정한 사항 외에는 「형법」에 따른다.

⑤ 과다납부된 본인일부부담금을 돌려받을 권리는 4년 동안 행사하지 아니하면 소멸시효가 완성된다.

[답] ③

제92조(기간 계산) 이 법이나 이 법에 따른 명령에 규정된 기간의 계산에 관하여 이 법에서 정한 사항 외에는 「민법」의 기간에 관한 규정을 준용한다.

【핵심요약】

기간 계산

- 「국민건강보험법」이나 「국민건강보험법」에 따른 명령에 규정된 기간의 계산에 관하여 「국민건강보험법」에서 정한 사항 외에는 「민법」의 기간에 관한 규정을 준용

【예상문제】

1. 「국민건강보험법」에 규정된 기간의 계산에 관하여 「국민건강보험법」에서 정한 사항 외에는 어떤 법률의 기간에 관한 규정을 준용하는가?

① 의료법 ② 상법 ③ 민법 ④ 형법 ⑤ 민사소송법

[답] ③

제93조(근로자의 권익 보호) 제6조제2항 각 호의 어느 하나에 해당하지 아니하는 모든 사업장의 근로자를 고용하는 사용자는 그가 고용한 근로자가 이 법에 따른 직장가입자가 되는 것을 방해하거나 자신이 부담하는 부담금이 증가되는 것을 피할 목적으로 정당한 사유 없이 근로자의 승급 또는 임금 인상을 하지 아니하거나 해고나 그 밖의 불리한 조치를 할 수 없다.

【핵심요약】

근로자의 권익 보호

1) 대상 : 건강보험 가입 제외 대상자에 해당하지 아니하는 모든 사업장의 근로자를 고용하는 사용자
2) 보호 내용 : 사용자가 고용한 근로자가 「국민건강보험법」에 따른 직장가입자가 되는 것을 방해하거나 자신이 부담하는 부담금이 증가되는 것을 피할 목적으로 정당한 사유 없이 근로자의 승급 또는 임금 인상을 하지 아니하거나 해고나 그 밖의 불리한 조치를 할 수 없음

【예상문제】

1. 근로자가 직장가입자가 되는 것을 방해하거나 자신이 부담하는 부담금이 증가되는 것을 피할 목적으로 정당한 사유 없이 근로자의 승급 또는 임금 인상을 하지 아니한 사용자에 대한 벌칙은?

① 3년 이하의 징역 또는 3천만원 이하의 벌금
② 1년 이하의 징역 또는 1천만원 이하의 벌금
③ 1천만원 이하의 벌금 ④ 500만원 이하의 벌금 ⑤ 500만원 이하의 과태료

[답] ②

제94조(신고 등) ① 공단은 사용자, 직장가입자 및 세대주에게 다음 각 호의 사항을 신고하게 하거나 관계 서류(전자적 방법으로 기록된 것을 포함한다. 이하 같다)를 제출하게 할 수 있다. <개정 2013.5.22.>

1. 가입자의 거주지 변경
2. 가입자의 보수·소득
3. 그 밖에 건강보험사업을 위하여 필요한 사항

② 공단은 제1항에 따라 신고한 사항이나 제출받은 자료에 대하여 사실 여부를 확인할 필요가 있으면 소속 직원이 해당 사항에 관하여 조사하게 할 수 있다.

③ 제2항에 따라 조사를 하는 소속 직원은 그 권한을 표시하는 증표를 지니고 관계인에게 보여주어야 한다.

【핵심요약】

1. 신고 사항

- 공단은 사용자, 직장가입자 및 세대주에게 다음의 사항을 신고하게 하거나 관계 서류(전자적 방법으로 기록된 것을 포함)를 제출하게 할 수 있음

1) 가입자의 거주지 변경

2) 가입자의 보수·소득

3) 그 밖에 건강보험사업을 위하여 필요한 사항

2. 사실 여부 확인 조사

- 공단은 신고한 사항이나 제출받은 자료에 대하여 사실 여부를 확인할 필요가 있으면 소속 직원이 해당 사항에 관하여 조사하게 할 수 있음

※ 조사를 하는 소속 직원은 그 권한을 표시하는 증표를 지니고 관계인에게 보여주어야 함

【예상문제】

1. 공단이 사용자에게 신고하게 하거나 관계 서류를 제출하게 하였으나 정당한 사유 없이 신고·서류제출을 하지 아니한 자에 대해 내리는 처분은?

① 1년 이하의 징역 또는 1천만원 이하의 벌금 ② 1천만원 이하의 벌금

③ 500만원 이하의 벌금 ④ 500만원 이하의 과태료 ⑤ 100만원 이하의 과태료

[답] ④

제95조(소득 축소·탈루 자료의 송부 등) ① 공단은 제94조제1항에 따라 신고한 보수 또는 소득 등에 축소 또는 탈루(脫漏)가 있다고 인정하는 경우에는 보건복지부장관을 거쳐 소득의 축소 또는 탈루에 관한 사항을 문서로 국세청장에게 송부할 수 있다.

② 국세청장은 제1항에 따라 송부받은 사항에 대하여 「국세기본법」 등 관련 법률에 따른 세무조사를 하면 그 조사 결과 중 보수·소득에 관한 사항을 공단에 송부하여야 한다.

③ 제1항 및 제2항에 따른 송부 절차 등에 필요한 사항은 대통령령으로 정한다.

[시행령] **제68조(소득 축소·탈루 자료의 송부 절차)** ① 공단은 법 제95조제1항에 따라 다음 각 호의 어느 하나에 해당하는 경우에는 제2항에 따른 소득축소탈루심사위원회의 심사를 거쳐 관련 자료를 보건복지부장관에게 제출하고 국세청장에게 송부하여야 한다.

1. 법 제94조제1항에 따라 사용자, 직장가입자 및 세대주가 신고한 보수 또는 소득등(이하 "소득

등"이라 한다)이 다음 각 목의 어느 하나에 해당하는 경우
가. 국세청에 신고한 소득등과 차이가 있는 경우
나. 해당 업종·직종별 평균 소득등보다 낮은 경우
다. 임금대장이나 그 밖의 소득 관련 서류 또는 장부 등의 내용과 다른 경우
2. 다음 각 목의 어느 하나에 해당하는 경우로서 소득등의 축소 또는 탈루가 있다고 인정되는 경우
가. 법 제94조제1항에 따른 자료 제출을 하지 아니하거나 3개월 이상 늦게 제출한 경우
나. 법 제94조제2항에 따른 조사를 3회 이상 거부·방해·기피한 경우

② 법 제95조제1항에 따른 소득등의 축소 또는 탈루 여부에 관한 사항을 심사하기 위하여 공단에 소득축소탈루심사위원회(이하 "소득축소탈루심사위원회"라 한다)를 둔다.

③ 소득축소탈루심사위원회는 위원장 1명을 포함한 5명의 위원으로 구성한다.

④ 소득축소탈루심사위원회의 위원장은 공단 소속 임직원 중에서 공단의 이사장이 임명한다.

⑤ 소득축소탈루심사위원회의 위원은 공단의 이사장이 임명하거나 위촉하는 다음 각 호의 사람으로 한다.
1. 공단의 직원 1명
2. 보건복지부 및 국세청 소속의 5급 이상 공무원 또는 고위공무원단에 속하는 일반직공무원 중에서 소속 기관의 장이 각각 1명씩 지명하는 사람 2명
3. 세무사 또는 공인회계사 1명

⑥ 제3항부터 제5항까지에서 규정한 사항 외에 소득축소탈루심사위원회 운영에 필요한 사항은 공단의 이사장이 정한다.

[시행령] **제69조(국세청 회신자료의 반영)** 법 제95조제2항에 따라 국세청장으로부터 보수·소득에 관한 사항을 송부받은 공단은 그 결과를 해당 가입자의 보수 또는 소득에 반영하여야 한다.

[시행규칙] **제57조(소득 축소·탈루 자료 송부의 서식 등)** 공단이 법 제95조제1항에 따라 국세청장에게 소득 축소·탈루 자료를 송부할 때에는 별지 제38호서식의 소득 축소·탈루 혐의자료 통보서에 따른다. 이 경우 사용자나 세대주가 공단에 신고하거나 제출한 보수 또는 소득에 관한 자료와 공단이 조사한 증명자료를 첨부하여야 한다.

【핵심요약】

1. 소득 축소·탈루 자료의 송부 등
1) 공단은 신고한 보수 또는 소득 등에 축소 또는 탈루가 있다고 인정하는 경우에는 보건복지부장관을 거쳐 소득의 축소 또는 탈루에 관한 사항을 문서로 국세청장에게 송부할 수 있음
2) 국세청장은 송부받은 사항에 대하여 「국세기본법」 등 관련 법률에 따른 세무조사를 하면 그 조사 결과 중 보수·소득에 관한 사항을 공단에 송부하여야 함
3) 대통령령으로 정하는 사항 : 송부 절차 등에 필요한 사항

2. 소득 축소 · 탈루 자료의 송부 절차 1) 소득축소탈루심사위원회의 심사 2) 관련 자료를 보건복지부장관에게 제출 3) 국세청장에게 송부 3. 소득 축소 · 탈루 자료의 송부 사유 1) 사용자, 직장가입자 및 세대주가 신고한 보수 또는 소득 등이 다음 어느 하나에 해당하는 경우 (1) 국세청에 신고한 소득 등과 차이가 있는 경우 (2) 해당 업종 · 직종별 평균 소득 등보다 낮은 경우 (3) 임금대장이나 그 밖의 소득 관련 서류 또는 장부 등의 내용과 다른 경우 2) 다음 어느 하나에 해당하는 경우로서 소득 등의 축소 또는 탈루가 있다고 인정되는 경우 (1) 자료 제출을 하지 아니하거나 3개월 이상 늦게 제출한 경우 (2) 조사를 3회 이상 거부 · 방해 · 기피한 경우 4. 소득축소탈루심사위원회 1) 설치 목적 : 소득 등의 축소 또는 탈루 여부에 관한 사항 심사 2) 구성 (1) 인원 : 위원장 1명을 포함한 5명의 위원 (2) 위원장 : 공단 소속 임직원 중에서 공단의 이사장이 임명 (3) 위원 : 공단의 이사장이 임명하거나 위촉 ① 공단의 직원 1명 ② 보건복지부 및 국세청 소속의 5급 이상 공무원 또는 고위공무원단에 속하는 일반직공무원 중에서 소속 기관의 장이 각각 1명씩 지명하는 사람 2명 ③ 세무사 또는 공인회계사 1명 3) 공단의 이사장이 정하는 사항 : 소득축소탈루심사위원회 운영에 필요한 사항 5. 국세청 회신자료의 반영 - 국세청장으로부터 보수 · 소득에 관한 사항을 송부받은 공단은 그 결과를 해당 가입자의 보수 또는 소득에 반영하여야 함

【예상문제】

1. 다음은 소득축소탈루심사위원회의 위원에 대한 설명이다. 올바른 것은?

① 위원회는 위원장 1명을 포함한 10명의 위원으로 구성한다.

② 위원회의 위원장은 국민건강보험공단 소속 임직원 중에서 보건복지부장관이 임명한다.
③ 위원회의 위원은 공단의 이사장이 임명하거나 위촉한다.
④ 공단의 직원 2명은 위원이 될 수 있다.
⑤ 세무사 또는 공인회계사 2명은 위원이 될 수 있다.

[답] ③

제96조(자료의 제공) ① 공단은 국가, 지방자치단체, 요양기관, 「보험업법」에 따른 보험회사 및 보험료율 산출 기관, 「공공기관의 운영에 관한 법률」에 따른 공공기관, 그 밖의 공공단체 등에 대하여 다음 각 호의 업무를 수행하기 위하여 주민등록·가족관계등록·국세·지방세·토지·건물·출입국관리 등의 자료로서 대통령령으로 정하는 자료를 제공하도록 요청할 수 있다. <개정 2014.5.20.>

1. 가입자 및 피부양자의 자격 관리, 보험료의 부과·징수, 보험급여의 관리 등 건강보험사업의 수행
2. 제14조제1항제11호에 따른 업무의 수행

② 심사평가원은 국가, 지방자치단체, 요양기관, 「보험업법」에 따른 보험회사 및 보험료율 산출 기관, 「공공기관의 운영에 관한 법률」에 따른 공공기관, 그 밖의 공공단체 등에 대하여 요양급여비용을 심사하고 요양급여의 적정성을 평가하기 위하여 주민등록·출입국관리·진료기록·의약품공급 등의 자료로서 대통령령으로 정하는 자료를 제공하도록 요청할 수 있다. <개정 2014.5.20.>

③ 보건복지부장관은 관계 행정기관의 장에게 제41조의2에 따른 약제에 대한 요양급여비용 상한금액의 감액 및 요양급여의 적용 정지를 위하여 필요한 자료를 제공하도록 요청할 수 있다. <신설 2018.3.27.>

④ 제1항 및 제3항까지의 규정에 따라 자료 제공을 요청받은 자는 성실히 이에 따라야 한다. <개정 2018.3.27.>

⑤ 공단 또는 심사평가원은 요양기관, 「보험업법」에 따른 보험회사 및 보험료율 산출 기관에 제1항 또는 제2항에 따른 자료의 제공을 요청하는 경우 자료 제공 요청 근거 및 사유, 자료 제공 대상자, 대상기간, 자료 제공 기한, 제출 자료 등이 기재된 자료제공요청서를 발송하여야 한다. <개정 2018.3.27.>

⑥ 제1항 및 제2항에 따른 국가, 지방자치단체, 요양기관, 「보험업법」에 따른 보험료율 산출 기관 그 밖의 공공기관 및 공공단체가 공단 또는 심사평가원에 제공하는 자료에 대하여는 사용료와 수수료 등을 면제한다. <개정 2018.3.27.>

[시행령] **제69조의2(제공 요청 자료 등)** ① 법 제96조제1항에서 "대통령령으로 정하는 자료"란 별표 4의3 제1호에 따른 자료를 말한다.

② 법 제96조제2항에서 "대통령령으로 정하는 자료"란 별표 4의3 제2호에 따른 자료를 말한다.

③ 법 제96조제1항 또는 제2항에 따라 자료의 제공을 요청받은 국가, 지방자치단체, 요양기관, 「보험업법」에 따른 보험회사 및 보험료율 산출 기관, 「공공기관의 운영에 관한 법률」에 따른 공공기관, 그 밖의 공공단체 등은 제1항 또는 제2항의 자료가 디스켓, 자기테이프, 마이크로필름, 광디스크 등 전산기록장치 또는 전산프로그램을 이용하여 저장되어 있는 경우에는 해당 형태로 자료를 제공할 수 있다. [본조신설 2014.11.20.]

【핵심요약】

1. 국민건강보험공단의 자료 제공 요청

1) 자료를 제공하도록 요청할 수 있는 대상
- 국가, 지방자치단체, 요양기관, 보험회사 및 보험료율 산출 기관, 공공기관, 그 밖의 공공단체 등

2) 요청 가능한 자료 : 주민등록 · 가족관계등록 · 국세 · 지방세 · 토지 · 건물 · 출입국관리 등의 자료로서 대통령령으로 정하는 자료

※ 대통령령으로 정하는 자료 : 영 별표 4의3 제1호에 따른 자료(영 [별표 4의3] 제공 요청 자료 참조)

3) 사유

(1) 가입자 및 피부양자의 자격 관리, 보험료의 부과 · 징수, 보험급여의 관리 등 건강보험사업의 수행

(2) 위탁받은 업무의 수행(법 제14조제1항제11호)

2. 보건복지부장관의 자료 제공 요청

- 보건복지부장관은 관계 행정기관의 장에게 약제에 대한 요양급여비용 상한금액의 감액 및 요양급여의 적용 정지를 위하여 필요한 자료를 제공하도록 요청할 수 있음

3. 건강보험심사평가원의 자료 제공 요청

1) 자료를 제공하도록 요청할 수 있는 대상 : 국가, 지방자치단체, 요양기관, 보험회사 및 보험료율 산출 기관, 공공기관, 그 밖의 공공단체 등

2) 요청 가능한 자료 : 주민등록 · 출입국관리 · 진료기록 · 의약품공급 등의 자료로서 대통령령으로 정하는 자료

※ 대통령령으로 정하는 자료 : 영 별표 4의3 제2호에 따른 자료(영 [별표 4의3] 제공요청자료 참조)

3) 사유

(1) 요양급여비용 심사

(2) 요양급여의 적정성 평가

4. 자료제공요청서 발송

1) 발송자 : 공단 또는 심사평가원

2) 발송 대상 : 요양기관, 보험회사 및 보험료율 산출 기관

3) 사유 : 자료의 제공을 요청하는 경우

4) 발송 내용 : 자료 제공 요청 근거 및 사유, 자료 제공 대상자, 대상기간, 자료 제공 기한, 제출 자료 등이 기재된 자료제공요청서를 발송하여야 함

5. 자료 제공 형태

1) 자료 제공자 : 국가, 지방자치단체, 요양기관, 보험회사 및 보험료 산출 기관, 공공기관, 그 밖에 공공단체 등

2) 형태 : 자료가 디스켓, 자기테이프, 마이크로필름, 광디스크 등 전산기록장치 또는 전산프로그램을 이용하여 저장되어 있는 경우에는 해당 형태로 자료를 제공할 수 있음

6. 사용료와 수수료 등의 면제

- 국가, 지방자치단체, 요양기관, 보험료율 산출 기관 그 밖의 공공기관 및 공공단체가 공단 또는 심사평가원에 제공하는 자료에 대하여는 사용료와 수수료 등을 면제

【예상문제】

1. 다음은 국민건강보험공단과 건강보험심사평가원의 자료 제공 요청에 관한 설명이다. 올바른 것은?

① 건강보험공단과 심사평가원은 국가, 지방자치단체, 요양기관, 보험회사 및 보험료율 산출기관, 공공기관, 그 밖의 공공단체 등에 대하여 자료를 제공하도록 요청할 수 있다.

② 심사평가원은 주민등록 · 가족관계등록 · 국세 · 지방세 · 토지 · 건물 · 출입국관리 등의 자료를 요청할 수 있다.

③ 심사평가원은 가입자 및 피부양자의 자격 관리, 보험료의 부과 · 징수, 보험급여의 관리 등 건강보험사업의 수행하기 위해 자료를 요청할 수 있다.

④ 건강보험공단은 주민등록 · 출입국관리 · 진료기록 · 의약품공급 등의 자료를 요청할 수 있다.

⑤ 국가, 지방자치단체, 요양기관, 보험료율 산출 기관 그 밖의 공공기관 및 공공단체가 공단 또는 심사평가원에 제공하는 자료에 대하여 사용료와 수수료 등을 지급할 수 있다.

[답] ①

2. 공단 또는 심사평가원이 자료의 제공을 요청하는 경우 자료 제공 요청 근거 및 사유 등이 기재된 자료제공요청서를 발송하여야 하는 기관으로 바르게 모두 짝지어진 것은?
① 요양기관
② 요양기관 및 보험회사
③ 요양기관, 보험회사 및 보험료율 산출 기관
④ 국가, 지방자치단체, 요양기관, 보험회사 및 보험료 산출 기관
⑤ 국가, 지방자치단체, 요양기관, 보험회사 및 보험료 산출 기관 및 공공기관

[답] ③

제96조의3(가족관계등록 전산정보의 공동이용) ① 공단은 제96조 제1항 각 호의 업무를 수행하기 위하여 「전자정부법」에 따라 「가족관계의 등록 등에 관한 법률」 제9조에 따른 전산정보자료를 공동이용(「개인정보 보호법」 제2조 제2호에 따른 처리를 포함한다)할 수 있다.
② 법원행정처장은 제1항에 따라 공단이 전산정보자료의 공동이용을 요청하는 경우 그 공동이용을 위하여 필요한 조치를 취하여야 한다.
③ 누구든지 제1항에 따라 공동이용하는 전산정보자료를 그 목적 외의 용도로 이용하거나 활용하여서는 아니 된다.
[본조신설 2020.12.29.] [종전 제96조의2는 제96조의3으로 이동 <2020.12.29.>]

제96조의4(서류의 보존) ① 요양기관은 요양급여가 끝난 날부터 5년간 보건복지부령으로 정하는 바에 따라 제47조에 따른 요양급여비용의 청구에 관한 서류를 보존하여야 한다. 다만, 약국 등 보건복지부령으로 정하는 요양기관은 처방전을 요양급여비용을 청구한 날부터 3년간 보존하여야 한다.
② 사용자는 3년간 보건복지부령으로 정하는 바에 따라 자격 관리 및 보험료 산정 등 건강보험에 관한 서류를 보존하여야 한다.
③ 제49조 제3항에 따라 요양비를 청구한 준요양기관은 요양비를 지급받은 날부터 3년간 보건복지부령으로 정하는 바에 따라 요양비 청구에 관한 서류를 보존하여야 한다. <신설 2020.12.29.>
④ 제51조 제2항에 따라 보조기기에 대한 보험급여를 청구한 자는 보험급여를 지급받은 날부터 3년간 보건복지부령으로 정하는 바에 따라 보험급여 청구에 관한 서류를 보존하여야 한다. <신설 2020.12.29.>
[본조신설 2013.5.22.] [제96조의2에서 이동 <2020.12.29.>]

[시행규칙] 제**58조(서류의 보존)** ① 요양기관이 법 제96조의4제1항에 따라 보존해야 하는 서류는 다음 각 호와 같다. <개정 2013. 9. 30., 2018. 6. 29., 2021. 6. 30., 2022. 10. 26.>

1. 요양급여비용 심사청구서 및 요양급여비용 명세서
2. 약제·치료재료, 그 밖의 요양급여의 구성 요소의 구입에 관한 서류
3. 개인별 투약기록 및 처방전(약국 및 한국희귀·필수의약품센터의 경우만 해당한다)
4. 그 밖에 간호관리 등급료의 산정자료 등 요양급여비용 산정에 필요한 서류 및 이를 증명하는 서류
5. 제1호부터 제4호까지의 서류 등을 디스켓, 마그네틱테이프 등 전산기록장치를 이용하여 자기매체에 저장하고 있는 경우에는 해당 자료

② 법 제96조의4제1항 단서에서 "약국 등 보건복지부령으로 정하는 요양기관"이란 약국 및 한국희귀·필수의약품센터를 말한다. <개정 2013. 9. 30., 2018. 6. 29., 2021. 6. 30., 2022. 10. 26.>

③ 사용자가 법 제96조의4제2항에 따라 보존해야 하는 서류는 다음 각 호와 같다. <신설 2013. 9. 30., 2021. 6. 30., 2022. 10. 26.>

1. 사업장의 현황, 직장가입자의 자격 취득·변동·상실 및 보험료 산정과 관련하여 관련 규정에 따라 공단에 신고 또는 통보한 내용을 입증할 수 있는 서류
2. 제1호의 서류를 디스켓, 마그네틱테이프 등 전산기록장치를 이용하여 자기매체에 저장하고 있는 경우에는 그 자료

④ 준요양기관(법 제49조제3항에 따라 요양비의 지급을 직접 청구한 경우만 해당한다)이 법 제96조의4제3항에 따라 보존해야 하는 서류는 다음 각 호와 같다. 다만, 요양비 관련 정보통신망을 통하여 제출한 서류와 제23조제5항제1호가목 및 같은 항 제2호에 따라 제출이 생략되는 서류는 제외한다. <신설 2021. 6. 30., 2022. 10. 26., 2023. 11. 14.>

1. 가입자나 피부양자에 대한 의사의 요양비처방전(제23조제5항제1호가목에 따라 제출을 생략한 경우는 제외한다), 요양을 실시하였음을 증명하는 서류, 세금계산서, 현금영수증 등 요양비 청구에 관한 서류
2. 제1호의 서류를 디스켓, 마그네틱테이프 등 전산기록장치를 이용하여 자기매체에 저장하고 있는 경우에는 해당 자료

⑤ 보조기기 판매업자(법 제51조제2항에 따라 보조기기 보험급여의 지급을 직접 청구한 경우만 해당한다)가 법 제96조의4제4항에 따라 보존해야 하는 서류는 다음 각 호와 같다. <신설 2021. 6. 30., 2022. 10. 26.>

1. 가입자나 피부양자에 대한 보조기기 처방전, 보조기기 검수확인서, 세금계산서, 현금영수증 등 보조기기에 대한 보험급여 청구에 관한 서류
2. 제1호의 서류를 디스켓, 마그네틱테이프 등 전산기록장치를 이용하여 자기매체에 저장하고 있는 경우에는 해당 자료

【핵심요약】

1. 서류의 보존

1) 요양급여비용의 청구에 관한 서류 보존 : 요양기관은 요양급여가 끝난 날부터 5년간 보건복지부령으로 정하는 바에 따라 보존

2) 처방전의 보존 : 약국 등 보건복지부령으로 정하는 요양기관은 요양급여비용을 청구한 날부터 3년간 보존

※ 약국 등 보건복지부령으로 정하는 요양기관 : 약국 및 한국희귀 · 필수의약품센터

3) 자격 관리 및 보험료 산정 등 건강보험에 관한 서류 보존 : 사용자는 3년간 보건복지부령으로 정하는 바에 따라 보존

2. 요양기관이 보존하여야 하는 서류

1) 요양급여비용 심사청구서 및 요양급여비용 명세서

2) 약제 · 치료재료, 그 밖의 요양급여의 구성 요소의 구입에 관한 서류

3) 개인별 투약기록 및 처방전(약국 및 한국희귀 · 필수의약품센터의 경우만 해당)

4) 그 밖에 간호관리 등급료의 산정자료 등 요양급여비용 산정에 필요한 서류 및 이를 증명하는 서류

5) 1)~4)까지의 서류 등을 디스켓, 마그네틱테이프 등 전산기록장치를 이용하여 자기매체에 저장하고 있는 경우에는 해당 자료

3. 사용자가 보존하여야 하는 서류

1) 사업장의 현황, 직장가입자의 자격 취득 · 변동 · 상실 및 보험료 산정과 관련하여 관련 규정에 따라 공단에 신고 또는 통보한 내용을 입증할 수 있는 서류

2) 1)의 서류를 디스켓, 마그네틱테이프 등 전산기록장치를 이용하여 자기매체에 저장하고 있는 경우에는 그 자료

4. 준요양기관(요양비의 지급을 직접 청구한 경우만 해당)이 보존해야 하는 서류

(다만, 요양비 관련 정보통신망을 통하여 제출한 서류와 제23조제5항제1호가목 및 같은 항 제2호에 따라 제출이 생략되는 서류는 제외)

1) 가입자나 피부양자에 대한 의사의 요양비처방전, 요양을 실시하였음을 증명하는 서류, 세금계산서, 현금영수증 등 요양비 청구에 관한 서류

2) 1)의 서류를 디스켓, 마그네틱테이프 등 전산기록장치를 이용하여 자기매체에 저장하고 있는 경우에는 해당 자료

5. 보조기기 판매업자(보조기기 보험급여의 지급을 직접 청구한 경우만 해당)가 법 제96조의4제4항에 따라 보존해야 하는 서류는 다음 각 호와 같음

1) 가입자나 피부양자에 대한 보조기기 처방전, 보조기기 검수확인서, 세금계산서, 현금영수증 등 보조기기에 대한 보험급여 청구에 관한 서류
2) 제1호의 서류를 디스켓, 마그네틱테이프 등 전산기록장치를 이용하여 자기매체에 저장하고 있는 경우에는 해당 자료

【예상문제】

1. 요양기관은 요양급여가 끝난 날부터 몇 년간 요양급여비용의 청구에 관한 서류를 보존하여야 하는가?

① 2년 ② 3년 ③ 4년 ④ 5년 ⑤ 10년

[답] ④

제97조(보고와 검사) ① 보건복지부장관은 사용자, 직장가입자 또는 세대주에게 가입자의 이동·보수·소득이나 그 밖에 필요한 사항에 관한 보고 또는 서류 제출을 명하거나, 소속 공무원이 관계인에게 질문하게 하거나 관계 서류를 검사하게 할 수 있다.

② 보건복지부장관은 요양기관(제49조에 따라 요양을 실시한 기관을 포함한다)에 대하여 요양·약제의 지급 등 보험급여에 관한 보고 또는 서류 제출을 명하거나, 소속 공무원이 관계인에게 질문하게 하거나 관계 서류를 검사하게 할 수 있다.

③ 보건복지부장관은 보험급여를 받은 자에게 해당 보험급여의 내용에 관하여 보고하게 하거나, 소속 공무원이 질문하게 할 수 있다.

④ 보건복지부장관은 제47조제6항에 따라 요양급여비용의 심사청구를 대행하는 단체(이하 "대행청구단체"라 한다)에 필요한 자료의 제출을 명하거나, 소속공무원이 대행청구에 관한 자료 등을 조사·확인하게 할 수 있다.

⑤ 보건복지부장관은 제41조의2에 따른 약제에 대한 요양급여비용 상한금액의 감액 및 요양급여의 적용 정지를 위하여 필요한 경우에는 「약사법」 제47조제2항에 따른 의약품공급자에 대하여 금전, 물품, 편익, 노무, 향응, 그 밖의 경제적 이익등 제공으로 인한 의약품 판매 질서 위반 행위에 관한 보고 또는 서류 제출을 명하거나, 소속 공무원이 관계인에게 질문하게 하거나 관계 서류를 검사하게 할 수 있다. <신설 2018.3.27.>

⑥ 제1항부터 제4항까지의 규정에 따라 질문·검사·조사 또는 확인을 하는 소속 공무원은 그 권한을 표시하는 증표를 지니고 관계인에게 보여주어야 한다. <개정 2018.3.27.>

⑦ 보건복지부장관은 제1항부터 제5항까지에 따른 질문·검사·조사 또는 확인 업무를 효율적으로 수행하기 위하여 대통령령으로 정하는 바에 따라 공단 또는 심사평가원으로

하여금 그 업무를 지원하게 할 수 있다. <신설 2024. 1. 2.>
[시행일: 2024. 7. 3.] 제97조

【핵심요약】

보고와 검사

1) 보고와 검사권자 : 보건복지부장관

2) 보고와 검사 내용

(1) 사용자, 직장가입자 또는 세대주에게 가입자의 이동 · 보수 · 소득이나 그 밖에 필요한 사항에 관한 보고 또는 서류 제출을 명하거나, 소속 공무원이 관계인에게 질문하게 하거나 관계 서류를 검사하게 할 수 있음

(2) 요양기관(법 제49조에 따라 요양을 실시한 기관 포함)에 대하여 요양 · 약제의 지급 등 보험급여에 관한 보고 또는 서류 제출을 명하거나, 소속 공무원이 관계인에게 질문하게 하거나 관계 서류를 검사하게 할 수 있음

※ 보건복지부장관이 공단이나 심사평가원에 위탁한 사항임

(3) 보험급여를 받은 자에게 해당 보험급여의 내용에 관하여 보고하게 하거나, 소속 공무원이 질문하게 할 수 있음

(4) 대행청구단체(요양급여비용의 심사청구를 대행하는 단체)에 필요한 자료의 제출을 명하거나, 소속 공무원이 대행청구에 관한 자료 등을 조사 · 확인하게 할 수 있음

(5) 약제에 대한 요양급여비용 상한금액의 감액 및 요양급여의 적용 정지를 위하여 필요한 경우에는 의약품공급자에 대하여 금전, 물품, 편익, 노무, 향응, 그 밖의 경제적 이익 등 제공으로 인한 의약품 판매 질서 위반 행위에 관한 보고 또는 서류 제출을 명하거나, 소속 공무원이 관계인에게 질문하게 하거나 관계 서류를 검사하게 할 수 있음

※ 질문 · 검사 · 조사 또는 확인을 하는 소속 공무원은 그 권한을 표시하는 증표를 지니고 관계인에게 보여주어야 함

【예상문제】

1. 요양기관에 대하여 요양 · 약제의 지급 등 보험급여에 관한 보고 또는 서류 제출을 명할 수 있는 사람은?

① 보건복지부장관 ② 국민건강보험공단의 이사장 ③ 건강보험심사평가원의 원장
④ 시 · 도지사 ⑤ 시장 · 군수 · 구청장

[답] ①

제98조(업무정지) ① 보건복지부장관은 요양기관이 다음 각 호의 어느 하나에 해당하면 그 요양기관에 대하여 1년의 범위에서 기간을 정하여 업무 정지를 명할 수 있다. <개정 2016.2.3.>

1. 속임수나 그 밖의 부당한 방법으로 보험자·가입자 및 피부양자에게 요양급여비용을 부담하게 한 경우
2. 제97조제2항에 따른 명령에 위반하거나 거짓 보고를 하거나 거짓 서류를 제출하거나, 소속 공무원의 검사 또는 질문을 거부·방해 또는 기피한 경우
3. 정당한 사유 없이 요양기관이 제41조의3제1항에 따른 결정을 신청하지 아니하고 속임수나 그 밖의 부당한 방법으로 행위·치료재료를 가입자 또는 피부양자에게 실시 또는 사용하고 비용을 부담시킨 경우

② 제1항에 따라 업무정지 처분을 받은 자는 해당 업무정지기간 중에는 요양급여를 하지 못한다.

③ 제1항에 따른 업무정지 처분의 효과는 그 처분이 확정된 요양기관을 양수한 자 또는 합병 후 존속하는 법인이나 합병으로 설립되는 법인에 승계되고, 업무정지 처분의 절차가 진행 중인 때에는 양수인 또는 합병 후 존속하는 법인이나 합병으로 설립되는 법인에 대하여 그 절차를 계속 진행할 수 있다. 다만, 양수인 또는 합병 후 존속하는 법인이나 합병으로 설립되는 법인이 그 처분 또는 위반사실을 알지 못하였음을 증명하는 경우에는 그러하지 아니하다.

④ 제1항에 따른 업무정지 처분을 받았거나 업무정지 처분의 절차가 진행 중인 자는 행정처분을 받은 사실 또는 행정처분절차가 진행 중인 사실을 보건복지부령으로 정하는 바에 따라 양수인 또는 합병 후 존속하는 법인이나 합병으로 설립되는 법인에 지체 없이 알려야 한다.

⑤ 제1항에 따른 업무정지를 부과하는 위반행위의 종류, 위반 정도 등에 따른 행정처분기준이나 그 밖에 필요한 사항은 대통령령으로 정한다.

[시행규칙] **제60조(행정처분 사실 등의 통지)** 법 제98조제4항에 따라 업무정지 처분을 받았거나 업무정지 처분의 절차가 진행 중인 자는 행정처분을 받은 사실 또는 행정처분절차가 진행 중인 사실을 「우편법 시행규칙」 제25조제1항제4호가목에 따른 내용증명으로 양수인 또는 합병 후 존속하는 법인이나 합병으로 설립되는 법인에 지체 없이 알려야 한다.

【핵심요약】

1. 업무정지

1) 조치권자 : 보건복지부장관

2) 업무정지 기간 : 1년의 범위

3) 업무정지 명령 사유 : 요양기관이 다음의 어느 하나에 해당할 때

(1) 속임수나 그 밖의 부당한 방법으로 보험자·가입자 및 피부양자에게 요양급여비용을 부담하게 한 경우

(2) 명령에 위반하거나 거짓 보고를 하거나 거짓 서류를 제출하거나, 소속 공무원의 검사 또는 질문을 거부·방해 또는 기피한 경우(법 제97조제2항)

(3) 정당한 사유 없이 요양기관이 행위·치료재료 및 약제에 대한 요양급여대상 여부의 결정을 신청하지 아니하고 속임수나 그 밖의 부당한 방법으로 행위·치료재료를 가입자 또는 피부양자에게 실시 또는 사용하고 비용을 부담시킨 경우(법 제41조의3제1항)

4) 요양급여 정지 : 업무정지 처분을 받은 자는 해당 업무정지기간 중에는 요양급여를 하지 못함

5) 업무정지 처분의 효과 승계

(1) 업무정지 처분의 효과는 그 처분이 확정된 요양기관을 양수한 자 또는 합병 후 존속하는 법인이나 합병으로 설립되는 법인에 승계

(2) 업무정지 처분의 절차가 진행 중인 때에는 양수인 또는 합병 후 존속하는 법인이나 합병으로 설립되는 법인에 대하여 그 절차를 계속 진행 가능

(3) 양수인 또는 합병 후 존속하는 법인이나 합병으로 설립되는 법인이 그 처분 또는 위반사실을 알지 못하였음을 증명하는 경우에는 그러하지 아니함

6) 업무정치 처분에 대한 고지 의무 : 업무정지 처분을 받았거나 업무정지 처분의 절차가 진행 중인 자는 행정처분을 받은 사실 또는 행정처분절차가 진행 중인 사실을 보건복지부령으로 정하는 바에 따라 양수인 또는 합병 후 존속하는 법인이나 합병으로 설립되는 법인에 지체 없이 알려야 함

7) 대통령령으로 정하는 사항 : 업무정지를 부과하는 위반행위의 종류, 위반 정도 등에 따른 행정처분기준이나 그 밖에 필요한 사항

2. 행정처분 사실 등의 통지

- 업무정지 처분을 받았거나 업무정지 처분의 절차가 진행 중인 자는 행정처분을 받은 사실 또는 행정처분절차가 진행 중인 사실을 내용증명으로 양수인 또는 합병 후 존속하는 법인이나 합병으로 설립되는 법인에 지체 없이 알려야 함

【예상문제】

1. 속임수나 그 밖의 부당한 방법으로 보험자·가입자 및 피부양자에게 요양급여비용을 부담하게 한 경우 보건복지부장관이 취할 수 있는 것은?

① 벌금 ② 면허취소 ③ 허가취소 ④ 업무정지 ⑤ 자격정지

[답] ④

2. 업무정지 처분을 받고 해당 업무정지 기간 중에는 요양급여를 한 요양기관의 개설자에 대한 벌칙은?

① 3년 이하의 징역 또는 3천만원 이하의 벌금
② 1년 이하의 징역 또는 1천만원 이하의 벌금
③ 1천만원 이하의 벌금
④ 500만원 이하의 벌금
⑤ 500만원 이하의 과태료

[답] ②

제99조(과징금) ① 보건복지부장관은 요양기관이 제98조제1항제1호 또는 제3호에 해당하여 업무정지 처분을 하여야 하는 경우로서 그 업무정지 처분이 해당 요양기관을 이용하는 사람에게 심한 불편을 주거나 보건복지부장관이 정하는 특별한 사유가 있다고 인정되면 업무정지 처분을 갈음하여 속임수나 그 밖의 부당한 방법으로 부담하게 한 금액의 5배 이하의 금액을 과징금으로 부과·징수할 수 있다. 이 경우 보건복지부장관은 12개월의 범위에서 분할납부를 하게 할 수 있다. <개정 2016.2.3.>

② 보건복지부장관은 제41조의2 제3항에 따라 약제를 요양급여에서 적용 정지하는 경우 다음 각 호의 어느 하나에 해당하는 때에는 요양급여의 적용 정지에 갈음하여 대통령령으로 정하는 바에 따라 다음 각 호의 구분에 따른 범위에서 과징금을 부과·징수할 수 있다. 이 경우 보건복지부장관은 12개월의 범위에서 분할납부를 하게 할 수 있다. <개정 2021.6.8.>

1. 환자 진료에 불편을 초래하는 등 공공복리에 지장을 줄 것으로 예상되는 때: 해당 약제에 대한 요양급여비용 총액의 100분의 200을 넘지 아니하는 범위
2. 국민 건강에 심각한 위험을 초래할 것이 예상되는 등 특별한 사유가 있다고 인정되는 때: 해당 약제에 대한 요양급여비용 총액의 100분의 60을 넘지 아니하는 범위

③ 보건복지부장관은 제2항 전단에 따라 과징금 부과 대상이 된 약제가 과징금이 부과된 날부터 5년의 범위에서 대통령령으로 정하는 기간 내에 다시 제2항 전단에 따른 과징

금 부과 대상이 되는 경우에는 대통령령으로 정하는 바에 따라 다음 각 호의 구분에 따른 범위에서 과징금을 부과·징수할 수 있다. <개정 2021.6.8.>

1. 제2항제1호에서 정하는 사유로 과징금 부과대상이 되는 경우: 해당 약제에 대한 요양급여비용 총액의 100분의 350을 넘지 아니하는 범위
2. 제2항제2호에서 정하는 사유로 과징금 부과대상이 되는 경우: 해당 약제에 대한 요양급여비용 총액의 100분의 100을 넘지 아니하는 범위

④ 제2항 및 제3항에 따라 대통령령으로 해당 약제에 대한 요양급여비용 총액을 정할 때에는 그 약제의 과거 요양급여 실적 등을 고려하여 1년간의 요양급여 총액을 넘지 않는 범위에서 정하여야 한다. <개정 2018.3.27.>

⑤ 보건복지부장관은 제1항에 따른 과징금을 납부하여야 할 자가 납부기한까지 이를 내지 아니하면 대통령령으로 정하는 절차에 따라 그 과징금 부과 처분을 취소하고 제98조제1항에 따른 업무정지 처분을 하거나 국세 체납처분의 예에 따라 이를 징수한다. 다만, 요양기관의 폐업 등으로 제98조제1항에 따른 업무정지 처분을 할 수 없으면 국세 체납처분의 예에 따라 징수한다. <개정 2018.3.27.>

⑥ 보건복지부장관은 제2항 또는 제3항에 따른 과징금을 납부하여야 할 자가 납부기한까지 이를 내지 아니하면 국세 체납처분의 예에 따라 징수한다. <개정 2018.3.27.>

⑦ 보건복지부장관은 과징금을 징수하기 위하여 필요하면 다음 각 호의 사항을 적은 문서로 관할 세무관서의 장 또는 지방자치단체의 장에게 과세 정보의 제공을 요청할 수 있다. <개정 2018.3.27.>

1. 납세자의 인적사항
2. 사용 목적
3. 과징금 부과 사유 및 부과 기준

⑧ 제1항부터 제3항까지의 규정에 따라 징수한 과징금은 다음 각 호 외의 용도로는 사용할 수 없다. 이 경우 제2항제1호 및 제3항제1호에 따라 징수한 과징금은 제3호의 용도로 사용하여야 한다. <개정 2021.6.8.>

1. 제47조 제3항에 따라 공단이 요양급여비용으로 지급하는 자금
2. 「응급의료에 관한 법률」에 따른 응급의료기금의 지원
3. 「재난적의료비 지원에 관한 법률」에 따른 재난적의료비 지원사업에 대한 지원

⑨ 제1항부터 제3항까지의 규정에 따른 과징금의 금액과 그 납부에 필요한 사항 및 제8항에 따른 과징금의 용도별 지원 규모, 사용 절차 등에 필요한 사항은 대통령령으로 정한다. <개정 2018.3.27.>

[시행령] **제70조(행정처분기준)** ① 법 제98조제1항 및 제99조제1항에 따른 요양기관에 대한 업무정지 처분 및 과징금 부과의 기준은 별표 5와 같다.

② 제1항에 따른 과징금의 징수 절차는 보건복지부령으로 정한다.

[시행령] **제70조의2(과징금의 부과기준)** ① 보건복지부장관은 법 제41조의2 제3항에 따른 요양급여의 적용 정지 대상인 약제가 요양급여의 적용 정지 처분을 한 날이 속한 연도 또는 그 전년도에 요양기관으로부터 요양급여비용이 청구된 약제(제2항 각 호에 해당하는 약제는 제외한다)인 경우에는 법 제99조 제2항 제1호 또는 같은 조 제3항제1호에 따라 요양급여의 적용 정지를 갈음하여 과징금을 부과할 수 있다. <신설 2021.12.7.>

② 보건복지부장관은 법 제41조의2 제3항에 따른 요양급여의 적용 정지 대상인 약제가 다음 각 호의 어느 하나에 해당하는 경우에는 법 제99조 제2항 제2호 또는 같은 조 제3항제2호에 따라 요양급여의 적용 정지를 갈음하여 과징금을 부과할 수 있다. <개정 2021.12.7.>

1. 퇴장방지의약품
2. 희귀의약품
3. 법 제41조제3항에 따라 요양급여의 대상으로 고시한 약제가 단일 품목으로서 동일제제(투여경로·성분·함량 및 제형이 동일한 제품을 말한다)가 없는 의약품
4. 그 밖에 보건복지부장관이 특별한 사유가 있다고 인정한 약제

③ 법 제99조 제3항에서 "대통령령으로 정하는 기간"이란 5년을 말한다. <개정 2021.12.7.>

④ 제1항 및 제2항에 따른 과징금의 부과기준은 별표 4의2와 같다. <개정 2021.12.7.>

[본조신설 2014.6.30.]

[시행령] **제70조의3(과징금의 부과 및 납부)** ① 보건복지부장관은 법 제99조제1항부터 제3항까지의 규정에 따라 과징금을 부과하려는 때에는 과징금 부과대상이 되는 위반행위, 과징금의 금액, 납부기한 및 수납기관 등을 명시하여 이를 납부할 것을 서면으로 통지하여야 한다. <개정 2018.9.28.>

② 제1항에 따라 통지를 받은 자는 과징금 납입고지서에 기재된 납부기한까지 과징금을 수납기관에 납부해야 한다. <개정 2023. 12. 12.>

③ 제2항에 따른 수납기관은 과징금을 받은 경우 납부자에게 영수증을 내어주고, 지체 없이 납부사실을 보건복지부장관에게 통보하여야 한다.

[본조신설 2014.6.30.]

[시행령] **제70조의4(과징금 미납자에 대한 처분)** ① 보건복지부장관은 법 제99조제1항에 따라 과징금을 납부하여야 할 자가 납부기한까지 과징금을 내지 아니하면 같은 조 제5항 본문에 따라 납부기한이 지난 후 15일 이내에 독촉장을 발급하여야 한다. 이 경우 납부기한은 독촉장을 발급하는 날부터 10일 이내로 하여야 한다. <개정 2018.9.28.>

② 보건복지부장관은 과징금을 납부하여야 할 자가 제1항에 따른 독촉장을 받고도 그 납부기한까지 과징금을 내지 아니하면 법 제99조제5항 본문에 따라 과징금 부과처분을 취소하고 법 제98조제1항에

따른 업무정지 처분을 하거나 국세 체납처분의 예에 따라 징수하여야 한다. <개정 2018.9.28.>

③ 보건복지부장관은 법 제99조제5항 본문에 따라 과징금 부과처분을 취소하고 법 제98조제1항에 따른 업무정지 처분을 하는 경우에는 처분대상자에게 서면으로 그 내용을 통지하여야 한다. 이 경우 그 서면에는 처분의 변경사유와 업무정지 처분의 기간 등 업무정지 처분에 필요한 사항이 포함되어야 한다. <개정 2018.9.28.>

[본조신설 2016.9.22.]

[시행령]]**제71조(과징금의 지원 규모 등)** ① 법 제99조제1항, 같은 조 제2항제2호 또는 같은 조 제3항제2호에 따라 징수한 과징금의 용도별 지원 규모는 다음 각 호와 같다. <개정 2023. 11. 7.>

1. 「재난적의료비 지원에 관한 법률」에 따른 재난적의료비 지원사업에 대한 지원: 과징금 수입의 100분의 65
2. 「응급의료에 관한 법률」에 따른 응급의료기금 지원: 과징금 수입의 100분의 35

② 공단의 이사장과 「응급의료에 관한 법률」 제19조 제2항에 따라 응급의료기금의 관리·운용을 위탁받은 자는 제1항에 따라 지원받은 과징금의 다음 해 운용계획서와 전년도 사용실적을 매년 4월 30일까지 보건복지부장관에게 제출하여야 한다.

③ 보건복지부장관은 제2항에 따라 제출받은 과징금 운용계획서와 과징금 사용실적을 고려하여 다음 해 과징금 지원액을 정한 후 이를 국가재정법령에서 정하는 바에 따라 예산에 반영하여야 한다.

[시행령] **제81조의2(규제의 재검토)** ① 보건복지부장관은 제18조의2제4항 및 별표 4의2 제2호에 따른 약제의 상한금액 감액 및 요양급여의 적용 정지 기준에 대하여 2019년 7월 1일을 기준으로 5년마다(매 5년이 되는 해의 기준일과 같은 날 전까지를 말한다) 그 타당성을 검토하여 개선 등의 조치를 해야 한다.

② 보건복지부장관은 제19조제1항 및 별표 2에 따른 본인일부부담금의 부담률 및 부담액에 대하여 2022년 1월 1일을 기준으로 3년마다(매 3년이 되는 해의 1월 1일 전까지를 말한다) 그 타당성을 검토하여 개선 등의 조치를 해야 한다.

[전문개정 2022. 3. 8.]

[시행규칙] **제59조(과징금의 징수 절차)** 영 제70조제2항에 따른 과징금의 징수 절차에 관하여는 「국고금 관리법 시행규칙」을 준용한다.

【핵심요약】

1. 과징금

1) 처분권자 : 보건복지부장관

2) 사유 및 처분

(1) 요양기관이 법 제98조제1항1호 또는 제3호에 해당하여 요양기관에 업무정지 처분

을 하여야 하는 경우

① 사유 : 업무정지 처분이 해당 요양기관을 이용하는 사람에게 심한 불편을 주거나 보건복지부장관이 정하는 특별한 사유가 있다고 인정될 때

② 처분

㉮ 업무정지 처분을 갈음하여 속임수나 그 밖의 부당한 방법으로 부담하게 한 금액의 5배 이하의 금액을 과징금으로 부과·징수할 수 있음

㉯ 이 경우 보건복지부장관은 12개월의 범위에서 분할납부를 하게 할 수 있음

③ 과징금 부과 처분 취소

㉮ 보건복지부장관은 과징금을 납부하여야 할 자가 납부기한까지 이를 내지 아니하면 대통령령으로 정하는 절차에 따라 그 과징금 부과 처분을 취소하고 업무정지 처분을 하거나 국세 체납처분의 예에 따라 이를 징수

㉯ 다만, 요양기관의 폐업 등으로 업무정지 처분을 할 수 없으면 국세 체납처분의 예에 따라 징수

(2) 약제를 요양급여에서 적용 정지하는 경우(법 제41조의2제3항)

① 사유 : 국민 건강에 심각한 위험을 초래할 것이 예상되는 등 특별한 사유가 있다고 인정될 때

② 처분

㉮ 요양급여의 적용 정지에 갈음하여 대통령령으로 정하는 바에 따라 해당 약제에 대한 요양급여비용 총액의 100분의 60을 넘지 아니하는 범위에서 과징금을 부과·징수할 수 있음

㉯ ㉮에 따라 과징금 부과 대상이 된 약제가 과징금이 부과된 날부터 5년의 범위에서 대통령령으로 정하는 기간 내에 다시 과징금 부과 대상이 되는 경우에는 대통령령으로 정하는 바에 따라 해당 약제에 대한 요양급여비용 총액의 100분의 100을 넘지 아니하는 범위에서 과징금을 부과·징수할 수 있음

※ 대통령령으로 해당 약제에 대한 요양급여비용 총액을 정할 때에는 그 약제의 과거 요양급여 실적 등을 고려하여 1년간의 요양급여 총액을 넘지 않는 범위에서 정하여야 함

※ 대통령령으로 정하는 기간 : 5년

㉰ 이 경우 보건복지부장관은 12개월의 범위에서 분할납부를 하게 할 수 있음

③ 국세 체납처분의 예에 따른 징수 : 보건복지부장관은 과징금을 납부하여야 할 자가 납부기한까지 이를 내지 아니하면 국세 체납처분의 예에 따라 징수

(3) 과징금의 부과기준 : 요양급여의 적용 정지 또는 제외에 갈음하여 과징금을 부과할 수 있는 경우

① 퇴장방지의약품

② 희귀의약품

③ 요양급여의 대상으로 고시한 약제가 단일 품목으로서 동일제제(투여경로·성분·함량 및 제형이 동일한 제품을 말한다)가 없는 의약품

④ 그 밖에 보건복지부장관이 특별한 사유가 있다고 인정한 약제

※ 과징금의 부과기준 : 영 [별표 4의2] 약제의 요양급여 적용 정지·제외 및 과징금 부과 기준 참조

3) 과징금의 부과 및 납부 절차

(1) 보건복지부장관은 과징금을 부과하려는 때에는 과징금 부과대상이 되는 위반행위, 과징금의 금액, 납부기한 및 수납기관 등을 명시하여 이를 납부할 것을 서면으로 통지

(2) 통지를 받은 자는 과징금 납입고지서에 기재된 납부기한까지 과징금을 수납기관에 납부

※ 천재지변이나 그 밖에 부득이한 사유로 인하여 그 기간 내에 과징금을 납부할 수 없는 경우에는 그 사유가 해소된 날부터 7일 이내에 납부

(3) 수납기관은 과징금을 받은 경우 납부자에게 영수증을 내어주고, 지체 없이 납부사실을 보건복지부장관에게 통보

4) 과징금 미납자에 대한 처분 절차

(1) 보건복지부장관은 과징금을 납부하여야 할 자가 납부기한까지 과징금을 내지 아니하면 납부기한이 지난 후 15일 이내에 독촉장을 발급하여야 함

※ 이 경우 납부기한은 독촉장을 발급하는 날부터 10일 이내로 하여야 함

(2) 보건복지부장관은 과징금을 납부하여야 할 자가 독촉장을 받고도 그 납부기한까지 과징금을 내지 아니하면 과징금 부과처분을 취소하고 업무정지 처분을 하거나 국세 체납처분의 예에 따라 징수하여야 함

(3) 보건복지부장관은 과징금 부과처분을 취소하고 업무정지 처분을 하는 경우에는 처분대상자에게 서면으로 그 내용을 통지하여야 함

※ 이 경우 그 서면에는 처분의 변경사유와 업무정지 처분의 기간 등 업무정지 처분에 필요한 사항이 포함되어야 함

5) 과징금을 징수하기 위하여 필요하면 다음의 사항을 적은 문서로 관할 세무관서의 장

또는 지방자치단체의 장에게 과세정보의 제공을 요청할 수 있음

(1) 납세자의 인적사항

(2) 사용 목적

(3) 과징금 부과 사유 및 부과 기준

6) 징수한 과징금의 사용용도

(1) 공단이 요양급여비용으로 지급하는 자금(법 제47조제3항)

(2) 「응급의료에 관한 법률」에 따른 응급의료기금의 지원

(3) 「재난적의료비 지원에 관한 법률」에 따른 재난적의료비 지원사업에 대한 지원

7) 대통령령으로 정하는 사항 : 업무정지 일수별 과징금의 금액과 그 납부에 필요한 사항 및 과징금의 용도별 지원 규모, 사용 절차 등에 필요한 사항

8) 규제의 재검토

(1) 재검토권자 : 보건복지부장관

(2) 조치 : 영 [별표 4의2] 약제의 요양급여 적용 정지·제외 및 과징금 부과 기준에 대하여 2014년 7월 2일을 기준으로 5년마다 그 타당성을 검토하여 개선 등의 조치를 하여야 함

2. 행정처분기준

1) 요양기관에 대한 업무정지 처분 및 과징금 부과의 기준 : 영 [별표 5] 업무정지 처분 및 과징금 부과의 기준 참조

2) 보건복지부령으로 정하는 사항 : 과징금의 징수 절차

3. 과징금의 지원 규모 등

1) 과징금의 용도별 지원 규모

(1) 「재난적의료비 지원에 관한 법률」에 따른 재난적의료비 지원사업에 대한 지원: 과징금 수입의 100분의 65

(2) 「응급의료에 관한 법률」에 따른 응급의료기금 지원 : 과징금 수입의 100분의 35

2) 공단의 이사장과 응급의료기금의 관리·운용을 위탁받은 자 : 지원받은 과징금의 다음 해 운용계획서와 전년도 사용실적을 매년 4월 30일까지 보건복지부장관에게 제출

3) 과징금 지원액의 예산 반영 : 보건복지부장관은 제출받은 과징금 운용계획서와 과징금 사용실적을 고려하여 다음 해 과징금 지원액을 정한 후 이를 국가재정법령에서 정하는 바에 따라 예산에 반영

4. 과징금의 징수 절차

- 「국고금 관리법 시행규칙」을 준용

【예상문제】

1. 요양기관의 업무정지 처분이나 약제의 요양급여 적용 정지에 갈음하여 보건복지부 장관이 부과·징수할 수 있는 것은?
   ① 벌금 ② 과태료 ③ 과징금 ④ 행정처분 ⑤ 청문

[답] ③

2. 약제의 요양급여의 적용 정지 또는 제외에 갈음하여 과징금을 부과·징수할 때 과징금의 범위로 올바른 것은?
   ① 속임수나 그 밖의 부당한 방법으로 부담하게 한 금액의 2배 이하의 금액
   ② 속임수나 그 밖의 부당한 방법으로 부담하게 한 금액의 3배 이하의 금액
   ③ 해당 약제에 대한 요양급여비용 총액의 100분의 50을 넘지 아니하는 범위
   ④ 속임수나 그 밖의 부당한 방법으로 부담하게 한 금액의 4배 이하의 금액
   ⑤ 해당 약제에 대한 요양급여비용 총액의 100분의 60을 넘지 아니하는 범위

[답] ⑤

3. 요양기관의 업무정지 처분에 갈음하여 과징금을 부과한 경우 과징금을 납부하여야 할 자가 독촉장을 받고도 납부기한까지 이를 내지 아니하면 보건복지부장관이 취해야할 조치는?
   ① 과징금 부과 처분을 취소하고 업무정지 처분을 하거나 국세 체납처분의 예에 따라 이를 징수하여야 한다.
   ② 과징금 부과 처분을 취소하고 업무정지 처분을 하여야 한다.
   ③ 과징금 부과 처분을 취소하고 국세 체납처분의 예에 따라 이를 징수하여야 한다.
   ④ 과징금 부과 처분을 취소하고 업무정지 처분을 할 수 있다.
   ⑤ 과징금 부과 처분을 취소하고 국세 체납처분의 예에 따라 이를 징수할 수 있다.

[답] ①

제100조(위반사실의 공표) ① 보건복지부장관은 관련 서류의 위조·변조로 요양급여비용을 거짓으로 청구하여 제98조 또는 제99조에 따른 행정처분을 받은 요양기관이 다음 각 호의 어느 하나에 해당하면 그 위반 행위, 처분 내용, 해당 요양기관의 명칭·주소 및 대표자 성명, 그 밖에 다른 요양기관과의 구별에 필요한 사항으로서 대통령령으로 정하는 사항을 공표할 수 있다. 이 경우 공표 여부를 결정할 때에는 그 위반행위의 동기, 정도, 횟수 및 결과 등을 고려하여야 한다.

1. 거짓으로 청구한 금액이 1천 500만원 이상인 경우

2. 요양급여비용 총액 중 거짓으로 청구한 금액의 비율이 100분의 20 이상인 경우

② 보건복지부장관은 제1항에 따른 공표 여부 등을 심의하기 위하여 건강보험공표심의위원회(이하 이 조에서 "공표심의위원회"라 한다)를 설치·운영한다.

③ 보건복지부장관은 공표심의위원회의 심의를 거친 공표대상자에게 공표 대상자인 사실을 알려 소명자료를 제출하거나 출석하여 의견을 진술할 기회를 주어야 한다.

④ 보건복지부장관은 공표심의위원회가 제3항에 따라 제출된 소명자료 또는 진술된 의견을 고려하여 공표대상자를 재심의한 후 공표대상자를 선정한다.

⑤ 제1항부터 제4항까지에서 규정한 사항 외에 공표의 절차·방법, 공표심의위원회의 구성·운영 등에 필요한 사항은 대통령령으로 정한다.

[시행령] **제72조(공표 사항)** 법 제100조제1항 각 호 외의 부분 전단에서 "대통령령으로 정하는 사항"이란 다음 각 호의 사항을 말한다. <개정 2024. 1. 2.>

1. 해당 요양기관의 종류와 그 요양기관 대표자의 면허번호
2. 의료기관의 개설자가 법인인 경우에는 의료기관의 장의 성명
3. 그 밖에 다른 요양기관과의 구별을 위하여 법 제100조제2항에 따른 건강보험공표심의위원회(이하 "공표심의위원회"라 한다)가 필요하다고 인정하는 사항

[시행일: 2024. 1. 12.] 제72조

[시행령] **제73조(공표심의위원회의 구성·운영 등)** ① 공표심의위원회는 위원장 1명을 포함한 9명의 위원으로 구성한다.

② 공표심의위원회의 위원장은 제1호부터 제4호까지의 위원 중에서 호선(互選)하고, 위원은 보건복지부장관이 임명하거나 위촉하는 다음 각 호의 사람으로 한다.

1. 소비자단체가 추천하는 사람 1명
2. 언론인 1명
3. 변호사 등 법률 전문가 1명
4. 건강보험에 관한 학식과 경험이 풍부한 사람으로서 의약계를 대표하는 단체가 추천하는 사람 3명
5. 보건복지부의 고위공무원단에 속하는 일반직공무원 1명
6. 공단의 이사장 및 심사평가원의 원장이 각각 1명씩 추천하는 사람 2명

③ 공표심의위원회 위원(제2항제5호의 위원은 제외한다)의 임기는 2년으로 한다.

④ 공표심의위원회의 위원장은 공표심의위원회를 대표하고, 공표심의위원회의 업무를 총괄한다.

⑤ 공표심의위원회의 위원장이 부득이한 사유로 직무를 수행할 수 없을 때에는 위원장이 지명하는 위원이 그 직무를 대행한다.

⑥ 공표심의위원회의 회의는 재적위원 과반수의 출석으로 개의하고, 출석위원 과반수의 찬성으로 의결한다.

⑦ 제1항부터 제6항까지에서 규정한 사항 외에 공표심의위원회의 구성·운영 등에 필요한 사항은

공표심의위원회의 의결을 거쳐 위원장이 정한다.

[시행령] **제73조의2(공표심의위원회 위원의 해임 및 해촉)** 보건복지부장관은 제73조제2항 각 호에 따른 공표심의위원회 위원이 다음 각 호의 어느 하나에 해당하는 경우에는 해당 공표심의위원회 위원을 해임하거나 해촉할 수 있다.

1. 심신장애로 인하여 직무를 수행할 수 없게 된 경우
2. 직무와 관련된 비위사실이 있는 경우
3. 직무태만, 품위손상이나 그 밖의 사유로 인하여 위원으로 적합하지 아니하다고 인정되는 경우
4. 위원 스스로 직무를 수행하는 것이 곤란하다고 의사를 밝히는 경우

[본조신설 2015.12.31.]

[시행령] **제74조(공표 절차 및 방법 등)** ① 보건복지부장관은 법 제100조제3항에 따라 공표대상자인 사실을 통지받은 요양기관에 대하여 그 통지를 받은 날부터 20일 동안 소명자료를 제출하거나 출석하여 의견을 진술할 기회를 주어야 한다.

② 보건복지부장관은 법 제100조제4항에 따라 공표대상자로 선정된 요양기관에 대하여 보건복지부, 공단, 심사평가원, 관할 특별시·광역시·특별자치시·도·특별자치도와 시·군·자치구 및 보건소의 홈페이지에 6개월 동안 같은 조 제1항에 따른 공표 사항을 공고해야 하며, 추가로 게시판 등에도 공고할 수 있다. <개정 2020.6.2>

③ 보건복지부장관은 법 제100조제4항에 따라 공표대상자로 선정된 요양기관이 같은 조 제1항 각 호에 해당하는 거짓 청구를 반복적으로 하거나 그 거짓 청구가 중대한 위반행위에 해당하는 경우 등 추가 공표가 필요하다고 인정하는 경우에는 제2항에 따른 공고 외에 「신문 등의 진흥에 관한 법률」에 따른 신문 또는 「방송법」에 따른 방송에 추가로 공표할 수 있다.

④ 제2항에 따른 공고 대상인 요양기관을 관할하는 특별시장·광역시장·특별자치시장·도지사·특별자치도지사, 시장·군수·구청장 또는 보건소의 장은 「의료법」 제33조제5항에 따른 변경허가·변경신고 등으로 제2항에 따른 공고기간 중 법 제100조제1항에 따른 공표 사항이 변경된 사실이 확인되었을 때에는 지체 없이 보건복지부장관에게 그 사실을 알려야 한다. 이 경우 보건복지부장관은 그 변경 사항이 제2항에 따른 공고 내용에 즉시 반영되도록 필요한 조치를 해야 한다. <개정 2020.6.2>

⑤ 제1항부터 제4항까지에서 규정한 사항 외에 공표 절차 및 방법, 공표 사항의 변경 등에 필요한 사항은 보건복지부장관이 정한다.

【핵심요약】

1. 위반사실의 공표

1) 공표자 : 보건복지부장관

2) 사유 : 관련 서류의 위조·변조로 요양급여비용을 거짓으로 청구하여 행정처분(법 제98조 또는 제99조)을 받은 요양기관이 다음의 어느 하나에 해당할 경우

(1) 거짓으로 청구한 금액이 1천 500만원 이상인 경우

(2) 요양급여비용 총액 중 거짓으로 청구한 금액의 비율이 100분의 20 이상인 경우

3) 공표 사항

(1) 위반 행위, 처분 내용, 해당 요양기관의 명칭·주소 및 대표자 성명, 그 밖에 다른 요양기관과의 구별에 필요한 사항으로서 대통령령으로 정하는 사항

(2) 대통령령으로 정하는 사항

① 해당 요양기관의 종류와 그 요양기관 대표자의 면허번호

② 의료기관의 개설자가 법인인 경우에는 의료기관의 장의 성명

③ 그 밖에 다른 요양기관과의 구별을 위하여 법 건강보험공표심의위원회가 필요하다고 인정하는 사항

4) 공표 여부 결정 시 고려 사항 : 위반행위의 동기, 정도, 횟수 및 결과 등

2. 건강보험공표심의위원회

1) 설치·운영권자 : 보건복지부장관

2) 목적 : 공표 여부 등을 심의하기 위하여

3) 의견 진술의 기회 : 보건복지부장관은 공표심의위원회의 심의를 거친 공표대상자에게 공표대상자인 사실을 알려 소명자료를 제출하거나 출석하여 의견을 진술할 기회를 주어야 함

4) 공표대상자 선정 : 보건복지부장관은 공표심의위원회가 3)에 따라 제출된 소명자료 또는 진술된 의견을 고려하여 공표대상자를 재심의한 후 공표대상자를 선정

5) 대통령령으로 정하는 사항 : 공표의 절차·방법, 공표심의위원회의 구성·운영 등에 필요한 사항

3. 건강보험공표심의위원회의 구성·운영 등

1) 구성 : 위원장 1명을 포함한 9명의 위원

2) 위원장 : 3)의 (1)부터 (4)까지의 위원 중에서 호선

3) 위원 : 보건복지부장관이 임명하거나 위촉하는 다음의 사람

(1) 소비자단체가 추천하는 사람 1명

(2) 언론인 1명

(3) 변호사 등 법률 전문가 1명

(4) 건강보험에 관한 학식과 경험이 풍부한 사람으로서 의약계를 대표하는 단체가 추천하는 사람 3명

(5) 보건복지부의 고위공무원단에 속하는 일반직공무원 1명

(6) 공단의 이사장 및 심사평가원의 원장이 각각 1명씩 추천하는 사람 2명

4) 공표심의위원회 위원의 임기 : 2년

5) 공표심의위원회의 위원장의 역할

(1) 위원회를 대표하고, 공표심의위원회의 업무를 총괄

(2) 위원장이 부득이한 사유로 직무를 수행할 수 없을 때에는 위원장이 지명하는 위원이 그 직무를 대행

6) 회의의 개의 및 의결

(1) 개의 : 재적위원 과반수의 출석

(2) 의결 : 출석위원 과반수의 찬성

7) 공표심의위원회의 의결을 거쳐 위원장이 정하는 사항 : 공표심의위원회의 구성 · 운영 등에 필요한 사항

4. 건강보험공표심의위원회 위원의 해임 및 해촉

1) 해임 및 해촉권자 : 보건복지부장관

2) 사유

(1) 심신장애로 인하여 직무를 수행할 수 없게 된 경우

(2) 직무와 관련된 비위사실이 있는 경우

(3) 직무태만, 품위손상이나 그 밖의 사유로 인하여 위원으로 적합하지 아니하다고 인정되는 경우

(4) 위원 스스로 직무를 수행하는 것이 곤란하다고 의사를 밝히는 경우

5. 공표 절차 및 방법 등

1) 소명자료 제출 및 의견 진술 기회 : 보건복지부장관은 법 공표대상자인 사실을 통지받은 요양기관에 대하여 그 통지를 받은 날부터 20일 동안 소명자료를 제출하거나 출석하여 의견을 진술할 기회를 주어야 함

2) 공표 사항 공고 : 보건복지부장관은 공표대상자로 선정된 요양기관에 대하여 보건복지부, 공단, 심사평가원, 관할 특별시 · 광역시 · 특별자치시 · 도 · 특별자치도와 시 · 군 · 자치구 및 보건소의 홈페이지에 6개월 동안 공표 사항을 공고해야 하며, 추가로 게시판 등에도 공고할 수 있음

3) 신문 또는 방송에 추가 공표

(1) 사유 : 공표대상자로 선정된 요양기관이 거짓 청구를 반복적으로 하거나 그 거짓 청구가 중대한 위반행위에 해당하는 경우 등 추가 공표가 필요하다고 인정하는 경우

(2) 조치 : 보건복지부장관은 2)에 따른 공고 외에 신문 또는 방송에 추가로 공표할

수 있음

4) 공고기간 중 공표 사항이 변경된 사실이 확인되었었을 때 조치

(1) 사유 : 공고 대상인 요양기관을 관할하는 특별시장 · 광역시장 · 특별자치시장 · 도지사 · 특별자치도지사, 시장 · 군수 · 구청장 또는 보건소의 장은 변경허가 · 변경신고 등으로 공고기간 중 공표 사항이 변경된 사실이 확인되었을 때

(2) 조치

① 지체 없이 보건복지부장관에게 그 사실을 알려야 함

② 이 경우 보건복지부장관은 그 변경 사항이 공고 내용에 즉시 반영되도록 필요한 조치를 해야 함

5) 보건복지부장관이 정하는 사항 : 공표 절차 및 방법, 공표 사항의 변경 등에 필요한 사항

【예상문제】

1. 다음은 건강보험공표심의위원회의 위원에 대한 설명이다. 올바른 것은?

① 위원회는 위원장 1명을 포함한 9명의 위원으로 구성한다.

② 위원회의 위원은 국민건강보험공단의 이사장이 임명하거나 위촉한다.

③ 소비자단체가 추천하는 사람 2명이 위원이 될 수 있다.

④ 언론인 2명이 위원이 될 수 있다.

⑤ 위원의 임기는 3년으로 한다.

[답] ①

2. 보건복지부장관이 건강보험공표심의위원회 위원을 해임하거나 해촉할 수 있는 사유가 아닌 것은?

① 심신장애로 인하여 직무를 수행할 수 없게 된 경우

② 직무와 관련된 비위사실이 있는 경우

③ 직무태만, 품위손상이나 그 밖의 사유로 인하여 위원으로 적합하지 아니하다고 인정되는 경우

④ 심리 · 의결에서 제척 사유에 해당하는 데에도 불구하고 회피하지 아니한 경우

⑤ 위원 스스로 직무를 수행하는 것이 곤란하다고 의사를 밝히는 경우

[답] ④

제101조(제조업자 등의 금지행위 등) ①「약사법」에 따른 의약품의 제조업자 · 위탁제조판매업자 · 수입자 · 판매업자 및 「의료기기법」에 따른 의료기기 제조업자 · 수입업자 · 수

리업자 · 판매업자 · 임대업자(이하 "제조업자등"이라 한다)는 약제 · 치료재료와 관련하여 제41조의3에 따라 요양급여대상 여부를 결정하거나 제46조에 따라 요양급여비용을 산정할 때에 다음 각 호의 행위를 하여 보험자 · 가입자 및 피부양자에게 손실을 주어서는 아니 된다. <개정 2016.2.3.>

1. 제98조제1항제1호에 해당하는 요양기관의 행위에 개입
2. 보건복지부, 공단 또는 심사평가원에 거짓 자료의 제출
3. 그 밖에 속임수나 보건복지부령으로 정하는 부당한 방법으로 요양급여대상 여부의 결정과 요양급여비용의 산정에 영향을 미치는 행위

② 보건복지부장관은 제조업자등이 제1항에 위반한 사실이 있는지 여부를 확인하기 위하여 그 제조업자등에게 관련 서류의 제출을 명하거나, 소속 공무원이 관계인에게 질문을 하게 하거나 관계 서류를 검사하게 하는 등 필요한 조사를 할 수 있다. 이 경우 소속 공무원은 그 권한을 표시하는 증표를 지니고 이를 관계인에게 보여주어야 한다.

③ 공단은 제1항을 위반하여 보험자 · 가입자 및 피부양자에게 손실을 주는 행위를 한 제조업자등에 대하여 손실에 상당하는 금액(이하 이 조에서 "손실 상당액"이라 한다)을 징수한다. <신설 2016.2.3.>

④ 공단은 제3항에 따라 징수한 손실 상당액 중 가입자 및 피부양자의 손실에 해당되는 금액을 그 가입자나 피부양자에게 지급하여야 한다. 이 경우 공단은 가입자나 피부양자에게 지급하여야 하는 금액을 그 가입자 및 피부양자가 내야하는 보험료등과 상계할 수 있다. <신설 2016.2.3.>

⑤ 제3항에 따른 손실 상당액의 산정, 부과 · 징수절차 및 납부방법 등에 관하여 필요한 사항은 대통령령으로 정한다. <신설 2016.2.3.>

[시행령] **제74조의2(손실 상당액 산정기준 등)** ① 법 제101조제3항에 따라 공단이 「약사법」에 따른 의약품의 제조업자 · 위탁제조판매업자 · 수입자 · 판매업자 및 「의료기기법」에 따른 의료기기 제조업자 · 수입업자 · 수리업자 · 판매업자 · 임대업자(이하 "제조업자등"이라 한다)에 대하여 징수하는 손실에 상당하는 금액(이하 이 조에서 "손실 상당액"이라 한다)은 같은 조 제1항제1호부터 제3호까지의 위반행위로 보험자 · 가입자 및 피부양자가 부당하게 부담하게 된 요양급여비용 전액으로 한다.

② 공단은 제조업자등이 동일한 약제 · 치료재료에 대하여 법 제101조제1항제1호부터 제3호까지의 위반행위 중 둘 이상의 위반행위를 한 경우에는 각 위반행위에 따른 손실 상당액 중 가장 큰 금액을 손실 상당액으로 징수한다.

③ 공단은 법 제101조제3항에 따라 손실 상당액을 징수하려는 경우에는 다음 각 호의 사항을 포함한 문서로 약제 · 치료재료의 제조업자등에게 알려야 한다.

1. 위반행위의 내용 및 법적근거에 관한 사항
2. 징수금액 및 산정내역 등에 관한 사항
3. 납부기한, 납부방법 및 납부장소 등 납부에 필요한 사항

[본조신설 2016.8.2.]

【핵심요약】

1. 제조업자 등의 금지행위

1) 대상 : 제조업자 등

(1) 의약품의 제조업자·위탁제조판매업자·수입자·판매업자

(2) 의료기기 제조업자·수입업자·수리업자·판매업자·임대업자

2) 금지행위 사항 : 제조업자 등은 약제·치료재료와 관련하여 요양급여대상 여부를 결정하거나 요양급여비용을 산정할 때에 다음의 행위를 하여 보험자·가입자 및 피부양자에게 손실을 주어서는 아니 됨

(1) 속임수나 그 밖의 부당한 방법으로 보험자·가입자 및 피부양자에게 요양급여비용을 부담하게 하는 요양기관의 행위에 개입(법 제98조제1항제1호)

(2) 보건복지부, 공단 또는 심사평가원에 거짓 자료의 제출

(3) 그 밖에 속임수나 보건복지부령으로 정하는 부당한 방법으로 요양급여대상 여부의 결정과 요양급여비용의 산정에 영향을 미치는 행위

2. 서류 제출 및 조사

1) 보건복지부장관은 제조업자 등이 위반한 사실이 있는지 여부를 확인하기 위하여 그 제조업자 등에게 관련 서류의 제출을 명하거나

2) 소속 공무원이 관계인에게 질문을 하게 하거나 관계 서류를 검사하게 하는 등 필요한 조사를 할 수 있음

※ 이 경우 소속 공무원은 그 권한을 표시하는 증표를 지니고 이를 관계인에게 보여주어야 함

3. 손실 상당액의 징수 및 지급

1) 손실 상당액의 징수

(1) 공단은 보험자·가입자 및 피부양자에게 손실을 주는 행위를 한 제조업자 등에 대하여 손실 상당액(손실에 상당하는 금액)을 징수

(2) 손실 상당액 산정 기준

① 위반행위로 보험자·가입자 및 피부양자가 부당하게 부담하게 된 요양급여비용 전액

② 공단은 제조업자 등이 동일한 약제 · 치료재료에 대하여 위반행위 중 둘 이상의 위반행위를 한 경우에는 각 위반행위에 따른 손실 상당액 중 가장 큰 금액을 손실 상당액으로 징수

(3) 공단은 손실 상당액을 징수하려는 경우에는 다음의 사항을 포함한 문서로 약제 · 치료재료의 제조업자 등에게 알려야 함

① 위반행위의 내용 및 법적근거에 관한 사항

② 징수금액 및 산정내역 등에 관한 사항

③ 납부기한, 납부방법 및 납부장소 등 납부에 필요한 사항

2) 손실 금액의 지급 및 상계

(1) 공단은 징수한 손실 상당액 중 가입자 및 피부양자의 손실에 해당되는 금액을 그 가입자나 피부양자에게 지급하여야 함

(2) 이 경우 공단은 가입자나 피부양자에게 지급하여야 하는 금액을 그 가입자 및 피부양자가 내야하는 보험료 등과 상계할 수 있음

3) 대통령령으로 정하는 사항 : 손실 상당액의 산정, 부과 · 징수절차 및 납부방법 등에 관하여 필요한 사항

【예상문제】

1. 보험자 · 가입자 및 피부양자에게 손실을 주는 행위를 한 제조업자 등에 대하여 손실 상당액을 징수할 수 있는 자는?

① 보건복지부장관　② 국민건강보험공단　③ 건강보험심사평가원
④ 시 · 도지사　⑤ 시장 · 군수 · 구청장

[답] ②

제102조(정보의 유지 등) 공단, 심사평가원 및 대행청구단체에 종사하였던 사람 또는 종사하는 사람은 다음 각 호의 행위를 하여서는 아니 된다. <개정 2019.4.23.>

1. 가입자 및 피부양자의 개인정보(「개인정보 보호법」 제2조제1호의 개인정보를 말한다. 이하 "개인정보"라 한다)를 누설하거나 직무상 목적 외의 용도로 이용 또는 정당한 사유 없이 제3자에게 제공하는 행위
2. 업무를 수행하면서 알게 된 정보(제1호의 개인정보는 제외한다)를 누설하거나 직무상 목적 외의 용도로 이용 또는 제3자에게 제공하는 행위

[제목개정 2016.3.22.]

【핵심요약】

정보의 유지 등

1) 정보의 유지 의무자 : 공단, 심사평가원 및 대행청구단체에 종사하였던 사람 또는 종사하는 사람

2) 금지 행위 내용

(1) 가입자 및 피부양자의 개인정보를 누설하거나 직무상 목적 외의 용도로 이용 또는 정당한 사유 없이 제3자에게 제공하는 행위

※ 개인정보 : 「개인정보 보호법」 제2조제1호의 개인정보

(2) 업무를 수행하면서 알게 된 정보(개인정보 제외)를 누설하거나 직무상 목적 외의 용도로 이용 또는 제3자에게 제공하는 행위

【예상문제】

1. 건강보험 가입자 및 피부양자의 개인정보를 누설하거나 직무상 목적 외의 용도로 이용 또는 정당한 사유 없이 제3자에게 제공하는 행위가 금지되어 있는 자로 올바른 것은?

① 건강보험공단, 건강보험심사평가원 및 의료기관에 종사하였던 사람 또는 종사하는 사람
② 건강보험공단, 건강보험심사평가원 및 대행청구단체에 종사하였던 사람 또는 종사하는 사람
③ 건강보험공단, 의료기관 및 대행청구단체에 종사하였던 사람 또는 종사하는 사람
④ 건강보험심사평가원 및 의료기관에 종사하였던 사람 또는 종사하는 사람
⑤ 건강보험공단 및 건강보험심사평가원에 종사하였던 사람 또는 종사하는 사람

[답] ②

제103조(공단 등에 대한 감독 등) ① 보건복지부장관은 공단과 심사평가원의 경영목표를 달성하기 위하여 다음 각 호의 사업이나 업무에 대하여 보고를 명하거나 그 사업이나 업무 또는 재산상황을 검사하는 등 감독을 할 수 있다. <개정 2022. 6. 10.>

1. 제14조제1항제1호부터 제13호까지의 규정에 따른 공단의 업무 및 제63조제1항제1호부터 제8호까지의 규정에 따른 심사평가원의 업무
2. 「공공기관의 운영에 관한 법률」 제50조에 따른 경영지침의 이행과 관련된 사업
3. 이 법 또는 다른 법령에서 공단과 심사평가원이 위탁받은 업무
4. 그 밖에 관계 법령에서 정하는 사항과 관련된 사업

② 보건복지부장관은 제1항에 따른 감독상 필요한 경우에는 정관이나 규정의 변경 또는 그 밖에 필요한 처분을 명할 수 있다.

【참고】 「공공기관의 운영에 관한 법률」

제50조(경영지침) ① 기획재정부장관은 공기업·준정부기관의 운영에 관한 일상적 사항과 관련하여 운영위원회의 심의·의결을 거쳐 다음 각 호의 사항에 관한 지침(이하 "경영지침"이라 한다)을 정하고, 이를 공기업·준정부기관 및 주무기관의 장에게 통보하여야 한다. <개정 2008.2.29.>

1. 조직 운영과 정원·인사 관리에 관한 사항
2. 예산과 자금 운영에 관한 사항
3. 그 밖에 공기업·준정부기관의 재무건전성 확보를 위하여 기획재정부장관이 필요하다고 인정하는 사항

② 공기업·준정부기관의 투명하고 공정한 인사운영과 윤리경영 등을 위하여 필요한 경우 소관 정책을 관장하는 관계 행정기관의 장은 제1항의 규정에 따른 경영지침에 관한 의견을 기획재정부장관에게 제시할 수 있다. <개정 2008.2.29.>

【핵심요약】

국민건강보험공단 등에 대한 감독 등

1) 감독권자 : 보건복지부장관
2) 감독 사항 : 공단과 심사평가원의 경영목표를 달성하기 위하여 다음의 사업이나 업무에 대하여 보고를 명하거나 그 사업이나 업무 또는 재산상황을 검사하는 등 감독을 할 수 있음
   (1) 공단의 업무(법 제14조제1항제1호~제13호) 및 심사평가원의 업무(법 제63조제1항제1호~제7호)
   (2) 경영지침의 이행과 관련된 사업(「공공기관의 운영에 관한 법률」 제50조)
   (3) 「국민건강보험법」 또는 다른 법령에서 공단과 심사평가원이 위탁받은 업무
   (4) 그 밖에 관계 법령에서 정하는 사항과 관련된 사업
3) 보건복지부장관은 2)에 따른 감독상 필요한 경우에는 정관이나 규정의 변경 또는 그 밖에 필요한 처분을 명할 수 있음

【예상문제】

1. 보건복지부장관은 국민건강보험공단과 건강보험심사평가원의 경영목표를 달성하기 위하여 보고를 명하거나 그 사업이나 업무 또는 재산상황을 검사하는 등 감독을 할 수 있다. 이때 감독상 필요한 경우에 명할 수 있는 처분은?

   ① 이사장 또는 원장에 대한 경고 처분 ② 이사장 또는 원장에 대한 해임 건의 처분
   ③ 업무개선 명령 ④ 연차별 업무개선 보고

⑤ 정관이나 규정의 변경 또는 그 밖에 필요한 처분

[답] ⑤

제104조(포상금 등의 지급) ① 공단은 다음 각 호의 어느 하나에 해당하는 자 또는 재산을 신고한 사람에 대하여 포상금을 지급할 수 있다. 다만, 공무원이 그 직무와 관련하여 제4호에 따른 은닉재산을 신고한 경우에는 그러하지 아니한다. <개정 2020. 12. 29., 2022. 12. 27.>

1. 속임수나 그 밖의 부당한 방법으로 보험급여를 받은 사람
2. 속임수나 그 밖의 부당한 방법으로 다른 사람이 보험급여를 받도록 한 자
3. 속임수나 그 밖의 부당한 방법으로 보험급여 비용을 받은 요양기관 또는 보험급여를 받은 준요양기관 및 보조기기 판매업자
4. 제57조에 따라 징수금을 납부하여야 하는 자의 은닉재산

② 공단은 건강보험 재정을 효율적으로 운영하는 데에 이바지한 요양기관에 대하여 장려금을 지급할 수 있다. <신설 2013. 5. 22.>

③ 제1항제4호의 "은닉재산"이란 징수금을 납부하여야 하는 자가 은닉한 현금, 예금, 주식, 그 밖에 재산적 가치가 있는 유형·무형의 재산을 말한다. 다만, 다음 각 호의 어느 하나에 해당하는 재산은 제외한다. <신설 2022. 12. 27.>

1. 「민법」 제406조 등 관계 법령에 따라 사해행위(詐害行爲) 취소소송의 대상이 되어 있는 재산
2. 공단이 은닉사실을 알고 조사 또는 강제징수 절차에 착수한 재산
3. 그 밖에 은닉재산 신고를 받을 필요가 없다고 인정되어 대통령령으로 정하는 재산

④ 제1항 및 제2항에 따른 포상금 및 장려금의 지급 기준과 범위, 절차 및 방법 등에 필요한 사항은 대통령령으로 정한다. <개정 2013. 5. 22., 2022. 12. 27.>

[제목개정 2013. 5. 22.]

[시행령] 제75조(포상금의 지급 기준 등) 제75조(포상금의 지급 기준 등) ① 법 제104조제1항 각 호의 어느 하나에 해당하는 자 또는 은닉재산을 신고하려는 사람은 공단이 정하는 바에 따라 공단에 신고해야 한다. 이 경우 2명 이상이 공동명의로 신고할 때에는 대표자를 지정해야 한다. <개정 2023. 6. 20.>

② 공단은 제1항에 따라 신고를 받으면 그 내용을 확인한 후 포상금 지급 여부를 결정하여 신고인(2명 이상이 공동명의로 신고한 경우에는 제1항 후단에 따른 대표자를 말한다. 이하 이조에서 같다)에게 통보하여야 한다.

③ 제2항에 따라 포상금 지급 결정을 통보받은 신고인은 공단이 정하는 바에 따라 공단에 포상금 지급을 신청하여야 한다.

④ 공단은 제3항에 따라 포상금 지급 신청을 받은 날부터 1개월 이내에 신고인에게 별표 6의 포상금 지급 기준에 따른 포상금을 지급하여야 한다.

⑤ 제1항에 따른 신고를 받은 후에 신고된 내용과 같은 내용의 신고를 한 사람에게는 포상금을 지급하지 아니한다.

⑥ 법 제104조제3항제3호에서 "대통령령으로 정하는 재산"이란 법 제57조에 따른 징수금을 납부해야 하는 자의 명의로 등기 또는 등록된 재산으로서 국내에 있는 재산을 말한다. <신설 2023. 6. 20.>

⑦ 제1항부터 제6항까지에서 규정한 사항 외에 포상금의 지급 기준과 방법 · 절차 등에 관하여 필요한 사항은 공단이 정한다. <개정 2023. 6. 20.>

[시행령] **제75조의2(장려금의 지급 등)** ① 공단은 법 제104조 제2항에 따라 다음 각 호의 어느 하나에 해당하는 방법으로 건강보험 재정 지출을 절감하는 데에 이바지한 요양기관에 장려금을 지급한다. <개정 2021.12.7.>

1. 성분 또는 효능이 같아 대체사용이 가능한 약제 중 요양급여비용이 보다 저렴한 약제를 처방하거나 조제하였을 것
2. 제70조의2 제2항 제1호에 따라 퇴장방지의약품으로 지정 · 고시된 약제 중에서 다른 약제에 비하여 저가이면서 약제의 특성상 다른 약제를 대체하는 효과가 있는 약제를 처방하거나 조제하였을 것
3. 보건복지부장관이 정하여 고시하는 기간 동안 의약품을 상한금액보다 저렴하게 구입하거나 전년도 약제 사용량보다 사용량을 줄였을 것

② 장려금은 제1항에 따른 처방 또는 조제로 인하여 건강보험 재정 지출에서 절감된 금액의 100분의 70을 넘지 아니하는 금액으로 한다.

③ 제1항제1호 및 제2호에 따라 장려금을 지급받으려는 요양기관은 법 제47조제2항에 따라 심사평가원에 요양급여비용의 심사청구를 할 때 함께 장려금 지급을 청구하여야 한다. <신설 2014.8.29.>

④ 제1항제3호에 따라 지급하는 장려금은 심사평가원이 그 금액을 산출하여 보건복지부장관의 승인을 받아 공단에 통보한다. <신설 2014.8.29.>

⑤ 제1항부터 제4항까지에서 규정한 사항 외에 장려금의 지급 기준과 방법 · 절차 등에 관하여 필요한 사항은 보건복지부장관이 정하여 고시한다. <개정 2014.8.29.>

[본조신설 2013.9.26.]

【핵심요약】

1. 포상금 등의 지급

1) 포상금 지급 : 공단은 속임수나 그 밖의 부당한 방법으로 보험급여를 받은 사람이나 보험급여 비용을 지급받은 요양기관을 신고한 사람에 대하여 포상금을 지급할 수 있음
   (1) 속임수나 그 밖의 부당한 방법으로 보험급여를 받은 사람
   (2) 속임수나 그 밖의 부당한 방법으로 다른 사람이 보험급여를 받도록 한 자
   (3) 속임수나 그 밖의 부당한 방법으로 보험급여 비용을 받은 요양기관 또는 보험급

여를 받은 준요양기관 및 보조기기 판매업자

(4) 제57조에 따라 징수금을 납부하여야 하는 자의 은닉재산

2) 장려금 지급 : 공단은 건강보험 재정을 효율적으로 운영하는 데에 이바지한 요양기관에 대하여 장려금을 지급할 수 있음

3) "은닉재산"이란 징수금을 납부하여야 하는 자가 은닉한 현금, 예금, 주식, 그 밖에 재산적 가치가 있는 유형·무형의 재산을 말함. (다만, 다음 각 호의 어느 하나에 해당하는 재산은 제외)

(1) 「민법」 제406조 등 관계 법령에 따라 사해행위(詐害行爲) 취소소송의 대상이 되어 있는 재산

(2) 공단이 은닉사실을 알고 조사 또는 강제징수 절차에 착수한 재산

(3) 그 밖에 은닉재산 신고를 받을 필요가 없다고 인정되어 대통령령으로 정하는 재산

3) 대통령령으로 정하는 사항 : 포상금 및 장려금의 지급 기준과 범위, 절차 및 방법 등에 필요한 사항

2. 포상금의 지급 기준 등

1) 속임수나 그 밖의 부당한 방법 또는 은닉재산으로 보험급여를 받은 사람이나 보험급여 비용을 받은 요양기관을 신고하려는 사람은 공단이 정하는 바에 따라 공단에 신고해야 함

※ 2명 이상이 공동명의로 신고할 때에는 대표자를 지정해야 함

2) 공단은 1)에 따라 신고를 받으면 그 내용을 확인한 후 포상금 지급 여부를 결정하여 신고인(2명 이상이 공동명의로 신고한 경우에는 대표자)에게 통보하여야 함

3) 2)에 따라 포상금 지급 결정을 통보받은 신고인은 공단이 정하는 바에 따라 공단에 포상금 지급을 신청하여야 함

4) 공단은 3)에 따라 포상금 지급 신청을 받은 날부터 1개월 이내에 신고인에게 포상금 지급 기준에 따른 포상금을 지급하여야 함

※ 영 [별표 6] 포상금 지급 기준 참조

5) 1)에 따른 신고를 받은 후에 신고된 내용과 같은 내용의 신고를 한 사람에게는 포상금을 지급하지 아니함

6) "대통령령으로 정하는 재산"이란 법 제57조에 따른 징수금을 납부해야 하는 자의 명의로 등기 또는 등록된 재산으로서 국내에 있는 재산을 말함

7) 공단이 정하는 사항 : 포상금의 지급 기준과 방법·절차 등에 관하여 필요한 사항

3. 장려금의 지급 등

1) 장려금의 지급 사유 : 공단은 다음 어느 하나에 해당하는 방법으로 건강보험 재정 지출을 절감하는 데에 이바지한 요양기관에 장려금을 지급
   (1) 성분 또는 효능이 같아 대체사용이 가능한 약제 중 요양급여비용이 보다 저렴한 약제를 처방하거나 조제하였을 것
   (2) 제70조의2제1항제1호에 따라 퇴장방지의약품으로 지정·고시된 약제 중에서 다른 약제에 비하여 저가이면서 약제의 특성상 다른 약제를 대체하는 효과가 있는 약제를 처방하거나 조제하였을 것
   (3) 보건복지부장관이 정하여 고시하는 기간 동안 의약품을 상한금액보다 저렴하게 구입하거나 전년도 약제 사용량보다 사용량을 줄였을 것
2) 장려금 액수 : 처방 또는 조제로 인하여 건강보험 재정 지출에서 절감된 금액의 100분의 70을 넘지 아니하는 금액
3) 장려금 지급 절차
   (1) 장려금을 지급받으려는 요양기관은 심사평가원에 요양급여비용의 심사청구를 할 때 함께 장려금 지급을 청구
   (2) 지급하는 장려금은 심사평가원이 그 금액을 산출하여 보건복지부장관의 승인을 받아 공단에 통보
4) 보건복지부장관이 정하여 고시하는 사항 : 장려금의 지급 기준과 방법·절차 등에 관하여 필요한 사항

【예상문제】

1. 다음은 국민건강보험공단에서 지급할 수 있는 포상금과 장려금에 대한 설명이다. 올바른 것은?

   ① 공단은 속임수나 그 밖의 부당한 방법으로 보험급여 비용을 지급받은 요양기관을 신고한 사람에 대하여 장려금을 지급할 수 있다.

   ② 공단은 건강보험 재정을 효율적으로 운영하는 데에 이바지한 요양기관에 대하여 포상금을 지급할 수 있다.

   ③ 포상금 및 장려금의 지급 기준과 범위, 절차 및 방법 등에 필요한 사항은 보건복지부령으로 정한다.

   ④ 포상금 지급 사유에 해당하는 신고를 받은 후에 신고된 내용과 같은 내용의 신고를 한 사람에게는 포상금을 지급하지 아니한다.

   ⑤ 장려금은 처방 또는 조제로 인하여 건강보험 재정 지출에서 절감된 금액의 100분의 80을 넘지 아니하는 금액으로 한다.

[답] ④

제105조(유사명칭의 사용금지) ① 공단이나 심사평가원이 아닌 자는 국민건강보험공단, 건강보험심사평가원 또는 이와 유사한 명칭을 사용하지 못한다.
② 이 법으로 정하는 건강보험사업을 수행하는 자가 아닌 자는 보험계약 또는 보험계약의 명칭에 국민건강보험이라는 용어를 사용하지 못한다.

【핵심요약】

유사명칭의 사용금지

1) 공단이나 심사평가원이 아닌 자는 국민건강보험공단, 건강보험심사평가원 또는 이와 유사한 명칭을 사용하지 못함
2) 「국민건강보험법」으로 정하는 건강보험사업을 수행하는 자가 아닌 자는 보험계약 또는 보험계약의 명칭에 국민건강보험이라는 용어를 사용하지 못함

【예상문제】

1. 국민건강보험공단, 건강보험심사평가원 또는 이와 유사한 명칭을 사용한 자에 대한 벌칙은?
① 1년 이하의 징역 또는 1천만원 이하의 벌금
② 1천만원 이하의 벌금
③ 500만원 이하의 벌금
④ 500만원 이하의 과태료
⑤ 100만원 이하의 과태료

[답] ⑤

제106조(소액 처리) 공단은 징수하여야 할 금액이나 반환하여야 할 금액이 1건당 2천원 미만인 경우(제47조제5항, 제57조제5항 후단 및 제101조제4항 후단에 따라 각각 상계 처리할 수 있는 본인일부부담금 환급금 및 가입자나 피부양자에게 지급하여야 하는 금액은 제외한다)에는 징수 또는 반환하지 아니한다. <개정 2022. 12. 27.>

【핵심요약】

소액 처리

- 공단은 징수하여야 할 금액이나 반환하여야 할 금액이 1건당 2천원 미만인 경우에는 징수 또는 반환하지 아니함

※ 각각 상계 처리할 수 있는 본인일부부담금 환급금 및 가입자나 피부양자에게 지급하

여야하는 금액은 제외(법 제47조제5항, 제57조제5항 후단 및 제101조제4항 후단)

제107조(끝수 처리) 보험료등과 보험급여에 관한 비용을 계산할 때 「국고금관리법」 제47조에 따른 끝수는 계산하지 아니한다.

참조 「국고금 관리법」

제47조(국고금의 끝수 계산) ① 국고금의 수입 또는 지출에서 10원 미만의 끝수가 있을 때에는 그 끝수는 계산하지 아니하고, 전액이 10원 미만일 때에도 그 전액을 계산하지 아니한다. 다만, 대통령령으로 정하는 경우에는 그러하지 아니하다.

② 국세의 과세표준액을 산정할 때 1원 미만의 끝수가 있으면 이를 계산하지 아니한다.

③ 지방자치단체, 그 밖에 대통령령으로 정하는 공공단체와 공공기관의 경우에는 제1항 및 제2항을 준용할 수 있다. 다만, 「한국산업은행법」에 따른 한국산업은행 등 대통령령으로 정하는 공공기관의 경우에는 그러하지 아니하다.

[전문개정 2011. 4. 4.]

【핵심요약】

끝수 처리

- 보험료 등과 보험급여에 관한 비용을 계산할 때 끝수는 계산하지 아니함

【예상문제】

1. 다음은 「국민건강보험법」의 소액 처리와 끝수 처리에 대한 설명이다. 올바른 것은?

① 국민건강보험공단은 징수하여야 할 금액이 1건당 1천원 미만인 경우에는 징수하지 않는다.

② 국민건강보험공단은 반환하여야 할 금액이 1건당 1천원 미만인 경우에는 반환하지 않는다.

③ 각각 상계 처리할 수 있는 본인일부부담금 환급금 및 가입자나 피부양자에게 지급하여야 하는 금액에도 소액 처리를 적용한다.

④ 보험료를 계산할 때 끝수는 계산하지 아니한다.

⑤ 보험급여에 관한 비용을 계산할 때 끝수는 계산한다.

[답] ④

제108조(보험재정에 대한 정부지원) ① 국가는 매년 예산의 범위에서 해당 연도 보험료 예상 수입액의 100분의 14에 상당하는 금액을 국고에서 공단에 지원한다.

② 공단은 「국민건강증진법」에서 정하는 바에 따라 같은 법에 따른 국민건강증진기금에서 자금을 지원받을 수 있다.
③ 공단은 제1항에 따라 지원된 재원을 다음 각 호의 사업에 사용한다. <개정 2013.5.22.>
1. 가입자 및 피부양자에 대한 보험급여
2. 건강보험사업에 대한 운영비
3. 제75조 및 제110조제4항에 따른 보험료 경감에 대한 지원
④ 공단은 제2항에 따라 지원된 재원을 다음 각 호의 사업에 사용한다.
1. 건강검진 등 건강증진에 관한 사업
2. 가입자와 피부양자의 흡연으로 인한 질병에 대한 보험급여
3. 가입자와 피부양자 중 65세 이상 노인에 대한 보험급여
[법률 제11141호(2011.12.31.) 부칙 제2조의 규정에 의하여 이 조는 2017년 12월 31일까지 유효함]

【핵심요약】

보험재정에 대한 정부지원

1) 국고 지원 : 국가는 매년 예산의 범위에서 해당 연도 보험료 예상 수입액의 100분의 14에 상당하는 금액을 국고에서 공단에 지원
2) 국민건강증진기금에서 자금 지원 : 공단은 국민건강증진기금에서 자금을 지원받을 수 있음
3) 1)에 따라 지원된 재원을 다음의 사업에 사용
(1) 가입자 및 피부양자에 대한 보험급여
(2) 건강보험사업에 대한 운영비
(3) 보험료 경감에 대한 지원(법 제75조 및 제110조제4항)
4) 2)에 따라 지원된 재원을 다음의 사업에 사용
(1) 건강검진 등 건강증진에 관한 사업
(2) 가입자와 피부양자의 흡연으로 인한 질병에 대한 보험급여
(3) 가입자와 피부양자 중 65세 이상 노인에 대한 보험급여
※ 법 제108조는 2017년 12월 31일까지 유효

【예상문제】

1. 국가는 매년 예산의 범위에서 해당 연도 보험료 예상 수입액의 어느 정도까지1국고에서 국민건강보험공단에 지원하는가?

① 100분의 10 ② 100분의 12 ③ 100분의 14 ④ 100분의 15 ⑤ 100분의 17

[답] ③

2. 국민건강보험공단이 「국민건강증진법」에서 정하는 바에 따라 국민건강증진기금에서 자금을 지원받아 사용할 수 있는 사업은?
① 가입자와 피부양자 중 65세 이상 노인에 대한 보험급여
② 가입자 및 피부양자에 대한 보험급여
③ 건강보험사업에 대한 운영비
④ 장애인의 보험료 경감에 대한 지원
⑤ 임의계속가입자의 보험료 경감에 대한 지원

[답] ①

제109조(외국인 등에 대한 특례) ① 정부는 외국 정부가 사용자인 사업장의 근로자의 건강보험에 관하여는 외국 정부와 한 합의에 따라 이를 따로 정할 수 있다.
② 국내에 체류하는 재외국민 또는 외국인(이하 "국내체류 외국인등"이라 한다)이 적용대상사업장의 근로자, 공무원 또는 교직원이고 제6조제2항 각 호의 어느 하나에 해당하지 아니하면서 다음 각 호의 어느 하나에 해당하는 경우에는 제5조에도 불구하고 직장가입자가 된다. <개정 2016.3.22.>
1. 「주민등록법」 제6조제1항제3호에 따라 등록한 사람
2. 「재외동포의 출입국과 법적 지위에 관한 법률」 제6조에 따라 국내거소신고를 한 사람
3. 「출입국관리법」 제31조에 따라 외국인등록을 한 사람
③ 제2항에 따른 직장가입자에 해당하지 아니하는 국내체류 외국인등이 다음 각 호의 요건을 모두 갖춘 경우에는 제5조에도 불구하고 지역가입자가 된다. <신설 2019.1.15.>
1. 보건복지부령으로 정하는 기간 동안 국내에 거주하였거나 해당 기간 동안 국내에 지속적으로 거주할 것으로 예상할 수 있는 사유로서 보건복지부령으로 정하는 사유에 해당될 것
2. 다음 각 목의 어느 하나에 해당할 것
가. 제2항제1호 또는 제2호에 해당하는 사람
나. 「출입국관리법」 제31조에 따라 외국인등록을 한 사람으로서 보건복지부령으로 정하는 체류자격이 있는 사람
④ 제2항 각 호의 어느 하나에 해당하는 국내체류 외국인등이 다음 각 호의 요건을 모두 갖춘 경우에는 제5조에도 불구하고 공단에 신청하면 피부양자가 될 수 있다. <개정

2024. 1. 2.>

1. 직장가입자와의 관계가 제5조제2항 각 호의 어느 하나에 해당할 것
2. 제5조제3항에 따른 피부양자 자격의 인정 기준에 해당할 것
3. 국내 거주기간 또는 거주사유가 제3항제1호에 따른 기준에 해당할 것. 다만, 직장가입자의 배우자 및 19세 미만 자녀(배우자의 자녀를 포함한다)에 대해서는 그러하지 아니하다.

⑤ 제2항부터 제4항까지의 규정에도 불구하고 다음 각 호에 해당되는 경우에는 가입자 및 피부양자가 될 수 없다. <개정 2019.1.15.>

1. 국내체류가 법률에 위반되는 경우로서 대통령령으로 정하는 사유가 있는 경우
2. 국내체류 외국인등이 외국의 법령, 외국의 보험 또는 사용자와의 계약 등에 따라 제41조에 따른 요양급여에 상당하는 의료보장을 받을 수 있어 사용자 또는 가입자가 보건복지부령으로 정하는 바에 따라 가입 제외를 신청한 경우

⑥ 제2항부터 제5항까지의 규정에서 정한 사항 외에 국내체류 외국인등의 가입자 또는 피부양자 자격의 취득 및 상실에 관한 시기·절차 등에 필요한 사항은 제5조부터 제11조까지의 규정을 준용한다. 다만, 국내체류 외국인등의 특성을 고려하여 특별히 규정해야 할 사항은 대통령령으로 다르게 정할 수 있다. <신설 2016.3.22.>

⑦ 가입자인 국내체류 외국인등이 매월 2일 이후 지역가입자의 자격을 취득하고 그 자격을 취득한 날이 속하는 달에 보건복지부장관이 고시하는 사유로 해당 자격을 상실한 경우에는 제69조제2항 본문에도 불구하고 그 자격을 취득한 날이 속하는 달의 보험료를 부과하여 징수한다. <신설 2016.3.22.>

⑧ 국내체류 외국인등(제9항 단서의 적용을 받는 사람에 한정한다)에 해당하는 지역가입자의 보험료는 제78조제1항 본문에도 불구하고 그 직전 월 25일까지 납부하여야 한다. 다만, 다음 각 호에 해당되는 경우에는 공단이 정하는 바에 따라 납부하여야 한다. <개정 2019.1.15.>

1. 자격을 취득한 날이 속하는 달의 보험료를 징수하는 경우
2. 매월 26일 이후부터 말일까지의 기간에 자격을 취득한 경우

⑨ 제7항과 제8항에서 정한 사항 외에 가입자인 국내체류 외국인등의 보험료 부과·징수에 관한 사항은 제69조부터 제86조까지의 규정을 준용한다. 다만, 대통령령으로 정하는 국내체류 외국인등의 보험료 부과·징수에 관한 사항은 그 특성을 고려하여 보건복지부장관이 다르게 정하여 고시할 수 있다. <신설 2016.3.22.>

⑩ 공단은 지역가입자인 국내체류 외국인등(제9항 단서의 적용을 받는 사람에 한정한다)

이 보험료를 체납한 경우에는 제53조제3항에도 불구하고 체납일부터 체납한 보험료를 완납할 때까지 보험급여를 하지 아니한다. 이 경우 제53조제3항 각 호 외의 부분 단서 및 같은 조 제5항·제6항은 적용하지 아니한다. <신설 2019.1.15.>

[시행령] **제76조(외국인 등의 가입자 및 피부양자 자격취득 제한)** 법 제109조제5항제1호에서 "대통령령으로 정하는 사유"란 다음 각 호의 어느 하나에 해당하는 경우를 말한다.

1. 「출입국관리법」 제25조 및 「재외동포의 출입국과 법적 지위에 관한 법률」 제10조제2항에 따라 체류기간 연장허가를 받지 아니하고 체류하는 경우
2. 「출입국관리법」 제59조제3항에 따라 강제퇴거명령서를 발급받은 경우

[전문개정 2016.9.22.]

[시행령] **제76조의2(외국인 등의 가입자 자격취득 시기 등)** ① 국내에 체류하는 재외국민 또는 외국인(이하 "국내체류 외국인등"이라 한다)은 법 제109조제6항 단서에 따라 다음 각 호의 구분에 따른 날에 가입자의 자격을 얻는다. <개정 2019.7.16.>

1. 법 제109조제3항제2호에 해당하는 사람으로서 같은 항 제1호에 따른 기간 동안 국내에 거주한 경우: 해당 기간이 경과한 날
2. 법 제109조제3항제2호에 해당하는 사람으로서 같은 항 제1호에 따라 국내에 지속적으로 거주할 것으로 예상할 수 있는 사유에 해당하는 경우: 국내에 입국한 날
3. 그 밖에 보건복지부장관이 체류자격, 체류기간 및 체류경위 등을 고려하여 그 자격취득 시기를 국내거주 국민과 다르게 정할 필요가 있다고 인정하여 고시하는 경우: 해당 고시에서 정하는 날

② 국내체류 외국인등은 법 제109조제6항 본문에서 준용하는 법 제10조에 따라 같은 조 제1항제1호·제4호 및 제5호에 따른 날에 가입자의 자격을 잃는다. 다만, 법 제109조제6항 단서에 따라 다음 각 호의 구분에 따른 날에도 그 자격을 잃는다. <개정 2019.7.16.>

1. 직장가입자: 다음 각 목의 어느 하나에 해당하는 날
   가. 「출입국관리법」 제10조의2제1항제2호 및 「재외동포의 출입국과 법적 지위에 관한 법률」 제10조제1항에 따른 체류기간이 종료된 날의 다음 날
   나. 「출입국관리법」 제59조제3항에 따른 강제퇴거명령서를 발급받은 날의 다음 날
   다. 법 제109조제5항제2호에 따라 사용자가 직장가입자의 가입 제외를 신청한 날. 다만, 법 제8조제2항에 따라 직장가입자 자격취득 신고를 한 날부터 14일 이내에 가입 제외를 신청한 경우에는 그 자격취득일로 한다.
   라. 그 밖에 보건복지부장관이 체류자격, 체류기간 및 체류경위 등을 고려하여 그 자격상실 시기를 국내거주 국민과 다르게 정할 필요가 있다고 인정하여 고시하는 경우: 해당 고시에서 정하는 날
2. 지역가입자: 다음 각 목의 어느 하나에 해당하는 날
   가. 제1호가목 및 나목에 따른 날

나. 재외국민 또는 체류기간이 종료되지 아니한 외국인이 출국 후 1개월이 지난 경우: 그 출국한 날의 다음 날

다. 법 제109조제5항제2호에 따라 지역가입자가 가입 제외를 신청한 날. 다만, 보험료를 납부하지 않은 지역가입자 또는 최초로 보험료를 납부한 날부터 14일이 지나지 않은 지역가입자가 보건복지부장관이 정하여 고시하는 요건을 갖추고 가입 제외를 신청하는 경우에는 그 자격을 취득한 날로 한다.

라. 그 밖에 보건복지부장관이 체류자격, 체류기간 및 체류경위 등을 고려하여 그 자격상실 시기를 국내 거주 국민과 다르게 정할 필요가 있다고 인정하여 고시하는 경우: 해당 고시에서 정하는 날

[본조신설 2016.9.22.]

[시행령] **제76조의3(외국인 등의 피부양자 자격취득 시기 등)** ① 국내체류 외국인등은 법 제109조제6항 단서에 따라 다음 각 호의 구분에 따른 날에 피부양자의 자격을 얻는다.

1. 신생아의 경우: 출생한 날
2. 법 제109조제2항 각 호에 따른 주민등록, 국내거소신고 또는 외국인등록(이하 이 조에서 "주민등록등"이라 한다)을 한 날부터 90일 이내에 피부양자 자격취득을 신청한 경우: 해당 주민등록등을 한 날. 다만, 주민등록등을 한 이후에 직장가입이 된 경우에는 해당 직장가입이 된 날로 한다.
3. 주민등록등을 한 날부터 90일이 경과하여 피부양자 자격취득을 신청한 경우: 그 자격취득을 신청한 날. 다만, 주민등록등을 한 이후에 직장가입이 된 경우로서 해당 직장가입이 된 날부터 90일 이내에 신청이 있는 때에는 그 직장가입이 된 날로 한다.
4. 그 밖에 보건복지부장관이 체류자격, 체류기간 및 체류경위 등을 고려하여 그 자격취득 시기를 국내거주 국민과 다르게 정할 필요가 있다고 인정하여 고시하는 경우: 해당 고시에서 정하는 날

② 국내체류 외국인등은 법 제109조제6항 본문에서 준용하는 법 제5조에 따라 같은 조 제3항에서 정한 날(사망, 부양자의 직장가입자 자격상실 또는 의료급여를 받는 경우만 해당한다)에 피부양자의 자격을 잃는다. 다만, 법 제109조제6항 단서에 따라 다음 각 호의 어느 하나에 해당하는 날에도 그 자격을 잃는다. <개정 2019.6.11.>

1. 「출입국관리법」 제10조의2제1항제2호 및 「재외동포의 출입국과 법적 지위에 관한 법률」 제10조제1항에 따른 체류기간이 종료된 날의 다음 날
2. 「출입국관리법」 제59조제3항에 따른 강제퇴거명령서를 발급받은 날의 다음 날
3. 그 밖에 보건복지부장관이 체류자격, 체류기간 및 체류경위 등을 고려하여 그 자격상실 시기를 국내거주 국민과 다르게 정할 필요가 있다고 인정하여 고시하는 경우: 해당 고시에서 정하는 날

[본조신설 2016.9.22.]

[시행령] **제76조의4(보험료 부과·징수 특례 대상 외국인)** 법 제109조제9항 단서에서 "대통령령으로 정하는 국내체류 외국인등"이란 지역가입자인 국내체류 외국인등 중에서 다음 각 호의 어느 하나에 해당하지 않는 사람을 말한다.

1.「출입국관리법 시행령」 별표 1의2에 따른 결혼이민(F-6)의 체류자격이 있는 사람
2.「출입국관리법 시행령」 별표 1의3에 따른 영주(F-5)의 체류자격이 있는 사람
3. 그 밖에 보건복지부장관이 체류경위, 체류목적 및 체류기간 등을 고려하여 국내거주 국민과 같은 보험료 부과·징수 기준을 적용할 필요가 있다고 인정하여 고시하는 체류자격이 있는 사람

[전문개정 2018.12.24.]

[시행규칙] **제61조(외국인 등의 직장가입자 자격취득 신고 등)** ① 사용자는 법 제109조제2항에 따라 국내에 체류하는 재외국민 또는 외국인(이하 "국내체류 외국인등"이라 한다)이 직장가입자가 되는 경우에는 그 직장가입자가 된 날부터 14일 이내에 별지 제6호서식의 건강보험 직장가입자 자격취득 신고서에 다음 각 호의 구분에 따른 서류를 첨부하여 공단에 제출하여야 한다. 다만, 공단이 법 제96조에 따라 국가 등으로부터 제공받은 자료로 주민등록, 국내거소신고 및 외국인등록 사실을 확인할 수 있는 경우에는 해당 서류를 첨부하지 아니한다.

1. 재외국민: 주민등록표 등본 1부
2. 외국인: 다음 각 목의 구분에 따른 서류
   가.「재외동포의 출입국과 법적지위에 관한 법률」 제2조제2호에 따른 외국국적동포: 국내거소신고증 사본 또는 국내거소신고 사실증명 1부
   나. 그 밖의 외국인: 외국인등록증 사본 또는 외국인등록 사실증명 1부

② 사용자는 법 제109조제2항에 따라 직장가입자가 된 국내체류 외국인등이 직장가입자의 자격을 잃은 경우에는 그 자격을 잃은 날부터 14일 이내에 별지 제8호서식의 건강보험 직장가입자 자격상실 신고서를 공단에 제출하여야 한다.

③ 제1항 및 제2항에 따른 국내체류 외국인등의 직장가입자 자격 취득 및 상실 신고의 절차 및 방법 등에 필요한 세부 사항은 보건복지부장관이 정하여 고시한다.

[전문개정 2016.9.23.]

[시행규칙] **제61조의2(외국인 등의 지역가입자 자격취득 신고 등)** ① 법 제109조 제3항 제1호에서 "보건복지부령으로 정하는 기간"이란 6개월 이상의 기간을 말하고, "보건복지부령으로 정하는 사유"란 다음 각 호의 어느 하나에 해당하는 경우를 말한다. <개정 2021.10.14.>

1.「출입국관리법」 제10조 제2호에 따른 영주자격을 받은 경우
2.「출입국관리법 시행령」 별표 1의2 제21호에 따른 비전문취업(E-9)의 체류자격을 받은 경우
3.「출입국관리법 시행령」 별표 1의2 제27호에 따른 결혼이민의 체류자격을 받은 경우
4. 보건복지부장관이 정하여 고시하는 유학 또는 일반연수의 체류자격을 받은 경우

② 법 제109조제3항제2호나목에서 "보건복지부령으로 정하는 체류자격"이란 별표 9에 따른 체류자격을 말한다.

③ 법 제109조제3항에 따라 국내체류 외국인등이 지역가입자가 된 경우에는 별지 제5호서식의 건강보험 지역가입자 자격취득신고서에 다음 각 호의 구분에 따른 서류를 첨부하여 공단에 제출해야

한다. 다만, 공단이 법 제96조에 따라 국가 등으로부터 제공받은 자료로 주민등록, 국내거소신고, 외국인등록 사실 및 보험료 부과에 필요한 사항을 확인할 수 있는 경우에는 그 확인으로 제출을 갈음한다. <개정 2019.10.24.>

1. 재외국민: 다음 각 목의 서류
   가. 주민등록표 등본 1부
   나. 소득명세서 등 보험료 부과에 필요한 서류로서 보건복지부장관이 정하여 고시하는 서류 각 1부
2. 외국인: 다음 각 목의 서류
   가. 제61조제1항제2호의 서류 1부
   나. 소득명세서 등 보험료 부과에 필요한 서류로서 보건복지부장관이 정하여 고시하는 서류 각 1부

④ 법 제109조제3항에 따라 지역가입자가 된 국내체류 외국인등이 지역가입자의 자격을 잃은 경우에는 그 자격을 잃은 날부터 14일 이내에 별지 제7호서식의 건강보험 지역가입자 자격상실 신고서를 공단에 제출해야 한다. <개정 2019.7.16.>

⑤ 제1항부터 제4항까지에서 규정한 사항 외에 외국인등의 지역가입자 자격 취득 및 상실의 신청에 필요한 세부 사항은 보건복지부장관이 정해 고시한다. <개정 2018.12.18.>

[본조신설 2016.9.23.]

[보건복지부령 제657호(2019.7.16.) 부칙 제2조의 규정에 의하여 이 조 제1항은 2021년 2월 28일까지 유효함]

[시행규칙] **제61조의3(외국인 등의 피부양자 자격취득 신고 등)** ① 법 제109조제4항에 따라 국내체류 외국인등이 피부양자의 자격을 얻으려는 경우에는 별지 제1호서식의 건강보험 피부양자 자격(취득·상실)신고서에 다음 각 호의 서류를 첨부하여 공단에 제출하여야 한다. 다만, 공단이 법 제96조에 따라 국가 등으로부터 제공받은 자료로 주민등록, 국내거소신고 및 외국인등록 사실을 확인할 수 있는 경우에는 해당 서류를 첨부하지 아니한다.

1. 제61조제1항 각 호의 구분에 따른 서류 1부
2. 직장가입자와의 관계를 확인할 수 있는 서류로서 보건복지부장관이 정하여 고시하는 서류 1부

② 법 제109조제4항에 따라 피부양자의 자격을 얻은 국내체류 외국인등이 그 자격을 잃은 경우에는 별지 제1호서식의 건강보험 피부양자 자격(취득·상실)신고서에 그 상실 사유를 입증하는 서류를 첨부하여 공단에 제출하여야 한다.

③ 제1항 및 제2항에 따른 국내체류 외국인등의 피부양자 자격취득 및 상실의 신고 절차 및 방법 등에 필요한 세부 사항은 보건복지부장관이 정하여 고시한다.

[본조신설 2016.9.23.]

[시행규칙] **제61조의4(외국인등의 가입 제외 신청 등)** ① 법 제109조제5항제2호에 해당되는 지역가입자가 가입 제외를 신청하려면 지역가입자가 별지 제7호서식의 지역가입자 자격상실 신고서에 제3항 각 호의 구분에 따른 서류를 첨부하여 공단에 제출해야 한다.

② 법 제109조제5항제2호에 해당되는 직장가입자가 가입 제외를 신청하려면 사용자가 별지 제8호서식의 직장가입자 자격상실 신고서에 제3항 각 호의 구분에 따른 서류를 첨부하여 공단에 제출해야 한다.

③ 제1항 또는 제2항에 따라 지역가입자 또는 사용자가 공단에 제출해야 하는 서류는 다음 각 호의 구분에 따른다.

1. 외국의 법령에 따라 의료보장을 받는 경우: 다음 각 목의 서류
   가. 외국 법령의 적용 대상 여부에 대한 확인서 등 의료보장을 받을 수 있음을 증명하는 서류
   나. 국내체류 외국인등이 건강보험에 가입하지 않겠다는 취지를 적은 서류
2. 외국의 보험(법 제109조제2항 각 호에 따른 등록 또는 신고를 하기 전에 가입한 보험으로 한정한다)에 따라 의료보장을 받는 경우: 다음 각 목의 서류
   가. 보험계약서 등 의료보장을 받을 수 있음을 증명하는 서류
   나. 국내체류 외국인등이 건강보험에 가입하지 않겠다는 취지를 적은 서류
3. 사용자와의 계약 등에 따라 의료보장을 받는 경우: 다음 각 목의 서류
   가. 근로계약서 등 의료보장을 받을 수 있음을 증명하는 서류
   나. 사용자가 의료비를 지급한 사실을 증명하는 서류
   다. 국내체류 외국인등이 건강보험에 가입하지 않겠다는 취지를 적은 서류

④ 제1항 또는 제2항에 따라 가입 제외를 신청한 사람은 보건복지부장관이 정하여 고시하는 기간 동안 가입이 제외되며, 그 기간이 경과한 후 다시 법 제109조제5항제2호에 해당되는 경우에는 제1항 또는 제2항에 따른 가입 제외 신청을 다시 할 수 있다.

⑤ 제1항부터 제4항까지에서 규정한 사항 외에 국내체류 외국인등의 가입 제외 신청의 절차 및 방법 등에 필요한 세부 사항은 보건복지부장관이 정하여 고시한다.

[전문개정 2019.7.16.]

【핵심요약】

1. 외국인 등에 대한 특례

1) 정의 : 정부는 외국 정부가 사용자인 사업장의 근로자의 건강보험에 관하여는 외국 정부와 한 합의에 따라 이를 따로 정할 수 있음

2) 국내체류 외국인 등(재외국민 또는 외국인)의 직장가입자 요건 : 국내체류 외국인 등이 적용대상사업장의 근로자, 공무원 또는 교직원이고 직장가입자 제외 대상자(법 제6조제2항)의 어느 하나에 해당하지 아니하면서 다음의 어느 하나에 해당하는 경우에는 국내에 거주하는 국민이 아님에도 불구하고 직장가입자가 됨

(1) 「주민등록법」 제6조제1항제3호에 따라 등록한 사람

(2) 「재외동포의 출입국과 법적 지위에 관한 법률」 제6조에 따라 국내거소신고를 한 사람

(3) 「출입국관리법」 제31조에 따라 외국인등록을 한 사람

3) 국내체류 외국인 등의 지역가입자 요건 : 직장가입자에 해당하지 아니하는 국내체류 외국인 등이 다음의 요건을 모두 갖춘 경우에는 국내에 거주하는 국민이 아님에도 불구하고 지역가입자가 됨

(1) 보건복지부령으로 정하는 기간 동안 국내에 거주하였거나 해당 기간 동안 국내에 지속적으로 거주할 것으로 예상할 수 있는 사유로서 보건복지부령으로 정하는 사유에 해당될 것

① 보건복지부령으로 정하는 기간 : 3개월 이상의 기간

② 보건복지부령으로 정하는 사유

㉮ 결혼이민의 체류자격을 받은 경우

㉯ 보건복지부장관이 정하여 고시하는 유학을 하게 되는 경우

(2) 다음의 어느 하나에 해당할 것

① 「주민등록법」에 따라 등록한 사람 또는 국내거소신고를 한 사람

② 외국인등록을 한 사람으로서 보건복지부령으로 정하는 체류자격이 있는 사람 : 보건복지부령으로 정하는 체류자격 : 규칙 [별표 9] 지역가입자가 될 수 있는 외국인의 체류자격 참조

※ 국내체류 외국인 등이 지역가입자의 자격을 얻으려는 경우에는 건강보험 지역가입자 자격취득신고서에 필요한 서류를 첨부하여 공단에 제출하여야 함

※ 지역가입자의 자격을 잃은 국내 체류 외국인 등은 그 자격을 잃은 날부터 14일 이내에 건강보험 지역가입자 자격상실 신고서를 공단에 제출하여야 함

※ 국내체류 외국인 등의 지역가입자 자격 취득 및 상실의 신청 절차 및 방법 등에 필요한 세부 사항은 보건복지부장관이 정하여 고시함

4) 국내체류 외국인 등의 피부양자 요건 : 직장가입자 요건을 갖춘 국내체류 외국인 등이 다음의 요건을 모두 갖춘 경우에는 국내에 거주는 국민이 아님에도 불구하고 공단에 신청하면 피부양자가 될 수 있음

(1) 직장가입자와의 관계가 피부양자의 자격에 해당할 것(법 제5조제2항)

(2) 피부양자 자격의 인정 기준에 해당할 것(법 제5조제3항)

(3) 국내 거주기간 또는 거주사유가 3)의(1)에 따른 기준에 해당할 것. 다만, 직장가입자의 배우자 및 19세 미만 자녀(배우자의 자녀를 포함한다)에 대해서는 그러하지 아니함

※ 국내체류 외국인 등이 피부양자의 자격을 얻으려는 경우에는 건강보험 피부양자

자격(취득 · 상실)신고서에 필요한 서류를 첨부하여 공단에 제출하여야 함

※ 피부양자의 자격을 얻은 국내체류 외국인 등이 그 자격을 잃은 경우에는 건강보험 피부양자 자격(취득 · 상실)신고서에 그 상실 사유를 입증하는 서류를 첨부하여 공단에 제출하여야 함

※ 국내체류 외국인 등의 피부양자 자격취득 및 상실의 신고 절차 및 방법 등에 필요한 세부 사항은 보건복지부장관이 정하여 고시함

5) 국내체류 외국인 등의 가입자 및 피부양자가 자격취득 제한

(1) 국내체류가 법률에 위반되는 경우로서 대통령령으로 정하는 사유가 있는 경우

① 체류기간 연장허가를 받지 아니하고 체류하는 경우

② 강제퇴거명령서를 발급받은 경우

(2) 국내체류 외국인 등이 외국의 법령, 외국의 보험 또는 사용자와의 계약 등에 따라 요양급여에 상당하는 의료보장을 받을 수 있어 사용자 또는 가입자가 보건복지부령으로 정하는 바에 따라 가입 제외를 신청한 경우

※ 사용자가 법 국내체류 외국인 등의 직장가입자 가입 제외를 신청하는 경우에는 건강보험 직장가입자 자격상실 신고서에 필요한 서류를 첨부하여 공단에 제출하여야 함

※ 국내체류 외국인 등의 직장가입자 제외 신고의 절차 및 방법 등에 필요한 세부 사항은 보건복지부장관이 정하여 고시함

6) 자격의 취득 및 상실에 관한 규정 준용

(1) 국내체류 외국인 등의 가입자 또는 피부양자 자격의 취득 및 상실에 관한 시기 · 절차 등에 필요한 사항 : 법 제5조부터 제11조까지의 규정을 준용

(2) 다만, 국내체류 외국인등의 특성을 고려하여 특별히 규정해야 할 사항은 대통령령으로 다르게 정할 수 있음

7) 보험료 부과 · 징수 : 가입자인 국내체류 외국인 등이 매월 2일 이후 지역가입자의 자격을 취득하고 그 자격을 취득한 날이 속하는 달에 보건복지부장관이 고시하는 사유로 해당 자격을 상실한 경우에는 그 자격을 취득한 날이 속하는 달의 보험료를 부과하여 징수함

8) 보험료의 납부

(1) 국내체류 외국인 등에 해당하는 지역가입자의 보험료는 그 직전 월 25일까지 납부하여야 함

(2) 다만, 다음에 해당되는 경우에는 공단이 정하는 바에 따라 납부하여야 함

① 자격을 취득한 날이 속하는 달의 보험료를 징수하는 경우

② 매월 26일 이후부터 말일까지의 기간에 자격을 취득한 경우

9) 외국인 등의 보험료 부과·징수에 관한 규정의 준용

(1) 7)과 8)에서 정한 사항 외에 가입자인 국내체류 외국인 등의 보험료 부과·징수에 관한 사항은 법 제69조부터 제86조까지의 규정을 준용

(2) 다만, 대통령령으로 정하는 국내체류 외국인 등의 보험료 부과·징수에 관한 사항은 그 특성을 고려하여 보건복지부장관이 다르게 정하여 고시할 수 있음

- 보험료 부과·징수 특례 대상 외국인(대통령령으로 정하는 국내체류 외국인 등)이란 다음의 어느 하나에 해당하지 않는 사람

① 결혼이민(F-6)의 체류자격이 있는 사람

② 영주(F-5)의 체류자격이 있는 사람

③ 그 밖에 보건복지부장관이 체류경위, 체류목적 및 체류기간 등을 고려하여 국내거주 국민과 같은 보험료 부과·징수 기준을 적용할 필요가 있다고 인정하여 고시하는 체류자격이 있는 사람

10) 외국인 등에 대한 보험급여 제한 : 공단은 지역가입자인 국내체류 외국인 등이 보험료를 체납한 경우에는 체납일부터 체납한 보험료를 완납할 때까지 보험급여를 하지 아니함

2. 국내체류 외국인 등의 가입자 자격취득 시기 등

1) 가입자의 자격취득 시기

(1) 법 제109조제3항제2호에 해당하는 사람으로서 같은 항 제1호에 따른 기간 동안 국내에 거주한 경우 : 해당 기간이 경과한 날

(2) 법 제109조제3항제2호에 해당하는 사람으로서 같은 항 제1호에 따라 국내에 지속적으로 거주할 것으로 예상할 수 있는 사유에 해당하는 경우 : 국내에 입국한 날

(3) 그 밖에 보건복지부장관이 체류자격, 체류기간 및 체류경위 등을 고려하여 그 자격취득 시기를 국내거주 국민과 다르게 정할 필요가 있다고 인정하여 고시하는 경우 : 해당 고시에서 정하는 날

2) 가입자의 자격상실 시기

(1) 법 제10조 제1항제1호·제4호 및 제5호에 따른 날

① 사망한 날의 다음 날

② 직장가입자의 피부양자가 된 날

③ 수급권자가 된 날

(2) 법 제109조제6항 단서(국내체류 외국인등의 특성을 고려하여 특별히 규정해야 할

사항은 대통령령으로 다르게 정할 수 있음)에 따라 다음의 구분에 따른 날

① 직장가입자

㉮ 체류기간이 종료된 날의 다음 날

㉯ 강제퇴거명령서를 발급받은 날의 다음 날

㉰ 사용자가 직장가입자의 가입 제외를 신청한 날. 다만, 직장가입자 자격취득 신고를 한 날부터 14일 이내에 가입 제외를 신청한 경우에는 그 자격취득일

㉱ 그 밖에 보건복지부장관이 체류자격, 체류기간 및 체류경위 등을 고려하여 그 자격상실 시기를 국내거주 국민과 다르게 정할 필요가 있다고 인정하여 고시하는 경우 : 해당 고시에서 정하는 날

② 지역가입자

㉮ 체류기간이 종료된 날의 다음 날

㉯ 강제퇴거명령서를 발급받은 날의 다음 날

㉰ 재외국민 또는 체류기간이 종료되지 아니한 외국인이 출국 후 1개월이 지난 경우 : 그 출국한 날의 다음 날

㉱ 법 제109조제5항제2호에 따라 지역가입자가 가입 제외를 신청한 날. 다만, 보험료를 납부하지 않은 지역가입자 또는 최초로 보험료를 납부한 날부터 14일이 지나지 않은 지역가입자가 보건복지부장관이 정하여 고시하는 요건을 갖추고 가입 제외를 신청하는 경우에는 그 자격을 취득한 날로 한다.

※ 법 제109조제5항제2호 : 국내체류 외국인등이 외국의 법령, 외국의 보험 또는 사용자와의 계약 등에 따라 제41조에 따른 요양급여에 상당하는 의료보장을 받을 수 있어 사용자 또는 가입자가 보건복지부령으로 정하는 바에 따라 가입 제외를 신청한 경우

㉲ 그 밖에 보건복지부장관이 체류자격, 체류기간 및 체류경위 등을 고려하여 그 자격상실 시기를 국내 거주 국민과 다르게 정할 필요가 있다고 인정하여 고시하는 경우 : 해당 고시에서 정하는 날

3. 국내체류 외국인 등의 피부양자 자격취득 시기 등

1) 피부양자 자격취득 시기

(1) 신생아의 경우 : 출생한 날

(2) 주민등록 등(주민등록, 국내거소신고 또는 외국인등록)을 한 날부터 90일 이내에 피부양자 자격취득을 신청한 경우 : 해당 주민등록 등을 한 날. 다만, 주민등록 등을 한 이후에 직장가입이 된 경우에는 해당 직장가입이 된 날

(3) 주민등록 등을 한 날부터 90일이 경과하여 피부양자 자격취득을 신청한 경우 : 그 자격취득을 신청한 날. 다만, 주민등록 등을 한 이후에 직장가입이 된 경우로서 해당 직장가입이 된 날부터 90일 이내에 신청이 있는 때에는 그 직장가입이 된 날

(4) 그 밖에 보건복지부장관이 체류자격, 체류기간 및 체류경위 등을 고려하여 그 자격취득 시기를 국내거주 국민과 다르게 정할 필요가 있다고 인정하여 고시하는 경우 : 해당 고시에서 정하는 날

2) 피부양자 자격상실 시기

(1) 법 제5조제3항에서 정한 날(사망, 부양자의 직장가입자 자격상실 또는 의료급여를 받는 경우만 해당)

(2) 다음의 어느 하나에 해당하는 날

① 체류기간이 종료된 날의 다음 날

② 강제퇴거명령서를 발급받은 날의 다음 날

③ 그 밖에 보건복지부장관이 체류자격, 체류기간 및 체류경위 등을 고려하여 그 자격상실 시기를 국내거주 국민과 다르게 정할 필요가 있다고 인정하여 고시하는 경우 : 해당 고시에서 정하는 날

4. 외국인 등의 직장가입자 자격취득 신고 등

1) 사용자는 국내체류 외국인 등이 직장가입자가 되는 경우에는 그 직장가입자가 된 날부터 14일 이내에 건강보험 직장가입자 자격취득 신고서에 필요한 서류를 첨부하여 공단에 제출하여야 함

2) 사용자는 직장가입자가 된 국내체류 외국인 등이 직장가입자의 자격을 잃은 경우에는 그 자격을 잃은 날부터 14일 이내에 건강보험 직장가입자 자격상실 신고서를 공단에 제출하여야 함

3) 보건복지부장관이 정하여 고시하는 사항 : 국내체류 외국인 등의 직장가입자 자격취득 및 상실 신고의 절차 및 방법 등에 필요한 세부 사항

【예상문제】

1. 직장가입자가 될 수 있는 재외국민 또는 외국인에 대한 설명으로 가장 올바른 것은?

① 국내에 3개월 이상 거주하였거나 유학·취업 등의 사유로 3개월 이상 거주할 것이 명백할 것

② 보건복지부장관이 정하여 고시하는 기준에 따라 직장가입자에게 주로 생계를 의존하면서 보수 또는 소득이 없는 것으로 인정될 것

③ 체류기간 연장허가를 받지 아니하고 체류하는 사람

④ 강제퇴거명령서가 발급된 사람
⑤ 건강보험 적용 사업장의 근로자, 공무원 또는 교직원으로서 외국인등록을 한 사람

[답] ⑤

2. 직장가입자에 해당하지 아니하는 국내체류 외국인 등이 지역가입자가 될 수 있는 최소한의 국내 거주기간은?

① 1개월 ② 2개월 ③ 3개월 ④ 6개월 ⑤ 12개월

[답] ③

제110조(실업자에 대한 특례) ① 사용관계가 끝난 사람 중 직장가입자로서의 자격을 유지한 기간이 보건복지부령으로 정하는 기간 동안 통산 1년 이상인 사람은 지역가입자가 된 이후 최초로 제79조에 따라 지역가입자 보험료를 고지받은 날부터 그 납부기한에서 2개월이 지나기 이전까지 공단에 직장가입자로서의 자격을 유지할 것을 신청할 수 있다. <개정 2018.1.16.>

② 제1항에 따라 공단에 신청한 가입자(이하 "임의계속가입자"라 한다)는 제9조에도 불구하고 대통령령으로 정하는 기간 동안 직장가입자의 자격을 유지한다. 다만, 제1항에 따른 신청 후 최초로 내야 할 직장가입자 보험료를 그 납부기한부터 2개월이 지난 날까지 내지 아니한 경우에는 그 자격을 유지할 수 없다. <신설 2013.5.22.>

③ 임의계속가입자의 보수월액은 보수월액보험료가 산정된 최근 12개월간의 보수월액을 평균한 금액으로 한다. <개정 2018.1.16.>

④ 임의계속가입자의 보험료는 보건복지부장관이 정하여 고시하는 바에 따라 그 일부를 경감할 수 있다. <개정 2013.5.22.>

⑤ 임의계속가입자의 보수월액보험료는 제76조제1항 및 제77조제1항제1호에도 불구하고 그 임의계속가입자가 전액을 부담하고 납부한다. <개정 2013.5.22.>

⑥ 임의계속가입자가 보험료를 납부기한까지 내지 아니하는 경우 그 급여 제한에 관하여는 제53조제3항·제5항 및 제6항을 준용한다. 이 경우 "제69조제5항에 따른 세대단위의 보험료"는 "제110조제5항에 따른 보험료"로 본다. <개정 2013.5.22.>

⑦ 임의계속가입자의 신청 방법·절차 등에 필요한 사항은 보건복지부령으로 정한다. <개정 2013.5.22.>

[시행령] **제77조(임의계속가입자 적용기간)** ① 법 제110조제2항 본문에서 "대통령령으로 정하는 기간"이란 사용관계가 끝난 날의 다음 날부터 기산(起算)하여 36개월이 되는 날을 넘지 아니하는 범위에서 다음 각 호의 구분에 따른 기간을 말한다.

1. 법 제110조제1항에 따라 공단에 신청한 가입자(이하 "임의계속가입자"라 한다)가 법 제9조제1항제2호에 따라 자격이 변동되기 전날까지의 기간
2. 임의계속가입자가 법 제10조제1항에 따라 그 자격을 잃기 전날까지의 기간

② 「의료급여법」 제3조제1항제2호에 따른 수급권자가 되어 법 제10조제1항제5호에 따라 가입자의 자격이 상실된 임의계속가입자가 법 제8조제1항제1호에 따라 가입자의 자격을 다시 취득한 경우로서 다시 취득한 날이 제1항에 따른 사용관계가 끝난 날의 다음 날부터 36개월 이내이면 공단이 정하는 기간 안에 임의계속가입의 재적용을 신청할 수 있다. 이 경우 신청자는 가입자의 자격을 다시 취득한 날부터 제1항에 따른 기간 동안 임의계속가입자로서의 자격을 유지한다.

③ 제2항에서 규정한 사항 외에 임의계속가입의 재적용 신청에 필요한 신청기간, 절차, 방법 등은 공단이 정하는 바에 따른다. [전문개정 2018.6.26.]

[시행규칙] **제62조(임의계속가입을 위한 직장가입자 자격 유지 기간)** 법 제110조제1항에서 "보건복지부령으로 정하는 기간"이란 사용관계가 끝난 날 이전 18개월간을 말한다.
[전문개정 2018.6.29.]

[시행규칙] **제63조(임의계속가입ㆍ탈퇴 및 자격 변동 시기 등)** ① 법 제110조제2항에 따른 임의계속가입자(이하 "임의계속가입자"라 한다)가 되려는 사람은 별지 제39호서식의 임의계속가입 신청서에 다음 각 호의 서류를 첨부하여 공단에 제출하여야 한다. <개정 2018.3.6.>

1. 제2조제4항제1호에 따른 서류(주민등록표 등본으로 피부양자와 해당 임의계속가입자의 관계를 확인할 수 없는 경우만 해당한다)
2. 제2조제4항제2호에 따른 서류(피부양자가 장애인, 국가유공자 등 또는 보훈보상대상자의 경우만 해당한다)
3. 제2조제4항제3호에 따른 서류(피부양자가 별표 1의2 제1호다목에 따른 인정을 받으려는 경우만 해당한다)
4. 제61조제1항제1호 또는 제2호에 따른 서류 1부(재외국민 또는 외국인인 경우만 해당한다)

② 임의계속가입자로서의 자격을 더 이상 유지하지 않으려는 사람은 별지 제39호서식의 임의계속탈퇴 신청서를 공단에 제출하여야 한다. <신설 2013.9.30.>

③ 임의계속가입자는 다음 각 호의 어느 하나에 해당하는 날에 지역가입자 또는 직장가입자로 그 자격이 변동된다. <개정 2013.9.30.>

1. 영 제77조에 따른 기간이 끝나는 날의 다음 날
2. 제2항에 따른 임의계속탈퇴 신청서가 접수된 날의 다음 날
3. 직장가입자인 사용자, 근로자, 공무원 또는 교직원이 된 날

[제목개정 2013.9.30.]

【핵심요약】

1. 실업자에 대한 특례

1) 직장가입자로서의 자격 유지 신청 : 사용관계가 끝난 사람 중 직장가입자로서의 자격을 유지한 기간이 보건복지부령으로 정하는 기간 동안 통산 1년 이상인 사람은 지역가입자가 된 이후 최초로 지역가입자 보험료를 고지받은 날부터 그 납부기한에서 2개월이 지나기 이전까지 공단에 직장가입자로서의 자격을 유지할 것을 신청할 수 있음

2) 직장가입자의 자격 유지 : 임의계속가입자는 대통령령으로 정하는 기간 동안 직장가입자의 자격을 유지

※ 다만, 신청 후 최초로 내야 할 직장가입자 보험료를 그 납부기한부터 2개월이 지난 날까지 내지 아니한 경우에는 그 자격을 유지할 수 없음

3) 임의계속가입자의 보수월액 : 보수월액보험료가 산정된 최근 12개월간의 보수월액을 평균한 금액

4) 임의계속가입자의 보험료의 경감 : 보건복지부장관이 정하여 고시하는 바에 따라 그 일부를 경감할 수 있음

5) 임의계속가입자의 보수월액보험료 부담 : 임의계속가입자가 전액을 부담하고 납부

6) 임의계속가입자가 보험료를 납부기한까지 내지 아니하는 경우

(1) 급여제한에 관하여는 법 제53조제3항 · 제5항 및 제6항을 준용

(2) 이 경우 세대단위의 보험료는 5)에 따른 보험료로 봄

7) 보건복지부령으로 정하는 사항 : 임의계속가입자의 신청 방법 · 절차 등에 필요한 사항

2. 임의계속가입자 적용기간

1) 대통령령으로 정하는 기간 : 사용관계가 끝난 날의 다음 날부터 기산하여 36개월이 되는 날을 넘지 아니하는 범위에서 다음의 구분에 따른 기간

(1) 임의계속가입자가 법 제9조제1항제2호에 따라 자격이 변동되기 전날까지의 기간

※ 법 제9조제1항2호 : 직장가입자가 다른 적용대상사업장의 사용자로 되거나 근로자 등으로 사용된 날

(2) 임의계속가입자가 법 제10조제1항에 따라 그 자격을 잃기 전날까지의 기간

※ 법 제10조제1항 : 사망한 날의 다음 날, 국적을 잃은 날의 다음 날, 국내에 거주하지 아니하게 된 날의 다음 날, 직장가입자의 피부양자가 된 날, 수급권자가 된 날, 건강보험을 적용받고 있던 사람이 유공자 등 의료보호대상자가 되어 건강보험의 적용배제신청을 한 날

2) 「의료급여법」에 따른 수급권자가 되어 가입자의 자격이 상실된 임의계속가입자가 수급권자 대상자에서 제외되어 가입자의 자격을 다시 취득한 경우 : 다시 취득한 날이 사용관계가 끝난 날의 다음 날부터 36개월 이내이면 공단이 정하는 기간 안에 임의계속가입의 재적용을 신청할 수 있음

※ 이 경우 신청자는 가입자의 자격을 다시 취득한 날부터 1)에 따른 기간 동안 임의계속가입자로서의 자격을 유지

3) 공단이 정하는 바에 따르는 사항 : 임의계속가입의 재적용 신청에 필요한 신청기간, 절차, 방법 등

3. 임의계속가입 · 탈퇴 및 자격 변동 시기 등

1) 임의계속가입자가 되려는 사람은 임의계속가입 신청서에 다음의 서류를 첨부하여 공단에 제출

(1) 가족관계등록부의 증명서 1부(주민등록표 등본으로 피부양자와 해당 임의계속가입자의 관계를 확인할 수 없는 경우만 해당)

(2) 장애인, 국가유공자 등으로서 상이등급 판정을 받은 사람과 보훈보상대상자로서 상이 등급 판정을 받은 사람임을 증명할 수 있는 서류 1부(피부양자가 장애인, 국가유공자 등 또는 보훈보상대상자의 경우만 해당)

(3) 폐업 사실을 입증할 수 있는 서류, 주택재건축사업의 사업자등록증 사본 등 사실을 확인하기 위하여 공단이 요구하는 서류(피부양자가 인정을 받으려는 경우만 해당)

(4) 재외국민인 경우 국내거소신고증 사본 또는 국내거소신고 사실증명 1부 또는 외국인인 경우 외국인등록증 사본, 외국인등록 사실증명, 국내거소신고증 사본 또는 국내거소신고사실증명 1부(재외국민 또는 외국인인 경우만 해당)

2) 임의계속가입자로서의 자격을 더 이상 유지하지 않으려는 사람 : 임의계속탈퇴 신청서를 공단에 제출

3) 임의계속가입자는 다음의 어느 하나에 해당하는 날에 지역가입자 또는 직장가입자로 그 자격이 변동

(1) 임의계속 가입자 적용기간이 끝나는 날의 다음 날(영 제77조)

(2) 임의계속탈퇴 신청서가 접수된 날의 다음 날

(3) 직장가입자인 사용자, 근로자, 공무원 또는 교직원이 된 날

【예상문제】

1. 임의계속가입자가 직장가입자의 자격을 유지하는 기간은 사용관계가 끝난 날의 다음 날부터 기산하여 최대 얼마 동안인가?

① 6개월 ② 12개월 ③ 24개월 ④ 36개월 ⑤ 48개월

[답] ④

2. 임의계속가입자의 보수월액은 보수월액보험료가 산정된 최근 몇 개월간의 보수월액을 평균한 금액인가?

① 3개월 ② 6개월 ③ 9개월 ④ 12개월 ⑤ 24개월

[답] ④

제111조(권한의 위임 및 위탁) ① 이 법에 따른 보건복지부장관의 권한은 대통령령으로 정하는 바에 따라 그 일부를 특별시장·광역시장·특별자치시장·도지사 또는 특별자치도지사에게 위임할 수 있다.

[전문개정 2024. 1. 2.] [시행일: 2024. 7. 3.] 제111조

【핵심요약】

권한의 위임 및 위탁

1) 「국민건강보험법」에 따른 보건복지부장관의 권한 : 대통령령으로 정하는 바에 따라 그 일부를 특별시장·광역시장·특별자치시장·도지사 또는 특별자치도지사에게 위임 가능

【예상문제】

1. 「국민건강보험법」에 따른 보건복지부장관의 권한은 그 일부를 누구에게 위임할 수 있는가?

① 특별시장·광역시장·특별자치시장·도지사 또는 특별자치도지사

② 질병관리청장 ③ 국민건강보험공단의 이사장

④ 건강보험심사평가원의 원장 ⑤ 보건소장

[답] ①

제112조(업무의 위탁) ① 공단은 대통령령으로 정하는 바에 따라 다음 각 호의 업무를 체신관서, 금융기관 또는 그 밖의 자에게 위탁할 수 있다.

1. 보험료의 수납 또는 보험료납부의 확인에 관한 업무
2. 보험급여비용의 지급에 관한 업무
3. 징수위탁근거법의 위탁에 따라 징수하는 연금보험료, 고용보험료, 산업재해보상보험료, 부담금 및 분담금 등(이하 "징수위탁보험료등"이라 한다)의 수납 또는 그 납부의 확인에 관한 업무

② 공단은 그 업무의 일부를 국가기관, 지방자치단체 또는 다른 법령에 따른 사회보험 업무를 수행하는 법인이나 그 밖의 자에게 위탁할 수 있다. 다만, 보험료와 징수위탁보험료등의 징수 업무는 그러하지 아니하다. <개정 2016.2.3.>

③ 제2항에 따라 공단이 위탁할 수 있는 업무 및 위탁받을 수 있는 자의 범위는 보건복지부령으로 정한다.

[시행령] **제78조(업무의 위탁)** 공단은 법 제112조제1항에 따라 같은 항 각 호의 업무를 체신관서, 금융기관 또는 그 밖의 자에게 위탁하려면 위탁받을 기관의 선정 및 위탁계약의 내용에 관하여 공단 이사회의 의결을 거쳐야 한다.

[시행령] **제81조(민감정보 및 고유식별정보의 처리)** 제81조(민감정보 및 고유식별정보의 처리) ① 공단(법 제112조에 따라 공단의 업무를 위탁받은 자를 포함한다)은 다음 각 호의 사무를 수행하기 위하여 불가피한 경우 「개인정보 보호법」 제23조에 따른 건강에 관한 정보, 같은 법 시행령 제18조제2호에 따른 범죄경력자료에 해당하는 정보, 같은 영 제19조 각 호에 따른 주민등록번호, 여권번호, 운전면허의 면허번호 또는 외국인등록번호가 포함된 자료를 처리할 수 있다. <개정 2023. 6. 20.>

1. 법 제7조에 따른 사업장의 신고에 관한 사무
2. 법 제14조제1항에 따른 업무에 관한 사무
3. 법 제60조에 따른 현역병 등에 대한 요양급여비용 지급에 관한 사무
4. 법 제61조에 따른 요양급여비용의 정산에 관한 사무

4의2. 법 제72조 및 제96조의2에 따른 금융정보등의 제공 요청에 관한 사무

4의3. 법 제81조의3에 따른 자료의 제공에 관한 사무

5. 법 제83조에 따른 체납자 인적사항등의 공개에 관한 사무
6. 법 제87조 및 제90조에 따른 이의신청 및 행정소송에 관한 사무
7. 법 제94조에 따른 신고 등에 관한 사무
8. 법 제95조에 따른 소득 축소·탈루 자료의 송부에 관한 사무

8의2. 법 제96조에 따른 자료의 제공 요청에 관한 사무

9. 법 제104조에 따른 포상금 지급에 관한 사무
10. 법 제112조에 따른 업무의 위탁에 관한 사무

② 심사평가원은 다음 각 호의 사무를 수행하기 위하여 불가피한 경우 「개인정보 보호법」 제23조에 따른 건강에 관한 정보, 같은 법 시행령 제19조에 따른 주민등록번호, 여권번호, 운전면허의 면허번호 또는 외국인등록번호가 포함된 자료를 처리할 수 있다. <개정 2017. 3. 27.>

1. 법 제43조에 따른 요양기관의 시설·장비 및 인력 등의 현황 신고에 관한 사무

1의2. 법 제48조에 따른 요양급여 대상 여부의 확인 등에 관한 사무

2. 법 제63조제1항에 따른 업무에 관한 사무

3. 법 제87조 및 제90조에 따른 이의신청 및 행정소송에 관한 사무
4. 법 제96조에 따른 자료의 제공 요청에 관한 사무

③ 요양기관(제2호의 경우에는 법 제47조제7항에 따라 요양기관을 대행하는 단체를 포함한다)은 다음 각 호의 사무를 수행하기 위하여 불가피한 경우 「개인정보 보호법」 제23조에 따른 건강에 관한 정보나 같은 법 시행령 제19조에 따른 주민등록번호, 여권번호, 운전면허의 면허번호 또는 외국인등록번호가 포함된 자료를 처리할 수 있다. <개정 2023. 6. 20.>

1. 법 제41조제1항에 따른 요양급여의 실시에 관한 사무
2. 법 제47조제1항 또는 제2항에 따른 요양급여비용의 청구에 관한 사무

④ 법 제49조제1항에 따른 준요양기관(이하 "준요양기관"이라 한다)은 법 제49조제3항에 따른 요양비 지급 청구에 관한 사무를 수행하기 위하여 불가피한 경우에는 「개인정보 보호법」 제23조에 따른 건강에 관한 정보나 같은 법 시행령 제19조에 따른 주민등록번호, 여권번호, 운전면허의 면허번호 또는 외국인등록번호가 포함된 자료를 처리할 수 있다. <개정 2023. 6. 20.>

⑤ 법 제51조제2항에 따른 보조기기를 판매한 자(이하 "보조기기 판매업자"라 한다)는 법 제51조제2항 전단에 따른 보험급여 지급 청구에 관한 사무를 수행하기 위하여 불가피한 경우에는 「개인정보 보호법」 제23조에 따른 건강에 관한 정보나 같은 법 시행령 제19조에 따른 주민등록번호, 여권번호, 운전면허의 면허번호 또는 외국인등록번호가 포함된 자료를 처리할 수 있다. <개정 2023. 6. 20.>

⑥ 보건복지부장관(법 제111조에 따라 보건복지부장관의 권한을 위임받거나 위탁받은 자를 포함한다)은 다음 각 호의 사무를 수행하기 위하여 불가피한 경우 제1항에 따른 자료를 처리할 수 있다. <개정2021. 6. 29.>

1. 법 제81조제3항에 따른 체납처분 승인에 관한 사무
2. 법 제88조에 따른 심판청구에 관한 사무
3. 법 제97조에 따른 보고와 검사 등에 관한 사무
4. 법 제98조에 따른 업무정지 처분에 관한 사무
5. 법 제99조에 따른 과징금 부과 · 징수에 관한 사무
6. 법 제100조에 따른 위반사실 공표에 관한 사무

[시행규칙] **제64조(업무의 위탁)** ① 공단은 법 제112조제2항에 따라 국가기관 · 지방자치단체 · 심사평가원 및 「국민연금법」에 따른 국민연금공단에 다음 각 호의 업무를 위탁할 수 있다. <개정 2018.12.18.>

1. 가입자의 자격 취득 · 변경 및 상실 신고의 접수 및 처리
2. 건강보험증의 발급 및 가입자의 민원접수 및 처리
3. 요양급여비용의 지급에 관한 업무
4. 체납된 보험료등, 연체금 및 체납처분비의 조회 및 납부 사실 확인에 관한 업무

② 공단은 제1항에 따라 업무를 위탁하려면 수탁 기관 및 위탁 업무에 대하여 보건복지부장관의 승인을 받아야 한다.

③ 공단은 법 제112조제2항에 따라 임신·출산 진료비의 신청과 지급에 관한 업무를 다음 각 호의 구분에 따라 위탁한다. <개정 2018.12.31.>

1. 영 제23조제4항 및 제5항에 따른 이용권의 발급 신청 접수 및 발급에 관한 업무: 「금융산업의 구조개선에 관한 법률」 제2조제1호에 따른 금융기관 또는 「우체국예금·보험에 관한 법률」에 따른 체신관서
2. 제24조제3항에 따른 비용의 지급 및 정산에 관한 업무: 「사회보장급여의 이용·제공 및 수급권자 발굴에 관한 법률」 제29조에 따른 사회보장정보원 및 보건복지부장관이 정하여 고시하는 기관 또는 단체

④ 공단은 부득이한 경우를 제외하고는 매년 임신·출산 진료비의 지급에 들어갈 것으로 예상되는 비용을 제3항제2호에 따른 기관 또는 단체에 미리 예탁(預託)하여야 한다.

[시행규칙] **제65조(전자문서를 이용한 업무 처리 등)** ① 공단 및 심사평가원은 법·영 및 이 규칙에 따른 청구·신청·신고 등을 전자문서로 하도록 할 수 있고, 통지 등의 업무를 전산매체 또는 정보통신망을 이용하여 전자문서로 처리할 수 있다.

② 제1항에 따라 전자문서로 처리하는 경우에는 「전자정부법」 제2조제7호 및 제7조를 준용한다.

【핵심요약】

1. 업무의 위탁(법)

1) 공단은 대통령령으로 정하는 바에 따라 다음의 업무를 체신관서, 금융기관 또는 그 밖의 자에게 위탁 가능
 (1) 보험료의 수납 또는 보험료납부의 확인에 관한 업무
 (2) 보험급여비용의 지급에 관한 업무
 (3) 징수위탁보험료 등(징수위탁근거법의 위탁에 따라 징수하는 연금보험료, 고용보험료, 산업재해보상보험료, 부담금 및 분담금 등)의 수납 또는 그 납부의 확인에 관한 업무
 ※ 공단은 업무를 체신관서, 금융기관 또는 그 밖의 자에게 위탁하려면 위탁받을 기관의 선정 및 위탁계약의 내용에 관하여 공단 이사회의 의결을 거쳐야 함

2) 공단은 그 업무의 일부를 국가기관, 지방자치단체 또는 다른 법령에 따른 사회보험 업무를 수행하는 법인이나 그 밖의 자에게 위탁할 수 있음
 ※ 보험료와 징수위탁보험료 등의 징수 업무는 위탁하지 아니함

3) 보건복지부령으로 정하는 사항 : 2)에 따라 공단이 위탁할 수 있는 업무 및 위탁받을 수 있는 자의 범위

2. 업무의 위탁(규칙)

1) 공단이 국가기관·지방자치단체·심사평가원 및 국민연금공단에 위탁할 수 있는 업무
 (1) 가입자의 자격 취득·변경 및 상실 신고의 접수 및 처리

(2) 건강보험증의 발급 및 가입자의 민원접수 및 처리

(3) 요양급여비용의 지급에 관한 업무

(4) 체납된 보험료등, 연체금 및 체납처분비의 조회 및 납부 사실 확인에 관한 업무

2) 보건복지부장관의 승인 : 공단은 1)에 따라 업무를 위탁하려면 수탁 기관 및 위탁 업무에 대하여 보건복지부장관의 승인을 받아야 함

3) 공단은 임신·출산 진료비의 신청과 지급에 관한 업무를 다음의 구분에 따라 위탁(법 제112조제2항)

(1) 이용권의 발급 신청 접수 및 발급에 관한 업무 : 금융기관 또는 체신관서

(2) 비용의 지급 및 정산에 관한 업무 : 사회보장정보원 및 보건복지부장관이 정하여 고시하는 기관 또는 단체

4) 공단은 부득이한 경우를 제외하고는 매년 임신·출산 진료비의 지급에 들어갈 것으로 예상되는 비용을 3)의 (2)에 따른 기관 또는 단체에 미리 예탁하여야 함

3. 전자문서를 이용한 업무 처리 등

1) 공단 및 심사평가원은 청구·신청·신고 등을 전자문서로 하도록 할 수 있고, 통지 등의 업무를 전산매체 또는 정보통신망을 이용하여 전자문서로 처리할 수 있음

2) 1)에 따라 전자문서로 처리하는 경우에는 「전자정부법」 제2조제7호 및 제7조를 준용

4. 민감정보 및 고유식별정보의 처리

1) 공단의 민감정보 및 고유식별정보의 처리(공단의 업무를 위탁받은 자 포함)

(1) 처리 가능 정보 : 건강에 관한 정보, 범죄경력자료에 해당하는 정보, 주민등록번호 또는 외국인등록번호가 포함된 자료

(2) 다음 각 호의 사무를 수행하기 위하여 불가피한 경우

① 사업장의 신고에 관한 사무(법 제7조)

② 업무에 관한 사무(법 제14조제1항)

③ 현역병 등에 대한 요양급여비용 지급에 관한 사무(법 제60조)

④ 요양급여비용의 정산에 관한 사무(법 제61조)

④의2. 금융정보등의 제공 요청에 관한 사무(법 제72조 및 제96조의2)

④의3. 자료의 제공에 관한 사무(법 제81조의3)

⑤ 체납자 인적사항등의 공개에 관한 사무(법 제83조)

⑥ 이의신청 및 행정소송에 관한 사무(법 제87조 및 제90조)

⑦ 신고 등에 관한 사무(법 제94조)

⑧ 소득 축소·탈루 자료의 송부에 관한 사무(법 제95조)

⑧의2. 자료의 제공 요청에 관한 사무(법 제96조)

⑨ 포상금 지급에 관한 사무(법 제104조)

⑩ 업무의 위탁에 관한 사무(법 제112조)

2) 심사평가원의 민감정보 및 고유식별정보의 처리

(1) 처리 가능 정보 : 건강에 관한 정보, 주민등록번호, 여권번호, 운전면허의 면허번호 또는 외국인등록번호가 포함된 자료

(2) 다음 각 호의 사무를 수행하기 위하여 불가피한 경우

① 요양기관의 시설·장비 및 인력 등의 현황 신고에 관한 사무(법 제43조)

①의2. 요양급여 대상 여부의 확인 등에 관한 사무(법 제48조)

② 업무에 관한 사무(법 제63조제1항)

③ 이의신청 및 행정소송에 관한 사무(법 제87조 및 제90조)

④ 자료의 제공 요청에 관한 사무(법 제96조)

3) 요양기관 민감정보 및 고유식별정보의 처리(요양기관을 대행하는 단체를 포함)

(1) 처리 가능 정보 : 건강에 관한 정보, 범죄경력자료에 해당하는 정보, 주민등록번호 또는 외국인등록번호가 포함된 자료

(2) 다음 각 호의 사무를 수행하기 위하여 불가피한 경우

① 요양급여의 실시에 관한 사무(법 제41조제1항)

② 요양급여비용의 청구에 관한 사무(법 제47조제1항 또는 제2항)

4) 준요양기관 민감정보 및 고유식별정보의 처리

(1) 처리 가능 정보 : 건강에 관한 정보, 주민등록번호, 여권번호, 운전면허의 면허번 또는 외국인등록번호가 포함된 자료

(2) 요양비 지급 청구에 관한 사무를 수행하기 위하여 불가피한 경우

5) 보조기기 판매업자 민감정보 및 고유식별정보의 처리

(1) 처리 가능 정보 : 건강에 관한 정보, 주민등록번호, 여권번호, 운전면허의 면허번호 또는 외국인등록번호가 포함된 자료

(2) 보험급여 지급 청구에 관한 사무를 수행하기 위하여 불가피한 경우

3) 보건복지부장관의 민감정보 및 고유식별정보의 처리(보건복지부장관의 권한을 위임받거나 위탁받은 자를 포함)

(1) 처리 가능 정보 : 건강에 관한 정보, 범죄경력자료에 해당하는 정보, 주민등록번호 또는 외국인등록번호가 포함된 자료

(2) 다음 각 호의 사무를 수행하기 위하여 불가피한 경우

① 체납처분 승인에 관한 사무(법 제81조제3항) ② 심판청구에 관한 사무(법 제88조) ③ 보고와 검사 등에 관한 사무(법 제97조) ④ 업무정지 처분에 관한 사무(법 제98조) ⑤ 과징금 부과 · 징수에 관한 사무(법 제99조) ⑥ 위반사실 공표에 관한 사무(법 제100조)

【예상문제】

1. 국민건강보험공단이 체신관서, 금융기관 또는 그 밖의 자에게 위탁 가능한 업무는?
   ① 가입자의 자격 취득 · 변경 및 상실 신고의 접수 및 처리
   ② 건강보험증의 발급 및 가입자의 민원접수 및 처리
   ③ 요양급여비용의 지급에 관한 업무
   ④ 보험급여비용의 지급에 관한 업무
   ⑤ 보험료의 부과 · 징수에 관한 업무

[답] ④

2. 건강보험심사평가원이 불가피한 경우 건강에 관한 정보, 주민등록번호 등이 포함된 자료를 처리할 수 있는 사무는?
   ① 가입자 및 피부양자의 자격 관리에 관한 사무
   ② 요양급여비용의 정산에 관한 사무
   ③ 요양급여 대상 여부의 확인 등에 관한 사무
   ④ 체납자 인적사항 등의 공개에 관한 사무
   ⑤ 소득 축소 · 탈루 자료의 송부에 관한 사무

[답] ③

제113조(징수위탁보험료등의 배분 및 납입 등) ① 공단은 자신이 징수한 보험료와 그에 따른 징수금 또는 징수위탁보험료등의 금액이 징수하여야 할 총액에 부족한 경우에는 대통령령으로 정하는 기준, 방법에 따라 이를 배분하여 납부 처리하여야 한다. 다만, 납부의무자가 다른 의사를 표시한 때에는 그에 따른다.
② 공단은 징수위탁보험료등을 징수한 때에는 이를 지체 없이 해당 보험별 기금에 납입하여야 한다.

[시행령] **제79조(보험료 및 징수위탁보험료등의 배분 등)** 공단이 납부의무자의 신청에 따라 보험료 및 징수위탁보험료등을 1개의 납입고지서로 통합하여 징수한 경우(법 제81조 및 징수위탁근거법에

따라 체납처분의 방법으로 징수한 경우는 제외한다)에 징수한 보험료와 그에 따른 징수금 또는 징수위탁보험료등의 금액이 징수하여야 할 총액에 미치지 못하는 경우로서 납부의무자가 이를 납부하는 날까지 특별한 의사를 표시하지 아니한 경우에는 법 제113조제1항 본문에 따라 공단이 징수하려는 각 보험별 금액(법 및 징수위탁근거법에 따른 연체금 및 가산금을 제외한 금액을 말한다)의 비율로 배분하여 납부 처리하여야 한다.

【핵심요약】

1. 징수위탁보험료 등의 배분 및 납입 등

1) 공단은 자신이 징수한 보험료와 그에 따른 징수금 또는 징수위탁보험료 등의 금액이 징수하여야 할 총액에 부족한 경우 : 대통령령으로 정하는 기준, 방법에 따라 이를 배분하여 납부 처리하여야 함

※ 납부의무자가 다른 의사를 표시한 때에는 그에 따름

2) 공단은 징수위탁보험료 등을 징수한 때에는 이를 지체 없이 해당 보험별 기금에 납입하여야 함

2. 보험료 및 징수위탁보험료 등의 배분 등

- 공단이 납부의무자의 신청에 따라 보험료 및 징수위탁보험료 등을 1개의 납입고지서로 통합하여 징수한 경우에 징수한 보험료와 그에 따른 징수금 또는 징수위탁보험료 등의 금액이 징수하여야 할 총액에 미치지 못하는 경우

→ 납부의무자가 이를 납부하는 날까지 특별한 의사를 표시하지 아니한 경우에는 공단이 징수하려는 각 보험별 금액의 비율로 배분하여 납부 처리

제114조(출연금의 용도 등) ① 공단은 「국민연금법」, 「산업재해보상보험법」, 「고용보험법」 및 「임금채권보장법」에 따라 국민연금기금, 산업재해보상 보험 및 예방기금, 고용보험기금 및 임금채권보장기금으로부터 각각 지급받은 출연금을 제14조제1항제11호에 따른 업무에 소요되는 비용에 사용하여야 한다.

② 제1항에 따라 지급받은 출연금의 관리 및 운용 등에 필요한 사항은 대통령령으로 정한다.

[시행령] **제80조(출연금의 관리)** 공단은 법 제114조제1항에 따른 출연금을 각각 별도의 계정을 설정하여 관리하여야 한다.

【핵심요약】

1. 출연금의 용도 등

1) 공단이 국민연금기금, 산업재해보상보험 및 예방기금, 고용보험기금 및 임금채권보장기금으로부터 각각 지급받은 출연금 : 징수위탁근거법에 따라 위탁받은 업무에 소요

되는 비용에 사용하여야 함
2) 대통령령으로 정하는 사항 : 1)에 따라 지급받은 출연금의 관리 및 운용 등에 필요한 사항

2. 출연금의 관리

- 공단은 출연금을 각각 별도의 계정을 설정하여 관리

제114조의2(벌칙 적용에서 공무원 의제) 제4조제1항에 따른 심의위원회 및 제100조제2항에 따른 건강보험공표심의위원회 위원 중 공무원이 아닌 사람은 「형법」 제127조 및 제129조부터 제132조까지의 규정을 적용할 때에는 공무원으로 본다.
[본조신설 2019.1.15.]

【핵심요약】

벌칙 적용에서 공무원 의제

- 건강보험정책심의위회 및 건강보험공표심의위원회 위원 중 공무원이 아닌 사람은 「형법」 제127조 및 제129조부터 제132조까지의 규정을 적용할 때에는 공무원으로 봄

제9장 벌칙

제115조(벌칙) ① 제102조제1호를 위반하여 가입자 및 피부양자의 개인정보를 누설하거나 직무상 목적 외의 용도로 이용 또는 정당한 사유 없이 제3자에게 제공한 자는 5년 이하의 징역 또는 5천만원 이하의 벌금에 처한다. <개정 2019.4.23.>

② 다음 각 호의 어느 하나에 해당하는 자는 3년 이하의 징역 또는 3천만원 이하의 벌금에 처한다. <개정 2019.4.23.>

1. 대행청구단체의 종사자로서 거짓이나 그 밖의 부정한 방법으로 요양급여비용을 청구한 자
2. 제102조제2호를 위반하여 업무를 수행하면서 알게 된 정보를 누설하거나 직무상 목적 외의 용도로 이용 또는 제3자에게 제공한 자

③ 제96조의2 제3항을 위반하여 공동이용하는 전산정보자료를 같은 조 제1항에 따른 목적 외의 용도로 이용하거나 활용한 자는 3년 이하의 징역 또는 1천만원 이하의 벌금

에 처한다. <신설 2020.12.29.>

④ 거짓이나 그 밖의 부정한 방법으로 보험급여를 받거나 타인으로 하여금 보험급여를 받게 한 사람은 2년 이하의 징역 또는 2천만원 이하의 벌금에 처한다. <신설 2020.12.29.>

⑤ 다음 각 호의 어느 하나에 해당하는 자는 1년 이하의 징역 또는 1천만원 이하의 벌금에 처한다. <개정 2022. 12. 27.>

1. 제42조의2제1항 및 제3항을 위반하여 선별급여를 제공한 요양기관의 개설자
2. 제47조 제6항을 위반하여 대행청구단체가 아닌 자로 하여금 대행하게 한 자
3. 제93조를 위반한 사용자
4. 제98조 제2항을 위반한 요양기관의 개설자
5. 삭제 <2019.4.23.>

【핵심요약】

1. 5년 이하의 징역 또는 5천만원 이하의 벌금

- 가입자 및 피부양자의 개인정보를 누설하거나 직무상 목적 외의 용도로 이용 또는 정당한 사유 없이 제3자에게 제공한 자(법 제102조제1호)

2. 3년 이하의 징역 또는 3천만원 이하의 벌금

1) 대행청구단체의 종사자로서 거짓이나 그 밖의 부정한 방법으로 요양급여비용을 청구한 자
2) 공단, 심사평가원 및 대행청구단체에 종사하였던 사람 또는 종사하는 사람이 업무를 수행하면서 알게 된 정보를 누설하거나 직무상 목적 외의 용도로 이용 또는 제3자에게 제공한 자

3. 3년 이하의 징역 또는 1천만원 이하의 벌금

- 공동이용하는 전산정보자료를 목적 외의 용도로 이용하거나 활용한 자

3. 2년 이하의 징역 또는 2천만원 이하의 벌금

- 거짓이나 그 밖의 부정한 방법으로 보험급여를 받거나 타인으로 하여금 보험급여를 받게 한 사람

4. 1년 이하의 징역 또는 1천만원 이하의 벌금

1) 선별급여를 제공한 요양기관의 개설자(법 제42조의2제1항 및 제3항)
2) 대행청구단체가 아닌 자로 하여금 대행하게 한 자(법 제47조제6항)
3) 근로자가 직장가입자가 되는 것을 방해하거나 자신이 부담하는 부담금이 증가되는 것을 피할 목적으로 정당한 사유 없이 근로자의 승급 또는 임금 인상을 하지 아니하

거나 해고나 그 밖의 불리한 조치를 한 사용자(법 제93조)
4) 업무정지 처분을 받고 해당 업무정지기간 중에 요양급여를 한 요양기관의 개설자

【예상문제】

1. 다음 중 「국민건강보험법」에 근거해 3년 이하의 징역 또는 3천만원 이하의 벌금에 처하는 경우는?
   ① 거짓이나 그 밖의 부정한 방법으로 보험급여를 받거나 타인으로 하여금 보험급여를 받게 한 자
   ② 공단, 심사평가원 및 대행청구단체에 종사하였던 사람 또는 종사하는 사람으로서 그 업무를 수행하면서 알게 된 비밀을 누설한 자
   ③ 업무정지 처분을 받고 해당 업무정지기간 중에 요양급여를 한 요양기관의 개설자
   ④ 대행청구단체가 아닌 자로 하여금 대행하게 한 자
   ⑤ 대행청구단체의 종사자로서 거짓이나 그 밖의 부정한 방법으로 요양급여비용을 청구한 자

[답] ⑤

2. 대행청구단체가 아닌 자로 하여금 대행하게 한 자에 대한 벌칙은?
   ① 3년 이하의 징역 또는 3천만원 이하의 벌금
   ② 1년 이하의 징역 또는 1천만원 이하의 벌금
   ③ 2년 이하의 징역 또는 2천만원 이하의 벌금
   ④ 3년 이하의 징역 또는 1천만원 이하의 벌금
   ⑤ 1천만원 이하의 벌금

[답] ②

제116조(벌칙) 제97조제2항을 위반하여 보고 또는 서류 제출을 하지 아니한 자, 거짓으로 보고하거나 거짓 서류를 제출한 자, 검사나 질문을 거부·방해 또는 기피한 자는 1천만원 이하의 벌금에 처한다.

【핵심요약】

1천만원 이하의 벌금

- 보건복지부장관이 요양기관에 대하여 요양·약제의 지급 등 보험급여에 관한 보고 또는 서류 제출을 명하거나, 소속 공무원이 관계인에게 질문하게 하거나 관계 서류를 검사하게 하였지만 이를 위반하여 보고 또는 서류 제출을 하지 아니한 자, 거짓으로 보고하거나 거짓 서류를 제출한 자, 검사나 질문을 거부·방해 또는 기피한 자(법 제97조제2항)

【예상문제】

1. 다음 중 「국민건강보험법」에 근거해 1천만원 이하의 벌금에 처하는 경우는?

① 보건복지부장관이 요양기관에 대하여 요양·약제의 지급 등 보험급여에 관한 보고 또는 서류 제출을 명하거나, 소속 공무원이 관계인에게 질문하게 하거나 관계 서류를 검사하게 하였지만 이를 위반하여 보고 또는 서류 제출을 하지 아니한 자,

② 요양기관으로서 정당한 이유 없이 요양급여를 거부한 자

③ 요양기관과 비슷한 기능을 하는 기관으로서 긴급하거나 부득이한 사유로 요양을 실시한 후 요양비 명세서나 요양 명세를 적은 영수증을 내주지 아니한 자

④ 공단, 심사평가원 및 대행청구단체에 종사하였던 사람 또는 종사하는 사람으로서 그 업무를 수행하면서 알게 된 비밀을 누설한 자

⑤ 근로자가 직장가입자가 되는 것을 방해하거나 자신이 부담하는 부담금이 증가되는 것을 피할 목적으로 정당한 사유 없이 근로자의 승급 또는 임금 인상을 하지 아니한 사용자

[답] ①

제117조(벌칙) 제42조제5항을 위반한 자 또는 제49조제2항을 위반하여 요양비 명세서나 요양 명세를 적은 영수증을 내주지 아니한 자는 500만원 이하의 벌금에 처한다.

【핵심요약】

500만원 이하의 벌금

1) 요양기관으로서 정당한 이유 없이 요양급여를 거부한 자(법 제42조제5항)
2) 요양기관과 비슷한 기능을 하는 기관으로서 긴급하거나 부득이한 사유로 요양을 실시한 후 요양비 명세서나 요양 명세를 적은 영수증을 내주지 아니한 자(법 제49조제2항)

【예상문제】

1. 다음 중 「국민건강보험법」에 근거해 500만원 이하의 벌금에 처하는 경우는?

① 공단, 심사평가원 및 대행청구단체에 종사하였던 사람 또는 종사하는 사람으로서 그 업무를 수행하면서 알게 된 비밀을 누설한 자

② 대행청구단체의 종사자로서 거짓이나 그 밖의 부정한 방법으로 요양급여비용을 청구한 자

③ 요양기관으로서 정당한 이유 없이 요양급여를 거부한 자

④ 업무정지 처분을 받았거나 업무정지 처분의 절차가 진행 중인 자로서 행정처분을 받은 사실 또는 행정처분절차가 진행 중인 사실을 양수인 또는 합병 후 존속하는 법인이나 합병으로 설립되는 법인에 지체 없이 알리지 않은 자

⑤ 업무정지 처분을 받고 해당 업무정지기간 중에는 요양급여를 한 요양기관의 개설자

[답] ③

제118조(양벌 규정) ① 법인의 대표자나 법인 또는 개인의 대리인, 사용인, 그 밖의 종사자가 그 법인 또는 개인의 업무에 관하여 제115조부터 제117조까지의 규정 중 어느 하나에 해당하는 위반행위를 하면 그 행위자를 벌하는 외에 그 법인 또는 개인에게도 해당 조문의 벌금형을 과(科)한다. 다만, 법인 또는 개인이 그 위반행위를 방지하기 위하여 해당 업무에 관하여 상당한 주의와 감독을 게을리하지 아니한 경우에는 그러하지 아니하다.

【핵심요약】

양벌 규정

- 법인의 대표자나 법인 또는 개인의 대리인, 사용인, 그 밖의 종사자가 그 법인 또는 개인의 업무에 관하여 벌칙 위반행위를 하면 그 행위자를 벌하는 외에 그 법인 또는 개인에게도 해당 조문의 벌금형을 과함

※ 법인 또는 개인이 그 위반행위를 방지하기 위하여 해당 업무에 관하여 상당한 주의와 감독을 게을리하지 아니한 경우에는 양벌규정을 적용하지 않음

제119조(과태료) ① 삭제 <2013.5.22.>

② 삭제 <2013.5.22.>

③ 다음 각 호의 어느 하나에 해당하는 자에게는 500만원 이하의 과태료를 부과한다. <개정 2018.3.27.>

1. 제7조를 위반하여 신고를 하지 아니하거나 거짓으로 신고한 사용자
2. 정당한 사유 없이 제94조제1항을 위반하여 신고·서류제출을 하지 아니하거나 거짓으로 신고·서류제출을 한 자
3. 정당한 사유 없이 제97조제1항, 제3항, 제4항, 제5항을 위반하여 보고·서류제출을 하지 아니하거나 거짓으로 보고·서류제출을 한 자
4. 제98조제4항을 위반하여 행정처분을 받은 사실 또는 행정처분절차가 진행 중인 사실을 지체 없이 알리지 아니한 자
5. 정당한 사유 없이 제101조제2항을 위반하여 서류를 제출하지 아니하거나 거짓으로 제출한 자

④ 다음 각 호의 어느 하나에 해당하는 자에게는 100만원 이하의 과태료를 부과한다. <개정 2023. 5. 19.>
1. 삭제 <2016.3.22.>
2. 삭제 <2018.12.11.>
3. 제12조제4항을 위반하여 정당한 사유 없이 건강보험증이나 신분증명서로 가입자 또는 피부양자의 본인 여부 및 그 자격을 확인하지 아니하고 요양급여를 실시한 자
4. 제96조의2를 위반하여 서류를 보존하지 아니한 자
5. 제103조에 따른 명령을 위반한 자
6. 제105조를 위반한 자

⑤ 제3항 및 제4항에 따른 과태료는 대통령령으로 정하는 바에 따라 보건복지부장관이 부과·징수한다. <개정 2013.5.22.>

[시행일: 2024. 5. 20.] 제119조제4항제3호

[시행령] **제82조(과태료의 부과기준)** 법 제119조에 따른 과태료의 부과기준은 별표 7과 같다.

【핵심요약】

1. 500만원 이하의 과태료

1) 건강보험 적용대상 사업장의 신고를 하지 아니하거나 거짓으로 신고한 사용자(법 제7조)
2) 공단이 사용자, 직장가입자 및 세대주에게 신고하게 하거나 관계 서류를 제출하게 하였으나 정당한 사유 없이 신고·서류제출을 하지 아니하거나 거짓으로 신고·서류제출을 한 자(법 제94조제1항)
3) 정당한 사유 없이 제97조제1항, 제3항, 제4항, 제5항을 위반하여 보고·서류제출을 하지 아니하거나 거짓으로 보고·서류제출을 한 자
   (1) 보건복지부장관이 사용자, 직장가입자 또는 세대주에게 가입자의 이동·보수·소득이나 그 밖에 필요한 사항에 관한 보고 또는 서류 제출을 명하였으나 보고·서류제출을 하지 아니하거나 거짓으로 보고·서류제출을 한 자(법 제97조제1항)
   (2) 보건복지부장관이 보험급여를 받은 자에게 해당 보험급여의 내용에 관하여 보고하게 하였으나 보고를 하지 아니하거나 거짓으로 보고한 자(법 제97조제3항)
   (3) 보건복지부장관이 요양급여비용의 심사청구를 대행하는 단체에 필요한 자료의 제출을 명하였으나 자료제출을 하지 아니하거나 거짓으로 자료제출을 한 자(법 제97조제4항)

(4) 보건복지부장관이 약제에 대한 요양급여비용 상한금액의 감액 및 요양급여의 적용 정지를 위하여 의약품공급자에 대하여 금전, 물품, 편익, 노무, 향응, 그 밖의 경제적 이익 등 제공으로 인한 의약품 판매 질서 위반 행위에 관한 보고 또는 서류 제출을 명하였으나, 보고·서류제출을 하지 아니하거나 거짓으로 보고·서류 제출을 한 자(법 제97조제5항)

4) 행정처분을 받은 사실 또는 행정처분절차가 진행 중인 사실을 지체 없이 알리지 아니한 자(법 제98조제4항)

5) 보건복지부장관이 제조업자 등의 위반사실 여부를 확인하기 위하여 제조업자 등에게 관련 서류의 제출을 명하였으나 정당한 사유 없이 서류를 제출하지 아니하거나 거짓으로 제출한 자(법 제101조제2항)

2. 100만원 이하의 과태료

1) 정당한 사유 없이 건강보험증이나 신분증명서로 가입자 또는 피부양자의 본인 여부 및 그 자격을 확인하지 아니하고 요양급여를 실시한 자(제12조제4항)

2) 요양기관 및 사용자로서 서류를 보존하지 아니한 자(법 제96조의2)

2) 보건복지부장관이 공단과 심사평가원의 경영목표를 달성하기 위하여 지시한 사업이나 업무에 대한 보고 명령을 위반한 자(법 제103조)

3) 공단, 심사평가원 또는 이와 유사한 명칭을 사용하거나 보험계약 또는 보험계약의 명칭에 국민건강보험이라는 용어를 사용한 자(법 제105조)

3. 과태료의 부과·징수

- 대통령령으로 정하는 바에 따라 보건복지부장관이 부과·징수

【예상문제】

1. 다음 중 「국민건강보험법」에 따라 500만원 이하의 과태료에 처하는 경우는?

① 요양기관의 시설·장비 및 인력 등에 대한 현황 및 이의 변경 신고를 하지 아니하거나 거짓으로 신고한 자

② 건강보험 적용대상 사업장의 신고를 하지 아니하거나 거짓으로 신고한 사용자

③ 요양기관 및 사용자로서 서류를 보존하지 아니한 자

④ 보건복지부장관이 공단과 심사평가원의 경영목표를 달성하기 위하여 지시한 사업이나 업무에 대한 보고 명령을 위반한 자

⑤ 공단, 심사평가원 또는 이와 유사한 명칭을 사용하거나 보험계약 또는 보험계약의 명칭에 국민건강보험이라는 용어를 사용한 자

[답] ②

2. 보건복지부장관이 공단과 심사평가원의 경영목표를 달성하기 위하여 지시한 사업이나 업무에 대한 보고 명령을 위반한 자에 대해 부과되는 처벌은?

① 100만원 이하의 과태료
② 500만원 이하의 과태료
③ 500만원 이하의 벌금
④ 1천만원 이하의 벌금
⑤ 1년 이하의 징역 또는 1천만원 이하의 벌금

[답] ①

제Ⅴ부

암관리법

암관리법 [시행 2023.6.11.] [법률 제18898호, 2022.6.10., 일부개정]

암관리법 시행령 [시행 2022.11.8.] [대통령령 제32982호, 2022.11.8., 일부개정]

암관리법 시행규칙 [시행 2021.4.8.] [보건복지부령 제792호, 2021.4.8., 일부개정]

제1장 총칙

제1조(목적) 이 법은 국가가 암의 예방, 진료, 연구 및 암 치료 후 사후관리 등에 관한 정책을 종합적으로 수립·시행함으로써 암으로 인한 개인적 고통과 피해 및 사회적 부담을 줄이고 국민건강증진에 이바지함을 목적으로 한다. <개정 2022. 6. 10.>

[시행령] **제1조(목적)** 이 영은 「암관리법」에서 위임된 사항과 그 시행에 필요한 사항을 규정함을 목적으로 한다.

[시행규칙] **제1조(목적)** 이 규칙은 「암관리법」 및 같은 법 시행령에서 위임된 사항과 그 시행에 필요한 사항을 규정함을 목적으로 한다.

【핵심요약】

「암관리법」의 목적

1) 국가가 암의 예방, 진료, 연구 및 암 치료 후 사후관리 등에 관한 정책을 종합적으로 수립·시행함으로써
2) 암으로 인한 개인적 고통과 피해 및 사회적 부담을 줄이고
3) 국민건강증진에 이바지함

【예상문제】

1. 「암관리법」의 최종 목적은?

① 국민보건의 향상에 이바지 ② 국민건강증진에 이바지 ③ 사회보장 증진에 이바지
④ 국민의 건강을 보호하고 증진 ⑤ 국민건강의 증진 및 유지에 이바지

[답] ②

제2조 삭제 <2020. 4. 7.>

제3조(국가 등의 의무) ① 국가 및 지방자치단체는 암의 예방, 진료, 연구 및 암 치료 후 사후관리 등(이하 "암관리"라 한다)에 관한 사업을 시행하고 지원함으로써 암을 예방하고 암환자에게 적절한 의료서비스가 제공될 수 있도록 적극 노력하여야 한다. <개정 2022. 6. 10.>

② 「의료법」에 따른 의료인 및 의료기관의 장은 국가 및 지방자치단체가 시행하는 암관리에 관한 사업(이하 "암관리사업"이라 한다)에 적극 협조하여야 한다.

【핵심요약】

1. 국가 및 지방자치단체의 의무

1) 암관리에 관한 사업을 시행하고 지원함으로써 암을 예방하고

※ 암관리 : 암의 예방, 진료, 연구 및 암 치료 후 사후관리 등

2) 암환자에게 적절한 의료서비스가 제공될 수 있도록 적극 노력

2. 의료인 및 의료기관의 장의 의무

- 국가 및 지방자치단체가 시행하는 암관리에 관한 사업(암관리사업)에 적극 협조

【예상문제】

1.「암관리법」에 명시된 의료인 및 의료기관의 장의 의무는?

① 암관리에 관한 사업을 시행하고 지원하여야 한다.

② 암환자에게 적절한 의료서비스가 제공될 수 있도록 적극 노력하여야 한다.

③ 암관련 국가기관에 적극 협조하여야 한다.

④ 국가 및 지방자치단체가 시행하는 암관리사업에 적극 협조하여야 한다.

⑤ 국립암센터의 시행 사업에 적극 협조하여야 한다.

[답] ④

제4조(암 예방의 날 및 홍보 등) ① 암에 대한 국민의 이해를 높이고 암의 예방·치료 및 관리 의욕을 고취시키기 위하여 매년 3월 21일을 암 예방의 날로 정하고, 이에 적합한 행사를 하여야 한다.

② 국가와 지방자치단체는 암의 발생을 예방하고, 암의 조기 발견 및 암에 대한 인식 개선 등 암관리에 대한 범국민적인 관심을 높이기 위한 교육·홍보 사업을 시행하여야 한다. <개정 2022. 6. 10.>

【핵심요약】

1. 암 예방의 날

1) 목적 : 암에 대한 국민의 이해를 높이고 암의 예방·치료 및 관리 의욕을 고취시키기 위하여

2) 날짜 : 매년 3월 21일

3) 암 예방의 날로 정하고, 이에 적합한 행사를 하여야 함

2. 암에 대한 교육·홍보 사업

1) 시행자 : 국가와 지방자치단체

2) 목적 : 암의 발생을 예방하고, 암의 조기 발견 및 암에 대한 인식 개선 등 암관리에

대한 범국민적인 관심을 높이기 위한
3) 교육 · 홍보 사업을 시행하여야 함

【예상문제】

1. 암에 대한 국민의 이해를 높이고 암의 예방 · 치료 및 관리 의욕을 고취시키기 위해 하는 사업은?
   ① 암에 대한 교육　② 암에 대한 홍보 사업　③ 암 예방의 날 지정
   ④ 암 예방 교육　⑤ 국립병원의 설치

[답] ③

제2장 암관리

≫ 제1절 암관리종합계획 수립 등

제5조(암관리종합계획의 수립) ① 보건복지부장관은 제6조에 따른 국가암관리위원회의 심의를 거쳐 암관리종합계획(이하 "종합계획"이라 한다)을 5년마다 세워야 한다. <개정 2020. 4. 7.>

② 종합계획에는 다음 각 호의 사항이 포함되어야 한다. <개정 2022. 6. 10.>
1. 암관리사업의 기본목표와 추진방향
2. 암관리사업의 계획 및 추진 방법
3. 암관리에 필요한 전문 인력의 육성에 관한 사항
4. 암 치료 후 사후관리에 관한 사항
5. 그 밖에 암관리에 필요한 사항

③ 특별시장 · 광역시장 · 특별자치시장 · 도지사 · 특별자치도지사(이하 "시 · 도지사"라 한다) 및 시장 · 군수 · 구청장(자치구의 구청장을 말한다. 이하 같다)은 그 지방자치단체의 실정을 고려하여 종합계획에 따른 세부집행계획을 각각 세워야 한다. <개정 2020. 4. 7.>

④ 제3항에 따른 세부집행계획은 「지역보건법」 제7조에 따른 지역보건의료계획에 포함하여 수립한다. <개정 2015. 5. 18.>

⑤ 그 밖에 종합계획 및 제3항에 따른 세부집행계획의 수립 · 시행에 필요한 사항은 대통령령으로 정한다. <신설 2020. 4. 7.>

[시행령] **제1조의2(암관리종합계획의 수립ㆍ시행 등)** ① 보건복지부장관은 「암관리법」(이하 “법”이라 한다) 제5조 제1항에 따른 암관리종합계획을 수립했을 때에는 그 내용을 보건복지부의 인터넷 홈페이지에 공고하고, 특별시장ㆍ광역시장ㆍ특별자치시장ㆍ도지사ㆍ특별자치도지사(이하 “시ㆍ도지사”라 한다) 및 시장ㆍ군수ㆍ구청장(자치구의 구청장을 말한다)에게 알려야 한다.

② 보건복지부장관은 제1항에 따른 암관리종합계획의 시행을 위해 연차별 시행계획을 수립해야 한다.

[본조신설 2021.4.6.]

【핵심요약】

1. 암관리종합계획

1) 수립 : 보건복지부장관이 국가암관리위원회의 심의를 거쳐 5년마다 수립

2) 종합계획 포함 사항

(1) 암관리사업의 기본목표와 추진방향

(2) 암관리사업의 계획 및 추진 방법

(3) 암관리에 필요한 전문 인력의 육성에 관한 사항

(4) 암 치료 후 사후관리에 관한 사항

(5) 그 밖에 암관리에 필요한 사항

2. 암관리종합계획에 따른 세부집행계획 수립

1) 시ㆍ도지사 및 시장ㆍ군수ㆍ구청장은 그 지방자치단체의 실정을 고려하여 암관리종합계획에 따른 세부집행계획을 각각 수립

2) 「지역보건법」에 따른 지역보건의료계획에 포함하여 수립

3) 그 밖에 종합계획 및 세부집행계획의 수립ㆍ시행에 필요한 사항은 대통령령으로 정함

【예상문제】

1. 다음은 암관리종합계획에 대한 설명이다. ( ) 안에 순서대로 알맞은 것은?

( )는(은) ( )의 심의를 거쳐 암관리종합계획을 ( )년마다 세워야 한다.

① 질병관리청장, 국가암관리위원회, 3년 ② 질병관리청장, 국립암센터, 5년

③ 보건복지부장관, 국립암센터, 5년 ④ 보건복지부장관, 국가암관리위원회, 5년

⑤ 보건복지부장관, 국가암관리위원회, 3년

[답] ④

2. 암관리종합계획에 따른 세부집행계획을 세워야하는 사람을 모두 적은 것은?

① 보건복지부장관, 시 · 도지사　　② 시 · 도지사, 시장 · 군수 · 구청장

③ 시 · 도지사　　④ 시장 · 군수 · 구청장

⑤ 보건복지부장관, 시 · 도지사, 시장 · 군수 · 구청장

[답] ②

제6조(국가암관리위원회) 종합계획의 수립 등 암관리에 관한 중요사항을 심의하기 위하여 보건복지부장관 소속으로 국가암관리위원회(이하 "위원회"라 한다)를 둔다. <개정 2020.4.7.>

[시행령] **제2조(국가암관리위원회 위원의 임기 등)** ① 법 제6조에 따른 국가암관리위원회(이하 "위원회"라 한다) 위원의 임기는 3년으로 하며, 한차례만 연임할 수 있다. <개정 2021.4.6.>

② 위원의 사임 등으로 인하여 새로 위촉된 위원의 임기는 전임 위원 임기의 남은 기간으로 한다.

③ 보건복지부장관은 위원의 과반수를 암 관련 전문 단체의 추천을 받아 임명하거나 위촉하여야 한다.

【핵심요약】

국가암관리위원회

1) 설치 목적 : 암관리종합계획의 수립 등 암관리에 관한 중요사항을 심의

2) 소속 : 보건복지부장관 소속

3) 위원의 임기

(1) 3년, 한 차례만 연임 가능

(2) 위원의 사임 등으로 인하여 새로 위촉된 위원의 임기는 전임 위원 임기의 남은 기간

4) 위원의 임명 또는 위촉 : 보건복지부장관은 위원의 과반수를 암 관련 전문 단체의 추천을 받아 임명하거나 위촉

【예상문제】

1. 국가암관리위원회 위원의 임기와 연임 가능 여부는?

① 3년, 한 차례만 연임 가능　② 3년, 연임 불가　③ 2년, 한 차례만 연임 가능

④ 2년, 연임 불가　⑤ 2년, 연임 가능

[답] ①

제7조(위원회의 구성) ① 위원회는 위원장 1인을 포함한 15인 이내의 위원으로 구성한다.

② 위원장은 보건복지부차관이 되고, 위원은 다음 각 호의 어느 하나에 해당하는 사람 중

에서 보건복지부장관이 임명 또는 위촉한다. <개정 2020.4.7>
1. 암의 예방 및 관리 업무를 담당하는 공무원
2. 암에 관한 학식과 경험이 풍부한 사람

③ 위원회는 업무를 효율적으로 수행하기 위하여 위원회의 위원과 외부 전문가로 구성되는 분야별 전문위원회를 둘 수 있다. <개정 2020. 4. 7.>

④ 그 밖에 위원회 및 전문위원회의 구성·운영 등에 필요한 사항은 대통령령으로 정한다. <개정 2020.4.7>

[시행령] **제3조(위원회의 운영 등)** ① 위원장은 위원회를 대표하며, 위원회의 업무를 총괄한다.

② 위원장이 부득이한 사유로 직무를 수행할 수 없을 때에는 위원장이 지명하는 위원이 그 직무를 대행한다.

③ 위원회의 회의는 보건복지부장관이나 위원 3분의 1 이상이 요구할 때 또는 위원장이 필요하다고 인정할 때에 소집하고, 위원장이 그 의장이 된다.

④ 위원회의 회의는 재적위원 과반수의 출석으로 개의(開議)하고 출석위원 과반수의 찬성으로 의결한다.

⑤ 이 영에서 규정한 사항 외에 위원회의 운영 등에 필요한 사항은 위원회의 의결을 거쳐 위원장이 정한다.

[시행령] **제4조(간사)** 위원회의 사무를 처리하기 위하여 위원회에 간사 1명을 두되, 간사는 보건복지부 소속 공무원 중에서 보건복지부장관이 임명한다.

[시행령] **제4조의2(전문위원회의 구성 및 운영)** ① 법 제7조 제3항에 따라 위원회에 다음 각 호의 전문위원회를 둔다.
1. 암 예방 전문위원회
2. 암 검진 전문위원회
3. 암환자 관리 전문위원회
4. 암데이터 관리 전문위원회

② 각 전문위원회는 위원장 1명을 포함하여 10명 이내의 위원으로 성별을 고려하여 구성한다.

③ 각 전문위원회 위원장은 해당 전문위원회 위원 중에서 호선(互選)하며, 각 전문위원회 위원은 다음 각 호의 사람 중에서 위원회 위원장이 임명하거나 위촉한다.
1. 위원회 위원
2. 암 예방 및 관리 업무를 담당하는 공무원
3. 암 관련 분야의 전문지식과 경험이 풍부한 사람으로서 관련 학회나 단체 또는 위원회 위원의 추천을 받은 사람

④ 위원회 위원장이 위촉한 전문위원회 위원의 임기는 3년으로 하며, 한 차례만 연임할 수 있다.

⑤ 전문위원회 회의는 다음 각 호의 어느 하나에 해당할 때에 해당 전문위원회 위원장이 소집한다.

1. 위원회 위원장이 소집을 요구할 때
2. 해당 전문위원회 재적위원 2분의 1 이상이 소집을 요구할 때
3. 해당 전문위원회 위원장이 필요하다고 인정할 때

⑥ 제1항부터 제5항까지에서 규정한 사항 외에 전문위원회의 구성 및 운영에 필요한 사항은 위원회 의결을 거쳐 위원회 위원장이 정한다. [본조신설 2021.4.6.]

[시행령] **제5조(수당 등)** 위원회 및 전문위원회의 회의에 출석한 위원에게는 예산의 범위에서 수당·여비와 그 밖에 필요한 경비를 지급할 수 있다. 다만, 공무원인 위원이 그 소관 업무와 직접 관련하여 출석하는 경우는 제외한다. <개정 2021. 4. 6.>

【핵심요약】

1. 국가암관리위원회의 구성

1) 위원회 : 위원장 1인을 포함한 15인 이내의 위원
2) 위원장 : 보건복지부차관
3) 위원은 다음 각 호의 어느 하나에 해당하는 사람 중에서 보건복지부장관이 임명 또는 위촉
 (1) 암의 예방 및 관리 업무를 담당하는 공무원
 (2) 암에 관한 학식과 경험이 풍부한 사람
4) 위원회는 업무를 효율적으로 수행하기 위하여 위원회의 위원과 외부 전문가로 구성되는 분야별 전문위원회를 둘 수 있음
5) 그 밖에 위원회 및 전문위원회의 구성·운영 등에 필요한 사항은 대통령령으로 정함

2. 국가암관리위원회의 운영 등

1) 위원장
 (1) 위원회를 대표하며, 위원회의 업무를 총괄
 (2) 위원장이 부득이한 사유로 직무를 수행할 수 없을 때에는 위원장이 지명하는 위원이 그 직무를 대행
2) 회의
 (1) 소집 : 위원회의 회의는 보건복지부장관이나 위원 3분의 1 이상이 요구할 때 또는 위원장이 필요하다고 인정할 때
 ※ 의장 : 위원장
 (2) 개의 및 의결 : 재적위원 과반수의 출석으로 개의하고 출석위원 과반수의 찬성으로 의결
 (3) 위원회의 의결을 거쳐 위원장이 정하는 사항 : 규정한 사항 외에 위원회의 운영 등에 필요한 사항

3. 간사

1) 업무 : 위원회의 사무를 처리하기 위하여

2) 구성 : 1명 (보건복지부 소속 공무원 중에서 보건복지부장관이 임명)

【예상문제】

1. 국가암관리위원회의 위원장과 위원의 수를 순서대로 적으면?

① 보건복지부차관, 15인 이내　② 보건복지부차관, 20인 이내

③ 질병관리청장, 15~20명　④ 질병관리청장, 20인 이내

⑤ 보건복지부장관, 15인 이내

[답] ①

2. 국가암관리위원회의 위원장이 부득이한 사유로 직무를 수행할 수 없을 때 그 직무를 대행하는 사람은?

① 보건복지부차관　② 질병관리청장　③ 부위원장　④ 위원장이 지명하는 위원

⑤ 위원의 과반수 지지를 얻은 사람

[답] ④

제8조(위원회의 기능) 위원회는 다음 각 호의 사항을 심의한다. <개정 2020.4.7>

1. 국가암관리체계 및 제도의 발전에 관한 사항
2. 종합계획의 수립 및 평가에 관한 사항
3. 연도별 암관리사업 시행계획에 관한 사항
4. 암관리사업의 예산에 관한 중요 사항
5. 그 밖에 위원장이 심의에 부치는 사항

【핵심요약】

국가암관리위원회의 기능(심의 사항)

1) 국가암관리체계 및 제도의 발전에 관한 사항

2) 암관리종합계획의 수립 및 평가에 관한 사항

3) 연도별 암관리사업 시행계획에 관한 사항

4) 암관리사업의 예산에 관한 중요 사항

5) 그 밖에 위원장이 심의에 부치는 사항

【예상문제】

1. 국가암관리위원회의 심의사항으로 올바른 것은?

① 국가암관리제도의 확립에 관한 사항　② 암관리종합계획의 시행에 관한 사항
③ 암관리사업의 예산에 관한 세부 사항　④ 연도별 암관리사업 시행계획에 관한 사항
⑤ 암연구사업에 필요한 사항

[답] ④

≫ 제2절 암연구사업 등

제9조(암연구사업) ① 보건복지부장관은 암의 예방과 진료기술의 발전을 위하여암 연구·개발사업(이하 "암연구사업"이라 한다)을 시행한다.

② 보건복지부장관은 암연구사업을 추진할 때 학계·연구기관 및 산업체 간의 공동연구사업을 우선 지원하여야 한다.

③ 보건복지부장관은 암연구사업에 관한 국제협력의 증진을 위하여 노력하고 선진기술의 도입을 위한 전문 인력의 국외 파견 및 국내 유치 등의 방안을 마련하여야 한다.

④ 보건복지부장관은 암연구사업의 구체적이고 세부적인 사항에 대한 기획·관리 및 평가 등의 업무를 효율적으로 수행하기 위하여 제27조에 따라 설립된 국립암센터(이하 "국립암센터"라 한다)로 하여금 다음 각 호의 업무를 수행하게 할 수 있다.

1. 암연구사업의 국내외 추세 및 암연구사업에 대한 수요 예측
2. 암연구사업 계획의 작성
3. 연도별 암연구사업 과제의 공모·심의 및 선정
4. 암연구사업 결과의 평가 및 활용
5. 그 밖에 암연구사업에 필요한 사항

⑤ 제4항에 따라 국립암센터가 업무를 수행할 때에 지켜야 하는 사항은 보건복지부령으로 정한다.

[시행규칙] **제2조(암정복추진기획단)** ① 보건복지부장관은 「암관리법」(이하 "법"이라 한다) 제9조 제1항에 따른 암 연구·개발사업(이하 "암연구사업"이라 한다)에 대하여 지원하거나 자문하게 하기 위하여 보건복지부에 암정복추진기획단(이하 "추진기획단"이라 한다)을 둘 수 있다. <개정 2014.10.15.>

② 추진기획단은 단장 1명을 포함한 30명 이내의 위원으로 구성하며, 위원은 암 연구에 관한 학식과 경험이 풍부한 사람 중에서 보건복지부장관이 임명하거나 위촉한다.

③ 위원의 임기는 2년으로 한다.

④ 그 밖에 추진기획단의 구성 및 운영 등에 필요한 사항은 보건복지부장관이 정한다.

[시행규칙] **제3조(암연구사업의 수행 절차 등)** ① 법 제27조에 따른 국립암센터(이하 "국립암센터"라 한다)는 법 제9조제4항에 따른 업무를 수행하기 위하여 매년 연간 시행계획과 지침을 수립하여 보건복지부장관의 승인을 받아야 한다.

② 법 제9조제4항제3호에 따른 암연구사업 과제는 다음 각 호의 구분에 따른다.

1. 공모과제: 공모에 의해 심의·선정된 과제
2. 지정과제: 보건복지부장관이 필요하다고 인정하여 발굴·기획하고, 주관 연구기관과 주관 연구책임자를 지정하는 과제

【핵심요약】

1. 암연구사업

1) 시행권자 : 보건복지부장관

2) 암연구사업의 정의 : 암의 예방과 진료기술의 발전을 위한 암 연구·개발사업

3) 암연구사업을 위한 보건복지부장관의 의무

(1) 암연구사업을 추진할 때 학계·연구기관 및 산업체 간의 공동연구사업을 우선 지원

(2) 암연구사업에 관한 국제협력의 증진을 위하여 노력하고 선진기술의 도입을 위한 전문 인력의 국외 파견 및 국내 유치 등의 방안을 마련

4) 국립암센터의 수행 업무 : 보건복지부장관이 암연구사업의 구체적이고 세부적인 사항에 대한 기획·관리 및 평가 등의 업무를 효율적으로 수행하기 위해

(1) 암연구사업의 국내외 추세 및 암연구사업에 대한 수요 예측

(2) 암연구사업 계획의 작성

(3) 연도별 암연구사업 과제의 공모·심의 및 선정

(4) 암연구사업 결과의 평가 및 활용

(5) 그 밖에 암연구사업에 필요한 사항

5) 보건복지부령으로 정하는 사항 : 국립암센터가 업무를 수행할 때에 지켜야 하는 사항

2. 암정복추진기획단

1) 설치권자 : 보건복지부장관이 보건복지부에 설치

2) 설치 목적 : 암연구사업에 대하여 지원하거나 자문하게 하기 위하여

3) 구성

(1) 위원

① 단장 1명을 포함한 30명 이내

② 암 연구에 관한 학식과 경험이 풍부한 사람 중에서 보건복지부장관이 임명하거나 위촉

(2) 위원의 임기 : 2년

(3) 보건복지부장관이 정하는 사항 : 그 밖에 암정복추진기획단의 구성 및 운영 등에 필요한 사항

3. 암연구사업의 수행 절차(국립암센터)

1) 매년 연간 시행계획과 지침 수립

2) 보건복지부장관의 승인

4. 암연구사업 과제의 구분

1) 공모과제 : 공모에 의해 심의·선정된 과제

2) 지정과제 : 보건복지부장관이 필요하다고 인정하여 발굴·기획하고, 주관 연구기관과 주관 연구책임자를 지정하는 과제

【예상문제】

1. 보건복지부장관이 암연구사업의 업무를 수행하게 할 수 있는 기관은?

① 질병관리청 ② 시·도 ③ 시·군·구 ④ 암정복추진기획단 ⑤ 국립암센터

[답] ⑤

2. 암연구사업에 대하여 지원하거나 자문하게 하기 위하여 보건복지부에 둘 수 있는 기구는?

① 국가암관리위원회 ② 암정복추진기획단 ③ 국립암센터 ④ 역학조사반
⑤ 암등록본부

[답] ②

제9조의2(암데이터사업) ① 보건복지부장관은 공익적 목적으로 다음 각 호의 사업을 수행하기 위하여 필요한 데이터를 수집, 처리, 분석 및 제공하는 사업(이하 "암데이터사업"이라 한다)을 수행할 수 있다.

1. 암관리를 위한 정책 수립 및 평가
2. 암관리를 위한 연구·개발

② 보건복지부장관은 암데이터사업을 수행하기 위하여 중앙행정기관, 지방자치단체, 국립암센터,「국민건강보험법」에 따른 국민건강보험공단 및 건강보험심사평가원과 그 밖에 대통령령으로 정하는 공공기관(이하 "자료제공기관"이라 한다)에 필요한 자료의 제공을 요청할 수 있다. 이 경우 요청을 받은 자료제공기관은 특별한 사유가 없으면 그 요청에 따라야 한다. <개정 2020.8.11.>

③ 보건복지부장관은 제2항에 따라 필요한 자료를 요청할 경우「개인정보 보호법」에 따른

개인정보가 포함된 자료의 제공을 요청할 수 있다. 이 경우 자료제공기관은 개인정보를「개인정보 보호법」에 따라 가명처리한 후 제공하여야 한다.

④ 보건복지부장관은 제2항 및 제3항에 따라 제공받은 가명정보 중 두 개 이상의 정보를 결합하여 분석할 필요가 있는 경우「개인정보 보호법」에 따라 가명정보를 결합하여 처리할 수 있다.

⑤ 보건복지부장관은 제1항부터 제4항까지의 규정에 따라 처리하는 가명정보를 암데이터 사업의 목적을 위하여「개인정보 보호법」에 따라 제3자에게 제공할 수 있다. 이 경우 특정 개인을 알아보기 위하여 사용될 수 있는 정보를 포함하여서는 아니 된다.

⑥ 제3항에 따른 가명처리의 방법·절차, 제4항에 따른 가명정보 결합의 방법·절차 및 제5항에 따른 자료 제공의 절차 등에 관하여 필요한 사항은 대통령령으로 정한다.

⑦ 개인정보 보호에 관하여는 이 법에서 정하는 사항을 제외하고는「개인정보 보호법」에 따른다. [본조신설 2020.4.7.]

[시행령] **제5조의2(암데이터사업 관련 자료제공기관)** 법 제9조의2제2항 전단에서 "대통령령으로 정하는 공공기관"이란 다음 각 호의 기관을 말한다.

1.「공공보건의료에 관한 법률」에 따른 공공보건의료기관
2.「과학기술분야 정부출연연구기관 등의 설립·운영 및 육성에 관한 법률」에 따라 설립된 과학기술분야 정부출연연구기관 및 국가과학기술연구회
3.「국립대학병원 설치법」에 따른 국립대학병원
4.「국립대학치과병원 설치법」에 따른 국립대학치과병원
5.「국립중앙의료원의 설립 및 운영에 관한 법률」에 따른 국립중앙의료원
6.「방사선 및 방사성동위원소 이용진흥법」제13조의2에 따른 한국원자력의학원
7.「보건의료기술 진흥법」제19조에 따른 한국보건의료연구원
8.「서울대학교병원 설치법」에 따른 서울대학교병원
9.「서울대학교치과병원 설치법」에 따른 서울대학교치과병원
10.「정부출연연구기관 등의 설립·운영 및 육성에 관한 법률」에 따라 설립된 정부출연연구기관 및 경제·인문사회연구회
11.「지방의료원의 설립 및 운영에 관한 법률」에 따른 지방의료원
12.「한국보건산업진흥원법」에 따른 한국보건산업진흥원
13.「한국산업안전보건공단법」에 따른 한국산업안전보건공단
14.「한국환경공단법」에 따른 한국환경공단
15. 그 밖에 보건복지부장관이 암데이터사업을 위해 필요하다고 인정하는 기관

[본조신설 2021.4.6.]

[시행령] **제5조의3(가명처리 및 가명정보 결합의 방법ㆍ절차 등)** ① 보보건복지부장관은 다음 각 호의 경우에는 법 제9조의2제2항에 따른 자료제공기관과 가명처리 또는 가명정보 결합에 필요한 사항을 사전에 협의해야 한다. <개정 2022. 11. 8.>

1. 법 제9조의2제3항에 따라 개인정보가 포함된 자료를 요청하는 경우
2. 법 제9조의2제4항에 따라 가명정보를 결합하여 처리하는 경우

② 법 제9조의2제5항에 따라 보건복지부장관으로부터 가명정보를 제공받은 제3자는 보건복지부장관이 안전성 확보에 필요한 기술적ㆍ관리적ㆍ물리적 조치가 되어 있다고 인정하는 공간(이하 이 조에서 "분석공간"이라 한다)에서 가명정보를 분석해야 한다. 다만, 분석공간에서 분석 목적을 달성할 수 없다고 보건복지부장관이 인정하는 경우에는 분석공간 외부로 가명정보를 반출할 수 있다.

③ 보건복지부장관은 가명정보를 제공받은 제3자에게 가명정보의 제공에 드는 비용을 청구할 수 있다.

④ 제1항부터 제3항까지에서 규정한 사항 외에 가명처리 및 가명정보 결합의 방법ㆍ절차와 자료제공의 절차 등에 필요한 사항은 보건복지부장관이 정하여 고시한다. <개정 2022. 11. 8.>

[본조신설 2021. 4. 6.] [제목개정 2022. 11. 8.]

제10조(진료방법의 개발 및 보급 등) ① 보건복지부장관은 효과적이고 적절한 암의 예방 및 진료방법 등을 개발하고 적극 보급하여야 한다.

② 보건복지부장관은 제1항에 따라 개발한 암의 예방 및 진료방법 등에 관한 신기술의 활용을 촉진하기 위하여 필요한 지원시책을 마련하여야 한다.

【핵심요약】

진료방법의 개발 및 보급

1) 보건복지부장관은 효과적이고 적절한 암의 예방 및 진료방법 등을 개발하고 적극 보급의 의무
2) 보건복지부장관은 개발한 암의 예방 및 진료방법 등에 관한 신기술의 활용을 촉진하기 위하여 필요한 지원시책 마련의 의무

【예상문제】

1. 개발한 암의 예방 및 진료방법 등에 관한 신기술의 활용을 촉진하기 위하여 필요한 지원시책 마련의 의무가 있는 사람은?

① 대통령 ② 보건복지부장관 ③ 시ㆍ도지자 ④ 시장ㆍ군수ㆍ구청장 ⑤ 질병관리청장

[답] ②

제10조의2(암예방사업) 보건복지부장관은 암 발생 위험을 낮추거나 암 발생을 감소시키기

위하여 다음 각 호의 예방사업(이하 "암예방사업"이라 한다)을 시행하여야 한다.
1. 국민 암 예방수칙 및 실천지침의 개발과 보급
2. 암 위험요인에 대한 인식과 암 예방 실천에 대한 모니터링
3. 효과적인 암 예방을 위한 사업 개발
4. 대국민 암 예방 교육·홍보사업
5. 그 밖에 암 예방을 위하여 보건복지부장관이 필요하다고 인정하는 사업

[본조신설 2020.4.7.]

제10조의3(발암요인관리사업) ① 보건복지부장관은 발암요인을 관리하기 위하여 다음 각 호의 사업을 시행할 수 있다.
1. 발암요인의 목록 작성 및 보급
2. 발암요인 및 그 위해성에 대한 정보 제공
3. 발암요인의 위해성 평가와 관리를 위한 국제협력사업
4. 그 밖에 발암요인의 관리와 관련하여 보건복지부령으로 정하는 사업

[전문개정 2022. 6. 10.]

[시행규칙] 제3조의2(발암요인관리사업) 법 제10조의3 제1항 제4호에서 "보건복지부령으로 정하는 사업"이란 다음 각 호의 사업을 말한다.
1. 발암요인의 위해성 평가 및 평가지침 개발
2. 발암요인의 위해성 평가와 관리를 위한 부처 간 협력사업
3. 발암요인의 위해성에 관한 교육 및 홍보
4. 발암요인을 관리하기 위한 통합정보시스템의 개발 및 운영

[본조신설 2021.4.8.]

제11조(암검진사업) ① 보건복지부장관은 암의 치료율을 높이고 암으로 인한 사망률을 줄이기 위하여 암을 조기에 발견하는 검진사업(이하 "암검진사업"이라 한다)을 시행하여야 한다.

② 암검진사업의 범위, 대상자, 암의 종류·검진주기, 연령 기준 등에 관하여 필요한 사항은 대통령령으로 정한다. 이 경우 보건복지부장관은 암의 발생률, 생존율, 사망률 등 암 통계 및 치료에 관한 자료를 고려하여 암검진사업의 대상자, 암의 종류·검진주기 등을 정하여야 한다.

③ 암의 검진 방법 및 절차 등에 관하여 필요한 사항은 보건복지부령으로 정한다.

④ 보건복지부장관은 암검진을 받는 사람 중 「의료급여법」에 따른 의료급여수급자 및 대통령령으로 정하는 건강보험가입자에 대하여는 예산 또는 「국민건강증진법」에 따른 국민건강증진기금(이하 "국민건강증진기금"이라 한다)에서 그 비용의 전부 또는 일부를 지원할 수 있다.

[시행령] **제6조(암검진사업의 범위)** 법 제11조제1항에 따른 암을 조기에 발견하는 검진사업(이하 "암검진사업"이라 한다)의 범위는 다음 각 호와 같다.

1. 암검진의 기준 연구 및 질 관리
2. 암검진 대상자 중 해당 연도 내 암검진을 받을 사람(이하 "수검 예정자"라 한다)의 선정 및 통보
3. 수검 예정자에 대한 검사 및 진단
4. 법 제11조제4항에 따른 검진비 지원
5. 암검진에 관한 교육 및 홍보
6. 암검진에 관한 정보시스템의 개발 및 관리
7. 그 밖에 암검진사업과 관련하여 보건복지부장관이 필요하다고 인정하는 사업

[전문개정 2014.8.20.]

[시행령] **제7조(암검진사업의 대상자 등)** ① 법 제11조제2항에 따른 암검진사업의 대상자는 다음 각 호의 사람으로 한다.

1. 「국민건강보험법」 제5조에 따른 건강보험가입자 및 피부양자
2. 「의료급여법」에 따른 의료급여수급자

② 법 제11조제4항에서 "대통령령으로 정하는 건강보험가입자"란 「국민건강보험법」 제69조에 따른 월별 보험료액 등을 기준으로 하여 보건복지부장관이 정하여고시하는 사람을 말한다. <개정 2012.8.31.>

[시행령] **제8조(암검진사업 대상 암의 종류 · 검진주기 등)** ① 법 제11조제2항에 따른 암검진사업의 대상이 되는 암의 종류는 다음 각 호와 같다. <개정 2019.5.14.>

1. 위암
2. 간암
3. 대장암
4. 유방암
5. 자궁경부암
6. 폐암

② 암의 종류별 검진주기와 연령 기준 등은 별표 1과 같다.

[시행규칙] **제4조(암검진의 방법 및 절차 등)** ① 「암관리법 시행령」(이하 "영"이라 한다) 제6조제3호에 따른 검사 및 진단은 「건강검진기본법」 제14조 및 같은 법 시행규칙 제4조제1항제2호에 따른 암검진기관에서 실시한다. <개정 2014.10.15.>

② 제1항에 따른 암 검진의 검사항목, 검사비용, 판정 기준 등 암 검진 실시에 필요한 구체적인 사항은 보건복지부장관이 정하여 고시한다.

【핵심요약】

1. 암검진사업

1) 시행권자 : 보건복지부장관

2) 정의 : 암의 치료율을 높이고 암으로 인한 사망률을 줄이기 위하여 암을 조기에 발견하는 검진사업

3) 대통령령으로 정하는 사항 : 암검진사업의 범위, 대상자, 암의 종류 · 검진주기, 연령 기준 등에 관하여 필요한 사항

4) 보건복지부장관이 정하는 사항

(1) 암의 검진 방법 및 절차 등에 관하여 필요한 사항

(2) 암의 발생률, 생존율, 사망률 등 암 통계 및 치료에 관한 자료를 고려하여 암검진사업의 대상자, 암의 종류 · 검진주기 등

5) 암검진사업에 대한 지원

(1) 지원권자 : 보건복지부장관

(2) 지원대상

① 암검진을 받는 사람 중 「의료급여법」에 따른 의료급여수급자

② 대통령령으로 정하는 건강보험가입자 : 「국민건강보험법」에 따른 월별 보험료액 등을 기준으로 하여 보건복지부장관이 정하여 고시하는 사람

(3) 지원방법 : 예산 또는 국민건강증진기금에서 그 비용의 전부 또는 일부 지원 가능

2. 암검진사업의 범위

1) 암검진의 기준 연구 및 질 관리

2) 암검진 수검 예정자의 선정 및 통보

※ 수검 예정자 : 대상자 중 해당 연도 내 암검진을 받을 사람

3) 수검 예정자에 대한 검사 및 진단

4) 검진비 지원(법 제11조제4항)

5) 암검진에 관한 교육 및 홍보

6) 암검진에 관한 정보시스템의 개발 및 관리

7) 그 밖에 암검진사업과 관련하여 보건복지부장관이 필요하다고 인정하는 사업

※ 1)과 6)은 보건복지부장관이 국립암센터에 위탁하는 업무임

※ 2)와 4)는 보건복지부장관이 국민건강보험공단에 위탁하는 업무임

3. 암검진의 방법 및 절차 등

1) 검사 및 진단은 암검진기관에서 실기

2) 보건복지부장관이 정하여 고사하는 사항 : 암검진의 검사항목, 검사비용, 판정 기준 등 암 검진 실시에 필요한 구체적인 사항

4. 암검진사업의 대상자

1) 건강보험가입자 및 피부양자

2) 의료급여수급자

5. 암검진사업 대상 암의 종류 · 검진주기 등

1) 암검진사업의 대상이 되는 암의 종류

(1) 위암 (2) 간암 (3) 대장암 (4) 유방암 (5) 자궁경부암 (6) 폐암

2) 암의 종류별 검진주기와 연령 기준 등

암의 종류	검진주기	연령 기준 등
위암	2년	40세 이상의 남 · 여
간암	6개월	40세 이상의 남 · 여 중 간암 발생 고위험군
대장암	1년	50세 이상의 남 · 여
유방암	2년	40세 이상의 여성
자궁경부암	2년	20세 이상의 여성
폐암	2년	54세 이상 74세 이하의 남 · 여 중 폐암 발생 고위험군

비 고

1. "간암 발생 고위험군"이란 간경변증, B형간염 항원 양성, C형간염 항체 양성, B형 또는 C형 간염 바이러스에 의한 만성 간질환 환자를 말한다.
2. "폐암 발생 고위험군"이란 30갑년[하루 평균 담배소비량(갑) × 흡연기간(년)] 이상의 흡연력(吸煙歷)을 가진 현재 흡연자와 폐암 검진의 필요성이 높아 보건복지부장관이 정하여 고시하는 사람을 말한다.

※ 영 [별표 1] 암의 종류별 검진주기와 연령 기준 등 참조

【예상문제】

1. 암검진사업에 포함되어야 하는 것은?

① 암검진사업 대상자의 자격 심사 ② 암검진사업 대상자에 대한 연구
③ 암검진 대상자에 대한 치료비 지급 ④ 암검진에 관한 교육 및 홍보

⑤ 암검진의 양 관리

[답] ④

2. 암검진사업의 대상이 되는 암의 종류를 모두 나열한 것은?

① 위암, 간암
② 위암, 간암, 대장암
③ 위암, 간암, 대장암, 유방암
④ 위암, 간암, 대장암, 유방암, 자궁경부암
⑤ 위암, 간암, 대장암, 유방암, 자궁경부암, 폐암

[답] ⑤

제12조(재가암환자 관리사업) 보건복지부장관은 가정에서 치료 또는 요양 중인 암환자(이하 "재가암환자"라 한다)에 대하여 다음 각 호의 재가암환자 관리사업을 시행하여야 한다.

1. 재가암환자에 대한 통증관리, 완화의료, 간호 및 상담서비스 등을 위한 가정방문사업
2. 재가암환자와 그 가족을 위한 교육프로그램의 개발 및 보급
3. 그 밖에 보건복지부령으로 정하는 사업

[시행규칙] **제5조(재가암환자 관리사업의 내용)** 법 제12조제3호에서 "보건복지부령으로 정하는 사업"이란 다음 각 호의 사업을 말한다.

1. 암생존자에 대한 자가(自家) 관리 교육 및 2차 암검진 등 안내
2. 영양관리, 운동 지도 등 건강 증진
3. 불안 · 우울 상담 및 정서적 지지(支持)

【핵심요약】

재가암환자 관리사업

1) 시행권자 : 보건복지부장관
2) 대상 : 가정에서 치료 또는 요양 중인 암환자
3) 시행 재가암환자 관리사업
   (1) 재가암환자에 대한 통증관리, 완화의료, 간호 및 상담서비스 등을 위한 가정방문사업
   (2) 재가암환자와 그 가족을 위한 교육프로그램의 개발 및 보급
   (3) 그 밖에 보건복지부령으로 정하는 사업
      ① 암생존자에 대한 자가 관리 교육 및 2차 암검진 등 안내
      ② 영양관리, 운동 지도 등 건강 증진
      ③ 불안 · 우울 상담 및 정서적 지지

【예상문제】

1. 재가암환자 관리사업에 대한 설명으로 올바른 것은?

① 질병관리청장이 시행한다.

② 병원에서 치료 또는 요양 중인 암환자를 대상으로 한다.

③ 보건복지부장관은 재가암환자에 대한 통증관리, 완화의료, 간호 및 상담서비스 등을 위한 가정방문사업을 시행하여야 한다.

④ 아직은 재가암환자 가족을 위한 교육프로그램의 개발 및 보급은 전무하다.

⑤ 암생존자에 대한 자가 관리 교육 및 2차 암검진 등 안내는 실시하지 않고 있다.

[답] ③

제12조의2(암생존자통합지지사업) ① 보건복지부장관은 암생존자(암환자 중 「호스피스 · 완화의료 및 임종과정에 있는 환자의 연명의료결정에 관한 법률」 제2조제3호에 따른 말기환자에 해당하지 아니하는 사람을 말한다. 이하 같다)의 건강증진과 사회복귀를 지원하기 위하여 다음 각 호의 지지(支持) 사업(이하 "암생존자통합지지사업"이라 한다)을 시행하여야 한다. <개정 2022. 6. 10.>

1. 암생존자의 건강관리와 학교복귀 및 직업복귀에 대한 상담 · 교육
2. 암생존자 관리 프로그램 개발 및 보급
3. 그 밖에 암생존자의 건강증진 및 사회복귀와 관련하여 보건복지부령으로 정하는 사업

② 보건복지부장관은 암생존자통합지지사업을 효율적으로 추진하기 위하여 국립암센터와 지역암센터를 중앙암생존자통합지지센터와 권역암생존자통합지지센터로 각각 지정할 수 있다.

③ 보건복지부장관은 중앙암생존자통합지지센터 또는 권역암생존자통합지지센터가 다음 각 호의 어느 하나에 해당하는 경우에는 그 지정을 취소할 수 있다. 다만, 제1호에 해당하는 경우에는 그 지정을 취소하여야 한다.

1. 거짓이나 그 밖의 부정한 방법으로 지정을 받은 경우
2. 정당한 사유 없이 암생존자통합지지사업을 수행하지 아니한 경우

④ 중앙암생존자통합지지센터와 권역암생존자통합지지센터의 지정, 운영 및 지정취소 등에 필요한 사항은 보건복지부령으로 정한다.

[본조신설 2020. 4. 7.]

[시행규칙] **제5조의2(암생존자통합지지사업)** 법 제12조의2제1항제3호에서 "보건복지부령으로 정하는 사업"이란 다음 각 호의 사업을 말한다.

1. 암생존자의 현황과 실태에 관한 자료 수집 및 분석
2. 암생존자통합지지사업에 관한 홍보
3. 그 밖에 보건복지부장관이 필요하다고 인정하는 사업

[본조신설 2021.4.8.]

[시행규칙] **제5조의3(중앙암생존자통합지지센터의 지정 기준 및 절차)** ① 법 제12조의2제2항에 따른 중앙암생존자통합지지센터로 지정받으려는 자는 다음 각 호의 기준을 갖춰야 한다.

1. 소관 업무를 전문적으로 수행할 수 있는 전담부서와 전담인력을 갖출 것
2. 소관 업무 수행에 필요한 전산장비를 갖출 것
3. 소관 업무 수행에 필요한 독립된 사무실·회의실 및 교육장을 갖출 것

② 법 제12조의2제2항에 따라 중앙암생존자통합지지센터로 지정받으려는 자는 별지 제1호서식의 중앙암생존자통합지지센터 지정신청서에 다음 각 호의 서류를 첨부해 보건복지부장관에게 제출해야 한다.

1. 사업계획서 및 재정운용계획서
2. 중앙암생존자통합지지센터의 운영을 위한 시설·인력·장비 등의 현황

③ 보건복지부장관은 중앙암생존자통합지지센터를 지정한 경우에는 별지 제2호서식의 중앙암생존자통합지지센터 지정서를 발급해야 한다.

④ 제1항부터 제3항까지에서 규정한 사항 외에 중앙암생존자통합지지센터의 지정 기준 및 절차에 필요한 세부사항은 보건복지부장관이 정하여 고시한다.

[본조신설 2021.4.8.]

[시행규칙] **제5조의4(권역암생존자통합지지센터의 지정 기준 및 절차)** ① 법 제12조의2제2항에 따른 권역암생존자통합지지센터의 지정 기준에 관하여는 제5조의3제1항을 준용한다.

② 법 제12조의2제2항에 따라 권역암생존자통합지지센터로 지정받으려는 자는 별지 제1호서식의 권역암생존자통합지지센터 지정신청서에 다음 각 호의 서류를 첨부해 관할 특별시장·광역시장·특별자치시장·도지사·특별자치도지사(이하 "시·도지사"라 한다)를 거쳐 보건복지부장관에게 제출해야 한다.

1. 사업계획서 및 재정운용계획서
2. 권역암생존자통합지지센터의 운영을 위한 시설·인력·장비 등의 현황

③ 제2항에 따른 신청서를 받은 시·도지사는 신청서에 권역암생존자통합지지센터 지정에 대한 의견서를 첨부해 보건복지부장관에게 제출해야 한다.

④ 보건복지부장관은 권역암생존자지지센터를 지정한 경우에는 별지 제2호서식의 권역암생존자통합지지센터 지정서를 발급해야 한다.

⑤ 제1항부터 제4항까지에서 규정한 사항 외에 권역암생존자통합지지센터의 지정 기준 및 절차에 필요한 세부사항은 보건복지부장관이 정하여 고시한다.

[본조신설 2021.4.8.]

[시행규칙] **제5조의5(중앙·권역암생존자통합지지센터의 운영 및 평가)** ① 중앙암생존자통합지지센터 및 권역암생존자통합지지센터의 장은 소관 업무의 원활한 수행을 위해 보건복지부장관이 정하는 바

에 따라 보건의료 관련 공공기관 · 단체 · 전문가 등과 협조체계를 구축하여 운영해야 한다.

② 중앙암생존자통합지지센터 및 권역암생존자통합지지센터의 장은 매년 해당 연도의 사업운영실적 및 재정집행실적과 다음 연도의 사업계획 및 재정운용계획을 중앙암생존자통합지지센터의 장은 보건복지부장관에게, 권역암생존자통합지지센터의 장은 관할 시 · 도지사를 거쳐 보건복지부장관에게 보고해야 한다.

③ 보건복지부장관은 중앙암생존자통합지지센터 및 권역암생존자통합지지센터가 수행하는 사업을 정기적으로 평가하고, 그 결과를 재정 지원 등에 반영할 수 있다. [본조신설 2021.4.8.]

[시행규칙] **제5조의6(중앙 · 권역암생존자통합지지센터의 지정 취소 등)** ① 보건복지부장관은 중앙암생존자통합지지센터 및 권역암생존자통합지지센터가 정당한 사유 없이 법 제12조의2제1항 각 호의 사업을 수행하지 않는 경우에는 기간을 정하여 시정을 명하고, 그 기간 동안 시정되지 않으면 지정을 취소할 수 있다.

② 보건복지부장관은 법 제12조의2제3항에 따라 중앙암생존자통합지지센터 및 권역암생존자통합지지센터의 지정을 취소하려는 경우에는 그 사유를 명시한 서면으로 관할 시 · 도지사(권역암생존자통합지지센터만 해당한다)와 중앙암생존자통합지지센터 및 권역암생존자통합지지센터의 장에게 각각 통지해야 한다.

③ 제1항 및 제2항에서 규정한 사항 외에 중앙암생존자통합지지센터 및 권역암생존자통합지지센터에 대한 시정 명령 및 지정 취소에 필요한 세부사항은 보건복지부장관이 정하여 고시한다.

[본조신설 2021.4.8.]

제13조(암환자의 의료비 지원사업 등) ① 국가와 지방자치단체는 암환자의 암 종류별 경제적 부담능력 등을 고려하여 암 치료에 드는 비용을 예산 또는 국민건강증진기금에서 지원할 수 있다.

② 제1항에 따라 의료비를 지원받으려는 암환자 또는 그를 대리하는 사람(이하 "암환자등"이라 한다)은 관할 보건소장에게 지원 신청을 하여야 한다. <개정 2020.4.7.>

③ 관할 보건소장은 소속 공무원으로 하여금 암환자등의 동의를 받아 제2항에 따른 의료비 지원의 신청을 대리하게 할 수 있다. <신설 2020. 4. 7.>

④ 제2항에 따라 신청을 할 때에는 다음 각 호의 자료 또는 정보의 제공에 대한 암환자와 그 가구원(「국민기초생활 보장법」 제2조제8호에 따른 개별가구의 가구원을 말한다. 이하 같다)의 동의 서면을 제출하여야 한다. <개정 2020. 4. 7.>

1. 「금융실명거래 및 비밀보장에 관한 법률」 제2조제2호 및 제3호에 따른 금융자산 및 금융거래의 내용에 대한 자료 또는 정보 중 예금의 평균잔액과 그 밖에 대통령령으로 정하는 자료 또는 정보(이하 "금융정보"라 한다)
2. 「신용정보의 이용 및 보호에 관한 법률」 제2조제1호에 따른 신용정보 중 채무액과

그 밖에 대통령령으로 정하는 자료 또는 정보(이하 "신용정보"라 한다)
3. 「보험업법」 제4조제1항 각 호에 따른 보험에 가입하여 납부한 보험료와 그 밖에 대통령령으로 정하는 자료 또는 정보(이하 "보험정보"라 한다)

⑤ 보건소장이 지정한 법인·단체·시설·기관 등은 암환자등의 요청에 따라 제2항에 따른 의료비 지원 신청을 지원할 수 있다. <신설 2021.3.23.>

⑥ 제1항에 따른 의료비 지원의 대상·기준·방법, 제3항에 따른 대리 신청 및 제4항에 따른 동의의 방법·절차 등 의료비 지원을 위하여 필요한 사항은 대통령령으로 정한다. <개정 2021.3.23.>

[시행령] **제9조(암환자의 의료비 지원사업의 범위)** 법 제13조에 따른 암환자의 의료비 지원사업에는 다음 각 호의 사업이 포함되어야 한다. <개정 2014.8.20.>
1. 의료비 지원사업 대상자에 대한 재산 및 소득에 관한 자료조사
2. 의료비 지원사업 대상자의 선정 및 통보
3. 의료비 지원사업 대상자에 대한 의료비 지급
4. 의료비 지원사업에 관한 홍보
5. 의료비 지원사업 정보시스템의 개발 및 관리

[시행령] **제10조(암환자의 의료비 지원 대상·기준 및 방법 등)** ① 법 제13조제1항에 따라 의료비를 지원받을 수 있는 사람은 다음 각 호의 어느 하나에 해당하는 사람 중 소득과 재산 등이 보건복지부장관이 매년 정하여 고시하는 기준 이하인 사람(제1호의 경우에는 그 부양의무자를 포함한다)으로 한다. <개정 2021. 4. 6.>
1. 「아동복지법」에 따른 아동 중 암환자. 다만, 의료비를 지원받는 아동이 18세가 된 경우에는 보건복지부장관이 정하여 고시하는 바에 따라 의료비 지원을 연장할 수 있다.
2. 「국민건강보험법」 제5조에 따른 건강보험가입자 및 피부양자 중 암환자
3. 「의료급여법」에 따른 의료급여수급자 중 암환자
4. 삭제 <2021. 4. 6.>

② 삭제 <2016. 7. 26.>

③ 법 제13조제2항에 따른 의료비 지원 신청을 받은 보건소장은 관계 기관에 의료비 지원 대상자(제1항제1호의 경우에는 그 부양의무자를 포함한다)의 소득·재산 등에 관한 자료조사를 요청할 수 있다. <개정 2016. 7. 26.>

④ 법 제13조제3항에 따라 관할 보건소 소속 공무원이 의료비 지원의 신청을 대리하려는 경우에는 암환자 또는 그를 대리하는 사람으로부터 의료비 지원의 대리 신청에 필요한 자필서명 또는 기명날인이 있는 동의 서면을 제출받아야 한다. <신설 2021. 4. 6.>

⑤ 의료비의 지원한도액, 지원기간 및 지급 절차 등 세부적인 사항은 보건복지부장관이 정하여 고시한다. <개정 2021. 4. 6.>

[시행령] **제10조의2(금융정보등의 범위 등)** ① 법 제13조제4항에 따라 관할 보건소장에게 제출하는 동의 서면에는 암환자와 그 가구원(「국민기초생활 보장법」 제2조제8호에 따른 개별가구의 가구원을 말한다. 이하 같다)의 자필서명 또는 기명날인이 있어야 한다. <개정 2021. 4. 6.>

② 법 제13조제4항제1호에서 "대통령령으로 정하는 자료 또는 정보"란 다음 각 호의 구분에 따른 자료 또는 정보를 말한다. <개정 2021. 4. 6.>

1. 보통예금, 저축예금 및 자유저축예금 등 요구불예금: 최근 3개월 이내의 평균잔액
2. 정기예금, 정기적금 및 정기저축 등 저축성예금: 잔액 또는 총납입금
3. 주식, 수익증권, 출자금 및 출자지분: 최종 시세가액. 이 경우 비상장주식의 가액 평가에 관하여는 「상속세 및 증여세법 시행령」 제54조제1항을 준용한다.
4. 채권, 어음, 수표, 채무증서 및 신주인수권 증서: 액면가액
5. 연금저축: 정기적으로 지급된 금액 또는 최종 잔액
6. 제1호부터 제5호까지의 규정에 따른 금융재산에서 발생하는 이자액과 배당액 또는 할인액

③ 법 제13조제4항제2호에서 "대통령령으로 정하는 자료 또는 정보"란 다음 각 호의 자료 또는 정보를 말한다. <개정 2021. 4. 6.>

1. 대출 현황 및 연체 내용
2. 신용카드 미결제금액

④ 법 제13조제4항제3호에서 "대통령령으로 정하는 자료 또는 정보"란 다음 각 호의 구분에 따른 자료 또는 정보를 말한다. <개정 2021. 4. 6.>

1. 보험증권: 해약하는 경우 지급받게 될 환급금 또는 최근 1년 이내에 지급된 보험금
2. 연금보험: 해약하는 경우 지급받게 될 환급금 또는 정기적으로 지급되는 금액

[본조신설 2016. 7. 26.]

[시행령] **제10조의3(금융정보등의 제공)** ① 관할 보건소장은 법 제13조제4항에 따라 암환자와 그 가구원의 동의 서면을 제출받은 경우에는 보건복지부장관이 정하는 바에 따라 「사회보장기본법」 제37조제2항에 따른 사회보장정보시스템(이하 "사회보장정보시스템"이라 한다)을 통하여 보건복지부장관에게 제출하여야 한다. <개정 2021. 4. 6.>

② 제1항에 따라 동의 서면을 제출받은 보건복지부장관은 법 제13조의2제1항에 따라 「금융실명거래 및 비밀보장에 관한 법률」 제2조제1호에 따른 금융회사등이나 「신용정보의 이용 및 보호에 관한 법률」 제25조제2항제1호에 따른 종합신용정보집중기관(이하 "금융기관등"이라 한다)의 장에게 암환자와 그 가구원에 대한 법 제13조제4항제1호부터 제3호까지의 금융정보·신용정보 및 보험정보(이하 "금융정보등"이라 한다)의 제공을 요청하는 경우에는 다음 각 호의 사항을 포함하여 요청하여야 한다. <개정 2020. 8. 4., 2021. 4. 6.>

1. 암환자와 그 가구원의 성명 및 주민등록번호
2. 제공을 요청하는 금융정보등의 범위와 조회기준일 및 조회기간

③ 제2항에 따라 금융정보등의 제공을 요청받은 금융기관등의 장은 보건복지부장관에게 해당 금융정보등을 제공하는 경우에는 다음 각 호의 사항을 포함하여 제공하여야 한다.

1. 암환자와 그 가구원의 성명 및 주민등록번호
2. 금융정보등을 제공하는 금융기관등의 명칭
3. 제공대상 금융상품명과 계좌번호
4. 금융정보등의 내용

④ 보건복지부장관은 금융기관등의 장에게 해당 금융기관등이 가입한 협회, 연합회 또는 중앙회 등의 정보통신망을 이용하여 제2항에 따른 금융정보등을 제공하도록 요청할 수 있다.

⑤ 보건복지부장관은 제3항 또는 제4항에 따라 금융정보등을 제공받은 경우에는 사회보장정보시스템을 통하여 관할 보건소장에게 통보하여야 한다.

[본조신설 2016. 7. 26.]

【핵심요약】

1. 암환자의 의료비 지원사업

1) 지원사업 주체 : 국가와 지방자치단체

2) 내용 : 암환자의 암 종류별 경제적 부담능력 등을 고려하여 암 치료에 드는 비용을 예산 또는 국민건강증진기금에서 지원 가능

3) 지원 신청

(1) 신청자 : 의료비를 지원받으려는 사람 또는 그를 대리하는 사람

(2) 신청 대상 : 관할 보건소장

※ 의료비 지원 신청을 받은 보건소장은 관계 기관에 의료비 지원 대상자의 소득·재산 등에 관한 자료조사 요청 가능

(3) 자료 및 동의 서면 제출 : 신청을 할 때에는 다음의 자료 또는 정보의 제공에 대한 암환자와 그 가구원의 동의 서면을 제출하여야 함(동의 서면에는 암환자와 그 가구원의 자필서명 또는 기명날인이 있어야 함)

① 금융정보 : 금융자산 및 금융거래의 내용에 대한 자료 또는 정보 중 예금의 평균잔액과 그 밖에 대통령령으로 정하는 자료 또는 정보(「금융실명거래 및 비밀보장에 관한 법률」 제2조제2호.제3호)

※ 대통령령으로 정하는 자료 또는 정보

㉮ 보통예금, 저축예금 및 자유저축예금 등 요구불예금 : 최근 3개월 이내의 평균잔액

㉯ 정기예금, 정기적금 및 정기저축 등 저축성예금 : 잔액 또는 총납입금

㉰ 주식, 수익증권, 출자금 및 출자지분 : 최종 시세가액. 이 경우 비상장주식의 가액 평가에 관하여는 「상속세 및 증여세법 시행령」 제54조제1항 준용

㉣ 채권, 어음, 수표, 채무증서 및 신주인수권 증서 : 액면가액

㉤ 연금저축 : 정기적으로 지급된 금액 또는 최종 잔액

㉥ ㉮~㉤까지의 규정에 따른 금융재산에서 발생하는 이자액과 배당액 또는 할인액

② 신용정보 : 신용정보 중 채무액과 그 밖에 대통령령으로 정하는 자료 또는 정보(「신용정보의 이용 및 보호에 관한 법률」 제2조제1호)

※ 대통령령으로 정하는 자료 또는 정보

㉮ 대출 현황 및 연체 내용

㉯ 신용카드 미결제금액

③ 보험정보 : 보험에 가입하여 납부한 보험료와 그 밖에 대통령령으로 정하는 자료 또는 정보(「보험업법」 제4조제1항 각 호)

※ 대통령령으로 정하는 자료 또는 정보

㉮ 보험증권 : 해약하는 경우 지급받게 될 환급금 또는 최근 1년 이내에 지급된 보험금

㉯ 연금보험 : 해약하는 경우 지급받게 될 환급금 또는 정기적으로 지급되는 금액

4) 대통령령으로 정하는 사항 : 의료비 지원의 대상·기준 및 방법 및 동의의 방법·절차 등에 관하여 필요한 사항

2. 암환자의 의료비 지원사업의 범위

1) 의료비 지원사업 대상자에 대한 재산 및 소득에 관한 자료조사

2) 의료비 지원사업 대상자의 선정 및 통보

3) 의료비 지원사업 대상자에 대한 의료비 지급

4) 의료비 지원사업에 관한 홍보

5) 의료비 지원사업 정보시스템의 개발 및 관리

※ 5)는 보건복지부장관이 국립암센터에 위탁하는 업무임

3. 암환자의 의료비 지원 대상·기준 및 방법

1) 의료비를 지원받을 수 있는 사람

※ 다음 어느 하나에 해당하는 사람 중 소득과 재산 등이 보건복지부장관이 매년 정하여 고시하는 기준 이하인 사람 (1)의 경우에는 그 부양의무자를 포함)

(1) 「아동복지법」에 따른 아동 중 암환자

※ 의료비를 지원받는 아동이 18세가 된 경우에는 보건복지부장관이 정하여 고시하는 바에 따라 의료비 지원 연장 가능

(2) 「국민건강보험법」에 따른 건강보험가입자 및 피부양자 중 암검진사업에 따라 암

으로 진단받은 사람
(3) 「의료급여법」에 따른 의료급여수급자 중 암환자
3) 보건복지부장관이 정하여 고시하는 사항 : 의료비의 지원한도액, 지원기간 및 지급 절차 등 세부적인 사항

【예상문제】

1. 암환자의 암종류별 경제적 부담능력 등을 고려하여 암 치료에 드는 비용을 예산 또는 국민건강증진기금에서 지원할 수 있는 곳은?
   ① 국가와 지방자치단체 ② 보건복지부 ③ 질병관리청
   ④ 시 · 도 ⑤ 국민건강보험공단

[답] ①

2. 암환자 의료비 지원 신청을 할 때 제출 내용이 아닌 것은?
   ① 의료정보 ② 금융정보 ③ 신용정보 ④ 보험정보 ⑤ 동의 서면

[답] ①

3. 암환자 의료비 지원 대상이 아닌 것은?
   ① 아동 중 암환자. 다만 의료비를 지원받는 아동이 18세가 된 경우는 의료비 지원을 연장할 수 없다.
   ② 건강보험가입자 및 피부양자 중 암환자
   ③ 의료급여수급자 중 암검진사업에 따라 암환자
   ④ 폐암 환자
   ⑤ 의료비를 지원받는 아동이 18세가 된 경우는 의료비 지원을 연장할 수 있다.

[답] ④

제13조의2(금융정보등의 제공) ① 국가와 지방자치단체는 「금융실명거래 및 비밀보장에 관한 법률」 제4조와 「신용정보의 이용 및 보호에 관한 법률」 제32조에도 불구하고 제13조제4항에 따라 암환자와 그 가구원이 제출한 동의 서면을 전자적 형태로 바꾼 문서로 「금융실명거래 및 비밀보장에 관한 법률」 제2조제1호에 따른 금융회사등이나 「신용정보의 이용 및 보호에 관한 법률」 제2조제6호에 따른 신용정보집중기관(이하 "금융기관등"이라 한다)의 장에게 금융정보 · 신용정보 또는 보험정보(이하 "금융정보등"이라 한다)의 제공을 요청할 수 있다. <개정 2020.4.7>
② 제1항에 따라 금융정보등의 제공을 요청받은 금융기관등의 장은 「금융실명거래 및 비밀보장에 관한 법률」 제4조와 「신용정보의 이용 및 보호에 관한 법률」 제32조에도 불

구하고 명의인의 금융정보등을 제공하여야 한다.
③ 제2항에 따라 금융정보등을 제공한 금융기관등의 장은 금융정보등의 제공 사실을 명의인에게 통보하여야 한다. 다만, 명의인이 동의하는 경우에는 「금융실명거래 및 비밀보장에 관한 법률」 제4조의2제1항과 「신용정보의 이용 및 보호에 관한 법률」 제32조제7항에도 불구하고 통보하지 아니할 수 있다.
④ 제1항 및 제2항에 따른 금융정보등의 제공 요청 및 제공은 「정보통신망 이용촉진 및 정보보호 등에 관한 법률」 제2조제1항제1호에 따른 정보통신망을 이용하여야 한다. 다만, 정보통신망이 손상되는 등 불가피한 경우에는 그러하지 아니하다.
⑤ 제1항 및 제2항에 따른 업무에 종사하거나 종사하였던 사람은 업무를 수행하면서 취득한 금융정보등을 이 법에서 정한 목적 외의 다른 용도로 사용하거나 다른 사람 또는 기관에 제공하거나 유출하여서는 아니 된다.
⑥ 제1항ㆍ제2항 및 제4항에 따른 금융정보등의 제공 요청 및 제공 등에 필요한 사항은 대통령령으로 정한다.
[본조신설 2016.2.3.]

【핵심요약】

1. 금융정보 등의 제공 요청

1) 요청권자 : 국가와 지방자치단체
2) 요청 대상 : 금융기관 등(금융회사 등이나 신용정보집중기관)의 장
3) 요청 내용 : 동의 서면을 전자적 형태로 바꾼 문서로 금융정보 등(금융정보ㆍ신용정보 또는 보험정보)의 제공을 요청할 수 있음

2. 금융정보 등의 제공

1) 금융정보 등의 제공을 요청받은 금융기관 등의 장은 명의인의 금융정보 등을 제공하여야 함
2) 금융정보 등을 제공한 금융기관 등의 장은 금융정보 등의 제공 사실을 명의인에게 통보하여야 함
3) 다만, 명의인이 동의하는 경우에는 통보하지 아니할 수 있음
※ 금융정보 등의 제공 요청 및 제공은 「금융실명거래 및 비밀보장에 관한 법률」 제4조와 「신용정보의 이용 및 보호에 관한 법률」 제32조의 예외적 사항임

3. 정보통신망 이용

1) 금융정보 등의 제공 요청 및 제공은 정보통신망을 이용하여야 함(「정보통신망 이용

촉진 및 정보보호 등에 관한 법률」 제2조제1항제1호)

2) 다만, 정보통신망이 손상되는 등 불가피한 경우에는 그러하지 아니함

4. 제공 및 유출 금지

- 금융정보 등의 제공 요청 및 제공에 따른 업무에 종사하거나 종사하였던 사람은 업무를 수행하면서 취득한 금융정보 등을 이 법에서 정한 목적 외의 다른 용도로 사용하거나 다른 사람 또는 기관에 제공하거나 유출하여서는 아니 됨

5. 대통령령으로 정하는 사항

- 금융정보 등의 제공 요청 및 제공 등에 필요한 사항

【예상문제】

1. 다음은 암환자의 의료비 지원사업에서 의료비 지원 신청에 관련된 금융정보 등의 제공에 대한 설명이다. 올바른 것은?

① 국가와 지방자치단체는 신청자가 제출한 동의 서면을 전자적 형태로 바꾼 문서로 금융기관 등의 장에게 금융정보 등의 제공을 요청할 수 있다.

② 금융정보 등의 제공을 요청받은 금융기관 등의 장은 명의인의 금융정보 등을 제공할 수 있다.

③ 금융정보 등을 제공한 금융기관 등의 장은 명의인이 동의한 경우에도 금융정보 등의 제공 사실을 명의인에게 통보하여야 한다.

④ 금융정보 등의 제공 요청 및 제공은 정보통신망을 이용할 수 있다

⑤ 금융정보 등의 제공 요청 및 제공 등에 필요한 사항은 보건복지부령으로 정한다.

[답] ①

제14조(암등록통계사업) ① 보건복지부장관은 암 발생 위험 요인과 암의 발생 및 치료에 관한 자료를 지속적이고 체계적으로 수집·분석하여 암 발생률, 생존율 등의 통계를 산출하기 위한 등록·관리·조사사업(이하 "암등록통계사업"이라 한다)을 시행하여야 한다. 이 경우 통계자료의 수집 및 통계의 작성등에 관하여는 「통계법」을 준용하며, 통계의 산출을 위하여 처리되는 개인정보는 「개인정보 보호법」 제58조제1항에 따라 같은 법이 적용되지 아니하는 개인정보로 본다. <개정 2011.3.29.>

② 보건복지부장관은 암환자를 진단·치료하는 의료인 또는 의료기관, 「국민건강보험법」에 따른 국민건강보험공단 및 건강보험심사평가원, 행정안전부, 통계청, 「통계법」에 따른 통계작성기관, 그 밖에 암에 관한 사업을 하는 법인·기관·단체에 대하여 보건

복지부령으로 정하는 바에 따라 암등록통계사업에 필요한 자료의 제출이나 의견의 진술 등을 요구할 수 있다. 이 경우 자료의 제출을 요구받은 자는 특별한 사유가 없으면 요구에 따라야 한다. <개정 2020.4.7>

③ 보건복지부장관은 암등록통계사업과 관련하여 고유식별정보를 처리하는 경우에는 개인정보 보호를 위하여 보건복지부령으로 정하는 바에 따라 암호화 등 안전성 확보에 필요한 조치를 하여야 한다. <신설 2015.12.29.>

[시행규칙] **제6조(암등록통계자료의 제출 요구)** 보건복지부장관은 법 제14조제2항에 따라 암환자의 진료와 관련된 자료 및 의무기록(醫務記錄) 등의 제공을 요청할 때에는 사용목적 · 사용기한 및 사용방법 등을 적은 서면으로 요구하여야 한다.

[시행규칙] **제6조의2(암등록통계사업 관련 개인정보 안전성 확보 조치)** ① 보건복지부장관은 법 제14조제3항에 따라 개인정보의 안전성 확보를 위한 다음 각 호의 조치를 하여야 한다.

1. 개인정보의 안전한 처리를 위한 관리계획 수립 · 시행
2. 개인정보에 대한 접근 통제 및 접근 권한 제한 조치
3. 개인정보에 대한 보안프로그램의 설치 및 갱신
4. 개인정보를 안전하게 저장 · 전송할 수 있는 암호화 기술 적용 또는 이에 상응하는 조치
5. 개인정보 침해사고 대응을 위한 접속기록의 보관 및 위조 · 변조 방지를 위한 조치
6. 개인정보의 안전한 보관을 위한 잠금장치 설치 등 물리적 조치

② 제1항에 따른 안전성 확보 조치에 관한 세부 기준은 보건복지부장관이 정하여 고시한다.

[본조신설 2016.6.30.]

【참고】 「개인정보 보호법」

제58조(적용의 일부 제외) ① 다음 각 호의 어느 하나에 해당하는 개인정보에 관하여는 제3장부터 제7장까지를 적용하지 아니한다.

1. 공공기관이 처리하는 개인정보 중 「통계법」에 따라 수집되는 개인정보
2. 국가안전보장과 관련된 정보 분석을 목적으로 수집 또는 제공 요청되는 개인정보
3. 공중위생 등 공공의 안전과 안녕을 위하여 긴급히 필요한 경우로서 일시적으로 처리되는 개인정보
4. 언론, 종교단체, 정당이 각각 취재 · 보도, 선교, 선거 입후보자 추천 등 고유 목적을 달성하기 위하여 수집 · 이용하는 개인정보

【핵심요약】

1. 암등록통계사업

1) 시행자 : 보건복지부장관

2) 정의 : 암 발생 위험 요인과 암의 발생 및 치료에 관한 자료를 지속적이고 체계적으로 수집 · 분석하여 암 발생률, 생존율 등의 통계를 산출하기 위한 등록 · 관리 · 조사

사업

3) 준용 법률

(1) 「통계법」 : 통계자료의 수집 및 통계의 작성 등

(2) 「개인정보 보호법」 : 통계의 산출을 위하여 처리되는 개인정보는 「개인정보 보호법」 제58조제1항에 따라 같은 법이 적용되지 아니하는 개인정보로 봄

2. 암등록통계 자료의 제출이나 의견의 진술 등의 요구

1) 요구권자 : 보건복지부장관

2) 요구 대상

(1) 암환자를 진단·치료하는 의료인 또는 의료기관

(2) 국민건강보험공단 및 건강보험심사평가원

(3) 그 밖에 암에 관한 사업을 하는 법인·기관·단체

3) 요구 내용 : 보건복지부령으로 정하는 바에 따라 암등록통계사업에 필요한 자료의 제출이나 의견의 진술 등

4) 자료 요구 시 조건

(1) 암환자의 진료와 관련된 자료 및 의무기록 등의 제공을 요청할 때에는 사용목적·사용기한 및 사용방법 등을 적은 서면으로 요구

(2) 자료의 제출을 요구받은 자는 특별한 사유가 없으면 요구에 따라야 함

3. 안전성 확보의 조치

1) 조치권자 : 보건복지부장관

2) 목적 : 암등록통계사업과 관련하여 고유식별정보를 처리하는 경우 개인정보 보호

3) 조치 : 보건복지부령으로 정하는 바에 따라 암호화 등 안전성 확보에 필요한 조치를 하여야 함

(1) 개인정보의 안전한 처리를 위한 관리계획 수립·시행

(2) 개인정보에 대한 접근 통제 및 접근 권한 제한 조치

(3) 개인정보에 대한 보안프로그램의 설치 및 갱신

(4) 개인정보를 안전하게 저장·전송할 수 있는 암호화 기술 적용 또는 이에 상응하는 조치

(5) 개인정보 침해사고 대응을 위한 접속기록의 보관 및 위조·변조 방지를 위한 조치

(6) 개인정보의 안전한 보관을 위한 잠금장치 설치 등 물리적 조치

4) 보건복지부장관이 정하여 고시하는 사항 : 안전성 확보 조치에 관한 세부 기준

【예상문제】

1. 암등록통계사업에서 준용되거나 적용되는 법률은?

   ①「의료법」,「국민건강보험법」 ②「통계법」,「국민건강보험법」
   ③「의료법」,「개인정보 보호법」 ④「통계법」,「의료법」
   ⑤「통계법」,「개인정보 보호법」

   [답] ⑤

2. 암등록통계사업과 관련하여 고유식별정보를 처리하는 경우 개인정보 보호를 위하여 가장 효과적인 조치는?

   ① 문서화 ② 파일 저장 ③ 암호화 ④ 삭제 ⑤ 수집 거부

   [답] ③

제15조(암정보사업) ① 보건복지부장관은 암에 관한 정보를 지속적이고 체계적으로 구축하여 효율적으로 국민에게 제공하는 사업(이하 "암정보사업"이라 한다)을 시행하여야 한다.

② 암정보사업을 효율적으로 추진하기 위하여 국립암센터로 하여금 암정보사업을 수행하게 할 수 있다.

③ 제1항에 따른 암정보사업은 다음 각 호와 같다. <개정 2020.4.7>

1. 암에 관한 각종 정보의 생산, 수집 및 관리
2. 국민에 대한 암 정보 제공 및 상담
3. 암에 관한 교육자료 개발 및 교육·홍보
4. 그 밖에 암정보사업의 수행을 위하여 보건복지부장관이 필요하다고 인정하는 업무

【핵심요약】

암정보사업

1) 시행권자 : 보건복지부장관
2) 정의 : 암에 관한 정보를 지속적이고 체계적으로 구축하여 효율적으로 국민에게 제공하는 사업
3) 사업 수행 : 국립암센터
   ※ 암정보사업을 효율적으로 추진하기 위하여
4) 사업 내용
   (1) 암에 관한 각종 정보 수집, 데이터베이스 구축 및 관리

(2) 국민에 대한 암 정보 제공 및 상담
(3) 암에 관한 교육자료 개발 및 교육 · 홍보
(4) 그 밖에 암 정보 데이터베이스 구축과 제공에 관하여 보건복지부장관이 필요하다고 인정하는 업무

【예상문제】

1. 보건복지부장관이 암정보사업을 수행하게 할 수 있는 기관은?
   ① 국가암관리위원회 ② 암정복추진기획단 ③ 국립암센터
   ④ 역학조사반 ⑤ 암등록본부

[답] ③

제16조(역학조사) ① 질병관리청장 또는 시 · 도지사는 암 발생의 원인 규명 등을 위하여 필요하다고 인정하면 역학조사를 할 수 있다. <개정 2020.8.11.>
② 질병관리청장 또는 시 · 도지사는 역학조사를 수행하기 위하여 역학조사반을 각각 설치하여야 한다. <개정 2020.8.11.>
③ 질병관리청장 또는 시 · 도지사는 제1항에 따른 역학조사를 효율적으로 시행하기 위하여 관계 행정기관의 장, 대통령령으로 정하는 기관 · 단체 등의 장에게 역학조사에 필요한 자료의 제출을 요청할 수 있다. 이 경우 자료의 제출을 요청받은 기관의 장은 특별한 사정이 없으면 이에 따라야 한다. <개정 2020.8.11.>
④ 누구든지 질병관리청장 또는 시 · 도지사가 실시하는 역학조사에서 다음 각 호의 행위를 하여서는 아니 된다. <개정 2020.8.11.>
1. 정당한 사유 없이 역학조사를 거부 · 방해 또는 회피하는 행위
2. 거짓으로 진술하거나 거짓 자료를 제출하는 행위
3. 고의적으로 사실을 누락 · 은폐하는 행위
⑤ 제1항에 따른 역학조사의 내용 · 시기 및 방법과 제2항에 따른 역학조사반의 구성 · 임무 등에 관하여 필요한 사항은 대통령령으로 정한다 <신설 2020.4.7.>

[시행령] **제11조(역학조사반의 구성 · 운영 및 임무)** ① 법 제16조제1항에 따른 역학조사를 하기 위하여 질병관리청에 중앙역학조사반을 두고, 특별시 · 광역시 · 특별자치시 · 도 · 특별자치도(이하 "시 · 도"라 한다)에 지역역학조사반을 둔다. <개정 2021.4.6.>
② 중앙역학조사반은 30명 이내의 반원으로 구성하고, 지역역학조사반은 20명 이내의 반원으로 구성한다.
③ 중앙역학조사반 및 지역역학조사반(이하 "역학조사반"이라 한다)의 반원은 중앙역학조사반의 경우 질병관리청장이, 지역역학조사반의 경우 시 · 도지사가 다음 각 호의 어느 하나에 해당하는 사람

중에서 임명하거나 위촉한다. <개정 2021.4.6.>

1. 암관리사업 또는 역학조사 업무를 담당하는 4급 또는 5급 공무원
2. 역학조사 분야의 전문가
3. 암에 관한 의학적 전문지식이 있는 사람
4. 환경 및 직업성 질환 관련 전문가
5. 영양학 분야의 전문가
6. 보건통계 분야의 전문가
7. 그 밖에 의학 또는 과학 분야의 전문가

④ 역학조사반의 임무는 다음 각 호와 같다.

1. 역학조사 계획의 수립
2. 역학조사 실시 기준 및 방법의 개발
3. 역학조사의 시행 및 평가
4. 역학조사 능력 개발을 위한 교육 · 훈련
5. 암의 발병 사례 수집 · 분석 및 제공
6. 암 발생 위험 요인의 위험도 평가

⑤ 역학조사를 하는 반원은 보건복지부령으로 정하는 증표를 지니고 관계인이 요청할 때에는 이를 보여주어야 한다.

⑥ 질병관리청장 및 시 · 도지사는 반원으로 임명되거나 위촉되어 활동하는 사람에게 예산의 범위에서 수당 · 여비와 역학조사 활동에 필요한 경비를 지급할 수 있다. 다만, 공무원인 반원이 그 소관업무와 직접 관련하여 활동하는 경우에는 그러하지 아니하다. <개정 2020. 9. 11.>

⑦ 제1항부터 제6항까지에서 규정한 사항 외에 역학조사반의 운영 등에 필요한 사항은 질병관리청장이 정한다. <개정 2020.9.11.>

[시행령] **제12조(역학조사의 시기 · 방법 및 내용 등)** ① 법 제16조제1항에 따른 역학조사는 다음 각 호의 구분에 따라 실시한다. <개정 2020.9.11.>

1. 중앙역학조사반이 역학조사를 하는 경우
   가. 둘 이상의 시 · 도에서 역학조사가 동시에 필요한 경우
   나. 시 · 도지사의 역학조사가 불충분하거나 인력 · 장비의 부족으로 역학조사가 곤란한 경우
   다. 특정 지역의 암 발생과 그로 인한 사망이 증가하여 전국적인 조사가 긴급히 필요한 경우
   라. 그 밖에 국가암관리사업 및 연구에 대한 지원과 정책 근거자료의 제시를 위하여 질병관리청장이 필요하다고 인정하는 경우
2. 지역역학조사반이 역학조사를 하는 경우
   가. 법 제14조에 따른 암등록통계 및 「통계법」에 따른 사망원인 통계, 그 밖의 의학적인 전문자료에 근거하여 관할 지역의 암 발생률 및 그에 따른 사망률이 증가할 우려가 있거나 관할 지역의 암 발생률 및 그에 따른 사망률이 다른 지역에 비하여 높은 경우
   나. 관할 지역에서 암을 발생시킬 수 있는 특정 위험물질 및 위험 요인(이하 "특정위험물질

등"이라 한다)으로 인한 암 발생률의 증가가 우려되는 경우

다. 그 밖에 관할 지역의 암 관리에 필요한 연구를 지원하기 위하여 시 · 도지사가 필요하다고 인정하는 경우

② 제1항에 따른 역학조사를 할 때에는 다음 각 호의 사항을 조사하여야 한다.

1. 암환자의 발생 일시 · 장소, 성별, 연령 및 증상
2. 특정위험물질등에의 노출 여부 및 노출 경로
3. 연령별 암 발생 현황
4. 그 밖에 조사 대상의 인구학적 · 경제학적 · 사회학적 특성에 관한 사항

[시행령] **제12조의2(역학조사 관련 자료제출기관)** 법 제16조제3항 전단에서 "대통령령으로 정하는 기관 · 단체 등"이란 다음 각 호의 기관 · 단체를 말한다.

1. 법 제17조 제1항에 따른 중앙암등록본부 및 같은 조 제2항에 따른 지역암등록본부
2. 법 제18조의2에 따른 국가암데이터센터
3. 법 제19조에 따른 지역암센터
4. 법 제27조에 따른 국립암센터
5. 「국민건강보험법」 제13조에 따른 국민건강보험공단
6. 「국민건강보험법」 제62조에 따른 건강보험심사평가원
7. 「의료법」 제3조에 따른 의료기관
8. 「한국산업안전보건공단법」에 따른 한국산업안전보건공단

[본조신설 2021.4.6.]

[시행규칙] **제7조(역학조사반원의 증표)** 영 제11조 제5항에 따른 역학조사를 하는 반원의 증표는 별지 제3호서식과 같다. <개정 2021.4.8.>

【핵심요약】

1. 역학조사

1) 조사권자 : 질병관리청장

2) 사유 : 암 발생의 원인 규명 등을 위하여 필요하다고 인정할 때

3) 대통령령으로 정하는 사항 : 역학조사의 시기 · 방법 및 내용 등에 관하여 필요한 사항

2. 역학조사반의 구성 · 운영 및 임무

1) 설치 및 구성

(1) 중앙역학조사반 : 질병관리청, 30명 이내의 반원

(2) 지역역학조사반 : 시 · 도, 20명 이내의 반원

2) 반원의 임명 및 위촉 : 중앙역학조사반의 경우 질병관리청장이, 지역역학조사반의 경우 시 · 도지사가 다음 어느 하나에 해당하는 사람 중에서 임명하거나 위촉

(1) 암환자 관리사업 또는 역학조사 업무를 담당하는 4급 또는 5급 공무원
(2) 역학조사 분야의 전문가
(3) 암에 관한 의학적 전문지식이 있는 사람
(4) 환경 및 직업성 질환 관련 전문가
(5) 영양학 분야의 전문가
(6) 보건통계 분야의 전문가
(7) 그 밖에 의학 또는 과학 분야의 전문가

3. 역학조사반의 임무

1) 역학조사 계획의 수립
2) 역학조사 실시 기준 및 방법의 개발
3) 역학조사의 시행 및 평가
4) 역학조사 능력 개발을 위한 교육 · 훈련
5) 암의 발병 사례 수집 · 분석 및 제공
6) 암 발생 위험 요인의 위험도 평가

4. 반원의 의무와 지원

1) 반원의 의무 : 역학조사를 하는 반원은 보건복지부령으로 정하는 증표를 지니고 관계인이 요청할 때에는 이를 보여주어야 함
2) 활동 지원
(1) 질병관리청장 및 시 · 도지사는 반원으로 임명되거나 위촉되어 활동하는 사람에게 예산의 범위에서 수당 · 여비와 역학조사 활동에 필요한 경비를 지급할 수 있음
(2) 공무원인 반원이 그 소관업무와 직접 관련하여 활동하는 경우에는 그러하지 아니함
3) 질병관리청장이 정하는 사항 : 역학조사반의 운영 등에 필요한 사항

5. 역학조사의 시기 · 방법 및 내용 등

1) 역학조사의 시기
(1) 중앙역학조사반이 역학조사를 하는 경우
① 둘 이상의 시 · 도에서 역학조사가 동시에 필요한 경우
② 시 · 도지사의 역학조사가 불충분하거나 인력 · 장비의 부족으로 역학조사가 곤란한 경우
③ 특정 지역의 암 발생과 그로 인한 사망이 증가하여 전국적인 조사가 긴급히 필요한 경우
④ 그 밖에 국가암관리사업 및 연구에 대한 지원과 정책 근거자료의 제시를 위하여 질병관리청장이 필요하다고 인정하는 경우

(2) 지역역학조사반이 역학조사를 하는 경우

① 암등록통계 및 「통계법」에 따른 사망원인 통계, 그 밖의 의학적인 전문자료에 근거하여 관할 지역의 암 발생률 및 그에 따른 사망률이 증가할 우려가 있거나 관할 지역의 암 발생률 및 그에 따른 사망률이 다른 지역에 비하여 높은 경우

② 관할 지역에서 암을 발생시킬 수 있는 특정위험물질 등(특정 위험물질 및 위험요인)으로 인한 암 발생률의 증가가 우려되는 경우

③ 그 밖에 관할 지역의 암 관리에 필요한 연구를 지원하기 위하여 시 · 도지사가 필요하다고 인정하는 경우

2) 역학조사 시 조사 내용

(1) 암환자의 발생 일시 · 장소, 성별, 연령 및 증상

(2) 특정위험물질 등에의 노출 여부 및 노출 경로

(3) 연령별 암 발생 현황

(4) 그 밖에 조사 대상의 인구학적 · 경제학적 · 사회학적 특성에 관한 사항

5. 역학조사 관련 자료제출기관

1) 중앙암등록본부 및 같은 조 제2항에 따른 지역암등록본부

2) 국가암데이터센터

3) 지역암센터

4) 국립암센터

5) 국민건강보험공단

6) 건강보험심사평가원

7) 「의료법」 제3조에 따른 의료기관

8) 한국산업안전보건공단

【예상문제】

1. 중앙역학조반과 지역역학조사반의 반원의 수는 각각 몇 명인가?

① 20명 이내, 20명 이내　② 30명 이내, 20명 이내　③ 20명 이내, 30명 이내

④ 30명 이내, 30명 이내　⑤ 40명이내, 30명 이내

[답] ②

2. 「암관리법」에 따른 중앙역학조사반이 역학조사를 하는 경우는?

① 특정 지역의 암 발생과 그로 인한 사망이 증가하여 전국적인 조사가 긴급히 필요한 경우

② 관할 지역의 암 발생률 및 그에 따른 사망률이 증가할 우려가 있는 경우

③ 관할 지역의 암 발생률 및 그에 따른 사망률이 다른 지역에 비하여 높은 경우
④ 관할 지역에서 암을 발생시킬 수 있는 특정위험물질 등으로 인한 암 발생률의 증가가 우려되는 경우
⑤ 관할 지역의 암 관리에 필요한 연구를 지원하기 위하여 시 · 도지사가 필요하다고 인정하는 경우

[답] ①

≫ 제3절 중앙암등록본부, 지역암등록본부, 국가암데이터센터 및 지역암 센터

제17조(중앙암등록본부 및 지역암등록본부의 지정 등) ① 보건복지부장관은 다음 각 호의 업무를 수행하기 위하여 국립암센터 또는 보건복지부령으로 정하는 시설 · 인력 · 장비 등의 기준을 충족하는 암 전문 연구기관 중 1개 기관을 중앙암등록본부로 지정할 수 있다. <개정 2020.4.7.>

1. 암 발생률 및 생존율 등 암 통계 산출을 위한 자료의 수집 · 분석 · 관리
2. 암등록통계사업과 관련한 조사 · 연구
3. 암등록통계사업과 관련한 교육훈련 · 국제협력
4. 지역별 암 등록자료 수집 · 분석 및 지역암등록본부 지원
5. 그 밖에 암등록통계사업과 관련하여 보건복지부장관이 필요하다고 인정하는 사업

② 보건복지부장관은 다음 각 호의 업무를 수행하기 위하여 제19조에 따른 지역암센터 또는 보건복지부령으로 정하는 시설 · 인력 · 장비 등의 기준을 충족하는 관련 전문기관 중 1개 기관을 특별시 · 광역시 · 특별자치시 · 도 · 특별자치도(이하 "시 · 도"라 한다)별 지역암등록본부로 지정할 수 있다. <개정 2020.4.7.>

1. 해당 지역의 암 발생률 및 생존율 등 암 통계 산출을 위한 자료의 수집 · 분석 · 관리
2. 해당 지역의 암등록통계사업과 관련한 조사 · 연구
3. 그 밖에 암등록통계사업과 관련하여 보건복지부장관 또는 중앙암등록본부의 장이 필요하다고 인정하는 사업

③ 보건복지부장관은 중앙암등록본부 및 지역암등록본부가 다음 각 호의 어느 하나에 해당하는 경우에는 그 지정을 취소할 수 있다.

1. 제1항 또는 제2항에 따른 업무를 수행하지 아니하거나 제18조에 따른 지도 · 감독을 따르지 아니한 경우
2. 제1항 또는 제2항에 따른 지정 기준에 미달한 경우

> 3. 그 밖에 대통령령으로 정하는 사유에 해당한 경우
>
> ④ 중앙암등록본부 및 지역암등록본부의 지정 절차 등에 관하여 필요한 사항은 보건복지부령으로 정한다.

[시행령] **제13조(중앙암등록본부 및 지역암등록본부의 지정 취소 사유)** 법 제17조제3항제3호에서 "대통령령으로 정하는 사유"란 다음 각 호의 어느 하나에 해당하는 경우를 말한다.

1. 암등록통계 산출을 위한 조사를 하지 않거나 조사자료를 제출하지 않은 경우
2. 암등록통계자료를 법 제14조제1항에 따른 목적에 부합되지 않는 용도로 활용한 경우
3. 지정받은 지역이 아닌 다른 지역으로 기관을 이전하는 경우

[시행규칙] **제8조(중앙암등록본부 및 지역암등록본부의 지정 기준)** ① 법 제17조제1항 각 호 외의 부분에서 "보건복지부령으로 정하는 시설·인력·장비 등의 기준을 충족하는 암 전문 연구기관"이란 다음 각 호의 요건을 모두 갖춘 기관을 말한다.

1. 전문적인 암 연구가 가능한 연구소가 설치된 「고등교육법」 제2조제1호에 따른 대학(이하 "대학"이라 한다) 또는 「의료법」 제3조제2항제3호마목에 따른 종합병원(이하 "종합병원"이라 한다)일 것
2. 통계 분석 및 조사·연구에 관한 전문 인력(이하 "통계 분석 전문가"라 한다)을 보유할 것
3. 삭제 <2014.10.15.>

② 법 제17조제2항 각 호 외의 부분에서 "보건복지부령으로 정하는 시설·인력·장비 등의 기준을 충족하는 관련 전문기관"이란 다음 각 호의 요건을 모두 갖춘 기관을 말한다. <개정 2018.12.20.>

1. 지역의 암 진료·연구를 수행할 수 있는 대학 또는 종합병원일 것
2. 법 제17조제2항의 업무를 전담하는 통계 분석 전문가 및 보건의료정보관리사를 둘 것
3. 삭제 <2014.10.15.>

[시행규칙] **제9조(중앙암등록본부 및 지역암등록본부의 지정 절차)** ① 법 제17조에 따라 중앙암등록본부 또는 지역암등록본부로 지정받으려는 자는 별지 제4호서식의 암등록본부 지정신청서에 다음 각 호의 서류를 첨부하여 보건복지부장관에게 제출해야 한다. <개정 2021.4.8.>

1. 정관
2. 암등록통계사업(법 제14조 제1항에 따른 암등록통계사업을 말한다. 이하 같다)을 위한 시설 및 인력 현황
3. 암등록통계사업계획서

② 보건복지부장관이 중앙암등록본부 또는 지역암등록본부를 지정하는 경우에는 별지 제5호서식의 암등록본부 지정서를 발급해야 한다. <개정 2021.4.8.>

【핵심요약】

1. 중앙암등록본부 및 지역암등록본부의 지정 등

1) 지정권자 : 보건복지부장관

2) 중앙암등록본부의 지정 및 수행업무

(1) 지정 : 국립암센터 또는 보건복지부령으로 정하는 시설 · 인력 · 장비 등의 기준을 충족하는 암 전문 연구기관 중 1개 기관

(2) 수행 업무

① 암 발생율 및 생존율 등 암 통계 산출을 위한 자료의 수집 · 분석 · 관리

② 암등록통계사업과 관련한 조사 · 연구사업

③ 암등록통계사업과 관련한 교육훈련 · 국제협력

④ 지역암등록본부 지원

⑤ 그 밖에 암등록통계사업과 관련하여 보건복지부장관이 필요하다고 인정하는 사업

3) 지역암등록본부의 지정 및 수행업무

(1) 지정 : 지역암센터 또는 보건복지부령으로 정하는 시설 · 인력 · 장비 등의 기준을 충족하는 관련 전문기관 중 1개 기관을 시 · 도별로 지정

(2) 수행 업무

① 해당 지역의 암 발생률 및 생존율 등 암 통계 산출을 위한 자료의 수집 · 분석 · 관리

② 해당 지역의 암등록통계사업과 관련한 조사 · 연구사업

③ 그 밖에 암등록통계사업과 관련하여 보건복지부장관 또는 중앙암등록본부의 장이 필요하다고 인정하는 사업

4) 중앙암등록본부 및 지역암등록본부의 지정 취소 사유

(1) 업무를 수행하지 아니하거나 지도 · 감독을 따르지 아니한 경우

(2) 지정 기준에 미달한 경우

(3) 그 밖에 대통령령으로 정하는 사유에 해당한 경우

① 암등록통계 산출을 위한 조사를 하지 않거나 조사자료를 제출하지 않은 경우

② 암등록통계자료를 목적에 부합되지 않는 용도로 활용한 경우

③ 지정받은 지역이 아닌 다른 지역으로 기관을 이전하는 경우

5) 보건복지부령으로 정하는 사항 : 중앙암등록본부 및 지역암등록본부의 지정 절차 등에 관하여 필요한 사항

2. 중앙암등록본부 및 지역암등록본부의 지정 기준

1) 중앙암등록본부의 지정 기준

(1) 전문적인 암 연구가 가능한 연구소가 설치된 대학 또는 종합병원일 것

(2) 통계분석 전문가(통계 분석 및 조사 · 연구에 관한 전문 인력)를 보유할 것

2) 지역암등록본부의 지정 기준

(1) 지역의 암 진료 · 연구를 수행할 수 있는 대학 또는 종합병원일 것

(2) 업무를 전담하는 통계 분석 전문가 및 보건의료정보관리사를 둘 것

3. 중앙암등록본부 및 지역암등록본부의 지정 절차

1) 암등록본부 지정신청서에 다음의 서류를 첨부하여 보건복지부장관에게 신청

(1) 정관

(2) 암등록통계사업을 위한 시설 및 인력 현황

(3) 암등록통계사업계획서

2) 보건복지부장관이 중앙암등록본부 또는 지역암등록본부를 지정하는 경우에는 암등록본부 지정서를 발급

【예상문제】

1. 지역암등록본부의 수행 업무로 올바른 것은?

① 암 발생율 및 생존율 등 암 통계 산출을 위한 자료의 수집 · 분석 · 관리

② 암등록통계사업과 관련한 조사 · 연구사업

③ 암등록통계사업과 관련한 교육훈련 · 국제협력

④ 지역별 암 등록자료 수집 · 분석 및 지역암등록본부 지원

⑤ 해당 지역의 암 발생률 및 생존율 등 암 통계 산출을 위한 자료의 수집 · 분석 · 관리

[답] ⑤

2. 중앙암등록본부의 지정 기준으로 올바른 것은?

① 지역의 암 진료 · 연구를 수행할 수 있는 대학 또는 종합병원일 것

② 전문적인 암 연구가 가능한 연구소가 설치된 대학 또는 종합병원일 것

③ 업무를 전담하는 보건의료정보관리사를 둘 것

④ 지역 단위 보건사업에 참여한 경험이 있을 것

⑤ 국제 단위 통계사업에 경험이 있을 것

[답] ②

제18조(중앙암등록본부 및 지역암등록본부의 지도 · 감독 등) ① 중앙암등록본부의 장은 매년 암등록통계사업계획을 수립하여 암등록통계자료의 기재사항 및 기준 등을 지역암등록본부 및 암환자를 진단 · 치료하는 의료인 또는 의료기관의 장에게 통보하여야 한다.
② 중앙암등록본부의 장은 전년도의 암등록통계사업 결과를 종합 · 분석하여 그 다음 연도 2월 말일까지 보건복지부장관에게 보고한 후 매년 공표하여야 한다.
③ 지역암등록본부의 장이 암등록통계사업 결과를 공표하려는 경우에는 중앙암등록본부의 장과 미리 협의하여야 한다.
④ 보건복지부장관은 암등록통계사업과 관련하여 필요하면 중앙암등록본부의 장 및 지역암등록본부의 장에게 관련 업무의 처리상황을 보고하게 할 수 있다.

【핵심요약】

중앙암등록본부 및 지역암등록본부의 지도 · 감독

1) 중앙암등록본부의 장
  (1) 매년 암등록통계사업계획을 수립하여 암등록통계자료의 기재사항 및 기준 등을 지역암등록본부 및 암환자를 진단 · 치료하는 의료인 또는 의료기관의 장에게 통보
  (2) 전년도의 암등록통계사업 결과를 종합 · 분석하여 그 다음 연도 2월 말일까지 보건복지부장관에게 보고한 후 매년 공표
2) 지역암등록본부의 장 : 암등록통계사업 결과를 공표하려는 경우에는 중앙암등록본부의 장과 미리 협의
3) 보건복지부장관 : 암등록통계사업과 관련하여 필요하면 중앙암등록본부의 장 및 지역암등록본부의 장에게 관련 업무의 처리상황을 보고하게 할 수 있음

【예상문제】

1. 매년 암등록통계사업계획을 수립하여야 하는 사람은?
① 보건복지부장관 ② 질병관리청장 ③ 통계청장 ④ 중앙암등록본부의 장
⑤ 지역암등록본부의 장

[답] ④

제18조의2(국가암데이터센터의 지정 등) ① 보건복지부장관은 암데이터사업의 효율적인 수행을 위하여 국립암센터 또는 보건복지부령으로 정하는 시설 · 인력 · 장비 등의 기준을 충족하는 기관 중 1개 기관을 국가암데이터센터로 지정하여 다음 각 호의 업무를 수행하게 할 수 있다. 이 경우 국가암데이터센터는「개인정보 보호법」제28조의3

제1항에 따른 전문기관으로 지정받은 것으로 본다.
1. 암데이터사업을 위한 시설, 장비, 조직의 구축 및 운영
2. 암데이터사업을 위한 조사 및 기획
3. 암데이터사업을 위한 자료의 수집, 결합, 분석 및 제공
4. 암데이터사업의 수행을 위한 세부 지침과 절차의 마련
5. 암데이터사업의 수행을 위하여 처리하는 정보의 안전성 확보 조치
6. 그 밖에 암데이터사업과 관련하여 보건복지부장관이 필요하다고 인정하는 업무

② 보건복지부장관은 국가암데이터센터가 다음 각 호의 어느 하나에 해당하는 경우에는 그 지정을 취소할 수 있다. 다만, 제1호에 해당하는 경우에는 그 지정을 취소하여야 한다.
1. 거짓이나 그 밖의 부정한 방법으로 지정을 받은 경우
2. 제1항에 따른 지정 기준에 미달한 경우
3. 제1항에 따른 업무를 수행하지 아니한 경우

③ 국가암데이터센터의 지정 및 운영 등에 필요한 사항은 보건복지부령으로 정한다.
[본조신설 2020.4.7.]

[시행규칙] **제9조의2(국가암데이터센터의 지정 기준 및 절차 등)** ① 법 제18조의2 제1항에서 "보건복지부령으로 정하는 시설 · 인력 · 장비 등의 기준을 충족하는 기관"이란 다음 각 호의 요건을 모두 갖춘 기관을 말한다.
1. 「공공기관의 운영에 관한 법률」 제4조에 따른 공공기관 또는 그 소속 기관일 것
2. 보건복지부장관이 정하여 고시하는 바에 따라 암데이터사업을 담당하는 조직을 구성하고, 개인정보 보호 및 데이터 처리와 관련된 자격이나 경력을 갖춘 사람을 10명 이상 상시 고용할 것
3. 보건복지부장관이 정하여 고시하는 바에 따라 암데이터의 수집 · 처리 및 결합정보 분석을 위한 안전성 확보에 필요한 분석공간, 시설 및 장비를 구축하고 가명정보의 결합 · 반출 관련 정책 및 절차 등을 마련할 것
4. 보건복지부장관이 정하여 고시하는 기준에 따른 재정능력을 갖출 것
5. 「개인정보 보호법」 제28조의3에 따른 전문기관 지정기준을 충족할 것
6. 그 밖에 국가암데이터센터의 지정 및 운영에 관해 보건복지부장관이 정하여 고시하는 요건을 갖출 것

② 법 제18조의2 제1항에 따라 국가암데이터센터로 지정받으려는 기관은 별지 제6호서식의 국가암데이터센터 지정신청서에 다음 각 호의 서류를 첨부해 보건복지부장관에게 제출해야 한다.
1. 정관 또는 규약
2. 사업계획서
3. 제1항 각 호의 요건을 모두 갖추었음을 증명하는 서류

③ 보건복지부장관은 국가암데이터센터를 지정한 경우에는 별지 제7호서식의 국가암데이터센터 지정서를 발급해야 한다.

④ 국가암데이터센터의 장은 매년 다음 각 호의 서류를 보건복지부장관에게 제출해야 한다. 이 경우 제5호의 서류는 「개인정보 보호법」 제7조에 따른 개인정보 보호위원회에 함께 제출해야 한다.

1. 해당 연도의 사업운영실적 및 재정집행실적 보고서
2. 다음 연도의 사업계획 및 재정운용계획 보고서
3. 국가암데이터센터의 지정 기준을 유지하고 있음을 증명하는 서류
4. 가명정보의 안전성 확보에 필요한 조치를 하고 있음을 증명하는 서류
5. 「개인정보 보호법 시행령」 제29조의4 제2항에 따라 결합전문기관이 제출해야 하는 서류

⑤ 제1항부터 제4항까지에서 규정한 사항 외에 국가암데이터센터의 지정 기준, 절차 및 운영 등에 필요한 사항은 보건복지부장관이 정하여 고시한다.

[본조신설 2021.4.8.]

제19조(지역암센터의 지정 등) ① 보건복지부장관은 「의료법」 제3조 제2항 제3호 마목에 따른 종합병원 중 보건복지부령으로 정하는 기준을 충족하는 종합병원을 시·도별 지역암센터로 지정할 수 있다.

② 지역암센터는 다음 각 호의 사업을 수행한다. <개정 2020.4.7.>

1. 암의 발생·예방·진단·치료 및 관리 등에 관한 조사·연구
2. 암검진, 암환자의 진료 및 재활 등의 의료서비스 제공
3. 암의 예방과 관리에 관한 홍보 및 교육·훈련
4. 종합계획 관련 사업 수행
5. 그 밖에 암관리에 필요한 사업으로서 보건복지부령으로 정하는 사업

③ 보건복지부장관은 지역암센터가 제2항 각 호의 사업을 하지 아니하거나 잘못 수행한 경우에는 시정을 명할 수 있다.

④ 보건복지부장관은 지역암센터가 수행하는 사업을 정기적으로 평가하고 그 결과를 지원에 반영할 수 있다. <개정 2020.4.7.>

⑤ 보건복지부장관은 지역암센터가 다음 각 호의 어느 하나에 해당하는 경우에는 그 지정을 취소할 수 있다. 다만, 제1호에 해당하는 경우에는 그 지정을 취소하여야 한다. <신설 2020.4.7.>

1. 거짓이나 그 밖의 부정한 방법으로 지정을 받은 경우
2. 제1항에 따른 지정 기준에 미달한 경우
3. 제2항 각 호의 사업을 하지 아니하거나 잘못 수행한 경우

4. 제3항에 따른 시정명령을 따르지 아니한 경우

⑥ 제1항에 따른 지역암센터의 지정 기준·절차 및 제4항에 따른 평가 등에 필요한 사항은 보건복지부령으로 정한다. <개정 2020.4.7.>

[시행규칙] **제10조(지역암센터의 지정 기준)** ① 법 제19조에 따른 지역암센터는 1개의 특별시·광역시·특별자치시·도·특별자치도(이하 "시·도"라 한다)에 1개소를 지정할 수 있다. 다만, 해당 시·도의 의료자원 분포 및 주민 수 등을 고려하여 2개 이상의 시·도를 통합하여 1개소를 지정하거나 1개의 시·도에 2개소를 지정할 수 있다. <개정 2016.6.30.>

② 법 제19조 제1항에서 "보건복지부령으로 정하는 기준을 충족하는 종합병원"이란 다음 각 호의 요건을 모두 갖춘 종합병원을 말한다. <개정 2021.4.8.>

1. 해당 병원의 암환자 진료 실적, 암 관리능력, 암 연구에 필요한 시설·장비 및 전문 인력이 우수할 것
2. 소관 사업을 전문적으로 수행할 수 있는 전담부서와 전담인력을 갖출 것
3. 소관 사업 수행에 필요한 독립된 사무실 및 교육실 등을 갖출 것

③ 제2항에 따른 지정 기준의 세부 사항은 보건복지부장관이 정하여 고시한다. <신설 2021.4.8.>

[시행규칙] **제11조(지역암센터의 사업)** ① 법 제19조 제2항 제5호에서 "보건복지부령으로 정하는 사업"이란 다음 각 호의 사업을 말한다. <개정 2021.4.8.>

1. 법 제5조 제3항에 따른 세부집행계획의 수립과 수행 지원
2. 암 진료와 암관리사업의 질 향상
3. 지역사회의 암생존자 관리
4. 지역사회의 암 관련 진료자원 및 관리자원의 연계
5. 그 밖에 보건복지부장관이 암관리를 위하여 필요하다고 인정하는 사업

② 보건복지부장관은 국립암센터로 하여금 제1항에 따른 지역암센터의 사업을 지원하게 할 수 있다.

[시행규칙] **제12조(지역암센터의 지정 절차 등)** ① 법 제19조에 따라 지역암센터로 지정받으려는 종합병원은 별지 제8호서식의 지정신청서에 다음 각 호의 서류를 첨부하여 관할 시·도지사를 거쳐 보건복지부장관에게 신청하여야 한다. <개정 2021.4.8.>

1. 제10조 제2항의 요건을 모두 갖추었음을 증명하는 서류
2. 지역암센터 사업계획서

② 제1항에 따른 신청서를 받은 시·도지사는 신청서에 지역암센터 지정에 대한 의견서를 첨부하여 보건복지부장관에게 제출하여야 한다.

③ 제2항에 따라 신청서를 받은 보건복지부장관은 제10조 제2항 각 호의 요건을 갖춘 종합병원을 지역암센터로 지정하고 별지 제9호서식의 지역암센터 지정서를 발급한 후, 관할 시·도지사에게 그 사실을 통보하여야 한다. <개정 2021.4.8.>

④ 제1항부터 제3항까지에서 규정한 사항 외에 지역암센터의 지정에 필요한 세부사항은 보건복지부

장관이 정하여 고시한다. <신설 2021.4.8.>

【핵심요약】

1. 지역암센터의 지정

1) 지정권자 : 보건복지부장관

2) 지역암센터 지정 기준

(1) 1개의 시 · 도에 1개소 지정

※ 해당 시 · 도의 의료자원 분포 및 주민 수 등을 고려하여 2개 이상의 시 · 도를 통합하여 1개소를 지정하거나 1개의 시 · 도에 2개소를 지정할 수 있음

※ 시 · 도 : 특별시 · 광역시 · 특별자치시 · 도 · 특별자치도

(2) 종합병원 중 보건복지부령으로 정하는 기준을 충족하는 종합병원

① 해당 병원의 암환자 진료 실적, 암 관리능력, 암 연구에 필요한 시설 · 장비 및 전문 인력이 우수할 것

② 지역암센터 사업계획서에 대한 평가결과가 우수할 것

2. 지역암센터의 수행 사업

1) 암의 발생 · 예방 · 진단 · 치료 및 관리 등에 관한 연구

2) 암환자의 진료

3) 암의 예방과 관리에 관한 홍보 및 교육 · 훈련

4) 암등록통계자료의 수집 · 및 제공

5) 그 밖에 암관리에 필요한 사업으로서 보건복지부령으로 정하는 사업

(1) 암관리종합계획에 따른 세부집행계획의 수립 지원(법 제5조제3항)

(2) 암 진료의 질 향상

(3) 지역사회의 암생존자 관리

(4) 지역사회의 암환자에 대한 진료자원 및 관리자원의 연계

(5) 그 밖에 보건복지부장관이 암관리를 위하여 필요하다고 인정하는 사업

3. 지역암센터에 대한 시정명령

1) 시정명령권자 : 보건복지부장관

2) 시정명령 사유 : 사업을 하지 아니하거나 잘못 수행한 경우

4. 지역암센터의 지정취소

1) 지정취소권자 : 보건복지부장관

2) 지정취소 사유

(1) 지정 기준에 미달한 경우
(2) 사업을 하지 아니하거나 잘못 수행한 경우
(3) 시정명령을 따르지 아니한 경우

5. 지역암센터의 지정 절차

1) 지역암센터로 지정받으려는 종합병원은 지정신청서에 다음 서류를 첨부하여 관할 시 · 도지사를 거쳐 보건복지부장관에게 신청
(1) 암환자의 진료 등을 위하여 운영 중이거나 운영할 예정인 시설 · 인력 및 장비 등의 명세
(2) 지역암센터 사업계획서
2) 신청서를 받은 시 · 도지사는 신청서에 지역암센터 지정에 대한 의견서를 첨부하여 보건복지부장관에게 제출
3) 신청서를 받은 보건복지부장관은 요건을 갖춘 종합병원을 지역암센터로 지정하고 지역암센터 지정서를 발급한 후, 관할 시 · 도지사에게 그 사실을 통보
4) 보건복지부령으로 정하는 사항 : 지역암센터의 지정 절차 등에 관하여 필요한 사항

【예상문제】

1. 지역암센터의 지정 기준에 대한 설명으로 올바른 것은?
① 종합병원 중 시 · 도별로 1개소씩
② 의료기관 중 시 · 도별로 1개소씩
③ 시 · 도의 의료자원 분포는 고려하지 않는다.
④ 시 · 도의 주민 수는 고려하지 않는다.
⑤ 종합병원은 의료법에서 규정한 종합병원이면 고려의 대상이 된다.

[답] ①

2. 지역암센터가 하는 사업 중 그 밖에 암관리에 필요한 사업으로서 보건복지부령으로 정하는 사업은?
① 암의 발생 · 예방 · 진단 · 치료 및 관리 등에 관한 연구
② 지역사회의 암환자에 대한 진료자원 및 관리자원의 연계
③ 암환자의 진료
④ 암의 예방과 관리에 관한 홍보 및 교육 · 훈련
⑤ 암등록통계자료의 수집 · 분석 및 제공

[답] ②

3. 지역암센터가 지정 기준에 미달한 경우 보건복지부장관이 취할 수 있는 조치는?
① 의료기관 취소 ② 지도 · 감독 ③ 현지조사 ④ 시정명령 ⑤ 지정취소

[답] ⑤

≫ 제4절 삭제 <2016.2.3.>

제20조~제26조 삭제 <2016.2.3.>

제3장 국립암센터

≫ 제1절 설립 등

제27조(국립암센터 설립 등) ① 암에 관한 전문적인 연구와 암환자의 진료 등을 위하여 국립암센터를 설립 · 운영한다.
② 국립암센터는 법인으로 한다.
③ 국립암센터는 주된 사무소의 소재지에서 설립등기를 함으로써 성립한다.
④ 제3항에 따른 설립등기 사항은 다음 각 호와 같다.
1. 목적
2. 명칭
3. 주된 사무소 및 부속기관
4. 임원의 성명 및 주소
5. 공고의 방법

【핵심요약】

국립암센터 설립 등

1) 설립 목적 : 암에 관한 전문적인 연구와 암환자의 진료 등을 위하여 설립 · 운영
2) 센터의 성격 및 성립
(1) 법인
(2) 주된 사무소의 소재지에서 설립등기를 함으로써 성립
3) 설립등기 사항

(1) 목적
(2) 명칭
(3) 주된 사무소 및 부속기관
(4) 임원의 성명 및 주소
(5) 공고의 방법

【예상문제】

1. 국립암센터의 설립 등에 대해 바르게 설명한 것은?
   ① 국립암센터는 보건복지부 소속의 기관으로 한다.
   ② 보건복지부 소속이므로 따로 설립등기를 하지 않아도 된다.
   ③ 국립암센터는 암환자의 진료는 하지 않으며 연구중심의 기관이다.
   ④ 임원은 따로 구성하지 않는다.
   ⑤ 암에 관한 전문적인 연구와 암환자의 진료 등을 주목적으로 한다.

[답] ⑤

제28조(정관) ① 국립암센터의 정관에는 다음 각 호의 사항을 기재하여야 한다.

1. 목적
2. 명칭
3. 주된 사무소 및 부속기관의 소재지
4. 사업 및 재정에 관한 사항
5. 이사회에 관한 사항
6. 기구와 직원의 정원에 관한 사항
7. 정관의 변경에 관한 사항
8. 해산에 관한 사항
9. 공고의 방법에 관한 사항
10. 인력 및 기술의 지원에 관한 협약 체결에 관한 사항

② 국립암센터는 정관을 변경하려는 경우에는 보건복지부장관의 인가를 받아야 한다.

【핵심요약】

1. 국립암센터의 정관 기재 사항

1) 목적
2) 명칭
3) 주된 사무소 및 부속기관의 소재지

4) 사업 및 재정에 관한 사항
5) 이사회에 관한 사항
6) 기구와 직원의 정원에 관한 사항
7) 정관의 변경에 관한 사항
8) 해산에 관한 사항
9) 공고의 방법에 관한 사항
10) 인력 및 기술의 지원에 관한 협약 체결에 관한 사항

2. 정관을 변경하려는 경우

- 보건복지부장관의 인가

【예상문제】

1. 국립암센터의 정관을 변경하려면 누구의 인가를 받아야 하는가?

① 대통령 ② 보건복지부장관 ③ 행정안전부장관 ④ 시 · 도지사 ⑤ 이사회

[답] ②

제29조(부속기관의 설치) ① 국립암센터에 연구소, 부속병원, 국가암관리사업본부 및 그 밖에 필요한 기구를 둔다. <개정 2020.4.7.>

② 국립암센터는 교육부장관의 인가를 받아 「고등교육법」 제30조에 따른 대학원대학(이하 "대학원대학"이라 한다)을 설치할 수 있다. <개정 2013.3.23.>

③ 대학원대학의 조직, 교원, 학위 과정 운영 등에 관하여 필요한 사항은 대통령령으로 정한다.

[시행령] **제15조(대학원대학의 조직 및 교원 등)** ① 법 제33조에 따른 국립암센터의 원장(이하 "원장"이라 한다)은 법 제29조제2항에 따른 대학원대학을 설치한 경우에는 다음 각 호의 사항을 포함하는 대학원대학규칙을 정하여 보건복지부장관에게 보고하여야 한다.

1. 목적
2. 명칭
3. 자산 및 회계에 관한 사항
4. 교직원의 자격 및 임면(任免)에 관한 사항
5. 학생의 정원 · 선발 및 입학에 관한 사항
6. 교육과정에 관한 사항
7. 대학원대학의 직제 · 조직에 관한 사항
8. 공고에 관한 사항과 그 방법

9. 그 밖에 대학원대학의 운영에 관한 중요 사항

② 대학원대학의 교원은 해당 분야에 관한 전문적인 지식과 경력을 갖춘 사람 중에서 임용하되, 국립암센터 소속의 겸임교원은 대학원대학의 정원에 포함시키지 아니한다.

③ 대학원대학의 설치·운영에 필요한 사항으로서 이 영에서 정하지 아니한 사항은 「대학설립·운영 규정」을 준용한다. 다만, 「대학설립·운영 규정」 제2조제6항은 준용하지 아니한다.

【핵심요약】

1. 부속기관의 설치

1) 국립암센터 내 설치 기구 : 암연구소, 부속병원, 국가암관리사업본부 및 그 밖에 필요한 기구
2) 대학원대학의 설치 : 국립암센터는 교육부장관의 인가를 받아 대학원대학 설치 가능
3) 대통령령으로 정하는 사항 : 대학원대학의 조직, 교원, 학위 과정 운영 등에 관하여 필요한 사항

2. 대학원대학의 조직 및 교원 등

1) 대학원대학 설치의 보고 절차 : 국립암센터의 원장은 대학원대학을 설치한 경우에는 대학원대학규칙을 정하여 보건복지부장관에게 보고 의무
2) 대학원대학규칙에 포함되는 사항
   (1) 목적
   (2) 명칭
   (3) 자산 및 회계에 관한 사항
   (4) 교직원의 자격 및 임면에 관한 사항
   (5) 학생의 정원·선발 및 입학에 관한 사항
   (6) 교육과정에 관한 사항
   (7) 대학원대학의 직제·조직에 관한 사항
   (8) 공고에 관한 사항과 그 방법
   (9) 그 밖에 대학원대학의 운영에 관한 중요 사항
3) 대학원대학의 교원의 임용 : 해당 분야에 관한 전문적인 지식과 경력을 갖춘 사람 중에서 임용하되, 국립암센터 소속의 겸임교원은 대학원대학의 정원에 포함시키지 아니함
4) 규정의 준용
   (1) 대학원대학의 설치·운영에 필요한 사항으로서 영에서 정하지 아니한 사항은 「대학설립·운영 규정」을 준용
   (2) 「대학설립·운영 규정」 제2조제6항은 준용하지 아니함

【예상문제】

1. 국립암센터에 교육부장관의 인가를 받아 설치할 수 있는 기구는?
   ① 대학 ② 대학교 ③ 대학원대학 ④ 암연구소 ⑤ 부속병원

[답] ③

제30조(사업) 국립암센터는 다음 각 호의 사업을 한다. <개정 2020. 4. 7.>

1. 암의 발생·예방·진단·치료·관리 및 암관리 정책 등에 관한 연구
2. 암환자의 진료
3. 제12조에 따른 재가암환자 관리사업에 관련된 교육·훈련 및 지원 업무
4. 암의 예방 및 관리에 관한 교육 및 홍보
5. 암과 관련된 정보·통계의 수집·분석 및 제공
6. 암과 관련된 국내외 협력
7. 암의 예방·진단 및 치료 등에 관한 신기술의 개발 및 보급
8. 제29조제2항에 따라 설치된 대학원대학을 통한 국내외 암전문인력 양성 및 훈련
9. 암 통합 데이터 구축
10. 제50조제2항에 따라 암에 관한 각종 사업을 위탁받은 경우 그 사업
11. 제1호부터 제10호까지의 사업에 부대되는 사업

【핵심요약】

국립암센터가 하는 사업

1) 암의 발생·예방·진단·치료 및 관리 등에 관한 연구
2) 암환자의 진료
3) 재가암환자 관리사업에 관련된 교육·훈련 및 지원 업무
4) 암의 예방 및 관리에 관한 홍보
5) 암과 관련된 정보·통계의 수집·분석 및 제공
6) 암과 관련된 국내외 협력
7) 암의 예방·진단 및 치료 등에 관한 신기술의 개발 및 보급
8) 설치된 대학원대학을 통한 국내외 암전문인력 양성 및 훈련
9) 암 통합 데이터 구축
10) 암에 관한 각종 사업을 위탁받은 경우 그 사업
11) 1)부터 10)까지의 사업에 부대되는 사업

【예상문제】

1. 국립암센터가 하는 사업과 거리가 먼 것은?
   ① 암에 관한 각종 정책의 제시
   ② 암의 예방 및 관리에 관한 홍보
   ③ 암의 발생 · 예방 · 진단 · 치료 및 관리 등에 관한 연구
   ④ 재가암환자 관리사업에 관련된 교육 · 훈련 및 지원 업무
   ⑤ 암에 관한 각종 사업을 위탁받은 경우 그 사업

[답] ①

≫ 제2절 임원과 이사회 등

제31조(임원) ① 국립암센터에 임원으로 이사장 · 원장을 포함한 9명 이내의 이사와 감사 1명을 둔다.

② 이사장, 이사(대통령령으로 정하는 5명 이내의 당연직 이사는 제외한다. 이하 제4항 및 제32조제1항제2호에서 같다) 및 감사는 이사회에서 선임하되, 보건복지부장관의 승인을 받아야 한다.

③ 원장을 제외한 임원은 비상근으로 한다.

④ 이사장 및 이사의 임기는 3년으로 하되, 1차에 한하여 연임할 수 있다.

⑤ 감사의 임기는 2년으로 하되, 1차에 한하여 연임할 수 있다.

⑥ 임원이 임기 중 결원이 된 경우 당연직 이사를 제외한 후임 임원의 임기는 전임자 임기의 남은 기간으로 한다.

⑦ 감사는 국립암센터의 업무 및 회계를 감사한다.

⑧ 「국가공무원법」 제33조 각 호의 어느 하나에 해당하는 사람은 임원이 될 수 없다. <신설 2018.12.11.>

[시행령] **제16조(당연직 이사)** 법 제31조제2항에 따른 당연직 이사는 기획재정부 제2차관, 교육부차관, 행정안전부차관, 보건복지부차관 및 원장으로 한다. <개정 2017.7.26.>

【핵심요약】

1. 국립암센터 임원
   1) 구성 : 이사장 · 원장을 포함한 9명 이내의 이사와 감사 1명
   2) 선임 및 승인
      (1) 이사장, 이사(대통령령으로 정하는 5명 이내의 당연직 이사는 제외) 및 감사는 이

사회에서 선임
(2) 보건복지부장관의 승인 필요
3) 임기 등
(1) 원장을 제외한 임원은 비상근
(2) 이사장 및 이사의 임기는 3년으로 하되, 1차에 한하여 연임 가능
(3) 감사의 임기는 2년으로 하되, 1차에 한하여 연임 가능
(4) 임원이 임기 중 결원이 된 경우 당연직 이사를 제외한 후임 임원의 임기는 전임자 임기의 남은 기간
4) 감사 : 국립암센터의 업무 및 회계를 감사
5) 임원 결격자 : 「국가공무원법」 제33조 각 호의 어느 하나에 해당하는 사람

2. 국립암센터 당연직 이사

- 기획재정부 제2차관, 교육부차관, 행정안전부차관, 보건복지부차관 및 원장

【예상문제】

1. 다음은 국립암센터 임원에 대한 설명이다. 올바른 것은?
① 이사장 · 원장을 제외한 9명 이내의 이사와 감사 1명을 둔다.
② 이사장, 이사 및 감사는 이사회에서 선임하되, 대통령의 승인을 받아야 한다.
③ 원장과 임원은 상근으로 한다.
④ 이사장 및 이사의 임기는 3년으로 하되, 1차에 한하여 연임할 수 있다.
⑤ 임원이 임기 중 결원이 된 경우 후임 임원의 임기는 새로 3년으로 한다.

[답] ④

2. 「암관리법 시행령」으로 정한 국립암센터 당연직 이사로 모두 짝지어진 것은?
① 기획재정부 제1차관, 교육부차관, 행정안전부차관, 보건복지부차관 및 원장
② 기획재정부 제1차관, 교육부차관, 보건복지부차관 및 원장
③ 기획재정부 제2차관, 행정안전부차관, 보건복지부차관 및 원장
④ 기획재정부 제2차관, 행정안전부차관, 보건복지부차관
⑤ 기획재정부 제2차관, 교육부차관, 행정안전부차관, 보건복지부차관 및 원장

[답] ⑤

제32조(이사회) ① 국립암센터에 다음 각 호의 사항을 심의 · 의결하기 위하여 이사회를 둔다.

> 1. 예산 및 결산
> 2. 이사장, 이사 및 감사의 선임
> 3. 원장 추천
> 4. 정관의 변경
> 5. 기부금의 관리 · 운용 및 사용
> 6. 그 밖에 이사회가 특히 필요하다고 인정하는 사항
>
> ② 이사회는 이사장 및 원장을 포함한 이사로 구성한다.
> ③ 이사장은 이사회를 소집하고, 그 의장이 된다.
> ④ 이사장은 원장을 겸할 수 없다.
> ⑤ 감사는 이사회에 출석하여 발언할 수 있다.

【핵심요약】

국립암센터 이사회

1) 설치 목적 : 국립암센터에 다음 사항을 심의 · 의결하기 위하여
   (1) 예산 및 결산
   (2) 이사장, 이사 및 감사의 선임(대통령령으로 정하는 5명 이내의 당연직 이사는 제외)
   (3) 원장 추천
   (4) 정관의 변경
   (5) 기부금의 관리 · 운용 및 사용
   (6) 그 밖에 이사회가 특히 필요하다고 인정하는 사항
2) 구성 : 이사장 및 원장을 포함한 이사로 구성
3) 이사회의 소집 등
   (1) 이사장은 이사회를 소집하고, 그 의장이 됨
   (2) 이사장은 원장을 겸할 수 없음
   (3) 감사는 이사회에 출석하여 발언할 수 있음

【예상문제】

1. 국립암센터의 이사회에서 심의 · 의결하는 사항의 아닌 것은?

① 예산 및 결산　② 이사장, 이사 및 감사의 해임　③ 원장 추천
④ 정관의 변경　⑤ 기부금의 관리 · 운용 및 사용

[답] ②

제33조(원장) ① 국립암센터에 원장 1명을 둔다.
② 원장은 국립암센터를 대표하며, 국립암센터의 업무를 총괄하고 소속 직원을 지휘·감독한다.
③ 원장은 이사회의 추천을 받아 보건복지부장관이 임명한다.
④ 원장의 임기는 3년으로 하되, 1차에 한하여 연임할 수 있다.
⑤ 원장이 부득이한 사유로 직무를 수행할 수 없을 때에는 정관으로 정하는 사람이 그 직무를 대행한다.

【핵심요약】

국립암센터 원장

1) 국립암센터에 원장 1명을 둠
2) 원장의 역할
(1) 국립암센터를 대표
(2) 국립암센터의 업무를 총괄하고 소속 직원을 지휘·감독
3) 원장의 임명 : 이사회의 추천을 받아 보건복지부장관이 임명
4) 원장의 임기 : 3년, 1차에 한하여 연임 가능
5) 원장의 직무 대행 : 원장이 부득이한 사유로 직무를 수행할 수 없을 때에는 정관으로 정하는 사람이 그 직무를 대행

【예상문제】

1. 다음은 국립암센터의 원장에 대한 설명이다. 올바른 것은?
① 이사장이 원장을 겸할 수 있다.
② 국립암센터의 업무를 총괄하고 소속 직원을 지휘·감독한다.
③ 이사회의 추천을 받아 대통령이 임명한다.
④ 임기는 3년으로 하되, 2차에 한하여 연임할 수 있다.
⑤ 원장이 부득이한 사유로 직무를 수행할 수 없을 때에는 부원장이 그 직무를 대행한다.

[답] ②

제34조(직원의 임면) ① 제29조제1항에 따른 연구소장 및 국가암관리사업본부장은 보건복지부장관의 승인을 받아 국립암센터의 원장이 임면(任免)한다. <개정 2020.4.7.>
② 제29조제2항에 따른 대학원대학의 총장은 국립암센터의 원장으로 한다.

③ 그 밖의 직원은 정관으로 정하는 바에 따라 국립암센터의 원장이 임면한다.

【핵심요약】

직원의 임면

1) 보건복지부장관의 승인을 받아 국립암센터 원장이 임면하는 자 : 암연구소장 및 국가암관리사업본부장
2) 국립암센터의 원장이 임면하는 자 : 대학원대학의 총장
3) 정관으로 정하는 바에 따라 국립암센터의 원장이 임면하는 자 : 그 밖의 직원

【예상문제】

1. 다음은 국립암센터 직원의 임면에 대한 설명이다. 올바른 것은?

① 암연구소장은 보건복지부장관이 임면한다.

② 국가암관리사업본부장은 보건복지부장관이 임면한다.

③ 국립암센터가 설립한 대학원대학의 총장은 국립암센터의 원장으로 한다.

④ 그 밖의 직원은 정관으로 정하는 바에 따라 국립암센터의 이사장이 임면한다.

⑤ 암연구소장 및 국가암관리사업본부장을 보건복지부장관이 임명할 때 국립암센터의 원장의 동의를 받는다.

[답] ③

제35조(직원 겸직) ①「고등교육법」제2조제1호에 따른 대학에 근무하는 교육공무원은 제30조의 사업을 하기 위하여 필요한 경우에는 그 소속 대학의 총장·학장의 허가를 받아 국립암센터의 연구소 및 부속병원의 연구 및 진료업무를 겸할 수 있다.<개정 2020.4.7.>

② 제1항에 따라 교육공무원이 업무를 겸하는 경우 그 직무, 보수 및 그 밖에 겸직에 필요한 사항은 대통령령으로 정한다.

[시행령] **제17조(겸직자의 직무 및 보수)** ① 법 제35조제1항에 따라 국립암센터의 연구소 및 부속병원의 연구 및 진료업무를 겸하는 교육공무원(이하 "겸직자"라 한다)은 국립암센터의 정관 및 관련 규정을 준수해야 하며, 국립암센터의 연구 또는 진료업무를 성실하게 수행해야 한다. <개정 2021.4.6.>

② 겸직자의 보수는「공무원보수규정」및「공무원 수당 등에 관한 규정」에서 정하는바에 따르되, 소속 대학에서 지급한다.

③ 국립암센터는 정관에서 정하는 바에 따라 겸직자에게 수당을 지급할 수 있다.

[시행령] 제**18조(겸직 해제)** ① 원장은 겸직자가 제17조제1항을 위반하거나「국가공무원법」제78조제1

항 각 호의 어느 하나에 해당하는 경우에는 정관에서 정하는 인사위원회의 심의를 거쳐 겸직 해제 조치를 하여야 한다.

② 원장은 제1항에 따른 조치를 하였을 때에는 겸직자가 소속된 대학의 총장 · 학장에게 이를 통보하여야 한다.

【핵심요약】

1. 직원 겸직

1) 대학에 근무하는 교육공무원은 국립암센터가 하는 사업을 하기 위하여 필요한 경우에는 그 소속 대학의 총장 · 학장의 허가를 받아 국립암센터의 암연구소 및 부속병원의 연구 및 진료업무를 겸할 수 있음

2) 대통령령으로 정하는 사항 : 교육공무원이 업무를 겸하는 경우 그 직무, 보수 및 그 밖에 겸직에 필요한 사항

2. 겸직자의 직무 및 보수

1) 겸직자의 직무 : 국립암센터의 정관 및 관련 규정을 준수하여야 하며, 국립암센터의 연구 또는 진료업무를 성실하게 수행하여야 함

2) 겸직자의 보수

(1) 「공무원보수규정」 및 「공무원 수당 등에 관한 규정」에서 정하는 바에 따르되, 소속 대학에서 지급

(2) 국립암센터는 정관에서 정하는 바에 따라 겸직자에게 수당 지급 가능

3. 겸직 해제

1) 해제권자 : 원장

2) 사유

(1) 겸직자가 국립암센터의 정관 및 관련 규정을 위반하거나, 국립암센터의 연구 또는 진료업무를 성실하게 수행해야 하는 규정을 위반한 경우

(2) 「국가공무원법」 제78조제1항 각 호의 어느 하나에 해당하는 경우

① 「국가공무원법」 및 「국가공무원법」에 따른 명령을 위반한 경우

② 직무상의 의무(다른 법령에서 공무원의 신분으로 인하여 부과된 의무를 포함)를 위반하거나 직무를 태만히 한 때

③ 직무의 내외를 불문하고 그 체면 또는 위신을 손상하는 행위를 한 때

3) 절차

(1) 정관에서 정하는 인사위원회의 심의를 거쳐 겸직 해제 조치를 하여야 함

(2) 원장은 (1)에 따른 조치를 하였을 때에는 겸직자가 소속된 대학의 총장 · 학장에게 이를 통보하여야 함

【예상문제】

1. 다음은 대학에 근무하는 교육공무원이 국립암센터의 사업을 위해 겸직하는 것에 대한 설명이다. 올바른 것은?
   ① 대학에 근무하는 교육공무원은 소속 대학의 총장·학장의 허가를 받아 국립암센터의 암연구소 및 부속병원의 연구 및 진료업무를 겸할 수 없다.
   ② 겸직자는 국립암센터의 정관 및 관련 규정을 준수하여야 한다.
   ③ 겸직자의 보수는 「공무원보수규정」 및 「공무원 수당 등에 관한 규정」에서 정하는 바에 따르되, 국립암센터에서 지급한다.
   ④ 겸직자에게 원칙적으로 수당을 지급할 수 없다.
   ⑤ 이사장은 정관이 정하는 인사위원회의 심의를 거쳐 겸직 해제 조치를 취하여야 한다.

[답] ②

≫제3절 관리·운영 등

제36조(재원) 국립암센터는 제37조에 따른 출연금, 제30조에 따른 사업의 수익금, 기부금 및 그 밖의 수입금으로 운영한다.

【핵심요약】

국립암센터의 재원
- 출연금, 사업의 수익금, 기부금 및 그 밖의 수입금으로 운영

제37조(출연 또는 보조) ① 정부는 국립암센터의 사업 및 운영에 드는 경비를 예산 또는 국민건강증진기금에서 출연 또는 보조할 수 있다.
② 국립암센터는 매 사업연도의 4월 30일까지 다음 연도의 출연금예산요구서를 대통령령으로 정하는 바에 따라 보건복지부장관에게 제출하여야 한다.

[시행령] **제19조(출연금예산요구서의 제출)** 국립암센터는 법 제37조제2항에 따라 매 사업연도의 4월 30일까지 다음 연도의 출연금예산요구서에 다음 각 호의 서류를 첨부하여 보건복지부장관에게 제출하여야 한다. <개정 2019.7.2.>
1. 다음 연도의 사업계획서
2. 다음 연도의 추정재무상태표 및 추정손익계산서
3. 그 밖에 출연금예산요구서의 내용을 명백히 하는 데에 필요한 자료

[시행령] **제20조(출연금 지급 신청)** 국립암센터는 법 제37조에 따른 출연금을 지급받으려면 출연금 지급

신청서에 분기별 예산집행계획서를 첨부하여 보건복지부장관에게 제출하여야 한다.

【핵심요약】

1. 출연 또는 보조

1) 정부는 국립암센터의 사업 및 운영에 드는 경비를 예산 또는 국민건강증진기금에서 출연 또는 보조할 수 있음

2) 국립암센터는 매 사업연도의 4월 30일까지 다음 연도의 출연금예산요구서를 대통령령으로 정하는 바에 따라 보건복지부장관에게 제출하여야 함

2. 출연금예산요구서의 제출 시 첨부 서류

1) 다음 연도의 사업계획서

2) 다음 연도의 추정재무상태표 및 추정손익계산서

3) 그 밖에 출연금예산요구서의 내용을 명백히 하는 데에 필요한 자료

3. 출연금 지급 신청

- 국립암센터는 출연금을 지급받으려면 출연금 지급신청서에 분기별 예산집행계획서를 첨부하여 보건복지부장관에게 제출

【예상문제】

1. 국립암센터의 사업 및 운영에 드는 경비를 출연 또는 보조하고자 할 경우 그 재원은?

① 예산 ② 국민건강보험 보험료 ③ 국민건강증진기금

④ 예산 또는 국민건강보험 보험료 ⑤ 예산 또는 국민건강증진기금

[답] ④

제38조(국유재산의 무상대부 등) ① 정부는 국립암센터의 설립·운영을 위하여 필요하다고 인정하는 때에는 「국유재산법」에도 불구하고 국유재산을 국립암센터에 무상으로 사용허가 또는 대부할 수 있다. <개정 2020. 4. 7.>

② 제1항에 따른 사용허가 또는 대부에 필요한 사항은 대통령령으로 정한다. <개정 2020. 4. 7.> [제목개정 2020. 4. 7.]

[시행령] **제21조(국유재산의 무상대부 등)** ① 법 제38조제1항에 따른 국유재산의 무상 사용허가 또는 무상 대부는 해당 국유재산을 관리하는 「국가재정법」 제6조제2항에 따른 중앙관서의 장과 국립암센터와의 계약에 따른다. <개정 2021. 4. 6.>

② 제1항에 따른 국유재산의 무상 사용허가기간 또는 무상 대부기간은 5년으로 하며, 그 기간은 갱신할 수 있다. <개정 2021. 4. 6.> [제목개정 2021. 4. 6.]

【핵심요약】

국유재산의 무상대부 등

1) 정부는 국립암센터의 설립·운영을 위하여 필요하다고 인정하는 때에는 「국유재산법」에도 불구하고 국유재산을 국립암센터에 무상으로 사용허가 또는 대부할 수 있음
2) 대통령령으로 정하는 사항 : 1)에 따른 사용허가 또는 대부에 필요한 사항
3) 계약 관계
   (1) 국유재산의 무상 사용허가 또는 무상 대부는 해당 국유재산을 관리하는 「국가재정법」 제6조제2항에 따른 중앙관서의 장과 국립암센터와의 계약에 따름
   (2) 국유재산의 무상 사용허가기간 또는 무상 대부기간은 5년으로 하되, 그 기간은 갱신할 수 있음

【예상문제】

1. 정부가 국유재산을 국립암센터에 무상으로 대부할 경우 그 기간은?

① 3년 ② 5년 ③ 10년 ④ 15년 ⑤ 영구

[답] ②

제39조(사업연도) 국립암센터의 사업연도는 정부의 회계연도에 따른다.

【핵심요약】

국립암센터의 사업연도

- 정부의 회계연도에 따름

제40조(사업계획서 등의 제출 등) ① 국립암센터는 대통령령으로 정하는 바에 따라 매 사업연도 개시 전까지 사업계획서 및 예산서를 작성·제출하여 보건복지부장관의 승인을 받아야 한다.

② 제1항에 따른 사업계획서 및 예산서의 중요한 내용을 변경하려는 경우에는 미리 그 변경할 내용 및 변경사유를 명시한 사업계획서 및 예산서를 작성·제출하여 보건복지부장관의 승인을 받아야 한다.

[시행령] **제22조(사업계획서)** 법 제40조제1항에 따른 사업계획서에는 사업의 목표, 방침, 주요내용 및 필요한 예산을 구분하여 표시하여야 한다.

【핵심요약】

1. 사업계획서 등의 제출 등

1) 국립암센터는 대통령령으로 정하는 바에 따라 매 사업연도 개시 전까지 사업계획서 및 예산서를 작성·제출하여 보건복지부장관의 승인을 받아야 함

2) 사업계획서 및 예산서의 중요한 내용을 변경하려는 경우에는 미리 그 변경할 내용 및 변경사유를 명시한 사업계획서 및 예산서를 작성·제출하여 보건복지부장관의 승인을 받아야 함

2. 사업계획서

- 사업의 목표, 방침, 주요 내용 및 필요한 예산을 구분하여 표시

제41조(결산서의 제출) 국립암센터는 대통령령으로 정하는 바에 따라 매 사업연도의 결산서를 작성하여 공인회계사의 회계감사를 받아 다음 연도 2월 말일까지 보건복지부장관에게 제출하여야 한다.

[시행령] **제23조(결산서의 제출)** 법 제41조에 따른 결산서에는 다음 각 호의 서류를 첨부하여야한다. <개정 2019.7.2.>

1. 해당 연도의 재무상태표 및 손익계산서
2. 해당 연도의 사업계획과 그 집행실적의 대비표
3. 감사의 감사보고서와 공인회계사의 회계감사보고서
4. 그 밖에 결산 내용을 확인할 수 있는 참고서류

【핵심요약】

1. 결산서의 제출

- 국립암센터는 대통령령으로 정하는 바에 따라 매 사업연도의 결산서를 작성하여 공인회계사의 회계감사를 받아 다음 연도 2월 말일까지 보건복지부장관에게 제출

2. 결산서의 제출 시 첨부 서류

1) 해당 연도의 재무상태표 및 손익계산서

2) 해당 연도의 사업계획과 그 집행실적의 대비표

3) 감사의 감사보고서와 공인회계사의 회계감사보고서

4) 그 밖에 결산 내용을 확인할 수 있는 참고서류

【예상문제】

1. 국립암센터가 대통령령에 따라 매 사업년도 개시 전까지와 매 사업년도 후에 보건복지부

장관에게 제출하여야 하는 서류는?

① 사업계획서 및 예산서, 결산서 ② 사업계획서, 결산서

③ 예산서, 결산서 ④ 사업계획서 및 예산서, 사업보고서

⑤ 사업계획서, 사업보고서

[답] ①

제42조(업무협력 및 협약체결) ① 국립암센터는 다른 의료기관이나 연구기관등과 협력하여 암에 관한 의료 지식과 암 치료 기술의 보급 등에 관한 업무를 추진할 수 있다. <개정 2020.4.7.>

② 국립암센터의 원장은 제30조의 사업을 하기 위하여 필요하다고 인정하는 경우에는 대학, 연구기관 및 의료기관과 인력 및 기술의 지원에 관한 협약을 체결할 수 있다.

【핵심요약】

업무협력 및 협약체결

1) 정의

- 국립암센터가 다른 의료기관이나 연구기관과 협력하여 암에 관한 의료 지식과 암 치료 기술의 보급 등에 관한 업무를 추진하는 일

2) 국립암센터의 원장은 사업을 하기 위하여 필요하다고 인정하는 경우에는 대학, 연구기관 및 의료기관과 인력 및 기술의 지원에 관한 협약 체결 가능

【예상문제】

1. 국립암센터의 원장이 인력 및 기술의 지원에 관한 협약을 체결할 수 있는 기관을 모두 적은 것은?

① 대학 ② 대학, 의료기관 ③ 대학, 연구기관, 의료기관

④ 대학, 연구기관 ⑤ 대학, 연구기관, 의료기관, 국민건강보험공단

[답] ③

제43조(동일 명칭 사용의 금지) 이 법에 따른 국립암센터가 아니면 국립암센터의 명칭을 사용할 수 없다.

【핵심요약】

동일 명칭 사용의 금지

-「암관리법」에 따른 국립암센터가 아니면 국립암센터의 명칭을 사용할 수 없음

제44조(비밀유지 의무) 국립암센터의 임직원 또는 그 직에 있었던 자는 직무상 알게 된 비밀을 누설하거나 도용(盜用)하여서는 아니 된다.

【핵심요약】

비밀유지 의무

- 국립암센터의 임직원 또는 그 직에 있었던 자는 직무상 알게 된 비밀을 누설하거나 도용하여서는 아니 됨

제45조(「민법」 등의 준용) 국립암센터에 관하여 이 법과 「공공기관의 운영에 관한 법률」에서 정한 사항 외에는 「민법」 중 재단법인에 관한 규정을 준용한다.

【핵심요약】

「민법」 등의 준용

- 국립암센터에 관하여 「암관리법」과 「공공기관의 운영에 관한 법률」에서 정한 사항 외에는 「민법」 중 재단법인에 관한 규정을 준용

【예상문제】

1. 국립암센터에 관하여 「암관리법」과 「공공기관의 운영에 관한 법률」에서 정한 사항 외에 준용하는 규정은?

① 「민법」 중 사단법인에 관한 규정
② 「민법」 중 재단법인에 관한 규정
③ 「민법」 중 재단법인에 관한 규정
④ 「민법」 중 재단법인에 관한 규정
⑤ 「민법」 중 재단법인에 관한 규정

[답] ②

제4장 보칙

≫ 제1절 설립 등

제46조(비용 지원) 국가와 지방자치단체는 다음 각 호의 어느 하나에 해당하는 비용의 전부 또는 일부를 지원할 수 있다. <개정 2024. 1. 2.>

1. 지역암센터가 제19조 제2항의 사업을 하기 위하여 필요한 시설·인력 및 장비 등을 확충하는 데 드는 비용
2. 중앙암등록본부 및 지역암등록본부의 암등록통계사업에 드는 비용과 의료기관의 암등록통계자료 제출에 드는 비용
3. 암검진사업의 시행 및 지원에 드는 비용
4. 암예방사업에 드는 비용
5. 재가암환자 관리사업에 드는 비용
6. 암데이터사업에 드는 비용
7. 암생존자통합지지사업에 드는 비용
8. 제50조제2항에 따라 위탁받은 암관리사업을 하는 법인·단체의 암에 관한 교육 및 홍보사업에 드는 비용
9. 「장기등 이식에 관한 법률」 제13조에 따른 장기이식등록기관이 시행하는 골수기증희망자 등록사업에 드는 비용
10. 소아청소년암 진료체계 구축에 드는 비용

[시행일: 2025. 1. 3.] 제46조

【핵심요약】

비용 지원

1) 비용 지원의 주체 : 국가와 지방자치단체

2) 비용 지원 사항 : 다음 어느 하나에 해당하는 비용의 전부 또는 일부

(1) 지역암센터가 제19조제2항의 사업을 하기 위하여 필요한 시설·인력 및 장비 등을 확충하는 데 드는 비용

(2) 중앙암등록본부 및 지역암등록본부의 암등록통계사업에 드는 비용과 의료기관의 암등록통계자료 제출에 드는 비용

(3) 암검진사업의 시행 및 지원에 드는 비용

(4) 암예방사업에 드는 비용

(5) 재가암환자 관리사업에 드는 비용

(6) 암데이터사업에 드는 비용

(7) 암생존자통합지지사업에 드는 비용

(8) 제50조제2항에 따라 위탁받은 암관리사업을 하는 법인·단체의 암에 관한 교육 및 홍보사업에 드는 비용

(9) 「장기등 이식에 관한 법률」 제13조에 따른 장기이식등록기관이 시행하는 골수 기증희망자 등록사업에 드는 비용 (10) 소아청소년암 진료체계 구축에 드는 비용

【예상문제】

1. 국가와 지방자치단체가 비용의 전부 또는 일부를 지원할 수 있는 경우가 아닌 것은?

   ① 암예방사업에 드는 비용　② 암검진사업의 시행 및 지원에 드는 비용
   ③ 재가암환자 관리사업에 드는 비용　④ 암생존자통합지지사업에 드는 비용
   ⑤ 암과 관련된 국내외 협력에 드는 비용

[답] ⑤

제47조(지도 · 감독) 보건복지부장관은 국립암센터의 업무를 지도 · 감독하며, 업무 · 회계 등에 관하여 필요한 사항을 보고하게 하거나 필요한 서류의 제출을 명할 수 있다.

【핵심요약】

국립암센터에 대한 지도 · 감독 1) 지도 · 감독권자 : 보건복지부장관 2) 내용 : 국립암센터의 업무를 지도 · 감독하며, 업무 · 회계 등에 관하여 필요한 사항을 보고하게 하거나 필요한 서류의 제출을 명할 수 있음

【예상문제】

1. 국립암센터의 업무를 지도 · 감독하며, 업무 · 회계 등에 관하여 필요한 사항을 보고하게 하거나 필요한 서류의 제출을 명할 수 있는 사람은?

   ① 대통령　② 보건복지부장관　③ 행정안전부장관　④ 국세청장　⑤ 시 · 도지사

[답] ②

제48조(청문) 보건복지부장관은 제12조의2제3항, 제17조제3항, 제18조의2제2항 또는 제19조제5항에 따라 지정을 취소하려는 경우에는 청문을 하여야 한다. <개정 2020.4.7.>

【핵심요약】

1. 청문권자 - 보건복지부장관 **2. 청문 사유**

1) 중앙암생존자통합지지센터 또는 권역암생존자통합지지센터가 지정을 취소하려는 경우(법 12조의2제3항)
2) 중앙암등록본부 및 지역암등록본부의 지정을 취소하려는 경우(법 제17조제3항)
3) 국가암데이터센터의 지정을 취소하려는 경우(법 제18조2제2항)
4) 지역암센터의 지정을 취소하려는 경우(법 제19조제5항)

【예상문제】

1. 「암관리법」에서 규정한 청문권자는?

① 보건복지부장관 ② 보건복지부장관, 행정안전부장관
③ 보건복지부장관, 시·도지사 ④ 보건복지부장관, 시장·군수·구청장
⑤ 시·도지사, 시장·군수·구청장

[답] ①

제49조(개인정보의 목적 외 사용 금지) 이 법에 따라 암관리사업에 종사하거나 종사하였던 사람은 「개인정보 보호법」 제18조제2항에 따른 경우를 제외하고는 업무상 알게 된 개인정보를 타인에게 제공 또는 누설하거나 목적 외의 용도로 사용하여서는 아니 된다. <개정 2011.3.29.>

【참고】 「개인정보 보호법」

제18조(개인정보의 목적 외 이용·제공 제한) ② 제1항에도 불구하고 개인정보처리자는 다음 각 호의 어느 하나에 해당하는 경우에는 정보주체 또는 제3자의 이익을 부당하게 침해할 우려가 있을 때를 제외하고는 개인정보를 목적 외의 용도로 이용하거나 이를 제3자에게 제공할 수 있다. 다만, 이용자(「정보통신망 이용촉진 및 정보보호 등에 관한 법률」 제2조 제1항 제4호에 해당하는 자를 말한다. 이하 같다)의 개인정보를 처리하는 정보통신서비스 제공자(「정보통신망 이용촉진 및 정보보호 등에 관한 법률」 제2조 제1항 제3호에 해당하는 자를 말한다. 이하 같다)의 경우 제1호·제2호의 경우로 한정하고, 제5호부터 제9호까지의 경우는 공공기관의 경우로 한정한다. <개정 2020.2.4.>

1. 정보주체로부터 별도의 동의를 받은 경우
2. 다른 법률에 특별한 규정이 있는 경우
3. 정보주체 또는 그 법정대리인이 의사표시를 할 수 없는 상태에 있거나 주소불명 등으로 사전 동의를 받을 수 없는 경우로서 명백히 정보주체 또는 제3자의 급박한 생명, 신체, 재산의 이익을 위하여 필요하다고 인정되는 경우
4. 삭제 <2020.2.4.>
5. 개인정보를 목적 외의 용도로 이용하거나 이를 제3자에게 제공하지 아니하면 다른 법률에서 정하

는 소관 업무를 수행할 수 없는 경우로서 보호위원회의 심의 · 의결을 거친 경우

6. 조약, 그 밖의 국제협정의 이행을 위하여 외국정부 또는 국제기구에 제공하기 위하여 필요한 경우
7. 범죄의 수사와 공소의 제기 및 유지를 위하여 필요한 경우
8. 법원의 재판업무 수행을 위하여 필요한 경우
9. 형(刑) 및 감호, 보호처분의 집행을 위하여 필요한 경우

【핵심요약】

개인정보의 목적 외 사용 금지

- 「암관리법」에 따라 암관리사업에 종사하거나 종사하였던 사람은 「개인정보 보호법」에 따른 경우를 제외하고는 업무상 알게 된 개인정보를 타인에게 제공 또는 누설하거나 목적 외의 용도로 사용하여서는 아니 됨

【예상문제】

1. 암관리사업에 종사하거나 종사하였던 사람이 업무상 알게 된 개인정보를 타인에게 제공 또는 누설하거나 목적 외의 용도로 사용한 경우 벌칙은?

① 2년 이하의 징역 또는 1천만원 이하의 벌금
② 2년 이하의 징역 또는 2천만원 이하의 벌금
③ 3년 이하의 징역 또는 1천만원 이하의 벌금
④ 3년 이하의 징역 또는 3천만원 이하의 벌금
⑤ 5년 이하의 징역 또는 5천만원 이하의 벌금

[답] ⑤

제50조(위임 및 위탁) ① 이 법에 따른 보건복지부장관의 권한은 그 일부를 대통령령으로 정하는 바에 따라 시 · 도지사 또는 시장 · 군수 · 구청장에게 위임할 수 있다.

② 이 법에 따른 보건복지부장관의 업무는 그 일부를 대통령령으로 정하는 바에 따라 국립암센터, 「국민건강보험법」에 따른 국민건강보험공단 · 건강보험심사평가원 또는 그 밖에 암관리사업을 하는 법인 · 단체에 위탁할 수 있다.

[시행령] **제24조(업무의 위탁)** ① 삭제 <2014.8.20.>

② 법 제50조 제2항에 따라 보건복지부장관은 다음 각 호의 업무를 국립암센터에 위탁한다. <개정 2021.4.6.>

1. 법 제4조제2항에 따른 교육 · 홍보 사업
2. 법 제10조제1항에 따른 진료방법의 개발 및 보급
3. 법 제10조의2에 따른 암예방사업
4. 법 제10조의3에 따른 발암요인관리사업

5. 제6조제1호에 따른 암검진의 기준 연구 및 질 관리
6. 제6조제6호에 따른 암검진에 관한 정보시스템의 개발 및 관리
7. 제9조제5호에 따른 의료비 지원사업 정보시스템의 개발 및 관리

③ 법 제50조제2항에 따라 보건복지부장관은 암검진사업을 위한 다음 각 호의 업무를 「국민건강보험법」 제13조에 따른 국민건강보험공단에 위탁한다. <개정 2014.8.20.>

1. 제6조제2호에 따른 수검 예정자의 선정 및 통보
2. 제6조제4호에 따른 검진 지원비 지원

④ 법 제50조제2항에 따라 보건복지부장관은 다음 각 호의 업무를 국가암데이터센터에 위탁한다. <신설 2021.4.6.>

1. 법 제9조의2제2항 · 제3항에 따른 자료의 요청
2. 법 제9조의2제4항에 따른 가명정보의 결합 · 분석 필요성 판단
3. 법 제9조의2제5항에 따른 가명정보의 제공
4. 제5조의3제3항에 따른 비용의 청구

[제목개정 2014.8.20.]

[시행령] **제24조의2(민감정보 및 고유식별정보의 처리)** ① 보건복지부장관(제24조에 따라 보건복지부장관의 권한 또는 업무를 위임 · 위탁받은 자를 포함한다) 또는 질병관리청장은 다음 각 호의 사무를 수행하기 위하여 불가피한 경우 「개인정보 보호법」 제23조에 따른 건강에 관한 정보(제1호 및 제4호의 사무를 수행하는 경우로 한정한다), 같은 법 시행령 제19조제1호 또는 제4호에 따른 주민등록번호 또는 외국인등록번호가 포함된 자료를 처리할 수 있다. <개정 2021.4.6.>

1. 법 제9조, 제9조의2, 제10조, 제10조의2, 제10조의3, 제11조, 제12조, 제12조의2, 제13조, 제13조의2 및 제14조부터 제16조까지의 규정에 따른 암연구사업 등에 관한 사무
2. 법 제17조에 따른 중앙암등록본부 및 지역암등록본부의 지정 및 지정취소 등에 관한 사무
3. 법 제19조에 따른 지역암센터의 지정 및 지정취소 등에 관한 사무
4. 삭제 <2017.7.24.> 5. 삭제 <2017.7.24.> 6. 삭제 <2017.7.24.>
7. 법 제31조, 제33조 및 제34조에 따른 국립암센터 원장의 임명 및 임직원 승인 등에 관한 사무

② 국가와 지방자치단체는 다음 각 호의 사무를 수행하기 위하여 불가피한 경우 「개인정보 보호법」 제23조에 따른 건강에 관한 정보, 같은 법 시행령 제19조제1호 또는 제4호에 따른 주민등록번호 또는 외국인등록번호가 포함된 자료를 처리할 수 있다. <개정 2016.7.26.>

1. 법 제13조에 따른 암환자의 의료비 지원에 관한 사무
2. 법 제13조의2에 따른 금융정보등의 제공 요청 등에 관한 사무

③ 국립암센터는 법 제30조에 따른 사업을 수행하기 위하여 불가피한 경우 「개인정보 보호법」 제23조에 따른 건강에 관한 정보, 같은 법 시행령 제19조제1호 또는 제4호에 따른 주민등록번호 또는 외국인등록번호가 포함된 자료를 처리할 수 있다. <개정 2014.8.20.> [본조신설 2012.1.6.]

【핵심요약】

1. 위임 및 위탁

1) 위임 : 「암관리법」에 따른 보건복지부장관의 권한은 그 일부를 대통령령으로 정하는 바에 따라 시·도지사 또는 시장·군수·구청장에게 위임할 수 있음

2) 위탁 : 「암관리법」에 따른 보건복지부장관의 업무는 그 일부를 대통령령으로 정하는 바에 따라 국립암센터, 국민건강보험공단·건강보험심사평가원 또는 그 밖에 암관리 사업을 하는 법인·단체에 위탁할 수 있음

2. 위탁 업무

1) 보건복지부장관이 국립암센터에 위탁하는 업무

(1) 교육 사업(법 제4조제2항)

(2) 진료방법의 개발 및 보급(법 제10조제1항)

(3) 암예방사업(법 제10조2)

(4) 발암요인관리사업(법 제10조3)

(3) 암검진의 기준 연구 및 질 관리(영 제6조제1호)

(4) 암검진에 관한 정보시스템의 개발 및 관리(영 제6조제6호)

(5) 의료비 지원사업 정보시스템의 개발 및 관리(영 제9조제5호)

2) 보건복지부장관이 국민건강보험공단에 위탁하는 업무

(1) 수검 예정자 대상자의 선정 및 통보(영 제6조제2호)

(2) 검진 지원비 지원(영 제6조제4호)

3. 민감정보 및 고유식별정보의 처리

1) 보건복지부장관(보건복지부장관의 권한 또는 업무를 위임·위탁받은 자 포함)

(1) 사유 : 다음의 사무를 수행하기 위하여 불가피한 경우

① 암연구사업 등에 관한 사무(법 제9조~제16조)

② 중앙암등록본부 및 지역암등록본부의 지정 및 지정취소 등에 관한 사무(법 제17조)

③ 지역암센터의 지정 및 지정취소 등에 관한 사무(법 제19조)

④ 국립암센터 원장의 임명 및 임직원 승인 등에 관한 사무(법 제31조, 제33조 및 제34조)

(2) 처리 자료

① 건강에 관한 정보 : 암연구사업 등에 관한 사무와 완화의료사업에 관한 사무를 수행하는 경우로 한정

② 주민등록번호 또는 외국인등록번호가 포함된 자료

2) 국가와 지방자치단체
(1) 사유 : 다음의 사무를 수행하기 위하여 불가피한 경우
① 암환자의 의료비 지원에 관한 사무(법 제13조)
② 금융정보 등의 제공 요청 등에 관한 사무(법 제13조의2)
(2) 처리 자료
① 건강에 관한 정보
② 주민등록번호 또는 외국인등록번호가 포함된 자료
3) 국립암센터
(1) 사유 : 국립암센터의 사업을 수행하기 위하여 불가피한 경우
(2) 처리 자료
① 건강에 관한 정보
② 주민등록번호 또는 외국인등록번호가 포함된 자료

【예상문제】

1. 「암관리법」에 따라 보건복지부장관의 권한 중 일부를 위임할 수 있는 사람은?
① 질병관리청장 ② 질병관리청장 또는 시 · 도지사 ③ 시 · 도지사
④ 시 · 도지사 또는 시장 · 군수 · 구청장 ⑤ 시장 · 군수 · 구청장

[답] ④

2. 다음 중 「암관리법」에 따라 보건복지부장관이 국민건강보험공단에 위탁하는 업무는?
① 진료방법의 개발 및 보급 ② 암검진사업의 기준 연구 및 질 관리
③ 암검진에 관한 정보시스템의 개발 및 관리
④ 의료비 지원사업 정보시스템의 개발 및 관리 ⑤ 수검 예정자의 선정 및 통보

[답] ⑤

제5장 벌칙

제50조의2(벌칙) ① 제13조의2제5항 또는 제49조를 위반하여 금융정보등 또는 개인정보를 이 법에서 정한 목적 외의 다른 용도로 사용하거나 다른 사람 또는 기관에 제공 또는 유출한 사람은 5년 이하의 징역 또는 5천만원 이하의 벌금에 처한다. <개정 2017.9.19.>
② 삭제 <2017.9.19.> [본조신설 2016.2.3.]

【핵심요약】

5년 이하의 징역 또는 5천만원 이하의 벌금
- 금융정보 등 개인정보를 이 법에서 정한 목적 외의 다른 용도로 사용하거나 다른 사람 또는 기관에 제공 또는 유출한 사람(법 제13조의2제5항, 제49조)

【예상문제】

1. 「암관리법」에 따라 5년 이하의 징역 또는 5천만원 이하의 벌금에 처하는 경우는?
   ① 국립암센터 임직원이 직무상 알게 된 비밀을 누설하거난 도용한 경우
   ② 국립암센터 임직원이 자신의 업무를 소홀히 한 경우
   ③ 금융정보 등 또는 개인정보를 이 법에서 정한 목적 외의 다른 용도로 사용하거나 다른 사람 또는 기관에 제공 또는 유출한 사람
   ④ 국립암센터가 아니면서 국립암센터의 명칭을 사용한 경우
   ⑤ 국유재산을 무단으로 사용한 경우

[답] ③

제51조(벌칙) 제44조를 위반한 자는 3년 이하의 징역 또는 3천만원 이하의 벌금에 처한다. <개정 2017.9.19.>

【핵심요약】

3년 이하의 징역 또는 3천만원 이하의 벌금
- 국립암센터의 임직원 또는 그 직에 있었던 자가 직무상 알게 된 비밀을 누설하거나 도용한 경우(법 제44조)

【예상문제】

1. 「암관리법」에 따라 3년 이하의 징역 또는 3천만원 이하의 벌금에 처하는 경우는?
   ① 국립암센터의 임직원 또는 그 직에 있었던 자가 직무상 알게 된 비밀을 누설하거나 도용한 경우
   ② 국립암센터가 아니면서 국립암센터의 명칭을 사용한 경우
   ③ 민감정보 취급을 소홀한 경우
   ④ 국유재산을 무단으로 사용한 경우
   ⑤ 국립암센터 겸직 규정을 위반한 경우

[답] ①

제52조의2(벌칙) 제16조제4항을 위반하여 정당한 사유 없이 역학조사를 거부·방해 또는 회피하거나 거짓으로 진술 또는 거짓 자료의 제출을 하거나 고의적으로 사실을 누락·은폐한 사람은 200만원 이하의 벌금에 처한다.
[본조신설 2020. 4. 7.]

【핵심요약】

200만원 이하의 벌금
- 정당한 사유 없이 역학조사를 거부·방해 또는 회피하거나 거짓으로 진술 또는 거짓 자료의 제출을 하거나 고의적으로 사실을 누락·은폐한 사람

제52조(과태료) ① 제43조를 위반한 자에게는 200만원 이하의 과태료를 부과한다.
② 제1항에 따른 과태료는 대통령령으로 정하는 바에 따라 보건복지부장관이 부과·징수한다.

[시행령] **제25조(과태료의 부과기준)** 법 제52조제1항에 따른 과태료의 부과기준은 별표 2와 같다.

【핵심요약】

200만원 이하의 과태료
- 국립암센터가 아니면서 국립암센터의 명칭을 사용한 경우(법 제43조)
※ 영 [별표 2] 과태료의 부과기준 참조

【예상문제】

1. 「암관리법」에 따라 200만원 이하의 과태료를 부과하는 경우는?
   ① 국립암센터의 임직원 또는 그 직에 있었던 자가 직무상 알게 된 비밀을 누설하거나 도용한 경우
   ② 암관리사업에 종사하거나 종사하였던 사람이 업무상 알게 된 개인정보를 타인에게 제공 또는 누설하거나 목적 외의 용도로 사용한 경우
   ③ 국립암센터가 아니면서 국립암센터의 명칭을 사용한 경우
   ④ 국유재산을 무단으로 사용한 경우
   ⑤ 국립암센터 겸직 규정을 위반한 경우

[답] ③